W0217100

Michael Bauer

Anne Berghöfer

Mazda Adli (Hrsg.)

Akute und therapieresistente Depressionen

Pharmakotherapie – Psychotherapie – Innovationen

2., vollständig überarbeitete und erweiterte Au age

Mit freundlicher Empfehlung

Pfizer

NEUROSCIENCE

Michael Bauer

Anne Berghöfer

Mazda Adli (Hrsg.)

Akute und therapieresistente Depressionen

Pharmakotherapie – Psychotherapie – Innovationen

2., vollständig überarbeitete und erweiterte Au age

Michael Bauer
Anne Berghöfer
Mazda Adli (Hrsg.)

Akute und therapieresistente Depressionen

Pharmakotherapie – Psychotherapie – Innovationen

2., vollständig überarbeitete und erweiterte Au age

Mit 50 Abbildungen

Springer

Prof. Dr. med. Dr. rer. nat. Dipl.-Biol. Michael Bauer
Klinik für Psychatrie und Psychotherapie,
Charité – Universitätsklinik Berlin,
Campus Charité Mitte (CCM)
Schumannstr. 20/21
10117 Berlin

Dr. med. Mazda Adli
Klinik für Psychatrie und Psychotherapie,
Charité – Universitätsklinik Berlin,
Campus Charité Mitte (CCM)
Schumannstr. 20/21
10117 Berlin

Dr. med. Anne Berghöfer
Institut für Sozialmedizin, Epidemiologie
und Gesundheitsökonomie,
Charité – Universitätsklinik Berlin
Campus Charité Mitte (CCM)
Luisenstr. 57
10117 Berlin

ISBN-10 3-540-40617-4 **Springer Medizin Verlag Heidelberg**
ISBN-13 978-3-540-40617-4 **Springer Medizin Verlag Heidelberg**

Bibliografische Information der Deutschen Bibliothek
Die Deutsche Bibliothek verzeichnet diese Publikation in der Deutschen Nationalbibliografie;
detaillierte bibliografische Daten sind im Internet über http://dnb.ddb.de abrufbar.

Dieses Werk ist urheberrechtlich geschützt. Die dadurch begründeten Rechte, insbesondere die der Übersetzung, des Nachdrucks, des Vortrags, der Entnahme von Abbildungen und Tabellen, der Funksendung, der Mikroverfilmung oder der Vervielfältigung auf anderen Wegen und der Speicherung in Datenverarbeitungsanlagen, bleiben, auch bei nur auszugsweiser Verwertung, vorbehalten. Eine Vervielfältigung dieses Werkes oder von Teilen dieses Werkes ist auch im Einzelfall nur in den Grenzen der gesetzlichen Bestimmungen des Urheberrechtsgesetzes der Bundesrepublik Deutschland vom 9. September 1965 in der jeweils geltenden Fassung zulässig. Sie ist grundsätzlich vergütungspflichtig. Zuwiderhandlungen unterliegen den Strafbestimmungen des Urheberrechtsgesetzes.

Springer Medizin Verlag.
Ein Unternehmen von Springer Science+Business Media
springer.de
© Springer Medizin Verlag Heidelberg 2005

Die Wiedergabe von Gebrauchsnamen, Warenbezeichnungen usw. in diesem Werk berechtigt auch ohne besondere Kennzeichnung nicht zu der Annahme, dass solche Namen im Sinne der Warenzeichen- und Markenschutzgesetzgebung als frei zu betrachten wären und daher von jedermann benutzt werden dürften.

Produkthaftung: Für Angaben über Dosierungsanweisungen und Applikationsformen kann vom Verlag keine Gewähr übernommen werden. Derartige Angaben müssen vom jeweiligen Anwender im Einzelfall anhand anderer Literarturstellen auf ihre Richtigkeit überprüft werden.

Planung: Renate Scheddin
Projektmanagement: Renate Schulz
Lektorat: Rainer Zolk, Heidelberg

Design: deblik Berlin
SPIN 10947135
Satz: medionet AG, Berlin

Gedruckt auf säurefreiem Papier 2126 – 5 4 3 2 1 0

Geleitwort

Unsere westliche naturwissenschaftliche Medizin hat ihren Ursprung im Werk von Alkmaeon von Kroton (5. Jh. v. Chr.) einem jüngeren Zeitgenossen des Pythagoras, der in Kroton seine Schule gründete. Als Präsokratiker führte Alkmaeon, in der Tradition der ionischen Naturphilosophie von Anaximander und Anaximenes, als erster alle Krankheiten nicht mehr auf überirdische, sondern auf natürliche Ursachen zurück. Er war auch der erste, der den Sitz von Denken und Fühlen auf Grund von anatomischen Studien ins Gehirn lokalisierte. Sein Konzept von Gesundheit als »Isonomie«, d.h. als dynamischer Gleichgewichtszustand zwischen verschiedenen entgegengesetzten natürlichen Kräften, war eine Grundlage für die Vierelemententheorie von Empedokles von Akragas (492–432 v. Chr.), für die Viersäftetheorie des Corpus Hippocraticum (ca. 430–350 v. Chr.) und schließlich von Galen (2. Jh. n. Chr.). Die Viersäftelehre sah die Melancholie, die weit mehr als nur die Depression beinhaltete, verursacht durch ein Übergewicht an schwarzer Galle in Verbindung mit den Jahreszeiten. Aretäus von Kappadokien (2. Jh. v. Chr.) beschrieb Dysphorie, Traurigkeit und Apathie als Symptome der Melancholie, oft assoziiert mit Gereiztheit und Panik. Während des ganzen Mittelalters blieb die Viersäftetheorie als Krankheitsmodell vorherrschend und war durchaus noch im 18. Jahrhundert anerkannt.

In der Entwicklung der modernen wissenschaftlichen Psychiatrie des 19. und 20. Jahrhunderts spielte die Charité eine bedeutende Rolle. Die Psychiatrische Klinik der Charité entstand schon 1806 und ist somit eine der ältesten universitären psychiatrischen Einrichtungen. Sie wurde nach der Gründung der Universität alsbald der medizinischen Fakultät angegliedert. An der Charité lehrten bedeutende Köpfe der Psychiatrie, wie Wilhelm Griesinger, Karl Bonhoeffer oder Karl Leonhard.

Die Geschichte der Psychiatrie an der Charité ist aber insbesondere auch mit der Diskussion um die Akzeptanz dieses Faches als ein Bestandteil der Neurowissenschaften verbunden. Der Medizinhistoriker Heinz-Peter Schmiedebach legte anlässlich des Symposiums zur Neubesetzung des Lehrstuhls für Psychiatrie an der Charité die bedeutenden Aspekte der vielfältigen Geschichte dieser Einrichtung dar (»Die Geschichte der Klinik für Psychiatrie und Psychotherapie der Charité«, Vortrag auf der Charité Conference on Psychiatric Research am 20. Oktober 2002). Wilhelm Griesinger, 1865 berufen, bemühte sich insbesondere um eine Integration psychologischer und sozialer Aspekte mit der sog. Hirnpathologie. Sein Konzept war die Eingliederung der Psychiatrie in den Rahmen der übrigen medizinischen Disziplinen, insbesondere aber die Verbindung mit der Neurologie und der inneren Medizin. Dies bedeutete die endgültige Loslösung der Psychiatrie von den Geisteswissenschaften. Ein weiterer wichtiger Vertreter in der Tradition Griesingers war Karl Bonhoeffer, der vehement dafür focht, dass Psychiatrie und Neurologie eine gemeinsame Disziplin bleiben, entgegen durchaus anderen Bestrebungen zur damaligen Zeit in Deutschland, wie z.B. durch Emil Kraepelin. Die Entwicklung der Psychiatrie an der Charité folgte so einer Traditionslinie, die bis heute stringent ist.

Was hat nun die Geschichte mit dem vorliegenden Buch zu tun? Diese 2. Auflage der *Akuten und therapieresistenten Depressionen* im Springer-Verlag ist wesentlich an der Charité entstanden. Das Buch steht in seiner Konzeption ganz in der Tradition der Charité, nämlich Integration der Psychiatrie in den neurowissenschaftlichen Bereich. Schwerpunkt und zugleich der Anlass für die Neuauflage war, dass sich in der Psychiatrie in den letzten Jahren ein Paradigmenwechsel abgezeichnet hat: Die Entwicklung und der Einsatz bildgebender Verfahren ermöglicht heute einen nie da gewesenen Einblick in die Funktionsweise des Gehirns bei psychisch Kranken. Demgegenüber ist die Beschreibung der Symptomatik und Psychopathologie etwas in den Hintergrund gerückt. Gleichzeitig verstehen wir heute mehr denn je, welchen Einfluss Psychopharmaka auf die Gehirnfunktion haben. Mit den Methoden bildgebender Verfahren und der Molekulargenetik stehen wir am Anfang einer neuen Epoche psychobiologischer Forschung.

Diese Entwicklung spiegelt sich in der Auswahl der Beiträge und der Betonung neuer zukunftsweisender Therapieverfahren in der Behandlung der Depression wider. Dieses Buch bietet nicht nur einen umfassenden Einblick in die modernen Behandlungsmöglichkeiten, sondern auch bemerkenswerte Ansätze zur Integration wissenschaftlich-methodischer und praktisch-klinischer Aspekte. Das Buch sei allen Wissenschaftlern und praktisch tätigen Ärzten und Psychologen, die in ihrer Arbeit mit dem Thema der depressiven Störungen in Berührung kommen, ausdrücklich empfohlen.

Zürich, im Frühjahr 2005
Jules Angst

Vorwort zur 2. Auflage

Depressionen gehören zu den häufigsten und zugleich schwersten psychiatrischen Erkrankungen, die mit einer hohen Morbidität und Mortalität einhergehen. Das Lebenszeitrisiko, an einer depressiven Episode zu erkranken, beträgt etwa 15%. Untersuchungen belegen weiterhin, dass das Rückfallrisiko bei depressiven Störungen sehr hoch ist und dass etwa 15–20% der depressiven Patienten auch zwei Jahre nach Erkrankungsbeginn trotz Behandlung nicht symptomfrei sind. Die Global-Burden-of-Disease-Studie der WHO geht davon aus, dass die unipolare Depression im Jahre 2020 die häufigste, bei Frauen und in Entwicklungsländern zu anhaltender Behinderung führende Krankheitsursache darstellen wird. Insbesondere langdauernde, therapieresistente und rezidivierende Formen sind eine epidemiologisch und sozialökonomisch bedeutsame Erkrankungsgruppe.

Die Vielzahl neuer diagnostischer und therapeutischer Perspektiven seit dem Erscheinen der 1. Auflage dieses Buches im Jahre 1997 hat uns veranlasst, eine Neuauflage herauszugeben. Die Komplexität akuter und therapieresistenter Depressionen und das breite Spektrum der heute zur Verfügung stehenden pharmakologischen und psychotherapeutischen Behandlungsmöglichkeiten setzen spezielle Kenntnisse und entsprechende Erfahrungen voraus. Dieses Buch soll den aktuellen Wissensstand zur Thematik der akuten und therapieresistenten Depressionen wiedergeben und Leitlinien für die Behandlung in Klinik und Praxis liefern.

Ein Blick nicht nur auf die Kapitel zur Pharmakotherapie macht deutlich, dass diese 2. Auflage vollständig neu bearbeitet werden musste und zugleich deutlich umfangreicher als die Vorauflage ist. Ein weiterer wesentlicher Unterschied besteht darin, dass eine Reihe international führender Experten für dieses Buchprojekt gewonnen werden konnte. Die kontinuierliche Weiterentwicklung funktionell bildgebender Verfahren in der Diagnostik und Verlaufsdokumentation sowie die stürmische Entwicklung in der zunehmend molekular ausgerichteten Medizin finden ihren Niederschlag in einer Reihe neu hinzugekommener Kapitel zu den neurobiologischen Grundlagen und Korrelaten depressiver Erkrankungen. Dabei wird deutlich, dass sich die Psychiatrie nunmehr auch der Methoden der Neurowissenschaften bedient und sich auf dem richtigen Weg befindet, in deren Gemeinschaft aufgenommen zu werden.

Bedeutet dieser offensichtliche Erkenntniszuwachs in den vergangenen acht Jahren, dass das Problem der sog. therapieresistenten Depressionen weitgehend gelöst ist? Liest man die von A. John Rush im Einführungskapitel dargelegten Fakten zur Häufigkeit des Problems der therapieresistenten Depressionen, so lautet die Antwort: nein. Nach wie vor erreichen etwa 60% aller depressiven Patienten während der Akuttherapie mit einem spezifischen Antidepressivum über acht Wochen keine vollständige Remission, ohne dass vorab Hinweise auf Therapieresistenz in der Anamnese erkennbar sind. Ein Grund für diese Stagnation liegt darin, dass sich die Prinzipien der Pharmakotherapie mit Antidepressiva in den vergangenen Jahren nicht geändert haben. Wie in den Beiträgen im Buchteil „Zukunftsperspektiven" deutlich wird, sind wir von einer Einführung völlig neuer medikamentöser Therapieansätze im klinischen Alltag noch weit entfernt. Vielleicht werden durch die Neu- und Weiterentwicklung von Hirnstimulationsverfahren und die Einführung pharmakogenetischer Methoden zur präziseren Therapieempfehlung („bedside genotyping") raschere Erfolge erzielt, die dem einzelnen Patienten zugute kommen können.

Therapieresistenz auf Antidepressiva und andere therapeutische Optionen wird heute von klinisch und wissenschaftlich tätigen Kollegen nach wie vor nicht einheitlich definiert.

So erschwert etwa das Problem inhomogener Patientenstichproben die Durchführung von aussagekräftigen Studien zur Therapieresistenz wie auch die Interpretation der erhobenen Befunde. Forschungsschwerpunkte auf dem Gebiet der Therapieresistenz befassen sich mit Fragen der Codierung und Stadieneinteilung, der Weiterentwicklung von geeigneten Skalen zur Dokumentation von Therapieresistenz und der Definition von geeigneten Outcome-Kriterien. Wir benötigen dringend Definitionen, welche Behandlungsversuche hinsichtlich Dauer und Dosis als adäquat zu werten sind und welche Bedeutung die retrospektive bzw. die prospektive Erhebung von Kriterien der Therapieresistenz beim Patienten hat. Wie A. John Rush ausführt, betreffen methodische Gesichtspunkte beim Entwurf passender Studiendesigns vor allem die Wahrung wissenschaftlicher Präzision einerseits und die Möglichkeit der Übertragung der Studienergebnisse in die klinische Praxis andererseits.

Ein weiterer wichtiger klinischer Aspekt, der in den vergangenen Jahren in den Fokus der Aufmerksamkeit gerückt ist, ist das primäre Behandlungsziel einer erfolgreichen Akuttherapie. Es besteht heute überzeugender Konsens darin, dass es von vorrangiger Bedeutung in der Akutbehandlung ist, eine vollständige Remission zu erreichen und aufrechtzuerhalten, statt sich mit einer Response, also dem mindestens 50%igen Ansprechen auf eine Behandlung, zu „begnügen". Dieser Trend findet heute auch seinen Niederschlag in den Outcome-Kriterien der meisten klinischen Arzneimittelprüfungen. Ziel einer erfolgreichen Langzeittherapie sollte dementsprechend die dauerhaft anhaltende Remission sein. Die Betonung der Remission als vordergründiges Behandlungsziel stützt sich auf Untersuchungen, die zeigen, dass Patienten, die vollständig remittiert aus einer Therapie hervorgehen, gegenüber Patienten mit deutlichen Residualsymptomen ein höheres Funktionsniveau erreichen und darüber hinaus auch eine bessere Prognose haben.

Im Einzelfall ist es für den behandelnden Arzt schwer, aus der Vielzahl der heute zur Verfügung stehenden medikamentösen Therapiemöglichkeiten das geeignete auszuwählen. Mehrere systematische Behandlungspläne (Algorithmen), die die Vielzahl der Möglichkeiten in einer aufeinander abgestimmten sequenziellen Abfolge sowie exakte Kriterien zur medizinischen Entscheidungsfindung vorgeben, wurden in den vergangenen Jahren entwickelt und auf ihre Wirksamkeit und Effektivität hin mit Erfolg überprüft. Im Abschnitt „Strategien im Gesamtbehandlungsplan" wird auf diese Thematik aus deutscher und nordamerikanischer Sicht ausführlich eingegangen.

Lang anhaltende, nicht abklingende depressive Erkrankungen finden sich bei etwa 25% der stationären Patienten, und sie verursachen bei den Betroffenen und ihren Angehörigen oft erhebliches Leid, häufig mit Auswirkungen auf die innerfamiliären Beziehungen und die Arbeitsfähigkeit, was in Form von Arbeitsplatzverlust, Langzeitarbeitslosigkeit und vorzeitiger Erwerbs- und Berufsunfähigkeit zum Ausdruck kommt. Wir hoffen, dass dieses Buch dazubeitragen kann, das mit depressiven Erkrankungen verbundene Leid zu lindern und die negativen Auswirkungen abzuwenden.

An dieser Stelle möchten wir uns bei allen Autoren sowie unseren Mitarbeitern Jeff Bierbrauer, Maren Harwege, Petra Niedling, Julia Reich, Dr. Florian Schlagenhauf und Tina Wilson ganz herzlich für ihre freundliche und kooperative Zusammenarbeit bedanken. Unser weiterer Dank gilt Frau Renate Scheddin, Frau Gisela Zech und Frau Renate Schulz vom Springer-Verlag, Herrn Rainer Zolk, der für das Copy-Editing zuständig war, sowie der Firma Pfizer GmbH, Karlsruhe, durch deren finanzielle Unterstützung diese Buchpublikation möglich wurde.

Berlin, im Frühjahr 2005
Michael Bauer, Anne Berghöfer, Mazda Adli

Inhaltsverzeichnis

I Definition und Ursachen von Therapieresistenz

II Pharmakologische Grundlagen und Behandlungsmöglichkeiten

III Nichtpharmakologische Behandlungsmöglichkeiten

IV Strategien im Gesamtbehandlungsplan

V Zukunftsperspektiven

VI Praktische Behandlungsaspekte

Autorenverzeichnis

Adell, Albert, Ph.D.
Department of Neurochemistry, Institut d•Investigacions, Biomèdiques de Barcelona, Consejo Superior de Investigaciones, Cientificas (CSIC), IDIBAPS, Carrer Rossello 161, E-08036 Barcelona

Adli, Mazda, Dr. med.
Klinik für Psychiatrie und Psychotherapie, Charité – Universitätsmedizin Berlin, Campus Charité Mitte (CCM), Schumannstraße 20/21, D-10117 Berlin

Algermissen, Christian, Dr. med.
Klinik für Psychiatrie und Psychotherapie/ Psychosomatik, Klinikum Ludwigsburg, Posilipostraße 4, D-71631 Ludwigsburg

Altshuler, Lori, M.D., Professor and Julia Gouw Chair in Mood Disorders
Department of Psychiatry and Biobehavioral Sciences, David Geffen School of Medicine, University of California Los Angeles (UCLA), 300 UCLA Medical Plaza, Los Angeles, CA 90095-6968, USA

Anghelescu, Ion, Dr. med.
Klinik und Hochschulambulanz für Psychiatrie und Psychotherapie, Charité – Universitätsmedizin Berlin, Campus Benjamin Franklin (CBF), Eschenallee 3, D-14050 Berlin

Angst, Jules, Prof. Dr. med.
Psychiatrische Universitätsklinik Zürich, Lengstrasse 31, CH-8029 Zürich

Artigas, Francesc, Ph.D., Professor
Department of Neurochemistry, Institut d•Investigacions Biomèdiques de Barcelona, Consejo Superior de Investigaciones Cientificas (CSIC), IDIBAPS, Carrer Rossello 161, E-08036 Barcelona

Baethge, Christopher, Dr. med.
Mailman Research Center III, McLean Division of Massachusetts General Hospital, Harvard Medical School, 115 Mill Street, Belmont, MA 02478-9106, USA

Baghai, Thomas C., Dr. med.
Klinik und Poliklinik für Psychiatrie und Psychotherapie Klinikum der Universität München, Ludwig-Maximilians-Universität, Nußbaumstraße 7, D-80336 München

Barbui, Corrado, M.D.
Department of Medicine and Public Health, Section of Psychiatry and Clinical Psychology, University of Verona, Ospedale Policlinico, Piazzale Scuro 10, I-37134 Verona

Bauer, Michael, Prof. Dr. med. Dr. rer. nat. Dipl.-Biol.
Klinik für Psychiatrie und Psychotherapie, Charité – Universitätsmedizin Berlin, Campus Charité Mitte (CCM), Schumannstraße 20/21, D-10117 Berlin

Berger, Mathias, Prof. Dr. med.
Abteilung für Psychiatrie und Psychotherapie mit Poliklinik der Universitätsklinik für Psychiatrie und Psychosomatik, Albert-Ludwigs-Universität Freiburg, Hauptstraße 5, D-79104 Freiburg

Berghöfer, Anne, Dr. med.
Institut für Sozialmedizin, Epidemiologie und Gesundheitsökonomie, Charité – Universitätsmedizin Berlin, Campus Charité Mitte (CCM), Luisenstraße 57, D-10117 Berlin

Brockmöller, Jürgen, Prof. Dr. med.
Zentrum Pharmakologie u. Toxikologie, Abteilung Klinische Pharmakologie, Georg-August-Universität Göttingen, Medizinische Fakultät, Robert-Koch-Straße 40, D-37075 Göttingen

Bschor, Tom, Priv.-Doz. Dr. med.
Abteilung für Psychiatrie und Psychotherapie, Jüdisches Krankenhaus Berlin, Heinz-Galinski-Str. 1, D-13347 Berlin

Celada, Pau, Ph.D.
Department of Neurochemistry, Institut d•Investigacions Biomèdiques de Barcelona, Consejo Superior de Investigaciones, Cientificas (CSIC), IDIBAPS, Carrer Rossello 161, E-08036 Barcelona

Cipriani, Andrea, M.D.
Department of Medicine and Public Health, Section of Psychiatry and Clinical Psychology, University of Verona, Ospedale Policlinico, Piazzale Scuro 10, I-37134 Verona

Duman, Ronald S., Ph.D., Professor of Psychiatry and Pharmacology
Division of Molecular Psychiatry and Abraham Ribicoff Research Facilities Connecticut Mental Health Center, Yale University School of Medicine, 34 Park Street, New Haven, CT 06508, USA

Dykierek, Petra, Dr. phil. Dipl.-Psych.
Abteilung für Psychiatrie und Psychotherapie mit Poliklinik der Universitätsklinik für Psychiatrie und Psychosomatik, Albert-Ludwigs-Universität Freiburg, Hauptstraße 5, D-79104 Freiburg

Ebel, Hermann, Prof. Dr. med.
Klinik für Psychiatrie, Psychotherapie und Psychosomatik, Klinikum Ludwigsburg, Posilipostraße 4, D-71631 Ludwigsburg

Ernst, Heidemarie, M.D., Ph.D.
Department of Psychiatry and Behavioral Sciences, Stanford University School of Medicine,
401 Quarry Road, Stanford, CA 94305-5723, USA

Eser, Daniela, Dr. med.
Klinik und Poliklinik für Psychiatrie und Psychotherapie,
Klinikum der Universität München,
Ludwig-Maximilians-Universität,
Nußbaumstraße 7, D-80336 München

Felber, Werner, Prof. Dr. med.
Klinik und Poliklinik für Psychiatrie und Psychotherapie,
Universitätsklinikum Carl Gustav Carus,
Technische Universität Dresden,
Fetscherstraße 74, D-01307 Dresden

Folkerts, Here W., Prof. Dr. med.
Klinik für Psychiatrie und Psychotherapie,
Reinhard-Nieter-Krankenhaus Wilhelmshaven,
Friedrich-Paffrath-Str. 100, D-26389 Wilhelmshaven

Geddes, John R., M.D. FRCPsych,
Professor of Epidemiological Psychiatry
Department of Psychiatry, Warneford Hospital,
GB-Oxford OX3 7JX

Grunze, Heinz, Dr. med.
Klinik und Poliklinik für Psychiatrie und Psychotherapie,
Klinikum der Universität München,
Ludwig-Maximilians-Universität,
Nußbaumstraße 7, D-80336 München

Härtter, Sebastian, Priv.-Doz. Dr. rer. nat.
Psychiatrische Klinik und Poliklinik, Neurochemisches Labor, Johannes Gutenberg-Universität,
Untere Zahlbacher Straße 8, D-55131 Mainz

Hautzinger, Martin, Prof. Dr. phil. Dipl.-Psych.
Psychologisches Institut,
Eberhard Karl Universität Tübingen,
Christophstraße 2, D-72072 Tübingen

Heindl, Andrea, Dipl.-Psych.
Klinik für Psychiatrie und Psychotherapie,
Bezirkskrankenhaus Bayreuth,
Nordring 2, D-95445 Bayreuth

Heinz, Andreas, Prof. Dr. med.
Klinik für Psychiatrie und Psychotherapie,
Charité – Universitätsmedizin Berlin,
Campus Charité Mitte (CCM),
Schumannstraße 20/21, D-10117 Berlin

Henn, Fritz A., M.D. Ph.D., Professor
Zentralinstitut für Seelische Gesundheit, J5,
Postfach 122120, D-68072 Mannheim

Hiemke, Christoph, Prof. Dr. med.
Psychiatrische Klinik der Johannes Gutenberg-Universität Mainz,
Untere Zahlbacher Straße 8, D-55131 Mainz

Juckel, Georg, Priv.-Doz. Dr. med.
Klinik für Psychiatrie und Psychotherapie, Charité – Universitätsmedizin Berlin, Campus Charité Mitte (CCM),
Schumannstraße 20/21, D-10117 Berlin

Kasper, Siegfried, O. Univ. Prof. Dr. med. Dr. h. c.
Abteilungsvorstand, Klinische Abteilung für
Allgemeine Psychiatrie, Medizinische Universität Wien,
Währinger Gürtel 18–20, A-1090 Wien

Keller, Ferdinand, Priv.-Doz. Dr. biol. hum. Dipl.-Psych.
Klinik Kinder- und Jugendpsychiatrie und
-psychotherapie der Universität Ulm,
Steinhöwelstr. 5, D-89075 Ulm

Ketter, Terence A., M.D., Professor of Psychiatry
Department of Psychiatry and Behavioral Sciences,
Stanford University School of Medicine,
Stanford, California 94305-5543, USA

Kirchheiner, Julia, Priv.-Doz. Dr. med.
Institut für Pharmakologie, Klinikum der Universität
zu Köln,
Gleuelerstr. 24, D-50931 Köln

Köberle, Ursula, Ärztin
Abteilung für Psychiatrie und Psychotherapie,
Jüdisches Krankenhaus Berlin,
Heinz-Galinski-Straße 1, D-10117 Berlin

Kornacher, Johannes, Dr. med.
Klinik für Psychiatrie und Psychotherapie,
Bezirkskrankenhaus Bayreuth,
Nordring 2, D-95445 Bayreuth

Laux, Gerd, Prof. Dr. med. Dipl.-Psych.
Bezirksklinikum Gabersee,
Gabersee 7, D-83512 Wasserburg am Inn

Lemke, Matthias R., Priv.-Doz. Dr. med.
Fachkliniken und Zentren für Psychiatrie und
Psychotherapie, Kinder- und Jugendpsychiatrie
und Psychotherapie, Neurologie und Kinderneurologie,
Rheinische Kliniken Bonn,
Kaiser-Karl-Ring 20, D-53111 Bonn

Lieb, Klaus, Priv.-Doz. Dr. med.
Abteilung für Psychiatrie und Psychotherapie mit
Poliklinik der Universitätsklinik für Psychiatrie und
Psychosomatik, Albert-Ludwigs-Universität Freiburg,
Hauptstraße 5, D-79104 Freiburg

Linden, Michael, Prof. Dr. med. Dipl.-Psych.
Abteilung Verhaltenstherapie und Psychosomatik,
Rehabilitationsklinik Seehof der BfA,
Lichterfelder Allee 55, D-14513 Teltow

Mackert, Arthur, Priv.-Doz. Dr. med.
Abteilung für Psychiatrie und Psychotherapie,
Kliniken im Theodor-Wenzel-Werk,
Potsdamer Chaussee 69, D-14129 Berlin

Mavrogiorgou, Paraskevi, Dr. med.
Klinik für Psychiatrie und Psychotherapie, Charité – Universitätsmedizin Berlin, Campus Charité Mitte (CCM), Schumannstraße 20/21, D-10117 Berlin

Möller, Hans-Jürgen, Prof. Dr. med.
Klinik und Poliklinik für Psychiatrie und Psychotherapie, Klinikum der Universität München, Ludwig-Maximilians-Universität, Nußbaumstraße 7, D-80336 München

Müller, Walter E., Prof. Dr. rer. nat.
Pharmakologisches Institut, Johann Wolfgang Goethe-Universität, Marie-Curie-Straße 9, D-60439 Frankfurt

Müller-Oerlinghausen, Bruno, Prof. Dr. med.
Arzneimittelkommission der deutschen Ärzteschaft, Jebensstraße 3, D-10623 Berlin

Onken, Marlies, Dr. med.
Klinik für Psychiatrie und Psychotherapie, Charité – Universitätsmedizin Berlin, Campus Charité Mitte (CCM), Schumannstraße 20/21, D-10117 Berlin

Padberg, Frank, Priv.-Doz. Dr. med.
Klinik und Poliklinik für Psychiatrie und Psychotherapie, Klinikum der Universität München, Ludwig-Maximilians-Universität, Nußbaumstraße 7, D-80336 München

Pezawas, Lukas, Dr. med.
Klinische Abteilung für Allgemeine Psychiatrie, Medizinische Universität Wien, Währinger Gürtel 18–20, A-1090 Wien

Pfennig, Andrea, Dr. med.
Klinik für Psychiatrie und Psychotherapie, Charité – Universitätsmedizin Berlin, Campus Charité Mitte (CCM), Schumannstraße 20/21, D-10117 Berlin

Rasgon, Natalie L., M.D., Ph.D., Associate Professor of Psychiatry
Department of Psychiatry and Behavioral Sciences, Stanford University School of Medicine, 401 Quarry Road, Stanford, CA 94305-5723, USA

Reischies, Friedel M., Prof. Dr. med.
Klinik und Hochschulambulanz für Psychiatrie und Psychotherapie, Charité – Universitätsmedizin Berlin, Campus Benjamin Franklin (CBF), Eschenallee 3, D-14050 Berlin

Riemann, Dieter, Prof. Dr. phil. Dipl.-Psych.
Abteilung für Psychiatrie und Psychotherapie mit Poliklinik der Universitätsklinik für Psychiatrie und Psychosomatik, Albert-Ludwigs-Universität Freiburg, Hauptstraße 5, D-79104 Freiburg

Rupprecht, Ulrike, Dipl.-Psych.
Klinik für Psychiatrie und Psychotherapie, Bezirkskrankenhaus Bayreuth, Nordring 2, D-95445 Bayreuth

Rush, A. John, M.D., Professor of Psychiatry
Department of Psychiatry, The University of Texas Southwestern Medical Center, 5323 Harry Hines Blvd., Dallas, TX 75390-9086, USA

Saß, Henning, Prof. Dr. med.
Universitätsklinikum Aachen, Pauwelsstraße 30, D-52074 Aachen

Sasse, Johanna, Ärztin
Klinik für Psychiatrie und Psychotherapie, Charité – Universitätsmedizin Berlin, Campus Charité Mitte (CCM), Schumannstraße 20/21, D-10117 Berlin

Schäfer, Martin, Dr. med.
Klinik für Psychiatrie und Psychotherapie, Charité – Universitätsmedizin Berlin, Campus Charité Mitte (CCM), Schumannstraße 20/21, D-10117 Berlin

Schläpfer, Thomas, Prof. Dr. med.
Klinik und Poliklinik für Psychiatrie und Psychotherapie, Rheinische Friedrich-Wilhelms-Universität, Universitätsklinikum Bonn, Sigmund-Freud-Straße 25, D-53105 Bonn

Schramm, Elisabeth, Dr. phil. Dipl.-Psych.
Abteilung für Psychiatrie und Psychotherapie mit Poliklinik der Universitätsklinik für Psychiatrie und Psychosomatik, Albert-Ludwigs-Universität Freiburg, Hauptstraße 5, D-79104 Freiburg

Schuh, Brigitte, Dipl.-Soz.-Päd.
Klinik für Psychiatrie und Psychotherapie, Bezirkskrankenhaus Bayreuth, Nordring 2, D-95445 Bayreuth

Seemüller, Florian, Arzt
Klinik und Poliklinik für Psychiatrie und Psychotherapie, Klinikum der Universität München, Ludwig-Maximilians-Universität, Nußbaumstraße 7, D-80336 München

Silverman, Heather S., M.D.
Department of Psychiatry and Behavioral Sciences, Stanford University School of Medicine, 401 Quarry Road, Stanford, CA 94305-5723, USA

Steinacher, Bruno, Dr. med.
Abteilung für Psychiatrie und Psychotherapie, Kliniken im Theodor-Wenzel-Werk, Potsdamer Chaussee 69, D-14129 Berlin

Ströhle, Andreas, Priv.-Doz. Dr. med.
Klinik für Psychiatrie und Psychotherapie, Charité – Universitätsmedizin Berlin, Campus Charité Mitte (CCM), Schumannstraße 20/21, D-10117 Berlin

Thome, Johannes, Dr. rer. nat. Dr. med., Professor and Executive Chair
Department of Psychiatry, School of Medicine,
University of Wales,
Singleton Park, GB-Swansea SA2 8PP

Tracik, Ferenc, Dr. med.
Klinische Forschung – ZNS, Novartis Pharma GmbH,
Roonstraße 25, D-90249 Nürnberg

Trendelenburg, Monika, Dr. med.
Klinik für Psychiatrie und Psychotherapie, Charité – Universitätsmedizin Berlin, Campus Charité Mitte (CCM),
Schumannstraße 20/21, D-10117 Berlin

Tseng, Michael, M.D., MSc.
Centre for Addiction and Mental Health,
University of Toronto,
250 College Street, Toronto, Ontario M5T 1R8, Canada

Voderholzer, Ulrich, Priv.-Doz. Dr. med.
Abteilung für Psychiatrie und Psychotherapie mit Poliklinik der Universitätsklinik für Psychiatrie und Psychosomatik, Albert-Ludwigs-Universität Freiburg,
Hauptstraße 5, D-79104 Freiburg

Wang, Po W., M.D.
Department of Psychiatry and Behavioral Sciences,
Stanford University School of Medicine,
Stanford, California 94305-5543, USA

Whybrow, Peter C., M.D., Professor, Executive Chair and Director
Department of Psychiatry and Biobehavioral Sciences,
Neuropsychiatric Institute & Hospital, David Geffen School of Medicine, University of California Los Angeles (UCLA),
760 Westwood Plaza, Los Angeles, CA 90024, USA

Wiethoff, Katja, Dipl.-Psych.
Klinik für Psychiatrie und Psychotherapie, Charité – Universitätsmedizin Berlin, Campus Charité Mitte (CCM),
Schumannstraße 20/21, D-10117 Berlin

Wilder, Heather J.
Centre for Evidence Based Mental Health,
Department of Psychiatry, Warneford Hospital,
GB/Oxford OX3 7JX

Winter, Christine, Dr. med.
Klinik für Psychiatrie und Psychotherapie, Charité – Universitätsmedizin Berlin, Campus Charité Mitte (CCM),
Schumannstraße 20/21, D-10117 Berlin

Woggon, Brigitte, Prof. Dr. med.
Psychiatrische Universitätsklinik Zürich,
Lenggstraße 31, CH-8029 Zürich 8

Wolfersdorf, Manfred, Prof. Dr. med.
Klinik für Psychiatrie und Psychotherapie,
Bezirkskrankenhaus Bayreuth,
Nordring 2, D-95445 Bayreuth

Yaeger, Deborah, M.D., Clinical Professor
Department of Psychiatry and Biobehavioral Sciences,
David Geffen School of Medicine,
Neuropsychiatric Institute, University of California Los Angeles (UCLA) & Department of Psychiatry,
VA Greater Los Angeles Healthcare System,
11301 Wilshire Boulevard, Los Angeles, CA 90073, USA

Young, L. Trevor, M.D., Ph.D., FRCPC, Professor of Psychiatry and Cameron Wilson Chair
Centre for Addiction and Mental Health
Univerity of Toronto,
250 College Street, Toronto, Ontario M5T 1R8, Canada

Abkürzungen

AD	Antidepressivum
AMÜP	Arzneimittelüberwachung in der Psychiatrie
AkdÄ	Arzneimittelkommission der deutschen Ärzteschaft
BDI	Beck Depression Inventory
CGI	Clinical Global Impression Scale
DBS	Deep Brain Stimulation (Tiefenhirnstimulation)
DNRI	Dopamin-Noradrenalin-Wiederaufnahmehemmer
DSM	Diagnostic and Statistical Manual of Mental Disorders (Versionen III-R und IV)
EKT	Elektrokrampftherapie
EPI	Eysenck Personality Inventory
EPMS	extrapyramidal-motorische Störungen
GAS	Global Assessment Scale
HAMA	Hamilton Scale for Anxiety
HAMD	Hamilton Depression Rating Scale
HPA	hypothalamic-pituitary-adrenal axis
HPT	hypothalamic-pituitary-thyroid axis
ICD	International Statistical Classification of Diseases and related Health Problems
Li	Lithium
L-T_4	L-Thyroxin
MADRS	Montogomery-Asberg Depression Rating Scale
MAO	Monoaminoxidase
MAOH	Monoaminoxidasehemmer (engl. MAOI)
MCMI	Millon Clinical Multiaxial Inventory
MDD	Major Depressive Disorder
MDE	Major Depressive Episode
MMPI	Minnesota Multiphase Personality Inventory
MPI	Maudsley Personality Inventory
NaSSA	noradrenalin- und serotoninspezifische Antidepressiva
NL	Neuroleptikum
NRI	noradrenalin reuptake inhibitor (nichtselektiver Noradrenalin-Wiederaufnahmehemmer)
PAF	Personality Assessment Form
PAS	Personality Assessment Schedule
PDQ	Personality Diagnostic Questionnaire
RIMA	reversible Inhibitoren der Monoaminoxidase A
RKD	rezidivierende kurze depressive Episoden
RTC	randomized controlled trial (randomisierte placebokontrollierte Studie)
SAP	Standard Assessment of Personality
SNRI	selective noradrenaline reuptake inhibitor (selektiver Noradrenalin-Wiederaufnahmehemmer)
SRI	serotonin reuptake inhibitor (nichtselektiver Serotonin-Wiederaufnahmehemmer)
SSNRI	selective serotonin and noradrenaline reuptake inhibitor (selektiver Serotonin- und Noradrenalin-Wiederaufnahmehemmer)
SSRI	selective serotonin reuptake inhibitor (selektiver Serotonin-Wiederaufnahmehemmer)
T_3	Trijodthyronin
TDM	therapeutisches Drugmonitoring
TetraZA	tetrazyklische Antidepressiva
TMS	transkraniale Magnetstimulation
TRD	therapieresistente Depression
TRH	thyroid-releasing hormone
TSH	thyreoidstimulierendes Hormon
TZA	trizyklische Antidepressiva
UAW	unerwünschte Arzneimittelwirkungen

Definition und Ursachen von Therapieresistenz

Aktueller Stand und Perspektiven der Forschung

A.J. Rush

Therapieresistenz wird nach wie vor in vielen unterschiedlichen Varianten definiert. Ein fehlender offizieller Konsens über die Definition einer Vielzahl von Details im Zusammenhang mit der Beschreibung der betroffenen Patientengruppe erschwert die Durchführung von aussagekräftigen Studien zur Therapieresistenz wie auch die Interpretation der vorliegenden wissenschaftlichen Befunde. Ziel einer erfolgreichen Akuttherapie sollte die Remission und nicht die Response sein, in der Langzeittherapie dementsprechend die dauerhaft anhaltende Remission. Der Begriff »therapieresistent« sollte dem Begriff »therapierefraktär« vorgezogen werden, letzterer impliziert zu Unrecht das fehlende Ansprechen auf jegliche denkbare Therapiestrategie.

Forschungsschwerpunkte auf dem Gebiet der Therapieresistenz befassen sich mit Fragen der Kodierung und Stadieneinteilung, der Weiterentwicklung von geeigneten Skalen zur Dokumentation der Therapieresistenz und der Definition von geeigneten Outcomekriterien. Weiterhin müssen Definitionen erarbeitet werden, welche Therapieversuche als adäquat hinsichtlich Dauer und Dosis zu werten sind und welche Bedeutung die retrospektive und die prospektive Erhebung von Kriterien der Therapieresistenz des Patienten haben. Methodische Gesichtspunkte beim Entwurf passender Studiendesigns betreffen vor allem die Wahrung wissenschaftlicher Präzision einerseits und die Möglichkeit der Übertragung der Studienergebnisse in die klinische Praxis andererseits.

1.1 Zum Problem der Therapieresistenz

1.1.1 Therapieresistenz in der Akuttherapie

Es besteht heute überzeugender Konsens darin, dass es von vorrangiger Bedeutung in der Akutbehandlung ist, eine rasche Remission zu erreichen und aufrechtzuerhalten (Rush u. Ryan 2002). Dieser Konsens wird durch eine Vielzahl internationaler Verbände und Gesellschaften gestützt (◘ Tabelle 1.1).

Die Betonung der Remission stützt sich auf den wissenschaftlichen Befund, dass Patienten, die vollständig remittiert aus einer Therapie hervorgehen, gegenüber Patienten mit deutlichen Residualsymptomen ein höheres Funktionsni-

◘ Tabelle 1.1. Fachverbände, Forschungsverbünde und Leitlinien, die Remission als vorrangiges Ziel der Depressionstherapie ansehen.

Verband/Gesellschaft	Quelle
American Academy of Child and Adolescent Psychiatry (Kinder und Jugendliche)	AACAP 1998
American Psychiatric Association	APA 1993, 2000
British Association for Psychopharmacology	Anderson et al. 2000
Canadian Psychiatric Association und Canadian Network for Mood and Anxiety Treatments (CANMAT)	Canadian Psychiatric Association 2001
Canadian Psychiatric Society	Reesal u. Lam 2001
Expert Consensus Guideline Consortium (für Frauen)	Altshuler et al. 2001
International Consensus Group on Depression and Anxiety	Ballenger 1999
International Psychopharmacology Algorithm Project (IPAP)	Trivedi et al. 1998
National Depressive and Manic Depressive Association	Hirschfeld et al. 1997
Sequenced Treatment Alternatives to Relieve Depression (STAR*D) project	Fava et al. 2003; Rush et al. 2004
Texas Medication Algorithm Project (TMAP)	Crismon et al. 1999; Rush et al. 2003a
US Agency for Health Care Policy and Research	Depression Guideline Panel 1993
World Federation of Societies of Biological Psychiatry	Bauer et al. 2001, 2002a, b

veau erreichen (Riso et al. 1997; Miller et al. 1998; Hirschfeld et al. 2002). Darüber hinaus ist auch eine bessere Prognose zu erwarten (Thase et al. 1992; Paykel et al. 1995; Judd et al. 1998a, b; Paykel et al. 1999; Simon et al. 2001; Fava et al. 2002; Kanai et al. 2003). In Übereinstimmung mit diesen Befunden konnte in einer Studie von Koran et al. (2001) gezeigt werden, dass nur 16% der depressiven Patienten, die in der Akutbehandlung remittierten, unter der anschließenden 4-monatigen Erhaltungstherapie einen Rückfall erlitten, während dies 25–30% derjenigen Patienten traf, die eine Response, aber keine Remission aufwiesen. In der Tat ist das Verbleiben von Residualsymptomatik nach der Akuttherapie einer der wenigen konsistenten Prädiktoren für einen Rückfall während der anschließenden Langzeitbehandlung (Prien u. Kupfer 1986).

Etwa 55–60% aller depressiven Patienten erreichten nach der Akuttherapie mit einem spezifischen Antidepressivum über 8 Wochen keine vollständige Remission, obwohl bei ihnen bislang keine Hinweise auf Therapieresistenz in der Anamnese vorlagen (Depression Guideline Panel 1993). Diese Patienten werden verschiedentlich als »schwierig zu behandeln«, »therapieresistent«, oder »therapierefraktär« bezeichnet. Tatsächlich beruhen diese Bezeichnungen auf unterschiedlichen Konzepten. So werden unter »schwierig zu behandeln« Patienten verstanden, die aus ganz unterschiedlichen Gründen nicht remittieren, darunter auch Noncompliance, Unverträglichkeit von Medikation oder Psychotherapie, oder ein nicht zufriedenstellendes Therapieergebnis nach einer optimal eingestellten Behandlungsoption. »Schwierig zu behandelnde« Patienten sprechen durchaus auf ein alternatives Therapieangebot, das sie besser vertragen oder akzeptieren, befriedigend an. Patienten mit tatsächlicher therapieresistenter Depression erreichen jedoch mit einer gut verträglichen, ausreichend hoch dosierten und ausreichend lange verabreichten Medikation keine Remission.

Der Begriff »therapierefraktär« bezieht sich auf Patienten, die auf keinerlei Therapieoption, sei es Monotherapie oder Kombinationen, respondieren. Genaugenommen kann diese Bezeichnung kaum sicher verwendet werden, denn die Anzahl möglicher Therapieoptionen liegt inzwischen bei über 300, wenn sämtliche denkbaren Kombinationen eingerechnet werden, die wiederum mindestens 3 Monate ausdosiert werden müssen.

! Der Begriff »therapieresistent« ist grundsätzlich zu bevorzugen, weil er nicht impliziert, dass alle folgenden Behandlungsoptionen unwirksam sein werden, wie es bei dem Begriff »therapierefraktär« der Fall ist.

1.1.2 Therapieresistenz in der Langzeittherapie

Ziel der Langzeittherapie ist das Aufrechterhalten von Symptomfreiheit (Depression Guideline Panel 1993). Die sog. Erhaltungstherapie (continuation phase treatment) zielt speziell darauf ab, einen Rückfall (relapse) in die Indexepisode zu verhindern, während die Langzeittherapie oder Prophylaxe (maintenance treatment) der Vorbeugung neuer depressiver Episoden (recurrences) dient. Die Langzeittherapie beginnt, wenn eine komplette Genesung von der Indexepisode erreicht ist, typischerweise etwa 4–9 Monate nach Symptomfreiheit, d.h. erfolgreicher Akuttherapie (Depression Guideline Panel 1993).

Selbst wenn während der Akutbehandlung ein angemessener klinischer Erfolg erzielt wurde, kommt es bei ca. 10–40% der nicht behandlungsresistenten Patienten zu einem Rückfall während der folgenden 9–12 Monate (Greden 2001). Genau genommen müssen daher auch diese Patienten als therapieresistent bezeichnet werden, weil sie das vorrangige Ziel, nämlich eine dauerhafte Remission, nicht erreichen.

1.1.3 Klinische Relevanz der Definition für die Prävalenz

Während die klinische Bedeutung der Remission weitgehend akzeptiert ist, wird jetzt ein Konsens über eine Definition der Therapieresistenz erforderlich. Im Zentrum der Debatte stehen zwei Fragen:

- Sollte **Remission** oder nur eine »signifikante klinische Besserung« als »befriedigendes« Therapieergebnis akzeptiert werden?
- Sollte Therapieresistenz bereits nach einem oder erst nach zwei erfolglosen Therapieversuchen »deklariert« werden?

Welche Definition auch gewählt wird, die Prävalenz von Therapieresistenz ist hoch.

Bei der typischen Population von Patienten in placebokontrollierten 8-wöchigen Wirksamkeitsstudien von Antidepressiva liegt die Responserate bei gerade 50%, die Remissionsrate bei 30–40% der Intent-to-treat-Gruppe. Wenn das Ausbleiben von Remission nach einer initialen antidepressiven Therapiemaßnahme als Definition der Therapieresistenz akzeptiert werden sollte, erfüllen 60–70% der Patienten ohne vorherige Anamnese von Therapieresistenz dieses Kriterium.

Die Remissionsraten nehmen allerdings mit zunehmender Dauer des Therapieversuchs zu. Patienten, die nach 8 Wochen respondieren, remittieren evtl. nach 4–12 weiteren Wochen (Koran et al. 2001; Quitkin et al. 2003). Darüber hinaus kann der Zeitraum bis zur Remission bei Patienten mit schwererer Symptomatik vor Behandlungsbeginn verlängert sein (Tedlow et al. 1998). Einen ähnlichen Effekt hat die Länge der Indexepisode und die Latenz bis zum Beginn der Behandlung. Auch eine komorbide Persönlichkeitsstörung (Achse-II-Störung) (Ezquiaga et al. 1999; Viinamaki et al. 2002) oder eine somatische Begleiterkrankung (Achse-III-Störung) (Keitner et al. 1991, 1992; Iosifescu et al. 2003) kann die Zeit bis zur Remission verlängern.

Unter Berücksichtigung dieser Befunde einer verzögerten Remission unter der Erhaltungstherapie ist die generelle Remissionsrate höher. Zu den oben genannten 35% »Remittern« nach 8 Wochen Akuttherapie kämen noch ca. 40% der Responder aus der Akuttherapie als verzögerte Remitter hinzu, insgesamt ist von einer Prävalenz von 40–50% auszugehen. Diese Annahmen beziehen sich jedoch nur auf Patienten ohne Hinweise auf Therapieresistenz in der Anamnese.

Mit welchen Prävalenzen der Remission und Response ist unter einem zweiten Therapieversuch, sei es ein Umsetzen oder eine Kombinationstherapie, zu rechnen? Offene, unkontrollierte Studien berichten hier von einer Responserate von 40–50% und einer Remissionsrate von 35% (Rush u. Ryan 2002; Fava et al. 2003; Rush et al. 2004). Folglich erreichen nach einem zweiten Behandlungsschritt 65% der ursprünglichen Intent-to-treat-Gruppe eine Remission.

Selbstverständlich sind diese Schätzungen ungenau, jedoch kann davon ausgegangen werden, dass nach zwei adäquat durchgeführten Therapieversuchen etwa 20% der Patienten die Definition von Therapieresistenz erfüllen. Remissionsraten nach einem dritten Therapieversuch sind schließlich noch ungenauer belegt, hier ist von einer Remissionsrate von noch einmal 30% auszugehen (Nierenberg et al. 1994). Folglich sind nach 3 Therapieversuchen etwa 15% der Patienten therapieresistent.

Selbst unter der Prämisse einer weniger strengen Definition von »adäquater« Therapieansprache, d.h. Response mit oder ohne Remission, sind die Zahlen dramatisch: Nur 50% der Patienten respondieren auf einen ersten Therapieversuch, von diesen respondieren wiederum 50% auf einen zweiten Versuch, d.h., es verbleiben immerhin 25% der initialen Patientengruppe als »therapieresistent«. Ob Therapieresistenz nach einem (Thase u. Rush 1997) oder nach zwei (Rush u. Thase 1997) Behandlungsversuchen konstatiert wird, bei jedem fünften depressiven Patient ist mit Therapieresistenz zu rechnen.

Wenn zu diesen Prävalenzschätzungen die Patienten mit einem Rückfall in der Erhaltungstherapiephase oder einer erneuten Episode unter der Rezidivprophylaxe nach initialer Remission hinzugerechnet werden, sind weitere 30% der Patienten betroffen (zu gleichen Teilen durch Rückfall oder neue Episode; Koran et al. 2001). Es sei angemerkt, dass ein Teil der Patienten in der Phase der Rezidivprophylaxe eine neue Episode erleidet, weil sie die Medikation nicht einnehmen; andere jedoch erleiden trotz genauer Einnahme der verordneten rezidivprophylaktischen Medikamente eine neue Episode.

Bei der hohen Prävalenz der Depression in der Bevölkerung (Kessler et al. 2003) ist die Zahl der therapieresistenten Betroffenen enorm. Auch die ökonomische Bedeutung ist erheblich: Für jeden therapieresistenten Patienten mit einem stationären Aufenthalt wurden in den USA Behandlungskosten von über 40.000 $ pro Jahr veranschlagt (Crown et al. 2002; Russell et al. 2004). Ohne Frage ist die Bedeutung der therapieresistenten Depression für das Gesundheitssystem enorm.

1.2 Forschungsstrategien und -schwerpunkte

Vor dem oben geschilderten Hintergrund ist es erforderlich, die neurobiologischen Zusammenhänge, Ursachen und Behandlungsoptionen der therapieresistenten Depression besser zu verstehen. Erst in den letzten 10 Jahren hat die klinische Forschung begonnen zu definieren, welches bei einem Nonresponder der beste nächste Therapieschritt sein könnte. Eine Unmenge von Fragen der Definition, des Designs oder der Erhebung von Messparametern sind für die weitere Forschung zu beantworten. Diese Fragen werden im Folgenden genauer diskutiert.

Forschungsschwerpunkte bei therapieresistenter Depression

- Definition von Therapieresistenz
  - Response- oder Remissionsversagen?
  - Rückfälle nach Response oder Remission?
  - Therapieversagen nach einem, zwei oder mehr Therapieversuchen?
  - Ist Psychotherapie als Therapieversuch unabdingbar?
  - Was ist »adäquate« Therapie? (Dosis, Dauer, Art der Therapie)
- Definition des Grades der Therapieresistenz
- Dokumentation von Therapieresistenz (retrospektiv, prospektiv)
- Definition von Merkmalen der Behandlungsgruppen
- Selektion von Therapieergebnissen
- Studiendesign
  - Taktische Gesichtspunkte (u. a. Dauer, Dosierung)
  - Optionen (Umsetzen, Augmentation, Unterbrechung, Benchmarking)

1.2.1 Erarbeitung einer gemeinsamen Definition

Grundsätzlich sind drei Gesichtspunkte bei der Etablierung einer kategorialen Definition der therapieresistenten Depression zu beachten:

1. Wie soll Therapieversagen beim jeweiligen Therapieversuch festgelegt werden (fehlende Response oder fehlende Remission)?
2. Zeitraum des Therapieversagens (nur Akuttherapie oder auch Langzeittherapie?)
3. Anzahl fehlgeschlagener Therapieversuche (nach einer, zwei oder drei Therapien?)

Unter der Prämisse, dass komplette Remission als Therapieziel gilt, ist jeder Patient, der dieses Ziel nicht erreicht hat, ein Kandidat für notwendige Therapiemodifikationen. Diese Position ist insofern von Vorteil, als dass alle Patienten, die sich mit Symptomen trotz erfolgter Therapieversuche vorstellen, unter den Begriff »therapieresistent« gefasst werden können. Außerdem ist der Untersucher nicht dem Dilemma ausgesetzt, bei oft ungenauer Dokumentation in der praktischen Versorgung exakte Therapieeffekte (Response oder Remission?) früherer Behandlungen explorieren zu müssen. Schließlich muss auch nicht bekannt sein, ob ein Rückfall nach Remission oder unter andauernder Restsymptomatik vorliegt. Diese Informationen werden in der Praxis typischerweise nur durch die Angaben des Patienten gewonnen und bleiben schwierig zu beurteilen. Insofern erleichtert dieses Vorgehen den Studieneinschluss.

Verschiedentlich wird propagiert, dass Patienten, die in früheren Studien eine klare Nonresponse gezeigt haben, in weiteren Studien eine geringere Wahrscheinlichkeit der Response oder Remission haben, während frühere Responder oder Remitter auch zukünftig eine höhere Wahrscheinlichkeit haben. Diese Annahme wurde aber bislang nicht in prospektiven Datenerhebungen validiert; wenn sie begründet ist, müsste eine Stratifizierung hinsichtlich früherer Response/Remission empfohlen werden. Die derzeit fehlenden Belege sprechen zz. eher gegen ein solches Vorgehen.

Ein weiterer Diskussionspunkt ist, ob Patienten für die Teilnahme an einer Studie zur therapieresistenten Depression Nonresponder auf eine, zwei oder mindestens drei Therapieversuche sein sollten. Die Entscheidung hängt im Wesentlichen von der Art des zu prüfenden Experiments ab. Handelt es sich um invasive Therapiemaßnahmen wie z.B. Vagusnervstimulation, Tiefenhirnstimulation oder EKT, so sollten keine Patienten eingeschlossen werden, die erst einen frustranen Therapieversuch hinter sich haben. Je höher die Risiken der geplanten bzw. zu prüfenden Therapiemaßnahme sind, desto mehr frühere Therapieversuche sollten gefordert werden.

Zu diskutieren ist jedoch auch, ob die Anzahl der Therapieversuche limitiert werden sollte. Für eine Limitierung spricht die wachsende Evidenz, dass mit zunehmender Anzahl erfolgloser Therapieversuche die Wahrscheinlichkeit einer Response auf einen weiteren Versuch geringer wird (Sackeim et al. 1990, 2000; Sackeim 2001). So war u.a. der Grad der Therapieresistenz anhand der u.g. Staging-Skala (◘ Tabelle 1.2; Thase u. Rush 1997) mit abnehmender antidepressiver Response assoziiert (Barbee u. Jamour 2002).

Die Festlegung auf einen bestimmten Grad an Therapieresistenz als Einschlusskriterium muss sich auch an der erwarteten Wirksamkeit der zu prüfenden Methode orientieren. Ein Therapieverfahren, das einerseits mit geringen Risiken behaftet, andererseits aber auch nur mäßig wirksam ist, wie z.B. die transkranielle Magnetstimulation (Burt et al. 2002; Schlaepfer u. Kosel 2004), sollte nicht an hochgradig therapieresistenten Patienten geprüft werden. Andererseits sollte ein risiko-

◘ Tabelle 1.2. Skalen zur Erfassung des Grades der Therapieresistenz

Skala	Autoren	Prinzip	Merkmale/Kommentar
Antidepressant Treatment History Form, ATHF	Prudic et al. 1990, 1996; Sackeim et al. 1990, 2000; Oquendo et al. 1999; Sackeim 2001	– Retrospektive Beurteilung – Anzahl frustraner Therapieversuche – Adäquatheit der Durchführung (Dosis, Dauer werden zu einem Score von 1–4 integriert)	– Zweidimensionale, graduelle Erfassung von Dauer und Dosis – Aufwendig zu handhaben – Scoreberechnung ist auch für Kombinations- und Augmentationsverfahren möglich – Skala zählt nur Therapiemethoden, für die ausreichende Evidenz der Wirksamkeit besteht (unterschätzend!)
Massachusetts General Hospital Antidepressant Treatment Response Questionnaire	Fava 2003	– Retrospektive Beurteilung – Anzahl frustraner Therapieversuche – Adäquatheit der Durchführung (Dosis und Dauer)	– Kategoriale Erfassung von Dauer und Dosis – Einfacher zu handhaben – Überschätzt wirksame Therapieansätze
Stadieneinteilung nach Thase und Rush	Thase u. Rush 1997	– Retrospektive Beurteilung – Verwendete Therapieansätze	– Differenziert Antidepressivatypen und Therapietypen – Überschätzt wirksame Therapieansätze

reiches, aber hochgradig effektives Verfahren, wie z.B. die Tiefenhirnstimulation, erst bei Patienten angewendet werden, die mindestens vier erfolglose Therapieversuche hinter sich haben, nicht zuletzt auch aus ethischen Erwägungen (► Kap. 43).

Bislang wurden frustrane Therapieversuche mit Psychotherapie nicht als erforderlich für die Feststellung von Therapieresistenz angesehen, obwohl einige Studien dies als Einschlusskriterium forderten (Rush et al. 2000; Sackeim et al. 2001). Die Befunde von Keller et al. (2000) sprechen für diese Forderung: Hier war die sog. Cognitive Behavioral Analytic Systems Psychotherapy (CBASP; McCullough 2001) in ihrer Wirksamkeit dem Nefazodon vergleichbar und 50% der Nefazodon-Nonresponder sprachen in einem zweiten Therapieschritt auf CBASP an (Schatzberg et al., submitted). Eine Post-hoc-Analyse der Daten (Nemeroff et al. 2003) zeigte eine Überlegenheit von CBASP bei einer Subgruppe von chronisch depressiven Patienten mit bestimmten psychosozialen Risikofaktoren. Für diese Gruppe sind weitere medikamentöse Therapieversuche evtl. ohnehin nicht wirksam. Ohne Zweifel wären Instrumente zur Identifikation und Dokumentation solcher Faktoren für zukünftige Auswertungen sehr hilfreich (Lizardi et al. 1995).

1.2.2 Methoden der Kodierung

Theoretisch existieren drei verschiedene, miteinander verwandte Methoden der Einschätzung und Kodierung von Ursachen und Grad der Therapieresistenz .

- Die von Sackeim et al. (1990) verwendete Methode ist in der sog. »Antidepressant Treatment History Form« repräsentiert (◘ Tabelle 1.2). Darin wird die Anzahl frustraner Therapieversuche sowie die Adäquatheit der Durchführung (Dosis, Dauer) erfasst. Ähnlich ist der Fragebogen zur Therapieresistenz von Fava (»Massachusetts General Hospital Antidepressant Treatment Response Questionnaire«, Fava 2003).
- Eine weitere Methode basiert auf einer Stadieneinteilung im Hinblick auf die verwendeten Therapieansätze (Thase u. Rush 1997, ◘ Tabelle 1.3). Hierbei wird ausdrücklich die Verwendung verschiedener antidepressiver Substanzklassen verlangt. Dahinter steht die Annahme, dass ein Wechsel der Substanzklasse Vorteile gegenüber Kombinationsstrategien hat. Die wissenschaftliche Evidenz für dieses Vorgehen ist relativ spärlich (Barbee u. Jamhour 2002), andererseits wird es durch den Konsens unter klinischen Experten gestützt (Crismon et al. 1999).
- Der dritte, eher theoretische Ansatz versucht, die notwendigen Behandlungsschritte auf der Basis des Typs der majoren Depression individuell festzulegen. So ist im Hinblick auf die Studienergebnisse (Quitkin et al. 1988, 1993; Thase et al. 1992, 1995) bei einer endogenen Depression eher ein trizyklisches Antidepressivum, bei Patienten mit atypischen Symptomen ein Monoaminoxidase-(MAO-)Hemmstoff indiziert. Dieser »idiografische« oder individuelle Ansatz, so logisch er erscheint, ist schwer zu implementieren, da nicht für je-

◘ **Tabelle 1.3.** Stadieneinteilung der therapieresistenten Depression nach Thase und Rush (1995, 1997)

Stadium I	Nonresponse auf mindestens einen adäquaten Therapieversuch mit mindestens einem Vertreter einer Hauptklasse von Antidepressiva
Stadium II	Stadium-I-Therapieresistenz plus Nonresponse auf einen adäquaten Therapieversuch mit einem Antidepressivum aus einer anderen Wirkstoffklasse als in Stadium I
Stadium III	Stadium-II-Therapieresistenz plus Nonresponse auf einen adäquaten Therapieversuch mit einem trizyklischen Antidepressivum
Stadium IV	Stadium-III-Therapieresistenz plus Nonresponse auf einen adäquaten Therapieversuch mit einem MAO-Hemmstoff
Stadium V	Stadium-IV-Therapieresistenz plus Nonresponse auf einen adäquaten Therapieversuch mit EKT unter Verwendung bilateraler Stimulation

den Depressionstyp das optimale Antidepressivum in klinischen Studien nachgewiesen wurde. In Zukunft könnte dieser Ansatz aber Standard werden, wenn genetische oder andere Biomarker helfen, für jeden Patienten eine maßgeschneiderte Therapie zu entwerfen.

1.2.3 Definition eines adäquaten Therapieversuchs

Welcher Therapieversuch gilt als adäquat?

Diese Frage lässt sich intuitiv einfach beantworten: Bei der Definition der Therapieresistenz zählen alle Versuche mit etablierten antidepressiven Maßnahmen, deren Wirksamkeit in randomisierten placebokontrollierten Studien (RCTs, randomized controlled trials) nachgewiesen wurde. Somit sind hier alle regulär zugelassenen Antidepressiva eingeschlossen, alle anderen Verfahren sind ausgeschlossen. Allerdings ist für eine Reihe von in der klinischen Routine häufig verwendeten Therapieverfahren die Wirksamkeit nicht auf der oben genannten Basis nachgewiesen worden. Hierzu zählt z.B. die Augmentation von diversen SSRI mit diversen atypischen Antipsychotika auf der Basis eines kleinen RCT mit Olanzapin und Fluoxetin (Shelton et al. 2001). Wie sollte dann die Augmentation von Sertralin mit Risperidon gewertet werden? Das ATHF-System (s. oben.) wertet diese Therapie dementsprechend auch nicht als adäquat, andere Methoden jedoch durchaus.

Was ist eine adäquate Dosis?

Als adäquate Dosis ist die Dosis zu bezeichnen, für die in kontrollierten Studien die Wirksamkeit der Substanz nachgewiesen wurde. Hierzu zählen z.B. nicht 50 mg Amitriptylin. Das ATHF-System dokumentiert die beiden Dimensionen Dosis und Dauer und integriert die Daten zu einem Score (z.B. 20 mg/Tag Fluoxetin über 4 Wochen ergibt Score 3, 40 mg/Tag über 6 Wochen ergibt Score 4). Analog können auch Scores für Kombinations- oder Augmentationsverfahren errechnet werden, sofern entsprechende Dosierungen in RCTs als wirksam nachgewiesen wurden. Wenn diese Daten **nicht** vorliegen, kann genau genommen ein derartiger Therapieversuch nicht für eine Definition von Therapieresistenz gewertet werden.

Was ist adäquate Therapiedauer?

Wurde eine Therapie nur kurz durchgeführt, wenngleich die Dosis ausreichend war, kann mangelnde Response nicht als Therapieresistenz gewertet werden. Dieser Fall liegt oft bei Unverträglichkeit vor, typischerweise wird dann die Medikation innerhalb von 1–2 Wochen wieder beendet. Häufig wird die Therapie auch aus Ungeduld früh wieder abgesetzt, in solchen Fällen kann über eine eventuelle Nonresponse keine Aussage getroffen werden. Einnahmezeiten von bis zu 3 Wochen gelten sicher als zu kurz, Zeiten darüber hinaus sind abhängig von individuellen Faktoren (Symptomschwere bei Behandlungsbeginn, evtl. vorliegende Achse-I-, -II- oder -III-Komorbidität) als ausreichend zu werten.

Klinische Studien zeigen, dass Response bei 2 Dritteln der Responder bis zu 4 Wochen nach Therapiebeginn und bei einem Drittel danach auftritt. Remission folgt auf Response im Abstand von 1–4 Wochen (Rush et al. 2001; Trivedi et al. 2001; Rush et al. 2003b; Quitkin et al. 2003). Bei chronischen Verläufen tritt Response erst nach 8–12 Wochen und Remission nach weiteren 2–3 Monaten ein (Koran et al. 2001). Response- und Remissionsraten nehmen also mit zunehmender Behandlungsdauer zu. Je länger der Therapieversuch, desto sicherer die Einschätzung, dass tatsächlich Therapieresistenz vorliegt. Eine Behandlungsdauer von mindestens 4 Wochen ist daher zu fordern, besser sollten 6 oder 8 Wochen behandelt worden sein.

Welche individuellen Faktoren sind relevant?

Patienten mit somatischer Komorbidität, Besonderheiten in Metabolismus und Absorption von Pharmaka oder einer interagierenden Begleitmedikation bedürfen oft einer abweichenden Dosierung, um die Möglichkeit der Response/Remission zu optimieren (Depression Guideline Panel 1993). Die optimale Dosis wird in diesen Fällen von den Standardvorgaben abweichen. So kann z.B. der Grad der sozialen Unterstützung oder der Gebrauch von Alkohol oder Drogen eine andere Dosierung oder Therapiedauer des Antidepressivums erforderlich machen. Eine Schilddrüsenfunktionsstörung verändert ebenfalls dessen Wirksamkeit. Auch gibt es Hinweise, dass eine Persönlichkeitsstörung das Ansprechen auf das Antidepressivum verzögert (Ezquiaga et al. 1999; Viinamaki et al. 2002). In diesen Fällen ist eine längere Behandlungsdauer für einen adäquaten Therapieversuch zu fordern. Im Hinblick auf diese Vielzahl individueller Einflussfaktoren sind also umfassende klinische Einschätzungen erforderlich, die bis heute nicht in einem standardisierten Dokumentationssystem operationalisiert sind. Es wäre ausgesprochen aufwendig, hierfür ein tatsächlich reliables System zu entwickeln.

Für die Forschung entsteht hier ein Dilemma: Werden solche Patienten von Studien zur therapieresistenten Depression ausgeschlossen, dann wird die interne Validität der Ergebnisse erhöht, aber die Generalisierbarkeit der Studienergebnisse erheblich geschmälert. Werden sie eingeschlossen,dann ist eine erheblich größere Fallzahl notwendig, um diese individuellen Einflussfaktoren gleichmäßig auf Studienarme randomisieren zu können. Dieser Ansatz steigert die Generalisierbarkeit (externe Validität), senkt aber möglicherweise die interne Validität der Ergebnisse.

1.2.4 Entwicklung von Messmethoden

Die Definition von Therapieresistenz vor Einschluss in eine Studie kann auf drei Wegen erfolgen:

- über eine retrospektive Beurteilung auf der Basis von Krankengeschichten,
- über eine prospektive Behandlung, von deren Response der Einschluss in die Studie abhängt (wie z.B. in der STAR*D-Studie; Fava et al. 2003; Rush et al. 2004),
- über eine Kombination von beidem (Shelton et al. 2001).

Retrospektive Beurteilung

Die retrospektive Beurteilung ist mittels der ATHF-Methode (s. oben), dem Fragebogen zur Therapieresistenz von Fava (Massachusetts General Hospital Antidepressant Treatment Response Questionnaire, Fava 2003) oder der Stadieneinteilung nach Thase und Rush möglich (◘ Tabellen 1.2, 1.3). Fava liefert außerdem eine Liste der spezifischen Substanzen oder Kombinationen, für die ausreichend Wirksamkeit besteht, um den Therapieversuch als adäquat werten zu dürfen. Die Methoden sind darüber hinaus unterschiedlich streng. Daher ist es möglicherweise klug, über das ATHF-System hinaus die weiteren Therapieversuche mit geringgradiger Evidenz der Wirksamkeit zusätzlich zu erfassen.

Sowohl das ATHF-System als auch die Stadieneinteilung nach Thase und Rush (◘ Tabelle 1.3) wurden prospektiv validiert und zeigen eine geringere Ansprechrate auf folgende Therapieversuche mit zunehmenden Scores bzw. höherer Stadieneinteilung (Sackeim et al. 2000; Barbee u. Jamhour 2002). Ein direkter Vergleich der Systeme liegt bislang nicht vor.

In allen Systemen spielt die Validität und Reliabilität der Informationen über frühere Therapieversuche eine Rolle. Sämtliche vorliegenden Informationen (Gespräch mit dem Patienten, vorbehandelnden Kollegen, Krankengeschichten etc.) sorgfältig zu extrahieren und evaluieren, ist zeitaufwendig und im Vorfeld eines Studieneinschlusses oft nicht möglich, wenn eine zeitnahe Festlegung von Ein- und Ausschlusskriterien oder Randomisierung notwendig ist. Generell wird die tatsächliche Anzahl adäquater Therapieversuche bei einer retrospektiven Erfassung oft unterschätzt, meist weil Patienten die Dosierung oder Behandlungsdauer oder sogar komplette Behandlungsversuche nicht vollständig erinnern. Ist eine randomisierte Studie geplant, so ist zu erwarten, dass sich diese Ungenauigkeit gleichmäßig auf alle Studienarme verteilt. Die größte Sicherheit bietet allerdings immer nur die Replikation der Studie mit einer anderen Studienpopulation.

Zeitpunkt der früheren Therapieversuche

- Im Rahmen der retrospektiven Beurteilung treten zwei weitere Fragen auf: Sollen nur Therapieversuche der aktuellen depressiven Episode bei der Beurteilung des Resistenzstadiums mitgezählt werden oder auch frustrane Therapieversuche aus früheren Episoden?

1

- Gilt ein Therapieversuch nur dann als frustran, wenn die aktuelle Behandlung erfolglos ist, oder auch, wenn der Therapieversuch zunächst erfolgreich war, es aber anschließend zum Rückfall kam?

Die Behandlung einer akuten Episode folgt selten dem gleichen Muster wie die früherer Episoden, weil insbesondere bei früherer Nonresponse auf eine Substanz bei weiteren Episoden von vornherein eine andere Substanz oder eine Kombination empfohlen wird (Depression Guideline Panel 1993; American Psychiatric Association Depression Guidelines 2000).

Ein Patient kann also eine hohe »Lifetime-Therapieresistenz« haben, jedoch eine geringe oder gar keine in Bezug auf die neu aufgetretene Episode. Wie ist dieser Patient aus der Perspektive eines Studieneinschlusses zu beurteilen? Von dieser Frage nicht zu trennen ist, wie das Ende der vorigen und der Beginn der neuen Episode voneinander abzugrenzen sind. Aus logischer und praktischer Sicht ist es sinnvoll, so lange von einer Episode auszugehen, bis eine komplette Remission eingetreten ist, auch wenn der Patient zuletzt nicht mehr die Kriterien einer majoren Depression erfüllt hat. Diese Periode kompletter Remission sollte mindestens 2 Monate, vorzugsweise 4–6 Monate anhalten, bevor bei Wiederauftreten von Symptomen von einer neuen Episode gesprochen werden sollte.

Diesem Problem der Unschärfe von Anfang und Ende einer Episode könnte aus dem Wege gegangen werden, indem ausschließlich Lifetime-Therapieresistenz gezählt wird, unabhängig von der Beziehung der Therapieversuche zu einzelnen Episoden. Allerdings erinnern sich Patienten mit zunehmender Entfernung immer unvollständiger an frühere Therapieversuche und -erfolge.

Eine denkbare Lösung ist die Erfassung aller Therapieversuche über einen fixen Zeitraum (z.B. 2, 3 oder 5 Jahre) unabhängig von den Episoden. Dieses Vorgehen basiert allein auf klinischer Erfahrung. Der enorme Vorteil ist jedoch, dass der Schwierigkeit, den Krankheitsverlauf präzise abzustecken, genauso Rechnung getragen wird wie der Tatsache, dass die aktuelle depressive Episode für den tatsächlichen Grad an Therapieresistenz des Patienten nur wenig repräsentativ ist. Allerdings wird der Grad der Therapieresistenz von Patienten mit weitaus längeren Verläufen dabei möglicherweise unterschätzt.

Therapieresistenz auf Akutbehandlung vs. Langzeitbehandlung

Sollte zwischen Nonresponse auf eine Akuttherapie und Nonresponse auf eine Langzeitprophylaxe unterschieden werden? Unter dem eingangs dargestellten Gesichtspunkt, dass dauerhafte Remission das Hauptziel ist, sollten auch Patienten mit Episoden unter optimaler Langzeittherapie als therapieresistent angesehen werden. Nicht bekannt ist, ob der eine Typ von Therapieresistenz (mehrere frustrane Akuttherapien) oder der andere Typ (mehrere frustrane Prophylaxeversuche nach erfolgeichen Akuttherapien) mit besserer Response auf einen geplanten Therapieversuch assoziiert ist (s. oben). Auch hier ist es sinnvoll, eine gleichmäßige Verteilung der Typen nach Randomisierung in allen Therapiearmen zu überprüfen und, wenn die Responsemuster der Typen überhaupt von Interesse sind, eine Stratifizierung in der Analyse vorzunehmen.

Das Vorgehen ist natürlich auch davon abhängig, ob die in der geplanten Studie zu prüfende Therapie eher für den Akut- oder den Langzeitbereich gedacht ist. Es sollten ausreichend akut therapieresistente Patienten eingeschlossen werden, wenn eine Akuttherapie geprüft wird, und analog ausreichend prophylaxeresistente Patienten für die Prüfung einer Prophylaxe.

Prospektive Beurteilung von Therapieresistenz

Der grundsätzlich andere Ansatz der prospektiven Beurteilung von Therapieresistenz vermeidet retrospektive Datenerhebungen und Beurteilungen und beginnt mit einer antidepressiven Therapie, um darunter Therapieresistenz und ihr Ausmaß für jeden Patienten direkt zu dokumentieren. Dieser Ansatz ist in der STAR*D-Studie verwirklicht (► Kap. 34). Es handelt sich um einen schrittweisen Behandlungsalgorithmus, nach dem mangelnde Remission unter einer Therapieoption jeweils die Randomisierung in weitere nachfolgende Therapiearme ermöglicht.

So einfach dieses Verfahren auch erscheint, es mussten mehrere Probleme gelöst werden. Patienten, die bei Studieneintritt Nonresponse oder Unverträglichkeit auf eines der später verwendeten Therapieverfahren zeigten, mussten aus ethischen Gründen ausgeschlossen werden. Des Weiteren konnten weniger als 40% der Patienten aus dem ersten Behandlungsschritt in den zweiten randomisiert werden. Schließlich werden sehr viele Patienten benötigt, um auch in den weiteren Therapieschritten in allen Studienarmen auf ausreichend große Teilnehmerzahlen zu kommen. Das Konzept der prospektiven Beurteilung ist insgesamt als sehr aufwendig zu bezeichnen.

Prospektive *und* retrospektive Beurteilung

Die Kombination aus prospektiver und retrospektiver Evaluation wurde in der Studie von Shelton et al. (2001) verwendet. Einschlusskriterium war einerseits das Vorliegen von ineffektiven Therapieversuchen in der Anamnese, zusätzlich wurde prospektiv eine offene Behandlung dokumentiert, die bei Nonresponse zur Studienteilnahme qualifizierte. In diesem Konzept dürfen die weiter oben dargelegten Probleme der retrospektiven Beurteilung nicht außer Acht gelassen werden, jedoch sind die Kosten weitaus geringer und der Zeitrahmen weniger umfangreich als bei rein prospektiv durchgeführter Beurteilung.

1.2.5 Definition der Studienpopulation, Relevanz der Ein- und Ausschlusskriterien

Neben dem Grad der Therapieresistenz spielt die Definition des Patientensamples eine Rolle für die Studienergebnisse. Die Definition schließt Merkmale der Chronizität der Erkrankung ein, wie z.B. die Länge der aktuellen Episode, die Gesamtdauer der Erkrankung seit Ersterkrankung, die Qualität der Remission zwischen den Episoden und die Anzahl früherer Episoden sowie die Schwere der Erkrankung und das Vorhandensein von Komorbidität. So ist der Einschluss von Patienten mit Episoden von weniger als 6 Monaten Dauer mit einer erhöhten Placeboresponserate in Studien verbunden (Khan et al. 1991). Komorbidität von Achse-II-Störungen kann die Responserate verringern bzw. den Zeitraum bis zum Eintreten von Response verlängern (Ezquiaga et al. 1999; Viinamaki et al. 2002). Diese Befunde stammen allerdings aus Studien mit nicht therapieresistenten Patienten.

Bislang scheinen diese Parameter allerdings die Studienergebnisse nicht so eindeutig zu beeinflussen, als dass eine Stratifizierung in dieser Hinsicht gerechtfertigt wäre. Bis zum Vorliegen weiterer Daten sollten diese Parameter dokumentiert und für exploratorische Analysen verwendet werden.

Ein Aspekt der Symptomschwere bei Studieneinschluss verlangt einen detaillierteren Kommentar. Klassische Wirksamkeitsstudien bei nicht therapieresistenten Patienten verwenden üblicherweise höhere Depressionsscores bei Einschluss in die Studie, einerseits um die Wahrscheinlichkeit der Placeboresponse zu senken, andererseits um einen deutlichen Vorteil des Prüfpräparates in kurzer Zeit (6–8 Wochen Studiendauer) zeigen zu können. Dieser Ansatz mag bei Wirksamkeitsstudien mit relativ wenig vorbehandelten Patienten sinnvoll sein. Therapieresistente Patienten hingegen sind oft durch eine schwankende Symptomatik gekennzeichnet und erreichen nur selten einen symptomfreien Zustand oder einen stabilen Zustand mit schwach ausgeprägter Symptomatik. Zudem belegen Studienergebnisse, dass eine Differenzierung zwischen Placeboarm und Verum in einer klinischen Population bereits bei mäßig ausgeprägter Symptomschwere möglich ist (Hamilton Depression Scale, 17-Item-Version, Gesamtscore ≥12; Paykel et al. 1988).

Die Entscheidung, bei welcher Symptomschwere die Einschlussgrenze liegen sollte, hängt auch davon ab, welche externe und interne Validität der Ergebnisse angestrebt wird und welche ethischen Aspekte zu berücksichtigen sind. Es kann heute davon ausgegangen werden, dass ein niedrigerer Schweregrad als Einschlusskriterium realisierbar und im Hinblick auf die Generalisierbarkeit der Studienergebnisse und die ökonomische Effizienz der Studiendurchführung auch zu bevorzugen ist. Aus ethischer Sicht muss die Krankheitsschwere ausreichend sein, um die Risiken der Studienteilnahme und der Therapie zu rechtfertigen.

Die Symptomschwere bei Studieneinschluss sollte auf der Basis mehrerer aufeinander folgender Ratings erfasst werden (z.B. 2–4 Ratings über 3–4 Wochen), sodass der Wert zuverlässig ist. Es kann dann festgelegt werden, dass der Ratingscore in keiner der Untersuchungen unter einen Schwellenwert fallen darf oder dass ein Mittelwert aus den Ratings einen ausreichend hohen Wert erreichen muss, um in der Studie einen klinisch bedeutsamen Effekt zeigen zu können.

1.2.6 Definition von Outcomeparametern

Mögliche Outcomeparameter können Symptomatik, Funktion, Lebensqualität oder Inanspruchnahme von Gesundheitsleistungen sein. In Wirksamkeitsstudien ist die depressive Symptomatik in der Regel die primäre Outcomevariable. Sie sollte als kontinuierliche Variable erfasst werden. Eine häufigere Erfassung der Symptome während der Studienperiode erhöht die Reliabilität der Ergebnisse bei Anwendung von Regressionsmodellen, insbesondere wenn das Baselinerating auf mehreren Untersuchungen beruhte (s. oben).

Den statistisch signifikanten Effekt einer experimentellen Therapie zu zeigen ist nur der erste Schritt, um die klinische Bedeutung des Effekts darzustellen. Es werden typischerweise Response- und Remissionsraten verwendet. Diese kategorialen Variablen sind allerdings weniger sensitiv als kontinuierliche Variabeln. Die klinische Bedeutung wird abgeschätzt, indem Anteile von Patienten dargestellt werden, die sich verschlechtern oder sich wenig, deutlich, erheblich oder außerordentlich bessern. Unter der Prämisse, dass viele Verläufe chronisch sind, ist es von besonderem Interesse, ob eine Therapiemaßnahme die Verschlechterung des Verlaufs verhindert.

Die prozentuale Veränderung der Depressionsschwere bei Studienende gegenüber Studienbeginn kann in kategoriale Variablen transformiert werden (<0% = schlechter, 0–24% = keine bis minimale Besserung, 25–49% = deutliche Besserung, 50–74% = erhebliche Besserung, ≥75% außerordentliche Besserung). Die Wahl des Mindestscore für die depressive Symptomatik bei Studienbeginn sollte derart gestaltet sein, dass eine 25–49%ige Verbesserung tatsächlich klinisch »deutlich« ist. Ein Gesamtscore von 16–18 auf der 17-Item-Version der Hamilton Depression Scale könnte unter diesem Gesichtspunkt eine vernünftige Schwelle sein.

Eine klinisch bedeutsame Verbesserung kann auch mittels Messung der Änderung des Funktionsniveaus des Patienten untersucht werden. Allerdings sollte festgelegt werden, welche Veränderung der Depressionsschwere mit einer bedeutsamen Verbesserung des Alltagsfunktionsniveaus assoziiert ist. Hier besteht noch erheblicher Forschungsbedarf.

Schließlich sollte nicht nur das Ausmaß der Verbesserung, sondern auch die Dauerhaftigkeit der Verbesserung berücksichtigt werden. Bei therapieresistenten Verläufen kann bereits eine 25–49%ige Verbesserung erhebliche Bedeutung für den Patienten haben, wenn sie länger stabil anhält. Daher sollte auch die Dauer der klinischen Verbesserung a priori als Outcomevariable definiert werden.

1.2.7 Studiendesign

Taktische Gesichtspunkte

Bei der Konstruktion des Studiendesigns sind folgende taktische Gesichtspunkte zu berücksichtigen und vorher zu definieren:
- die Dosis des zu prüfenden Therapieverfahrens;
- die Dauer der Studie;
- die Verfahrensweise mit laufender Medikation, wenn die Prüfsubstanz als Zusatztherapie gedacht ist;
- die Wahl der Kontrollsubstanz;
- das Management der Notfallmedikation;
- das Management von Absetzsymptomen, wenn eine Wash-out-Phase nach der bisherigen Medikation durchgeführt werden soll.

Die Studiendauer wird einerseits durch den Zeitrahmen bestimmt, innerhalb dessen eine Wirksamkeit der zu prüfenden Therapie erwartet wird (z.B. 2–4 Wochen bei Lithiumaugmentation, mehrere Monate bei Vagusnervstimulation), andererseits muss ausreichend Zeit für eine Dosisanpassung oder Titrierung bleiben, wenn die wirksame Dosis der Prüfsubstanz noch nicht bekannt ist. Schließlich benötigen Patienten mit höherem Grad an Therapieresistenz eine längere Studiendauer als solche mit weniger resistenten Formen, um eine klinisch bedeutsame Verbesserung zu erfahren.

Bei Augmentationsverfahren oder Prüfsubstanzen, die als Zusatz bei unzureichend wirksamer laufender Therapie gegeben werden sollen, ist zu beachten, dass die Patienten sich nicht bereits unter der laufenden Medikation im oberen Bereich der Dosierung und der Nebenwirkungsrate befinden. Hier ist eine Begrenzung der Anzahl der Medikamente bzw. der Dosierung vorher festzulegen.

Wenn es für eine Vergleichsstudie erforderlich ist, die laufende Medikation auszuschleichen, sollte ausreichend Zeit eingeplant werden, damit evtl. auftretende Absetzsymptome abklingen können und nicht mehr auf die Baselineevaluation der Depressionssymptome Einfluss nehmen. Dieser Zeitrahmen muss für jede Substanz, die ausgeschlichen werden soll, ggf. spezifisch festgelegt werden.

Häufig ist bei einer experimentellen Therapie die minimale und maximale therapeutische Dosis nicht bekannt, insbesondere wenn Medikamenteninteraktionen zu erwarten sind. Hier ist eine flexible Dosierung einer fixen Dosierung überlegen, da sie dem Prüfarzt eine im Hinblick auf Nebenwirkungen und Wirksamkeit optimale individuelle Anpassung der experimentellen Behandlung erlaubt.

Die Addition einer Prüfsubstanz zu einer einzelnen laufenden Medikation ist unter methodischen Gesichtspunkten zwar einfacher und erhöht die interne Validität der Studie, im Hinblick auf die Generalisierbarkeit ist dieses Design jedoch von Nachteil, da in der täglichen Praxis therapieresistente Patienten in der Regel mit vielen verschiedenen und mehreren kombinierten Präparaten behandelt werden. Das Design ist daher auch nur realisierbar, wenn der Therapieschritt vor der eigentlichen Studienphase ebenfalls bereits vom Prüfarzt durchgeführt wird.

Optionen

Mögliche Studiendesigntypen bei therapieresistenter Depression sind:
- universelle Augmentation,
- selektive Augmentation,
- Augmentationsabbruch,
- Switch (Umsetzen),
- Therapieabbruch,
- offene Studien (Rater »verblindet«) mit Benchmark-Kontrollgruppe.

Universelle Augmentation bedeutet, dass eine Prüfsubstanz zu jeglicher laufenden Medikation bzw. Therapie addiert wird. Um die interne Validität zu stärken, wird die laufende Therapie während der Studie nicht verändert. Die Kontrollgruppe kann ein Placebo oder eine andere aktive Substanz als Zusatzmedikation erhalten.

Die **selektive Augmentation** ist hingegen auf eine einzelne Therapie oder eine beschränkte Anzahl von laufenden Therapieverfahren begrenzt, die ebenfalls unter Studienbedingungen nicht mehr verändert werden dürfen. Eine Variante dieses Verfahrens ist, mit der Kombination aus augmentierender und Standardsubstanz zu beginnen und diese Kombination mit der Standardbehandlung allein zu vergleichen. Bei Nonrespondern auf eine andere Substanz werden somit gleich zwei verschiedene »Switch«-Optionen geprüft.

Das Design des **Augmentationsabbruchs** verlangt als ersten Schritt eine universelle oder selektive Augmentation bei allen Patienten. Bei den Respondern wird dann die Augmentation abgebrochen. Die Zeit bis zum Wiedereintritt der Symptomatik kann allerdings zwischen Placeboaugmentationsgruppe und Verumaugmentationsgruppe erheblich schwanken, außerdem wird der Abbruch einer offenbar wirksamen Therapie von den Patienten möglicherweise abgelehnt. Von Vorteil ist, dass Patienten aus der Placebogruppe in der zweiten Studienphase das Verum erhalten können.

Im **Switchdesign** wird die laufende Medikation grundsätzlich gestoppt und die zu prüfende Therapie und das Vergleichsverfahren randomisiert und verblindet initiiert. Dieses Design ermöglicht klar interpretierbare Befunde, birgt jedoch einige Schwierigkeiten: Die Patienten mit einem mäßigen Erfolg der bisherigen Behandlung werden einem Switch möglicherweise nicht zustimmen, weil sie eine Verschlechterung ihrer Symptomatik befürchten. Im Hinblick auf ethische Aspekte müssen Patienten in der Patienteninformation (Informed Consent) über dieses Risiko eindeutig aufgeklärt werden. Außerdem verlangt dieses Design eine Wash-out-Phase, um den Einfluss der vorherigen Substanz sicher auszuschließen. In diesem Design ist im Gegensatz zu den Augmentationsdesigns die Verwendung eines Placeboarms problematisch.

Das **Therapieabbruchdesign** verlangt zunächst ein Umsetzen aller Patienten auf die experimentelle Substanz, danach wird das Therapieverfahren bei den Respondern doppelblind, placebokontrolliert abgesetzt. Dieses Verfahren birgt ein doppeltes Risiko für die Patienten: zunächst die Gefahr einer Verschlechterung beim notwendigen Switch zu Beginn der Studie, danach das Risiko des Rückfalls, wenn die erfolgreiche Prüfsubstanz abgesetzt wird. Dieses Design ist eher realisierbar, wenn zwei in ihrer Wirksamkeit vergleichbare Prüfsubstanzen verwendet werden. Die dann folgende Notwendigkeit, einen statistisch signifikanten Unterschied der Wirksamkeit beider Substanzen zu zeigen, verlangt große Patientenzahlen.

Die STAR*D-Studie (► Kap. 34) bietet sowohl Switch- als auch Augmentationsstrategien an. Die Patienten können zwischen einer Randomisierung auf die Switchstrategien oder auf die Augmentationen wählen. Bislang hat sich der überwiegende Teil der Patienten sehr dezidiert entschieden, nur wenigen Patienten war der Strategietyp gleichgültig.

Der Designtyp der **offenen Studie mit einer »Benchmark«-Kontrollgruppe** ermöglicht die Beurteilung des naturalistischen Verlaufs der therapieresistenten Depression ohne experimentelle Behandlung. Dieser Ansatz fand im Texas Medication Algorithm Project (TMAP) Verwendung (► Kap. 34). Hier wurden Studienzentren randomisiert, entweder eine Therapie wie üblich oder das Algorithmuspaket zu nutzen. Nach einem Beobachtungszeitraum von einem Jahr zeigte sich eine Überlegenheit des Algorithmus über die »Wie-üblich-Therapie«. Der Vergleich der beiden Verfahren beruhte auf einem hierarchischen Modell mit Adjustierung für bestimmte bekannte Kovariablen. Die Limitierung dieses Ansatzes liegt darin, dass möglicherweise weitere, unerkannte Einflussvariablen bestehen und für den Unterschied in der Wirksamkeit verantwortlich sind. Dieser Ansatz ist jedoch gerechtfertigt, wenn

- der Verlauf der Erkrankung unter einer optimalen Therapie bekannt und gut vorhersagbar ist,
- das Vorenthalten von Therapiemaßnahmen zu einer substanziellen Verschlechterung führt.

Viele Wirksamkeitsstudien bei Depression haben die Illusion erzeugt, dass die Erkrankung einen benignen Verlauf und eine hohe Placeboresponserate habe. Dies ist bei therapieresistenten Depressionen keineswegs der Fall, auch wenn weitere Forschung notwendig ist, den typischerweise schwerwiegenden Verlauf zu belegen. Wenn hierfür ausreichend Evidenz vorliegt, kann bereits eine offene Studie eines experimentellen Therapieverfahrens mit deutlicher Symptomverbesserung als überzeugender Wirksamkeitsnachweis gewertet werden. In solchen Fällen wäre es ethisch fragwürdig und zugleich wissenschaftlich unnötig, vor dem Einsatz dieser Therapie auf randomisierte doppelblinde Studien zu warten und dem Patienten die Therapie weiter vorzuenthalten.

1.3 Fazit

Die Forschung auf dem Gebiet der therapieresistenten Depressionen wie auch anderer therapieresistenter psychiatrischer Erkrankungen steckt noch in den Kinderschuhen. Eine Vielzahl offener, unkontrollierter Switch- und Augmentationsstudien liegt vor, jedoch geben nur wenige kontrollierte prospektive Vergleichsstudien Hinweise, welche Therapiemaßnahme bei Nonresponse zu bevorzugen ist. Daher ist die Notwendigkeit insbesondere kontrollierter prospektiver Studien unbestritten.

Des Weiteren ist es wichtig, einen Konsens über die Definition der therapieresistenten Depression zu entwickeln. Bezieht sich das Therapieversagen auf Response oder Remission, auf akute oder Langzeitbehandlung, wie viele frustrane Therapieversuche sind gemeint? Welche Patientencharakteristika tragen zu Therapieresistenz bei? Darüber hinaus stellt sich eine Vielzahl weiterer Fragen. So ist unklar, welcher Zusammenhang zwischen Grad der Therapieresistenz und Wahrscheinlichkeit der Remission besteht oder innerhalb welchen Zeitrahmens mit einer Response oder Remission zu rechnen ist.

Von der Weiterentwicklung der Pharmakogenetik sind in den nächsten 5 Jahren wertvolle Hinweise auch zur Auswahl von Therapieverfahren zu erwarten. Damit wird die Bildung genetisch homogenerer Patientengruppen möglich, die eine validere Identifikation optimaler Behandlungsstrategien erlauben.

Literatur

Altshuler LL, Cohen LS, Moline ML, Kahn DA, Carpenter D, Docherty JP (2001) Expert Consensus Panel for Depression in Women: The expert consensus guideline series. Treatment of depression in women. Postgrad Med 111 (Special Issue): 1–107

American Academy of Child and Adolescent Psychiatry (1998) Practice parameters for the assessment and treatment of children and adolescents with depressive disorders. J Am Acad Child Adolesc Psychiatry 37 [Suppl 10]: 63S–83S

American Psychiatric Assocation (1993) Practice guideline for major depressive disorder in adults. Am J Psychiatry 150 [Suppl 4]: 1–26

American Psychiatric Association (2000) Practice guideline for the treatment of patients with major depressive disorder (revision). Am J Psychiatry 157 [Suppl 4]: 1–45

Anderson IM, Nutt DJ, Deakin JFW (2000) Evidence-based guidelines for treating depressive disorders with antidepressants: A revision of the 1993 British Association for Psychopharmacology guidelines. J Psychopharmacol 14: 3–20

Ballenger JC (1999) Clinical guidelines for establishing remission in patients with depression and anxiety. J Clin Psychiatry 60 [Suppl 22]: 29–34

Barbee JG, Jamhour NJ (2002) Lamotrigine as an augmentation agent in treatment-resistant depression. J Clin Psychiatry 63: 737–741

Bauer M, Adli M, Kiesslinger U, Neu P, Smolka M, Linden M (2001) Algorithm-guided treatment versus treatment as usual: randomized trial in inpatients with depression [abstract]. 154th Annual Meeting, American Psychiatric Association, May 5–10, 2001, New Orleans, USA

Bauer M, Whybrow PC, Angst J, Versiani M, Moller HJ (2002a) World Federation of Societies of Biological Psychiatry (WFSBP) Guidelines for biological treatment of unipolar depressive disorders, Part 1: Acute and continuation treatment of major depressive disorder. World J Biol Psychiatr 3: 5–43

Bauer M, Whybrow PC, Angst J, Versiani M, Moller H-J, WFSBP Task Force on Treatment Guidelines for Unipolar Depressive Disorders (2002b) World Federation of Societies of Biological Psychiatry (WFSBP) guidelines for biological treatment of unipolar depressive disorders, Part 2: Maintenance treatment of major depressive disorder and treatment of chronic depressive disorders and subthreshold depressions. World J Biol Psychiatry 3: 69–86

Burt T, Lisanby SH, Sackeim HA (2002) Neuropsychiatric applications of transcranial magnetic stimulation: a meta analysis. Int J Neuropsychopharmacol 5: 73–103

Canadian Psychiatric Association (2001) Clinical Guidelines for the Treatment of Depressive Disorders. Can J Psychiatry 46 [Suppl 1]: 5S–90S

Crismon ML, Trivedi M, Pigott TA et al. (1999) The Texas Medication Algorithm Project: report of the Texas Consensus Conference Panel on Medication Treatment of Major Depressive Disorder. J Clin Psychiatry 60: 142–156

Crown WH, Finkelstein S, Berndt ER et al. (2002) The impact of treatment-resistant depression on health care utilization and costs. J Clin Psychiatry 63: 963–971

Depression Guideline Panel (1993) Clinical practice guideline, number 5. Depression in primary care, vol 2: Treatment of major depression. U.S. Department of Health and Human Services, Public Health Service, Agency for Health Care Policy and Research, Rockville/MD. AHCPR Publication 93-0551

Ezquiaga E, Garcia A, Pallares T, Bravo MF (1999) Psychosocial predictors of outcome in major depression: a prospective 12-month study. J Affect Disord 52: 209–216

Fava M (2003) Diagnosis and definition of treatment-resistant depression. Biol Psychiatry 53: 649–659

Fava GA, Fabbri S, Sonino N (2002) Residual symptoms in depression: an emerging therapeutic target. Prog Neuropsychopharmacol Biol Psychiatry 26: 1019–1027

Fava M, Rush AJ, Trivedi MH et al. (2003) Background and rationale for the sequenced treatment alternatives to relieve depression (STAR*D) study. Psychiatr Clin North Am 26: 457–494

Greden JF (ed) (2001) Clinical prevention of recurrent depression. The need for paradigm shifts in treatment of recurrent depression. American Psychiatric Press, Washington DC

Hirschfeld RM, Keller MB, Panico S et al. (1997) The National Depressive and Manic-Depressive Association consensus statement on the undertreatment of depression. JAMA 277: 333–340

Hirschfeld RM, Dunner DL, Keitner G et al. (2002) Does psychosocial functioning improve independent of depressive symptoms? A comparison of nefazodone, psychotherapy, and their combination. Biol Psychiatry 51: 123–133

Iosifescu DV, Nierenberg AA, Alpert JE, Smith M, Bitran S, Dording C, Fava M (2003) The impact of medical comorbidity on acute treatment in major depressive disorder. Am J Psychiatry 160: 2122–2127

1

Judd LL, Akiskal HS, Maser JD et al. (1998a) A prospective 12-year study of subsyndromal and syndromal depressive symptoms in unipolar major depressive disorders. Arch Gen Psychiatry 55: 694–700

Judd LL, Akiskal HS, Maser JD et al. (1998b) Major depressive disorder: A prospective study of residual subthreshold depressive symptoms as predictor of rapid relapse. J Affect Disord 50: 97–108

Kanai T, Takeuchi H, Furukawa TA, Yoshimura R, Imaizumi T, Kitamura T, Takahashi K (2003) Time to recurrence after recovery from major depressive episodes and its predictors. Psychol Med 33: 839–845

Keitner GI, Ryan CE, Miller IW, Kohn R, Epstein NB (1991) 12-month outcome of patients with major depression and comorbid psychiatric or medical illness (compound depression). Am J Psychiatry 148: 345–350

Keitner GI, Ryan CE, Miller IW, Norman WH (1992) Recovery and major depression: factors associated with twelve-month outcome. Am J Psychiatry 149: 93–99

Keller MB, McCullough JP, Klein DN et al. (2000) A comparison of nefazodone, the cognitive behavioral-analysis system of psychotherapy, and their combination for the treatment of chronic depression. N Engl J Med 342: 1462–1470

Kessler RC, Berglund P, Demler O et al. (2003) The epidemiology of major depressive disorder: results from the National Comorbidity Survey Replication (NCS-R). JAMA 289: 3095–3105

Khan A, Dager SR, Cohen S, Avery DH, Scherzo B, Dunner DL (1991) Chronicity of depressive episode in relation to antidepressant–placebo response. Neuropsychopharmacol 4: 125–130

Koran LM, Gelenberg AJ, Kornstein SG et al. (2001) Sertraline versus imipramine to prevent relapse in chronic depression. J Affect Disord 65: 27–36

Lizardi H, Klein DN, Ouimette PC, Riso LP, Anderson RL, Donaldson SK (1995) Reports of the childhood home environment in early-onset dysthymia and episodic major depression. J Abnorm Psychol 104: 132–139

McCullough JP Jr (2001) Skills training manual for diagnosing and treating chronic depression: cognitive behavioral analysis system of psychotherapy. Guilford, New York

Miller IW, Keitner GI, Schatzberg AJ et al. (1998) The treatment of chronic depression. Part 3: Psychosocial functioning before and after treatment with sertraline or imipramine. J Clin Psychiatry 59: 608–619

Nemeroff CB, Heim CM, Thase ME et al. (2003) Differential responses to psychotherapy versus pharmacotherapy in patients with chronic forms of major depression and childhood trauma. Proc Natl Acad Sci USA 100: 14.293–14.296

Nierenberg AA, Feighner JP, Rudolph R, Cole JO, Sullivan J (1994) Venlafaxine for treatment-resistant unipolar depression. J Clin Psychopharmacol 14: 419–423

Oquendo MA, Malone KM, Ellis SP, Sackeim HA, Mann JJ (1999) Antidepressant treatment is inadequate in patients with major depression who are at risk for suicidal behavior. Am J Psychiatry 156: 190–194

Paykel ES, Hollyman JA, Freeling P, Sedgwick P (1988) Predictors of therapeutic benefit from amitriptyline in mild depression: a general practice placebo-controlled trial. J Affect Disord 14: 83–95

Paykel ES, Ramana R, Cooper Z, Hayhurst H, Kerr J, Barokka A (1995) Residual symptoms after partial remission: an important outcome in depression. Psychol Med 25: 1171–1180

Paykel ES, Scott J, Teasdale JD et al. (1999) Prevention of relapse in residual depression by cognitive therapy. A controlled trial. Arch Gen Psychiatry 56: 829–835

Prien RF, Kupfer DJ (1986) Continuation drug therapy for major depressive episodes: how long should it be maintained? Am J Psychiatry 143: 18–23

Prudic J, Sackeim HA, Devanand DP (1990) Medication resistance and clinical response to electroconvulsive therapy. Psychiatry Res 31: 287–296

Prudic J, Haskett RF, Mulsant B et al. (1996) Resistance to antidepressant medications and short-term clinical response to ECT. Am J Psychiatry 153: 985–992

Quitkin FM, Stewart JW, McGrath PJ et al. (1988) Phenelzine versus imipramine in the treatment of probable atypical depression: defining syndrome boundaries of selective MAOI responders. Am J Psychiatry 145: 306–311

Quitkin FM, Stewart JW, McGrath PJ et al. (1993) Columbia atypical depression. A subgroup of depressives with better response to MAOI than to tricyclic antidepressants or placebo. Br J Psychiatry 21 [Suppl]: 30–34

Quitkin FM, Petkova E, McGrath PJ et al. (2003) When should a trial of fluoxetine for major depression be declared failed? Am J Psychiatry 160: 734–740

Reesal RT, Lam RW (2001) CANMAT Depression Work Group: Clinical guidelines for the treatment of depressive disorders. II. Principles of management. Can J Psychiatry 46 [Suppl 1]: 21S–28S

Riso LP, Thase ME, Howland RH, Friedman ES, Simons AD, Tu XM (1997) A prospective test of criteria for response, remission, relapse, recovery, and recurrence in patients treated with cognitive behavior therapy. J Affect Disord 43: 131–142

Rush AJ, Ryan ND (2002) Current and emerging therapeutics for depression. In: Davis KL, Charney D, Coyle JT, Nemeroff C (eds) Neuropsychopharmacology. The Fifth Generation of Progress. Lippincott Williams & Wilkins, Philadelphia, pp 1081–1095

Rush AJ, Thase ME (1997) Strategies and tactics in the treatment of chronic depression. J Clin Psychiatry 58 [Suppl 13]: 14–22

Rush AJ, George MS, Sackeim HA et al. (2000) Vagus nerve stimulation (VNS) for treatment-resistant depressions: a multicenter study. Biol Psychiatry 47: 276–286

Rush AJ, Trivedi MH, Carmody TJ et al. (2001) Response in relation to baseline anxiety levels in major depressive disorder treated with bupropion sustained release or sertraline. Neuropsychopharmacol 25: 131–138

Rush AJ, Crismon ML, Kashner TM et al. (2003a) Texas Medication Algorithm Project, Phase 3 (TMAP-3): rationale and study design. J Clin Psychiatry 64: 357–369

Rush AJ, Thase ME, Dubé S (2003b) Research issues in the study of difficult to treat depression. Biol Psychiatry 53: 743–753

Rush AJ, Fava M, Wisniewski SR et al. for the STAR*D Investigators Group (2004) Sequenced treatment alternatives to relieve depression (STAR*D): Rationale and design. Control Clin Trials 25: 119–142

Russell JM, Hawkins K, Ozminkowski RJ et al. (2004) The cost consequences of treatment-resistant depression. J Clin Psychiatry 65: 341–347

Sackeim HA (2001) The definition and meaning of treatment-resistant depression. J Clin Psychiatry 62 [Suppl 16]: 10–17

Sackeim HA, Prudic J, Devanand DP et al. (1990) The impact of medication resistance and continuation pharmacotherapy on relapse following response to electroconvulsive therapy in major depression. J Clin Psychopharmacol 10: 96–104

Sackeim HA, Prudic J, Devanand DP et al. (2000) A prospective, randomized, double-blind comparison of bilateral and right unilateral electroconvulsive therapy at different stimulus intensities. Arch Gen Psychiatry 57: 425–434

Sackeim HA, Rush AJ, George MS et al. (2001) Vagus nerve stimulation (VNS) for treatment-resistant depression: efficacy, side effects, and predictors of outcome. Neuropsychopharmacol 25: 713–728

Schlaepfer JE, Kosel M (2004) Transcranial magnetic stimulation in depression. In: Lisanby S (ed) Brain stimulation in psychiatric treatment. American Psychiatric Publishing, Washington DC

Schatzberg AF, Rush AJ, Arnow BA et al. (submitted) Medication or psychotherapy is effective when the other is not in chronic depression: Empirical support

Shelton RC, Tollefson GD, Tohen M et al. (2001) A novel augmentation strategy for treating resistant major depression. Am J Psychiatry 158: 131–134

Simon GE, Manning WG, Katzelnick DJ, Pearson SD, Henk HJ, Helstad CS (2001) Cost-effectiveness of systematic depression treatment for high utilizers of general medical care. Arch Gen Psychiatry 58: 181–187

Tedlow J, Fava M, Uebelacker L, Nierenberg AA, Alpert JE, Rosenbaum J (1998) Outcome definitions and predictors in depression. Psychother Psychosom 67: 266–270

Thase ME, Rush AJ (1995) Treatment-resistant depression. In: Bloom F, Kupfer DJ (eds) Psychopharmacology: The fourth generation of progress. Raven, New York, pp 1081–1097

Thase ME, Rush AJ (1997) When at first you don•t succeed: sequential strategies for antidepressant nonresponders. J Clin Psychiatry 58 [Suppl 13]: 23–29

Thase ME, Frank E, Mallinger AG, Hamer T, Kupfer DJ (1992) Treatment of imipramine-resistant recurrent depression, III: Efficacy of monoamine oxidase inhibitors. J Clin Psychiatry 53: 5–11

Trivedi MH, DeBattista C, Fawcett J, Nelson C, Osser DN, Stein D, Jobson K (1998) Developing treatment algorithms for unipolar depression in cyberspace: International Psychopharmacology Algorithm Project (IPAP). Psychopharmacol Bull 34: 355–359

Trivedi MH, Rush AJ, Pan JY, Carmody TJ (2001) Which depressed patients respond to nefazodone and when? J Clin Psychiatry 62: 158–163

Viinamaki H, Hintikka J, Tanskanen A et al. (2002) Partial remission in major depression: a two-phase; 12-month prospective study. Nord J Psychiatry 56: 33–37

Therapieresistenz unipolarer depressiver Erkrankungen: Häufigkeit, Prädiktoren, Risikofaktoren

H.-J. Möller

2

Therapieresistenz im Rahmen der medikamentösen Behandlung von unipolaren Depressionen ist häufig. Etwa 20–30% der behandelten Patienten sprechen nicht oder nicht ausreichend an. Etwa 10–20% der Patienten leiden an chronischer depressiver Symptomatik. Die Vorhersagemöglichkeiten hinsichtlich der Therapieresistenz sind begrenzt. Anamnestische und psychopathologische Charakteristika haben dabei bisher größere Bedeutung als biologische Parameter, die eher von theoretischer Bedeutung sind.
Ein großes Problem der Depressionsbehandlung mit Antidepressiva liegt darin, dass nicht alle behandelten Patienten im Laufe der medikamentösen Therapie eine ausreichende Besserung erfahren. Das gilt besonders, wenn man auf Remission und nicht nur auf Response abzielt (Möller 1990; Hirschfeld et al. 2002).

2.1 Häufigkeit von Therapieresistenz auf Antidepressiva

Ein Problem der meisten Angaben zur Häufigkeit von Therapieresistenz auf Antidepressiva besteht darin, dass die diesbezüglichen Definitionen uneinheitlich sind bzw. nicht expressis verbis genannt werden. Dadurch sind die Studienergebnisse schwer zu beurteilen und kaum vergleichbar.

In der Literatur wird auf der Basis von Übersichtsarbeiten angegeben, dass etwa 20–30% der depressiven Patienten Non- oder Poor-Responder auf Antidepressiva sind (Wager u. Klein 1988; Dinan 1993; Burrows et al. 1994). Etwa ein Drittel der Patienten von Phase-III-Prüfungen respondieren unter den Rahmenbedingungen klinischer Prüfungen (das heißt u. a. Anwendung nur eines Antidepressivums) nicht ausreichend. Unter Benutzung der in ◘ Tabelle 2.1 dargelegten Kriterien führten Fava und Davidson (1996) eine Metaanalyse von 36 klinischen Studien durch, um die Häufigkeit von teilweiser Response und Nonresponse (◘ Tabelle 2.2) zu bestimmen. In allen Studien, sowohl den offenen als auch den doppelblinden, betrug die durchschnittliche kombinierte Rate von teilweiser Response und Nonresponse 36%.

Selbst unter den im Vergleich zu kontrollierten Therapiestudien weniger restriktiven Bedingungen der psychiatrischen Routineversorgung (Möglichkeit zu längerer Behandlung, höherer Dosierung, parenteraler Applikation, Präparatwechsel, Zusatzstrategien) kommt es bei einem erheblichen Prozentsatz der Fälle zu Therapieresistenz (Möller et al. 1987): In einer großen Stichprobe stationär behandelter Patienten mit endo-

◘ **Tabelle 2.1.** Definitionen von Response und Remission unter Anwendung der Montgomery-Asberg-Depression-Rating-Scale (MADRS) bzw. der Hamilton Depression Scale (HAMD). (Nach Hirschfeld et al. 2002)

Response	Besserung ≥50%
Teilweise Response	Besserung 25–49%
Nonresponse	Besserung <25%
Remission	MADRS-Gesamtscore 8–12 HAMD-Gesamtscore 7–12

◘ **Tabelle 2.2.** Metaanalyse der Häufigkeit von Teil- und Nonresponse auf eine Therapie mit Antidepressiva. (Nach Fava u. Davidson 1996)

	Teilweise Response und Nonresponse (%)	Nonresponse (%)
Doppelblinde Studien		
Completeranalyse	34	19
Intention-to-treat-Analyse	46	38
Offene Studien	29	–
Alle Studien	36	–

gener Depression im Sinne der ICD 9 fanden sich nach einer durchschnittlichen Behandlungsdauer von 2 Monaten bei 12% der Patienten leicht pathologische Depressionsscores (gemessen mit der Inpatient Multidimensional Psychiatric Scale und bezogen auf Normwerte der Durchschnittsbevölkerung) und bei weiteren 12% deutlich pathologische Depressionswerte. Bei der Interpretation solcher Daten muss man allerdings berücksichtigen, dass die stationär behandelten psychiatrischen Patienten mit Depressionen zunehmend hinsichtlich Therapieresistenz vorselektiert sind, da häufig ein ungenügender Behandlungserfolg im ambulanten Bereich der Einweisungsgrund ist. Andererseits handelt es sich bei einem Teil dieser Patienten nicht um Patienten mit echter Therapieresistenz, sondern um solche mit Pseudotherapieresistenz, insbesondere bedingt durch zu niedrige Dosierung oder durch Noncompliance im ambulanten Behandlungsfeld.

Im Rahmen der naturalistischen Basisstudie des Kompetenznetzes Depression (www.kompetenznetz-depression.de) ergeben sich für nach ICD 10 diagnostizierte stationär behandelte Patienten mit einer depressiven Episode die in ◘ Tabelle 2.3 genannten vorläufigen Zahlen.

Die wohl derzeit beste und umfassendste amerikanische Langzeitstudie zum Verlauf der unipolaren Depression hat wichtige Ergebnisse zum Thema Therapieresistenz bzw. chronische Depression bei unipolaren depressiven Erkrankungen unter den gegenwärtigen Behandlungsbedingungen beigetragen. Die Studie ist hinsichtlich unterschiedlicher Detailaspekte in verschiedenen Arbeiten publiziert worden. Im Rahmen dieser Literaturübersicht kann nur auf einige wenige Hauptergebnisse eingegangen werden.

Einerseits weist die Studie darauf hin, dass ein erhebliches Ausmaß an Symptompersistenz (auch bei Patienten, die gängige Kriterien der Remission erfüllen) und eine chronische Depression bestehen und dass Patienten, die nicht nach der Indexepisode remittiert sind oder noch Restsymptomatik aufweisen, in besonderem Maße rezidivgefährdet sind. Andererseits zeigt die Studie auch, dass Remission der Depression selbst nach mehrjähriger chronischer Depression (im Sinne der vollen Kriterien der »Major Depressive Disorder«) bzw. persistierender depressiver Symptomatik noch zu erwarten ist.

Die derzeit publizierten Daten beziehen sich auf einen Zeitraum von längstens 12 Jahren (Mueller et al. 1996; Solomon et al. 1997; Judd et al. 1998a, b; Keller et al. 1998; Judd et al. 2000). In der Studie von Judd et al. (1998a) wurde die depressive Symptomatik der 431 Patienten mit Major Depressive Disorder, die an 5 akademischen Zentren behandelt wurden, mit jeweils retrospektiven Ratings über die letzten 6 Monate untersucht. Auf dieser Basis wurde dann unterteilt in die Gruppe der Patienten, die zu bestimmten Zeitpunkten depressive Symptomatik gemäß der Kriterien für »Major Depressive Episode« hatten, in die Gruppe der Patienten mit depressiver Symptomatik, die den Kriterien für eine minore Depression bzw. Dysthymie entsprach, in die Gruppe der Patienten mit depressiver Symptomatik, die unterhalb diesem Schwellenwert lag und in Patienten ohne depressive Symptomatik. In der Follow-up-Periode von durchschnittlich 12 Jahren zeigten 59% der

◘ Tabelle 2.3. Basisstudie Depression (bisher unveröffentlichte Daten aus dem Kompetenznetz Depression). Auswertungen zum Grad der Remission depressiver Symptomatik bei 686 Patienten (63,1% Frauen) während der stationären Behandlung

Art der Response	Besserung	Häufigkeit
Response	≥50%	76,2%
Partialresponse	25–49%	13,8%
Nonresponse	<25%	9,9%
Remission (Cut-off-HAMD)	≤7	53,9%

Alter (Mittelwert, SD): 44,78±11,66; HAMD bei Aufnahme: 24,39±7,03; HAMD bei Entlassung: 8,43±6,33

Patienten eine depressive Symptomatik gemäß einer der oben genannten Kategorien. Die symptomatischen Schweregradkategorien wechselten häufig (im Durchschnitt 1,8-mal pro Jahr), und etwa 90% der Patienten befanden sich für die Dauer von Wochen in 3 oder 4 verschiedenen Schweregradsbereichen. Der Schweregradsbereich minore Depression bzw. Dysthymie (27%) und subsyndromale Depressivität (17%) waren häufiger als der Schweregrad der Major Depressive Disorder (15%). Patienten mit »Double Depression« und rezidivierender Depression (Recurrent Depression) hatten mehr chronische Symptome als Patienten, die erstmals an einer Major Depressive Episode erkrankt waren, und zwar 72% der Patienten mit Double Depression, 65% der Patienten mit rezidivierender Depression und 46% der First-Episode-Patienten (◘ Tabelle 2.4).

! Insgesamt zeigen die Daten, dass der Verlauf der unipolaren Depression sehr dynamisch und wechselhaft ist und dass die verschiedenen Schweregrade sich intraindividuell über den Langzeitverlauf abwechseln, was für ein symptomatisches Kontinuum der verschiedenen Kategorien spricht (Judd et al. 1998a).

Judd et al. (2000) berichteten aus dieser Studie, dass 20% der ersterkrankten Patienten mit einer depressiven Episode keine Vollremission erreichten. Diese Patienten mit residualer Symptomatik hatten im weiteren Verlauf der Erkrankung häufiger Rezidive und insgesamt einen ungünstigeren Verlauf in der folgenden 12-Jahres-Katamnese (◘ Tabelle 2.5).

Darüber hinaus wurde auch für die Gesamtgruppe der Patienten, ohne Fokussierung auf die Patienten mit Erstmanifestation der Depression, die Bedeutung der Residualsymptomatik für den weiteren Verlauf der Erkrankung untersucht. Dabei zeigte sich u. a., dass Patienten mit residualer depressiver Symptomatik im Vergleich zu den Patienten, die eine völlige Genesung und Symptomfreiheit erreicht hatten, durchschnittlich 3-mal so schnell ein Rezidiv einer vollen Major Depressive Disorder entwickelten (im Median 23 Wochen versus 68 Wochen) und bezogen auf jegliche depressive Episode mit unterschiedlichem Schweregrad im oben definierten Sinne, sogar 5-mal schneller (Median 33 Wochen vs. 184 Wochen). Residuale Symptomatik am Ende der Indexepisode hatte eine größere prädiktorische Bedeutung für ein Rezidiv als z. B. die Vorgeschichte mit einer rezidivierenden Depression oder höhere Komorbidität oder Aspekte der Behandlung mit Antidepressiva (◘ Tabelle 2.6 und ◘ Abb. 2.1, 2.2) (Judd et al. 1998b).

Auch in einer Verlaufsuntersuchung von Paykel et al. (1995) wurde auf die Bedeutung von noch bestehender residualer depressiver Symptomatik nach Erreichen der Remisson für den weiteren Verlauf der unipolaren depressiven Erkrankung hingewiesen. Patienten mit residualer Symptomatik nach Remission hatten eine viel höhere Wahrscheinlichkeit ein Rezidiv zu erleiden als Patienten mit Symptomfreiheit (◘ Abb. 2.3).

Im Folgenden seien die Hauptergebnisse einiger älterer Arbeiten kurz dargestellt. In der prospektiven Beobachtungsstudie über 2 Jahre von Keller et al. (1984) waren 20% der Patienten mit Major Depression nach 2 Jahren nicht geheilt. In der 1-Jahres-Beobachtungsstudie an 150 Frauen mit schwerer Depression (Weissman et al. 1976) fanden sich bei 12% der Patientinnen chronische depressive Syndrome. In der 1-Jahres-Studie von Murphy (1983) an 124 älteren depressiven Patienten befand sich nur ein Drittel der Patienten in einem guten Zustand bei Katamnese. Wenn man »chronische Depression« als Therapieresistenz über 2 Jahre definiert, wie Scott in seiner Literaturübersicht von 1988, so ergibt sich ein Risiko von 12–15% für eine Chronifizierung von Depressionen. In der älteren Arbeit von Robins und Guze (1972) über 20 Studien mit einer minimalen Dauer von einem Jahr wurde eine Chronifizierung bei bis zu 28% der Patienten beschrieben.

In der Übersichtsarbeit von Burrows et al. (1994) wurden folgende Zahlen angegeben: Bis zu 30% der depressiven Patienten reagierten nicht auf das erste Antidepressivum. Diesen Nonrespondern konnte häufig (10–15%) noch durch ein Antidepressivum einer anderen chemischen Klasse oder eine EKT-Behandlung geholfen werden. Nach eigenen Untersuchungen und Angaben in der Literatur liegen die Wirksamkeitsquoten der EKT-Behandlung bei Antidepressiva-Nonrespon-

Tabelle 2.4. Prozentsatz der Follow-up-Wochen verteilt auf die 4 Schweregradlevel für depressive Symptomatik bei Patienten mit unipolarer MDD während eines Follow-ups (≤12 Jahre). (Judd et al. 1998a)

Schweregrad der depressiven Syptomatik	Gesamt (n=431; 195.829 Follow-up-Wochen)	Vorgeschichte der depressiven Erkrankung in der Indexepisode			Gesamtsignifikanz und Kontrollgruppe[a]		
		Indexepisode (n=122; 53.839 Follow-up-Wochen)	Eine oder mehrere MDD-Episoden (n=205; 91.061 Follow-up-Wochen)	Double Depression MDD+Dysthymia (n=104; 50.929 Follow-up-Wochen)	F	df	p
Keine depressive Symptomatik/Rückkehr zum normalen Selbst (% der Follow-up-Wochen)							
Mittelwert (SD)	41,5 (35,9)	53,8 (36,8)	38,6 (36,1)	32,7 (30,6)	9,28	2,428	<0,001[b]
Median	39	62	33	30			
Subsyndromale depressive Symptomatik (% der Follow-up-Wochen)							
Mittelwert (SD)	16,5 (20,2)	13,5 (17,5)	18,0 (22,5)	16,8 (17,9)	1,48	2,428	0,23
Median	8	6	9	10			
Depressive Symptomatik auf MinD-Level (% der Follow-up-Wochen)							
Mittelwert (SD)	26,7 (24,6)	20,9 (24,2)	26,2 (24,4)	34,6 (23,5)	8,17	2,428	<0,001[c]
Median	20	11	19	29			
Depressive Symptomatik auf MDD-Level (% der Follow-up-Wochen)							
Mittelwert (SD)	15,3 (21,2)	11,7 (17,8)	17,2 (23,3)	15,8 (20,3)	1,21	2,428	0,30
Median	7	5	8	8			

MDD Major Depressive Disorder, **MinD** minore oder intermittierende depressive Störung oder Dysthymie.

[a]Nach einer Sinuskurventransformation des Prozentsatzes der Wochen bei jedem Schweregradlevel der depressiven Symptomatik. Die Gesamtsignifikanz wurde bestimmt über eine 2-Way-Analyse der Varianz, um die Zeit bei jedem Symptomlevel zu bestimmen als eine Funktion der Vorgeschichte der depressiven Erkrankung in der Indexepisode oder der Interaktion dieser beiden Variablen. Wenn der Gesamtwert F signifikant war, bei p≤0,05 (df=2,428), wurden mittels Tukey-Kramer Post-hoc-Vergleiche für jedes dieser Gruppenpaare berechnet. Die 2-Way-Analyse der Varianz zeigte keine signifikante Gruppen-/Studienzentrum-Interaktion.

[b]A>B, A>C; [c]C>A, C>B.

Tabelle 2.5. Langzeitverlauf der Patienten mit und ohne Restsymptomatik nach Remission der Major-Depression-Indexepisode. Die MDD-Diagnose basierte auf den Research Diagnostic Criteria. (Nach Judd et al. 2000).

Charakteristika	**Patienten mit unterschwelliger depressiver Restsymptomatik (n=26)**				**Asymptomatische Patienten (n=70)**				**Analyse**	**Signifikanz**	
	Mittelwert	**SD**	**n**	**(%)**	**Mittelwert**	**SD**	**n**	**(%)**	**Testergebnisse**	**df**	**p**
Wochen bis zum Rezidiv der depressiven Episode[a]											
MD-Episode	103,0 (Median)				384,0 (Median)				16,52 (GWT)[b]	1	<0,0001
Jede depressive Episode[c]	23,0 (Median)				288,0 (Median)				62,17 (GWT)[b]	1	<0,0001
Anzahl der Follow-up-Jahre	9,0	4,3			8,0	5,1			0,1 (t-Test)	94	n.s.
Anzahl der folgenden depressiven Episoden											
Major Depression	1,3	1,4			1,0	1,6			1,18 (WRT)		n.s.
Keine			10	(38,5)			33	(47,1)			
1 oder 2			11	(42,3)			29	(41,4)			
3 oder mehr			5	(19,2)			8	(11,4)			
Minor Depression oder Dysthymie	1,2	1,2			0,5	0,9			2,81 (WRT)		0,005
Keine			11	(42,3)			48	(68,6)			
1 oder 2			9	(34,6)			20	(28,6)			
3 oder mehr			6	(23,1)			2	(2,9)			
Jede Depression	2,5	1,9			1,5	1,8			2,72 (WRT)		0,006
Keine			2	(7,7)			24	(34,3)			
1 oder 2			12	(46,2)			31	(44,3)			
3 oder mehr			12	(46,2)			15	(21,4)			
Prozentsatz der Follow-up-Wochen											
Asymptomatisch	31,8	35,3			78,7	24,1			7,00 (t-Test)[d]	94[e]	<0,001
Unterschwellige Symptomatik	38,0	28,1			7,9	11,1			4,43 (t-Test)[d]	26,5[f]	0,0001
Minor Depression oder Dysthymie	18,8	19,1			8,7	16,2			2,28 (t-Test)[d]	94[e]	0,03
Major Depression	11,3	18,3			4,8	7,9			1,77 (t-Test)[d]	28,2[f]	n.s.

GWT Generalisierter Wilcoxon-Test (x^2); **WRT** Wilcoxon-Ranks-Summentest (z).

[a]Werte aus der Survival-Analysis. [b]Test der Gesamtdifferenz der Survival-Distributions. [c]Major Depression, Minor Depression oder Dysthymie. [d]Der t-Test basierte auf der Sinuskurventransformation der originalen Prozentsatzvariablen. [e]Die Gruppenvarianzen waren gleich. [f]Nach der Anpassung für ungleiche Gruppenvarianzen

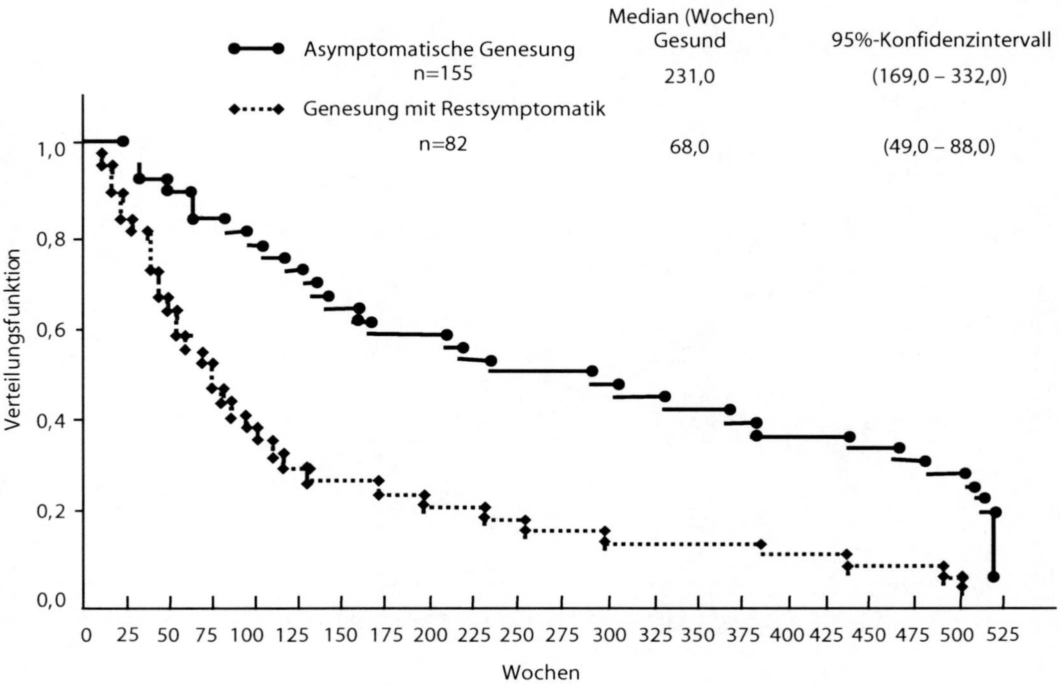

Abb. 2.1. Survivalanalyse der Wochen bis zum ersten Rezidiv in der Major Depressive Episode (MDE). Vergleich zwischen Patienten mit unipolarer MDE, die nach der Genesung von der Indexepisode noch eine unterschwellige depressive Restsymptomatik aufwiesen, und Patienten mit asymptomatischem Status. Wilcoxon-Chi-Square-Test-Differenz = 47,96; p<0,0001. (Nach Judd et al. 1998b)

dern, die auf verschiedene medikamentöse Therapiesequenzen keinen ausreichenden Therapieerfolg zeigen, bei etwa 50% (Dietzfelbinger et al. 1990).

2.2 Definition von Response mit Skalenmesswerten

Es wird zunehmend hinterfragt, ob die Definition von Response als ≥50% Besserung des Ausgangswertes einer Depressionsskala als Kriterium für den Therapieerfolg ausreichend ist, insbesondere bei Patienten mit schweren Depressionen (Keller 2003). Bei Patienten mit schwerer Depression bleibt z. B. bei einer 50%igen Besserung auf der HAMD (Hamilton Depression Scale) ein beträchtliches Ausmaß an Symptomatik bestehen. Diese noch bestehende Symptomatik steht in einem deutlichen Zusammenhang mit schlechter Langzeitprognose (US Dept Health Human Services 1993; Judd et al. 2000). Deshalb wird in der psychopharmakologischen Therapieforschung der Depression zunehmend dem Kriterium »Remission« als Zielkriterium der Vorzug gegeben (► Kap. 1).

Selbst Patienten, auf die die Kriterien für eine vollständige Remission im Sinne eines bestimmten Cut-off-Scores einer Depressionsskala zutreffen, können immer noch Symptome zeigen. Diese bestehen neben depressiver Restsymptomatik mit generalisierter und somatischer Angst und Reizbarkeit (Fava et al. 1994; Nierenberg et al. 1999) mit persistierender sozialer Dysfunktion. In Therapiestudien, die z. B. als Remissionskriterium einen HAMD-Gesamtscore von ≤7 (Prien u. Levine 1984) oder ≤8 (Montgomery et al. 1988) definierten, blieb bei über einem Drittel der Patienten ein gewisses Ausmaß der Symptomatik erhalten. Diese Ergebnisse weisen darauf hin, dass das Erlan-

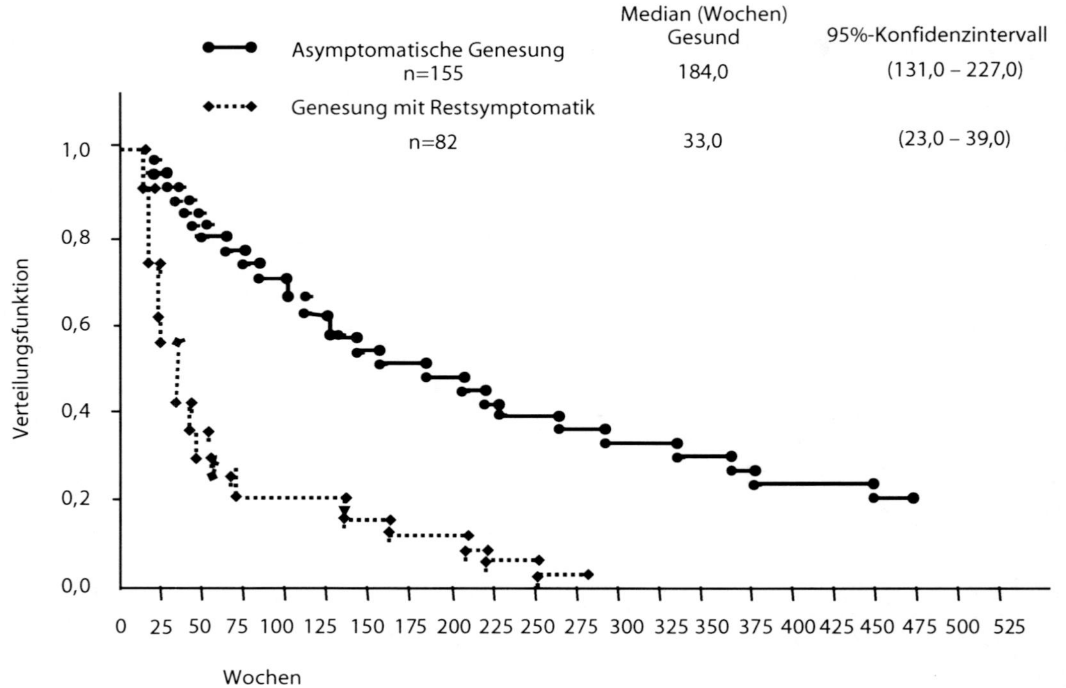

Abb. 2.2. Zeitraum in Wochen bis zum ersten Rezidiv in jeder depressiven Episode (Major Depression, Minor Depression oder Dysthymie). (Nach Judd et al. 1998b)

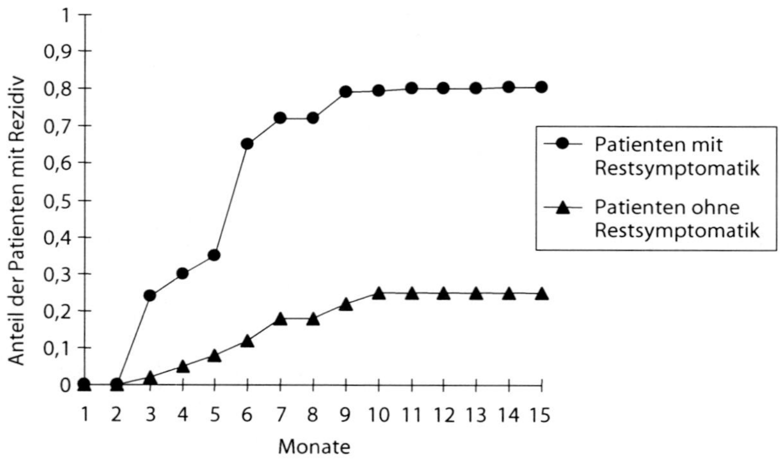

Abb. 2.3. Zeitraum in Monaten zwischen Remission und Rezidiv oder Ende der Studie (nach Paykel et al. 1995). Anteil der Rezidivpatienten mit und ohne Restsymptomatik nach Remission (Log-Rank-Statistik = 17,43, df=1, p<0,001)

gen einer »Remission«, wie oben definiert, nicht ein Synonym für einen vollständigen symptomfreien Zustand ist. Bei der Auswahl eines Antidepressivums und der Festlegung des Outcomes der Behandlung ist es daher wichtig, ergänzend andere Aspekte wie Lebensqualität und psychosoziale Adaption einzubeziehen.

Tabelle 2.6. Vergleich der Patienten mit unipolarer MDD, die sich von der Indexepisode erholt haben und noch unter geringer depressiver Restsymptomatik leiden, mit Patienten mit asymptomatischem Status. Art des ersten Rezidivs nach der Indexepisode während eines 10-Jahres-Follow-up. (Nach Judd et al. 1998b)

	Genesungsgruppe mit Restsymptomatik (n=82)		Asymptomatische Genesungsgruppe (n=55)		Signifikanz
	n	(%)	n	(%)	
Gesamtvergleich der 3 Kategorien					
Ohne Symptomatik (kein Rezidiv)	11	(13,4)	53	(34,2)	
Rezidiv vor der minoren/intermittierenden depressiven Episode	45	(54,9)	43	(27,7)	x^2=19,81 df=2
Rezidiv vor der MDD-Episode	26	(31,7)	59	(38,1)	p<0,001
Ohne Symptomatik vs. Rezidiv					
Ohne Symptomatik	11	(13,4)	53	(34,2)	x^2=11,66
Rezidiv (jede depressive Episode)	71	(86,6)	102	(65,8)	df=1 p<(0,00)
Innerhalb der Gruppen mit Rezidiv					
Rezidiv vor der minoren/intermittierenden depressiven Episode	45	(63,4)	43	(42,1)	x^2=6,75 df=1
Rezidiv vor der MDD-Episode	26	(36,6)	59	(57,9)	p<0,01
Innerhalb der Gruppe mit Rezidiv vor der minoren/intermittierenden Depression					
Minore/intermittierende Depression (nicht MDD)	17	(37,8)	16	(37,2)	x^2=0,45
Minore/intermittierende Episode gemischt mit MDD-Episode	13	(28,9)	15	(34,9)	df=2 p=0,80 (n.s.)
Minore/intermittierende Episode, gefolgt von einer späteren separaten MDD-Episode	15	(33,3)	12	(27,9)	

2.3 Prädiktoren und Risikofaktoren

2.3.1 Diagnose und Komorbidität

Aus klinischer Sicht besteht weitgehende Übereinstimmung, dass – neben der zur Pseudotherapieresistenz führenden Noncompliance (Keller et al. 2002) – inadäquate Diagnose und Komorbidität wichtige Ursachen für Therapieresistenz auf Antidepressiva sind. Diesbezüglich sei auf die nach diesem Beitrag folgenden Kapitel des Buches verwiesen.

Die Erstellung einer korrekten Diagnose ist essenziell, da bestimmte depressive Subtypen für eine schwache Response auf bestimmte Antidepressiva bekannt sind, was eine scheinbare Behandlungsresistenz implizieren kann (Hirschfeld et al. 2002). Wichtig ist auch die Erfassung der psychiatrischen Komorbidität, da Komorbidität mit einer scheinbaren Behandlungsresistenz verbunden sein kann. Ungefähr 3 Viertel der Patienten mit einer behandlungsresistenten Depression zeigen komorbide psychiatrische Störungen, wie Persönlichkeits- und Panikstörungen, Alkohol-/ Substanzmissbrauch und Neurotizismus (Sharma et al. 1995; Sharan u. Saxena 1998). In diesen Fällen hängt das Resultat der Behandlung sowohl von der Effizienz der Therapie der Depression als auch von der Therapie der komorbiden Störungen ab. Eine Reihe von körperlichen Erkrankungen und Medikamenten ist dafür bekannt, dass sie Depressionen hervorrufen. Auch dies muss im Sinne eines optimalen Therapieansatzes berücksichtigt werden.

2.3.2 Antidepressivadosierung und Therapiedauer

Wichtige Risikofaktoren für Therapieresistenz aus klinischer Sicht sind inadäquate Dosierung (Leon et al. 2003) und inadäquate Behandlungsdauer. Allerdings sind diesbezüglich schwer einheitliche Operationalisierungen zu erreichen, und es können durchaus prinzipiell unterschiedliche Positionen bezogen werden. So wird die Dosierung von trizyklischen Antidepressiva kontrovers diskutiert; man denke z. B. an die unterschiedlichen Vorstellungen bezüglich einer adäquaten Dosierung in Deutschland (bis zu 150 mg) und in den USA (bis zu 300 mg). Gleiches gilt für Therapiedauer. Während in den früheren klinischen Phase-III-Prüfungen zur Evaluation von Antidepressiva in der Regel 4 Wochen als ausreichende Therapiedauer angesehen wurden, um die Wirksamkeit des Antidepressivums beurteilen zu können, wird heute die Phase-III-Prüfung der Antidepressiva meistens auf 6 oder gar 8 Wochen Therapie angelegt. Das Problem der adäquaten Dosierung wird noch weiter kompliziert, wenn man Serumspiegel zur genauen Erstellung eines optimalen Wirkspiegels als wichtige Voraussetzung für eine adäquate Dosierung des Antidepressivums fordert (► Kap. 13).

Schließlich ist zu betonen, dass die antidepressive Behandlung häufig nicht mit einem Antidepressivum zum Erfolg führt, sondern dass eine sequenzielle Therapie mit verschiedenen Antidepressiva unterschiedlicher pharmakologischer Wirkmechanismen auch schon bei relativ »unkomplizierter« Depression erforderlich ist, um befriedigende Therapieeffekte zu erreichen (Keller et al. 1998; Rush et al. 1998; Koran et al. 2001; Keller 2002; Thase et al. 2002).

2.3.3 Psychopathologie und psychosoziales Umfeld

Darüber hinausgehend wurde eine große Zahl von Merkmalen unter dem Aspekt ihrer prognostischen Relevanz untersucht. Die Ergebnisse sind oft inkonsistent und die erklärten Varianzanteile meist gering. Insgesamt ergeben sich nur beschränkte Möglichkeiten der Prognostik.

Mit relativer Konsistenz wurden folgende klinische Merkmale in der Literatur als relevant für ein eher schlechtes Ansprechen auf Antidepressiva beschrieben (Woggon 1980; Woggon 1983; Möller et al. 1987; Klein et al. 1999):

- schlechte soziale Adaptation,
- Auffälligkeiten der Primärpersönlichkeit, insbesondere Neurotizismus,
- Anzahl und Dauer früherer psychiatrischer stationärer Behandlungen,

- Nichtansprechen auf frühere Behandlungen mit Antidepressiva,
- Chronifizierung der depressiven Symptomatik,
- schwache Ausprägung der depressiven Symptomatik,
- Wahnideen,
- Fehlen von Vitalstörungen,
- unzureichende Besserung in den ersten 10–20 Tagen der Antidepressivabehandlung.

In einer neueren Untersuchung haben Sharan und Saxena (1998) einige Prädiktoren für eine schlechte Response identifiziert. Dazu gehören Familiengeschichte von affektiven Störungen, schwere Depression, Suizidversuche, Anzahl früherer Episoden und lang anhaltende Depressionen vor der Behandlung, negative Lebensereignisse und Mangel an sozialer Unterstützung.

2.4 Methodik der Prädiktionsforschung

Die durch Einzelprädiktoren erklärten Varianzanteile sind größtenteils so gering, dass sie für die praktische Prognostik im Einzelfall kaum verwertbar sind. Allenfalls können sie zur gruppenstatistischen Differenzierung beitragen. Die Möglichkeiten der Kombination von Prädiktoren und die dadurch möglicherweise realisierbare Optimierung der Prognostik wurden nur von einigen Autoren untersucht. Überhaupt wurden nur selten umfassende Variablensätze hinsichtlich ihrer prognostischen Bedeutung analysiert. Ein weiterer Nachteil der Untersuchungen ist, dass z. T. nur relativ kleine Stichproben untersucht wurden, deren Selektionsgrad wahrscheinlich noch obendrein dadurch verstärkt wurde, dass es sich um Patienten handelte, die in Antidepressivaprüfungen einbezogen waren. Ergebnisse über große, weniger selektierte Stichproben, die besser die Versorgungssituation reflektieren und besser generalisierbar sind, sind selten. Kreuzvalidierungen zur kritischen Überprüfung gefundener Prädiktoren wurden kaum durchgeführt.

2.4.1 Biologische Prädiktoren

Die Einbeziehung von biologischen Merkmalen hat die Vorhersagemöglichkeiten bisher nicht in einer für den klinischen Alltag verwertbaren Weise gebessert. Folgende mögliche biologische Prädiktoren für das Ansprechen auf Antidepressiva wurden u. a. untersucht:

- die Metaboliten von depressionsrelevanten zentralnervösen Transmittern (Methoxyhydroxyphenylglykol, Hydroxyindolessigsäure),
- die Aktivität von am Transmitterstoffwechsel beteiligten Enzymen (MAO, DBH, COMT),
- neuroendokrinologische Parameter (Dexamethason-Suppressionstest, GH-Response auf Clonidin, TSH-Response auf TRH, Prolaktinresponse auf Fenfluramin),
- neurophysiologische Parameter (REM-Latenz, elektrodermale Aktivität, EEG-Ruheaktivität, EEG-Reaktion auf Antidepressiva, Lautstärkeabhängigkeit des die zentrale serotonerge Aktivität anzeigenden EEG-Depots).

Bedingt durch den Fortschritt und die Verfügbarkeit genetischer Methoden fokussiert die aktuelle Forschung auf pharmakogenetische Untersuchungen (Möller 1990). Nachfolgend können nur einige theoretisch oder klinisch besonders interessante Parameter aus der großen Fülle der Prädiktoruntersuchungen ausgewählt werden.

Transmitterstoffwechsel

Insbesondere die Aminmangelhypothese induzierte Hoffnungen auf spezifische Prädiktionsmöglichkeiten. Mehr als 20 Studien liegen zur Assoziation von Methoxyhydroxyphenylglukol-(MHPG-)Ausscheidung und Response auf Antidepressiva vor. Ihre Ergebnisse sind widersprüchlich (Kelwala et al. 1983). Einige Studien fanden, dass eine erniedrigte MHPG-Konzentration im Urin einhergeht mit einer besseren Ansprechbarkeit auf noradrenerge Antidepressiva (Fawcett et al. 1972; Maas et al. 1972; Hollister et al. 1980; Rosenbaum et al. 1980; Schatzberg et al. 1981; Maas et al. 1982) entsprechend der Hypothese einer Noradrenalinmangeldepression. Grundsätzlich wurde die MHPG-Hypothese mit dem Hinweis in Frage gestellt, dass ein Großteil des im Urin nachgewiesenen MHPG nicht aus dem zentralnervösen Transmittermetabolismus stammt (Möller et al. 1988).

Die Anzahl der Studien, die die analoge Hypothese bez. Hydroxyindolessigsäure (HIES; Metabolit von Serotonin) prüften und in diesem Zusammenhang HIES im Liquor untersuchten, ist wegen der Problematik der Liquorpunktion nicht groß. Es gibt Befunde, dass Patienten mit erniedrigter 5-HIES-Konzentration besser auf die serotonergen Antidepressiva ansprechen (Praag 1977; Praag u. De Hann 1980; Aberg Wistedt et al. 1981; Maas et al. 1984). In jüngster Zeit wurde versucht, auf der Basis der speziellen EEG-Auswertungsverfahren (Dipolquellenanalyse) akustisch evozierter Potentiale die zerebrale serotonerge Aktivität zu bestimmen und diesbezügliche Parameter zur Vorhersage des passenden Antidepressivums zu nutzen (Hegerl et al. 2001).

Wahrscheinlich sind die biologischen Zusammenhänge viel komplizierter – z. B. im Sinne einer Imbalance zwischen verschiedenen Transmittersystemen – und nicht durch einfache biologische Subtypisierungen im Sinne der funktionellen Defizienz eines bestimmten Transmittersystems zu beschreiben. Komplexere Untersuchungsansätze haben ggf. eine bessere Aussagemöglichkeit. So fanden z. B. Maas et al. (1984), dass erniedrigte HIES-Werte im Liquor und eine erhöhte Ausscheidung noradrenerger Metaboliten im Urin assoziiert waren mit einem besseren Ansprechen auf Antidepressiva, und zwar unabhängig vom Typ des untersuchten Antidepressivums (Amitriptylin oder Imipramin).

Möglicherweise liegt jeder Antidepressivatherapie ein gleicher biologischer Elementarmechanismus zugrunde. Von Sulser und Mobley (1980) wurde z. B. die β-Down-Regulation als ein solcher möglicher Elementarmechanismus beschrieben. In dem Zusammenhang ist die Beobachtung von Healy et al. (1984) interessant, dass unter Antidepressivatherapie unzureichend gebesserte Patienten keine β-Down-Regulation aufweisen. Ebenso fehlen bei diesen Patienten Veränderungen der Sensitivität der α-Adrenorezeptoren und der 5-HT_2-Rezeptoren. Alle diese Befunde waren unabhängig von der Art des Antidepressivums.

Neurophysiologische Parameter

Von den neurophysiologischen Parametern wurden neben der schon erwähnten Analyse akustisch evozierter Potenziale REM-Schlaf und REM-Latenz bei depressiven Patienten unter vielfältigen Gesichtspunkten untersucht. Der REM-Schlaf steht offenbar sehr stark unter cholinerger Kontrolle (Sitaram et al. 1977). Die Arbeitsgruppe um Kupfer (Ansseau et al. 1985) führte 2 Nächte hintereinander Schlafableitungen durch; je länger die REM-Latenz über beide Nächte bzw. die Adaptationsleistung (REM-Latenz in Nacht 1 minus REM-Latenz in Nacht 2) war, desto besser war die Response auf trizyklische Antidepressiva. Andere Untersuchungen zeigten, dass Patienten, die unter medikamentenfreien Bedingungen eine verkürzte REM-Latenz aufwiesen, besser auf Trizyklika ansprachen als Patienten mit regelgerechter bzw. verlängerter REM-Latenz (Coble et al. 1979; Svendsen u. Christensen 1981). Höchli et al. (1986) berichteten von einer guten Korrelation zwischen dem Ausmaß der REM-Unterdrückung in der Nacht nach der ersten Clomipramingabe und der Besserung der Depression nach 3 Wochen.

2.4.2 Pharmakogenetische Prädiktoren

In den letzten Jahren hat die Pharmakogenetik zunehmend an Interesse gewonnen für die Vorhersage der Antidepressivaresponse, und zwar im Hinblick auf individuelle pharmakokinetische wie pharmakodynamische Besonderheiten (◘ Tabelle 2.7). Anfängliche enthusiastische Aussagen, man könne mit Hilfe der modernen genetischen Technologie in wenigen Jahren einen genetischen Fingerabdruck nutzen, um das Vollbild diesbezüglicher individueller Dispositionen zu erfassen, ist inzwischen der Ernüchterung gewichen, dass offensichtlich auch dies nur ein langsamer Erkenntnisprozess ist, dessen Endstufe möglicherweise überschätzt wurde (Bertilsson et al. 1997; Alda 2001; Arranz et al. 2001; Steimer et al. 2001; Mancama u. Kerwin 2003). Bisher wurden Polymorphismen von Genen der im Antidepressivametabolismus verantwortlichen Zytochrom-p-450-Enzyme, insbesondere Polymorphismen des Serotonintransporterproteins (HTT), der Tryp-

Tabelle 2.7. Pharmakogenetische Studien der Serotonintransportergene. (Nach Alda 2001)

Studie	Stichprobe	Phenotyp	Marker	Ergebnisse
Smeraldi et al. 1998	1. 56 MDD 2. 46 MDD	1. Response auf Fluvoxamin 2. Response auf Fluvoxamin plus Pindolol	5-HTTLPR	1. Bessere Response bei ll/ls-Probanden 2. Keine Differenz der Response bei Kombination
Del Zompo et al. 1999	67 mit bipolarer Störung 103 Kontrollgruppe	Response auf Lithium (49 Responder, 18 Nonresponder)	5-HTTLPR	Höhere Frequenz der l-Allele bei Nonrespondern im Vergleich zur Kontrollgruppe
Kim et al. 2000	120 mit Depression 252 Kontrollgruppe	Response auf Paroxetin oder Fluoxetin	5-HTTLPR VNTR	Bessere Response bei ss-Probanden (5-HTTLPR) Bei VNTR auch Response
Pollock et al. 2000	95 Ältere mit Major Depression	Response auf Paroxetin oder Nortriptylin	5-HTTLPR	Größere Response auf Paroxetin bei ll-Probanden, kein Effekt auf Nortriptylin
Zanardi et al. 2000	58 mit Major Depression	Response auf Paroxetin	5-HTTLPR	Bessere Response bei ll- und ls- im Vergleich mit ss-Probanden
Arias et al. 2001	102 mit Major Depression	Remission bei Behandlung mit Citalopram	5-HTTLPR	Größere Rate der ss-Probanden in der Gruppe ohne Remission (36%) im Vergleich zu der Gruppe mit Remission (11%)
Serretti et al. 2001	167 mit bipolarer Störung 34 mit unipolarer Depression	Wirkung auf prophylaktische Behandlung mit Lithium (Episodenhäufigkeit)	5-HTTLPR	Geringere Reduzierung der Episoden bei ss-Probanden; weniger Episoden vor Lithiumgabe bei ss-Probanden
Mundo et al. 2000	27 mit bipolarer Störung I M+ 29 mit bipolarer Störung I M–	Anwesenheit/Abwesenheit von Manie (M+/M–) während der Behandlung mit Antidepressiva	VNTR	Keine Wirkung auf VNTR
Whale et al. 2000	7 Frauen, ll-Genotyp 7 Frauen, ss-Genotyp	Clomiprramininduzierte Prolaktinresponse	5-HTTLPR	Größere Response bei ll-Probanden
Reist et al. 2001	14 Männer, alkoholabhängig 13 Männer, Kontrollgruppe	Fenfluramininduzierte Prolaktinresponse	5-HTTLPR	Größere Response bei ll-Probanden

VNTR variable number of tandem repeats.

tophanhydroxylase (TPH) und des Angiotensin-I-converting-Enzyms, in Bezug auf die Antidepressivaresponse untersucht. Die Ergebnisse sind z. T. widersprüchlich, und die erklärte Varianz pro Polymorphismus ist relativ gering (Serretti et al. 2001; Wu et al. 2001; Zanardi et al. 2001; Hong et al. 2002; Yoshida et al. 2002; Yu et al. 2002). Der Stellenwert der Pharmakogenetik und die Entwicklung künftiger pharmakogenetischer Forschung werden in ► Kap. 44 detailliert dargestellt.

2.5 Fazit

Zusammenfassend kann man sagen, dass die Vorhersagemöglichkeit des Ansprechens auf Antidepressiva begrenzt ist. Die klassischen anamnestischen und psychopathologischen Charakteristika stehen weiterhin im Vordergrund (◘ Tabelle 2.8). Biologische Parameter tragen zwar zum theoretischen Verständnis bei, haben aber bisher keine Relevanz für die Routineversorgung, weil das Verhältnis von Untersuchungsaufwand und klinischem Nutzen unbefriedigend ist.

Die Möglichkeit einer besseren Prädiktion im Einzelfall wäre insbesondere deshalb wichtig, weil man bei der speziellen Zielgruppe der Poor-Responder von vornherein – und nicht erst nach Kenntnis des Behandlungsverlaufs – andere Behandlungsstrategien, z. B. höhere Dosierung, Kombinationstherapie, EKT u. a., einsetzen könnte.

Literatur

Aberg Wistedt A, Jostell KG, Ross SB, Westerlund D (1981) Effects of zimelidine and desipramine on serotonin and noradrenaline uptake mechanisms in relation to plasma concentrations and to therapeutic effects during treatment of depression. Psychopharmacology Berl 74: 297–305

Alda M (2001) Genetic factors and treatment of mood disorders. Bipolar Disord 3: 318–324

Ansseau M, Kupfer DJ, Reynolds CF3, Coble PA (1985) »Paradoxical« shortening of REM latency on first recording night in major depressive disorder: clinical and polysomnographic correlates. Biol Psychiatry 20: 135–145

Arias B, Arranz MJ, Gasto C, Catalan R, Pintor L, Gutierrez B, Kerwin RW, Fananas L (2002) Analysis of structural polymorphisms and C-1018G promoter variant of the 5-HT(1A) receptor gene as putative risk factors in major depression. Mol Psychiatry 7: 930–932

Arranz MJ, Collier D, Kerwin RW (2001) Pharmacogenetics for the individualization of psychiatric treatment. Am J Pharmacogenomics 1: 3–10

Bertilsson L, Dahl ML, Tybring G (1997) Pharmacogenetics of antidepressants: clinical aspects. Acta Psychiatr Scand Suppl 391: 14–21

Burrows GD, Norman TR, Judd FK (1994) Definition and differential diagnosis of treatment-resistant depression. Int Clin Psychopharmacol 9 [Suppl 2]: 5–10

Coble PA, Kupfer DJ, Spiker DG, Neil JF, McPartland RJ (1979) EEG sleep in primary depression. A longitudinal placebo study. J Affect Disord 1: 131–138

Del Zompo M, Ardau R, Palmas MA, Bocchetta A, Reina A, Piccardi MP (1999) Lithium response: association study with two candidate genes. Mol Psychiatry 4: 66–67

Dietzfelbinger T, Möller HJ, Steinmeyer EM, Fimmers R (1990) Elektrokrampftherapie als Ultima ratio bei Antidepressi-

◘ **Tabelle 2.8.** Mögliche Hintergründe für echte oder scheinbare Therapieresistenz

Diagnostische Aspekte	Behandlungsaspekte	Krankheits-/individuumsbezogene Aspekte
Falsche Diagnose des depressiven Subtyps	Unzureichende Dosierung	Anzahl und Dauer früherer Episoden
Komorbide psychiatrische Störung, z. B. Angststörung, Sucht, Persönlichkeitsstörung, etc.	Unzureichende Behandlungsdauer	Schwache Ausprägung der depressiven Symptomatik
Komorbide körperliche Krankheit, z. B. Hypothyreose etc.	Mangelnde Compliance	Depressiver Wahn, bisheriges schlechtes Ansprechen auf Antidepressiva
Depressionsinduzierende Medikation		Neurotizismus, ungünstige psychosoziale Rahmenbedingungen

va-Nonrespondern. In: Möller HJ (Hrsg) Therapieresistenz unter Antidepressiva-Behandlung. Tropon-Symposium V. Springer, Berlin Heidelberg New York Tokio, S. 167–185
Dinan TG (1993) A rational approach to the non-responding depressed patient. Int Clin Psychopharmacol 8: 221–223
Fava M, Davidson KG (1996) Definition and epidemiology of treatment-resistant depression. Psychiatr Clin North Am 19: 179–200
Fava M, Rosenbaum JF, McGrath PJ, Stewart JW, Amsterdam JD, Quitkin FM (1994) Lithium and tricyclic augmentation of fluoxetine treatment for resistant major depression: a double-blind, controlled study. Am J Psychiatry 151: 1372–1374
Fawcett J, Maas JW, Dekirmenjian H (1972) Depression and MHPG excretion: Response to dextroamphetamine and tricyclic antidepressants. Arch Gen Psychiatry 26: 246–251
Healy D, Carney PA, Leonard BE (1984) Biochemical correlates of antidepressant response. Results of a trazodone versus amitriptyline trial. Psychopathology 17 [Suppl 2]: 82–87
Hegerl U, Gallinat J, Juckel G (2001) Event-related potentials: Do they reflect central serotonergic neurotransmission and do they predict clinical response to serotonin agonists? J Affect Disord 62: 93–100
Hirschfeld RMA, Montgomery SA, Aguglia E et al. (2002) Partial response and nonresponse to antidepressant therapy: current approaches and treatment options. J Clin Psychiatry 63: 826–837
Höchli D, Riemann D, Zulley J, Berger M (1986) Initial REM sleep suppression by clomipramine: a prognostic tool for treatment response in patients with a major depressive disorder. Biol Psychiatry 21: 1217–1220
Hollister LE, Davis KL, Berger PA (1980) Subtypes of depression based on excretion of MHPG and response to nortriptyline. Arch Gen Psychiatry 37: 1107–1110
Hong CJ, Wang YC, Tsai SJ (2002) Association study of angiotensin I-converting enzyme polymorphism and symptomatology and antidepressant response in major depressive disorders. J Neural Transm 109: 1209–1214
Judd LL, Akiskal HS, Maser JD et al. (1998a) A prospective 12-year study of subsyndromal and syndromal depressive symptoms in unipolar major depressive disorders. Arch Gen Psychiatry 55: 694–700
Judd LL, Akiskal HS, Maser JD et al. (1998b) Major depressive disorder: a prospective study of residual subthreshold depressive symptoms as predictor of rapid relapse. J Affect Disord 50: 97–108
Judd LL, Paulus MJ, Schettler PJ et al. (2000) Does incomplete recovery from first lifetime major depressive episode herald a chronic course of illness? Am J Psychiatry 157: 1501–1504
Keller MB (2002) Rationale and options for the long-term treatment of depression. Hum Psychopharmacol 17 [Suppl 1]: S43–S46
Keller MB (2003) Past, present, and future directions for defining optimal treatment outcome in depression: remission and beyond. JAMA 289: 3152–3160
Keller MB et al. (1984) Long-term outcome of episodes of major depression. J Am Med Assoc 252: 788–792
Keller MB, Gelenberg AJ, Hirschfeld RM et al. (1998) The treatment of chronic depression, part 2: a double-blind, randomized trial of sertraline and imipramine. J Clin Psychiatry 59: 598–607
Keller MB, Hirschfeld RM, Demyttenaere K, Baldwin DS (2002) Optimizing outcomes in depression: focus on antidepressant compliance. Int Clin Psychopharmacol 17: 265–271
Kelwala S, Jones D, Sitaram N (1983) Monoamine metabolites as predictors of antidepressant response: a critique. Prog Neuropsychopharmacol Biol Psychiatry 7: 229–240
Kim DK, Lim SW, Lee S, Sohn SE, Kim S, Hahn CG, Carroll BJ (2000) Serotonin transporter gene polymorphism and antidepressant response. Neuroreport 11: 215–219
Klein DN, Schatzberg AF, McCullough JP et al. (1999) Age of onset in chronic major depression: relation to demographic and clinical variables, family history, and treatment response. J Affect Disord 55: 149–157
Koran LM, Gelenberg AJ, Kornstein SG et al. (2001) Sertraline versus imipramine to prevent relapse in chronic depression. J Affect Disord 65: 27–36
Leon AC, Solomon DA, Mueller TI et al. (2003) A 20-year longitudinal observational study of somatic antidepressant treatment effectiveness. Am J Psychiatry 160: 727–733
Maas JW, Fawcett JA, Dekirmenjian H (1972) Catecholamine metabolism, depressive illness, and drug response. Arch Gen Psychiatry 26: 252–262
Maas JW, Kocsis JH, Bowden CL et al. (1982) Pretreatment neurotransmitter metabolites and response to imipramine or amitriptyline treatment. Psychol Med 12: 37–43
Maas JW, Koslow SH, Katz MM et al. (1984) Pretreatment neurotransmitter metabolite levels and response to tricyclic antidepressant drugs. Am J Psychiatry 141: 1159–1171
Mancama D, Kerwin RW (2003) Role of pharmacogenomics in individualising treatment with SSRIs. CNS Drugs 17: 143–151
Montgomery SA, Dufour H, Brion S et al. (1988) The prophylactic efficacy of fluoxetine in unipolar depression. Br J Psychiatry [Suppl 3]: 69–76
Möller HJ (Hrsg) (1990) Therapieresistenz unter Antidepressiva-Behandlung. Springer, Berlin Heidelberg New York Tokio
Möller HJ, Fischer G, von Zerssen D (1987) Prediction of therapeutic response in acute treatment with antidepressants. Results of an empirical study involving 159 endogenous depressive inpatients. Eur Arch Psychiatry Neurol Sci 236: 349–357
Möller HJ, Kissling W, Baumann P et al. (1988) Nonresponse to antidepressants: risk factors and therapeutic possibilities. Pharmacopsychiatry 21: 285–287
Mueller TI, Keller MB, Leon AC, Solomon DA, Shea MT, Coryell W, Endicott J (1996) Recovery after 5 years of unremitting major depressive disorder. Arch Gen Psychiatry 53: 794–799

2

Mundo E, Walker M, Cate T, Macciardi F, Kennedy JL (2001) The role of serotonin transporter protein gene in antidepressant-induced mania in bipolar disorder: preliminary findings. Arch Gen Psychiatry 58: 539–544

Murphy E (1983) The prognosis of depression in old age. Br J Psychiatry 142: 111–119

Nierenberg AA, Keefe BR, Leslie VC et al. (1999) Residual symptoms in depressed patients who respond acutely to fluoxetine. J Clin Psychiatry 60: 221–225

Paykel ES, Ramana R, Cooper Z, Hayhurst H, Kerr J, Barocka A (1995) Residual symptoms after partial remission: an important outcome in depression. Psychol Med 25: 1171–1180

Pollock BG, Ferrell RE, Mulsant BH et al. (2000) Allelic variation in the serotonin transporter promoter affects onset of paroxetine treatment response in late-life depression. Neuropsychopharmacology 23: 587–590

Praag HM (1977) New evidence for serotonin-deficient depression. Neuropsychobiology 3: 56–63

Praag HM, De Hann S (1980) Depression, vulnerability and 5-hydroxytryptophan prophylaxis. Psychiatry Res 3: 75–83

Prien RF, Levine J (1984) Research and methodological issues for evaluating the therapeutic effectiveness of antidepressant drugs. Psychopharmacol Bull 20: 250–257

Reist C, Mazzanti C, Vu R, Tran D, Goldman D (2001) Serotonin transporter promoter polymorphism is associated with attenuated prolactin response to fenfluramine. Am J Med Genet 105: 363–368

Robins E, Guze SB (1972) Invited address on classification. Classification of affective disorders: the primary-secondary, the endogenous-reactive, and the neurotic-psychotic concepts. In: Williams TA, Katz MM, Shield JA (eds) Recent advances in the psychobiology of the depressive illness. Government Printing Office, Washington, pp 283–293

Rosenbaum AH, Schatzberg AF, Maruta T et al. (1980) MHPG as a predictor of antidepressant response to imipramine and maprotiline. Am J Psychiatry 137: 1090–1092

Rush AJ, Koran LM, Keller MB et al. (1998) The treatment of chronic depression, part 1: study design and rationale for evaluating the comparative efficacy of sertraline and imipramine as acute, crossover, continuation, and maintenance phase therapies. J Clin Psychiatry 59: 589–597

Schatzberg AF, Rosenbaum AH, Orsulak PJ et al. (1981) Toward a biochemical classification of depressive disorders. III: Pretreatment urinary MHPG levels as predictors of response to treatment with maprotiline. Psychopharmacology Berl 75: 34–38

Scott J (1988) Chronic depression. Br J Psychiatry 153: 287–297

Serretti A, Lilli R, Mandelli L, Lorenzi C, Smeraldi E (2001) Serotonin transporter gene associated with lithium prophylaxis in mood disorders. Pharmacogenomics J 1: 71–77

Serretti A, Zanardi R, Rossini D, Cusin C, Lilli R, Smeraldi E (2001) Influence of tryptophan hydroxylase and serotonin transporter genes on fluvoxamine antidepressant activity. Mol Psychiatry 6: 586–592

Sharan P, Saxena S (1998) Treatment-resistant depression: clinical significance, concept and management. Natl Med J India 11: 69–79

Sharma V, Mazmanian D, Persad E, Kueneman K (1995) A comparison of comorbid patterns in treatment-resistant unipolar and bipolar depression. Can J Psychiatry 40: 270–274

Sitaram N, Mendelson WB, Wyatt RJ, Gillin JC (1977) The time-dependent induction of REM sleep and arousal by physostigmine infusion during normal human sleep. Brain Res 122: 562–567

Smeraldi E, Zanardi R, Benedetti F, Di Bella D, Perez J, Catalano M (1998) Polymorphism within the promoter of the serotonin transporter gene and antidepressant efficacy of fluvoxamine. Mol Psychiatry 3: 508–511

Solomon DA, Keller MB, Leon AC et al. (1997) Recovery from major depression. A 10-year prospective follow-up across multiple episodes. Arch Gen Psychiatry 54: 1001–1006

Steimer W, Muller B, Leucht S, Kissling W (2001) Pharmacogenetics: a new diagnostic tool in the management of antidepressive drug therapy. Clin Chim Acta 308: 33–41

Sulser R, Mobley PL (1980) Biochemical effects of antidepressants on animals. In: Hoffmeister F, Stille G (eds) Handbook of experimental pharmacology: Psychiatric agents, part I. Springer, Berlin Heidelberg New York Tokio, pp 273–325

Svendsen K, Christensen PG (1981) Duration of REM sleep latency as predictor of effect of antidepressant therapy. A preliminary report. Acta Psychiatr Scand 64: 238–243

Thase ME, Rush AJ, Howland RH et al. (2002) Double-blind switch study of imipramine or sertraline treatment of antidepressant-resistant chronic depression. Arch Gen Psychiatry 59: 233–239

US Dept Health Human Services (1993) Clinical Practice Guideline Number 5: Depression in primary care, vol 2. Treatment of major depression. Rockville/MD, AHCPR publication 93-0551

Wager SG, Klein DF (1988) Drug therapy strategies for treatment-resistant depression. Psychopharmacol Bull 24: 69–74

Weissman MM, Kasl SV, Klerman GL (1976) Follow-up of depressed women after maintenance treatment. Am J Psychiatry 133: 757–760

Whale R, Quested DJ, Laver D, Harrison PJ, Cowen PJ (2000) Serotonin transporter (5-HTT) promoter genotype may influence the prolactin response to clomipramine. Psychopharmacology (Berl) 150: 120–122

Woggon B (1980) Veränderungen der psychopathologischen Symptomatik während 20tägiger antidepressiver oder neuroleptischer Behandlung. Psychiatr Clin Basel 13: 150–164

Woggon B (1983) Prognose der Pharmakotherapie. Enke, Stuttgart

Wu WH, Huo SJ, Cheng CY, Hong CJ, Tsai SJ (2001) Association study of the 5-HT(6) receptor polymorphism (C267T) and symptomatology and antidepressant response in major depressive disorders. Neuropsychobiology 44: 172–175

Yoshida K, Naito S, Takahashi H et al. (2002) Monoamine oxidase: A gene polymorphism, tryptophan hydroxylase gene polymorphism and antidepressant response to fluvoxamine in Japanese patients with major depressive disorder. Prog Neuropsychopharmacol Biol Psychiatry 26: 1279–1283

Yu YW, Tsai SJ, Chen TJ, Lin CH, Hong CJ (2002) Association study of the serotonin transporter promoter polymorphism and symptomatology and antidepressant response in major depressive disorders. Mol Psychiatry 7: 1115–1119

Zanardi R, Benedetti F, Di Bella D, Catalano M, Smeraldi E (2000) Efficacy of paroxetine in depression is influenced by a functional polymorphism within the promoter of the serotonin transporter gene. J Clin Psychopharmacol 20: 105–107

Zanardi R, Serretti A, Rossini D et al. (2001) Factors affecting fluvoxamine antidepressant activity: influence of pindolol and 5-HTTLPR in delusional and nondelusional depression. Biol Psychiatry 50: 323-330

3

Bedeutung prämorbider Persönlichkeitsstrukturen für die Entwicklung therapieresistenter Depressionen

H. Ebel, C. Algermissen, H. Saß

Bestimmte prämorbide Persönlichkeitsmerkmale wie Neurotizismus und Rigidität sind wahrscheinlich als Risikofaktoren anzusehen, die die individuelle Vulnerabilität für depressive Störungen erhöhen und den weiteren, insbesondere den langfristigen Therapieverlauf ungünstig beeinflussen. Bezüglich der Persönlichkeitsdimensionen »harm avoidance«, »novelty seeking« und »reward dependence« ist die empirische Basis gegenwärtig zu schmal, um diesen Temperamentsformen verlaufsprädiktive Bedeutung zuzumessen. Persönlichkeitsstörungen scheinen nach jüngsten Studien und entgegen früherer Auffassung Verlauf und Ausgang von depressiven Störungen nicht negativ zu beeinflussen. Die Responseprädiktivität abweichender Persönlichkeitseigenschaften ist, wie jüngere Studien mit klassischen und modernen Antidepressiva sowie verschiedenen Psychotherapien zeigten, u. U. abhängig von der ausgewählten Behandlung. Positive Prädiktoren eines Ansprechens auf eine Behandlung scheinen hohe Autonomie, niedrige Soziotropie, Selbstsicherheit, Unabhängigkeit und Konkurrenzfähigkeit zu sein. Neben einer sorgfältigen Diagnose der depressiven Symptomatik sollte daher immer geprüft werden, ob auffällige Persönlichkeitszüge oder Persönlichkeitsstörungen das klinische Bild zusätzlich begleiten, um das Behandlungskonzept auf den individuellen Patienten mit seinem spezifischen Störungsbild abzustimmen.

3.1 Allgemeines

Untersuchungen der Beziehung von Persönlichkeitseigenschaften und affektiven Störungen haben eine lange Tradition. Nach Schätzungen erfüllten 18–95% depressiver Patienten auch die Kriterien für wenigstens eine Persönlichkeitsstörung, wogegen Untersuchungen zur Komorbidität von depressiver und Persönlichkeitsstörung Prävalenzraten von 35–65% ergaben (Ilardi et al. 1995). Neben der Borderline-Persönlichkeitsstörung sind bei depressiven Patienten jene Persönlichkeitsstörungen am häufigsten, die im DSM-IV das Cluster C bilden, also die selbstunsicher-vermeidende, die dependente sowie die zwanghafte Persönlichkeitsstörung. Außerdem scheinen vermeidende Persönlichkeitsstörung und depressive Störung enger assoziiert zu sein, da depressive Störungen dreimal häufiger mit einer vermeidenden Persönlichkeitsstörung auftreten als ohne (Rossi et al. 2001).

Angesichts dessen wurde diskutiert, ob bestimmte Persönlichkeitsmerkmale bzw. Persönlichkeitstypen im Sinne eines Risikofaktors die individuelle Vulnerabilität für Depressionen erhöhen und unter bestimmten Bedingungen auch zu Depressionen führen. Risikofaktoren sind dabei Einflussgrößen, die die Erstmanifestation und den Verlauf psychischer Erkrankungen beeinflussen. Die prämorbide Persönlichkeit oder Primärpersönlichkeit meint das Persönlichkeitsgefüge, wie es vor den persönlichkeitsverändernden Prozessen, z. B. psychischen Erkrankungen, vorhanden war.

Als charakteristisch für die prämorbide Persönlichkeit unipolar depressiver Patienten gelten folgende Merkmale: ausgeprägte Introversion, Zwanghaftigkeit, verstärkte Abhängigkeit von Bezugspersonen und die Eigenschaften des bei ca. 50% endogen depressiver Patienten nachgewiesenen Typus melancholicus (Zerssen 1982; Akiskal et al. 1983, Tölle 1987).

Demgegenüber weisen Patienten mit bipolaren affektiven Störungen insgesamt weit weniger Auffälligkeiten in ihrer prämorbiden Persönlichkeit auf. Diese Befunde sprechen dagegen, von einer bestimmten, zur Depression prädisponierenden Persönlichkeit auszugehen. Eher ist es so, dass bei Patienten mit affektiven Störungen ganz verschiedene Persönlichkeitsstörungen nachweisbar sind, ohne dass eine Spezifität bisher belegt werden konnte.

Durch verschiedene Studien wurde aber die hohe Bedeutung von Persönlichkeitsmerkmalen für Prognose und Verlauf affektiver Störungen gesichert. Die Persönlichkeit scheint insbesondere das Risiko einer Erstmanifestation mitzubestimmen.

3.2 Persönlichkeitsmerkmale als Risiko- und Krankheitsindikatoren

Anamnestisch ermittelte hysterische Persönlichkeitszüge sowie ein hoher Neurotizismusscore scheinen ungünstige Prädiktoren im Hinblick auf Erstmanifestationen affektiver Erkrankungen zu sein (Kay et al. 1969; Kerr et al. 1972). Diese Daten wurden allerdings nicht prospektiv, sondern anamnestisch bei schon depressiv erkrankten Patienten erhoben, sodass unklar blieb, ob Neurotizismus als unabhängig von der Erkrankung und nicht vielmehr als Folge der psychischen Störung aufzufassen war. In einer späteren Studie an einer Normalstichprobe der Bevölkerung zeigte sich dann aber wieder die hohe Bedeutung der Dimension Neurotizismus (Henderson et al. 1981). Diese Dimension erklärte am meisten Varianz im Hinblick auf die künftige Inzidenz depressiv-ängstlicher Syndrome.

In einer prospektiven epidemiologischen Studie wurden von über 6000 Schweizer Rekruten, die 1973 mit dem FPI (Freiburger Persönlichkeits-Inventar) untersucht worden waren, diejenigen identifiziert, die bis 1983 in psychiatrische Behandlung gekommen waren (Angst u. Clayton 1986). Unter diesen zeigten die unipolar depressiven Patienten im Gegensatz zu den bipolaren Patienten im Mittel einen höheren Neurotizismusscore und einen hohen Aggressionsscore, ähnlich wie Soziopathen. Der Faktor »Extraversion« war dagegen nicht prädiktiv. Nach Angst (1988) ist die Frage ungelöst, ob ein prämorbid erhöhter Neurotizismusscore vor Krankheitsbeginn einen unabhängigen Risikofaktor darstellt oder bereits als Frühstadium der Krankheit gedeutet werden muss. Er neigt zu der Annahme, dass eine erhöhte angeborene vegetative Labilität auch eine erhöhte Bereitschaft zur Manifestation ängstlicher und somatisch-depressiver Symptome mit sich bringt.

Um den Zusammenhang zwischen prämorbiden Persönlichkeitseigenschaften und dem Auftreten von depressiven Störungen weiter aufzuklären, wurden in einer Studie 2 Gruppen (Verwandte 1. Grades und Ehepartner von Patienten mit affektiven Störungen) untersucht (Hirschfeld et al. 1986). Bezüglich der Messungen zwischenmenschlicher Abhängigkeit oder Extraversion fanden sich keine Unterschiede zwischen den Gruppen. Allerdings war das Alter bei den Verwandten 1. Grades ein wesentlicher Prädiktor für die Erstmanifestation, sowohl für sich allein als auch in Beziehung zu verschiedenen Persönlichkeitsmessungen. Zwar unterschieden Persönlichkeitsvariablen nicht bei den jüngeren Patienten innerhalb der Gruppen, ältere Angehörige depressiver Patienten zeigten jedoch eine erniedrigte emotionale Kraft, eine erhöhte interpersonale Abhängigkeit und Nachdenklichkeit im Zusammenhang mit dem ersten Auftreten einer Depression. Die Verwandten 1. Grades wurden 5 Jahre später nochmals untersucht, um festzustellen, ob sich seit der ersten Untersuchung eine psychiatrische Erkrankung manifestiert hatte (Hirschfeld et al. 1989). Dabei ließ sich bei den anfangs gesunden Angehörigen ein erhöhter Neurotizismuswert als Prädiktor für das spätere Auftreten einer unipolaren Depression herausstellen.

In einer anderen Studie wurden Persönlichkeitsfaktoren nicht nur als Risikoindikatoren, sondern auch als Krankheitsindikatoren der unipolaren Depression untersucht (Maier et al. 1992). Die Persönlichkeitsdimensionen »Rigidität« und »Neurotizismus« stellten Indikatoren eines erhöhten Risikos dar, an einer unipolaren Depression zu erkranken, unabhängig vom Subtyp. So wurden ähnliche Normabweichungen bei depressiv erkrankten Angehörigen wie auch bei jenen Angehörigen Depressiver gefunden, die keine psychiatrische Lebenszeitdiagnose erhalten hatten.

! Nicht geklärt ist bisher, ob »Rigidität« und »Neurotizismus« tatsächlich Risikofaktoren für das Auftreten einer unipolaren Depression oder eine subklinische Variante affektiver Störungen beschreiben.

Die beobachtete Normabweichung kann bei keiner der beiden Variablen lediglich als Folge der Erkrankung gedeutet werden, sodass diese Untersuchung als Beleg der These Tellenbachs (1983) gewertet wird, dass die bei Melancholikern anzutreffende, dem Typus melancholicus entsprechende Persönlichkeitskonstellation (Gewissenhaftigkeit, Pflichtbewusstsein, Normentreue) keine Folge abgelaufener depressiver Phasen darstellt.

Die Untersuchungsergebnisse von Maier et al. (1992) widersprechen aber dem Postulat der Spezifität des »Typus melancholicus« für die Melancholie:

- Depressive Patienten ohne Melancholie zeigten ebenfalls dieses Muster.
- Auch gesunde Angehörige von Depressiven ohne Melancholie wiesen Normabweichungen bei diesen Variablen auf; außerdem bestanden keine Unterschiede gegenüber gesunden Angehörigen von Melancholikern.
- Patienten mit Melancholie und deren Angehörige (unabhängig vom diagnostischen Status) wichen auch bezüglich der Dimension »Neurotizismus« vom Kontrollkollektiv ab, ohne dass dies als Folge der Erkrankung oder der Abweichung des Faktors »Rigidität« gedeutet werden konnte.

Die postmorbide Persönlichkeit bezeichnet das nach persönlichkeitsverändernden Prozessen, wie beispielsweise psychischen Erkrankungen, resultierende Persönlichkeitsgefüge. Weitere Krankheitsepisoden steigern ebenso wie ein zunehmender Schweregrad der depressiven Symptomatik prämorbide Normabweichungen im Sinne einer postmorbiden Veränderung, sodass diese Kranken nach mehreren depressiven Episoden eine ausgeprägtere Introversion und Rigidität als zu Beginn aufweisen (Maier et al. 1992).

Da der melancholische Subtyp einer majoren Depression durch einen besonders hohen Schweregrad und ausgeprägte Rezidivneigung gekennzeichnet ist, geht er mit besonders deutlichen Normabweichungen in beiden Dimensionen einher. Gesteigerte Labilität und reduzierte Frustrationstoleranz bei Depressiven beschreiben ein unspezifisches Verhaltensmuster, das auf geringe Belastbarkeit und überdauernde Instabilität auch nach der klinischen Remission hinweist. Bei Angehörigen mit nur einer Krankheitsepisode ließ sich dieses Persönlichkeitsmuster bereits nach der ersten Krankheitsphase beobachten (Maier et al. 1992). Normabweichungen auf den Dimensionen »Extraversion« und »Frustrationstoleranz« wurden nur bei Angehörigen, die eine frühere Krankheitsepisode erlebt hatten, nicht aber bei gesunden Angehörigen depressiver Patienten festgestellt.

In Übereinstimmung mit dem derzeitigen Stand der empirischen Forschung deuten diese Ergebnisse darauf hin, dass eine reduzierte Extraversion bzw. ausgeprägte Introversion kein Kennzeichen einer prämorbiden Verfassung von später depressiven Personen ist (Angst u. Clayton 1986; Hirschfeld et al. 1989). Beide Dimensionen »Extraversion« und »Frustrationstoleranz« sind daher als Krankheitsindikatoren (d. h. Indikatoren einer abgelaufenen unipolaren Depression), jedoch nicht als Risikoindikatoren anzusehen (Maier et al. 1992).

Finden sich erhöhte Neurotizismuswerte bei Angehörigen Depressiver, so kann dies auf eine konstitutionell vermittelte psychasthenische Disposition hinweisen. Die erhöhte Rigidität kann ebenso als familiär vermittelte Disposition oder alternativ als eine die psychasthenische Disposition kompensierende und stabilisierende Reaktionsbildung verstanden werden (Zerssen 1982; Peters 1985; Zerssen et al. 1988).

3.3 Persönlichkeitsmerkmale als Prädiktoren des Behandlungsverlaufs

Persönlichkeitsmerkmale scheinen auch einige Bedeutung für die Prognose des Therapieverlaufs bei depressiven Störungen zu haben. Klinischer Erfahrung nach sprechen Patienten mit neurotischen, hypochondrischen oder histrionischen Eigenschaften weniger gut auf eine Therapie mit trizyklischen Antidepressiva an (Bielski u. Friedel 1976; Hirschfeld et al. 1986). Eine schlechtere Wirksamkeit von Antidepressiva ließ sich auch bei Patienten mit inadäquaten, unangepassten Persönlichkeitseigenschaften (West u. Dally 1959; Tyrer u. Steinburg 1975; Dally u. Connolly 1981) ebenso wie bei Patienten mit einer passiv-dependenten bzw. anankastischen Persönlichkeit (Tyrer et al. 1983) und mit einer Borderline-Persönlichkeitsstörung (Carrol et al. 1982; Pope et al. 1983) beobachten.

Helmchen (1974) untersuchte 673 unausgewählte Patienten mit endogenen und reaktiven Depressionen, die er in Gruppen mit akuten und chronischen Merkmalen (chronisch progredienter Verlauf, partielle oder keine Remission) aufteilte. Das Ergebnis eines mit 75% ausgeprägt hohen Anteils reaktiver Depressionen unter den chronischen Verläufen legte nahe, dass Persönlichkeitsstruktur und Lebensumstände von wesentlicher Bedeutung für die Symptomatologie chronischer oder therapierefraktärer Depressionen sind.

Angesichts dieser Daten ist es im klinischen Alltag von wesentlicher praktischer Bedeutung, neben einer genauen diagnostischen Einordnung der depressiven Symptomatik auch das Vorliegen von auffälligen Persönlichkeitszügen oder Persönlichkeitsstörungen in Erwägung zu ziehen. So können schon zu einem recht frühen Zeitpunkt der Behandlung die Patienten identifiziert werden, die eine geringere Chance haben, von einer alleinigen antidepressiven Medikation zu profitieren und die daher begleitend psychotherapeutisch behandelt werden sollten.

Systematisch wurde der Einfluss von abweichenden Persönlichkeitsmerkmalen auf den Behandlungserfolg bei depressiven Störungen im deutschsprachigen Raum bislang kaum untersucht. Dagegen wurden in den USA, Großbritannien und Japan im Verlauf der vergangenen 2 Jahrzehnte zu dieser Problematik zahlreiche Studien durchgeführt (◘ Tabellen 3.1–3.4). Alle Untersuchungen entsprachen eher strengen methodischen Ansprüchen. Aufteilen lassen sich die Studien zum einen in solche, die dimensionale Aspekte der Persönlichkeit mit den Instrumenten Maudsley Personality Inventory, Eysenck Personality Inventory und Tridimensional Personality Questionnaire erfassten (◘ Tabellen 3.1–3.3) und zum anderen in solche, die eine kategoriale Persönlichkeitsdiagnostik (z. B. SCID-II, SIDP, PAF, SAS) favorisierten (◘ Tabelle 3.4).

Im Folgenden werden die wichtigsten Ergebnisse herausgestellt, wobei besonders auf zwei Aspekte eingegangen wird:

- Zeigen die verschiedenen Studien, dass sich mit dem Vorliegen auffälliger Persönlichkeitsmerkmale bzw. Persönlichkeitsstörungen der Behandlungserfolg bei depressiven Störungen vorhersagen lässt?
- Lassen sich bestimmte, u. U. spezifische Persönlichkeitseigenschaften nachweisen, die besonders eng mit einem schlechten Ausgang assoziiert sind?

3.3.1 Dimensionale verlaufsprädiktive Aspekte bei Depressionen

Acht Studien untersuchten mit dem MPI (Maudsley Personality Inventory) und 7 Studien mit dem EPI (Eysenck Personality Inventory) die Persönlichkeit ambulanter depressiver Patienten (◘ Tabellen 3.1, 3.2). Die meisten Studien zeigten, dass hohe Neurotizismuswerte ein schlechteres Ansprechen auf die antidepressive Therapie bei depressiven ambulanten und stationären Patienten vorhersagten. In der Studie von Weissman et al. (1978) wurde außerdem die Wirkung einer Placebobehandlung untersucht, wobei depressive Patienten mit Persönlichkeitsstörungen auch schlechter auf die Placebogabe ansprachen.

Die meisten Studien untersuchten den langzeitigen Ausgang. Zuckerman et al. (1980) berichteten, dass die Neurotizismuswerte nicht den Ausgang nach 16 Wochen, allerdings den nach einem Jahr voraussagten. Davidson et al. (1985) und Joyce et al. (1994) fanden keine Beziehung zum Ausgang nach 6 Wochen, während Kay et al. (1973) beschrieben, dass Neurotizismus ein schlechteres Ansprechen auf Phenelzin, aber nicht auf Amitryptylin vorhersagte. Nur Taylor und McLean (1993) berichteten, dass hohe Neurotizismuswerte einen schlechteren Ausgang nach 12 Wochen vorhersagten. In der jüngsten Untersuchung von O'Leary und Costello (2001) waren hohe Neurotizismuswerte wiederum mit einer langsamen Remission, allerdings nicht mit der Rückfallrate assoziiert. In der jüngsten Studie von Kronmüller et al. (2002) zeigten sich bei Patienten mit hohen Neurotizismuswerten häufigere Rückfälle innerhalb eines Jahres.

Sieben Studien untersuchten mit dem TPQ (Tridimensional Personality Questionnaire; Cloninger 1987) die Persönlichkeit depressiver Patienten (◘ Tabelle 3.3). Bezüglich der Tempera-

Tabelle 3.1. Einfluss von abweichenden Persönlichkeitsmerkmalen (gemessen mit dem Maudsley Personality Inventory) auf den Behandlungsverlauf depressiver Störungen. (Modifiziert und erweitert nach Mulder 2002) [a]

Studie	n	Behandlungsform	Messung von Verlauf und Ausgang	Schlussfolgerungen
Kerr et al. 1972	99	Naturalistisch	Klinische Beurteilung	Hoher Neurotizismusscore in akuter Erkrankung signifikanter negativer Prädiktor für Ausgang
Weissman et al. 1978	150	Amitriptylin, Psychotherapie	Klinische Beurteilung	Hoher Neurotizismusscore signifikanter Prädiktor für schlechten Ausgang
Zuckerman et al. 1980	96	Amitriptylin, interpersonelle Psychotherapie	HAMD	Keine Beziehung zwischen Persönlichkeit u. Ausgang nach 6 Wochen; nach 1 Jahr prädizierten Neurotizismus u. Extraversion Niveau sozialer Anpassung, aber nicht Grad der Depression
Shawcross u. Tyrer 1985	50	TZA/MAOH	MADRS	Hoher Neurotizismusscore assoziiert mit schlechtem Ausgang in der MAOH-Gruppe
Faravelli et al. 1986	101	Imipramin, Amitriptylin	Rückfallrate	Patienten mit depressiven Rezidiven zeigten höheren Neurotizismusscore
Gormley et al. 1999	83	Antidepressiva	HAMD	Hoher Neurotizismusscore Prädiktor für höhere Rückfallrate
O•Leary u.Costello 2001	100	Amitriptylin, EKT	HAMD	Hoher Neurotizismusscore assoziiert mit verzögerter Remission, aber nicht mit Rückfallrate
Kronmüller et al. 2002	50	Antidepressiva Lithium, Carbamazepin	HAMD, BDI	Neurotizismus prädiziert Frührezidiv besser als spätere Rückfälle

[a] Abkürzungen wie in Tabelle 3.4.

Tabelle 3.2. Einfluss von abweichenden Persönlichkeitsmerkmalen (gemessen mit dem Eysenck Personality Inventory) auf den Behandlungsverlauf depressiver Störungen. (Mod. nach Mulder 2002) [a]

Studie	n	Behandlungsform	Messung von Verlauf und Ausgang	Schlussfolgerungen
Kay et al. 1973	62	Amitriptylin, Phenelzin	HAMD	Hoher Neurotizismusscore assoziiert mit schlechtem Ansprechen bei mit Phenelzin behandelten Patienten
Davidson et al. 1985	35	Isocarboxazid	HAMD	Neurotizismusscore ohne Einfluss auf Ausgang
Duggan et al. 1990	89	Naturalistisch	GAS	Hoher Neurotizismusscore assoziiert mit schlechtem Ausgang und mehr Krankenhausaufenthalten
Taylor u. Mc Lean 1993	155	Psychotherapie Amitryptilin, Verhaltenstherapie, Entspannung	BDI	Hoher Neurotizismusscore prädizierte schlechteren Ausgang nach 12 Wochen unabhängig von der Behandlung
Joyce et al. 1994	84	Clomipramin, Desipramin	HMD	Neurotizismusscore kein Prädiktor für 6-Wochen-Ausgang
Ulusahin u. Ulug 1997	119	TZA	BDI	Hoher Neurotizismusscore Prädiktor für höhere Rückfallrate
Berlanga et al. 1999	42	Nefazodon, Fluoxetin	Rückfallrate	Hoher Neurotizismusscore assoziiert mit Rückfall

[a] Abkürzungen wie in Tabelle 3.4.

Tabelle 3.3. Einfluss von abweichenden Persönlichkeitsmerkmalen (gemessen mit dem Tridimensional Personality Questionnaire) auf den Behandlungsverlauf depressiver Störungen. (Mod. nach Mulder 2002) [a]

Studie	n	Behandlungsform	Messung v. Verlauf u. Ausgang	Schlussfolgerungen
Joffe et al. 1993	40	Desipramin, Imipramin	HAMD	Hoher Harm-Avoidance-Score Prädiktor für schlechten Ausgang
Joyce et al. 1994	84	Clomipramin, Desipramin	HAMD	Temperament prädizierte 35% der Varianz bez. des Ausgangs
Nelson u. Cloninger 1995	18	Nefazodon	HAMD	Keine Beziehung zwischen Temperamentsart und Ansprechen auf Antidepressiva
Nelson u. Cloninger 1997	1119	Nefazodon	HAMD	Reward-Dependence-Score prädizierte 1% der Varianz bez. des Ausgangs
Tome et al. 1997	54	Paroxetin, Pindolol	MADRS	Niedriger Harm-Avoidance-Score assoziiert mit besserem Ausgang; hoher Novelty-seeking-Score assoziiert mit besserem Ausgang nach 6 Wochen bei Pindolol-Patienten
Sato et al. 1999	86	Maprotilin	HAMD	Temperament kein Prädiktor für Ausgang; Selbstsicherheit und Hilfsbereitschaft Prädiktoren für besseres Ansprechen auf Therapie
Newman et al. 2000	199	Fluoxetin	HAMD	Keine Beziehung zwischen Temperamentsart und Ansprechen auf Antidepressiva

[a] Abkürzungen wie in Tabelle 3.4

mentsfaktoren »harm avoidance« (Schadensvermeidung), »novelty seeking« (Suche nach neuen Erfahrungen) und »reward dependence« (Belohnungsabhängigkeit) wird angenommen, dass sie Einfluss sowohl auf die Entwicklung von Persönlichkeitsstörungen als auch von psychiatrischen Erkrankungen im engeren Sinne nehmen. Dabei beschreibt »harm avoidance« die Neigung, intensiv auf aversive Reize zu reagieren und negative Konsequenzen zu vermeiden. »Novelty seeking« manifestiert sich als neugierig-exploratives Verhalten und aktive Vermeidung von Eintönigkeit und Impulsivität. »Reward dependence« umfasst Merkmale wie Pflichtbewusstsein, Wärme, Güte und emotionale Abhängigkeit. Joffe et al. (1993) berichteten, dass der Temperamentsfaktor Schadensvermeidung, gemessen mit dem TPQ, bei 40 depressiven Patienten mit einem schlechten Ausgang assoziiert war. Nach der Studie von Joyce et al. (1994) konnten die Temperamentsfaktoren 35% der Varianz des Ausgangs von depressiven ambulanten Patienten erklären. Nelson und Cloninger (1997) zeigten, dass niedrige Werte auf dem Temperamentsfaktor »reward dependence« ein besseres Ansprechen auf Nefazodon voraussagten. In den Untersuchungen von Sato et al. (1999) und Newman et al. (2000) fanden sich wiederum keine Beziehungen zwischen den 3 Temperamentsmerkmalen und dem Ansprechen auf Antidepressiva.

3.3.2 Kategoriale verlaufsprädiktive Aspekte bei Depressionen

In ◘ Tabelle 3.4 sind 33 Studien, die den Einfluss von abweichenden Persönlichkeitsmerkmalen bzw. Persönlichkeitsstörungen auf dem Behandlungsverlauf depressiver Störungen untersuchten, übersichtsartig zusammengestellt. In 17 Studien wurde festgestellt, dass Persönlichkeitsstörungen den Behandlungsausgang negativ beeinflussten, und in 6 Studien, dass sie ihn **in gewisser Hinsicht** negativ beeinflussten. Zehn Studien kamen zu dem Ergebnis, dass depressive Patienten mit Persönlichkeitsstörungen kein schlechteres Behandlungsergebnis als depressive Patienten ohne Persönlichkeitsstörungen erreichten. Alle Studien unterlagen an dieser Stelle methodologischen Problemen, die an dieser Stelle nicht eingehender erörtert werden können. Ob abweichende Persönlichkeitsmerkmale bzw. Persönlichkeitsstörungen den Behandlungsausgang von Patienten mit einer Depression signifikant verschlechtern, scheint nämlich vom Studiendesign abhängig zu sein, da die Rate von abweichenden Persönlichkeitszügen bzw. der Typ einer Persönlichkeitsstörung zweifellos vom jeweiligen Messverfahren abhängig ist. Außerdem scheint es so zu sein, dass depressive Patienten mit Persönlichkeitsstörungen in unkontrollierten Studien mit geringerer Wahrscheinlichkeit eine adäquate Behandlung erhielten und deswegen einen ungünstigeren Behandlungsverlauf nahmen (Mulder 2002).

Bemerkenswerterweise zeigten gerade die Untersuchungen mit anspruchsvollem Studiendesign (d. h. strukturierte Interviews zur Diagnose einer Persönlichkeitsstörung, kontrollierte Therapie u. Ä.), dass depressive Patienten mit einer Persönlichkeitsstörung, wenn überhaupt, nur in geringem Ausmaß schlechter auf die Therapie ansprachen als solche ohne Persönlichkeitsstörung. Im Folgenden werden einige Studien detaillierter besprochen.

Vier frühere Studien, die DSM-III-R-Kriterien für Persönlichkeitsstörungen bei stationären depressiven Patienten anwandten, ergaben, dass ein schlechter Behandlungserfolg mit dem Zusammentreffen von Depressionen und Persönlichkeitsstörungen verbunden war (Charney et al. 1981; Pfohl et al. 1984; Zimmermann et al. 1986; Black et al. 1988; Pfohl et al. 1987). In drei dieser Studien (Charney et al. 1981; Pfohl et al. 1987; Black et al. 1988) ließen sich solche Schlussfolgerungen nur mit Zurückhaltung anstellen, da Patienten mit Persönlichkeitsstörungen auch mehr depressive Symptome aufwiesen als Patienten ohne Persönlichkeitsstörungen.

Ambulante depressive Patienten wurden ebenfalls unter Verwendung von DSM-III-Kriterien untersucht (Frank et al. 1987; Pilkonas u. Frank 1988; Reich 1990). Nach Ausschluss von Patienten mit Borderline-Persönlichkeitsstörungen und antisozialen Persönlichkeitsstörungen in der Studie von Frank et al. (1987) zeigte sich immer noch ein schlechteres Ansprechen auf die Behandlung bei

Tabelle 3.4. Einfluss von Persönlichkeitsstörungen auf den Behandlungsverlauf depressiver Störungen. (Modifiziert und erweitert nach Reich u. Green 1991, Mulder 2002)

Studie	n	Persönlichkeits-diagnostik	Behandlungsform	Kontroll-gruppe	Messung von Verlauf und Ausgang	Schlussfolgerungen
Charney et al. 1981	64	Klinische Beurteilung gemäß DSM	Naturalistisch	Nein	Globale Ausprägung der Symptome	Persönlichkeit signifikanter negativer Prädiktor des Behandlungserfolgs
Pfohl et al. 1984	78	SIDP	Antidepressiva, EKT	Nein	HAMD	Persönlichkeitsstörungen schlechter auf allen Ausgangsmessungen. Kein Unterschied bez. EKT
Davidson et al. 1985	39	Klinische Beurteilung gemäß DSM	Isocarboxazid	Ja	HAMD	Persönlichkeitsstörungen ohne Einfluss auf Therapieansprechen
Zimmermann et al. 1986	25	SIDP	EKT	Ja	HAMD	Kein Unterschied bei Abschluss der Therapie. Bei Patienten mit Persönlichkeitsstörungen mehr depressive Symptome nach 6 Monaten
Sauer et al. 1986	50	Klinische Beurteilung	Amitriptylin	Ja	HAMD	Bei Patienten mit Persönlichkeitsstörungen geringere Verbesserungen auf der HAMD
Frank et al.1987	68	PAF	interpersonelle Psychotherapie	Ja	HAMD	Bei Depressiven mit schlechterem Ansprechen auf Therapie höhere Raten von Persönlichkeitsstörungen
Pfohl et al.1987	78	SIDP	Antidepressiva	Nein	HAMD	Kein Unterschied nach 6 Monaten
Pilkonas/Frank 1988	119	PAF	Imipramin, interpersonelle Psychotherapie	Ja	HAMD	Bei depressiven Patienten mit schlechterem Ansprechen auf Therapie höhere Raten von Persönlichkeitsstörungen
Black et al. 1988	228	Klinische Beurteilung gemäß DSM-III	Antidepressiva, EKT	Nein	Klinische Beurteilung	Patienten mit Persönlichkeitsstörungen sprachen schlechter auf Antidepressiva, aber vergleichbar auf EKT an
Philipp u. Maier 1988	314	Newcastle-Skala	Doxepin	Nein	HAMD	Bei Patienten mit abweichender Persönlichkeit hochsignifikant niedrigere Responserate (56 vs. 79%)
Mac Ewan u. Remick 1988	98	Klinische Beurteilung	Antidepressiva, EKT	Nein	HAMD	Therapieresistenz assoziiert mit höherer Rate von Persönlichkeitsstörungen

Tabelle 3.4. (Fortsetzung)

Studie	n	Persönlichkeits-diagnostik	Behandlungsform	Kontroll-gruppe	Messung von Verlauf und Ausgang	Schlussfolgerungen
Reich 1990	37	PDQ	TZA	Nein	GAS	Bei Patienten mit Persönlichkeitsstörungen niedrigere GAS-Werte, höhere Arbeitslosigkeit und geringere soziale Unterstützung
Shea et al. 1990	239	PAF	Kognitiv-behaviorale Therapie, interpersonelle Psychotherapie, Imipramin	Ja	HAMD	Patienten mit Persönlichkeitsstörung besserten sich unter allen Behandlungsformen in geringerem Ausmaß
Peselow et al. 1992	68	SAS, SIDP	Desipramin	Ja	HAMD	Patienten, die auf Therapie ansprachen, hatten weniger Persönlichkeitsstörungen (insbesondere Cluster C)
Stuart et al. 1992	53	Personality Disorder Examination	Kognitiv-behaviorale Therapie	Ja	HAMD, GAS	Kein Unterschied in der Ansprechrate
Downs et al. 1992	149	Klinische Beurteilung	Naturalistisch	Nein	GAS	Kein Unterschied bez. Ausgang
Diguer et al. 1993	25	PAF	Psychodynamische Psychotherapie	Ja	BDI	Patienten mit Persönlichkeitsstörungen hatten schlechteren Ausgang, obwohl BDI-Werte vergleichbar zurückgingen
Sato et al. 1993	96	SCID-II	Maprotilin	Ja	HAMD	Nach 4 Monaten weniger Besserung bei Patienten mit Persönlichkeitsstörungen
Andreoli et al. 1993	31	DSM-III-R	Naturalistisch	Ja	HAMD, MADRS	Schlechter Langzeitausgang bei Depressiven mit Persönlichkeitsstörungen
Hoffart u. Martinsen 1993	77	SCID-II	Psychodynamische Psychotherapie	Nein	BDI	Schlechter Ausgang nach Abschluss der Therapie bei Patienten mit dependenten und paranoiden Persönlichkeitsstörungen

Tabelle 3.4. (Fortsetzung)

Studie	n	Persönlichkeits-diagnostik	Behandlungsform	Kontroll-gruppe	Messung von Verlauf und Ausgang	Schlussfolgerungen
Fava et al. 1994	83	PDQ-R	Fluoxetin	Ja	HAMD	Kein Unterschied bzgl. Ausgang bei Cluster-A-, aber sehr gutes Therapieansprechen bei Cluster-B-Persönlichkeitsstörungen
Joyce et al. 1994	84	SCID-II	Clomipramin, Desipramin	Ja	HAMD	Persönlichkeitsstörungen nicht assoziiert mit Unterschieden im Ansprechen; Borderline-Persönlichkeitsstörungen tendierten zu schlechterem Ausgang
Hardy et al. 1995	114	Personality Disorder Examination	Kognitiv behaviorale Therapie, psychodynamische Psychotherapie	Ja	BDI, SCL-90-R	Kein Unterschied bez. Ausgang bei Cluster-C-Störungen, die Verhaltenstherapie erhielten; Schwere der Depression assoziiert mit geringerer Besserung
Greenberg et al. 1995	45	SIDP	–	Nein	MADRS	Cluster-C-Persönlichkeitsstörungen prädizierten schlechteren Ausgang, während Cluster-B-Störungen mit etwas besserem Ansprechen assoziiert waren
Alnaes u. Torgersen 1997	298	SCID-R	Naturalistisch	Nein	Klinische Beurteilung	Borderline- und abhängige Persönlichkeitsmerkmale prädizierten Rückfall; vermeidende und Borderline-Persönlichkeitsstörung prädizierten Neuerkrankungen
Ilardi et al. 1997	50	Personality Disorder Examination	Antidepressiva, EKT	Nein	MADRS	Cluster-B- und -C-Persönlichkeitsstörungen assoziiert mit höherer Rückfallrate
Ezquiaga et al. 1998	90	DSM-III	TZA, SSRI	Nein	HAMD	Persönlichkeitsstörungen prädizierten Nichtansprechen auf Therapie besser als jede andere Variable
Hirschfeld et al. 1998	623	SCID-II	Sertralin, Imipramin	Ja	HAMD, CGI	Persönlichkeitsstörungen kein Prädiktor bez. Ansprechen auf Therapie
O•Leary u. Costello 2001	100	SAP	Amitriptylin, EKT	Nein	HAMD	Persönlichkeitsstörungen assoziiert mit langsamerer Remission, aber nicht mit Rückfallrate

Tabelle 3.4. (Fortsetzung)

Studie	n	Persönlichkeits-diagnostik	Behandlungsform	Kontroll-gruppe	Messung von Verlauf und Ausgang	Schlussfolgerungen
Kronmüller et al. 2002	50	MMPI-Expertenrating	Antidepressiva, Lithium, Carbamazepin	Nein	HAMD, BDI	Patienten mit Typus-melancholisch-Struktur Rückfall vor allem im 1. Jahr; andere Persönlichkeitsstrukturen dagegen mit kontinuierlichem Rückfallrisiko verbunden
Petersen et al. 2002	158	SCID-II	Fluoxetin, Desipramin, Lithium	Ja	HAMD	Therapieresistente Depressionen nicht assoziiert mit höherer Rate von Persönlichkeitsstörungen
Mulder et al. 2003	183	SCID-II	Fluoxetin, Nortriptylin	Nein	HAMD, MADRS	Persönlichkeitsstörungen beeinflussen nicht den Ausgang nach 6 Wochen; TZA weniger effektiv als SSRI bei Cluster-B-Persönlichkeitsstörungen
Russell et al. 2003	635	SCID-II	Sertralin, Imipramin	Ja	HAMD, CGI	Persönlichkeitsstörungen verringern das Ansprechen auf Behandlung nicht

BDI Beck Depression Inventory, **CGI** Clinical Global Impression, **DSM-III-R** Diagnostic and Statistical Manual of Mental Disorders, revised, **EKT** Elektrokrampf- bzw. Konvulsionstherapie, **EPI** Eysenck Personality Inventory, **GAS** Global Assessment Scale, **HAMD** Hamilton Depression Scale, **MADRS** Montgomery-Asberg Depression Rating Scale, **MCMI** Millon Clinical Multiaxial Inventory, **MMPI** Minnesota Multiphase Personality Inventory, **MPI** Maudsley Personality Inventory, **PAF** Personality Assessment Form, **PAS** Personality Assessment Schedule, **PDQ** Personality Diagnostic Questionnaire, **R** retrospektiv, **SAP** Standard Assessment of Personality, **SCID** Structered Clinical Interview for DSM Axis II Disorders, **SCL-90-R** Symptom-Check-List 90 Items, revised, **SIDP** Structured Interview for DSM-III Personality Disorders, **SSRI** Selective Serotonin Reuptake Inhibitor, **TZA** trizyklische Antidepressiva.

Patienten mit anderen Persönlichkeitsstörungen. In dieser Studie fand sich eine besonders schlechte Wirksamkeit der Medikation bei Patienten mit Persönlichkeitsstörungen aus der Hauptgruppe C des DSM-III (selbstunsichere, dependente, zwanghafte und passiv-aggressive Persönlichkeitsstörung) bzw. dem Cluster mit ängstlichen und furchtsamen Merkmalen. Dieses Ergebnis steht im Widerspruch zu den Daten von Pfohl et al. (1984, 1987), die keine Persönlichkeitstypologie im Sinne des ängstlich-furchtsamen, dafür aber im Sinne des emotional-instabilen Clusters B fanden, das mit schlechterer Therapieresponse korreliert war.

In zwei Studien aus dem deutschsprachigen Raum (Philipp et al. 1986; Philipp u. Maier 1988) wurde untersucht, welche Merkmale am ehesten geeignet sind, das Ansprechen auf eine Therapie mit 100 mg Doxepin nach 6 Wochen (Responsekriterium HAMD-Score <8) vorherzusagen. Sowohl an der ersten Stichprobe (n=96) wie in der Replikationsstudie (n=314) zeigte sich, dass die prämorbide Persönlichkeitsbeurteilung alle anderen potenziellen Prädiktoren an Vorhersagekraft und Stabilität übertraf. Patienten mit einer abweichenden Persönlichkeit nach den Newcastle-Kriterien (frühere Nervenzusammenbrüche, schwere neurotische Symptome oder ernstliche soziale Anpassungsschwierigkeiten) zeigten eine hochsignifikant niedrigere Responserate als Patienten mit einer nicht abweichenden Persönlichkeit. Dagegen ließ in beiden Studien die diagnostische Einordnung in endogene und nicht endogene Depression keinen Unterschied im Ansprechen auf eine Therapie erkennen. Dieser Befund galt sowohl für die klinisch-typologische Diagnose nach ICD-9 wie auch die operationalisierte Diagnose nach den Newcastle-Kriterien (Carney et al. 1965). Therapieprädiktive Wertigkeit hatte außerdem die prozentuale Reduktion des HAMD-Scores um 30% des Ausgangswertes nach 2 Wochen Therapie. Die Autoren stellten zusammenfassend fest, dass beide Prädiktoren von praktischer Relevanz seien. Sie bestätigten die Richtigkeit eines in der nervenärztlichen Praxis häufig geübten Vorgehens, die Erfolgsaussichten eines Antidepressivums unter anderem an der Persönlichkeitseinschätzung des Patienten auszurichten und einen vollständigen Therapieerfolg aufgrund einer relevanten Teilbesserung nach zweiwöchiger Anbehandlung vorherzusagen (Philipp u. Maier 1988).

Während der Pilotphase des NIMH-Programms »Treatment of Depression Collaborative Research« (Elkin et al. 1985) fiel auf, dass einige depressive Patienten begleitende Persönlichkeitsauffälligkeiten zeigten und dass diese Patienten einen schlechteren Ausgang zu haben schienen. Daraufhin versuchte man, im Projekt selbst die Rolle von Persönlichkeitsstörungen als Moderatoren therapeutischen Ansprechens bei depressiven Patienten genauer zu erfassen (Shea et al. 1990). Es zeigte sich, dass Patienten mit Persönlichkeitsstörungen bezüglich einiger Parameter einen schlechteren Ausgang als Patienten ohne Persönlichkeitsstörungen aufwiesen. Patienten mit Persönlichkeitsstörungen hatten am Ende der Behandlung signifikant mehr Residualsymptome einer Depression und ebenfalls signifikant mehr Einbußen in ihrem psychosozialen Funktionsniveau. Sie unterschieden sich allerdings nicht signifikant in den Werten auf der Hamilton-Depressionsskala, der HSCL-90-Depressionsskala (Hopkins Symptom Checklist, 90 Items) und in ihrer Arbeitsfähigkeit. Depressive Patienten mit Persönlichkeitsstörungen ließen sich weitaus am häufigsten der Hauptgruppe C mit ängstlich-furchtsamen Merkmalen zuordnen. Der Hauptgruppe A mit sonderbar-exzentrischen Zügen gehörten dagegen 20% und der Hauptgruppe B mit dramatisierend-emotional-labilen und launischen Merkmalen 17% der Patienten an.

Bezüglich des Ausganges wichen die drei verschiedenen Hauptgruppen kaum voneinander ab. Obwohl Patienten mit Merkmalen des dramatisierend-emotional-labilen und launischen Clusters die höchsten Werte auf der Hamilton-Depressionsskala und die geringste Besserung bei Beendigung der Therapie erzielten, waren diese Unterschiede nicht sehr groß.

Andere Persönlichkeitsmerkmale, die das Behandlungsergebnis bei depressiven Störungen vorhersagen können, scheinen die Dimensionen »Soziotropie« und »Autonomie« zu sein (Peselow et al. 1992). Das Merkmal Soziotropie beschreibt Personen, die sich von anderen abhängig fühlen und sich hauptsächlich damit beschäftigen, ob andere Menschen sie ablehnen. Diese Personen bemühen sich daher sehr, anderen zu gefallen, um zwischenmenschliche Bindungen auf diese Weise zu stabilisieren. Das Merkmal Autonomie beschreibt dagegen Eigenschaften von Menschen, die von anderen unabhängig sein wollen, und immer mit der Möglichkeit rechnen, Nachteile für ihre Person zu erleiden. Sie versuchen daher größtmögliche Kontrolle über ihre Umwelt zu haben, um so potenzielle Nachteile zu reduzieren. Bisher wurde in einer Studie diese Beziehung soziotroper und autonomer Persönlichkeitszüge im Hinblick auf die Wirksamkeit einer Pharmakotherapie bei 217 ambulanten Depressiven untersucht (Peselow et al. 1992). Patienten mit hoch ausgeprägten autonomen und wenigen soziotropen Zügen zeigten dabei ein besseres Ansprechen auf Antidepressiva und einen deutlicheren Verum-Placebo-Unterschied als Patienten, die deutliche soziotrope und gering ausgeprägte autonome Züge aufwiesen und die wiederum keinen Verum-Placebo-Unterschied zeigten. Dagegen fanden sich keine Unterschiede zwischen den Gruppen im Hinblick auf die Placeboresponse. Weiterhin ließen die Ergebnisse die Schlussfolgerung zu, dass Soziotropie mit nichtendogenen Depressionen in Beziehung stand, während Autonomie mit endogen depressiven Merkmalen assoziiert war. Ein überraschendes Ergebnis war zudem, dass die Soziotropie-Autonomie-Unterscheidung, nicht jedoch die Differenzierung der Gruppen in endogene und nichtendogene Patienten den Behandlungserfolg vorhersagten.

Japanische Autoren versuchten in ihrer Studie spezifische Persönlichkeitsstörungen oder Cluster zu identifizieren, die den Ausgang einer 4-monatigen antidepressiven Behandlung nachteilig beeinflussten (Sato et al. 1993). Unter 96 konsekutiven ambulanten Patienten mit einer majoren Depression zeigte sich, dass das Vorhandensein jeder Persönlichkeitsstörung das Behandlungsergebnis signifikant verschlechtert. Um spezifische Persönlichkeitsstörungen oder Cluster zu identifizieren, die den Ausgang beeinflussten, wurde eine Diskriminanzanalyse durchgeführt. Diese ergab, dass nur Persönlichkeitsstörungen aus dem Cluster A und vor allem die schizoide Persönlichkeitsstörung signifikant mit einem negativen 4-monatigen Ausgang einer Depression korreliert waren. Der Therapieeffekt war ebenfalls schlechter, wenn ein Patient mehrere Persönlichkeitsstörungen aufwies. Nach Auffassung der Autoren hatte ihre Studie zwei klinisch bedeutsame Implikationen. Begleitende Persönlichkeitsstörungen, insbesondere die schizoide Persönlichkeitsstörung und andere Persönlichkeitsstörungen aus dem Cluster A, beeinflussen das Behandlungsergebnis bei depressiven Störungen ungünstig und lassen den Behandlungserfolg einer antidepressiven Therapie spezifischer vorhersagbar erscheinen. Andere Persönlichkeitsstörungen haben dagegen nur einen unspezifischen Effekt, da sie den Ausgang nur mitbeeinflussen, wenn mehrere Persönlichkeitsstörungen miteinander kombiniert oder einzelne zusammen mit einer schizoiden oder anderen Persönlichkeitsstörung aus dem Cluster A auftreten (Sato et al. 1993).

Greenberg et al. (1995) berichteten dagegen, dass eine positive kategoriale (aber nicht dimensionale) Diagnose aus dem Cluster C und eine positive dimensionale (aber nicht kategoriale) Diagnose aus dem Cluster A einen schlechteren Ausgang vorhersagte. Diese Klassifikationsprobleme weisen darauf hin, dass bislang unklar bleibt, ob Persönlichkeitsstörungen generell ein Maß für eine Verlauf und Ausgang beeinflussende Persönlichkeitspathologie sind oder ob die einzelnen Kategorien auch einen jeweils unterschiedlichen Ausgang prädizieren (Mulder 2002). Die meisten Studien zu dieser Problematik kamen zu dem Ergebnis, dass das Vorhandensein von zwei oder mehr Persönlichkeitsstörungen einen schlechteren Ausgang als das von nur einer Persönlichkeitsstörung voraussagte (Pfohl et al. 1984). Die größte Studie mit 623 Patienten konnte allerdings keinen Unterschied im Therapieansprechen für irgendeine der Persönlichkeitsstörungskategorien des DSM-III-R finden, mit der einzigen Ausnahme, dass die passiv-aggressive Persönlichkeitsstörung mit einem etwas besseren Ausgang verbunden war (Hirschfeld et al. 1998).

Eine der wichtigsten klinischen Fragestellungen geht nach wie vor dahin, ob es Hinweise dafür gibt, dass depressive Patienten mit verschiedenen Persönlichkeitsstörungen auch unterschiedlich auf die Behandlung ansprechen (Mulder 2002). In einer Studie war das Vorhandensein einer Cluster B-Persönlichkeitsstörung mit einem besseren Ansprechen auf Fluoxetin assoziiert (Fava et al. 1994). Joyce et al. (1994) zeigten, dass Frauen mit hoher »reward dependence« besser auf Clomipramin als auf Desipramin ansprachen. Diese Ergebnisse sprechen dafür, dass es sinnvoll sein könnte, depressive Patienten entsprechend ihrer Persönlichkeitsakzentuierung spezifischen pharmakologischen Behandlungen zuzuführen.

Kontrovers sind auch die Resultate hinsichtlich des Nutzens von Psychotherapie bei depressiven Patienten mit komorbiden Persönlichkeitsstörungen. So zeigte sich in der Studie von Shea et al. (1990), dass Patienten mit Persönlichkeitsstörungen bezüglich ihrer Depression von den unterschiedlichen Therapieansätzen ähnlich schlecht profitierten, bis auf die Patienten, die kognitive Verhaltenstherapie erhielten. Stuart et al. (1992) konnten ebenfalls herausfinden, dass eine komorbide Persönlichkeitsstörung keinen negativen Effekt auf den Therapieausgang von Patienten hatte, die mit kognitiver Verhaltenstherapie behandelt worden waren. Darüber hinaus ergab eine Studie von Hardy et al. (1995), dass depressive Patienten mit einer Persönlichkeitsstörung schlechter auf interpersonelle als auf kognitive Therapien ansprachen.

Auch nach jüngsten Studien zur Frage des Effekts von komorbiden Persönlichkeitsstörungen auf den Behandlungserfolg bei depressiven Patienten bleibt das Bild weiter widersprüchlich. O'Leary und Costello (2001) konnten zeigen, dass das Vorhandensein einer Persönlichkeitsstörung einen längeren Verlauf bis zur Remission der Depression bedingte, während sich dies bei akzentuierten Persönlichkeitszügen nicht beobachten ließ. Weiter ergab sich in dieser Studie, dass Persönlichkeitsstörungen weder das Risiko eines depressiven Rezidivs noch das eines Behandlungsabbruches verhüteten. Kronmüller et al. (2002) untersuchten prospektiv die Bedeutung von Persönlichkeitsfaktoren für den 2-Jahres-Verlauf der Depression an einer Stichprobe von 50 Patienten. Über die Hälfte aller Patienten zeigte in diesem Zeitraum einen Rückfall. Für die überprüften Persönlichkeitsmerkmale ergaben sich differenzielle Prädiktionseffekte für die 1- und die 2-Jahres-Katamnese. Persönlichkeitsstraits wie Neurotizismus erwiesen sich für das erste Katamnesejahr als verlaufsprädiktiv bedeutsam und sagten ein Frührezidiv besser als Rückfälle zu einem späteren Zeitpunkt voraus. Für den 2-Jahres-Verlauf ging die Persönlichkeitsstruktur im Sinne des Typus melancholicus mit einem günstigeren Störungsverlauf einher.

Die Ergebnisse sprachen daher wie auch in der Untersuchung von Maneros et al. (1991) dafür, dass die Typus-melancholicus-Struktur als protektiver Faktor für den weiteren Verlauf einer depressiven Erkrankung betrachtet werden könnte.

Außerdem ließ sich aus diesen Ergebnissen schlussfolgern, dass Persönlichkeitsmerkmale in ihrer prognostischen Bedeutung differenzierter beurteilt werden müssten und für unterschiedliche Prädiktionszeiträume Gültigkeit haben.

Ähnlich wie Petersen et al. (2002, s. unten) fanden Mulder et al. (2003) keinen negativen Effekt auf den allgemeinen Ausgang der depressiven Erkrankung nach 6 Wochen Behandlung bei Patienten mit komorbiden Persönlichkeitsstörungen. Allerdings ergaben sich wieder Anhaltspunkte dafür, dass depressive Patienten mit verschiedenen Persönlichkeitsstörungen unterschiedlich auf die Pharmakotherapie reagieren. So sprachen Patienten mit einer Persönlichkeitsstörung aus dem Cluster C relativ schlecht auf eine Behandlung mit Nortriptylin verglichen mit Fluoxetin an. Die Studie stützte ebenfalls die Auffassung, dass depressive Patienten mit Persönlichkeitsstörungen eher eine chronische Depression haben und unter allgemeinen gesundheitlichen Beeinträchtigungen leiden. Auch Russel et al. (2003) konnten zeigen, dass eine Achse-II-Persönlichkeitsstörung nur einen minimalen bis keinen Einfluss auf das Therapieansprechen bzw. die Remission und nur inkonsistente Effekte auf die Zeit bis zum Ansprechen hatte. Das Vorhandensein einer komorbiden Persönlichkeitsstörung schien darüber hinaus weder die Besserung von allgemeiner Leistungsfähigkeit noch Lebensqualität zu beeinträchtigen.

3.4 Persönlichkeitsmerkmale und therapieresistente Depression

In einigen klinischen Studien mit meist recht kleinen Stichproben wurde geprüft, ob sich Patienten mit therapieresistenten Depressionen (TRD) bezüglich verschiedener klinischer Parameter von Respondern auf eine antidepressive Therapie unterscheiden. In einer Studie von Roose et al. (1986) konnten verschiedene demographische und klinische Variablen die beiden Gruppen nicht differenzieren, obwohl Patienten mit TRD höhere Werte auf Angstskalen aufwiesen und mehr depressive Episoden erlitten hatten. Kupfer und Spiker (1981) fanden ebenfalls keine die klinischen Gruppen trennenden Merkmale in ihrer Stichprobe therapieresistenter depressiver Patienten. Schatzberg et al. (1983) verglichen 110 depressive Patienten, die wegen Therapieresistenz überwiesen worden waren, mit einer Stichprobe erfolgreich behandelter unipolar depressiver Patienten. In der Gruppe mit TRD fand sich eine höhere Rate von Suizidversuchen und eine ausgeprägtere Chronifizierung.

Während in den vorgenannten Studien keine Daten zur Persönlichkeitsstruktur therapieresistenter depressiver Patienten mitgeteilt wurden, untersuchten Nelsen und Dunner (1995) neben anderen klinischen Aspekten, ob sich eine Teilstichprobe von 26 ihrer 49 Patienten in bestimmten Persönlichkeitsdimensionen von einer Vergleichsgruppe depressiver Patienten, die auf eine antidepressive Therapie angesprochen hatten, unterschieden. Untersucht wurden alle Patienten mit dem TPQ (s. unter 3.3.1). Die Ergebnisse zeigten bei den Patienten mit TRD signifikant höhere Werte für »harm avoidance« und nicht signifikant niedrigere Werte für »novelty seeking«. Die Autoren hielten es für wahrscheinlich, dass sich in diesen Unterschieden eher Auswirkungen der Depression und weniger schon immer vorhandene Persönlichkeitsunterschiede abbildeten.

Petersen et al. (2002) verglichen erstmals die Prävalenz von Persönlichkeitsstörungen bei 53 Patienten mit therapieresistenter und 105 Patienten mit nicht therapieresistenter Depression. Nicht therapieresistente Patienten wiesen häufiger eine zwanghafte Persönlichkeitsstörung auf als therapieresistente Patienten, ohne dass dieser Unterschied statistisch signifikant war. Insgesamt war in dieser Studie, entgegen den Erwartungen der Autoren, die TRD nicht mit einer höheren Rate an Persönlichkeitsstörungen verknüpft.

3.5 Fazit

Nach früheren Literaturübersichten (Mc Glashan 1987; Tyrer u. Seivewright 1988; Reich u. Green 1991; Ilardy et al. 1995) war als stabiles Ergebnis anzusehen, dass abweichende Persönlichkeitsmerkmale das Behandlungsergebnis bei (ambulanten wie stationären) Patienten mit (rezidivierenden wie nicht-rezidivierenden) Depressionen verschlechtern. Folgt man allerdings den jüngsten Studien, die eine ausgefeilte Methodik anwandten (z. B. strukturierte Interviews, Kontrolle der Therapie), so zeigen sich nur geringe Auswirkungen von komorbiden Persönlichkeitsstörungen auf den Behandlungserfolg.

Entsprechend konnte Mulder (2002) in der jüngsten Literaturübersicht feststellen, dass beim augenblicklichen Stand des Wissens abweichende Persönlichkeitsmerkmale Verlauf und Ausgang einer antidepressiven Therapie nicht verbessern. Ob abweichende Persönlichkeitsmerkmale den Ausgang verschlechtern, hängt seiner Meinung nach davon ab, was mit Persönlichkeit überhaupt gemeint ist, welcher Patient überhaupt behandelt wird, wie die Behandlung durchgeführt wird und wie der Ausgang definiert ist. Darum sollten künftige Studien ihre Methodik optimieren und folgende Aspekte berücksichtigen:

- Rekrutierung großer und homogener Untersuchungsgruppen (mindestens 100 Personen) einschließlich Kontrollgruppe,
- Wahl eines prospektiven Untersuchungsdesigns mit Spezifizierung des Untersuchungszeitraums,
- Einbeziehung kategorialer und dimensionaler Ansätze in der Persönlichkeitsdiagnostik,
- Anwendung standardisierter klinischer Interviews zur Diagnostik nach DSM-IV oder ICD-10,
- Homogenisierung der Behandlung (Corruble et al. 1996).

Bestimmte prämorbide Persönlichkeitsmerkmale wie Neurotizismus und Rigidität scheinen Risikofaktoren darzustellen, die die individuelle Vulnerabilität für depressive Störungen erhöhen und möglicherweise auch den weiteren Therapieverlauf beeinflussen. Einwenden lässt sich gegen diese Hypothese, dass Neurotizismus eng mit Merkmalen depressiver Erkrankungen verbunden ist. Außerdem sind viele Items der Neurotizismusskalen (MPI, EPI) auch in der Hamilton-Depressionsskala enthalten, bei der es sich um das am meisten eingesetzte Instrument handelt, um Verlauf und Ausgang depressiver Erkrankungen zu erfassen. Darüber hinaus ist Neurotizismus ein recht breites Konstrukt, das unspezifisch ist und möglicherweise vielen psychiatrischen Erkrankungen zugrunde liegt. Manches könnte auch dafür sprechen, dass die Persönlichkeitsdimension »harm avoidance« (Schadensvermeidung) einen schlechteren Verlauf und Ausgang von Depressionen prädiziert, wobei dieser Befund nicht als konsistent gelten kann.

Als offen ist sicher zurzeit auch anzusehen, ob und inwieweit bestimmte (spezifische) Persönlichkeitseigenschaften bzw. -störungen die Behandlung von depressiven Störungen in relevanter Weise zu beeinflussen vermögen. Von verschiedenen Autoren wurde angenommen, dass insbesondere Persönlichkeitsstörungen aus dem ängstlich-furchtsamen Cluster (Hauptgruppe C nach DSM-III) und dem dramatisierend-emotionalen Cluster (Hauptgruppe B nach DSM-III) einen schlechten Ausgang einer antidepressiven Behandlung voraussagen können. Dieser Aussage steht das Ergebnis anderer Studien gegenüber, wonach eher Persönlichkeitsstörungen aus dem sonderbar-exzentrischen Cluster (Hauptgruppe A nach DSM-III) den Therapieverlauf bei depressiven Erkrankungen ungünstig beeinflussen. In der Vergangenheit schien es so, dass die Responseprädiktivität abweichender Persönlichkeitsstörungen, wie verschiedene Studien mit trizyklischen Antidepressiva, MAO-Hemmern, EKT, Benzodiazepinen und verschiedenen Therapien zeigten, unabhängig von der Behandlungsform ist. Auch diese Sicht ist nach jüngeren Untersuchungen in Frage zu stellen, da depressive Patienten mit verschiedenen Persönlichkeitsstörungen auch unterschiedlich sowohl auf pharmakologische wie auf psychotherapeutische Behandlungen zu reagieren scheinen.

! Insofern legen diese Befunde nahe, Behandlungskonzepte auf den individuellen Patienten mit seinem spezifischen Störungsbild abzustimmen (Wenning et al. 2002).

Abweichende, den Therapieverlauf ungünstig gestaltende Persönlichkeitseigenschaften wären besonders gut bei Patienten mit TRD vorstellbar. Es liegen bislang aber noch zu wenig empirische Befunde vor, um allgemein gültige Schlüsse aus diesem Ergebnis zu ziehen. Jeder Kliniker weiß im Übrigen, dass die durch Chronifizierung und frustrane Behandlungsversuche bedingten Veränderungen in den Einstellungen und Verhaltensmustern der Patienten schon im Einzelfall zu großen Schwierigkeiten führen können, prämorbide, krankheitsunabhängige Persönlichkeitseigenschaften herauszuarbeiten. Bemerkenswerterweise fanden sich in der bisher einzigen Studie, die Persönlichkeitsstörungen zwischen therapieresistenten und nicht therapieresistenten depressiven Patienten verglich, entgegen den Erwartungen der Autoren keine signifikanten Unterschiede zwischen diesen beiden Gruppen.

Auch dieses Ergebnis könnte dafür sprechen, die Bedeutung prämorbider Persönlichkeitseigenschaften für Behandlungsverlauf und -ausgang von Depressionen zurückhaltender als früher zu beurteilen. Dass in zukünftigen Studien auch deutlicher und offener für alle Modellbildungen differenziert werden muss, wird u. a. daran deutlich, dass Patienten mit der Persönlichkeitsstruktur des Typus melancholicus, die eigentlich als Risikopersönlichkeit für die Entwicklung einer Depression angesehen wird, sogar einen besseren längerfristigen Störungsverlauf zeigten als Patienten mit anderen Persönlichkeitsmerkmalen (Kronmüller et al. 2002). Effektivitätsstudien belegen zudem, dass bei vorliegender Komorbidität von Depression und Persönlichkeitsstörung eine Kombination aus pharmakologischer und psychotherapeutischer (insbesondere kognitiv-behavioraler) Behandlung gute Erfolge erzielt. Bis auf weiteres sollten daher eine depressive Störung begleitende (komplizierende) Persönlichkeitseigenschaften nicht als Hindernis auf dem Weg zu einem guten Behandlungsergebnis angesehen werden.

Literatur

Akiskal HS, Hirschfeld MA, Yerevanian BI (1983) The relationship of personality to affective disorders – a critical review. Arch Gen Psychiatry 40: 801–10

Alnaes R, Torgersen S (1997) Personality and personality disorders predict development and relapses of major depression. Acta Psychiatr Scand 95: 336–342

Andreoli A, Frances A, Gex-Fabry M, Aapro N, Gerin P, Dazord A (1993) Crisis intervention in depressed patients with and without DSM-III-R personality disorders. J Nerv Ment Dis 181: 732–737

Angst J (1988) Risikofaktoren für den Verlauf affektiver Störungen. In: Zerssen D von, Möller HJ (Hrsg) Affektive Störungen. Diagnostische, epidemiologische, biologische und therapeutische Aspekte. Springer, Berlin Heidelberg New York Tokio, pp 99–110

Angst J, Clayton PJC (1986) Premorbid personality of depressive, bipolar and schizophrenic patients with special reference to suicidal issues. Comp Psychiatry 27: 511–532

Berlanga C, Heinze G, Torres M, Apiquian R, Caballero A (1999) Personality and clinical predictors of recurrence of depression. Psychiatr Serv 50: 376–380

Bielski R, Friedel RO (1976) Prediction of tricyclic antidepressant response. A critical review. Arch Gen Psychiatry 33: 1479–1489

Black DW, Bell S, Hulbert J, Nasrallah A (1988) The importance of axis II in patients with major depression. J Affect Disord 14: 115–122

Carney MWP, Roth M, Garside RF (1965) The diagnosis of depressive syndroms and the prediction of ECT response. Br J Psychiatry 111: 659–674

Carrol BJ, Greden JF, Feinberg M, Kronfol Z, Gardner R, Albala AA (1982) Neuroendocrine evaluation of depression in borderline patients. Psychiatr Clin North Am 4: 89–99

Charney DS, Nelson CJ, Quinlan DM (1981) Personality traits and disorder in depression. Am J Psychiatry 138: 1601–1604

Cloninger CR (1987) A systematic method for clinical description of personality variants. Arch Gen Psychiatry 44: 573–588

Corruble E, Ginestet D, Guelfi JD (1996) Comorbidity of personality disorders and unipolar major depression: a review. J Affect Disord 37: 157–170

Dally PJ, Connolly J (1981) An introduction to physical methods of treatment in psychiatry, 6th edn. Churchill Livingstone, New York

Davidson J, Miller R, Strickland R (1985) Neuroticism and personality disorder in depression. J Affect Disord 8: 177–182

Diguer L, Barber JP, Luborsky L (1993) Three concomitants: personality disorders, psychiatric severity, and outcome of dynamic psychotherapy of major depression. Am J Psychiatry 150: 1246–1248

Downs N, Swerdlow N, Zisook S (1992) The relationship of affective illness and personality disorders in psychiatric outpatients. Ann Clin Psychiatry 4: 87–94

Duggan C, Lee A, Murray R (1990) Does personality predict long-term outcome in depression? Br J Psychiatry 157: 19–24

Elkin I, Parloff MB, Hadley SW, Antry JH (1985) The National Institute of Mental Health Treatment of Depression Collaborative Research Program: Background and research plan. Arch Gen Psychiatry 42: 305–316

Ezquiaga E, Garcia A, Bravo F, Pallares T (1998) Factors associated with outcome in major depression: a 6-month prospective study. Soc Psychiatry Psychiatr Epidemiol 33: 552–557

Faravelli C, Ambonetti A, Pallanti S, Pazzagli A (1986) Depressive relapses and incomplete recovery from index episode. Am J Psychiatry 143: 888–891

Fava M, Bouffides E, Pava JA, McCarthy MK, Steingard RJ, Rosenbaum JF (1994) Personality disorder comorbidity with major depression and response to fluoxetine treatment. Psychother Psychosom 62: 160–167

Frank E, Kupfer DJ, Jacob M, Jarrett D (1987) Personality features and response to acute treatment in recurrent depression. J Pers Disord 1: 14–26

Gormley N, O•Leary D, Costello F (1999) First admissions for depression: is the »no-treatment interval« a critical predictor of time to remission? J Affect Disord 54: 49–54

Greenberg MD, Craighead WE, Evans DD, Craighead LW (1995) An investigation of the effects of comorbid axis II pathology on outcome of inpatient treatment for unipolar depression. J Psychopathol Behav Assess 17: 305–321

Hardy GE, Barkham M, Shapiro DA, Stiles WB, Rees A, Reynolds S (1995) Impact of cluster C personality disorders on outcomes of contrasting brief psychotherapies for depression. J Consult Clin Psychol 63: 997–1004

Helmchen H (1974) Symptomatology of therapy-resistent depressions. Pharmacopsychiatry 7: 145–155

Henderson S, Byrne DG, Duncan-Jones P (1981) Neurosis and the social environment. Academic Press, New York

Hirschfeld MA, Klerman GL, Andreasen NC, Clayton PJ, Keller MB (1986) Psychosocial predictors of chronicity in depressed patients. Br J Psychiatry 148: 648–654

Hirschfeld MA, Klerman GL, Lavori P, Keller MB, Griffith P, Coryell W (1989) Premorbid personality assessment of first onsets of major depression. Arch Gen Psychiatry 46: 345–350

Hirschfeld RM, Russell JM, Delgado PL et al. (1998) Predictors of response to acute treatment of chronic and double depression with sertraline or imipramine. J Clin Psychiatry 59: 669–775

Hoffart A, Martinsen EW (1993) The effect of personality disorders and anxious-depressive comorbidity on outcome in patients with unipolar depression and with panic disorder and agoraphobia. J Personal Disord 7: 304–311

Ilardi S, Craighead WE, Evans DD (1995) Personality pathology and response to somatic treatments for major depression: a critical review. Depression 2: 200–217

Ilardi S, Craighead WE, Evans DD (1997) Modeling relapse in unipolar depression: the effects of dysfunctional cognitions an personality disorders. J Consult Clin Psychol 65: 381–391

Joffe RT, Regan JJ (1989) Personality and response to tricyclic antidepressants in depressed patients. J Nerv Ment Dis 177: 745–749

Joffe RT, Bagby RM, Levitt AJ, Regan JJ, Parker JD (1993) The Tridimensional Personality Questionnaire in major depression. Am J Psychiatry 150: 959–960

Joyce PR, Paykel ES (1989) Predictors of drug response in depression. Arch Gen Psychiatry 46: 89–99

Joyce PR, Mulder RT, Cloninger CR (1994) Temperament predicts clomipramine and desipramine response in major depression. J Affect Disord 30: 35–46

Kay DW, Garside RF, Roy JR, Beamish P (1969) »Endogenous« and »neurotic« syndromes of depression: a 5 to 7 year follow-up of 104 cases. Br J Psychiatry 115: 389–399

Kay DW, Garside RF, Fahy TJ (1973) A double-blind trial oft phenelzine and amitriptyline in depressed out-patients: a possible differential effect of the drugs on symptoms. Br J Psychiatry 123: 63–67

Kerr TA, Roth M, Schapira K, Gurney C (1972) The assessment and prediction of outcome in affective disorders. Br J Psychiatry 121: 167–174

Kronmüller KT, Backenstraß M, Reck C, Kraus A, Fiedler P, Mundt C (2002) Einfluß von Persönlichkeitsfaktoren und -struktur auf den Verlauf der Major-Depression. Nervenarzt 73: 255–261

Kupfer DJ, Spiker DG (1981) Refractory depression. Prediction of non-response by clinical indicators. J Clin Psychiatry 42: 307–312

MacEwan GW, Remick RA (1988) Treatment resistant depression: a clinical perspective. Can J Psychiatry 33: 788–792

Maier W, Minges J, Lichtermann D, Hallmayer J, Fischer O (1992) Persönlichkeitsfaktoren als Risiko- und Krankheitsindikatoren der unipolaren Depression. In: Marneros A, Philipp M (Hrsg) Persönlichkeit und psychische Erkrankung. Springer, Berlin Heidelberg New York Tokio

Maneros A, Deister A, Rohde A (1991) Affektive, schizoaffektive und schizophrene Psychosen. Springer, Berlin Heidelberg New York Tokio

McGlashan TM (1987) Borderline personality disorder and unipolar affective disorder. Long-term effects of comorbidity. J Nerv Ment Dis 175: 467–473

Mulder RT (2002) Personality pathology and treatment outcome in major depression: a review. Am J Psychiatry 159: 359–371

Mulder RT, Joyce PR, Luty SE (2003) The relationship of personality disorders to treatment outcome in depressed outpatients. J Clin Psychiatry 64: 259–264

Nelsen MR, Dunner DL (1995) Clinical and differential diagnostic aspects of treatment-resistant depression. J Psychiatr Res 29: 43–50

Nelson EC, Cloninger CR (1995) The tridimensional personality questionnaire as a predictor of response to nefadozone treatment of depression. J Affect Disord 35: 51–57 (correction 1997, 44: 201)

Newman JR, Ewing SE, McColl RD, Borus JS, Nierenberg AA, Pava J, Fava M (2000) Tridimensional Personality Questionnaire and treatment response in major depressive disorder: a negative study. J Affect Disord 57: 241–247

O•Leary D, Costello F (2001) Personality and outcome in depression: an 18-month prospective follow-up study. J Affect Disord 63: 67–78

Peselow ED, Robins CJ, Sanfilipo MP, Block P, Fieve RR (1992) Sociotropy and autonomy: relationship to antidepressant drug treatment response and endogenous-nonendogenous dichotomy. J Abnorm Psychol 101: 479–486

Peters UH (1985) Typus melancholicus. In: Fredman AM, Kaplan HI, Saddock BJ, Peters UH (Hrsg) Psychiatrische Praxis und Klinik, Bd 2. Thieme, Stuttgart

Petersen T, Hughes M, Papakostas G, Kant A, Fava M, Rosenbaum JF, Nierenberg AA (2002) Treatment-resistant depression and Axis II comorbidity. Psychother Psychosom 71: 269–274

Pfohl B, Stangl D, Zimmerman M (1984) The implications of DSM-III personality disorders for patients with major depression. J Affect Disord 7: 309–318

Pfohl B, Coryell W, Zimmerman M, Stagl D (1987) Prognostic validity of self-report and interview measures of personality disorder in depressed patients. J Clin Psychiatry 48: 468–472

Philipp M, Maier W (1988) Psychopathologische Prädiktion der ambulanten Doxepin-Response: ein Replikationsversuch. Nervenarzt 59: 482–487

Philipp M, Beck V, Scherhag R, Glocke M, Schmidt R (1986) Biological and psychopathological prediction of response to doxepin in depressive outpatients. Pharmacopsychiatry 19: 262–263

Pilkonas PA, Frank EL (1988) Personality pathology in recurrent depression: Nature, prevalence and relationship to treatment response. Am J Psychiatry 145: 435–441

Pope HG, Jonas JM, Hudson JI, Cohen BM, Gunderson JG (1983) The validity of DSM-III borderline personality disorder. Arch Gen Psychiatry 40: 23–30

Reich JH (1990) The effect of DSM-III personality disorders on outcome of tricyclic antidepressant-treated nonpsychotic outpatients with major or minor depressive disorder. Psychiatry Res 32: 175–181

Reich JH, Green AI (1991) Effect of personality disorders on outcome of treatment. J Nerv Ment Dis 179: 74–82

Roose SP, Glassman AH, Walsh T, Woodring S (1986) Tricyclic non-responders: Phenomenology and treatment. Am J Psychiatry 143: 345–348

Rossi A, Mariaangeli MG, Butti G, Scinto A, Di Cicco I, Kalyvoka A, Petruzzi C (2001) Personality disorders in bipolar and depressive disorders. J Affect Disord 65: 3–8

Russell JM, Kornstein SG, Shea MT, McCullough JP, Harrison WM, Hirschfeld RM, Keller MB (2003) Chronic depression and comorbid personality disorders: response to sertraline versus imipramine. J Clin Psychiatry 64: 554–561

Sato T, Sakado K, Sato S (1993) Is there any specific personality disorder or personality disorder cluster that worsens the short-term treatment outcome of major depression? Acta Psychiatr Scand 88: 342–349

Sato T, Hirano S, Narita T, Kusunoki K, Kato J, Goto M, Sakado K, Uehara T (1999) Temperament and character inventory dimensions as a predictor of response to antidepressant treatment in major depression. J Affect Disord 56: 153–161

Sauer H, Kick H, Minne HW, Schneider B (1986) Prediction of the amitriptyline response: psychopathology versus neuroendocrinology. Int Clin Psychopharmacol 1: 284–295

Schatzberg AF, Cole JO, Cohen BM, Altesman RI, Sniffin CM (1983) Survey of depressed patients who have failed to respond to treatment. In: Davis JM, Mass J (eds) The affective disorders. American Psychiatric Press, Washington DC

Shawcross CR, Tyrer P (1985) Influence of personality on response to monoamine oxidase inhibitors an tricyclic antidepressants. J Psychiatr Res 19: 557–562

Shea MT, Pilkonis PA, Beckham E, Collins JF, Elkin I, Sotsky SM, Docherty JP (1990) Personality disorders and treatment outcome in the NIMH treatment of depression collaborative research programm. Am J Psychiatry 147: 711–718

Stuart S, Simons AD, Thase ME, Pilkonis P (1992) Are personality assessments valid in acute major depression? J Affect Disord 24: 281–289

Taylor S, McLean P (1993) Outcome profiles in the treatment of unipolar depression. Behav Res Ther 31: 325–330

Tellenbach H (1983) Melancholie, 4. Aufl. Springer, Berlin Heidelberg New York Tokio

Tölle R (1987) Persönlichkeit und Melancholie. Nervenarzt 58: 327–339

Tome MB, Cloninger CR, Watson JP, Isaac MT (1997) Serotonergic autoreceptor blockade in the reduction of antidepressant latency: personality variables and response to paroxetine and pindolol. J Affect Disord 44: 101–109

Tyrer P, Seivewright H (1988) Studies of outcome. In: Tyrer P (ed) Personality disorders. Wright, London, pp 119–137

Tyrer P, Steinburg D (1975) Symptomatic treatment of agoraphobia and social phobia. Br J Psychiatry 127: 163–168

Tyrer P, Casey P, Gall J (1983) Relationship between neurosis and personality disorder. Br J Psychiatry 142: 404–408

Ulusahin A, Ulug B (1997) Clinical and personality correlates of outcome in depressive disorders in a Turkish sample. J Affect Disord 42: 1–8

Weissman MM, Prusoff BA, Klerman GL (1978) Personality and the prediction of long-term outcome of depression. Am J Psychiatry 135: 797–800

Wenning B, Saß H, Herpertz SC (2002) Zum Zusammenhang von depressiven Erkrankungen und Persönlichkeitsstörungen. Persönlichkeitsstörungen 4: 230–242

West ED, Dally PJ (1959) Effect of iproniazid in depressive syndromes. BMJ 1: 1491–1494

Zerssen D von (1982) Personality and affective disorders. In: Paykel ES (ed) Handbook of affective disorders. Churchill Livingstone, Edingburgh

Zerssen D von, Pfister H von, Koeller DM (1988) The Munich Personality Test (MPT) – a short questionnaire for self-rating and relatives rating of personality traits, formal properties and clinical potential. Eur Arch Psychiatry Neurol Sci 238: 73–93

Zimmerman M, Coryell W, Pfohl B, Corenthal C, Stangl D (1986) ECT response in depressed patients with and without a DSM-III personality disorder. Am J Psychiatry 143: 1030–1032

Zuckerman DM, Prusoff BA, Weissman MM, Padian NS (1980) Personality as a predictor of psychotherapy and pharmacotherapy outcome for depressed patients. J Consult Clin Psychol 48: 730–735

Therapieresistenz und Patienten-noncompliance

M. Linden

Compliance ist definiert als Maß für den Grad einer Behandlungsoptimierung (Linden 1981). Sie ist eine Aufgabe des Arztes, hängt aber auch wesentlich von der Mitarbeit des Patienten ab. Es kann zu einer suboptimalen Therapie kommen, weil Patienten eine Behandlung von vornherein ablehnen, Modifikationen in der Behandlungsauswahl erzwingen, eine einmal begonnene Therapie vorzeitig beenden, sie unregelmäßig durchführen oder auch ggf. nach gewisser Behandlungszeit nicht mehr bereit sind abzusetzen, obwohl dies indiziert sein mag. In der Behandlung depressiver Störungen muss bei Therapieresistenz immer an die Möglichkeit einer unzureichenden Patientencompliance gedacht werden. Dies gilt für die Behandlungsvorgeschichte und den Langzeitverlauf ebenso wie für die aktuelle Therapie.
Compliance ist der Quotient aus Therapiedurchführung und vorgegebenem Standard. Was als optimale Therapie zu gelten hat, hängt u. a. von den Behandlungszielen ab. Daher ist eine Ablehnung ärztlicher Empfehlungen nicht gleichzusetzen mit suboptimaler Therapie, wenn dies aufgrund unterschiedlicher Prioritätensetzungen erfolgt (z. B. Vermeidung eines depressiven Rezidivs vs. Vermeidung der Belastungen einer Dauermedikation). Interventionen zur Compliancemodifikation ist eine Abstimmung zwischen Arzt und Patient über die Therapieziele vorzuschalten (Linden u. Kiermeir 2004). Die Befassung mit dem Thema Compliance bedingt aus fachlichen wie ethischen Gründen, dass es zu einer intensiveren, kooperativeren und von gegenseitigem Respekt getragenen Arzt-Patient-Beziehung kommt und zugleich die Chancen für eine wirksamere und für alle Beteiligten befriedigendere Therapie verbessert werden.

4.1 Allgemeines

Da Compliance die Übereinstimmung einer tatsächlichen Behandlung mit einem vorgegebenen Therapieoptimum oder -standard bezeichnet, bedarf es keiner Erklärung, dass eine unzureichende Compliance, d. h. eine suboptimale Therapie, auch das Risiko eines suboptimalen Behandlungsverlaufs in sich trägt.

Gründe für eine suboptimale Therapie sind zuallererst beim Therapeuten zu suchen. So ist in der Literatur wiederholt gezeigt worden, dass depressive Störungen nicht diagnostiziert oder Antidepressiva zu selten verordnet und in vielen Fällen zu niedrig dosiert oder zu früh wieder abgesetzt werden (Goldberg u. Huxley 1980; Linden u. Schüssler 1985; Tylee u. Freeling 1989; Linden et al. 1993, 1996; Wernicke u. Linden 1994; Brugha 1995).

Die Ursache für eine suboptimale Therapie kann allerdings auch beim Patienten liegen. Dabei ist von besonderer Bedeutung, dass die Behandlung depressiver Störungen stets zeitlich längerfristig angelegt ist und im Wesentlichen auch ambulant durchgeführt wird. Daraus folgt, dass ohne eine Mitarbeit des Patienten eine Therapiedurchführung nicht möglich ist. Dem Patienten kommt eine zentrale Rolle bei der Gewährleistung einer optimalen Therapie zu.

Es gibt viele Möglichkeiten, wie es patientenseitig zu einer suboptimalen Therapie kommen kann. Wie hier gerafft dargestellt, treten Probleme wegen einer Patientennoncompliance in unterschiedlichen Phasen des Behandlungsprozesses in unterschiedlicher Form auf (Linden u. Bohlken 1992).

Zeitliche Abfolge verschiedener Probleme mit Patientennoncompliance

- Behandlungsablehnung
- Bestimmung der Therapiewahl
- Vorzeitiger Behandlungsabbruch
- Unregelmäßige Behandlungsdurchführung
- Therapieinsistenz

Patienten können eine Behandlung von vornherein ablehnen bzw. Modifikationen in der Behandlungsauswahl erzwingen. Sie können eine Behandlung zwar beginnen, sie dann aber vorzeitig beenden. Sie können in der Behandlung bleiben, diese aber unregelmäßig durchführen, und nach einmal etablierter Therapie können sie auch auf einer Fortführung der Behandlung bestehen und sich einer eigentlich angezeigten Behandlungsbeendigung widersetzen. Im Folgenden soll auf diese verschiedenen Formen der Noncompliance näher eingegangen werden.

4.2 Behandlungsablehnung

Die Zahl der Patienten, die eine Behandlung erst gar nicht beginnen, ist schwer zu bestimmen, da auch solche Patienten einbezogen werden müssen, die sich trotz eindeutiger Erkrankungszeichen nicht in Behandlung begeben, da sie von vornherein erwarten, beispielsweise bei einem Psychiater »nur« Medikamente angeboten zu bekommen oder für sich von dort generell keine Hilfe erwarten (Wilkinson 1988). Nach dem Bundesgesundheitssurvey (Wittchen et al. 1999; Wittchen u. Jacobi 2001) leiden 11,5% der Menschen in der Bundesrepublik aktuell unter einer depressiven Störung, von denen 49,9% nicht in Behandlung sind. Zur Gruppe der Behandlungsablehner gehören des Weiteren auch Patienten, die zwar unter Depressionen leiden, dies aber nicht akzeptieren können und deshalb gegenüber dem behandelnden Arzt nur über sonstige Beschwerden klagen, für die sie dann eine symptomatische Therapie erwarten. So kann die Diagnose nicht gestellt und ebenfalls keine Behandlung eingeleitet werden (Rodin et al. 1991).

Aber auch solche Patienten, die sich einem Arzt anvertrauen und die ein Antidepressivum verordnet bekommen, können diese Therapie trotzdem immer noch ablehnen und gar nicht erst beginnen. In einer Untersuchung von Beardon et al. (1993) wurde überprüft, wie viele der ausgestellten Rezepte bei Apotheken eingelöst wurden. Je nach Indikationsklasse gelangen etwa 5% der Rezepte gar nicht erst in die Apotheke. Von den Patienten, die das Arzneimittel abholen und es sich »erst einmal ansehen«, meinen in der Folge noch einmal etwa 20%, beispielsweise nach der Lektüre des Beipackzettels, dass dies für sie nicht die richtige Therapiewahl sei (Linden u. Bohlken 1992).

Die Ursache für eine solche Behandlungsablehnung von Beginn an ist in Krankheitskonzepten und damit verbundenen Behandlungserwartungen von Patienten zu suchen (Fincham u. Wertheimer 1985; Linden 1985; Ried u. Christensen 1988; Conelly et al. 1989; Ludwig et al. 1990). Unabhängig von dem, was Ärzte ihren Patienten sagen, haben Patienten aufgrund von eigenen Lebenserfahrungen oder wegen Informationen aus anderen Quellen, wie beispielsweise der Presse, mehr oder weniger klar ausformulierte Vorstellungen über das, was »eine Depression ist«, und möglicherweise auch darüber, »wo sie herkommt«. Ein besonderes Problem gerade bei depressiven Störungen liegt darin, dass Patienten bei einer retrospektiven Betrachtung ihres Lebens immer »Ursachen und Erklärungen« für ihren derzeitigen Zustand finden, unabhängig davon, ob dies aus wissenschaftlicher Perspektive plausibel sein mag oder nicht. Solche persönlichen Krankheitskonzepte führen dann zu persönlichen Behandlungserwartungen. Wer meint, dass seine Depression mit aktuellen Lebensproblemen zusammenhängt, wird konsequenterweise eine psychologische Unterstützung erwarten und keine Pharmakotherapie (Linden 1987a).

Solche therapiewahlentscheidenden Krankheitskonzepte dürfen nicht nur als inhaltliche Modellvorstellungen über die vorliegende Störung verstanden werden sondern sind vor allem psychologische Phänomene im Sinne von Persönlichkeitseigenschaften. Ein Beispiel hierfür sind sog. Attributionsstile (Linden et al. 1988; Lohaus u. Schmitt 1989; Priebe u. Stieglitz 1990; Buckalew 1991). Es gibt Menschen, die sog. internale Kontrollüberzeugungen haben, was besagt, dass sie ihr eigenes Schicksal als Funktion eigenen Handelns sehen, im Gegensatz zu Menschen mit externalen Kontrollüberzeugungen, die ihr Schicksal wesentlich von außen bestimmt erleben. Entsprechend fällt es der zweiten Gruppe leichter, sich einer ärztlichen Verordnung »zu fügen« und ein Arznei-«Mittel« als adäquate Lösung für bestehende »Beschwerden« zu akzeptieren. Menschen der ersten Gruppe werden statt dessen eher fragen, was sie falsch gemacht haben könnten bzw. tun müssen, um ihre derzeitigen »Probleme« zu lösen.

Die Konsequenz aus diesen Überlegungen für die tägliche Praxis besagt, dass vor jeder Therapieplanung und -einleitung die Krankheitskonzepte der Patienten sorgfältig zu explorieren und soweit möglich auch zu berücksichtigen sind. Nur wenn eine vorgeschlagene Therapie in wesentlichen Teilen mit den Behandlungserwartungen von Patienten kompatibel ist, besteht eine Chance, dass der Patient sie mit trägt. Wenn eine Behandlung den Vorstellungen eines Patienten nicht entspricht, wird er unmittelbar oder durch sein weiteres Verhalten von seinem Recht zur Ablehnung einer Therapie Gebrauch machen.

4.3 Behandlungsbestimmung durch den Patienten

Die Rolle des Patienten in der Therapie beschränkt sich nicht darauf, ärztliche Schlussfolgerungen und Therapieempfehlungen abzulehnen oder passiv zu akzeptieren, sondern der Patient geht in vielen Fällen bereits zum Arzt, »um eine Therapie zu bekommen« (Winckelmann 1989). Dies ist insofern wörtlich zu nehmen, als nicht wenige Patienten bereits vor dem Arztbesuch Vorstellungen darüber haben, was sie meinen zu brauchen, und zum Arzt gehen, um »dafür ein Rezept zu bekommen«. In einer Untersuchung von Infratest (1985) gaben 22% der Bevölkerung an, ihren Arzt bereits einmal gezielt nach der Verordnung eines bestimmten Arzneimittels gefragt zu haben (■ Abb. 4.1). In 81% der Fälle erhielten sie die gewünschte Verordnung und in weiteren 8% ein entsprechendes Ärztemuster. Nur 5% erhielten eine andersartige Verordnung, und je 1% wurden auf Hausmittel bzw. evtl. eine Selbstbeschaffung verwiesen.

Diese Daten belegen, dass der Patient in der realen Therapiesituation aktiver Partner des Arztes ist (Linden u. Kiermeir 2004). Er handelt mit dem Arzt »seine« Therapie aus. Er nimmt so Einfluss auf die Therapiewahl, die Dosierung, die Dauer oder die Bewertung von Haupt- und besonders auch Nebenwirkungen. Der Patient ist Subjekt in der Therapie, wenn nicht sogar gelegentlich auch in der Rolle des Kunden, der »König« ist. Insofern unterscheidet sich eine Therapie unter Routineanwendungsbedingungen wesentlich von Behandlungen etwa im Rahmen von klassischen kontrollierten Studien zur Wirksamkeit eines Antidepressivums im Vergleich zu einem Standardantidepressivum oder Placebo, wo der Patient nur die Möglichkeit hat, die Behandlung zu akzeptieren oder abzulehnen, nicht aber Einfluss auf die Art der Therapie oder auch den Modus der Therapiedurchführung nehmen kann (Linden 1994).

Für die Therapie heißt dies, sich als Arzt von Beginn an darauf einzustellen, dass man nur eine begrenzte Entscheidungsgewalt über die Behandlungsplanung hat und häufig nur in der Rolle des »Anbieters« ist. Kommt es dabei zu unterschiedlichen Auffassungen zwischen Arzt und Patient

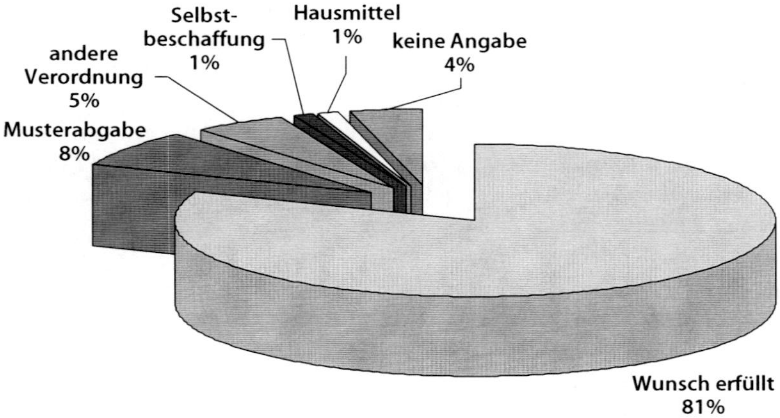

■ **Abb. 4.1.** Ärztliche Antwort auf Verordnungswünsche von Patienten. (Nach Infratest 1985)

bzw. Anbieter und Kunden, dann wird dies von Patienten sehr schnell wahrgenommen. So konnte beispielsweise gezeigt werden, dass die Zufriedenheit mit der Behandlung, die Patienten ganz zu Beginn zum Ausdruck brachten, erlaubte, den weiteren Behandlungsverlauf und sogar das Behandlungsergebnis vorherzusagen (Priebe 1989).

Den Therapieerwartungen der Patienten ist daher besondere Aufmerksamkeit zu widmen. Patienten müssen als vollgültige Partner akzeptiert werden. Letztlich gilt, dass ein Patient dann ernst genommen wird, wenn man auch das ernst nimmt, was er sagt und was ihm wichtig ist. Das ärztliche Rollen- und Interaktionsverhalten entspricht nicht immer einer solchen Einstellung. Ärzte meinen häufig, dass von ihnen erwartet wird, zunächst einmal sehr viel Information an den Patienten zu geben. Ärzte sprechen deshalb in der Regel mehr als ihre Patienten, und sie sprechen häufig in Aussagesätzen und belehrend (Maguire 1982; Linden u. Janssen 1986). Dies mag für manche Patienten und Situationen angemessen sein, wenn es jedoch um die Einbeziehung des Patienten in die Behandlungsplanung geht, dann ist dieser Gesprächsstil nicht hinreichend, sondern er muss durch einen eher zurückgenommenen und die Äußerungen des Patienten unterstützenden Fragestil ergänzt werden.

4.4 Behandlungsunregelmäßigkeit

Die Tatsache, dass ein Patient eine Behandlung grundsätzlich für richtig hält, bedeutet nicht, dass er damit auch schon in der Lage wäre, sie in optimaler Weise durchzuführen. Wie leicht nachvollziehbar, kann eine Unregelmäßigkeit in der Behandlungsdurchführung zu einer relevanten Einschränkung der therapeutischen Wirksamkeit führen (◘ Abb. 4.2).

Anders als bei manchen anderen Erkrankungen, wie z. B. bei Demenz oder schizophrenen Psychosen, beeinflusst eine depressive Störung üblicherweise nicht die Fähigkeit zu einer regelmäßigen Medikamenteneinnahme. Probleme können bei Komorbidität entstehen. Eine korrekte Einnahme kann erschwert sein, wenn Patienten aus anderen Gründen bereits viele Medikamente erhalten. In der Berliner Altersstudie wurde beispielsweise gefunden, dass Menschen über 70 Jahre im Durchschnitt 6 Arzneimittel pro Tag einnehmen, wegen der im Alter typischerweise zu beobachtenden Vielfacherkrankungen (Steinhagen-Thiessen u. Borchelt 1996). Wenn unter solchen Voraussetzungen zusätzlich noch ein Antidepressivum verordnet wird, dann muss nicht nur unter pharmakologischen Gesichtspunkten mit negativen Interaktionen gerechnet werden, sondern auch damit, dass ein Patient hierdurch endgültig überfordert ist und nicht mehr auseinanderhalten kann, was wann, wofür, wie einzunehmen ist. Grundsätzlich gilt für alle Patienten, dass ein Drit-

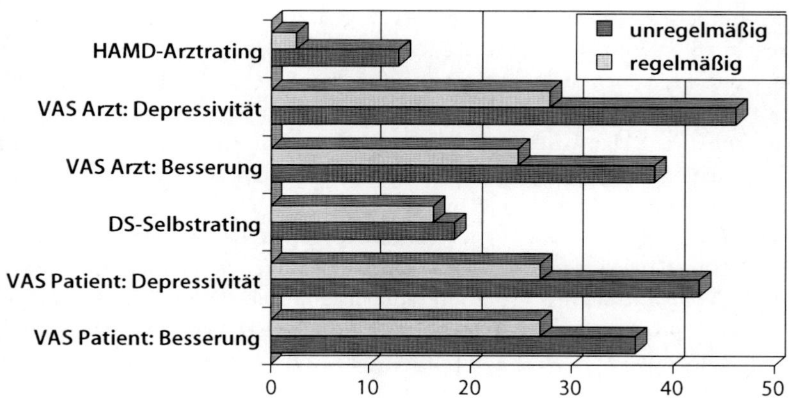

◘ **Abb. 4.2.** Depressionsstatus am Behandlungsende bei regelmäßiger bzw. unregelmäßiger Antidepressivaeinnahme (**VAS** visuelle Analogskala, **DS** Depressionsskala)

tel bis die Hälfte Vorschriften bezüglich der Medikation nicht oder nur teilweise verstehen (Geller 1982; Lütjen u. Frey 1989).

Unabhängig davon gilt aber auch, dass eine regelmäßige Medikamenteneinnahme für alle Menschen grundsätzlich ein Problem darstellt. So haben es wissenschaftliche Assistenten eines pharmakologischen Instituts in einer Untersuchung von Weber (1977) nicht geschafft, über den vergleichsweise kurzen Zeitraum von 2 Wochen ein Medikament nach Verordnung zu 100% regelmäßig einzunehmen. Entsprechend fanden wir in einer eigenen Untersuchung, in der die regelmäßige Tabletteneinnahme mittels eines Urintests kontrolliert wurde, dass etwa die Hälfte der Patienten das verordnete Antidepressivum nicht so eingenommen hatte, wie es verordnet war (Linden 1987). Patienten war es auch nicht ohne Weiteres möglich, sich korrekt zu erinnern, ob sie an einem bestimmten Tag ein bestimmtes Arzneimittel eingenommen hatten. Es finden sich Fehlerinnerungen derart, dass 20% der Patienten mit optimistischer Selbsteinschätzung meinten, ihre Medikation eingenommen zu haben, obwohl ein Urintest das Gegenteil zeigte; und etwa 10% der Patienten mit pessimistischer Einstellung gaben an, die Medikamente **nicht** eingenommen zu haben, obwohl die objektivierende Untersuchung etwas anderes zeigte.

Als Konsequenz darf in der Praxis grundsätzlich nicht von einer 100%ig korrekten Medikamenteneinnahme ausgegangen werden. Stattdessen kann die Frage nur lauten, zu welchem Grad sie eingenommen wurde. In einer auf Details achtenden Analyse ist mit dem Patienten zu klären, welche Rahmenbedingungen hinderlich und welche förderlich für eine regelmäßige Einnahme sind und was z. B. getan werden kann, um sich zum gegebenen Zeitpunkt daran zu erinnern, das Medikament dann auch tatsächlich zur Hand zu haben und schließlich auch ggf. einen Becher mit Wasser zu finden und die Tablette ohne größere soziale Störungen einnehmen zu können.

Eventuell ist zu überlegen, ob auch die Verordnung insgesamt umzustellen ist. Viele Antidepressiva können heute als eine Tablette pro Tag, morgens nach dem Aufstehen oder abends vor dem Zubettgehen, eingenommen werden. Tut sich ein Patient in dieser Hinsicht besonders schwer, dann können auch Antidepressiva mit längerer Halbwertszeit verordnet werden, bei denen es für einen therapeutischen Wirkspiegel nicht so bedeutungsvoll ist, wenn immer wieder einmal eine Tablette ausgelassen wird.

4.5 Behandlungsinsistenz

Patienten können auch Einfluss auf die Medikation nehmen, wenn es um die Entscheidung geht, eine einmal laufende Behandlung zu verändern, umzusetzen oder ggf. auch zu beenden. In dieser Phase der Therapie ist zu berücksichtigen, dass der Patient mit der laufenden Medikation bereits seine Erfahrungen hat und zu ihrer Wirkung auch eine eigene Meinung entwickeln konnte. Wenn daran etwas geändert werden soll, reagieren viele Patienten mit Widerstand. Sie wollen kein Risiko eingehen und von »ihrer bewährten« Medikation nicht lassen. Dies gilt weitgehend unabhängig von der Art der Medikation für etwa 70% langzeitbehandelter Patienten (Wilms u. Linden 1992).

Insbesondere der Hinweis auf einen unzureichenden Behandlungserfolg kann in solchen Fällen nicht überzeugen. Die Patienten haben der etablierten Medikation gegenüber typischerweise eine »entschieden bescheidene Behandlungserwartung« ausgebildet. Sie sind bescheiden hinsichtlich der Wirkungserwartung. Sie glauben nicht, dass die laufende Therapie zur völligen Heilung führen könnte. Sie sehen jedoch einen gewissen Behandlungseffekt und sind nahezu 100%ig davon überzeugt, darauf nicht verzichten zu können. Dies entspricht psychologisch einer durch Erfahrung nicht korrigierbaren, d. h. »abergläubischen« Einstellung und führt zum Festhalten an inadäquaten Behandlungen bzw. verhindert die Umstellung auf alternative Behandlungsmöglichkeiten.

Über das Vorgehen bei »Therapieinsistenz« liegen kaum Erfahrungen vor, da das Problem in der Literatur bislang wenig Berücksichtigung gefunden hat. Auf die Verweigerung einer Verschreibung durch den Arzt reagieren solche Patienten mit Insistieren, Ablehnung von Behandlungsalternativen, Zunahme von Beschwerden, Klagen bei der Krankenkasse oder Arztwechsel. Genaue Zahlen zu dieser Form der Noncompliance liegen bislang nicht vor. Die Bedeutung ist aber z. B. erkennbar aus öffentlichen Reaktionen von Patienten, bei denen Ärzte im Rahmen von Verordnungsbudgetierungen die Verschreibung von Arzneimitteln mit fraglicher Indikation einzuschränken versuchten. In Einzelfällen erreichten entsprechende Beschwerden sogar den Bundesgesundheitsminister und wurden von diesem öffentlich mit Verständnis aufgenommen.

In der therapeutischen Praxis ist nach der Erfahrung mit ähnlichen Phänomenen, z. B. im Rahmen von Angsterkrankungen, mit kognitiven therapeutischen Interventionen an den antizipatorischen Ängsten und katastrophisierenden Kognitionen anzusetzen. Dies kann beispielsweise so geschehen, dass sowohl behandlungs- wie beschwerdebezogene Kognitionen evoziert und bewusst gemacht und dann etwa nach Art des »sokratischen Dialogs« hinterfragt und allmählich in Zweifel gezogen werden (Hoffmann 1996).

4.6 Fazit

Bei Therapieresistenz ist immer auch an die Möglichkeit einer unzureichenden Patientencompliance zu denken. Dies gilt für die Behandlungsvorgeschichte und den bisherigen Krankheitsverlauf wie für die aktuelle Therapie. So können Patienten angeben, »schon alles ausprobiert« zu haben. Bei näherem Nachfragen stellt sich dann heraus, dass Lithium zwar »probiert« wurde, nach 3 Tagen aber bereits wegen Ablehnung von »ständigen« Blutabnahmen abgesetzt wurde und deswegen möglicherweise auch weitere Arztbesuche unterlassen wurden. Gleiches gilt für Dosierungen, die Dauer von Behandlungen oder Verordnungszeitpunkte im bisherigen Erkrankungsverlauf. Auch bei Nichtansprechen auf die aktuelle Therapie kann die Erklärung in einer unzureichenden Behandlungsdurchführung liegen, was nur durch eine sehr sorgfältige Anamnese und gelegentlich sogar nur durch Serumspiegelkontrollen herauszufinden ist. Eine Behebung solcher Probleme verlangt dann in jedem Fall spezielle psychotherapeutische Bemühungen, je nach Art der vorliegenden Schwierigkeiten.

Bei all diesen Bemühungen um eine Veränderung des Patientenverhaltens darf aber nicht vergessen werden, dass Compliance der Quotient aus Therapiedurchführung und vorgegebenem Standard ist. Es ist deshalb immer auch zu fragen, ob die ärztliche Empfehlung, die häufig definiert, was unter Standard zu verstehen ist, die einzig denkbare Alternative ist. In der Medizin sind in der Regel immer mehrere Therapievarianten denkbar. So kann man beispielsweise bei der Behandlung von Depressionen sofort aktiv behandeln oder zunächst auf eine Spontanremission warten. Man kann den Akzent auf eine Psychotherapie oder auf die Pharmakotherapie legen. Man kann Phasenfreiheit mit einer prophylaktischen Therapie anstreben oder aber Behandlungsfreiheit mit dem Risiko gelegentlicher Rezidive als Hauptziel haben.

Diese letzte Alternative zeigt zugleich, dass die Setzung von Therapiestandards häufig auch Wertentscheidungen mit berücksichtigen muss, die nicht auf der Basis medizinischer Informationen und nicht durch den Arzt zu treffen sind. Es ist ausschließlich eine Angelegenheit des Patienten zu entscheiden, ob er Rezidive oder eine Dauermedikation mehr fürchtet. Eine Befassung mit dem Thema Compliance bedingt somit aus fachlich technischen wie auch aus ethischen Gründen, dass es zu einer intensiveren, kooperativeren und von gegenseitigem Respekt getragenen Arzt-Patienten-Beziehung kommt und zugleich die Chancen für eine wirksamere und für alle Beteiligten befriedigendere Therapie verbessert werden (Hornung 1996; Linden u. Kiermeir 2004).

Literatur

Beardon PHG, McGilchrist MM, McKendrick AD, McDevitt DG, McDonald TM (1993) Primary non-compliance with prescribed medication in primary care. BMJ 307: 846–848

Brugha TS (1995) Depression undertreatment: lost cohorts, lost opportunities? Psychol Med 25: 3–6

Buckalew LW (1991) Patient's compliance: the problem and directions for psychological research. Psychological Report 68: 348–350

Connelly JE, Philbrick JT, Smith GR, Kaiser DL, Wymer A (1989) Health perceptions of primary care patients and the influence on health care utilization. Med Care 27: 99–109
Fincham JE, Wertheimer A (1985) Using the health belief model to predict initial drug therapy defaulting. Soc Sci Med 20: 101–5
Geller JL (1982) State hospital patients and their medication – Do they know what they take? Am J Psychiatry 139: 611–615
Goldberg D, Huxley P (1980) Mental illness in the community. The pathway to psychiatric care. Tavistoch, London
Hoffmann N (1996) Einstellungsänderung In: Linden M, Hautzinger M (Hrsg) Verhaltenstherapie. Springer, Berlin Heidelberg New York Tokio
Hornung WP (1996) Kooperative Pharmakotherapie. Dtsch Ärztebl 93: A-1465–1468
Infratest (1985) Selbstmedikation. Infratest Gesundheitsforschung, München
Linden M (1981) Definition of compliance. Int J Clinl Pharmacol Ther Toxicol 19: 86–90
Linden M (1985) Krankheitskonzepte von Patienten. Psychiatrische Praxis 12: 8–12
Linden M (1987a) Der relative Bedarf an Psychotherapie oder Pharmakotherapie bei der Behandlung depressiver Patienten in Nervenarztpraxen. Z Klin Psychol Psychopathol Psychother 35: 6–15
Linden M (Hrsg) (1987b) Phase-IV-Forschung. Antidepressiva in der Nervenarztpraxis. Springer, Berlin Heidelberg New York Tokio
Linden M (1993) Differences in adverse drug reactions in phase III and phase IV of the drug evaluation process. Psychopharmacol Bull 29: 51–56
Linden M (1994) Therapeutic standards in psychopharmacology and medical decision-making. Pharmacopsychiatry 27: 41–45
Linden M, Bohlken J (1992) Compliance und Psychopharmakotherapie. In: Riederer R, Laux G, Pöldinger W (Hrsg) Neuro-Psychopharmaka, Bd 1. Springer, Wien New York, S. 201–209
Linden M, Hautzinger M (Hrsg) (1993) Verhaltenstherapie. Springer, Berlin Heidelberg New York Tokio
Linden M, Janssen T (1986) Einübung psychotherapeutischer Kompetenzen durch videounterstützte Supervision der Anamneseerhebung in der Psychiatrie. Z Personzentr Psychoth 5: 333–345
Linden M, Kiermeir J (2004) Medizinische Diagnostik und Therapie als kooperativer Problemlöseprozess von Arzt und Patient. Psychiatrie 1: 42–49
Linden M, Schüssler G (1985) Low dosage antidepressant treatment in private psychiatric practice – a replication study. Pharmacopsychiatry 18: 44–45
Linden M, Nather J, Wilms HU (1988) Zur Definition, Bedeutung und Messung der Krankheitskonzepte von Patienten. Die Krankheitskonzept-Skala (KK-Skala) für schizophrene Patienten. Fortschr Neurol Psychiat 56: 35–43
Linden M, Osterheider M, Nickelsen T, Schaaf B (1993) Three types of early termination of antidepressant drug treatment. Int Clin Psychopharmacol 8: 345–346
Linden M, Maier W, Achberger M, Herr R, Helmchen H, Benkert O (1996) Psychische Erkrankungen und ihre Behandlung in Allgemeinarztpraxen in Deutschland. Ergebnisse aus einer Studie der Weltgesundheitsorganisation (WHO). Nervenarzt 67: 205–215
Lohaus A, Schmitt GM (1989) Fragebogen zur Erhebung von Kontrollüberzeugungen zu Krankheit und Gesundheit (KKG). Hogrefe, Göttingen
Ludwig W, Huber D, Schmidt S, Bender W, Greil W (1990) Assessment of compliance related attitudes in psychiatry. Soc Psychiat Epidem 25: 298–303
Lütjen R, Frey D (1989) Gesundheit und Medizin. In: Frey D, Graf Hoyos C, Stahlberg D (Hrsg) Angewandte Psychologie. Psychologie Verlags Union, München
Maguire P (1982) Psychiatrists also need interview training. Br J Psychiatry 141: 423–424
Muslin HL, Thurnblad RJ, Meschel G (1981) The fate of the clinical interview. An observational study. Am J Psychiatry 138: 822–825
Paykel ES, Priest RG (1992) Recognition and management of depression in general practice: consensus statement. BMJ 305: 1198–1202
Priebe S (1989) Can patients• view of a therapeutic system predict outcome? An empirical study with depressive patients. Family Process 16: 86–89
Priebe S, Stieglitz RD (1990) External attributions and outcome in depressive inpatients. Br J Clin Psychol 29: 341–342
Ried LD, Christensen DB (1988) A psychosocial perspective in the explanation of patient•s drug-taking behavior. Soc Sci Med 27: 277–285
Rodin G, Graven J, Littleford C (1991) Depression in the medically ill: An integrated approach. Brunner & Mazel, New York
Steinhagen-Thiessen E, Borchelt M (1996) Morbidität, Medikation und Funktionalität im Alter. In: Mayer KU, Baltes PB (Hrsg) Die Berliner Altersstudie. Akademie Verlag, Berlin
Tylee AT, Freeling P (1989) The recognition, diagnosis and acknowledgement of depressive disorders by Gps. In: Herbst K, Paykel ES (eds) Depression, an integrative approach. Heinemann, Oxford
Weber E (1977) Compliance als unterbewertetes Problem der Pharmakotherapie. In: Weber E, Gundert-Remy U, Schrey A (Hrsg) Patienten-Compliance. Witzstrock, Baden-Baden
Wernicke TF, Linden M (1994) Clinical recognition and drug treatment of depression in cases found by standardized assessment. Pharmacopsychiatry 27: 54–57
Wilkinson G (1988) I don•t want to see a psychiatrist. BMJ 179: 1144–1145
Wilms HU, Linden M (1992) Die Patientenperspektive in der Langzeitbehandlung. In: Helmchen H, Linden M (Hrsg) Die jahrelange Behandlung mit Psychopharmaka. De Gruyter, Berlin
Winckelmann HJ (1989) Selbstmedikation und der therapiebestimmende Patient. In: Heinrich H, Linden M, Müller-Oerlinghausen B (Hrsg) Werden zu viele Psychopharmaka verbraucht? Thieme, Stuttgart, S. 141–152

Wittchen HU, Jacobi F (2001) Die Versorgungssituation psychischer Störungen in Deutschland. Eine klinisch-epidemiologische Abschätzung anhand des Bundesgesundheitssurveys 1998. Bundesgesundheitsbl Gesundheitsforsch, Gesundheitsschutz 44: 993–1000

Wittchen HU, Müller N, Pfister H, Winter S, Schmidtkunz B (1999) Affektive, somatoforme und Angststörungen in Deutschland – Erste Ergebnisse des bundesweiten Zusatzsurveys »Psychische Störungen«. Gesundheitswesen 61: 216–222

Depression und Suizidalität als unerwünschte Arzneimittelwirkung

B. Müller-Oerlinghausen

Arzneimittel, die depressiogen oder depressionsverstärkend wirken, können ein Grund für scheinbare Therapieresistenz sein. Zum Ende des Jahres 2003 machten depressive Syndrome 1,1% der Meldungen über unerwünschte Arzneimittelwirkungen (UAW) im Spontanerfassungssystem der Arzneimittelkommission der deutschen Ärzteschaft (AkdÄ) aus. Ein Zusammenhang zwischen verabreichtem Pharmakon und beobachtetem depressivem Syndrom ist aufgrund der Literatur vor allem für folgende Substanzgruppen anzunehmen: Antihypertensiva, Steroide, orale Kontrazeptiva, Vasodilatatoren, Interferone, Antibiotika, insbesondere Fluorchinolone (Gyrasehemmer) und Isoniazid (INH). Die pharmakogene Depression als Folge einer neuroleptischen Behandlung ist über Jahrzehnte kontrovers diskutiert worden. In der AMÜP(Arzneimittelüberwachung in der Psychiatrie)-Studie wurde Depression als Absetzgrund in 0,6% von über 5000 Behandlungsfällen angegeben. Eindeutige depressive Syndrome unter der Gabe von β-Rezeptoren-Blockern sind vor allem im Rahmen von unkontrollierten Studien oder kasuistisch berichtet worden. Möglicherweise ist das Risiko bei hydrophilen β-Rezeptoren-Blockern (z. B. Atenolol) geringer als bei lipophilen (z. B. Propranolol, Metoprolol). Interferone verursachen bei der Behandlung z. B. der Hepatitits C bei bis zu einem Drittel der Patienten depressive Störungen. Auch Suizidversuche werden beobachtet. Diese spezielle Neurotoxizität wird über einen Einfluss von Zytokinen auf Opioidrezeptoren, die HPA-Achse und den Serotoninstoffwechsel erklärt. Unter Fluorchinolonen (Gyrasehemmern) sind als gruppenspezifische Nebenwirkungen immer wieder ZNS-Symptome beschrieben worden. In neuester Zeit wurde insbesondere auf suizidale Handlungen unter SSRI nach oft nur kurzer Therapiedauer hingewiesen.

5.1 Daten des Spontanerfassungssystems der Arzneimittelkommission der deutschen Ärzteschaft

Unter der Vielzahl von Gründen, die eine Depression scheinbar therapierefraktär machen, können auch Medikamente oder Drogen eine Rolle spielen, die chronisch oder intermittierend gegeben selbst depressiogen wirken, sodass primär nicht eine antidepressive Medikation, sondern das Absetzen dieser Pharmaka die kausale Therapie darstellen würde. Es ist u. W. nicht bekannt, wie häufig dies tatsächlich als Therapieresistenz bewirkender Faktor vorkommt, aber eines ist – insbesondere auch aus der Erfahrung von konsiliarisch tätigen Psychiatern – sicher: Depressiogene Eigenschaften von nicht psychotropen Pharmaka sind dem Internisten, Chirurgen oder Allgemeinmediziner oft nicht bekannt.

Welchen Stellenwert zentrale UAW überhaupt haben, ergibt sich aus einer älteren Zusammenstellung der AkdÄ: Von 11.531 Berichten aus dem Spontanerfassungssystem der Arzneimittelkommission über die Jahre 1984/85 betrafen 7–8% der UAW-Meldungen psychiatrische Reaktionen (Mathias u. Kimbel 1986). Ende 2003 waren es nach einer aktuellen Recherche in der gemeinsamen UAW-Datenbank von Bundesinstitut für Arzneimittel und Medizinprodukte (BfArM) und AkdÄ 11,0% – vielleicht ein Hinweis, dass die Zahl vermarkteter und verordneter Pharmaka mit unerwünschten zentralen Begleitwirkungen zunimmt.

Bevor wir uns einigen ausgewählten Pharmaka im Einzelnen zuwenden, muss freilich geklärt werden, was unter einem depressiogenen Effekt als Nebenwirkung eines Medikaments zu verstehen ist. Wir wollen hierunter nicht nur subsumieren, dass bestimmte Pharmaka ein klassisches depressives Syndrom auslösen, sondern auch, dass sie die Symptome einer Depression verstärken können, mag es sich dabei um die Antriebshemmung oder depressive Stimmung, somatische, vegetative bzw. motorische Störungen, Angst oder auch gestörte kognitive Funktionen handeln.

Unter den 178.089 UAW-Fällen, die Ende des Jahres 2003 in der gemeinsamen Datenbank von AkdÄ und dem BfArM seit 1990 gespeichert wa-

Tabelle 5.1. Die 10 im Zusammenhang mit Depression am häufigsten genannten Substanzen. (Aus der gemeinsamen Datenbank von AKdÄ und BfArM. A, 2003: 1907 von insgesamt 178.089 Berichten; B, 1996: 971 von insgesamt 84.856 Berichten. Aufgeführt sind die Prozentsätze derjenigen Berichte zur UAW »depressive Störung«, die den genannten Stoff als mögliche Ursache nennen)

	A (2003)	(%)	B (1996)	(%)
1.	Metalllegierung[a]	18,7	Metalllegierung[a]	36,8
2.	Stoffangabe teilweise unklar	9,1	Stoffangabe teilweise unklar	17,6
3.	Mefloquin	4,8	Mefloquin	4,2
4.	Interferon	3,8	Moclobemid	3,2
5.	Interferon-α_{2b}	3,3	Sumatriptan	2,5
6.	Ribavirin	3,2	Ethinylestradiol + Desogestrel	2,2
7.	Risperidon	2,3	Ofloxacin	2,1
8.	Moclobemid	1,8	Ramipril	2,1
9.	Peginterferon-α_{2b}	1,7	Flunarizin	2,1
10.	Ofloxazin	1,5	Lovastatin	1,9

[a]Hier handelt es sich um zeitbedingte Anschuldigungen von Amalgam.

ren, fanden sich 1907 Fälle mit depressiven Syndromen, die also ca. 3,6% der Meldungen ausmachen. Es sind zu knapp 2 Dritteln Frauen betroffen, der Altersgipfel liegt zwischen 30 und 59 Jahren. Die 10 in diesem Zusammenhang am häufigsten angeschuldigten Medikamente zeigt Tabelle 5.1. Im Jahre 1995 machten die depressiven Störungen (inkl. »psychotische Depression« und »Depression verstärkt«) 1,4% aller UAW-Meldungen aus.

! Aufschlussreich ist ein Vergleich der in den beiden Stichjahren beobachteten Rangfolge der am häufigsten ursächlich angeschuldigten Pharmaka. Während das Antimalariamittel Me oquin, das Antimigränepräparat Sumatriptan oder das Antibiotikum O oxacin schon 1995 häufig genannt wurden, sind 7 Jahre später die Interferone an vorderste Stelle gerückt.

Auffällig erscheinen die zahlreichen Meldungen zu Moclobemid, die sich schwer interpretieren lassen. Ganz an der Spitze der insgesamt 881 UAW-Meldungen zu Moclobemid finden sich neben Übelkeit die Termini Nervosität, Agitiertheit, Angst wie auch »Zustand verschlechtert«. Dieses Profil wiederum mag mit der Beobachtung in Zusammenhang stehen, dass die Verordnung neuerer Antidepressiva wie Moclobemid oder SSRI nach manchen epidemiologischen Studien bei Suizidopfern überrepräsentiert ist (Müller-Oerlinghausen u. Berghöfer 1999). Der mögliche Zusammenhang zwischen insbesondere SSRI und Induktion von Suizidideen bzw. suizidalen Handlungen wird freilich sehr kontrovers diskutiert (Wolfersdorf et.al. 2001).

Die hohe Zahl von Meldungen, in denen »Metallegierungen« als Ursache für die »UAW-Depression« angeschuldigt wurden, bezieht sich auf die in den Jahren seit 1990 aufgekommenen und durch die Presse geschürten Befürchtungen möglicher Schädigungen durch Amalgaminlays.

Tabelle 5.2 stellt diesen empirischen Daten jene Substanzgruppen bzw. Einzelsubstanzen gegenüber, für die Depression als UAW in der Literatur berichtet wurde (Übersicht: Shader 1972; Poser u. Poser 1983; Müller-Oerlinghausen u. Pietzcker 1989; Kasper u. Jung 1995; Müller-Oerlinghausen u. Schmidt 1995).

Tabelle 5.2. Ausgewählte Substanzen, die laut Literaturberichten Depression als UAW auslösen können (mod. entspr. Datenlage nach Kasper u. Jung 1995). Unter A werden Substanzgruppen bzw. Einzelsubstanzen genannt, bei denen die Evidenz für einen kausalen Zusammenhang aufgrund der Quantität und Qualität vorliegender Studien besonders groß ist. Unter B werden Pharmaka aufgeführt, für die sich eine größere Menge entsprechender Fallberichte oder Beobachtungen aus klinischen Arzneimittelprüfungen finden lassen

A	B
Antihypertensiva	**ACE-Hemmer**
Reserpin	Enalapril u. a.
α-Methyldopa	**Antibiotika**
Propranolol u. andere β-Blocker	Sulfasalazin
Steroide	**Antiarrhythmika**
Prednisolon (>40 mg/tag)	**Kalziumantagonisten**
Orale Kontrazeptiva	Diltiazem etc.
Vasodilatatoren/Kalziumantagonisten	**Antimykotika**
Cinnarizin, Flunarizin	Amphotericin B
Antibiotika	**Gastroenterologika**
Fluorchinolone (Gyrasehemmer)	Metoclopramid
Isoniazid	**Immunstimulanzien**
Immunstimulanzien	Interferon-β_{1b}
Interferone	**Nichtsteroidale Antiphlogistika**
	Indometacin
	Vitamin-A-Derivate
	Isotretinoin
	Raucherentwöhnungsmittel
	Bupropion

Es muss freilich auch an dieser Stelle nachdrücklich davor gewarnt werden, aus der Zahl eingegangener UAW-Meldungen auf die tatsächliche Häufigkeit der in Frage stehenden UAW zu schließen. Das Spontanerfassungssystem ist ein Signalgenerator und ist nicht zur Abschätzung von Inzidenzen geeignet.

Im Folgenden soll exemplarisch auf 4 wichtige Substanzgruppen genauer eingegangen werden: Neuroleptika, β-Rezeptoren-Blocker, Fluorchinolone (Gyrasehemmer) und Interferone.

5.2 Neuroleptika

Das Vorkommen zumindest teilweise pharmakogener Depressionen bei langfristig neuroleptisch behandelten schizophrenen Patienten wird kaum mehr bezweifelt. Kontrovers sind die Beurteilung des pharmakogenen Anteils und die Häufigkeit derartiger Syndrome geblieben.

Übersichten hierzu sind in den 60er Jahren von Helmchen und Hippius (1967) sowie Heinrich (1967) erschienen. Im Jahr 1983 hat aufgrund ebenfalls eigener Befunde Müller hierzu Stellung genommen. Während Helmchen und Hippius (1967) mit ihrer Übersicht die Häufigkeit der »pharmakogenen Depression« mit 20–30% bei systematischer Beobachtung angaben, war Müller der Meinung, dass bei neuroleptisch langzeitbehandelten Größenordnungen bis zu 75% diskutiert werden müssen. Galdi und Hirsch (1983) haben vor allem die motorische Komponente im Hinblick auf die Phänomenologie der depressiven Syndrome im Zusammenhang mit neuroleptischer Behandlung betont. Diskutiert wurde von ihnen auch ein cholinerges/dopaminerges Ungleichgewicht, möglicherweise auf einer pharmakogenetischen Basis. In diesem Zusammenhang sei auch auf das von Flügel und Bente beschriebene »akinetisch-abulische Syndrom« unter einer Neuroleptikabehandlung erinnert (Flügel u. Bente 1956; van Putten u. May 1978). Bei der kritischen Diskussion des hier klinisch in Frage stehenden Phänomens muss der Horizont in Richtung allgemein dysphorisierender Eigenschaften von Neuroleptika geweitet werden – ein leider von der klinischen Psychologie nicht zureichend wahrgenommenes Forschungsgebiet. So genannte atypische Neuroleptika bieten hier möglicherweise Vorteile (Voruganti u. Awad 2004).

Im Rahmen der AMÜP-Studie, in der systematisch UAW von Psychopharmaka an vorzugsweise stationären Patienten deutscher Universitätskliniken erfasst wurden, fanden sich unter mehr als 5000 Behandlungsfällen 2,5% der Patienten, bei denen wegen einer psychischen Störung das Neuroleptikum abgesetzt wurde. Eine Depression wurde als Absetzgrund in 0,6% der Fälle angegeben, ganz vorwiegend unter der Anwendung hochpotenter Substanzen (Grohmann et al. 1994).

5.3 β-Rezeptoren-Blocker

Neuropsychiatrische Nebenwirkungen sind bei verschiedensten Pharmaka beobachtet worden, die bei kardiovaskulären Indikationen eingesetzt werden (Keller u. Frishman 2003). Eine interessante Substanzklasse stellen die β-Rezeptoren-Blocker dar; hier wird sowohl über antidepressive wie auch über depressiogene Wirkungen berichtet. Schon vor fast 30 Jahren wurde von Waal (1967) auf eine hohe, dosisabhängige Inzidenz von depressiven Syndromen unter einer Therapie mit Propranolol aufmerksam gemacht. Spätere Untersuchungen haben eine derartige Häufigkeit allerdings nicht bestätigen können (Gleiter u. Deckert 1996). Für die Diskussion potenzieller depressiogener Wirkungen von β-Rezeptoren-Blockern erscheinen zwei Aspekte wichtig:

- Zum einen unterscheiden sich die verschiedenen β-Rezeptoren-Blocker in ihrer Lipidlöslichkeit, die wiederum für die Hirnschrankengängigkeit entscheidend ist. Die Hirnkonzentration von lipophilen Vertretern, wie z. B. Propranolol oder Metoprolol (z. B. Beloc), ist bei Menschen 10–20mal höher als die Hirnkonzentration z. B. des hydrophilen Atenolols (z. B. Tenormin).

Zum anderen existieren im ZNS β-Adrenozeptoren, deren anatomische Verteilung von Interesse sein dürfte. Die höchste Rezeptorendichte bei Menschen wird u. a. in limbischen Strukturen wie dem Hippokampus gefunden, wobei es sich hier vor allem um β_2-Rezeptoren handelt (Duncan et al. 1991). Einige β-Rezeptoren-Blocker zeigen eine ausgesprochene Wechselwirkung mit 5-HT_{1A}-Rezeptoren, die wiederum im Hippokampus und im entorhinalen Kortex besonders vertreten sind (Peroutka 1990).

Zuverlässige epidemiologische Daten über die Häufigkeit der verschiedenen ZNS-UAW von β-Rezeptoren-Blockern existieren bis heute nicht. Das Datenmaterial der Arzneimittelkommission zeigt, dass 16% aller UAW-Meldungen zu β-Rezeptoren-Blockern psychiatrische Störungen betreffen. Darunter finden sich 56 Suizidversuche, was 1,8% der Berichte entspricht. Unter ca. 800 mit Propranolol behandelten Patienten ergaben sich aus nicht placebokontrollierten Studien Inzidenzen von 3,1% für Müdigkeit und 1,6% für Depression. Wenn allerdings ZNS-UAW in großen placebokontrollierten Langzeitstudien bei kardiovaskulären Indikationen untersucht wurden, zeigte sich jeweils eine größere Häufigkeit von Müdigkeit. Eindeutige depressive Syndrome sind allerdings eher im Rahmen von unkontrollierten Studien oder Fallbeobachtungen berichtet worden (Gleiter u. Deckert 1996; Ried et al. 1998).

Verschiedene Untersuchungen haben sich mit der naheliegenden Frage beschäftigt, ob lipophile β-Rezeptoren-Blocker eher ZNS-UAW auslösen. Dies ist in der Tat in mehreren Untersuchungen wahrscheinlich gemacht worden, konnte aber anhand der Berichte aus dem Spontanerfassungssystem der AkdÄ nicht bestätigt werden (Lasek u. Mathias 1992).

Zu Besorgnis und Irritationen hinsichtlich des Zusammenhangs von β-Rezeptoren-Blockern und Depressionen hat seinerzeit die Publikation von Avorn et al. (1986) geführt, in der aus der Zusammenführung verschiedener großer epidemiologischer Datenmengen in den USA eine signifikante positive Beziehung zwischen der Verschreibung von β-Rezeptoren-Blockern und Antidepressiva errechnet wurde. In dieser und anderen nachfolgenden Studien fehlt es aber meist an zusätzlichen Informationen, um solche rein statistischen Beziehungen interpretieren zu können. Auf der anderen Seite konnte von Sorgi et al. (1992) in einer prospektiven kontrollierten Studie gezeigt werden, dass die Neuverschreibung des hydrophilen Nadolol nicht zu einer Erhöhung der Depressivität auf entsprechenden psychiatrischen Skalen führte. Eine solche Untersuchung liegt aber für lipophile Substanzen bislang nicht vor.

! Somit muss weiterhin davon ausgegangen werden, dass zumindest lipophile β-Rezeptoren-Blocker unter bestimmten, bislang nicht weiter bekannten Bedingungen zu unter Umständen schweren depressiven Bildern führen bzw. eine bestehende Depression verschlimmern können.

Hinzugefügt sei noch, dass auch die topische Verabreichung von Timolol im Rahmen der Glaukombehandlung zu psychischen UAW führen kann (Shore et al. 1987).

5.4 Fluorchinolone

Die Fluorchinolone (Gyrasehemmer), wie z. B. Ofloxacin, Norfloxacin, Moxifloxacin oder Cibrofloxacin (z. B. Tarivid, Barazan oder Ciprobay), stellen eine sehr häufig verordnete Antibiotikagruppe dar. Die AkdÄ hat schon frühzeitig auf die teilweise dramatischen zentralen UAW dieser Substanzen hingewiesen (Arzneimittelkommission 1986). Erstaunlicherweise haben Kasper und Jung (1995) in ihrer Übersicht diese Substanzgruppe völlig übersehen. In den 90er Jahren hat sich die AkdÄ verstärkt mit suizidalen Handlungen unter Chinolonen (Gyrasehemmern) beschäftigt (Arzneimittelkommission 1995). Der AkdÄ liegen 37 Berichte im Zeitraum von 1977 bis 1989 und 98 Berichte in den Jahren 1990 bis 2003 über Depression und Suizidalität vor, insgesamt also 135 Berichte – darunter 26 Suizidversuche.

Diese Häufung macht deutlich, dass es sich hierbei um eine spezielle Eigenschaft der Fluorchinolongruppe handelt (■ Tabelle 5.3), während bei anderen Antibiotikagruppen Depressionen und gar suizidale Handlungen nur sehr selten bzw. gar nicht berichtet werden. ■ Tabelle 5.4 zeigt, dass in 2 Dritteln der Fälle eine Depression unter der Indexbehandlung mit Gyrasehemmern erstmals beobachtet worden ist. Dabei fiel insbesondere auf, dass sich Suizidideen und suizidale Handlungen oft in sehr kurzer Zeit, d. h. innerhalb weniger Tage nach Beginn der antibiotischen Behandlung manifestierten. In 4 Fällen kam es zum vollendeten Suizid. Die Symptomatik war nicht

■ Tabelle 5.3. Vergleich der vorliegenden UAW-Berichte über Antibiotika im deutschen Spontanerfassungssystem (gemeinsame Datenbank der AkdÄ und des BfArM) seit 1990, unter spezieller Berücksichtigung der UAW Depression und Suizidalität

Antibiotika	Anzahl der Berichte	Suizidversuche	Depressionen
Penicilline	1397	3	4
Cephalosporine	4061	6	5
Doxycyclin	405	–	2
Makrolide	3144	8	15
Cotrimoxazol	1010	2	5
Fluorchinolone	4768	26	72

Tabelle 5.4. Gyrasehemmer und Depression. Kritische Nachbewertung und fachärztliche Beurteilung von 54 UAW-Fällen unter Gyrasehemmern (**GH**), die als Depression/Suizidalität klassifiziert worden waren. (Nach Wolfersdorf und Müller-Oerlinghausen 1998)

	n	(%)
Depression/Depressivität insgesamt	41	(76)
Depression unter Indexbehandlung mit GH erstmals beobachtet	35	(65)
Depression in Anamnese bekannt	7	(13)
Verschlechterung einer bekannten Depression	5	(9)

selten gekennzeichnet durch psychotische Reaktionen bzw. Verwirrtheit, die den Verdacht einer organischen Psychose nahe legen (Wolfersdorf u. Müller-Oerlinghausen 1998). Es verwundert wenig, dass ein Zusammenhang zwischen suizidalen Handlungen und der Einnahme von Fluorchinolonen in einer großen, von einem pharmazeutischen Hersteller gesponserten epidemiologischen Studie nicht gefunden werden konnte (Jick et al. 1998). Auf der anderen Seite wurde kürzlich wiederum kasuistisch über zwei in England beobachtete schwere neuropsychiatrische Reaktionen unter Ofloxacin hingewiesen (Hall et al. 2003).

5.5 Interferone

Zytokine sind Botenstoffe, die in besonderer Weise die Kommunikation zwischen Immunsystem und ZNS herstellen. Sie werden deshalb auch als "Immunotransmitter" bezeichnet (Dunn 1995). Da sie nicht nur die Immunantwort koordinieren, sondern auch direkte Wirkungen auf das ZNS besitzen, ist es nicht erstaunlich, dass die Interferone als therapeutisch besonders wichtige Vertreter dieser Substanzgruppe auch neurotoxische Effekte auslösen können. Interferone werden z. B. bei der Behandlung von viralen Infekten oder auch der multiplen Sklerose eingesetzt. IFN-α besitzt deutliche verhaltensändernde Eigenschaften, d. h. es kann eine opioidartige Euphorie wie auch depressive Zustände verursachen; auch EEG-Veränderungen sind beschrieben. Ätiologisch erscheint von besonderem Interesse, dass IFN-α über Opioidrezeptoren die HPA-Achse beeinflussen kann (Capuron et al. 2003a) und dass auch Effekte auf den Tryptophanstoffwechsel beschrieben wurden (Capuron et al. 2003b; Schäfer et al. 2003).

Schwere depressive Reaktionen inkl. Suizidalität, aber auch paranoide Psychosen und Verwirrtheitszustände wurden unter Interferonen immer wieder dokumentiert. In einer kleineren prospektiven Studie traten depressive Reaktionen bei einem Drittel der Patienten auf, die wegen einer Hepatitis C Interferon erhalten hatten (Hauser et al. 2002). Diese Depressionen, die sich durchschnittlich 3 Monate nach Beginn der Interferonmedikation entwickelten, sprachen gut auf eine Behandlung mit SSRI an. Zu ähnlichen Ergebnissen kam auch eine kürzlich publizierte deutsche Studie (Kraus et al. 2003). Im Rahmen des deutschen Spontanerfassungssystems wurden ebenfalls über 100 entsprechende Beobachtungen gemeldet. Auch unter den Spontanberichten zu Suizidversuchen standen Ende 2003 Interferon und IFN-α_{2B} nach Fluoxetin (7,8% der Berichte zu dieser UAW), Olanzapin, Moclobemid, Risperidon, Paroxetin und Clozapin an 11. und 14. Stelle der angeschuldigten Substanzen (2,5 und 2,0% der Berichte zu Suizidversuchen), während auf Ribavirin, einem häufigen Kombinationspartner von Interferon bei der HVC-Infektion, 2,2% der Berichte entfallen.

5.6 Fazit

Diese wenigen Beispiele dürften zeigen, dass es sich im Falle einer therapieresistenten Depression, ja überhaupt beim Vorliegen eines depressiven Syndroms immer lohnt, sich sorgfältig die internistische Medikation auf mögliche depressiogene bzw. depressionsverstärkende Nebenwirkungen hin anzuschauen – gerade bei den oft älteren, multimorbiden Patienten mit Multimedikation. Natürlich ist auch die höherdosierte Gabe hochpotenter Neuroleptika unter diesem Gesichtspunkt kritisch im Auge zu behalten.

Literatur

Arzneimittelkommission der deutschen Ärzteschaft (1986) Bei Verordnung von Gyrasehemmern auf ZNS-Reaktionen achten! Dtsch Ärztebl 83: 676

Arzneimittelkommission der deutschen Ärzteschaft (1995) Suizidalität im Zusammenhang mit der Anwendung von Gyrasehemmern (Fluor-Chinolonen). Dtsch Ärztebl 92: A1197

Avorn J, Everitt D, Weiss S (1986) Increased antidepressant use in patients described beta-blockers. JAMA 255: 357–360

Capuron L, Raison CL, Musselman DL, Lawson DH, Nemeroff CB, Miller AH (2003a) Association of exaggerated HPA axis response to the initial injection of interferon-alpha with development of depression during interferon-alpha therapy. Am J Psychiatry 160: 1342–1345

Capuron L, Neurauter G, Musselman DL, Lawson DH, Nemeroff CB, Fuchs D, Miller AH (2003b) Interferon-alpha-induced changes in tryptophan metabolism. Biol Psychiatry 54: 906–914

Duncan GE, Little KY, Koplas PA et al. (1991) Beta-adernergic receptor distribution in human and rat hippocampal formation: marked species differences. Brain Res 561: 84–92

Dunn AJ (1995) Interactions between the nervous system and the immune system. Implications for psychopharmacology. In: Bloom FE, Kupfer DJ (eds) Psychopharmacology. The fourth generation of progress. Raven, New York, pp 719–731

Flügel F, Bente D (1956) Das akinetisch-abulische Syndrom und seine Bedeutung für die pharmakologisch-psychiatrische Forschung. Dtsch Med Wochenschr 81: 2071–2074

Galdi J, Hirsch SR (1983) Discussion: the causality of depression in schizophrenia. Br J Psychiat 142: 621–625

Gleiter CH, Deckert J (1996) Adverse CNS-effects of beta adrenoceptor blockers. Pharmacopsychiatry 29: 201–211

Grohmann R, Rüther E, Schmidt LG (1994) Unerwünschte Wirkungen von Psychopharmaka – Ergebnisse der AMÜP-Studie. Springer, Berlin Heidelberg New York Tokio

Hall CE, Keegan H, Rogstad KE (2003) Psychiatric side effects of ofloxacin used in the treatment of pelvic inflammatory disease. Int J STD AIDS 14: 636–637

Hauser P, Khosla J, Aurora H et al. (2002) A prospective study of the incidence and open-label treatment of interferon-induced major depressive disorder in patients with hepatitis C. Mol Psychiatry 7: 942–947

Heinrich K (1967) Zur Bedeutung des postremissiven Erschöpfungs-Syndroms für die Rehabilitation Schizophrener. Nervenarzt 38: 487–491

Helmchen H, Hippius H (1967) Depressive Syndrome im Verlauf neuroleptischer Therapie. Nervenarzt 38: 455–458

Jick SS, Vasilakis C, Martinez C, Jick H (1998) A study of the relation of exposure to quinolones and suicidal behaviour. Br J Clin Pharmacol 45: 77–81

Kasper S, Jung B (1995) Psychiatrisch relevante Nebenwirkungen der nichtpsychopharmakologischen Pharmakotherapie. Nervenarzt 66: 649–661

Keller S, Frishman WH (2003) Neuropsychiatric effects of cardiovascular drug therapy. Cardiol Rev 11: 73–93

Kraus MR, Schafer A, Faller H, Csef H, Scheurlen M (2003) Psychiatric symptoms in patients with chronic hepatitis C receiving interferon alfa-2b therapy. J Clin Psychiatry 64: 708–714

Lasek R, Mathias B (1992) Unerwünschte zentralnervöse Wirkungen von β-Rezeptorenblockern. Tägl Praxis 33: 141–146

Mathias B, Kimbel KH (1986) Frühwarnsystem für unerwünschte Arzneimittelwirkungen. Dtsch Ärztebl 83: A 2372–2376

Müller P (1983) Was sollen wir Schizophrenen raten: medikamentöse Langzeitprophylaxe oder Intervallbehandlung? Nervenarzt 54: 477–485

Müller-Oerlinghausen B, Berghöfer A (1999) Antidepressants and suicidal risk. J Clin Psychiatry 60 [Suppl 2]: 94–99

Müller-Oerlinghausen B, Pietzcker A (1989) Arzneimittel und Zentralnervensystem. In: Rahn KH, Meyer zum Büschenfelde KH (Hrsg) Arzneimitteltherapie in Klinik und Praxis. Thieme, Stuttgart, S. 89–99

Müller-Oerlinghausen B, Schmidt L (1995) Psychische Störungen durch Arzneimittel. In: Faust V (Hrsg) Psychiatrie. Ein Lehrbuch für Klinik, Praxis und Beratung. G. Fischer, Stuttgart, S. 791–797

Peroutka SJ (1990) The pharmacology of current anti-migraine drugs. Headache 30 [Suppl 1]: 5–11

Poser S, Poser W (1983) Toxische Wirkungen von Arzneimitteln auf das Zentralnervensystem. Nervenarzt 54: 615–623

Putten T van, May PRA (1978) Akinetic depression in schizophrenia. Arch Gen Psychiatry 35: 1101–1107

Ried LD, McFarland BH, Johnson RE, Brody KK (1998) Ann Pharmacother 32: 699–708

Schaefer M, Schwaiger M, Pich M, Lieb K, Heinz A (2003) Neurotransmitter changes by interferon-alpha and therapeutic implications. Pharmacopsychiatry 36 [Suppl 3]: 203–206

Shader RI (1972) Psychiatric complications of medical drugs. Raven, New York

Shore JF, Fraunfelder FT, Meyer SM (1987) Psychiatric side effects from topical ocular Timolol, a beta-adrenergic blocker. J Clin Psychopharmacol 7: 264–267

Sorgi P, Ratey J, Knoedler D et al. (1992) Depression during treatment with beta-blockers: Results from a double-blind placebo-controlled study. J Neuropsychiatry Clin Neurosci 4: 187–189

Voruganti L, Awad AG (2004) Neuroleptic dysphoria: towards a new synthesis. Psychopharmacology 171: 121–132

Waal HJ (1967) Propranolol-induced depression. BMJ II: 50

Wolfersdorf M, Mauerer C, Franke C (2001) Suizidalität und Antriebssteigerung: Provokation und/oder Prävention von Suizidgefahr durch Psychopharmaka. In: Bronisch T, Felber W, Wolfersdorf M (Hrsg) Neurobiologie suizidalen Verhaltens. Roderer, Regensburg, S 303–323

Wolfersdorf M, Müller-Oerlinghausen B (1998) Gyrasehemmer, Depressivität und Suizidalität. MMW 140: 113–116

6

Organische Ursachen

F.M. Reischies

6

Hirnschädigungs- und Hirndegenerationssyndrome sowie systemische somatische Erkrankungen können Ursachen für Chronizität und Therapieresistenz der Depression sein. Sie können den Verlauf der Depression und die Therapie auf den Ebenen der Pathophysiologie, Pharmakokinetik, Pharmakodynamik und Compliance beeinflussen. Spätestens nach Feststellung der Therapieresistenz einer Depression sind diagnostische Schritte zur Erkennung einer organischen Ursache notwendig, wie Laboruntersuchungen, neuropsychologische Testverfahren, neurophysiologische und bildgebende Untersuchungen. Eine Überlappung der Symptomatik von Depression und Hirnschädigungssyndromen bzw. systemisch-organischer Erkrankung erschwert die Diagnostik. Für die Differenzialdiagnose problematisch ist in einigen Fällen, dass kognitive Leistungseinschränkungen auch im Rahmen rein affektiver Erkrankungen ohne organische Ursachen auftreten. Sie sind dann entweder als sog. depressive Pseudodemenz, als regressive Phänomene oder amotivationale Syndrome bei potenziell lang dauernden Depressionen anzusehen.
Bei therapieresistenter Depression aufgrund von Hirnschädigungs- oder Hirndegenerationssyndromen bzw. systemischen somatischen Erkrankungen mit Auswirkungen auf das ZNS ist, je nach der Grunderkrankung, in einigen Fällen eine internistische oder neurologische Therapie und in anderen eine symptomatische antidepressive Therapie sinnvoll, um die depressive Symptomatik zu beenden.

6.1 Vorbemerkungen

Einige der Ursachen für Chronizität und Therapieresistenz einer Depression sind in erworbenen Störungen des Zentralnervensystems zu suchen, die nicht mit der primären Pathogenese der Depression selbst zu tun haben, aber mit ihr in Wechselbeziehung stehen. Die Auswirkungen eines Hirnschädigungssyndroms, einer primär degenerativen Hirnerkrankung oder einer systemisch-somatischen Erkrankung auf die Depression können sich vielfältig gestalten. Sie werden im Folgenden dargestellt und diskutiert.

Man stößt hier allerdings auf ein nomenklatorisches Dilemma, das zu Beginn erwähnt werden muss: die vermutlich hirnorganisch »metabolische« Natur der depressiven affektiven Psychose. Somit betrachten wir zwei hirnorganische Prozesse, einen primären der depressiven affektiven Psychose und einen zweiten der hirnorganischen Störung, die zur Therapieresistenz führt. Dieses Kapitel handelt im wesentlichen von organischen verlaufsmodifizierenden Einflüssen:
- Einflüsse auf die Depressionsgenese,
- Einflüsse auf die Aufrechterhaltung bzw. Chronizität der Depression,
- Einflüsse auf die pathophysiologischen Mechanismen der Therapie.

Als ein Beispiel ist der Metabolismus der Pharmaka zu nennen: Zweiterkrankungen können die Pharmakodynamik beeinflussen, systemische Erkrankungen vor allem die Pharmakokinetik.

Wirkungen von Hirnschädigungssyndromen, primär degenerativen Hirnerkrankungen oder systemischen somatischen Erkrankungen mit Auswirkungen
- Auslösung einer typisch verlaufenden Depression
- Primär chronische Depression (typisch oder atypisch)
- Interferenz mit der Therapie, Therapieresistenz
- Depressive Symptomatik als organische/hirnorganische Teilsymptomatik
- Nach Depressionstherapie persistierende Teilsymptomatik des depressiven Syndroms organischer Ursache
- Maskerade einer organischen Erkrankung als Depression (Pseudodepression)
- Depressive Reaktion/Anpassungsstörung

In diesem Kapitel werden definierbare ZNS-Störungen beschrieben, die zur Chronizität und Therapieresistenz einer Depression führen. Zunächst wird eine allgemeine Einführung in die verschiedenen, zur Therapieresistenz führenden organischen Störungen gegeben – mit einem Überblick über Auswirkungen auf Phasenlänge, therapeutische Bereiche und die Persistenz von Teilsymptomatik. Danach wird auf die Diagnostik eingegangen. Zuletzt werden kurz Daten zur Therapieresistenz berichtet und Modelle hirnorganischer Verursachung therapieresistenter Depression geschildert. Die Fragestellung lautet:

- Welche hirnorganischen und systemisch-somatischen Störungen gehen – regelhaft oder in höherer Wahrscheinlichkeit – mit einer Depressionssymptomatik einher?
- Welche dieser Störungen bewirken Therapieresistenz einer unbehandelt primär chronisch verlaufenden Depression bzw. einer Depression mit einer langen Phase?

6.2 Überblick

Das Zentralnervensystem (ZNS) bietet eine Vielzahl von Störungsmöglichkeiten, die durch Krankheiten wie eine zerebrovaskuläre Erkrankung, eine degenerative Erkrankung oder beispielsweise eine toxische Einwirkung verursacht werden können. Als verschiedene Ebenen der Beeinflussung sind zu nennen:

- grobstrukturelle Schädigungen (z. B. ischämischer Insult),
- feinstrukturelle pathologische Veränderungen (auf der Ebene der Membran oder hinsichtlich der neuronalen Struktur und neuronalen Plastizität)
- metabolische pathologische Veränderungen (z. B. im Transmittermetabolismus und im Bereich der Genaktivierung).

Die Vorgänge spielen sich im ZNS ab, können ihre Ursache aber auch in systemisch-somatischen Erkrankungen haben (z. B. Endokrinopathien oder Elektrolytentgleisungen). Sie können dem Körper auch von außen zugefügt worden sein (toxische Ursachen, ► Kap. 5; Cummings 1985).

Hirnorganische und systemische organische Erkrankungen, die mit einem depressivem Syndrom einhergehen können (Cummings 1985; Cummings u. Mega 2003)

- ZNS-Erkrankungen
  - extrapyramidale Störungen (Parkinson-Syndrom, Huntington-Syndrom, progressive supranukleäre Paralyse)
  - zerebrovaskuläre Störungen
  - Sklerose
  - Demenz
  - Epilepsie
  - Tumoren
  - traumatische Hirnverletzungen
  - Meningitis/Enzephalitis
- Endokrinologische Erkrankungen
  - Hypo-/Hyperthyreose
  - Hypo-/Hyperparathyreose
  - Cushing-Syndrom, Addison-Syndrom
  - Hyperaldosteronismus
- Autoimmunerkrankungen
  - Lupus erythematodes
  - rheumatoide Arthritis
  - Arteriitis temporalis
  - Sjögren-Syndrom
- Andere virale und bakterielle Entzündungen
- Vitaminmangelsyndrome (Folsäure, Vitamin B_{12}, Nikotinsäure, Vitamin C)
- Anämien
- Stoffwechselerkrankungen

Beispiele für hirnorganische Erkrankungen, die häufig oder regelhaft mit Depression einhergehen, sind die Parkinson-Erkrankung, das Cushing-Syndrom und die Hypothyreose (Cummings 1985; Gastpar 1990; Mayeux 1990; Tölle 1990; Cummings u. Mega 2003). Diese Erkrankungen können die Aufrechterhaltung einer Depression bewirken und damit eine Therapieresistenz begründen. Dies wird damit erklärt, dass eine depressiogene Auswirkung eines pathophysiologischen Faktors weiter wirksam ist und sich den restituierenden Faktoren entgegensetzt, die dahin wirken, die Depression zu beenden. In der Gerontopsychiatrie werden die verschiedenen Formen der Komorbidität von Demenz und Depression häufig beobachtet. Eine Depression als unerwünschte Arzneimittelwirkung von Medikamenten wird in ► Kap. 5 in diesem Band besprochen. Nicht eingegangen werden soll hier auf die psychosomatische Diskussion, d. h. beispielsweise ob chronischer Schmerz – z. B. als Stress – Depression auslöst oder chronischer Schmerz als Symptom einer atypischen Depression aufzufassen ist (Brown 1990).

Die oben aufgeführte Liste enthält die wichtigsten ZNS-Erkrankungen oder systemischen somatischen Erkrankungen, die eine Depression und speziell Therapieresistenz bewirken können (Marneros 1982; Mindham et al. 1985; Wells et al. 1988; Eastwood u. Corbin 1989; Roth 1989; Federoff et al. 1992; Fröscher u. Möller 1992; Millefiorini et al. 1992; Frasure-Smith et al. 1993). Besonders häufig ist als Ursache einer Therapieresistenz der Depression eine hypothyreote Stoffwechsellage gefunden worden (Howland 1993). Das Ansprechen auf Amitriptylin war bei Patienten mit Depression nach Schädel-Hirn-Trauma vermindert (Dinan u. Mobayed 1992).

Die Therapieresistenz eines der oben genannten Depressionssyndrome hängt entscheidend davon ab, ob eine typische Depression nur ausgelöst wurde, beispielsweise durch den Stress einer weiteren somatischen Erkrankung bzw. ihrer somatischen oder sozialen Konsequenzen oder ob die somatische Ursache der Depression die depressive Symptomatik direkt bewirkt. Letzteres scheint beispielsweise bei der Hypothyreose der Fall zu sein. In diesem Fall wirkt sich der pathogene Faktor weiter aus und bewirkt die Therapieresistenz der Depression. Demnach ist erklärlich, dass die Depression erst remittieren kann, wenn in dem Beispiel die endokrinologische Grunderkrankung behandelt ist.

! Die oben aufgelisteten Erkrankungen verursachen also einerseits direkt eine depressive Symptomatik. In diesem Fall muss zunächst die somatische Ursache der Depression kuriert werden. Andererseits kann auch eine ansonsten typisch verlaufende schwere Depression nur ausgelöst worden sein. In diesem zweiten Fall, der somatischen Auslösung einer typischen depressiven Episode, wird die Therapie der organischen Erkrankung nicht zugleich auch die Depression beenden, sondern nur die eigenständige Therapie der Depression erfolgreich sein.

Wenn in einem dritten Fall die verursachende organische Erkrankung nicht behandelbar ist, z. B. bei einer Alzheimer-Demenz, wird die antidepressive Therapie rein symptomatisch sein.

6.2.1 Depressive Teilsymptomatik bei Hirnschädigungssyndromen und degenerativen Hirnerkrankungen

Die Symptomatik von Depression einerseits und Hirnschädigungssyndromen, degenerativen Hirnerkrankungen oder systemischen organischen Erkrankungen andererseits hat einen Überlappungsbereich (Reischies 2003), d. h., Hirnschädigungen und -degenerationen weisen oft eine Symptomatik auf, die auch zum depressiven Syndrom gehört. In bestimmten Fällen ist von einer Maskerade gesprochen worden – der Larvierung einer organischen Erkrankung als Depression (Barclay et al. 1984). Die vorrangige Antriebsstörung, ein »apathisches« Syndrom besonders nach Frontalhirnläsionen wird heute als Pseudodepression bezeichnet (Reischies 2002).

Als »illness-behavior« (Katz 1998) oder »depression in medical illness« (Tölle 1990) wird das allgemeine Krankheitsverhalten bzw. -empfinden z. B. bei schweren Infektionen aufgefasst. Es weist Gemeinsamkeiten mit der Depression auf. Dieses Syndrom wird im Allgemeinen nach Beendigung der somatischen Grunderkrankung verschwinden.

Bei der Therapie der Depression wird in dem Fall der Verursachung durch eine degenerative, nicht therapierbare Hirnerkrankung eine Teilsymptomatik persistieren. Greift die symptomatische Therapie der bedrückten Stimmung, so wird die organische Symptomatik, in vielen Fällen eine Antriebsminderung, persistieren. Die Persistenz von Hirnschädigungssymptomatik nach Teilresponse der antidepressiven Therapie ist ein häufiges Problem der Differenzialdiagnose und therapeutischen Evaluation in der Gerontopsychiatrie. Die Hirnschädigungssymptomatik kann sogar als progredient erscheinen, da sie von der depressiven Symptomatik nicht mehr »verdeckt« wird (Parmelee et al. 1991; Copeland et al. 1992). Zu einer Verschlechterung hirnorganischer Symptomatik kann es unter antidepressiver Therapie dann kommen, wenn die Demenzerkrankung fortschreitet und die antidepressive Therapie lange Zeit in Anspruch nimmt.

6.2.2 Therapieresistenz bei Demenz

Ein apathisches Syndrom ist ein im Alter häufiger zu beobachtender Teil der Symptomatik von Depressionen (Prince et al. 1999). Es wird in Zusammenhang gebracht mit dem im Alter zunehmenden Anteil von Patienten mit beginnenden Demenzen. Besonders bei vaskulärer Demenz, aber auch bei Alzheimer-Demenz tritt im Vorfeld oder in frühen Stadien häufig depressive Symptomatik auf (siehe z. B. Reischies 2004). Die antidepressive Therapie bei einer Demenz ist häufig erst verzögert oder weniger erfolgreich (z. B. bei der Demenz vom Alzheimer-Typ; Reifler et al. 1989; Katz 1998; Trappler u. Cohen 1998). Zeichen für Therapieresistenz ergaben sich auch bei Patienten mit kortikaler Atrophie (Dolan et al. 1986). Allerdings sind Daten, die direkt die organische Verursachung der Therapieresistenz einer Depression nachweisen, noch recht selten. Neben einer Persistenz von Antriebsstörung kann auch eine Affektlabilität und Katastrophenreaktion nach Überforderung beispielsweise in Testsituationen beobachtet werden und sollte von einem Weiterbestehen einer Depression differenziert werden.

Wegen der instabilen Stimmungslage im Verlauf der Depressionsremission kann ein früher Rückfall auch eine unbefriedigenden Therapieresponse belegen. Studien fanden eine höhere Rückfallrate bei Patienten mit Altersdepression auch nach kurzfristig guter Besserung (Mueller et al. 2004).

6.3 Pathogenetische Modelle

Pathogenetische Modelle der Wirkungsmechanismen antidepressiver Therapie werden gern als Ansatzpunkte für die Bildung von Modellen der Depression herangezogen (bzw. umgekehrt die unerwünschten Arzneimittelwirkungen von Medikamenten, die eine depressive Symptomatik verursachen). Ebenso kann auch eine Interaktion mit Hirnschädigungen Hinweise auf pathogenetische Zusammenhänge geben.

Eine Hirnschädigung oder -degeneration kann sich auf die Strukturen auswirken, deren Störung mit der Depression in Verbindung gebracht wird. Es wurde von verschiedenen Seiten versucht, nachzuweisen, dass Hirnschädigungen auf derselben metabolischen Ebene wirken, wie es nach den Modellen der Depression postuliert wird; damit können sie eine Depressionssymptomatik verstärken und verlängern. Dies könnte eine Therapieresistenz mit erklären.

Ein derartiges Modell ist das sog. **Diskonnektionskonzept**. Es geht davon aus, dass die aminergen Projektionen vom Hirnstamm zum basalen Vorderhirn und Kortex geschädigt werden. Die Hirnstammneurone, die biogene Amine wie z. B. Noradrenalin ausschütten, werden dabei in ihrer Verbindung mit dem übrigen Gehirn gestört. Mit diesem Modell wurde versucht, die Post-Stroke-Depression nach einer frontalen Schlaganfallläsion zu erklären (Robinson et al. 1984); aber auch vaskuläre Mikroläsionen oder demyelinisierende Schädigungen wären als Ursache denkbar. Das zweite Modell geht von einer Neuronenschädigung im Kerngebiet der genannten Projektionsbahnen aus. Als Ursache einer endogenen Depression wurde eine reversible Schädigung des Nucleus coeruleus diskutiert sowie ein Neuronenverlust für die depressive Symptomatik bei Demenz (Chan-Palay u. Asan 1989; s. auch Förstl et al. 1992). Die Möglichkeit einer Verstärkung inhibitorischer Regelkreise als Ursache von Depression bei zerebrovaskulären Marklagerläsionen wurde von Krishnan (2003) erörtert. Die Rolle von subkortikalen vaskulären Läsionen zeigt die Arbeit von Simpson et al. (1998).

Weitere Modelle existieren für einzelne Symptome des depressiven Syndroms. Die emotionale Wahrnehmung ist besonders bei rechtshemisphäralen Schädigungen verändert (Starkstein et al. 1989; Sackeim 1991). Dieser Befund könnte eine Beziehung zum »Gefühl der Gefühllosigkeit« bei Depression aufweisen. Die emotionale Ausdrucksfähigkeit ist bei Frontalhirnstörungen beeinträchtigt und kann möglicherweise die Verminderung des Ausdrucksverhaltens depressiver Patienten erklären (Ross u. Rush 1981; Blonder et al. 1991). Allerdings ist auch hier die alternative Erklärung zu betrachten, dass die zentrale Kontrolle des »emotional motor systems« (Holstege et al. 1996) gestört ist. Hierfür kommt unter anderem das mediale ventrale Striatum in Frage (Öngür et al. 1998).

Der reduzierte psychomotorische Antrieb bei Patienten mit Hirnschädigungssyndromen könnte eine Beziehung zum akinetischen Mutismus haben, der z. B. bei Schädigung mediofrontaler Areale, beispielsweise der supplementär Area, auftreten kann. Es handelt sich um eine organische Antriebsstörung bei vollem Bewusstsein. Nicht die Hemmung, sondern der Antriebsverlust depressiver Patienten kann mit einem derartigen Befund in Zusammenhang gebracht werden. Hirnschädigungssymptome können im Einzelfall organischer Depression für die Ausprägung von entsprechender Teilsymptomatik der Depression verantwortlich sein und damit auch für ihre Persistenz.

Mehrere Studien haben den Funktionszustand des anterioren Cingulums als Prädiktor für Therapieresponse gezeigt (Wu et al. 1999; Pizzagali et al. 2001; Seminowicz et al. 2004); Zeichen einer Minderaktivität, mit verschiedenen Methoden gemessen, waren mit schlechterer Response auf antidepressive Therapie assoziiert. In dieser Region liegt bei familiärer Form der Depression basal verminderte Aktivität vor (nach Befunden von Drevets et al. 1997). Zudem wurden hier in

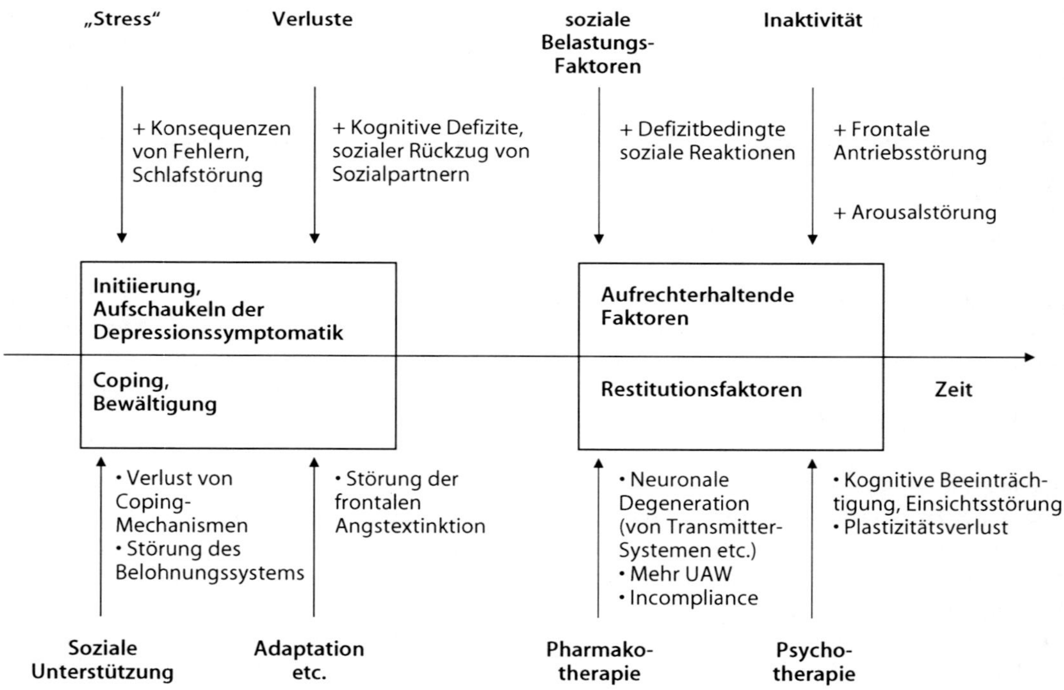

Abb. 6.1. Therapieresistenz durch Einwirkung von pathogenetischen und pathoplastischen Faktoren, die mit Hirnschädigungssyndromen bzw. Hirndegenerationssyndromen in Zusammenhang stehen. Es wird zunächst von initiierenden, aufschaukelnden Faktoren ausgegangen und dann von Faktoren, welche die Depression aufrechterhalten. Diesen wirken Coping- und Restitutionsfaktoren entgegen. Faktoren der Hirnschädigungs- oder Hirndegenerationssyndrome sind hier entweder als fördernd (+) bei den depressiogenen Einflüssen oder als hemmend (–) bei den remissionsbewirkenden Faktoren dargestellt

neuropathologischen Untersuchungen gliöse Veränderungen gefunden (Öngür et al. 1998). Derzeit ist noch nicht klar, ob sekundäre Störungen durch vaskuläre oder degenerative Veränderungen dieser für die Depression kritischen Hirnareale zu einer Therapieresistenz führen können.

Zuletzt ist auf die multidimensionale Verflechtung von Einflussfaktoren hinzuweisen. Alle Einzelfaktoren der physiologischen, psychologischen und sozialen Ebene sind bei der Beurteilung des Einzelfalls im Zusammenhang zu sehen (▫ Abb. 6.1).

Auf der psychologischen Ebene können die Copingfähigkeiten im Zusammenhang mit kognitiven Leistungsstörungen bei Hirnschädigungen oder -degenerationen versagen. Damit werden die als »seelische Abwehrkräfte« zu bezeichnenden Funktionen der Person beeinträchtigt. Ein damit zusammenhängender Depressionstyp ist die häufig zu beobachtende depressive Reaktion auf beginnende hirnschädigungsbezogene Leistungsbeeinträchtigungen; dies gilt besonders bei leistungsorientierten und autonomiebewussten Menschen. Es kann zu Selbstmitleid kommen. Zu beachten ist, dass Risikofaktoren jeweils auf den anderen Beschreibungsebenen mit den dort vorherrschenden Faktoren in Wechselwirkung treten, d. h., sie treffen dort auf andere Gruppen von Einflussfaktoren.

Auf der sozialen Ebene treffen soziale Verluste besonders im Alter mit verminderter kognitiver Leistungsfähigkeit und Minderung der körperlichen Kraft und Belastbarkeit zusammen. Störungen im Kommunikationsverhalten können zunehmende Isolation nach sich ziehen. Verluste von Sozialpartnern und sozialen Kontakten treten auf (die für die Persönlichkeit spezifische Verluste sein können) und addieren sich zu dem hohen Adaptationsdruck im Alter. Sie können damit zu einer Depression beitragen, die auf eine optimale antidepressive Therapie nicht anspricht.

6.4 Diagnostik

Bei jeder therapieresistenten Depression muss spätestens zum Zeitpunkt des Feststellens von Therapieresistenz geprüft werden, ob eine der genannten organischen Erkrankungen vorliegt. Durch die Anamnese, die psychopathologische und körperliche Untersuchung sowie technische und laborchemische Zusatzuntersuchungen sollten routinemäßig die relevanten ZNS- oder systemischen Erkrankungen unter Abwägung von Kosten, Nutzen und Risiken ausgeschlossen werden (▫ Tabelle 6.1). Gegebenenfalls sind konsiliarische internistische und neurologische Beratung notwendig (Regier et al. 1988).

▫ Tabelle 6.1. Diagnostische Maßnahmen zum Ausschluss organischer Ursachen der Therapieresistenz einer Depression

Basisdiagnostik	Zusatzuntersuchungen bei Therapieresistenz
Anamnese: speziell Frage nach neurologisch/neuropsychologischen Ereignissen, z. B. TIA, Schädel-Hirn-Trauma etc.	Vitamin B_{12}, Folsäure im Serum
Psychopathologischer Befund: speziell Zeichen von Hirnschädigung oder -degeneration	Dopplersonographie der Hirngefäße
Körperliche Untersuchung inkl. Arteriosklerosezeichen und Spiegelung des Augenhintergrunds	Bildgebende Hirndiagnostik (CT, MRT)
Neurologische Untersuchung: insbesondere Erfassung von extrapyramidal-motorischer Symptomatik	Thoraxröntgenaufnahme, Echokardiographie, Langzeit-EKG
EKG, EEG	Neuropsychologische Testung
Labor: Blutbild, Elektrolyte, Glukose, Lipide, Leberenzyme, BSG/CRP, Schilddrüsenhormonwerte, Luesserologie, Urinstatus	Ggf. weitere neurologische/internistische Zusatzdiagnostik

Beim neurologischen Status ist auf extrapyramidal-motorische Symptomatik zu achten, speziell auf Rigor und Akinese des Parkinson-Syndroms. Für die Diagnostik zerebrovaskulärer Veränderungen im Alter sind folgende Bereiche (mit Fremdanamnese) zu untersuchen:

- arteriosklerotische Veränderungen (periphere arterielle Verschlusskrankheit, Veränderungen im Augenhintergrund, Dopplerdiagnostik der zuführenden Hirngefäße bzw. intrakraniell);
- zerebrovaskuläre Läsionen (strukturelle Bildgebung mit MRT, strategische Lokalisationen von Lakunen; für den Nachweis akuter Läsionen Spezial-MRT mit diffusion tensor imaging);
- Folgen von zerebrovaskulären Läsionen (Ereignisse mit typischer Verlaufscharakteristik und Zusammenhang zur Entwicklung aktueller Symptomatik; fokalneurologische Defizite; Anamnese von TIAs bzw. möglicher stummer Infarkte, Fremdanamnese);
- Risikofaktoren (Fettstoffwechsel, Hypertonus, genetische Faktoren).

Der Nachweis zerebrovaskulärer Läsionen im MRT steht im Zusammenhang mit dem Ansprechen auf eine antidepressive Therapie (Taylor et al. 2003); dies gilt vor allem auch für stumme Infarkte (Fujikawa et al. 1996).

Neuropsychologische Verfahren zur Demenzdiagnose sind vorrangig im Stadium leichter Demenz notwendig, in dem auch gehäuft Depressionssyndrome gesehen werden, jedoch nicht bei offenkundiger, schwerer Demenz (Fischer et al. 1990; Lauter u. Dame 1991; Helmchen 1992; Reischies et al. 1997). Das Ausmaß der Reversibilität kognitiver Störungen in der Depression ist in der Vergangenheit deutlich zu hoch angesetzt worden (Reischies 1988; Abas et al. 1990; Reischies u. von Spieß 1990; Reischies u. Neu 2000). Das hängt unter anderem mit oft normaler oder allenfalls nur geringfügig gestörter Testleistung in der Depression zusammen (Friedman 1964; Reischies et al. 1993; Burt et al. 1995).

Übereinstimmung herrscht in der Literatur mittlerweile darüber, dass gewisse schwerwiegende kognitive Störungen, wie Störung der Orientierung und Lernfähigkeit (Reischies u. von Spieß 1990; Reischies u. Lindenberger 1996) sowie Zeichen der Aphasie oder Apraxie (Caine 1986; Sachdev et al. 1990), nicht zur unkomplizierten Depression gehören. Sie sind, wenn sie auftreten, als Zeichen für ein Hirnschädigungs- bzw. -degenerationssyndrom zu werten.

Die Leistung in neuropsychologischen Tests stellt einen Prädiktor des Ansprechens auf eine antidepressive Therapie dar (Toone u. Ron 1977; Grunhaus et al. 1983; Zubenko et al. 1994). Eine längere stationäre Aufenthaltsdauer für eine Depressionstherapie wurde bei Störung kognitiver Leistungen beobachtet (Johnston et al. 1987; Kato et al. 1995). Diese Verlängerung des stationären Aufenthalts war unabhängig vom Schweregrad der Erkrankung und soziobiographischen Variablen der Patienten. Eine statistisch signifikante Beziehung kognitiver Beeinträchtigung zur Aufenthaltsdauer, die jedoch nicht deutlich ausgeprägt ist, wurde in unserer Arbeitsgruppe gefunden (Reischies 1988; Reischies u. von Spieß 1990): In dieser Studie konnte bei 43 Patienten (Alter 59,2 Jahre/SD 9,4 Jahre, Schulbildung 9 Jahre/SD 1,8 Jahre; 69,0% Frauen) eine mäßig hohe Korrelation des Globalfaktors der kognitiven Leistungen (aus einer Faktorenanalyse der neuropsychologischen Testleitung) mit der Aufenthaltsdauer im Krankenhaus gefunden werden ($r=-0{,}48$, $p=0{,}001$).

Laborparameter können endokrinologische, entzündliche und weitere metabolische Erkrankungen nachweisen. Beispielsweise ist die erhöhte basale TSH-Sekretion als Ausdruck einer Hypothyreose bei therapieresistenter Depression häufig. Ernährungsgewohnheiten sind zu erfragen und ggf. Vitaminspiegel zu bestimmen.

Zusätzlich wird auf die Notwendigkeit einer EKG-Untersuchung hingewiesen. Dazu soll hier neben der internistischen körperlichen Untersuchung auch die entsprechende Zusatzuntersuchung erwähnt werden, wie Thoraxröntgenaufnahme, ggf. mit CT der inneren Organe, Oberbauchsonographie bzw. Schilddrüsensonographie.

Die Problematik der Erforschung von Faktoren des ZNS für therapieresistente Depressionen liegt darin, dass es vielfältige Schädigungsmöglichkeiten des Zentralnervensystems gibt, die sich erst ab einer gewissen Schwelle in Störungen kognitiver Leistungen oder weiteren psychopathologischen bzw. neurologischen Symptomen zeigen. Ein Beispiel hierfür ist die hohe Rate von stummen Infarkten im Alter. Dazu kommt, dass die Leistungsmuster im neuropsychologischen Bereich bei den unterschiedlichen Schädigungen von Hirnregionen bzw. Funktionssystemen sehr vielfältig sind. Eine einzige globale diagnostische Variable für »hirnorganische« Störung ist nicht zu erwarten.

6.5 Fazit

Hirnschädigungssyndrome bzw. systemische somatische Erkrankungen können die Therapie der Depression erschweren. Wenn eine chronisch-organische Erkrankung sich als Depression maskiert, kommt es u. U. zur Fehldiagnose und falschen Indikationsstellung der folgenden Therapie. Es werden eine Medikation und evtl. eine weitere Therapie angesetzt, die das depressive Syndrom nur symptomatisch behandeln; dessen behandelbare organische Grundursachen werden aber vernachlässigt.

Neben der ausbleibenden oder zu spät einsetzenden Therapie einer der Depression zugrunde liegenden organischen Erkrankung gibt es noch eine Auswirkung, die sich auf die antidepressive Therapie selbst bezieht. Die notwendige und verträgliche Dosis antidepressiver Medikation wird häufiger durch unerwünschte Arzneimittelwirkungen beeinflusst.

! Eine geringere Toleranz gegenüber unerwünschten Arzneimittelwirkungen antidepressiver Medikation ist bei hirnorganischen Erkrankungen häufig. Dies gilt besonders für die früher häufiger auch bei Altersdepression gegebenen trizyklischen Antidepressiva.

Natürlich kommt es bei Patienten mit Demenzsyndromen gehäuft zu fehlerhafter Medikamenteneinnahme oder dem Vergessen der Medikation, sodass eine reguläre antidepressive Therapie bei alleinstehenden Personen häufig nur mit Haushaltshilfe oder stationär durchgeführt werden kann.

Literatur

Abas MA, Levy R, Sahakian BJ (1990) Neuropsychological deficits and CT scan changes in elderly depressives. Psychol Med 20: 507–520

Barclay LL, Lee RE, Blass JP (1984) Cerebral metastases mimicking depression in a »forgetful« attorney. J Am Geriatr Soc 32: 866–867

Blonder LX, Bowers D, Heilman KM (1991) The role of the right hemisphere in emotional communication. Brain 114: 1115–1127

Brown GK (1990) A causal analysis of chronic pain and depression. J Abnorm Psychol 99: 127–137

Burt DB, Zembar NJ, Niederehe C (1995) Depression an memory: a meta-analyisis of the association, its pattern, and specificity. Psychol Bull 117: 285–305

Caine ED (1986) The neuropsychology of depression: the pseudodementia syndrome. In: Grant I, Adams KM (eds) Neuropsychological assessment of neuropsychiatric disorders. Oxford University Press; pp 221–243

Chan-Palay V, Asan E (1989) Quantitation of catecholamine neurons in the locus coeruleus in human brains of normal young and older adults and in depression. J Comp Neurol 287: 357–372

Copeland JRM, Davidson IA, Dewey ME et al. (1992) Alzheimer›s disease, other dementias, depression and pseudodementia: prevalence, incidence and three-year outcome in Liverpool. Br J Psychiatry 161: 230–239

Cummings JL (1985) Clinical neuropsychiatry. Grune & Stratton, Orlando

Cummings JL, Mega MS (2003) Disturbance of mood and affect. In: Cummings JL, Mega MS (eds) Neuropsychiatry and behavioural neuroscience. Oxford University Press, pp 200–227

Dinan TG, Mobayed M (1992) Treatment resistance of depression after head injury: a preliminary study of amitiptylin response. Acta Psychiatr Scand 85: 292–294

Dolan RJ, Calloway SP, Thacker RF, Mann AH (1986) The cerebral cortical appearance in depressed patients. Psychol Med 16: 775–779

Drevets WC, Price JL, Simpson J, Todd R, Reich T, Vannier M, Raichle M (1997) Subgenual prefrontal cortex abnormalities in mood disorders. Nature 386: 824–827

Eastwood MR, Corbin SL (1989) The relationship between physical illness and depression in old age. In: Murphy E (ed) Affective disorders in the elderly. Churchill Livingstone, Edinburgh, pp 177–186

Federoff JP, Starkstein SE, Forrester AW, Geisler FH, Jorge RE, Arndt SV, Robinson RG (1992) Depression in patients with acute traumatic brain injury. Am J Psychiatry 149: 918–923

Fischer P, Simanyi M, Danielczyk W (1990) Depression in dementia of Alzheimer type and multi-infarct dementia. Am J Psychiatry 147: 1484–1487

Förstl H, Burns A, Luthert P, Cairns N, Lantos P, Levy R (1992) Clinical and neuropathological correlates of depression in Alzheimer›s disease. Psychol Med 22: 877–884

Frasure-Smith N, Lespérance F, Talajic M (1993) Depression following myocardial infarction. Impact on 6-month survival. JAMA 270: 1819–1825

Friedman AS (1964) Minimal effects of severe depression on cognitive functioning. J Abnorm Soc Psychol 69: 237–343

Fröscher W, Möller AA (1992) Depression bei Epilepsie. Krankenhausarzt 65: 205–209

Fujikawa T, Yokota N, Muraoka M, Yamawaki S (1996) Response of patients with major depression and silent cerebral infarction to antidepressant drug therapy, with emphasis on central nervous system adverse reactions. Stroke 27: 2040–2042

Gastpar M (1990) Organische Depressionen unter Einschluß medikamentöser Faktoren. In: Möller H-J (Hrsg) Therapieresistenz unter Antidepressiva-Behandlung. Springer, Berlin Heidelberg New York Tokio, S 63–69

Grunhaus L, Dilsaver S, Greden JF, Carroll BJ (1983) Depressive pseudodementia: A suggested diagnostic profile. Biol Psychiatry 18: 215–225

Helmchen H (1992) Klinik und Therapie depressiver Störungen im höheren Alter. In: Häfner H, Hennerici M (Hrsg) Psychische Krankheiten und Hirnfunktionen im Alter. G. Fischer, Stuttgart, S 119–138

Holstege B, Bandler R, Saper CB (1996) The emotional motor system. Elsevier, Amsterdam (Progress in Brain Res, vol 107)

Howland RH (1993) Thyroid dysfunction in refractory depression: implication for pathophysiology and treatment. J Clin Psychiatry 54: 47–54

Johnston M, Wakeling A, Graham N, Stokes F (1987) Cognitive impairment, emotional disorder and length of stay of elderly patients in a district general hospital. Br J Med Psychol 60: 133–139

Kato K, Galynker II, Miner CR, Rosenblum JL (1995) Cognitive impairment in psychiatric patients and length of hospital stay. Compr Psychiatry 36: 213–217

Katz IR (1998) Diagnosis and treatment of depression in patients with Alzheimer›s disease and other dementias. J Clin Psychiatry 59 [Suppl 9]: 38–44

Krishnan KR (2003) White matter hyperintensity progression and late-life depression outcomes. Arch Gen Psychiatry 60: 1090–1096

Lauter H, Dame S (1991) Depressive disorders and dementia: the clinical view. Acta Psychiatr Scand Suppl 366: 40–46

Marneros A (1982) Hirnorganische Melancholie. Psychiatria Clin 15: 212–230

Mayeux R (1990) Depression in the patient with Parkinson›s disease. J Clin Psychiatry 51: 20–23

Millefiorini E, Padovani A, Pozzilli C et al. (1992) Depression in the early phase of MS: influence of functional disability, cognitive impairment and brain abnormalities. Acta Neurol Scand 86: 354–358

Mindham RHS, Steele C, Folstein MF, Lucas J (1985) A comparison of the frequency of major affective disorder in Huntington›s disease and Alzheimer›s disease. J Neurol Neurosurg Psychiatry 48: 1172–1174

Mueller TI, Kohn R, Leventhal N et al. (2004) The course of depression in elderly patients. Am J Geriatr Psychiatry. 12: 22–29

Öngür D, Drevets WD, Price JL (1998) Glial reduction in the subgenual prefrontal cortex in mood disorders. Proc Natl Acad Sci USA 95: 13290–13295

Parmelee PA, Kleban MH, Lawton MP, Katz IR (1991) Depression and cognitive change among institutionalized aged. Psychol Ageing 6: 504–511

Pizzagalli D, Pascual-Marqui RD, Nitschke JB et al. (2001) Anterior cingulate activity as a predictor of degree of treatment response in major depression: evidence from brain electrical tomography analysis. Am J Psychiatry 158: 405–415

Prince MJ, Reischies FM, Beekman ATF et al. (1999) Development of the EURO-D scale – a European Union initiative to compare symptoms of depression in 14 European centres. Br J Psychiatry 174: 330–338

Regier DA, Hirschfeld RMA, Goodwin FK, Burkje JD Jr, Lazar JB, Judd LL (1988) The NIMH depression awareness, recognition, and treatment program: Structure, aims and scientific basis. Am J Psychiatry 145: 1351–1357

Reifler BV, Teri L, Raskind M, Veith R, Barnes R, White E, McLean P (1989) Double-blind trial of impramine in Alzheimer›s disease patients with and without depression. Am J Psychiatry 146: 45–49

Reischies FM (1988) Neuropsychologische Befunde bei der Depression im Involutionsalter und Senium und ihre Beziehung zur regionalen Hirndurchblutung. In: Oepen G (Hrsg) Psychiatrie des rechten und linken Gehirns. Deutscher Ärzte-Verlag, Köln, S 187–197

Reischies FM (2002) Psychopathologie des Frontalhirns. In: Förstl H (Hrsg) Frontalhirn, Funktionen und Erkrankungen. Thieme, Stuttgart, S 89–108

Reischies FM (2003) Depression. In: Steinhagen-Thiessen E, Hanke B (Hrsg) Neurogeriatrie. Blackwell, Berlin, S 89–131

Reischies FM (2004) Demenz und Depression. In: Wallesch C-W, Förstl H (Hrsg) Demenzen. Thieme, Stuttgart (Referenzreihe Neurologie)

Reischies FM, Lindenberger U (1996) Grenzen und Potentiale kognitiver Leistungen im hohen Alter. In: Mayer KU, Baltes PB (Hrsg) Die Berliner Altersstudie: Von 70 bis 100. Akademie Verlag, Berlin, S 351–378

Reischies FM, Neu P (2000) Comorbidity of mild cognitive disorder and depression – a neuropsychological analysis. Eur Arch Psychiatry Clin Neurosci 250: 186–193

Reischies FM, von Spieß P (1990) Katamnestische Untersuchungen zur depressiven Pseudodemenz. In: Lungershausen E, Kaschka WP, Wittkowski RJ (Hrsg) Affektive Psychosen. Schattauer, Stuttgart, S 248–253

Reischies FM, Baum K, Nehrig C, Schörner W (1993) Psychopathological symptoms and MRI-findings in multiple sclerosis. Biol Psychiatry 33: 676–678

Reischies FM, Geiselmann B, Geßner R et al. (1997) Demenz bei Hochbetagten – Ergebnisse der Berliner Altersstudie. Nervenarzt 68: 719–729

Robinson RG, Kubos KL, Starr LB, Rao K, Price TR (1984) Mood disorders in stroke patients: importance of location of lesions. Brain 107: 81–93

Ross ED, Rush AJ (1981) Diagnosis and neuroanatomical correlates of depression in brain-damaged patients. Arch Gen Psychiatry 38: 1344–1354

Roth M (1989) Association of somatic disease with affective disorders in middle and old age. In: Lerer B, Gershon S (eds) New directions in affective disorders. Springer, Berlin Heidelberg New York Tokio, pp 367–372

Sachdev PS, Smith JS, Angus-Lepan H, Rodriguez P (1990) Pseudodementia twelve years on. J Neurol Neurosurg Psychiatry 53: 254–259

Sackeim HA (1991) Emotion, disorders of mood, and hemispheric functional specialization. In: Carroll BJ, Barrett JE (eds) Psychology and the brain. Raven, New York, pp 209–242

Seminowicz DA, Mayberg HS, McIntosh AR, Goldapple K, Kennedy S, Segal Z, Rafi-Tari S (2004) Limbic-frontal circuitry in major depression: a path modeling metaanalysis. Neuroimage 22: 409–418

Simpson S, Baldwin RC, Jackson A, Burns AS (1998) Is subcortical disease associated with a poor response to antidepressants? Neurological, neuropsychological and neuroradiological findings in late-life depression. Psychol Med 28: 1015–1026

Starkstein SE, Robinson RG, Honig MA, Parikh RM, Joselyn J, Price TR (1989) Mood changes after right-hemisphere lesions. Br J Psychiatry 155: 79–85

Taylor WD, Steffens DC, MacFall JR, McQuoid DR, Payne ME, Provenzale JM, Krishnan KR (2003) White matter hyperintensity progression and late-life depression outcomes. Arch Gen Psychiatry 60: 1090–1096

Tölle R (1990) Organisch bedingte Depressionen. Nervenarzt 61: 176–182

Toone BK, Ron M (1977) A study of predictive factors in depressive disorders of poor outcome. Br J Psychiatry 131: 587–591

Trappler B, Cohen CI (1998) Use of SSRIs in »very old« depressed nursing home residents. Am J Geriatr Psychiatry 6: 83–89

Wells KB, Golding JM, Burnam MA (1988) Psychiatric disorder in a sample of the general population with and without chronic medical conditions. Am J Psychiatry. 145: 976–981

Wu J, Buchsbaum MS, Gillin JC et al. (1999) Prediction of antidepressant effects of sleep deprivation by metabolic rates in the ventral anterior cingulate and medial prefrontal cortex. Am J Psychiatry 156: 1149–1158

Zubenko GS Mulsant BH, Rifai AH, Sweet RA, Pasternak RE, Marino LJ, Tu XM (1994) Impact of acute psychiatric inpatient treatment on major depression in late life and prediction of response. Am J Psychiatry 151: 987–994

Depressionen bei Abhängigkeits-erkrankungen

M. Schäfer, A. Heinz

Lebenszeitprävalenzen für depressive Störungen nach DSM- und ICD-Kriterien liegen bei alkoholabhängigen Patienten zwischen 54 und 75%, bei opiatabhängigen Patienten werden zwischen 38 und 56% angegeben. Für die Behandlung therapieresistenter Depressionen bei Patienten mit einer Substanzabhängigkeit ist bezüglich der diagnostischen Einteilung wichtig, inwieweit es sich um unabhängig voneinander bestehende Erkrankungen handelt.

Häufig erlaubt erst die Stabilisierung der Suchterkrankung eine konsequente Therapie der affektiven Störungen. Therapiekonzepte für eine depressive Störung sollten daher prinzipiell die Abhängigkeitserkrankung direkt miteinbeziehen. Eine ausreichend lange Abstinenzbehandlung, psychoedukative Suchtgruppen, die Einbindung in Selbsthilfegruppen, eine medikamentöse Rückfallprophylaxe mittels Acamprosat und bei opiatabhängigen Patienten in Einzelfällen eine suffiziente Substitutionsbehandlung stellen die wesentlichen Therapiepfeiler eigenständig verlaufender Abhängigkeitserkrankungen dar. – Sekundäre Depressionen remittieren zumeist spontan nach ausreichend langer Abstinenzzeit. Der Hauptgrund für andauernde therapieresistente sekundäre Depressionen ist hier ein weiterhin bestehender Substanzmissbrauch.

Im Fall einer eigenständig verlaufenden Depression unterscheidet sich das therapeutische Vorgehen letztendlich nicht grundlegend von dem Vorgehen bei depressiven Patienten ohne Suchterkrankung. In der medikamentösen antidepressiven Therapie haben neuere Antidepressiva bezüglich der Leberverträglichkeit gerade bei Alkoholabhängigkeit ein günstigeres Nebenwirkungsprofil als trizyklische Antidepressiva. Bei der Anwendung augmentativer Strategien (z. B. Lithium) sowie einer medikamentösen phasenprophylaktischen Behandlung (z. B. Lithium, Carbamazepin, Valproinsäure und Lamotrigin) sind ebenfalls Besonderheiten der Leberverträglichkeit zu beachten. Bei komorbiden Patienten sollte zudem eine möglicherweise eingeschränkte Zuverlässigkeit bei der Medikamenteneinnahme mit möglichen Komplikationen (z. B. Lithium) in Betracht gezogen werden. Letztendlich kann bei andernfalls therapieresistenter Depression die Elektrokrampftherapie, insbesondere wegen der guten Verträglichkeit, eine sinnvolle Therapieoption sein. Intensivierte psychotherapeutische Angebote sollten gerade komorbiden Patienten angeboten werden.

7.1 Prävalenz

In Deutschland sind ca. 1,6 Millionen Menschen gemäß aktueller diagnostischer Kriterien als alkoholabhängig anzusehen, wobei weitere ca. 2,7 Millionen einen therapiebedürftigen Alkoholmissbrauch betreiben. Auch die Nikotinabhängigkeit wird zunehmend relevant mit schätzungsweise 17 Millionen Rauchern in Deutschland. Weiterhin gibt es ca. 150.000 Menschen mit einer Abhängigkeit von illegalen Drogen, wovon 30.000–45.000 Frauen sind. Der Konsum sog. »weicher Drogen« ist ebenfalls häufig. Gemäß dem europäischen Drogenbericht 2002 verfügen 10–30% der Erwachsenen in den meisten europäischen Ländern über Lebenszeiterfahrungen mit Cannabis gegenüber 1–5% mit Amphetaminen, Kokain oder Ecstasy. In den letzten 12 Monaten konsumierten 5–15% der jungen Erwachsenen Cannabis.

Abhängigkeitserkrankungen treten häufig gleichzeitig mit affektiven Störungen auf und sind vor allem im Falle einer bisherigen Therapieresistenz differenzialdiagnostisch abzuklären.

! Die Bewertung und Einordnung der depressiven Störung bei gleichzeitig bestehender Suchterkrankung erfordert eine sorgfältige diagnostische Einschätzung. So kann es sich um substanzinduzierte oder von der Substanzeinnahme unabhängige affektive Störungen handeln, die ein unterschiedliches therapeutisches Vorgehen erfordern.

7.1.1 Alkoholabhängigkeit

Epidemiologische Studien weisen darauf hin, dass 54–75% der Patienten mit einer Alkoholabhängigkeit an einer weiteren psychischen Erkrankung leiden. Bei ungefähr 43% männlicher Alkoholiker kann eine psychiatrische Komorbidität diagnostiziert werden. Frauen leiden sogar noch häufiger als Männer an einer weiteren psychiatrischen Erkrankung, insbesondere an Angsterkrankungen und Depressionen. Nur Persönlichkeitsstörungen (vor allem die sog. dissoziale Persönlichkeitsstörung) finden sich gehäuft bei den männlichen Patienten mit Alkoholabhängigkeit.

Während der Alkoholabhängigkeit klagen die meisten Patienten über zusätzlich bestehende depressive Symptome. Bei ca. 30% erfüllen diese Symptome tatsächlich die diagnostischen Kriterien nach DSM-III-R oder ICD-10 einer depressiven Episode (Raimo u. Schuckit 1998).

Die Prävalenz von Depressionen hängt stark vom untersuchten Kollektiv ab. Während sich in Zufallsstichproben der Bevölkerung nur bei 0,4–4% aktuell bestehende Alkoholabhängigkeiten zusammen mit Depressionen finden, schwanken in stationär psychiatrischen Kollektiven die Angaben zwischen 16 und 42%. Die Unterschiede können dadurch erklärt werden, dass gleichzeitig bestehende Depressionen die Behandlungsbereitschaft von alkoholabhängigen Patienten deutlich erhöhen. In einer großen Studie zur Häufigkeit von Depressionen bei Patienten mit Alkoholabhängigkeit berichteten 442 von 2945 befragten Patienten (15%), dass eine unabhängige depressive Erkrankung schon vor Beginn der Alkoholabhängigkeit bestanden habe. Eine Vorgeschichte bezüglich alkoholassoziierter Depressionen hatten 26%, und 59% gaben an, nie Depressionen gehabt zu haben (Schuckit et al. 1997).

Die Prävalenzangaben von Depressionen bei Patienten mit Alkoholabhängigkeit, die sich in stationärer Therapie befinden, hängen weiterhin entscheidend vom Zeitpunkt der Erhebung ab. So konnte in einer Studie nach einer anfänglichen Prävalenz von 42% nach 4 Wochen Abstinenz bei nur noch 6% der untersuchten Patienten eine manifeste Depression diagnostiziert werden (Brown et al. 1995; Raimo u. Schuckit 1998). Alkoholabhängige Patienten ohne eigenständige affektive Störung zeigten einen raschen Rückgang der depressiven Symptome um 49–63% (gemessen mit der Hamilton-Depressionsskala) im Vergleich zu 14–16% bei Patienten mit eigenständigen depressiven Störungen. Ursache sind wahrscheinlich entzugsassoziierte neurobiologische Veränderungen (s. unten). Daher können nur wiederholte diagnostische Untersuchungen die Bedeutung affektiver Störungen bei diesen Patienten sichern.

7.1.2 Illegale Drogen

Eine Reihe von Studien ergaben hohe Prävalenzraten für depressive Störungen bei Patienten mit einer Opiatabhängigkeit (Übersicht bei Kessler et al. 1994). Umgekehrt ist jedoch ein Substanzmissbrauch von Kokain, Opiaten und Sedativa auch gehäuft bei Patienten mit depressiven Störungen oder Angsterkrankungen zu finden: Goodwin et al. (2002) untersuchten 260 amerikanische Patienten mit primär chronisch rezidivierenden affektiven Störungen mit oder ohne Angststörung gemäß DSM-III-R-Kriterien (SCID). Sie stellten fest, dass der Anteil an den Patienten, die zusätzlich Kokain, Stimulanzien oder Sedativa einnahmen dann am größten war, wenn gleichzeitig eine Angststörung diagnostiziert wurde. Auch andere Autoren betonen, dass eine Komorbidität von Depression und Angststörung einen Hauptrisikofaktor für einen zusätzlichen Substanzmissbrauch bilde (Kaufman u. Charney 2000).

Lebenszeitprävalenzen für depressive Störungen nach DSM- und ICD-Kriterien werden für die Gruppe der Opiatabhängigen zwischen 38 und 56% angegeben, für aktuelle Depressionen zwischen 16 und 30%. Die Prävalenzen steigen deutlich auf 57–73%, wenn auch zyklothyme Störungen, subklinische Depressionen und chronisch depressive Zustände (Dysthymie) in die Diagnostik miteinbezogen werden.

Die Prävalenzangaben hängen auch bei Patienten mit einer Abhängigkeit zu illegalen Drogen vom untersuchten Kollektiv ab. Bei Patienten in stationären Therapien können möglicherweise Depressionen gehäuft diagnostiziert werden, da die Komorbidität ein entscheidender Faktor für einen Behandlungswunsch sein kann. Dementsprechend ist mit niedrigeren Prävalenzraten bei zufällig ambulant erhobenen und nicht behandelten Stichproben zu rechnen.

Laufende Therapien senken die Depressionsraten in den untersuchten Kollektiven. So konnten

Brienza et al. (2000) zeigen, dass opiatabhängige Patienten in Methadonsubstitutionsprogrammen eine geringere Rate an Depressionen aufwiesen als Patienten, die sich zu diesem Zeitpunkt nur in Nadelaustauschprogrammen befanden (42% vs. 54%). Weitere Risikofaktoren für eine Depression waren weibliches Geschlecht, aktueller Alkoholmissbrauch und das Fehlen einer Partnerschaft. Dagegen hatten Alter, Schulausbildung und HIV-Koinfektion keinen Einfluss auf die Depressionsrate.

Neben den eigentlichen affektiven Störungen sind Persönlichkeitsstörungen vor allem bei Patienten mit Drogenabhängigkeit differenzialdiagnostisch zu berücksichtigen. Prävalenzen schwanken hier zwischen 10 und 100%, wieder je nach untersuchtem Kollektiv. Die Prävalenzen sind dann geringer, wenn die Studien strikt durch Fremduntersuchungen auch an ambulanten Drogenabhängigen mit entsprechend aufwendigen Instrumenten gemäß gültiger diagnostischer Kriterien durchgeführt wurden. Besonders häufig (in nahezu 50% der Fälle) werden Cluster-B-Persönlichkeiten diagnostiziert, wobei die dissoziale Persönlichkeitsstörung dominiert (Kokkevi et al. 1998). Patienten mit einer Persönlichkeitsstörung haben zudem ein dreifach erhöhtes Risiko für eine zusätzliche affektive Störung (Achse-I-Störung).

7.2 Ein uss der Komorbidität auf den Krankheitsverlauf

Betrachtet man primär depressive Patienten mit sekundärer Abhängigkeitserkrankung, so haben diese Patienten gegenüber depressiven Patienten ohne Komorbidität eine deutlich schlechtere Prognose. Sie zeichnen sich durch eine höhere Phasenfrequenz und gehäufte Chronifizierung der Symptome aus. Zudem spricht diese Patientengruppe schlechter auf psychopharmakologische und psychotherapeutische Behandlungsversuche an. Eine Komorbidität von Angsterkrankungen oder Depressionen mit Suchterkrankungen führt zu vermehrten therapeutischen Kontakten und stationären Behandlungen. Depressionen sind sowohl bei männlichen als auch weiblichen alkoholabhängigen Menschen mit einer erhöhten Rate an Suizidversuchen vergesellschaftet. Auch wenn die Komorbidität mit Depressionen zu einer schlechteren psychischen und physischen Befindlichkeit führt, unterscheiden sich Alkoholabhängige mit Depressionen hinsichtlich sozialer Probleme nicht von jenen ohne Depressionen.

Negative Stimmungszustände bzw. depressive Symptome gelten nur dann als wichtige Prädiktoren für einen Alkoholrückfall, wenn man die Patienten langfristig beobachtet (Hartka et al. 1991). In Follow-up-Studien zeigte sich ein Zusammenhang zwischen negativen Stimmungszuständen und einem erhöhten Rückfallrisiko meist nur dann, wenn die Patienten über mehr als 2 Jahre nachuntersucht wurden. Die erhobene Depressivität erfüllte allerdings nicht die Schwere einer »majoren Depression« nach DSM-Kriterien. Zudem war die Beziehung zwischen klinischer Depressivität und dem Rückfallrisiko nicht linear. Innerhalb der ersten Monate der Abstinenz war das Auftreten negativer Stimmungszustände sogar eher mit einem verminderten Rückfallrisiko verbunden (Hartka et al. 1991; Heinz et al. 1996).

Die Erklärung für diesen überraschenden Befund liegt wahrscheinlich in der Assoziation von Ängstlichkeit und Depressivität mit dem Charakterzug der Schadensvermeidung (»harm avoidance«: vorsichtiges und risikovermeidendes Verhalten). Dieses Verhalten bewahrt die Patienten möglicherweise zumindest in den ersten Monaten der Abstinenz davor, sich in Situationen zu begeben, in denen ihr Rückfallrisiko besonders hoch ist. Dies könnte erklären, warum ängstliches Verhalten das Rückfallrisiko eher reduziert und warum die Gabe von SSRI bei Patienten, die nicht unter einer schweren Depression leiden, das Rückfallrisiko in den ersten Wochen nach dem Entzug nicht signifikant vermindert (Heinz et al. 1999).

Einige geschlechtsspezifische Besonderheiten wurden in den letzten Jahren berichtet. So entwickeln primär depressive Frauen häufiger als Männer, aber zumeist erst in einem fortgeschrittenen Alter, eine sekundäre Alkoholabhängigkeit. Patientinnen, bei denen sich sekundär eine Depression entwickelt, zeigen dagegen ein früheres Einstiegsalter und einen schlechteren Verlauf der Suchterkrankung. Bei Männern haben Depressionen eher keinen Einfluss auf die Schwere der

Alkoholabhängigkeit. Der beste Prädiktor für die spätere Trinkmenge ist allerdings nicht eine bestehende depressive Komorbidität, sondern die Trinkmenge zu Beginn der Alkoholabhängigkeit (Hartka et al. 1991). In einer Übersichtsarbeit zeigten sich bei männlichen Alkoholabhängigen mit Depressionen häufiger paranoide Gedanken und vermehrte Trinkphasen mit Kontrollverlust (Davidson u. Ritson 1993). Während die Komorbidität mit Depressionen bei Männern langfristig die Wahrscheinlichkeit eines Trinkrezidivs erhöht, hat sie bei Frauen eher einen positiven prognostischen Effekt und führt zu häufigeren und länger andauernden trinkfreien Phasen (Rounsaville et al. 1987).

Psychiatrische Komorbidität kann auch für Patienten mit einer Opiatabhängigkeit eine prognostische Bedeutung haben. Nach Powell et al. (1993) führten bei opiatabhängigen Patienten begleitende ängstliche Syndrome zu einer längeren Abstinenzzeit nach einer Opiatentgiftung. Die Erklärung mag in einer besseren Compliance bei der Inanspruchnahme von Hilfsangeboten liegen. Bei einer weiteren Kombination einer Achse-I- und Achse-II-Störung ist jedoch eine verminderte therapeutische Zuverlässigkeit sowohl bei der Behandlung der Suchterkrankung als auch bei der Behandlung der affektiven Störung zu erwarten.

7.3 Ein üsse von Alkohol und illegalen Drogen auf den zentralen Stoffwechsel und psychopathologische Folgen des chronischen Missbrauchs

7.3.1 Alkohol

Alkohol ist bekannt dafür, depressive Symptome zu induzieren. Stimmungsänderungen während akutem Alkoholkonsums hängen im Wesentlichen von der getrunkenen Alkoholmenge, der Blutalkoholkonzentration, der Ausgangsstimmung, der Erwartungshaltung und von der aktuellen Situation oder Umgebung, in der getrunken wird, ab. Während geringe Alkoholmengen eher eine entspannende und leicht euphorisierende Wirkung haben, führen höhere Alkoholmengen zu negativen Affekten wie Dysphorie und Gereiztheit. Im Rahmen der Gewöhnung und Toleranzbildung bei Menschen mit einer Alkoholabhängigkeit treten diese negativen Effekte erst später auf. Kurzzeitiger Alkoholkonsum führt also eher zu einer Verminderung depressiver Symptome, während langfristiger Alkoholkonsum depressive Symptome durch länger anhaltende neurobiologische Veränderungen verstärken kann. Die Existenz einer eigenständigen depressiven Störung kann daher oft erst 2–4 Wochen nach einer erfolgreichen Entzugsbehandlung beurteilt werden.

Akuter Alkoholkonsum als Selbstmedikation wird somit von depressiven Patienten zunächst als entlastend und symptomlindernd empfunden. Die später einsetzende depressionsfördernde Wirkung wird zwar bei genauem Nachfragen bejaht, aber von sich aus kognitiv nur schlecht erfasst. Somit führt die zunächst positive Erfahrung mit psychotropen Substanzen wie Alkohol zu einer erhöhten Wahrscheinlichkeit, die Substanz wiederholt und schließlich kontinuierlich einzunehmen.

Ein wichtiges Botenstoffsystem, dem eine Rolle bei der Entstehung und Aufrechterhaltung sowohl von depressiven Verstimmungen als auch von abhängigem Verhalten zukommt, ist das serotonerge System. Zahlreiche Studien und Beobachtungen weisen darauf hin, dass die serotonerge Funktionsstörung mit der Entstehung negativer Stimmungszustände wie Angst und Depressivität bei alkoholabhängigen Patienten verbunden ist (zusammenfassend s. Heinz et al. 2001). Alkohol stimuliert akut die Dopamin- und Serotoninfreisetzung. Nach bisherigen Befunden scheinen daher vor allem jene Menschen zu Suchtverhalten zu neigen, die primär ein Defizit der monoaminergen Neurotransmission aufweisen (Heinz et al. 1998, 1999).

In genetischen Assoziationsstudien und in bildgebenden Studien zeigte sich, dass eine verminderte Verfügbarkeit der Serotonintransporter, die das freigesetzte Serotonin wieder aufnehmen, mit erhöhter Ängstlichkeit und Depressivität bei alkoholabhängigen Patienten, bei Patienten mit Major Depression und bei Kontrollpersonen verbunden war (Lesch u. Walter 1996; Heinz et al. 1998; Malison et al. 1998). Die verminderten

Serotonintransporter fanden sich bei männlichen Patienten im Bereich der Raphekerne des Hirnstamms, dem Ursprungsort serotonerger Projektionen. Diese Verminderung der Serotonintransporter war wiederum mit der Menge des lebenslang konsumierten Alkohols assoziiert und gilt somit am ehesten als Folge des chronischen Alkoholkonsums. Die Reduktion der Serotonintransporter korrelierte klinisch mit der Ausprägung negativer Stimmungszustände (Heinz et al. 1998). Auch bei Patienten mit Major Depression ohne Suchterkrankungen konnten solche Verminderungen der Serotonintransporter beobachtet werden (Malison et al. 1998).

! Eine alkoholbedingte Verminderung der Serotonintransporter könnte somit entscheidend zur Aufrechterhaltung einer Depression wie auch zur Aufrechterhaltung abhängigen Verhaltens beitragen. Damit könnte ein Teufelskreis entstehen, der nicht nur eine chronische Alkoholabhängigkeit, sondern auch langwierige begleitende und möglicherweise schwer zu therapierende depressive Zustände fördert.

Wenn Alkohol konsumiert wird, führt dies auch zu einer Stimulation der Dopaminfreisetzung im ventralen Striatum. Diese Dopaminfreisetzung führt nach tierexperimentellen Studien zum verstärkten Auftreten all jener Verhaltensweisen, die sie verursacht haben. Deshalb gilt das ventrale Striatum auch als Kernregion des sog. Verstärkungs- oder Belohnungssystems, das den Suchtmittelkonsum modifiziert (Heinz 2000).

Es wurde zudem schon länger postuliert, dass die angenehmen Wirkungen bei Konsum einer belohnenden Substanz über das opioiderge System vermittelt werden. Eine Blockade der μ-Opiatrezeptoren durch Naltrexon verhindert das alkoholbedingte Hochgefühl, und Naltrexon allein oder in Kombination mit Acamprosat reduziert in klinischen Studien das Rückfallrisiko alkoholabhängiger Patienten (Übersicht bei Srisurapanont u. Jarusuraisin 2002). Ob sich dieser Effekt allerdings tatsächlich aufgrund einer Blockade der angenehmen Wirkungen des Alkoholkonsums ereignet oder ob hier andere Mechanismen eine Rolle spielen, ist derzeit noch nicht bekannt.

7.3.2 Heroin und Methadon

Diacetylmorphin (Heroin) und seine Derivate zur Substitutionstherapie (Methadon und Levomethadon) sind hochwirksame Opioidrezeptoragonisten, die ursprünglich als Ersatz für das stark abhängigkeitserzeugende Morphin entwickelt wurden. Erst 15 Jahre nach Einführung wurde offiziell die ebenfalls stark abhängigkeitserzeugende Wirkung von Heroin bestätigt. Nach intravenösem Konsum kommt es klinisch sekundenschnell zu einer erheblichen Rauschwirkung. Der Heroinkonsum kann als entspannend und beruhigend, aber auch als aktivierend erlebt werden. Nach anfänglichem »Kick« mit großer Euphorie und Wohlbefinden, dem Gefühl der Sorglosigkeit und massivem Lustempfinden folgt eine Art »traumartige« Phase mit Schläfrigkeit und Bewusstseinsverschiebung. Umso schwieriger ist es nach Abklingen der Wirkung, sich alltäglichen Problemen zu widmen. Langfristige Folgen sind Freudlosigkeit, innere Unruhe und fehlende Frustrationsbereitschaft.

Dem synthetischen Methadon, das anders als Heroin oral eingenommen werden kann und eine längere Halbwertszeit besitzt, fehlt diese rauscherzeugende und euphorisierende Wirkung weitgehend. Allerdings wirkt es dämpfend und reduziert somit die Fähigkeit zur Realitätswahrnehmung.

Anders als bei Amphetaminen sind Depressionen als direkte Folge des Substanzkonsums hier nicht aus der biochemischen Wirkung abzuleiten. Jedoch sind eine geringere Empfindlichkeit gegen Endorphine und eine eingeschränkte Aktivierbarkeit des Belohnungssystems mit Anhedonie und Interessensverlust mögliche Folgen eines langjährigen Konsums.

7.3.3 Kokain

Kokain wird aus den Blättern des Kokastrauches gewonnen. Neben der lokalanästhetischen Wirkung wurde rasch die massive psychotrope Potenz der Substanz erkannt. Sigmund Freud selbst war einer der prominentesten Menschen, die eine »psychische Abhängigkeit« von Kokain entwickelten; er empfahl Kokain zur Behandlung von

Erschöpfungszuständen, depressiver Melancholie sowie katatonem Stupor, ja sogar bei Alkohol- und Morphinabhängigkeit.

Kokain wirkt biochemisch über eine starke Blockade der Wiederaufnahme von Dopamin und Norepinephrin. Während Alkohol die Dopaminausschüttung um etwa 50–100% erhöht, steigt diese nach Gabe von Kokain oder Amphetaminen um das Sechsfache (Pettit u. Justice 1991).

Die akute Wirkung besteht zunächst aus gehobener Stimmung, vermehrtem Selbstwertgefühl, Verlust der sozialen Hemmungen, erhöhter sexueller Stimulierbarkeit, beschleunigtem Denken und dem Verlust von Problembewusstsein. Neben einer massiven Antriebssteigerung werden aggressive Reaktionen, Größenideen, Halluzinationen, eine verminderte Kritikfähigkeit sowie ein fehlender Realitätsbezug beobachtet. Nach 20-60 Minuten nimmt die Wirkung ab und es bleibt eine gedrückte bis ängstliche Stimmung, in der bei massiver Selbstbezogenheit nicht selten Halluzinationen, Misstrauen und paranoide Gedanken auftreten. Diesem Stadium folgt ein depressiver Zustand mit Müdigkeit, Erschöpfung, vermindertem Selbstwertgefühl, Schlafstörungen bis hin zu Schuldgefühlen und ggf. suizidalen Gedanken. Die chronische Einnahme kann aufgrund der appetithemmenden Wirkung zu starkem Gewichtsverlust und fehlender sexueller Appetenz, allgemeiner Lust- und Antriebslosigkeit bis hin zu chronifizierten depressiven Syndromen oder zu vermehrtem Misstrauen und Paranoia führen.

7.3.4 Ecstasy

Ecstasy – 3,4-Methylen-Dioxy-n-Methylamphetamin (MDMA) bzw. 3,4-Methylen-Dioxy-Amphetamin (MDA) – gehört aufgrund deutlicher Wirkungsunterschiede nicht zur Gruppe der Amphetamine, sondern wird als **Entaktogen** bezeichnet. Ecstasy führt zu subjektiv sehr angenehmen Gefühlen, die wahrscheinlich durch die starke Serotoninfreisetzung ausgelöst werden. In den letzten Jahren konnte in Tierversuchen eine schädigende Wirkung auf serotonerge und möglicherweise auch auf dopaminerge Neurone im ZNS gezeigt werden (Huether et al. 1997; Sprague et al. 1998; Colado et al. 2001). Bei wiederholter Einnahme wäre also mit zunehmenden zentralen serotonergen und dopaminergen Funktionsstörungen zu rechnen, die sich klinisch in Form chronisch depresssiver Symptome und einer reduzierten Psychomotorik zeigen könnten. Da es aber kaum »reine« Ecstasykonsumenten gibt, die die Substanz singulär über Jahre regelmäßig einnehmen, sind ausschließlich durch Exctasy induzierte Psychosyndrome klinisch kaum zu finden.

Die akute Einnahme von Ecstasy führt zu einer Sinnesverzerrung wie bei Halluzinogenen und einer amphetaminartigen aufputschenden Wirkung. Im Vordergrund werden eine Intensivierung von eher positiven Emotionen und eine vermehrte Offenheit beschrieben. Etwa 3–5 Stunden nach Einnahme zeigen sich außer körperlichen Nebenwirkungen vor allem depressiv gefärbte Nachhallzustände mit reduziertem Antrieb, Gefühl der Schwäche und Kraftlosigkeit.

7.3.5 Amphetamine

Zu den Amphetaminen zählen Amphetaminderivate wie Methylphenidat (Ritalin) und Fenetyllin (Captogon), deren Verschreibung dem Betäubungsmittelgesetz unterliegt. Amphetamine spielten eine entscheidende Rolle in der Entwicklung antidepressiver Medikamente; sie werden heute noch bei therapieresistenten Depressionen eingesetzt (Janowsky 2003). Metamphetamine sind auch als »Speed« oder die rauchbare Base als »Ice« bekannt. Amphetamine ähneln chemisch Dopamin und Norepinephrin, deren Freisetzung sie induzieren bzw. deren Wiederaufnahme sie hemmen.

Klinisch zeigt sich ca. 30 Minuten nach der Einnahme eine Euphorie und eine aktivierende aufputschende Wirkung, gefolgt von einem Erschöpfungssyndrom mit Antriebslosigkeit, Appetit- und Interesselosigkeit, das einem depressiven Syndrom ähneln kann, zumeist aber nur von kurzer Dauer ist. Häufiger sind nach längerer Einnahme optische, taktile oder akustische Halluzinationen. Weiterhin wurden nach Entzugsbehandlungen akute depressive Syndrome und chronische Erschöpfungszustände mit andauernder Antriebs- und Interesselosigkeit berichtet (Riehman et al. 2002; Cryan et al. 2003).

7.3.6 Cannabis

Cannabis sativa L. (Hanf) ist eine der ältesten Kultur- und Heilpflanzen der Menschheit. Berichte zur Heilmittelwirkung von Cannabisextrakten sind bereits aus dem antiken China überliefert. Im 19. Jahrhundert wurde es gegen so verschiedene Krankheiten und Syndrome wie Epilepsie, rheumatoide Arthritis, Dysmenorrhö, Cholera, Chorea, Tetanus, Gicht, Neuralgie und uterine Blutungen, aber auch bei Hysterie und Depressionen eingesetzt.

Es gelang 1964 den Hauptwirkstoff für die psychoaktive, aber auch therapeutische Wirkung (Δ^9-Tetrahydrocannabinol) zu isolieren und zu bestimmen. In den letzten 10 Jahren wurden in rascher Folge 2 Cannabisrezeptoren identifiziert und geklont (CB1, CB2), mehrere endogene Liganden bestimmt sowie eine ganze Reihe von Agonisten und Antagonisten synthetisiert. Der CB1-Rezeptor ist einer der häufigsten neuronalen Rezeptoren. In manchen Hirnarealen ist die Dichte der CB1-Rezeptoren größer als die von Neuropeptidrezeptoren (z. B. Neurokinin-1-Rezeptor) und vergleichbar mit der Dichte von GABA-Rezeptoren, striären Dopaminrezeptoren oder Glutamatrezeptoren. Eine etwas geringere Konzentration findet sich im Nucleus accumbens, der eine Rolle als Belohnungs- und Motivationszentrum im Hirn spielt (Tanda u. Goldberg 2003).

Cannabinoide haben intensive psychotrope Effekte, die einer deutlichen Toleranzentwicklung unterliegen. Die Toleranzentwicklung hängt vermutlich mit der Downregulierung oder Internalisierung von CB1-Rezeptoren im Gehirn zusammen. Ob und in welcher Form es zur Entwicklung einer Abhängigkeit kommen kann, ist umstritten. Körperliche Entzugserscheinungen nach Abbruch des Cannabiskonsums werden selten beobachtet. Als akute cannabisinduzierte Wirkung können sich ein Gefühl des Wohlbefindens und der körperlichen Entspannung, Glücksgefühle sowie gesteigerte Sexualität einstellen. Visuelle und akustische Reize werden verstärkt wahrgenommen. Formale Denkstörungen sowie Zeitgitterstörungen können auftreten. Als klinisch wichtigste unerwünschte Wirkung nach Langzeitkonsum von Cannabis gilt das Auslösen von Psychosen bei vulnerablen Individuen (Tunving 1985; Hambrecht u. Hafner 2000).

Umstritten ist das Auftreten eines »amotivationalen Syndroms« als Folge von Cannabismissbrauch, das durch Antriebslosigkeit sowie Verlust von Interessen und gezieltem motivierten Verhalten gekennzeichnet ist. Die Symptome können klinisch einem antriebsarm-depressiven Syndrom ähneln und erschweren die Diagnose einer zusätzlich bestehenden affektiven Störung (Soyka 2003).

Zudem kann eine medikamentöse Behandlung affektiver Erkrankungen durch den Beigebrauch von Cannabinoiden erheblich erschwert werden. Cannabinoide werden in der Leber über den mitochondrialen Zytochrom-P-450-Komplex mittels oxidativer Reaktionen abgebaut. Dadurch können Wechselwirkungen mit Psychopharmaka durch inhibitorische oder induktorische Wirkungen auf Leberenzymsysteme entstehen (Grotenhermen 2003).

7.3.7 Benzodiazepine und Barbiturate

Benzodiazepine entfalten ihre Wirkung über die Bindung an spezifische Benzodiazepinrezeptoren ($GABA_A$-Rezeptor-Komplex). Als Folge kommt es zu einer Verstärkung der hemmenden Wirkung GABAerger Neurone.

Benzodiazepine werden aufgrund ihrer rasch einsetzenden anxiolytischen Wirkung gerne bei depressiv-ängstlichen Patienten eingesetzt. Belege für eine eigenständige antidepressive Wirkung gibt es nicht.

! Dagegen ist das Abhängigkeitspotenzial vor allem nach langfristigem Gebrauch (ca. 6–8 Wochen) hoch. Benzodiazepine und Barbiturate führen sowohl zu körperlicher als auch psychischer Abhängigkeit.

7.3.8 Andere psychotrope Substanzen

Halluzinogene wie Psylocybin und LSD oder neuere chemische Derivate (2C-T-7 und 2C-T-2) sind rauscherzeugende Substanzen. Halluzinogene haben sympathomimetische Effekte und aktivieren u. a. die serotonerge Signalübertragung an 5-HT_2-Rezeptoren (Aghajanian u. Marek 1999). PCP (Phencyclidin) erhöht die Dopaminfreisetzung und bindet an eine spezifische Stelle im NMDA-Rezeptor.

Akut kommt es zu szenischen Halluzinationen mit begleitenden formalen Denkstörungen. Am Ende der Wirkung stehen eher Angst und Unruhe, die auch als depressiv-ängstliches Syndrom imponieren können. Der chronische Gebrauch hat nicht selten ein anhedonisches oder chronisch paranoid-ängstliches Syndrom zur Folge.

7.4 Genetische Ein üsse

Wie auch bei den affektiven Erkrankungen selbst konnte man bei Suchterkrankungen in Kombination mit Depressionen genetische Risikofaktoren feststellen. Beide Krankheiten weisen gemeinsame Vulnerabilitäts- bzw. Suszeptbilitätsfaktoren auf. In Zwillingsuntersuchungen konnten sowohl gemeinsame als auch für beide Krankheiten unterschiedliche familiäre und genetische Faktoren gezeigt werden (Kendler u. Gardner 1998; Prescott et al. 2000; Kendler et al. 2003).

In den letzten Jahren wurde u. a. die Bedeutung genetischer Variationen in Form von Polymorphismen im Serotonintransportergen bekannt. Nellissery et al. (2003) fanden gehäuft bei jenen alkoholabhängigen Patienten eine Depression, die ein kurzes Allel eines funktionellen Polymorphismus im Promoter des Serotonintransportergens aufwiesen. Kürzlich konnte nun gezeigt werden, dass das Vorhandensein des kurzen Allels dieses funktionellen Polymorphismus in der Promoterregion des Serotonintransportersvor allem bei solchen Patienten gehäuft mit depressiven Symptomen, manifesten Depressionen oder auch mit Suizidversuchen einhergeht, bei denen über die Lebenszeit verteilt Stressereignisse wie z. B. Misshandlungen hinzukommen (Caspi et al. 2003). Die Funktionalität des Polymorphismus drückt sich darin aus, dass Patienten mit mindestens einem kurzen Allel eine verringerte Transkriptionsleistung des Serotonintransportergens, unter Stress eine serotonerge Unterfunktion sowie eine erhöhte Aktivierung der Amygdalae haben (Caspi et al. 2003). Nicht die primäre Neigung zu Depressionen ist also bei Patienten mit dem kurzen Allel erhöht, sondern die Vulnerabilität für Depressionen bei hinzukommenden schwerwiegenden Lebensereignissen als Stressoren.

Stressoren in Form wiederholter traumatischer Erlebnisse sind häufig bei Suchtpatienten zu finden, sodass hier eine solche genetische Vulnerabilität eine besonders große Rolle spielen kann. Eine gestörte serotonerge Funktion wurde zudem auch in klinischen Studien immer wieder mit Depressionen und impulsivem Verhalten sowie mit einer verminderten Empfindlichkeit für die Wirkung von Alkohol in Zusammenhang gebracht (Heinz et al. 2001).

7.5 Depressionsbehandlung

7.5.1 Hinweise zur Diagnosestellung

Für die suffiziente Behandlung der affektiven Störung ist es wichtig, die Komorbidität mit einer Suchterkrankung zu erkennen und diagnostisch richtig einzuordnen. Neben der primären Suchterkrankung mit substanzinduzierten depressiven Syndromen und einer primär affektiven Störung mit einer sekundären Abhängigkeitserkrankung z. B. im Rahmen eines Selbstheilungsversuchs können Depressionen und Abhängigkeitserkrankungen unabhängig voneinander auftreten. Therapeutische Strategien unterscheiden sich dementsprechend.

Die Diagnosestellung einer primären oder sekundären affektiven Störung wird erst durch eine vorhergehende Entzugsbehandlung mit ausreichend langer Substanzfreiheit möglich. Akute psychotrope Wirkungen von Alkohol und illegalen Drogen beeinflussen den psychopathologischen Befund, verschleiern darunter liegende depressive Symptome oder täuschen eine schwere depressive Begleiterkrankung vor. Als Erstes gilt es also anamnestisch oder im Rahmen einer qualifizierten Entzugs- und Entwöhnungsbehandlung zu klären, inwieweit depressive Symptome auch unabhängig von einer Substanzeinnahme existiert haben. Gleiches gilt für bleibende depressive Symptome trotz antidepressiver Therapieversuche. Der Erfolg dieser medikamentösen Behandlungsversuche ist auch bei ausreichender Behandlungsdosis und Behandlungsdauer bei fortlaufendem Substanzmissbrauch nicht einschätzbar. Eine »Therapieresistenz« gegen die eigentliche antidepressive Behandlung kann daher nicht gesichert werden, und der krankheitserhaltende Faktor durch einen möglichen anhaltenden Substanzkonsums muss in die Diagnostik mit einbezogen werden.

Eigen- und familienanamnestische Angaben können die diagnostische Eingruppierung der depressiven Symptomatik in eine primäre oder sekundäre Form erleichtern. Wichtig ist es, den Zusammenhang zwischen Phasen ohne Substanzgebrauch und dem Auftreten manifester Depressionen anamnestisch möglichst genau zu erfassen. Umgekehrt sollte das Auftreten depressiver Symptome verglichen werden mit dem Zeitpunkt des einsetzenden Substanzkonsums.

Bei Patienten mit primären Suchterkrankungen finden sich gehäuft auch Abhängigkeiten in der Familie. Umgekehrt ist bei Patienten mit primären Depressionen die Familienanamnese bezüglich affektiver Störungen häufig positiv. Eine fehlende Familienanamnese affektiver Erkrankungen, dafür eine positive Anamnese von Suchterkrankungen kann somit ein diagnostischer Hinweis auf eine primäre Suchterkrankung sein.

7.5.2 Differenzialdiagnosen

Bei allen Patienten mit Substanzabhängigkeit ist als Hauptgrund einer Therapieresistenz ein weitergehender Substanzmissbrauch in Erwägung zu ziehen. Als differenzialdiagnostisch abzuwägende Einflussfaktoren sollten bei dieser Patientengruppe vor allem suchtspezifische organische Erkrankungen ausgeschlossen werden, die mit vermehrten depressiven Symptomen einhergehen können (minimale hepatische Enzephalopathie, Hirnatrophie bei Alkoholdemenz, Wernicke-Korsakow-Enzephalopathie, Vitamin-B_{12}-Mangel, Epilepsie, Leberzirrhose, HIV-Infektion, chronische Hepatitis B oder C, andere internistische Erkrankungen). Beim Vorliegen eines chronisch-anhedonen Syndroms mit Affektverflachung und Antriebslosigkeit ist auch an eine Negativsymptomatik nach substanzinduzierten Psychosen zu denken.

7.5.3 Therapeutische Besonderheiten

Bei Patienten mit einer primären Suchterkrankung klingen begleitende depressive Symptome nach ausreichender Abstinenzzeit zumeist spontan ab. Eine Behandlung sekundärer, leichter, ängstlich bis depressiver Verstimmungszustände durch klassische oder neuere Antidepressiva erscheint bisher wenig sinnvoll und kann den Behandlungsverlauf offenbar nicht weiter positiv beeinflussen. Zumindest konnte in bisherigen Studien kein entscheidender Einfluss auf das Abstinenzverhalten gefunden werden. Dieses zurückhaltende Vorgehen wird zudem von Beobachtungen gestützt, nach denen ängstliches und risikovermeidendes Verhalten (»harm avoidance«) zumindest in den ersten Behandlungswochen mit einem verminderten Rückfallrisiko verbunden ist (Powell et al. 1993; Heinz et al. 1996).

Langfristig unverzichtbar sind therapeutische Maßnahmen zur Rückfallprophylaxe, darunter vor allem Selbsthilfegruppen und andere psychotherapeutisch stützende Verfahren. Psychotherapie kann z. B. symptom- und problemorientiert arbeiten und sollte bei primär substanzabhängigen Patienten rückfall- und suchtdruckauslösende Situationen bearbeiten. Weiter werden systemische und kognitive Ansätze empfohlen (Übersicht bei Scott et al. 1998).

Bei »gleichberechtigter« Komorbidität oder im Vordergrund stehender depressiver Störung ist in jedem Fall eine Zusammenarbeit zwischen Suchtmedizinern und Psychiatern zu empfehlen, um eine adäquate Therapieplanung zu ermöglichen. Eigenständig verlaufende Depressionen können häufig erst nach einer ausreichenden Abstinenzzeit von 4–12 Wochen sicher diagnostiziert werden, sodass spätestens dann eine adäquate medikamentöse antidepressive Behandlung eingeleitet werden kann. Wenn möglich sollte aber in diesen Fällen eine konsequente antidepressive Therapie schon nach der Entzugsbehandlung begonnen werden. Psychoedukative Begleitelemente können gerade komorbiden Patienten Hilfen an die Hand geben, zukünftig frühzeitig Rückfälle in die Depression und in das abhängige Verhalten zu erkennen und rechtzeitig ein entsprechend erarbeitetes Hilfsnetz zu aktivieren.

Behandlungsstudien

Nur wenige Behandlungsstudien von Patienten mit Alkoholabhängigkeit und affektiven Störungen sind bisher durchgeführt worden. Sie deuten zumeist auf eine Effektivität von Antidepressiva oder Buspiron bei der Behandlung depressiver Störungen bzw. Angsterkrankungen bei Patienten mit primärer oder sekundärerer Alkoholabhängigkeit hin (Übersicht bei Cornelius et al. 2003).

- McGrath et al. (1996) überprüften in einer randomisierten und placebokontrollierten Studie an 69 Patienten über 12 Wochen, ob eine begleitende Antidepressivabehandlung mit Imipramin eine positive Wirkung auf Depression und Trinkmenge haben kann. Die Behandlung hatte bei Alkoholabhängigen eine gute antidepressive Wirksamkeit, führte aber nur bei den Patienten zu einer Verminderung der Trinkmenge, die eine deutliche Reduktion der depressiven Symptome zeigten.
- Mason et al. (1996) belegten mit einer doppelblinden placebokontrollierten Studie die gute antidepressive Wirksamkeit von Desipramin bei 71 Patienten mit schweren Depressionen und einer Alkoholabhängigkeit. – Da bei remittierenden Alkoholkranken die mikrosomalen Leberenzyme noch induziert sind, können die Serumspiegel trizyklischer Antidepressiva erniedrigt sein und ein Therapieversagen erklären (Ciraulo et al. 1982; Mason u. Kocsis 1991). In solchen Fällen sollten Dosisanpassungen erfolgen.
- Cornelius et al. (1997) stellten in einer doppelblinden placebokontrollierten Studie eine ebenfalls gute antidepressive Wirkung von Fluoxetin fest. Es kam zudem zu einem akuten Rückgang des Alkoholkonsums während der ersten 12 Wochen der Nachbeobachtung. Ähnliche Resultate berichtete diese Arbeitsgruppe bei der Fluoxetinbehandlung von jungen Alkoholabhängigen mit Depressionen (Cornelius et al. 2001). Thase et al. (2001) betonten die insgesamt bessere Verträglichkeit und Kombinierbarkeit der SSRI bei Patienten mit Suchterkrankungen.

Generell kann also aufgrund der vorliegenden Studienlage ein guter antidepressiver Effekt klassischer und neuerer Antidepressiva bei besserer Verträglichkeit der SSRI angenommen werden, jedoch ist eine rückfallvermindernde Wirkung bisher nicht belegt und nach Sichtung der vorliegenden Studien nicht wahrscheinlich (Übersicht bei Lynskey 1998).

Bezüglich einer augmentativen Lithiumtherapie konnte ebenfalls kein positiver Einfluss auf das Trinkverhalten gezeigt werden (Dorus et al. 1989). Einflüsse waren höchstens bei sekundärem Trinken im Rahmen depressiver oder manischer Phasen zu sehen.

Bei der Primärbehandlung der **Opiatabhängigkeit** stehen prinzipiell zwei Möglichkeiten zur Verfügung:

- die Entgiftungsbehandlung mit folgender Abstinenz,
- die Substitutionsbehandlung zur Stabilisierung und Schadensbegrenzung (»harm reduction«).

Bei der Substitutionsbehandlung Opiatkranker mit einer Depression scheint der partielle Opiatrezeptoragonist Buprenorphin aufgrund der berichteten antidepressiven Wirksamkeit gegenüber dem üblicherweise verwendeten Methadon oder Levomethadon einige Vorteile aufzuweisen (Bodkin et al. 1995). Buprenorphin sollte somit als eine Behandlungsalternative vor allem bei opiatabhängigen Patienten mit einer therapieresistenten Depression beachtet werden.

Bei Patienten unter Methadonsubstitution beobachteten Nunes et al. (1994) positive Effekte einer antidepressiven Therapie beim Vorliegen einer komorbiden affektiven Störung.

Einen guten Effekt einer additiven antidepressiven Therapie auf eine verbesserte Stimmung und höhere Zuverlässigkeit bei der Behandlung beobachteten McDowell et al. (2000) auch bei kokainabhängigen Patienten.

Weitere Therapieoptionen

! Benzodiazepine sollten auch bei schweren Depressionen bei bekannter Abhängigkeitserkrankung aufgrund der Gefahr der iatrogen erzeugten Medikamentenabhängigkeit entweder ganz vermieden oder nur kurzfristig gegeben werden.

Weitere Therapiestrategien wie Schlafentzug, Schlafphasenvorverlagerung und Lichttherapie sind bei Patienten mit Suchterkrankungen und Depressionen ebenso gemäß der Behandlungsleitlinien anzuwenden wie die Elektrokrampftherapie. Letztere kann im Falle schwerer und therapieresistenter Depressionen gerade wegen der guten Verträglichkeit auch bei möglichen verschiedenen organischen Komorbiditäten im Rahmen einer Abhängigkeitserkrankung erwogen werden.

7

7.6 Rückfallprophylaxe

Zur affektiven Rückfallprophylaxe rezidivierender depressiver Störungen dienen die Stimmungsstabilisierer Lithium, Carbamazepin, Valproinsäure und Lamotrigin. Beim Einsatz all dieser Substanzen sind bei Patienten mit Suchterkrankungen, vor allem im Falle einer Alkoholabhängigkeit, mögliche Komplikationen zu beachten und daher Nutzen und Risiken der Therapie sorgfältig abzuwägen.

Lithium, das als adjuvante Therapie gegeben werden kann oder als Phasenprophylaxe, kann bei Intoxikationen, z. B. aufgrund ständigen Alkohol- oder Drogenkonsums mit unregelmäßiger Einnahme, zu schwerwiegenden Komplikationen führen. Elektrolytentgleisungen können durch Fehlernährung im Rahmen einer Alkoholabhängigkeit noch verstärkt werden. Im Falle einer Behandlung mit Carbamazepin sind vor allem bei schon vorgeschädigter Leber toxische Leberveränderungen sowie hämatologische Nebenwirkungen (Leukopenien etc.) zu beachten. Gleiches gilt für Lamotrigin und die Valproinsäure. Bei der Valproinsäure ist zudem bei Patienten mit Alkoholabhängigkeit das Risiko erhöht, eine Pankreatitis zu entwickeln. Langfristige medikamentöse Behandlungen erfordern neben der therapeutischen Beziehung und der Kontrolle des Abstinenzverhaltens also auch eine intensive medizinische Beobachtung möglicher Nebenwirkungen und Komplikationen.

Zur Prävention eines Alkoholrückfalls bei Patienten mit primärer Alkoholabhängigkeit ist bisher in Deutschland lediglich Acamprosat zugelassen. Der Opiatantagonist Naltrexon und das Antiepileptikum Topiramat, für die es ermutigende Studien bezüglich des Rückfallschutzes gibt (Krystal et al. 2001; Guardia et al. 2002; Johnson et al. 2003), sind dagegen in dieser Indikation in Deutschland bisher nicht zugelassen. Für alle drei Präparate existieren bisher keine Daten, die auf eine eigenständige antidepressive Wirkung hindeuten. Im Rahmen einer medikamentösen Therapie können sie aber gut mit Antidepressiva kombiniert werden.

Literatur

Aghajanian G, Marek G (1999) Serotonin and hallucinogens. Neuropsychopharmacology 21 [Suppl 1]: S16–S23

Bodkin JA, Zornberg GL, Lukas SE, Cole JO (1995) Buprenorphine treatment of refractory depression. J Clin Psychopharmacol 15: 49–57

Brienza RS, Stein MD, Chen M et al. (2000) Depression among needle exchange program and methadone maintenance clients. J Subst Abuse Treat 18: 331–337

Brown SA, Inaba RK, Gillin JC, Schuckit MA, Stewart MA, Irwin MR (1995) Alcoholism and affective disorder: clinical course of depressive symptoms. Am J Psychiatry 152: 45–52

Caspi A, Sugden K, Moffitt TE et al. (2003) Influence of life stress on depression: moderation by a polymorphism in the 5-HTT gene. Science 301: 386–389

Ciraulo DA, Alderson LM, Chapron DJ, Jaffe JH, Subbarao B, Kramer PA (1982) Imipramine disposition in alcoholics. J Clin Psychopharmacol 2: 2–7

Colado MI, Camarero J, Mechan AO, Sanchez V, Esteban B, Elliott JM, Green AR (2001) A study of the mechanisms involved in the neurotoxic action of 3,4-methylenedioxymethamphetamine (MDMA, 'ecstasy•) on dopamine neurones in mouse brain. Br J Pharmacol 134: 1711–1723

Cornelius JR, Salloum IM, Ehler JG et al. (1997) Fluoxetine in depressed alcoholics. A double-blind, placebo-controlled trial. Arch Gen Psychiatry 54: 700–705

Cornelius JR, Bukstein OG, Birmaher B et al. (2001) Fluoxetine in adolescents with major depression and an alcohol use disorder: an open-label trial. Addict Behav 26: 735–739

Cornelius JR, Bukstein O, Salloum I, Clark D (2003) Alcohol and psychiatric comorbidity. Recent Dev Alcohol 16: 361–374

Cryan JF, Hoyer D, Markou A (2003) Withdrawal from chronic amphetamine induces depressive-like behavioral effects in rodents. Biol Psychiatry 54: 49–58

Davidson KM, Ritson EB (1993) The relationship between alcohol dependence and depression. Alcohol Alcohol 28: 147–155

Dorus W, Ostrow DG, Anton R et al. (1989) Lithium treatment of depressed and nondepressed alcoholics. JAMA 262: 1646–1652

Goodwin RD, Stayner DA, Chinman MJ, Wu P, Tebes JK, Davidson L (2002) The relationship between anxiety and substance use disorders among individuals with severe affective disorders. Compr Psychiatry 43: 245–252

Grotenhermen F (2003) Pharmacokinetics and pharmacodynamics of cannabinoids. Clin Pharmacokinet 42: 327–360

Guardia J, Caso C, Arias F et al. (2002) A double-blind, placebo-controlled study of naltrexone in the treatment of alcohol-dependence disorder: results from a multicenter clinical trial. Alcohol Clin Exp Res 26: 1381–1387

Hambrecht M, Hafner H (2000) Cannabis, vulnerability, and the onset of schizophrenia: an epidemiological perspective. Aust NZ J Psychiatry 34: 468–475

Hartka E, Johnstone B, Leino EV, Motoyoshi M, Temple MT, Fillmore KM (1991) A meta-analysis of depressive symptomatology and alcohol consumption over time. Br J Addict 86: 1283–1298

Heinz A (2000) [The dopamine hypothesis of schizophrenia. New findings for an old theory.] Nervenarzt 71: 54–57

Heinz A, Dufeu P, Kuhn S, Dettling M, Graf K, Kurten I, Rommelspacher H, Schmidt LG (1996) Psychopathological and behavioral correlates of dopaminergic sensitivity in alcohol-dependent patients. Arch Gen Psychiatry 53: 1123–1128

Heinz A, Ragan P, Jones DW et al. (1998) Reduced central serotonin transporters in alcoholism. Am J Psychiatry 155: 1544–1549

Heinz A, Weingartner H, George D, Hommer D, Wolkowitz OM, Linnoila M (1999) Severity of depression in abstinent alcoholics is associated with monoamine metabolites and dehydroepiandrosterone-sulfate concentrations. Psychiatry Res 89: 97–106

Heinz A, Mann K, Weinberger DR, Goldman D (2001) Serotonergic dysfunction, negative mood states, and response to alcohol. Alcohol Clin Exp Res 25: 487–495

Huether G, Zhou D, Ruther E (1997) Causes and consequences of the loss of serotonergic presynapses elicited by the consumption of 3,4-methylenedioxymethamphetamine (MDMA, »ecstasy«) and its congeners. J Neural Transm 104: 771–794

Janowsky DS (2003) Depression and dysphoria effects on the interpersonal perception of negative and positive moods and caring relationships: effects of antidepressants, amphetamine, and methylphenidate. Curr Psychiatry Rep 5: 451–459

Johnson BA, Ait-Daoud N, Bowden CL et al. (2003) Oral topiramate for treatment of alcohol dependence: a randomised controlled trial. Lancet 361: 1677–1685

Kaufman J, Charney D (2000) Comorbidity of mood and anxiety disorders. Depress Anxiety 12 [Suppl 1]: 9–76

Kendler KS, Gardner CO Jr (1998) Twin studies of adult psychiatric and substance dependence disorders: are they biased by differences in the environmental experiences of monozygotic and dizygotic twins in childhood and adolescence? Psychol Med 28: 625–633

Kendler KS, Prescott CA, Myers J, Neale MC (2003) The structure of genetic and environmental risk factors for common psychiatric and substance use disorders in men and women. Arch Gen Psychiatry 60: 929–937

Kessler RC, McGonagle KA, Zhao S, Nelson CB, Hughes M, Eshleman S, Wittchen HU, Kendler KS (1994) Lifetime and 12-month prevalence of DSM-III-R psychiatric disorders in the United States. Results from the National Comorbidity Survey. Arch Gen Psychiatry 51: 8–19

Kokkevi A, Stefanis N, Anastasopoulou E, Kostogianni C (1998) Personality disorders in drug abusers: prevalence and their association with AXIS I disorders as predictors of treatment retention. Addict Behav 23: 841–853

Krystal JH, Cramer JA, Krol WF, Kirk GF, Rosenheck RA (2001) Naltrexone in the treatment of alcohol dependence. N Engl J Med 345: 1734–1739

Lesch OM, Walter H (1996) Subtypes of alcoholism and their role in therapy. Alcohol Alcohol 31 [Suppl 1]: 63–67

Lynskey MT (1998) The comorbidity of alcohol dependence and affective disorders: treatment implications. Drug Alcohol Depend 52: 201–209

Malison RT, Price LH, Berman R et al. (1998) Reduced brain serotonin transporter availability in major depression as measured by [123I]-2 beta-carbomethoxy-3 beta-(4-iodophenyl)tropane and single photon emission computed tomography. Biol Psychiatry 44: 1090–1098

Mason BJ, Kocsis JH (1991) Desipramine treatment of alcoholism. Psychopharmacol Bull 27: 155–161

Mason BJ, Kocsis JH, Ritvo EC, Cutler RB (1996) A double-blind, placebo-controlled trial of desipramine for primary alcohol dependence stratified on the presence or absence of major depression. JAMA 275: 761–767

McDowell DM, Levin FR, Seracini AM, Nunes EV (2000) Venlafaxine treatment of cocaine abusers with depressive disorders. Am J Drug Alcohol Abuse 26: 25–31

McGrath PJ, Nunes EV, Stewart JW, Goldman D, Agosti V, Ocepek-Welikson K, Quitkin FM (1996) Imipramine treatment of alcoholics with primary depression: A placebo-controlled clinical trial. Arch Gen Psychiatry 53: 232–240

Nellissery M, Feinn RS, Covault J et al. (2003) Alleles of a functional serotonin transporter promoter polymorphism are associated with major depression in alcoholics. Alcohol Clin Exp Res 27: 1402–1408

Nunes E, Quitkin F, Brady R, Post-Koenig T (1994) Antidepressant treatment in methadone maintenance patients. J Addict Dis 13: 13–24

Pettit HO, Justice JB Jr (1991) Effect of dose on cocaine self-administration behavior and dopamine levels in the nucleus accumbens. Brain Res 539: 94–102

Powell J, Dawe S, Richards D, Gossop M, Marks I, Strang J, Gray J (1993) Can opiate addicts tell us about their relapse risk? Subjective predictors of clinical prognosis. Addict Behav 18: 473–490

Prescott CA, Aggen SH, Kendler KS (2000) Sex-specific genetic influences on the comorbidity of alcoholism and major depression in a population-based sample of US twins. Arch Gen Psychiatry 57: 803–811

Raimo EB, Schuckit MA (1998) Alcohol dependence and mood disorders. Addict Behav 23: 933–946

Riehman KS, Iguchi MY, Anglin MD (2002) Depressive symptoms among amphetamine and cocaine users before and after substance abuse treatment. Psychol Addict Behav 16: 333–337

Rounsaville BJ, Dolinsky ZS, Babor TF, Meyer RE (1987) Psychopathology as a predictor of treatment outcome in alcoholics. Arch Gen Psychiatry 44: 505–513

Schuckit MA, Tipp JE, Bergman M, Reich W, Hesselbrock VM, Smith TL (1997) Comparison of induced and independent major depressive disorders in 2,945 alcoholics. Am J Psychiatry 154: 948–57

Scott J, Gilvarry E, Farrell M (1998) Managing anxiety and depression in alcohol and drug dependence. Addict Behav 23: 919–931

Soyka M (2003) [Cannabinoids and mental health]. Schmerz 17: 268–273

Sprague JE, Everman SL, Nichols DE (1998) An integrated hypothesis for the serotonergic axonal loss induced by 3,4-methylenedioxymethamphetamine. Neurotoxicology 19: 427–441

Srisurapanont M, Jarusuraisin N (2002) Opioid antagonists for alcohol dependence. Cochrane Database Syst Rev CD001867

Tanda G, Goldberg SR (2003) Cannabinoids: reward, dependence, and underlying neurochemical mechanisms – a review of recent preclinical data. Psychopharmacology (Berl) 169: 115–134

Thase ME, Entsuah AR, Rudolph RL (2001) Remission rates during treatment with venlafaxine or selective serotonin reuptake inhibitors. Br J Psychiatry 178: 234–241

Tunving K (1985) Psychiatric effects of cannabis use. Acta Psychiatr Scand 72: 209–217

Komorbidität von Angst und Depression

M. Onken, A. Ströhle

Die derzeit gültige Fassung des psychiatrischen Klassifikationssystems der WHO (ICD-10) teilt die Angsterkrankungen grob in phobische Störungen und sonstige Angststörungen ein, im DSM-IV wird auch die posttraumatische Belastungsstörung zu den Angsterkrankungen gezählt. Trotz häufiger Komorbidität zeigen sich deutliche Unterschiede zwischen Angsterkrankung und depressiver Erkrankung, z. B. bezüglich der Risikofaktoren und der Reaktion auf bestimmte therapeutische Maßnahmen, sodass die Unterscheidung in zwei verschiedene Kategorien psychiatrischer Erkrankungen sinnvoll und gerechtfertigt erscheint. Insgesamt scheint sich die Komorbidität von Depression und Angsterkrankung prognostisch ungünstig auf den Verlauf der depressiven Erkrankung sowie negativ auf die Compliance der Betroffenen auszuwirken, was ebenfalls ein wichtiger Grund für Therapieresistenz sein kann.
Ein auf wissenschaftlichen Untersuchungen basierender Algorithmus für die Behandlung von komorbid Erkrankten ist noch nicht verfügbar. Das Erkennen einer komorbiden Angsterkrankung und das Einbeziehen in ein therapeutisches Gesamtkonzept (z. B. medikamentöse Behandlung des Betroffenen mit einem serotonergen Antidepressivum, langsames Aufdosieren des Antidepressivums, individuelle Modifikation der Psychotherapie) ist für die Überwindung von Therapieresistenz von Vorteil.

8

8.1 Spektrum der Angsterkrankungen

Aus epidemiologischen Studien weiß man, dass etwa 3 Viertel der an einer Depression Erkrankten während ihres Lebens auch an anderen psychiatrischen Störungen leiden und dass bei etwa der Hälfte der von einer Depression Betroffenen eine Lebenszeitkomorbidität für eine oder mehrere Angsterkrankungen besteht, wobei in den allermeisten Fällen die Angsterkrankung der Depression im zeitlichen Verlauf vorausgeht (◘ Tabelle 8.1). Noch deutlicher wird die Assoziation zwischen depressiven und Angstsyndromen, wenn man bestimmte »unterschwellige« Syndrome, die in ICD-10 und DSM-IV größtenteils nicht klassifiziert werden, mit in die Diagnostik einbezieht. Aufgrund des oft ungünstigeren Verlaufs einer depressiven Erkrankung bei komorbid Erkrankten kann Komorbidität auch eine nicht zu vernachlässigende Rolle bei der Entwicklung von Therapieresistenz spielen.

◘ Tabelle 8.1. Lebenszeitkomorbidität der Major Depression mit Angsterkrankungen (Ergebnisse der US National Comorbidity Survey, mod. nach Kessler et al. 1996; Angaben in %)

Gesamt	58,0
Generalisierte Angsterkrankung	17,2
Agoraphobie	16,3
Spezifische Phobie	24,3
Soziale Phobie	27,1
Panikstörung	9,9
Posttraumatische Belastungsstörung	19,5

Die derzeitige Einteilung der Angsterkrankungen und die Abgrenzung der einzelnen Störungen voneinander, wie sie in den modernen Klassifikationssystemen DSM-IV und ICD-10 fixiert ist, wurde erst im Laufe der letzten Jahrzehnte entwickelt. In der ICD-10 umfassen die Angsterkrankungen die **phobischen Störungen**, in denen die Angst durch bestimmte Situationen und Objekte außerhalb des Betroffenen hervorgerufen wird (Agoraphobie, soziale Phobie und spezifische Phobie), sowie die **sonstigen Angststörungen**, in denen das Auftreten der Angst nicht auf bestimmte Umgebungssituationen oder -objekte begrenzt ist (Panikstörung, generalisierte Angststörung, Angst und depressive Störung gemischt und sonstige gemischte Angststörungen). Im DSM-IV zählt zusätzlich noch die **posttraumatische Belastungsstörung** zu den Angsterkrankungen. Auch existieren einige **»Subthreshold«- oder unterschwellige Syndrome**, für die bereits eine eigenständige Klassifizierung vorgeschlagen wurde.

Im Folgenden soll ein kurzer Überblick über Symptomatik und Diagnosekriterien der einzelnen Störungen gegeben werden.

8.1.1 Phobische Störungen (ICD-10, F40)

An der **Agoraphobie mit und ohne Panikstörung** erkranken überwiegend Frauen; der Beginn der Erkrankung liegt meist im frühen Erwachsenenalter. Mit dem Begriff Agoraphobie wird das Auftreten von Ängsten oder Panikattacken in Situationen bezeichnet, in denen kein sofortiges Entkommen möglich und/oder keine schnelle Hilfe verfügbar ist. Typische angstbesetzte Situationen sind die Nutzung öffentlicher Verkehrsmittel wie U-Bahnen und Flugzeuge oder der Aufenthalt in Menschenmengen. Da die Angst in bestimmten Situationen auftritt, kann sich ein ausgeprägtes Vermeidungsverhalten entwickeln. Zwar neigt die Erkrankung unbehandelt zur Chronifizierung, jedoch können der Schweregrad und das Ausmaß des Vermeidungsverhaltens stark fluktuieren und variieren.

Die **soziale Phobie** beginnt meist bereits im Jugendalter. Die Betroffenen fürchten vor allem die prüfende Beobachtung und potenzielle Kritik durch andere Menschen, sodass die Ängste besonders in relativ kleinen Gruppen, weniger jedoch in anonymen Menschenmengen auftreten. Oft sind umschriebene soziale Situationen wie Sprechen oder Essen in der Öffentlichkeit angstbesetzt, nicht selten jedoch beziehen sich die Ängste auf so gut wie alle sozialen Interaktionen außerhalb der engeren Familie. Die häufig auftretenden körperlichen Symptome wie Erröten oder Händezittern machen die Situationen für die Betroffenen noch schwieriger und verstärken das oft vorhandene Vermeidungsverhalten, das bis zu sozialer Isolierung führen kann.

Die Ängste bei **spezifischen Phobien** werden durch bestimmte Situationen oder Objekte ausgelöst (z. B. Gewitter, bestimmte Tiere, Blut), die in der Folge wo möglich vermieden werden. Sie beginnen oft bereits in der Kindheit.

8.1.2 Sonstige Angststörungen (ICD-10, F41)

Die auch bei den phobischen Störungen häufigen Panikattacken treten bei der **Panikstörung** unvorhergesehen auf und sind nicht an bestimmte Orte oder Situationen gebunden. Während der Panikattacken kommt es zu ausgeprägten körperlichen Symptomen wie Herzrasen und -klopfen, Erstickungsgefühlen, Brustschmerz und Schwindel. Sie werden von intensiver Angst, die Kontrolle zu verlieren, verrückt zu werden oder zu sterben, sowie von Entfremdungsgefühlen begleitet. Es folgt häufig eine ausgeprägte Erwartungsangst vor der nächsten Attacke und die Vermeidung der Orte, an denen die Attacken aufgetreten sind.

! Die Diagnose einer Panikstörung sollte nur dann gestellt werden, wenn mehrere schwere spontane Angstanfälle innerhalb eines Monats aufgetreten sind.

Von der **generalisierten Angststörung** sind wie auch von der Panikstörung überwiegend Frauen betroffen. Kennzeichnendes Symptom ist eine frei flottierende Angst, die zwar durch bestimmte Situationen verstärkt werden kann, aber sich nicht auf diese beschränkt. Meist bestehen ausgeprägte Befürchtungen und Sorgen über künftiges Unglück, die mit Konzentrationsstörungen und Nervosität verbunden sind. Dazu kommt eine motorische Spannung mit z. B. körperlicher Unruhe und Zittern sowie der Unfähigkeit, sich zu entspannen. Als dritter Symptomenkomplex tritt eine vegetative Übererregbarkeit hinzu. Zur Diagnose einer generalisierten Angststörung müssen die genannten Symptome über mehrere Wochen an den meisten Tagen bestehen.

Die diagnostische Kategorie **Angst und depressive Störung gemischt** sollte nur dann Anwendung finden, wenn das Beschwerdebild relativ mild ausgeprägt ist und weder die Kriterien für eine Angststörung noch für eine Major Depression erfüllt. Die Betroffenen leiden unter depressiver, ängstlicher und zumindest vorübergehend auch vegetativer Symptomatik (Herzklopfen, Mundtrockenheit, Tremor etc.).

Die Diagnose einer **sonstigen gemischten Angststörung** sollte verwendet werden, wenn die Kriterien einer generalisierten Angststörung erfüllt sind, gleichzeitig jedoch auch Symptome anderer Störungen aus der Gruppe der neurotischen, Belastungs- und somatoformen Störungen auftreten (z. B. Zwänge oder Somatisierungsstörungen), ohne die Kriterien für diese Störungen vollständig zu erfüllen.

8.1.3 Posttraumatische Belastungsstörung (ICD-10, F43.1)

Die posttraumatische Belastungsstörung entsteht als Reaktion auf ein außergewöhnlich belastendes Ereignis katastrophenartigen Ausmaßes, das bei fast jedem eine tiefe Verzweiflung hervorrufen würde (z. B. Kampfhandlungen, Naturkatastrophen, Folter). Die Symptomatik entwickelt sich in der Regel innerhalb von 6 Monaten nach dem traumatisierenden Ereignis und umfasst sich aufdrängende »Nachhallerinnerungen« oder »Flashbacks«, wiederkehrende Alpträume, Vermeidung von Situationen, die Erinnerungen an das Trauma wachrufen oder mit diesem in Zusammenhang stehen, das Gefühl von Betäubtheit und emotionaler Stumpfheit sowie vegetative Übererregtheit und Hypervigilanz.

8

8.1.4 Unterschwellige Angst- und Depressionssyndrome

Basierend auf Daten aus epidemiologischen Studien wurde vorgeschlagen, zusätzlich zu den bereits bestehenden ICD- (bzw. DSM-)Kategorien einige in der Bevölkerung häufig auftretende »unterschwellige« Angstsyndrome zu definieren (Angst et al. 1997; Preisig et al. 2001), die aufgrund geringerer Symptomenzahl, Dauer oder Zahl der Episoden derzeit nicht die Kriterien einer Angsterkrankung nach DSM oder ICD erfüllen. Diese »Subthreshold«-Syndrome umfassen

- die unterschwellige Panikstörung mit mindestens 2 Panikattacken pro Jahr, aber weniger als 3 pro Monat;
- die unterschwellige generalisierte Angststörung, die sich durch eine geringere Anzahl von Symptomen von der generalisierten Angststörung unterscheidet;
- »kurz anhaltende Angst«, die sich durch weniger Symptome und kürzere Erkrankungsdauer auszeichnet;
- »rezidivierende kurz anhaltende Angst«, die durch eine kürzere Dauer und eine häufigere Frequenz der Episoden charakterisiert ist.

Ähnliche Subthresholdsyndrome wurden auch für die Depression vorgeschlagen: Die »Minor Depression« mit weniger depressiven Symptomen als die »Major Depression« über mindestens 2 Wochen und die »rezidivierende kurz anhaltende Depression« mit mindestens 12 Episoden pro Jahr. Für letztere Kategorie existiert in der ICD-10 die Diagnose der »rezidivierenden kurzen depressiven Störung« (F38.10) mit Symptomen einer leichten, mittelschweren oder schweren depressiven Episode für jeweils weniger als 2 Wochen etwa einmal pro Monat im vergangenen Jahr.

8.2 Komorbidität

Insbesondere durch den Verzicht auf traditionelle hierarchische Regeln und die zahlenmäßige Zunahme der diagnostischen Kategorien in den modernen Klassifikationssystemen ICD-10 und DSM-IV werden nun häufig mehrere psychiatrische Diagnosen gleichzeitig gestellt, ohne dass immer klar wäre, ob es sich bei diesen Diagnosen um klar abgrenzbare Krankheitsentitäten handelt. Das Phänomen der Komorbidität ist damit in den letzten Jahren sehr viel häufiger beobachtet worden als noch vor 20 Jahren, und es ist dementsprechend zunehmend zum Gegenstand wissenschaftlichen Interesses geworden. Insbesondere die Untersuchungen zur häufig beobachteten Komorbidität von Angst und Depression haben der Diskussion entscheidende Impulse gegeben.

Der Begriff der Komorbidität ist nicht einheitlich definiert, jedoch soll er in diesem Zusammenhang den Umstand bezeichnen, dass eine Person während eines bestimmten Zeitintervalls an mehr als einem definierten psychiatrischen Beschwerdesyndrom leidet. Bei diesem Syndrom kann es sich sowohl um in ICD-10 oder DSM-IV klassifizierte Störungen handeln als auch um definierte unterschwellige Syndrome, die keinen Niederschlag in den derzeitig gängigen Klassifikationssystemen finden.

8.2.1 Epidemiologische Untersuchungen

Studien in der Allgemeinbevölkerung, in klinischen Stichproben sowie bei Erstversorgern haben durchweg eine hohe Komorbidität für Angst und Depression gezeigt. Eine große Querschnittstudie in der Allgemeinbevölkerung der USA (National Comorbidity Survey, Datenerhebung 1990–1992; Kessler et al. 1996) hat eine Lebenszeitprävalenz von 14,9% und eine 12-Monats-Prävalenz von 8,6% für die DSM-III-R-Diagnose der »Major Depressive Disorder« gefunden. Auch hat sie festgestellt, dass nur etwa ein Viertel der Betroffenen an einer »reinen« depressiven Störung litten, während bei 3 Vierteln – bezogen auf die Lebenszeit – psychiatrische Komorbiditäten bestanden. Dabei trat die depressive Störung in den allermeisten Fällen (61,8%) als »sekundäre Depression« zeitlich **nach**, seltener (12,2%) jedoch auch als »primäre Depression« **vor** mindestens einer anderen psychiatrischen Störung auf.

Insgesamt bestand bei einem Großteil (58%) der in der Vorgeschichte oder Gegenwart von einer depressiven Störung Betroffenen eine Lebenszeitkomorbidität für eine oder mehrere Angsterkrankungen, vor allem für die generalisierte Angststörung.

Bei den »sekundären Depressionen«, bei denen die Depression nach einer anderen psychiatrischen Erkrankung auftritt, geht der Depression in 67,9% der Fälle eine primäre Angsterkrankung voraus. Umgekehrt entwickelten in der Zürich-Kohorten-Studie (s. unten) fast die Hälfte der Personen, die an einer reinen Angsterkrankung litten, innerhalb des 15-jährigen Beobachtungszeitraums entweder zusätzlich zur oder aber statt der Angsterkrankung eine Depression (Merikangas et al. 2003).

> **Eine Angsterkrankung stellt somit einen Risikofaktor für die Entwicklung einer depressiven Erkrankung dar.**

Eine große WHO-Studie zu psychischen Erkrankungen bei Erstversorgern bestätigte die häufige Komorbidität von Angst und Depression, wobei aus dem Spektrum der Angsterkrankungen lediglich die generalisierte Angststörung, die Panikstörung und die Agoraphobie berücksichtigt wurden. Außerdem kam die Studie zu dem Ergebnis, dass Depressionen, die gleichzeitig mit einer Angsterkrankung auftreten, häufiger von Erstversorgern als Depression erkannt und behandelt werden als »reine« Depressionen, ohne dass damit etwas über das Erkennen und die Behandlung der komorbiden Erkrankung sowie über die Gesamtprognose ausgesagt wäre (Sartorius et al. 1996). Auch konnte gezeigt werden, dass die »unterschwelligen« Angst- und Depressionssyndrome weniger häufig in komorbider als in reiner Form auftreten. Besteht jedoch eine Komorbidität, ist in der ICD-10 dafür die oben erläuterte Diagnose »Angst und depressive Störung gemischt« (F41.2) vorgesehen, die allerdings im zeitlichen Verlauf oft nicht stabil ist: In den meisten Fällen remittiert die Erkrankung oder es erfolgt ein Wechsel zu anderen Diagnosen innerhalb eines Jahres (Barkow et al. 2004).

Die Zürich-Kohorten-Studie untersuchte mit Hilfe eines longitudinalen, prospektiven Designs das Ausmaß sowie die Auswirkungen der Komorbidität von Angst und Depression in der Allgemeinbevölkerung, wobei zusätzlich besonderes Augenmerk auf die »unterschwelligen« Depressions- und Angstsyndrome gerichtet wurde, die im DSM-III nicht klassifiziert werden. Die Ergebnisse zeigten, dass Angst- und depressive Syndrome häufiger gemeinsam als alleine auftraten, sofern man die unterschwelligen Syndrome mit berücksichtigte. Jedoch zeigte sich gleichzeitig, dass die Assoziation noch viel stärker war, wenn entweder das Angst- oder das depressive Syndrom die Schwelle zur Diagnose nach DSM erreichte: So litt mehr als die Hälfte aller Personen mit einer DSM-III-Depression auch unter einem über- oder unterschwelligen Angstsyndrom, jedoch traf dies nur für ein Drittel der Personen zu, die an einem unterschwelligen depressiven Syndrom litten (Merikangas et al. 2003).

8.2.2 Kategoriale vs. dimensionale Konzepte

Die in epidemiologischen Studien gefundenen hohen Komorbiditätsraten von Angst- und depressiven Syndromen sowie die Tatsache, dass Antidepressiva bei depressiven wie bei Angsterkrankungen die Pharmakotherapie der ersten Wahl darstellen, hat eine Diskussion über die Zusammenhänge zwischen den verschiedenen Symptomkomplexen entfacht. In diesem Zusammenhang war u. a. die Festlegung der diagnostischen Schwellen Gegenstand der Kritik, zumal die oben beschriebenen unterschwelligen Syndrome ähnliche Behandlungsraten und einen ähnlichen Schweregrad der Symptomatik aufweisen wie überschwellige Syndrome. Letztere sind allerdings mit stärkerer sozialer Beeinträchtigung sowie einer höheren Rate an Suizidversuchen assoziiert. Insgesamt jedoch scheint es bisher keine wirklich validen Kriterien für die Annahme einer definitiven Trennlinie innerhalb des depressiven bzw. ängstlichen Symptomspektrums zu geben, wie sie in den Klassifikationssystemen DSM und ICD gezogen wird.

Abhilfe könnte hier eine weniger hohe Schwelle zur Diagnose einer manifesten psychiatrischen Erkrankung sowie eine eher dimensionale Herangehensweise an die Klassifikation von depressiven bzw. Angstsyndromen schaffen. In sehr eingeschränktem Maße ist eine solche Herangehensweise auch in der ansonsten kategorial organisierten ICD-10 durch die Festlegung verschiedener Schweregrade einer depressiven Erkrankung möglich. Neben der Zuordnung zur jeweiligen Dimension müssten dann jedoch sowohl für klinische als auch für Forschungszwecke bei der Diagnostik und Klassifikation noch weitere Charakteristika des jeweils vorliegenden Syndroms einfließen, z. B. der Schweregrad der jeweiligen Symptome sowie eventuelle Komorbiditäten mit Symptomen aus anderen Dimensionen.

Es gab sogar Forderungen (beispielsweise von Goldberg 1996), Angst und Depression nicht als zwei Dimensionen zu betrachten, sondern eine allgemeine »neurotische Dimension« mit verschiedenen Achsen zu schaffen. Dadurch würde auch eine durch diagnostische Kriterien bedingte Zunahme von Komorbidität verhindert, wie sie z. B. die Aufnahme bisher unterschwelliger Syndrome in die Klassifikationssysteme verursachen würde.

Gegen diese Vereinigung von Depressions- und Angstsyndromen in einer einzigen Dimension und für die Existenz zweier verschiedener Krankheitskomplexe sprechen z. B. die Unterschiede im Erkrankungsalter sowie bezüglich der Risikofaktoren: Während Angsterkrankungen in der Regel im Kindes- und frühen Jugendalter und selten nach dem 30. Lebensjahr beginnen, steigt die Inzidenz depressiver Erkrankungen erst in der späten Adoleszenz deutlich an, und dieser Trend setzt sich nach dem 20. Lebensjahr weiter fort. Auch prädestinieren zwar einige Risikofaktoren (z. B. weibliches Geschlecht) sowohl für die Erkrankung an einer Angststörung als auch

Tabelle 8.2. Ausgewählte Prädiktoren für die Erkrankung an einer »reinen« Angsterkrankung bzw. an einer »reinen« Depression und für die Entwicklung einer Komorbidität von Angst und Depression. (Mod. nach Wittchen et al. 2000)

	»Reine« Angsterkrankung	»Reine« Depression	Komorbidität von Angst und Depression
Weibliches Geschlecht	+	+	+
Perinatale Risikofaktoren	+	+	+
Niedriges Bildungsniveau	+	–	+
Geringes Einkommen	+	–	+
Überprotektives Familienklima	+	–	+
»Life Events« und chronische Belastungen	–	+	+

für die Erkrankung an einer Depression (◘ Tabelle 8.2), doch gelten andere Risikofaktoren nur für Angst- bzw. nur für depressive Erkrankungen. Zusätzlich unterscheiden sich allerdings auch die einzelnen Angsterkrankungen untereinander in Bezug auf ihre Risikofaktoren, wobei die generalisierte Angsterkrankung stärker dem depressiven Spektrum zu ähneln scheint.

Neben diesen unterschiedlichen Prädiktoren gibt es auch deutliche Unterschiede in der Therapie: Zwar ist die Pharmakotherapie mit Antidepressiva bei depressiven und bei Angsterkrankungen wirksam, doch bezüglich des weiteren Therapiekonzepts gibt es deutliche Unterschiede: So scheint der therapeutische Schlafentzug bei depressiven Patienten, nicht aber bei Patienten mit Angsterkrankungen hilfreich zu sein und auch die psychotherapeutische Herangehensweise ist jeweils spezifisch für die jeweilige Erkrankung (z. B. Expositionstraining bei Angsterkrankungen).

Insgesamt scheint eine kategoriale Klassifikation von depressiven und Angsterkrankungen also durchaus adäquat, doch könnte das Hinzufügen dimensionaler Aspekte die Beschreibung sinnvoll ergänzen.

8.2.3 Mögliche Gründe

Die Gründe für die häufige Komorbidität von Angst und Depression können bisher nicht mit letzter Sicherheit benannt werden, zumal immer noch nicht vollständig auszuschließen ist, dass es sich bei depressiven und ängstlichen Symptomen um psychopathologische Zeichen derselben Erkrankung handelt. In diesem Fall wäre das Phänomen der Komorbidität ein durch die derzeitigen diagnostischen Klassifikationssysteme verursachtes Artefakt.

Wie bereits aus dem Vorangegangenen deutlich geworden sein mag, gibt es jedoch auch gute Gründe, Depression und Angsterkrankungen nicht als Kontinuum zusammenzufassen und dennoch nach gemeinsamen Aspekten und Zusammenhängen zu fahnden, die das Phänomen der häufigen Komorbidität erklären helfen. Aufgrund der Tatsache, dass Angsterkrankungen einer komorbiden Depression in der Regel vorausgehen, könnte man z. B. darüber spekulieren, dass Angsterkrankungen kognitive Prozesse anstoßen und Verhaltensmuster (z. B. Vermeidungsverhalten) verursachen, die ihrerseits zu einem erhöhten Depressionsrisiko führen könnten. Gleichermaßen könnte die Angsterkrankung durch neurobiologische Prozesse wie Veränderungen im Stresshormon- oder Neurotransmittergleichgewicht zu solch einem erhöhten Risiko führen. Eine depressive Episode könnte man also auch als Komplikation einer Angsterkrankung auffassen. Zu dieser Hypothese würde auch die Beobachtung passen, dass an Panikattacken leidende Patienten seltener an einer sekundären Depression erkranken, wenn sie die Panikattacken behandeln lassen (Goodwin u. Olfson 2001).

Die Ergebnisse von Familienstudien lassen auf eine teils gemeinsame Ätiologie von Angst und Depression schließen; so scheint es beispielsweise gemeinsame genetische Faktoren für depressive Erkrankungen und die generalisierte Angsterkrankung zu geben (Kendler 1996). Ebenso wurden psychosoziale Faktoren wie z. B. bestimmte Kindheitstraumata als gemeinsame ätiologische Faktoren für Angst- und depressive Erkrankungen postuliert (Brown et al. 1996b), die in ähnlichem Maße für einen Teil der Komorbidität verantwortlich sein könnten.

8.2.4 Ein uss der Komorbidität auf die Symptomatik der depressiven Erkrankung

Depressive Erkrankungen, die komorbid mit Angsterkrankungen auftreten, zeichnen sich durch einen insgesamt schlechteren Verlauf und größere Chronizität aus. Auch werden Patienten mir »sekundärer« Depression, der eine »primäre« Angsterkrankung vorangegangen ist, häufiger aufgrund ihrer depressiven Erkrankung hospitalisiert als Patienten mit einer primären Depression und berichten über eine größere Beeinträchtigung ihrer Aktivitäten durch die Depression (Kessler et al. 1996). Zusätzlich scheint die Compliance der komorbid an einer Angsterkrankung Leidenden schlechter zu sein als die der »rein«

Depressiven und sie brechen die Therapie häufiger vorzeitig ab. Dies könnte u. a. damit zusammenhängen, dass bei ihnen der therapeutische Effekt häufig später als bei den nicht komorbid Erkrankten eintritt.

Die psychopathologische Symptomatik der depressiven Erkrankung ist insgesamt deutlich schwerer ausgeprägt, wenn die Depression komorbid mit einer Angsterkrankung auftritt (Brown et al. 1996a); dies scheint sogar für die Komorbidität mit einer unterschwelligen oder Subthreshold-Angsterkrankung zu gelten (Preisig et al. 2001). Auch sind komorbid Erkrankte öfter arbeitsunfähig und nehmen häufiger medizinischer Einrichtungen in Anspruch.

Des Weiteren zeigen viele, wenn auch nicht alle diesbezüglichen Studien, dass komorbid Erkrankte häufiger Suizidversuche unternehmen als Patienten, die ausschließlich an einer Depression leiden.

Therapieresistente Depression. Erweist sich eine depressive Episode als therapieresistent, sollte zunächst eine sorgfältige Reevaluierung der Gesamtsituation erfolgen, bei der u. a. auf das Vorhandensein komorbider psychiatrischer oder somatischer Erkrankungen geachtet werden muss. Bei Komorbidität mit einer Angsterkrankung sind verschiedene Aspekte zu bedenken. So sollte in Betracht gezogen werden, dass die Therapieresponse aufgrund der Komorbidität verspätet eintreten und dass die Compliance der Patienten, vor allem bezüglich der Medikamenteneinnahme, vermindert sein kann.

8.3 Therapieplanung

Bei komorbid erkrankten Patienten muss das therapeutische Gesamtkonzept stets sowohl die Angsterkrankung als auch die Depression berücksichtigen. Die psychopharmakologische Therapie sollte zunächst mit einem serotonergen Antidepressivum erfolgen, da dieses bei beiden Erkrankungen gleichermaßen wirksam ist.

! Die Aufdosierung eines solchen Antidepressivums sollte jedoch bei Angsterkrankungen und somit auch bei Komorbidität von Angst und Depression deutlich langsamer erfolgen: Es muss auf die wirksame Dosis »auftitriert« werden, da sonst beispielsweise bei an einer Panikstörung erkrankten Patienten Frequenz und Intensität der Panikattacken zunächst zunehmen können, was zu einer geringeren Compliance und letztlich nicht selten zum Abbruch der Therapie führt (Kern u. Ströhle 2003).

Die Studienlage zur Pharmakotherapie von Depressionen, die komorbid mit Angsterkrankungen auftreten, ist bisher in keiner Weise ausreichend. Im Rahmen einer Metaanalyse wurde die Wirkung von Venlafaxin und Fluoxetin bei depressiven Störungen verglichen und höhere Remissionsraten für die Behandlung mit Venlafaxin gefunden, insbesondere bei depressiven Patienten mit starker Angstsymptomatik (Davidson et al. 2002). Daraus zog man den Schluss, dass die Überlegenheit von Venlafaxin in der Depressionsbehandlung auf dessen bessere und vor allem frühere Wirksamkeit auf die Angstsymptomatik bei depressiven Störungen zurückzuführen sein könnte. Dies wiederum könnte man als Hinweis darauf interpretieren, dass die medikamentöse Behandlung mit Venlafaxin auch bei komorbid an Angst und Depression Erkrankten sinnvoll ist.

In einem Vergleich von Paroxetin mit Moclobemid bei Patienten, die an einer Depression und an einer Panikstörung litten, konnte gezeigt werden, dass Paroxetin sowohl depressive als auch Angstsymptome bei Komorbiden stärker vermindert als der reversible MAO-Hemmer Moclobemid (Pini et al. 2003). Der irreversible MAO-Hemmer Phenelzin jedoch, der in Deutschland nicht zugelassen ist, erzielte bei komorbiden Patienten bessere Resultate als Amitriptylin (Kayser et al. 1988) – ob das auch für den in Deutschland verfügbaren irreversiblen MAO-Hemmer Tranylcypromin gilt, wurde bisher noch nicht ausreichend untersucht.

Ein weiterer pharmakologischer Ansatz in der Behandlung depressiver Patienten, die gleichzeitig an einer Angsterkrankung leiden, ist die Augmentation der Antidepressivatherapie mit einem Antikonvulsivum, beispielsweise Gabapentin oder Lamotrigin. Insbesondere Lamotrigin scheint sich bei Patienten mit therapieresistenter Depression, die komorbid mit Angsterkrankungen auftritt, als wirksam erwiesen zu haben (Barbee u. Jamhour 2002).

Des Weiteren kann es aufgrund des erhöhten Suizidrisikos bei komorbid Erkrankten möglicherweise sinnvoll sein, bei suizidgefährdeten komorbiden Patienten eine schnell anxiolytisch wirksame Akuttherapie (z. B. mit Benzodiazepinen) einzuleiten, um das Suizidrisiko zu reduzieren – Studien, die diese Vorgehensweise mit aussagekräftigen Ergebnisse unterstützen würden, fehlen jedoch bisher.

Ebenso wie der pharmakologische ist auch der psychotherapeutische Teil des Behandlungskonzepts auf beide Erkrankungen abzustimmen: Wenn die Psychotherapie nur auf die Depression fokussiert, ohne auf eine zusätzlich bestehende Angsterkrankung (z. B. eine Panikstörung oder soziale Phobie) einzugehen, kann sie dem komplexen Erkrankungsbild des Betroffenen kaum gerecht werden – dies gilt im Übrigen nicht nur für die Komorbidität mit Angsterkrankungen, sondern auch z. B. für Depressionen, die komorbid mit Persönlichkeitsstörungen oder Suchterkrankungen auftreten. Daneben kann eine depressive Symptomatik die Wirksamkeit einer kognitiven Verhaltenstherapie auf eine Angsterkrankung vermindern.

8.4 Fazit

Insgesamt besteht noch großer Forschungsbedarf bezüglich der Behandlung therapieresistenter Depressionen, die komorbid mit Angsterkrankungen auftreten.

Zum jetzigen Zeitpunkt sind die therapeutischen Konsequenzen, die die Komorbidität einer (therapieresistenten) Depression mit einer Angsterkrankung erfordert, im Einzelnen kaum systematisch untersucht, obwohl die Anzahl komorbider Patienten wie dargestellt beträchtlich ist. Studien zur optimalen Behandlung dieser speziellen Subpopulation stehen noch aus und sollten zukünftig dazu dienen, ein differenziertes therapeutisches Gesamtkonzept für komorbid erkrankte Patienten zu erstellen. Einer Therapieresistenz der depressiven Erkrankungen könnte man in dieser Population der komorbid Erkrankten damit u. U. vorbeugen bzw. abhelfen.

Literatur

Angst J, Merikangas KR, Preisig M (1997) Subthreshold syndromes of depression and anxiety in the community. J Clin Psychiatry 58 [Suppl 8]: 6–10

Barbee JG, Jamhour NJ (2002) Lamotrigine as an augmentation agent in treatment-resistant depression. J Clin Psychiatry 63: 737–741

Barkow K, Heun R, Wittchen HU, Bedirhan Ustun T, Gansicke M, Maier W (2004) Mixed anxiety-depression in a 1 year follow-up study: shift to other diagnoses or remission? J Affect Disord 79 (1–3): 235–239

Brown C, Schulberg HC, Madonia MJ, Shear MK, Houck PR (1996a) Treatment outcomes for primary care patients with major depression and lifetime anxiety disorders. Am J Psychiatry 153: 1293–1300

Brown GW, Harris TO, Eales MJ (1996b) Social Factors and Comorbidity of Depressive and Anxiety Disorders. Br J Psychiatry 168 [Suppl 30]: 50–57

Davidson, JR, Meoni P, Haudiquet V, Cantillon M, Hackett D (2002) Achieving remission with venlafaxine and fluoxetine in major depression: its relationship to anxiety symptoms. Depress Anxiety 16: 4–13

Goldberg D (1996) A dimensional model for common mental disorders. Br J Psychiatry 168 [Suppl 30]: 44–49

Goodwin R, Olfson M (2001) Treatment of panic attack and risk of major depressive disorder in the community. Am J Psychiatry 158: 1146–1148

Kayser A, Robinson DS, Yingling K, Howard DB, Corcella J, Laux D (1988) The influence of panic attacks on response to phenelzine and amitriptyline in depressed outpatients. J Clin Psychopharmacol 8: 246–253

Kendler KS (1996) Major depression and generalised anxiety disorder. Same genes, (partly) different environments – revisited. Br J Psychiatry 168 [Suppl 30]: 68–75

Kern N, Ströhle A (2003) Psychopharmakotherapie bei Angsterkrankungen. Psychotherapie in Psychiatrie, psychotherapeutischer Medizin und klinischer Psychologie 8: 104–113

Kessler RC, Nelson CB, McGonagale KA, Liu J, Swartz M, Blazer DG (1996) Comorbidity of DSM-III-R major depressive disorder in the general population: results from the US National Comorbidity Survey: Br J Psychiatry 168 [Suppl 30]: 17–30

Merikangas KR, Zhang H, Avenevoli S, Acharyya S, Neuenschwander M, Angst J (2003) Longitudinal trajectories of depression and anxiety in a prospective community study. Arch Gen Psychiatry 60: 993–1001

Pini S, Amador XF, Dell'Osso L, Baldini Rossi N, Cassano P, Savino M, Cassano GB (2003) Treatment of depression with comorbid anxiety disorders: differential efficacy of paroxetine versus moclobemide. Int Clin Psychopharmacol 18: 15–21

Preisig M, Merikangas KR, Angst J (2001) Clinical significance and comorbidity of subthreshold depression and anxiety in the community. Acta Psychiatr Scand 104: 96–103

Sartorius N, Üstün TB, Lecrubier Y, Wittchen HU (1996) Depression comorbid with anxiety: results from the WHO study on psychological disorders in primary health care. Br J Psychiatry 168 [Suppl 30]: 38–43

Wittchen HU, Kessler RC, Pfister H, Lieb M (2000) Why do people with anxiety disorders become depressed? A prospective-longitudinal community study. Acta Psychiatr Scand 102 [Suppl 406]: 14–23

Depression in Schwangerschaft und Postpartum

D. Yaeger, L.L. Altshuler

Depressionen bei Frauen sind häufig; sie rezidivieren oftmals in der Schwangerschaft oder im Postpartum. Eine Behandlung – mit oder ohne Pharmaka – ist nötig, um Progredienz und möglicherweise bleibende Schäden für den Fetus zu verhindern. Eine effektive Behandlung ist auch deshalb wichtig, weil Depression in der Schwangerschaft einen Risikofaktor für die Postpartumdepression darstellt.

Die Behandlung während der Schwangerschaft und im Postpartum basiert auf der Zusammenarbeit zwischen der Patientin und ihrem Partner sowie dem Psychiater, dem Geburtshelfer und dem Kinderarzt. Bei Patientinnen mit einer Depression in der Anamnese ermöglicht eine Beratung vor Beginn der Schwangerschaft eine überlegte Risiko-Nutzen-Abwägung sowie das Erstellen eines Behandlungsplans für den Fall eines Rezidivs. Bei schwerer oder rezidivierender Depression ist heute eine Fortsetzung der Pharmakotherapie möglich. Für die Wahl des Wirkstoffs ist ausschlaggebend, dass dessen mögliche Risiken für den Fetus in angemessenem Verhältnis zu den Vorteilen für die antidepressive bzw. rezidivprophylaktische Behandlung der Schwangeren ergeben.

Ein Rezidiv unter der Schwangerschaft kann zunächst mit einer interpersonellen Psychotherapie oder einer kognitiven Verhaltenstherapie behandelt werden, um die Notwendigkeit einer Pharmakotherapie zu verzögern oder sogar zu umgehen. Dieses Vorgehen könnte der Patientin die Akzeptanz einer Medikation erleichtern, wenn sich diese trotz der Psychotherapie als unumgänglich herausstellt.

Die Wirksamkeit der Pharmakotherapie sollte während der Schwangerschaft ständig überprüft werden, weil die Medikamentenspiegel durch physiologische Veränderungen, wie z. B. größeres Verteilungsvolumen und erhöhte renale Clearance, sinken. Demzufolge müssen Blutspiegel von Phasenprophylaktika und trizyklischen Antidepressiva im 2. und 3. Trimenon häufig überprüft werden.

Patientinnen mit einer affektiven Störung müssen nach der Geburt aufmerksam begleitet werden, weil sie in dieser Phase anfällig für Rezidive oder Progredienz ihrer Depression sind. Die Zusammenarbeit mit Geburtshelfer und Kinderarzt bietet vielfache Möglichkeiten, die Depression zu diagnostizieren und eine Behandlung einzuleiten.

9.1 Prävalenz und Risikofaktoren

Depressionen sind weltweit verbreitet und treten bei Frauen doppelt so häufig wie bei Männern auf (Weissman et al. 1996). Die Prävalenz der Major Depression variiert von Land zu Land stark und reicht bis zu 21% in den Vereinigten Staaten (Kessler et al. 1994). In der Pubertät steigt die Häufigkeit von Depression bei Frauen auf einen doppelt so hohen Anteil wie bei Männern. Dieses Verhältnis besteht bis nach der Menopause (Weissman u. Olfson 1995). Depressionen haben große Auswirkungen auf den privaten und beruflichen Erfolg der betroffenen Frauen. So kann ein früher Beginn der Depression den Bildungsabschluss und finanziellen Stand einer Frau beeinträchtigen und das Finden eines Partners erschweren.

Depressionen sind rezidivierend und in manchen Fällen chronisch (American Psychiatry Association 1994). Depressive Episoden können bei Frauen mit bipolarer Erkrankung länger andauern als bei bipolaren Männern (Angst 1978). Sowohl unipolare als auch bipolare Patientinnen haben ein hohes Risiko, ein Rezidiv zu entwickeln wie auch ihre medikamentöse Therapie abzubrechen (Suppes et al. 1991; Kupfer et al. 1992; Baldessarini et al. 1999).

Schwankungen des Hormonhaushalts im Zusammenhang mit Menstruation, Schwangerschaft, Geburt und Menopause erhöhen das Risiko für Beginn oder Rezidiv einer unipolaren oder bipolaren Depression (Gotlib et al. 1989; Endicott 1993; Burt et al. 1998, Viguera et al. 2000).

Das Risiko, während der Schwangerschaft eine Depression zu entwickeln, steigt mit Depression in der Eigenanamnese, jungem Alter, niedrigem sozialem Stand, geringem sozialem Rückhalt und Partnerproblemen (Zajicek 1981; Kumar u. Robson 1984; O'Hara et al. 1984, 1986; O'Hara 1994b, c; Gotlib et al. 1989).

Während des Postpartums zeigen 10–16,5% aller Frauen Symptome einer majoren Depression

(O'Hara et al. 1984, 1986; O'Hara 1994a). Depressionen in der Familienanamnese, der Eigenanamnese oder in der Schwangerschaft erhöhen das Risiko für eine Postpartumdepression (O'Hara et al. 1984; O'Hara 1994a).

Frauen mit bipolarer Störung oder vorangegangener Postpartumpsychose haben ein außerordentlich hohes Risiko für ein Postpartumrezidiv (Gotlib et al. 1989).

9.2 Antidepressive Pharmakotherapie während der Schwangerschaft

Eine Patientin mit depressiver Vorgeschichte steht während der Schwangerschaft im Hinblick auf die Einnahme von Medikamenten vor einem Dilemma. Die Sorge um das eigene Wohlergehen wird zu diesem Zeitpunkt oft von der Angst vor einer möglichen Schädigung des Fetus durch die Psychopharmakotherapie überschattet. Die Beeinträchtigung des sich entwickelnden Kindes durch die Depression an sich wird dabei aber häufig vergessen. Die Patientin sollte die Medikation fortsetzen, um das Risiko eines Rezidivs so gering wie möglich zu halten.

! Alle antidepressiven Wirkstoffe passieren die Plazenta, gelangen in den kindlichen Blutkreislauf und können potenziell kongenitale Anomalien, neonatale Syndrome und postnatale Verhaltensveränderungen hervorrufen. Der behandelnde Arzt muss also die psychiatrische Behandlungsbedürftigkeit der Mutter gegenüber der potenziellen Schädigung des Kindes abwägen.

Im Idealfall gäbe es fallbasierte Richtlinien, die diese Entscheidung erleichtern würden. Es existieren bisher allerdings nur Einzelberichte, einige retrospektive und wenige prospektive Studien, weil pharmakologische Studien während der Schwangerschaft aus ethischen Gründen sehr zweifelhaft sind. Im Folgenden werden die Vor- und Nachteile der Psychopharmakotherapie während der Schwangerschaft analysiert. Die vorgestellten klinischen Richtlinien für die Behandlung der Depression während der Schwangerschaft und im Postpartum stützen sich auf die bereits existierende Literatur.

9.2.1 Maternales Risiko

Eine Schwangerschaft schützt nicht vor Depression. Laut O'Hara (1994b) hat ein Drittel der Frauen mit Depression in der Schwangerschaft **keine** depressive Vorgeschichte.

Die Prävalenz von Depression ist bei schwangeren und nichtschwangeren Frauen gleich hoch, aber das Risiko für ein Rezidiv unter der Schwangerschaft ist bei bekannter affektiver Störung größer (Gotlib et al. 1989; O'Hara 1994b).

Die Unterbrechung der Pharmakotherapie im nichtschwangeren Zustand kann ein frühes Rezidiv zur Folge haben (Suppes et al. 1991; Kupfer et al. 1992; Viguera et al. 1998; Baldessarini et al. 1999). Das Absetzen der Psychopharmaka zur Zeit der Konzeption scheint das Rezidivrisiko (Cohen 2000) und die Wahrscheinlichkeit einer in der Schwangerschaft notwendigen Pharmakotherapie (Altshuler 2001) stark zu erhöhen. Eine Depression während der Schwangerschaft ist sowohl für die Mutter als auch für das Kind von Nachteil. Häufig erschwert jedoch die Überlagerung neurovegetativer Symptome der Depression und der Schwangerschaft die Diagnose und verzögert den Beginn der Therapie. Depression kann zu Unterernährung, mangelnder Geburtsvorsorge und zur Selbstgefährdung führen.

In einigen Studien sind negative gynäkologische und neonatale Folgen wie Präeklampsie, Frühgeburt und geringeres Geburtsgewicht mit einer Depression während der Schwangerschaft assoziiert worden (Steer et al. 1992; Orr u. Miller 1995; Kurki et al. 2000). Andere Studien fanden keine Assoziation zwischen Depression und negativen gynäkologischen oder neonatalen Folgen (Cogill et al. 1986; Perkin et al. 1993).

9.2.2 Fetales Risiko

Der Fetus ist einerseits durch den depressiven Zustand der Mutter, andererseits durch eine Pharmakotherapie gefährdet. Die Risiken der Pharmakotherapie manifestieren sich in Form von Teratogenität, perinatalen Syndrom und postnatalen Verhaltensauffälligkeiten (sog. Verhaltensteratogenität).

Teratogenität

Kongenitale Anomalien treten in der Bevölkerung mit einer Häufigkeit von 2–4% (Dicke 1989) auf, d. h., bis zu 4 von 100 Neugeborenen, die keinem Pharmakon ausgesetzt waren, entwickeln eine schwere Anomalie. Um als teratogen zu gelten, muss ein Pharmokon also in mehr als 4% der Fälle Anomalien hervorrufen oder, anders gesagt, eine bestimmte Anomalie häufiger hervorrufen, als sie in der gesunden Bevölkerung auftritt.

In den ersten 12 Schwangerschaftswochen, d. h. während der fetalen Organogenese, ist das Risiko für Anomalien am größten (Dicke 1989; Sadler u. Langmann 2000). Die ersten 2 Wochen nach der Konzeption sind aufgrund der noch nicht vollständig funktionsfähigen Plazenta nicht mit Missbildungen assoziiert (Langman 1985).

Embryologische Kenntnisse sind hilfreich für das Abschätzen der Exposition des Fetus und damit für die Wahl der Therapie (▪ Abb. 9.1). Das Risiko einer kardiovaskulären Malformation, wie z. B. der sehr seltenen Ebsteinanomalie – einer komplexen kardialen Fehlbildung mit Trikuspidalklappenanomalie –, ist unter Lithiumtherapie 20-mal höher als in der Normalbevölkerung (Cohen et al. 1994). Das Herz entwickelt sich hauptsächlich in der 3.–8. Schwangerschaftswoche (5.–10. Woche post menstruationem) (Hogge u. Prosen 2003). Bei einer bipolaren Patientin, der aufgrund der Anamnese von Lithium abzuraten ist oder die die Pharmakotherapie ablehnt, kann Lithium also in der frühen Schwangerschaft abgesetzt und in der 9. Schwangerschaftswoche (11. Woche p. m.) wieder angesetzt werden.

Die höchste Datendichte zur Antidepressivatherapie in der Schwangerschaft findet sich bei Fluoxetin. Kongenitale Anomalien sind unter pränataler Fluoxetintherapie nicht häufiger als in der gesunden Bevölkerung (Pastuszak et al. 1993; Goldstein 1995; Chambers et al. 1996; McElhatton et al. 1996; Nulman et al. 1997; Kulin et al. 1998; Addis u. Koren 2000; Hendrick et al. 2003a). Eine Studie berichtet über eine leichte Zunahme geringfügiger, allgemein häufiger Malformation unter Fluoxetin (Chambers et al. 1996). Die Methoden der Studie und die fehlende Überprüfung der maternalen Depression wurden allerdings stark kritisiert (Robert 1996). Studien zu anderen SSRI (Sertralin, Paroxetin, Fluvoxamin und Citalopram) und anderen neueren Antidepressiva wie-Venlafaxin (n=150), Nefazodon (n=89) und Mirtazapin (n=7) fanden ebenfalls keine Teratogenität (Kulin et al. 1998; Ericson et al. 1999; Einarson et al. 2001, 2003; Saks 2001; Rohde et al. 2003). Vorläufige Ergebnisse einer Studie mit Bupropion (n=99) als Antidepressivum oder zur Raucherentwöhnung zeigen zwar keine erhöhte Anomalienrate, hingegen 2,5-mal häufiger einen spontanen Abort als in der Kontrollgruppe (Chan et al. 2003). Zu Escitalopram und Duloxetin liegen keine publizierten Daten vor. Eine Metaanalyse von über 400 Fällen einer Therapie mit trizyklischen Antidepressiva (Altshuler et al. 1996) im 1. Trimenon findet ebenso wie andere Studien (McElhatton et al. 1996; Ericson et al. 1999) keinerlei Anhaltspunkte für ein erhöhtes kongenitales Missbildungsrisiko.

Monoaminoxidasehemmstoffe (MAOH) sind wegen lebensbedrohlicher Interaktionen mit Arzneimitteln der Geburtshilfe und der Gefahr hypertoner Krisen während der Schwangerschaft kontraindiziert, auch wenn Einzelfallberichte über komplikationslose Schwangerschaften vorliegen (Gracious u. Wisner 1997).

Phasenprophylaktika sind mit erhöhter Teratogenität assoziiert. Lithiumexposition des Fetus im 1. Trimenon erhöht das Risiko einer Epsteinanomalie auf bis zu 1:1000 (Cohen et al. 1994). Bei Carbamazepin und Valproat ist das Fehlbildungsrisiko bis zu 10-mal größer. Die Gefahr eines Neuralrohrdefekts liegt unter Carbamazepin bei 0,5–1% (Rosa 1991; Lindhout u. Omtzigt 1992) und unter Valproat bei 1–2% (Lindhout u. Omtzigt 1992; Omtzigt et al. 1992; Altshuler et al. 1996). Des Weiteren sind Antikonvulsiva mit kraniofazialen und transienten kleineren Malformationen assoziiert (Jäger-Roman et al. 1986; Jones et al. 1989; Rosa 1991; Koch et al. 1992).

Die Teratogenität steigt mit Höhe der mütterlichen Plasmaspiegel und mit Anzahl der verwen-

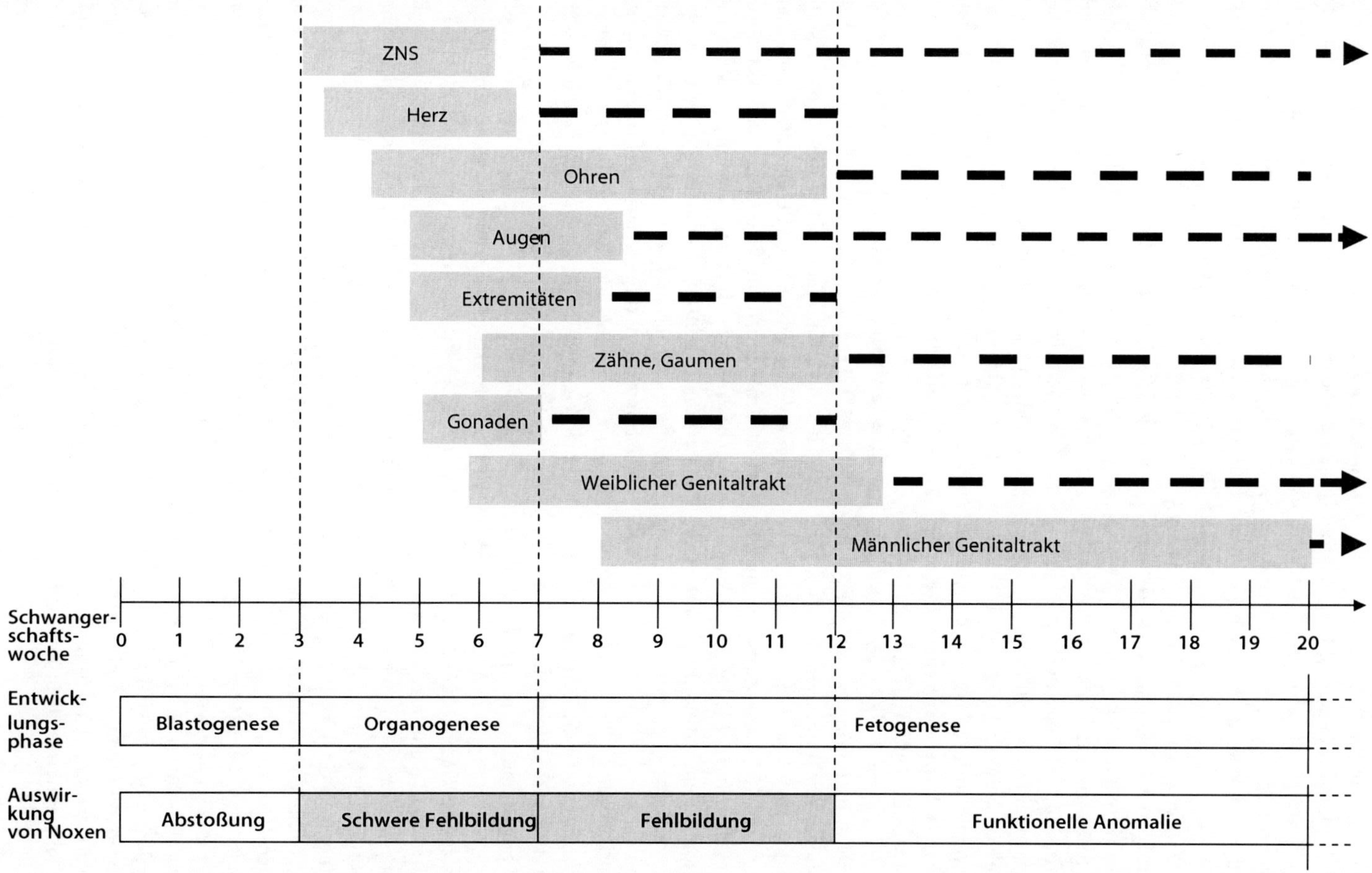

Abb. 9.1. Hochsensible Phasen der Embryogenese (nach Forth et al. 1996). Die Anlage der verschiedenen Organe erfolgt zu unterschiedlichen Zeiten während der Organogenese (**graue Balken**). Auch nach Abschluss der Organogenese besteht in den ersten Wochen der Fetogenese noch die Gefahr embryonaler Fehlbildungen (**gestrichelte Linien**). Die sensiblen Phasen sind bei Pharmakotherapie in der Schwangerschaft zu beachten

deten Wirkstoffe (Lindhout u. Omtzigt 1994; Altshuler et al. 1996; Viguera et al. 2002). Eine Studie mit 168 Frauen, die im 1. Trimenon mit Lamotrigin behandelt wurden, konnte kein erhöhtes kongenitales Missbildungsrisiko nachweisen (Tennis u. Eldridge 2002).

Die Toxizität neuerer Antiepileptika ist unbekannt. Man geht jedoch davon aus, dass die Teratogenität dieser Substanzen gering ist, weil sie weniger in den Folsäuremetabolismus eingreifen und die Konzentration der toxischen Epoxide im Metabolismus geringer ist (Morell 1996).

Die Befunde zur Teratogenität von Antikonvulsiva stammen allerdings fast ausschließlich aus der langjährigen Anwendung bei Schwangeren mit Epilepsie. Dem Anfallsleiden selbst wird dabei ein Teil der Fehlbildungen angeschuldet. Untersuchungen bei Patientinnen mit affektiven Erkrankungen liegen bislang kaum vor. Das Europäische Register für Schwangerschaften unter Epileptika, EURAP (www.eurap-germany.de), wird hier in Zukunft unabhängige Risikoeinschätzungen verschiedener Antiepileptika geben können.

Perinatale Syndrome

Es handelt sich um transiente körperliche oder das Verhalten betreffende Syndrome, die um die Zeit der Geburt herum auftreten. Die Inzidenz ist gering.

Der Einfluss von SSRI auf den perinatalen Zustand wird kontrovers diskutiert. Eine SSRI-Exposition des Fetus in der späten Schwangerschaft ist in einigen Studien mit perinatalen Komplikationen, wie geringen APGAR-Werten, Tachypnoe, Stress, geringem Geburtsgewicht und Frühgeburt, assoziiert worden (Chambers et al. 1996; Cohen et al. 2000; Simon et al. 2002; Casper et al. 2003; Hendrick et al. 2003a), in anderen dagegen nicht (Goldstein 1995; Nulman et al. 1997; Ericson et al. 1999). Außerdem wurde über Entzugssyndrome bei Neugeborenen berichtet, die in utero SSRI ausgesetzt waren (Spencer 1993; Kent u. Laidlaw 1995; Dahl et al. 1997; Bloem et al. 1999; Nordeng et al. 2001; Stiskal et al. 2001).

Hinsichtlich des Effekts trizyklischer Antidepressiva gibt es Einzelberichte über kurzfristige anticholinerge Effekte, wie Harnverhalt und Obstipation sowie Lethargie und Schwäche, bei Applikation kurz vor der Geburt (Shearer et al. 1972; Webster 1973). Während der Schwangerschaft werden hauptsächlich Desipramin und Nortriptylin verabreicht, weil beide ein geringeres Risiko dieser Nebenwirkungen besitzen.

Lithium ist assoziiert mit dem Floppy-Infant-Syndrom (Woody et al. 1971), das durch Muskelhypotonie und Zyanose charakterisiert ist. Auch wurde von neonatalem Hypothyroidismus und nephrogenem Diabetes insipidus berichtet (Frassetto et al. 2002; Pinelli et al. 2002).

Über neuere Antiepileptika besonders mit psychiatrischer Indikation bei Frauen liegen kaum Daten vor.

Teratogenität, die sich im Verhalten manifestiert

Dies beinhaltet alle langfristig neurologisch auffälligen Verhaltensformen, deren Ursache in einer pränatalen Exposition durch Pharmaka vermutet wird. Bei Kindern, die trizyklischen Antidepressiva oder Fluoxetin ausgesetzt waren, wurden bisher keine signifikanten Unterschiede in Kognition, Temperament oder Sprache gefunden, wohingegen für die unbehandelte maternale Depression ein negativer Effekt gezeigt wurde (Nulman et al. 1997, 2002).

Eine Studie, die 10 während Schwangerschaft und Postpartum citalopramexponierte Kinder im 1. Lebensjahr mit einer gematchten Kontrollgruppe verglich, konnte keine Unterschiede nachweisen (Heikkinen et al. 2002). Die Ergebnisse zweier Studien, die die kindliche Entwicklung mit Hilfe der Bayley Scales of Infant Development (BSID) untersuchten, waren kontrovers. Casper et al. (2003) fanden bei 31 Kindern mit SSRI-Exposition prä- oder postnatal keinerlei Einfluss auf die kognitive oder emotionale Entwicklung. Auch Hendrick (2001a) fand bei 86 während Schwangerschaft oder Postpartum SSRI-exponierten Kindern keine Auffälligkeiten. Weder Casper noch Hendrick untersuchten jedoch den Einfluss der Depression an sich. Auch wurden Kinder nicht über den Zeitraum ihres 3. Lebensjahres hinaus beobachtet. Aussagen über die langfristige, u. a. sprachliche Entwicklung sind daher nicht ohne Weiteres möglich, es sei denn, diese weicht stark von der durchschnittlichen Entwicklung ab (Farran u. Harber 1989; Bayley 1993).

Schließlich fand eine weitere Studie mit 384 Kindern, die in utero trizyklischen Antdepressiva und SSRI ausgesetzt waren, keine Abweichungen von der Entwicklung nichtexponierter Kinder (Simon et al. 2002). Die Entwicklung von 22 lithiumexponierten Kindern war vergleichbar mit der nichtexponierten Kontrollgruppe (Schou 1976). – Zu Kindern von bipolaren Patientinnen mit Antikonvulsivatherapie unter der Schwangerschaft liegen keine Studien vor.

9.2.3 Behandlungsalternativen

Schwangere und Frauen mit Kinderwunsch und leichter Depression oder Depression in der Vorgeschichte sollten vor Beginn einer Pharmakotherapie eine Psychotherapie probieren. Eine Vergleichsstudie von Frauen mit interpersoneller Psychotherapie (IPT) vs. unspezifischem Elternvorbereitungskurs zeigte eine signifikante Verbesserung bei 21 mit IPT behandelten Schwangeren (Spinelli u. Endicott 2003). Nur eine von 8 im Postpartum weiter behandelten Frauen entwickelte eine Postpartumdepression.

9.3 Postpartum

Im Gegensatz zu den bekannten Bildern der »ruhenden Madonna mit Kind« ist im ersten Jahr nach der Geburt die Vulnerabilität für psychiatrische Erkrankungen außerordentlich hoch (Kendell et al. 1987). Nach Kendell sind psychiatrische Hospitalisationen während des 30-tägigen Postpartums 7-mal häufiger als im monatlichen Durchschnitt 15 Monate vor der Schwangerschaft.

Ein Viertel aller Postpartumdepressionen dauern länger als ein Jahr an (Cox et al. 1993). Fehlende Behandlung kann zu Chronizität der Depression, verminderter Mutter-Kind-Interaktion, fehlender Bezugsperson, Verhaltensproblemen und schlechteren kognitiven Leistungen beim Kind führen (Murray 1992; Murray u. Cooper 1997).

9.3.1 Postpartummelancholie

Bis zu 80% aller Frauen durchleben innerhalb der ersten Wochen nach der Geburt melancholische Phasen (Hapgood et al. 1988). Diese zeichnen sich durch Stimmungsschwankungen, Weinen, Traurigkeit, Müdigkeit und Angst aus. Charakteristisch ist eine verhältnismäßig kurze Dauer von einigen Stunden pro Tag. Obwohl Phänomene dieser Art nicht behandelt werden müssen, kann es sich in einigen Fällen um die Vorboten einer Depression handeln. Bis zu 20% aller Frauen mit melancholischer Stimmungslage im Postpartum entwickeln innerhalb von 12 Monaten nach der Geburt eine depressive Episode (Hapgood et al. 1988; O'Hara et al. 1991).

9.3.2 Postpartumdepression

Die Postpartumdepression ist die häufigste unerwünschte Folgeerscheinung einer Schwangerschaft (O'Hara u. Swain 1996). Sie ist nach DSM-IV definiert als Episode einer Major Depression, die innerhalb der ersten 4 Wochen nach der Geburt auftritt (American Psychiatric Association 1994). In Studien und anderen Quellen ist die Definition allerdings meist auf einen 3-monatigen oder sogar längeren Zeitraum ausgeweitet. Schätzungen zufolge liegt die Zahl der Frauen, die jährlich an dieser Störung mit Schlaflosigkeit, Weinen, Angst, Anorexie, Unruhe und Grübeln leiden, in den USA bei 500.000 (Wisner et al. 2002). Risikofaktoren bilden Depression in der Eigen- oder Familienanamnese, Depression oder Angstzustände in der Schwangerschaft, Postpartumdepression nach früheren Schwangerschaften, Stress, ungewollte Schwangerschaft, mangelhafte soziale Unterstützung und Partnerprobleme (O'Hara 1986, 1994c; O'Hara et al. 1991; Gotlib et al. 1991; Forman et al. 2000).

Trat nach einer früheren Schwangerschaft bereits eine Postpartumdepression auf, steigt die Wahrscheinlichkeit einer zweiten Postpartumdepression auf 25%–75% (Garvey et al. 1983; Weissman 1995; Wisner et al. 2001). Eine Prävention bei Patientinnen mit depressiver Vorgeschichte jeglicher Art kann das Risiko einer depressiven Episode im Postpartum verringern (Wisner et al. 2001). Frauen mit bipolarer Erkrankung haben das höchste Risiko eines Rezidivs im Postpartum (Leibenluft 1996). Die Wahrscheinlichkeit liegt besonders bei bereits vorangegangener Postpartumdepression bei über 50% (Dean et al. 1989; Hunt u. Silverstone 1995; Freeman et al. 2002). Laut Kendell werden 21,4% aller Frauen mit bipolarer Erkrankung während der ersten Monate des Postpartums hospitalisiert (Kendell et al. 1987). Es sollte also eine prophylaktische Behandlung erwogen werden, um dem erhöhten Risiko einer Postpartumdepression zu begegnen (Stewart 1988; Cohen et al. 1995).

9.3.3 Postpartumpsychose

! Die Postpartumpsychose ist die schwerste und bedrohlichste aller postpartalen psychiatrischen Störungen; sie tritt in 2 von 1000 Fällen auf (Kendell et al. 1987). Eine Postpartumpsychose ist ein psychiatrischer Notfall und erfordert wegen der Suizid- und Infantizidgefahr (in 5% bzw. 4% der Fälle) meist eine sofortige Hospitalisierung (Knops 1993; Gold 2001).

Symptomatisch sind der frühe und plötzliche Beginn, starke Stimmungsschwankungen, Wahnvorstellungen, Halluzinationen und Schlafstörungen. Die Ursache liegt meist nicht in einer darunter liegenden schizophrenen oder psychotischen Störung, sondern in einer uni- oder bipolaren Depression (McGorry u. Connell 1990). Dennoch erleiden ca. 2 Drittel der Patientinnen mit Postpartumpsychose in der folgenden Schwangerschaft erneut ein Rezidiv mit psychotischer Symptomatik (Benvenuti et al. 1992; Schoepf u. Rust 1994).

9.4 Antidepressive Pharmakotherapie im Postpartum

Die Pharmakotherapie der unipolaren postpartalen Major Depression ist der Pharmakotherapie der Major Depression ähnlich. Die Herausforderung liegt in der Abwägung der Beeinträchtigung des Neugeborenen durch die Pharmakaexposition einerseits und durch die andauernde Depression andererseits. Mittel der Wahl sind im Allgemeinen SSRI. Wenn die Patientin aber mit einem anderen Wirkstoff gut eingestellt war, sollte diese Therapie unter sorgfältiger Nutzen-Risiko-Abwägung während der Stillzeit wieder angesetzt werden.

Die Behandlung einer Postpartumpsychose kann Hospitalisierung, Elektrokrampftherapie, Antidepressiva, Antipsychotika und Phasenprophylaktika erfordern.

9.4.1 Untersuchungen bei stillenden Patientinnen

SSRI sind die meistuntersuchten Antidepressiva bei stillenden Patientinnen. In vielen Studien über Neugeborene, die über die Muttermilch hauptsächlich Fluoxetin, Sertralin und Paroxetin ausgesetzt waren, wurden keine negativen Auswirkungen gefunden (Wisner et al. 1998; Yoshida et al. 1998; Birnbaum et al. 1999; Hendrick et al. 2001b). Eine Studie mit 78 gestillten Säuglingen zeigte nur bei anhaltendem maternalen Rezidiv einen negativen Effekt auf die Zunahme des neonatalen Gewichts in den ersten 6 Monaten (Hendrick et al. 2003b).

Eine andere retrospektive Studie ergab bei 26 über die Muttermilch gegenüber Fluoxetin exponierten Neugeborenen ein in den ersten 6 Monaten signifikant verringertes Wachstum (obgleich innerhalb des Normalbereichs) im Vergleich zu 38 nicht exponierten Säuglingen (Chambers et al. 1999). Allerdings könnte die Ursache der geringeren Gewichtszunahme auch im primär geringeren Geburtsgewicht der fluoxetinexponierten Säuglinge gelegen haben. Darüber hinaus wurde der psychopathologische Status der Mutter nicht erfasst. Es gibt Einzelberichte über Koliken, Tremor und Schlafstörungen bei Neugeborenen, die über die Muttermilch Antidepressiva erhalten haben. Meist betreffen diese Berichte Fluoxetin (Lester et al. 1993; Kristensen et al. 1999; Hale et al. 2001), aber auch Citalopram (Schmidt et al. 2000) und Nefadozon beim Frühgeborenen (Yapp et al. 2000). Die Symptome bildeten sich bei allen

Neugeborenen nach Dosisreduktion oder Absetzen des Wirkstoffes zurück.

Die Einnahme von Phasenprophylaktika während des Stillens ist schlechter untersucht.

Es wurde aber über schwere Nebenwirkungen bei Lithium (neonatale Toxizität), Valproat (Thrombozytämie und Anämie) und Carbamazepin (hepatische Dysfunktion) berichtet. Die letzten beiden Wirkstoffe wurden bisher als mit dem Stillen vereinbar angesehen, eine Anpassung der bestehenden Empfehlungen wurde aufgrund dieser Befunde allerdings gefordert (Chaudron u. Jefferson 2000).

9.4.2 Behandlungsalternativen

Es gibt heute verschiedene Möglichkeiten der effektiven Behandlung einer Postpartumdepression mit oder ohne Pharmaka. Hierbei spielen auch Psychotherapie, Hilfsinstitutionen und Selbsthilfegruppen eine Rolle. Es wurde gezeigt, dass eine interpersonelle Psychotherapie bei leicht bis mäßig ausgeprägter Postpartumdepression keiner Behandlung signifikant überlegen ist (O'Hara et al. 2000). Für die kognitive Verhaltenstherapie mit einer Präventionssitzung im Krankenhaus und bis zu 8 wöchentlichen Sitzungen zu Hause konnte eine signifikante Überlegenheit über Nichtbehandlung gezeigt werden (Chabrol et al. 2002). Die einzige Studie, die einen direkten Vergleich zwischen Psychotherapie und Pharmakotherapie zulässt, belegt eine vergleichbare Wirkung von kognitiver Verhaltenstherapie und Pharmakotherapie mit Fluoxetin und signifikante Überlegenheit gegenüber Placebo (Appleby et al. 1997).

Die hohe Abbruchrate in einigen Postpartumstudien deutet darauf hin, dass Interventionen auf der Basis von Hausbesuchen die Therapieergebnisse verbessern könnten.

Literatur

Addis A, Koren G (2000) Safety of fluoxetine during the first trimester of pregnancy: a meta-analytical review of epidemiological studies. Psychol Med 30: 89–94

Altshuler LL (2001) The implications of antidepressants therapy during pregnancy. In: Syllabus and Proceedings Summary of the 154th Annual Meeting of the American Psychiatric Association,, May 5–10, 2001; New Orleans, La. No. 28C: 298–299

Altshuler LL, Cohen L, Szuba MP, Burt VK, Gitlin M, Mintz J (1996) Pharmacologic management of psychiatric illness during pregnancy: dilemmas and guidelines. Am J Psychiatry 153: 592–606

American Psychiatric Association (1994) Diagnostic and statistical manual of mental disorders, 4th edn. Washington DC

Angst J (1978) The course of affective disorders II: typology of bipolar manic-depressive illness. Arch Psychiatr Nervenkr 226: 65–73

Appleby L, Warner R, Whitton A, Faragher B (1997) A controlled study of fluoxetine and cognitive-behavioural counselling in the treatment of postnatal depression. BMJ 314: 932–936

Baldessarini RJ, Tondo L, Viguera AC (1999) Discontinuing lithium maintenance treatment in bipolar disorders: risks and implications. Bipolar Disord 1: 17–24

Bayley N (1993) Bayley Scales of Infant Development, 2nd Edition. Psychological Corporation, New York

Benvenuti P, Cabras PL, Servi P, Rosseti S, Marchetti G, Pazzagli A (1992) Puerperal psychoses: a clinical case study with follow-up. J Affect Disord 26: 25–30

Birnbaum CS, Cohen LS, Bailey JW, Grush LR, Robertson LM, Stowe ZN (1999) Serum concentrations of antidepressants and benzodiazepines in nursing infants: a case series (electronic article). Pediatrics 104: e11

Bloem BR, Lammers GJ, Roofthooft DW, De Beaufort AJ, Brouwer OF (1999) Clomipramine withdrawal in newborns. Arch Dis Child Fetal Neonatal Ed 81: F77

Burt VK, Altshuler LL, Rasgon N (1998) Depressive symptoms in the perimenopause: prevalence, assessment, and guidelines for treatment. Har Rev Psychiatry 6: 121–32

Casper RC, Fleisher BE, Lee-Ancajas JC, Gilles A, Gaylor E, DeBattista A, Hoyme HE (2003) Follow-up of children of depressed mothers exposed or not exposed to antidepressants drugs during pregnancy. J Pediatr 142: 402–408

Chabrol H, Teissedre F, Saint-Jean M, Teisseyre N, Roge B, Mullet E (2002) Prevention and treatment of post-partum depression: a controlled randomized study on women at risk. Psychol Med 32: 1039–1047

Chambers CD, Johnson KA, Dick LM, Felix RJ, Jones KL (1996) Birth outcomes in pregnant women taking fluoxetine. N Engl J Med 335: 1010–1015

Chambers CD, Anderson PO, Thomas RG, Dick LM, Felix RJ, Johnson KA, Jones KL (1999) Weight gain in infants breastfed by mothers who take fluoxetine. Pediatrics 104: e61

Chan B, Einarson A, Selby P et al. (2003) Pregnancy outcome and changes in smoking habits with gestational exposure to bupropion. Abstract presented at OTIS/Teratology meeting. Philadelphia, June 2003

Chaudron LH, Jefferson JW (2000) Mood stabilizers during breastfeeding: a review. J Clin Psychiatry 61: 79–90

Cogill SR, Caplan HL, Alexandra H, Robson KM, Kumar R (1986) Impact of maternal postnatal depression on cognitive development of young children. BMJ 292: 1165–67

Cohen LS (2000) Course and treatment of mood disorders during pregnancy and the postpartum period. Presented at the 153rd annual meeting of the American Psychiatric Association; May 13–18, 2000; Chicago

Cohen LS, Friedman JM, Jefferson JW, Johnson EM, Weiner ML (1994) A re-evaluation of risk of in utero exposure to lithium. JAMA 271: 146–150

Cohen LS, Sichel DA, Robertson LM, Heckscher E, Rosenbaum JF (1995) Postpartum prophylaxis for women with bipolar disorder. Am J Psychiatry 152: 1641–1645

Cohen LS, Heller VL, Bailey JW, Grush L, Ablon JS, Bouffard SM (2000) Birth outcomes following prenatal exposure to fluoxetine. Biol Psychiatry 48: 996–1000

Cox JL, Murray D, Chapman G (1993) A controlled study of the onset, duration and prevalence of postnatal depression. Br J Psychiatry 163: 27–31

Dahl ML, Olhager E, Ahlner J (1997) Paroxetine withdrawal syndrome in a neonate. Br J Psychiatry 171: 391–392

Dean C, Williams RJ, Brockington IF (1989) Is puerperal psychosis the same as bipolar manic-depressive disorder? A family study. Psychol Med 19: 637–647

Dicke JM (1989) Teratology: principles and practice. Med Clin North Am 73: 567–582

Einarson A, Fatoye B, Sarkar M et al. (2001) Pregnancy outcome following gestational exposure to venlafaxine: a multicenter prospective controlled study. Am J Psychiatry 158: 1728–1730

Einarson A, Bonari L, Voyer-Lavigne S, Addis A, Matsui D, Johnson Y, Koren G (2003) A multicentre prospective controlled study to determine the safety of trazodone and nefazodone use during pregnancy. Can J Psychiatry 48: 106–110

Endicott J (1993) The menstrual cycle and mood disorders. J Affect Disord 29: 193–200

Ericson A, Källen B, Wiholm BE (1999) Delivery outcome after the use of antidepressants in early pregnancy. Eur J Clin Pharmacol 55: 503–508

Farran DC, Harber LA (1989) Responses to a learning task at 6 months and IQ test performance during the preschool years. Int J of Behav Dev 12: 101–114

Forman N, Videbech P, Hedegaard M, Dalby Salvig J, Secher NJ (2000) Postpartum depression: identification of women at risk. BJOG 107: 1210–1217

Forth W, Henschler D, Rummel W, Starke K (Hrsg) (1996) Allgemeine und spezielle Pharmakologie und Toxikologie, 7. Aufl. Urban & Fischer, München

Frassetto F, Tourneur MF, Barjhoux CE, Villier C, Bot BL, Vincent F (2002) Goiter in a newborn exposed to lithium in utero. Ann Pharmacother 36:1745–1748

Freeman MP, Smith KW, Freeman SA et al. (2002) The impact of reproductive events on the course of bipolar disorder in women. J Clin Psychiatry 63: 284–287

Garvey MJ, Tuason VB, Lumry AE, Hoffmann NG (1983) Occurrence of depression in the postpartum state. J Affect Disord 5: 97–101

Gold LH (2001) Clinical and forensic aspects of postpartum disorders. J Am Acad Psychiatry Law 29: 344–347

Goldstein DJ (1995) Effects of third trimester fluoxetine exposure on the newborn. J Clin Psychopharmacol 15: 417–420

Gotlib IH, Whiffen VE, Mount JH, Milne K, Cordy NI (1989) Prevalence rates and demographic characteristics associated with depression in pregnancy and the postpartum. J Consult Clin Psychol 57: 269–274

Gotlib IH, Whiffen VE, Wallace PM, Mount JH (1991) Prospective investigation of postpartum depression: factors involved in onset and recovery. J Abnorm Psychol 100: 122–132

Gracious BL, Wisner KL (1997) Phenelzine use throughout pregnancy and the puerperium: Case report, review of the literature, and management recommendations. Depression and Anxiety 6: 124–128

Hale TW, Shum S, Grossberg M (2001) Fluoxetine toxicity in a breastfed infant. Clin Pediatr 40: 681–684

Hapgood CC, Elkind GS, Wright JJ (1988) Maternity blues: phenomena and relationship to later post partum depression. Aust NZ J Psychiatry 22: 299–306

Heikkinen T, Ekblad U, Kero P, Ekblad S, Laine K (2002) Citalopram in pregnancy and lactation. Clin Pharmacol Ther 72: 184–191

Hendrick V (2001a) Treatment of postpartum depression: risks to mother and child. Annual Meeting Syllabus and Proceedings Summary, American Psychiatric Association. Washington DC

Hendrick V, Fukuchi A, Altshuler L, Widawski M, Wertheimer A, Brunhuber MV (2001b) Use of sertraline, paroxetine and fluvoxamine by nursing women. Br J Psychiatry 179: 163–166

Hendrick V, Smith LM, Suri R, Hwang S, Haynes D, Altshuler LL (2003a) Birth outcomes after prenatal exposure to antidepressant medication. Am J Obstet Gynecol 188: 812–815

Hendrick V, Smith LM, Hwang S, Altshuler LL, Haynes D (2003b) Weight gain in breastfed infants of mothers taking antidepressant medications. J Clin Psychiatry 64: 410–412

Hogge W, Prosen T (2003) Teratogenicity. In: Rose BD (ed) UpToDate. Wellesley/MA

Hunt N, Silverstone T (1995) Does puerperal illness distinguish a subgroup of bipolar patients? J Affect Disord 34: 101–107

Jäger-Roman E, Deichl A, Jakob S et al. (1986) Fetal growth, major malformations, and minor anomalies in infants born to women receiving valproic acid. J Pediatr 108: 997–1004

Jones KL, Lacro RV, Johnson KA, Adams J. (1989) Pattern of malformations in the children of women treated with carbamazepine during pregnancy. N Engl J Med 320: 1661–1666

Kendell RE, Chalmers JC, Platz C (1987) Epidemiology of puerperal psychoses. Br J Psychiatry 150: 662–673

Kent LS, Laidlaw JD (1995) Suspected congenital sertraline dependence (letter). Br J Psychiatry 167: 412–413

Kessler RC, McGonagle KA, Zhao S et al. (1994) Lifetime and 12-month prevalence of DSM-III-R psychiatric disorders in the United States: Results from the National Comorbidity Survey. Arch Gen Psychiatry 51: 8–19

Knops GG (1993) Postpartum mood disorders: a startling contrast to the joy of birth. Postgrad Med 93: 103–116

Koch S, Losche G, Jager-Roman E, Jakob S, Rating D, Deichl A, Helge H (1992) Major and minor birth malformations and antiepileptic drugs. Neurology 42: 83–88

Kristensen JH, Ilett KF, Hackett LP, Yapp P, Paech M, Begg EJ (1999) Distribution and excretion of fluoxetine and norfluoxetine in human milk. Br J Clin Pharmacol 48: 521–527

Kulin NA, Pastuszak A, Sage SR et al. (1998) Pregnancy outcome following maternal use of the new selective serotonin reuptake inhibitors : a prospective controlled multicenter study. JAMA 279: 609–610

Kumar R, Robson KM (1984) A prospective study of emotional disorders in childbearing women. Br J Psychiatry 144: 35–47

Kupfer DJ, Frank E, Perel JM et al. (1992) Five-year outcome for maintenance therapies in recurrent depression. Arch Gen Psychiatry 49: 769–773

Kurki T, Hiilesmaa V, Raitasalo R, Mattila H, Ylikorhala O (2000) Depression and anxiety in early pregnancy and risk for preeclampsia. Obstet Gynecol 95: 487–490

Langman J (1985) Human development: normal and abnormals. In: Langman J (ed) Medical Embryology. Williams & Wilkins, Baltimore, pp 371–392

Leibenluft E (1996) Women with bipolar illness: clinical and research issues. Am J Psychiatry 153: 163–173

Lester BM, Cucca J, Andreozzi BA, Flanagan P, Oh W (1993) Possible association between fluoxetine hydrochloride and colic in an infant. J Am Acad Child Adolesc Psychiatry 32: 1253–1255

Lindhout D, Omtzigt JG (1992) Pregnancy and the risk of teratogenicity. Epilepsia 33 [Suppl 4]: S41–48

Lindhout D, Omtzigt JG (1994) Teratogenic effects of antiepileptic drugs: implications for the management of epilepsy in women of childbearing age. Epilepsia 35 [Suppl 4]: S19–28

McElhatton PR, Garbis HM, Eléfant E et al. (1996) The outcome of pregnancy in 689 women exposed to therapeutic doses of antidepressants: a collaborative study of the European Network of Teratology Information Services (ENTIS). Reprod Toxicol 10: 285–294

McGorry P, Connell S (1990) The nosology and prognosis of puerperal psychosis: a review. Compr Psychiatry 31: 519–534

Morell MJ (1996) The new antiepileptic drugs and women: efficacy, reproductive health, pregnancy, and fetal outcome. Epilepsia 37 [Suppl 6]: S34–44

Murray L (1992) The impact of postnatal depression on infant development. J Child Psychol Psychiatry 33: 543–561

Murray L, Cooper PJ (1997) Effects of postnatal depression on infant development. Arch Dis Child 77: 99–101

Nordeng H, Lindemann R, Perminov KV, Reikvam A (2001) Neonatal withdrawal syndrome after in utero exposure to selective serotonin reuptake inhibitors. Acta Paediatr 90: 288–291

Nulman I, Rovet J, Stewart DE et al. (1997) Neurodevelopment of children exposed in utero to antidepressant drugs. N Engl J Med 336: 258–262

Nulman I, Rovet J, Stewart DE, Wolpin J, Pace-Asciak P, Shuhaiber S, Koren G (2002) Child development following exposure to tricyclic antidepressants or fluoxetine throughout fetal life: a prospective, controlled study. Am J Psychiatry 159: 1889–1895

O•Hara MW (1986) Social support, life events, and depression during pregnancy and the puerperium. Arch Gen Psychiatry 43: 569–573

O•Hara MW (1994a) Introduction. In: Postpartum depression: causes and consequences. Springer, Berlin Heidelberg New York Tokio, pp 1–27

O•Hara MW (1994b) Depression during pregnancy, op. cit., pp 110–120

O•Hara MW (1994c) Summary and implications, op. cit., pp 168–194

O•Hara MW, Swain AM (1996) Rates and risk of postpartum depression: a meta analysis. Int Rev Psychiatry 8: 37–54

O•Hara MW, Neunaber DJ, Zekoski EM (1984) Prospective study of postpartum depression: prevalence, course, and predictive factors. J Abn Psychology 93: 158–171

O•Hara MW, Schlechte JA, Lewis DA, Wright EJ (1991) Prospective study of postpartum blues: Biological and psychosocial factors. Arch Gen Psychiatry 48: 801–806

O•Hara MW, Stuart S, Gorman LL, Wenzel A (2000) Efficacy of interpersonal psychotherapy for postpartum depression. Arch Gen Psychiatry 57: 1039–1045

Omtzigt JG, Los FJ, Grobbee DE et al. (1992) The risk of spina bifida aperta after first-trimester exposure to valproate in a prenatal cohort. Neurology 42 [Suppl 5]: 119–125

Orr ST, Miller CA (1995) Maternal depressive symptoms and the risk of poor pregnancy outcome: review of the literature and preliminary findings. Epidemiol Rev 17: 165–171

Pastuszak A, Schick-Boschetto B, Zuber C et al. (1993) Pregnancy outcome following first-trimester exposure to fluoxetine. JAMA 269: 2246–2248

Perkin MR, Bland JM, Peacock JL, Anderson HR (1993) The effect of anxiety and depression during pregnancy on obstetric complications. Br J Obstet Gynaecol 100: 629–634

Pinelli JM, Symington AJ, Cunningham KA, Paes BA (2002) Case report and review of the perinatal implications of maternal lithium use. Am J Obstet Gynecol 187: 245–249

Robert E (1996) Treating depression in pregnancy. N Engl J Med 335: 1056–1058

Rohde A, Dembinski J, Dorn C (2003) Mirtazapine (Remergil) for treatment resistant hyperemesis gravidarum: rescue of a twin pregnancy. Arch Gynecol Obstet 268: 219–221

Rosa FW (1991) Spina bifida in infants of women treated with carbamazepine during pregnancy N Engl J Med 324: 674–677

Sadler TWW, Langman J (2000) Langman•s medical embryology. Lippincott Williams & Wilkins, Philadelphia

Saks BR (2001) Mirtazapine: treatment of depression, anxiety, and hyperemesis gravidarum in the pregnant patient. A report of 7 cases. Arch Womens Mental Health 3: 165–170

Schmidt K, Olesen OV, Jensen PN (2000) Citalopram and breast-feeding: serum concentration and side effects in the infant. Biol Psychiatry 47: 164–165

Schoepf J, Rust B (1994) Follow-up and family study of postpartum psychoses. Part I.: Overview. Eur Arch Psychiatry Clin Neurosci 244: 101–111

Schou M (1976) What happened later to the lithium babies? A follow-up study of children born without malformations. Acta Psychiatr Scand 54: 193–197

Shearer WT, Schreiner RL, Marshall RE (1972) Urinary retention in a neonate secondary to maternal ingestion of nortriptyline. J Pediatr 81: 570–572

Simon GE, Cunningham ML, Davis RL (2002) Outcomes of prenatal antidepressant exposure. Am J Psychiatry 159: 2055–2061

Spencer MJ (1993) Fluoxetine hydrochloride toxicity in a neonate. Pediatrics 92: 721–722

Spinelli MG, Endicott J (2003) Controlled clinical trial of interpersonal psychotherapy versus parenting education program for depressed pregnant women. Am J Psychiatry 160: 555–562

Steer RA, Scholl TO, Hediger ML, Fischer RL (1992) Self-reported depression and negative pregnancy outcomes. J Clin Epidemiol 45: 1093–1099

Stewart DE (1988) Prophylactic lithium in postpartum affective psychosis. J Nerv Ment Dis 176: 485–489

Stiskal JA, Kulin N, Koren G, Ho T, Ho S (2001) Neonatal paroxetine withdrawal syndrome. Arch Dis Child Fetal Neonatal Ed 84: F134–35

Suppes T, Baldessarini RJ, Faedda GL, Tohen M (1991) Risk of recurrence following discontinuation of lithium treatment in bipolar disorder. Arch Gen Psychiatry 48: 1082–1088

Tennis P, Eldridge RR (2002) Preliminary results on pregnancy outcomes in women using lamotrigine. Epilepsia 43: 1161–1167

Viguera AC, Baldessarini RJ, Friedberg J (1998) Discontinuing antidepressants treatment in major depression. Harv Rev Psychiatry 5: 293–306

Viguera AC, Nonacs R, Cohen LS, Tondo L, Murray A, Baldessarini RJ (2000) Risk of recurrence of bipolar disorder in pregnant and nonpregnant women after discontinuing lithium maintenance. Am J Psychiatry 157: 179–184

Viguera AC, Cohen LS, Baldessarini RJ, Nonacs R (2002) Managing bipolar disorder during pregnancy: weighing the risks and benefits. Can J Psychiatry 47: 426–436

Webster PA (1973) Withdrawal symptoms in neonates associated with maternal antidepressant therapy. Lancet 2: 318–319

Weissman MM, Olfson M (1995) Depression in women: implications for health care research. Science 269: 799–801

Weissman MM, Bland RC, Canino GJ et al. (1996) Cross-national epidemiology of major depression and bipolar disorder. JAMA 276: 293–299

Wisner KL, Perel JM, Blumer J (1998) Serum sertraline and N-desmethylsertraline levels in breast-feeding mother-infant pairs. Am J Psychiatry 155: 690–692

Wisner KL, Perel JM, Peindl KS, Hanusa BH, Findling RL, Rapport D (2001) Prevention of recurrent postpartum depression: a randomized clinical trial. J Clin Psychiatry 62: 82–86

Wisner KL, Parry BL, Piontek CM (2002) Postpartum depression. N Engl J Med 347: 194–199

Woody JN, London WL, Wilbanks GD (1971) Lithium toxicity in a newborn. Pediatrics 47: 94–96

Yapp P, Ilett KF, Kristensen JH, Hackett LP, Peach MJ, Rampono J (2000) Drowsiness and poor feeding in a breast-fed infant: association with nefazodone and its metabolites. Ann Pharmacother 34: 1269–1272

Yoshida K, Smith B, Craggs M, Kumar RC (1998) Fluoxetine in breast-milk and developmental outcome of breast-fed infants. Br J Psychiatry 172: 175–178

Zajicek E (1981) Psychiatric problems during pregnancy. In: Pregnancy: A psychological and social study. Academic Press, London, pp 57–73

Strukturelle und funktionelle Bildgebung

P.W. Wang, T.A. Ketter

Strukturelle und funktionelle Bildgebungsverfahren werden bereits gegenwärtig bei Diagnostik und Therapie primärer und sekundärer affektiver Störungen angewandt und haben großes Potenzial für die Zukunft. Strukturelle Bildgebung ist insbesondere bei der klinischen Handhabung solcher psychischer Störungen wichtig, die in der Folge somatischer und neurologischer Prozesse auftreten, wie z. B. traumatische Hirnverletzungen, Hirntumoren, Schlaganfälle, Sklerose und zerebrale Krampfanfälle. Bei primären affektiven Störungen verbessert die strukturelle Bildgebung unser Verständnis der Neuroanatomie dieser Störungen einschließlich der Differenzierung von diagnostischen Subtypen sowie von Therapierespondern und -nonrespondern.

Die am häufigsten auftretenden Befunde bei Patienten mit psychischen Störungen sind Ventrikelerweiterung, vermehrte subkortikale Hyperintensitäten und regionale Reduktion des Hirnvolumens. Forschungsprojekte mit funktioneller Bildgebung wie PET (Positronenemissionstomographie), SPECT (Single-Photon-Emissions-Computertomographie), MRS (Magnetresonanzspectroskopie) und funktioneller MRT haben die Rolle der präfrontalen und anterioren paralimbischen Stukturen bei affektiven Störungen bestätigt. Im Allgemeinen untermauern funktionelle Bildgebungsbefunde die Ähnlichkeiten zwischen den neuropathologischen Prozessen, die bei primären und sekundären affektiven Störungen involviert sind, wobei der häufigste Befund eine Hypofunktionalität anteriorer Strukturen ist. Neuere Berichte zeigen bei Therapierespondern im Vergleich zu Nonrespondern metabolische Unterschiede, die meist in anterioren paralimbischen Stukturen nachweisbar sind. – Weitere Fortschritte vorausgesetzt, könnte sich die funktionelle Bildgebung in der Psychiatrie nicht nur als reines Forschungsinstrument, sondern auch als nützliches Verfahren der klinischen Praxis erweisen.

Affektive Störungen sind eine heterogene Gruppe von Krankheiten, die in Symptomatik, Schwere und Langzeitverlauf variieren. Neuere Forschungsergebnisse legen nahe, dass der klinischen Diversität auch eine biologische Heterogenität entspricht – eine Vorstellung, die dadurch unterstützt wird, dass die Wirksamkeit einer Therapie von Patient zu Patient deutlich variieren kann. Neue Wege, Therapeutika noch effektiver und zielgerichteter bei therapieresistenten affektiven Störungen einzusetzen, werden dringend gebraucht.

10.1 Neuroanatomie affektiver Prozesse

Neuroanatomische Modelle der Grundlagen affektiver Prozesse stammen ursprünglich aus Tierversuchen sowie aus Post-mortem- und In-vivo-Studien bei Patienten mit neurologischen und psychiatrischen Störungen. Erst in letzter Zeit haben bildgebende Verfahren bei gesunden Probanden und Patienten mit affektiven Störungen die bestehenden Modelle über physiologische und pathologische affektive Prozesse präzisiert.

Medianen Hirnstrukturen (sog. midline structures) wird eine zentrale Rolle als Vermittler affektiver physiologischer Reaktionen zugesprochen, seit Broca 1878 die große limbische Schleife als einen Ring medianer kortikaler Strukturen um den Hirnstamm definierte. Im Jahr 1937 schlug Papez einen kortikothalamischen Mechanismus der Emotion vor, wobei aus dem Hypothalamus stammende emotionale Impulse über die Mamillarkörperchen und den anterioren Thalamus zum zingulären Kortex projiziert werden. MacLean führte 1952 den Begriff »Limbisches System« ein, um damit den Kortex der limbischen Schleife und eng verwandter Hirnstammstrukturen zu beschreiben.

In späteren Arbeiten ging es um die mit diesen limbischen Strukturen verbundenen Schaltkreise. Von Yakovlev et al. (1966) wurden die thalamolimbischen Verbindungen ausführlich dargestellt, einschließlich topographisch organisierter Projektionen vom anterioren Thalamus zum limbischen System. Alexander et al. (1986, 1990) beschrieben eine Reihe von Schaltkreisen zwischen Basalganglien, Thalamus und Kortex, von denen folgende drei anteriore zerebrale Strukturen beinhalten, die bei psychischen Störungen von Bedeutung sind:

- Der limbische Schaltkreis, der die anterioren paralimbischen Strukturen vom anterioren Cingulum und vom medialen orbitofrontalen Kortex über das ventrale Striatum und über das ventrale Pallidum zum medialen dorsalen Nukleus des Thalamus und zurück zum anterioren Cingulum und medialen orbitofrontalen Kortex umfasst, scheint in der Vermittlung emotionaler Reaktionen bei Gesunden bedeutsam zu sein und weist funktionalle Veränderungen bei Patienten mit affektiven Störungen auf (◘ Abb. 10.1).
- Der laterale orbitofrontale Schaltkreis, der Verbindungen vom lateralen orbitofrontalen Kortex über das Caudatum, den Globus pallidus und die Substantia nigra zum medialen dorsalen Nukleus des Thalamus und zurück zum lateralen orbitofrontalen Kortex einbezieht, spielt in der Pathophysiologie von Zwangsstörungen eine Rolle, wie Befunde bildgebender Verfahren zeigen (McGuire et al. 1994).
- Der dorsolaterale präfrontale Schaltkreis, zu dem Verbindungen vom dorsolateralen präfrontalen Kortex über das Caudatum, den Globus pallidus und die Substantia nigra zum medialen dorsalen Nukleus des Thalamus und zurück zum dorsolateralen präfrontalen Kortex gehören, könnte für das klinische Profil der Schizophrenie oder der affektiven Störungen eine Rolle spielen, insbesondere bei bestimmten Aspekten der psychomotorischen Verlangsamung (Dolan et al. 1993).

Das limbische System kann im Hinblick auf seine Zytoarchitektur, seine Verbindungen und sei-

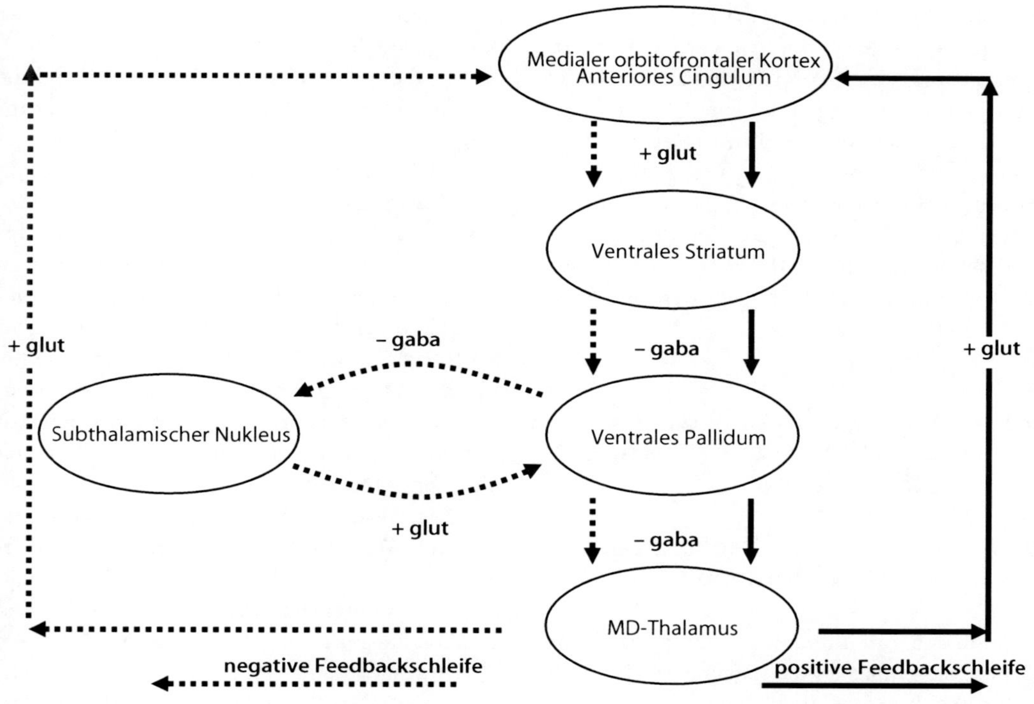

◘ **Abb. 10.1.** Anteriore paralimbische Schleife. Schematische Darstellung des basalganglinären-thalamokortikalen limbischen Schaltkreises nach Alexander et al. (1986, 1990). Der limbische Schaltkreis hat eine positive Feedbackschleife vom anterioren zingulären und medialen orbitofrontalen Kortex über das ventrale Striatum und über das ventrale Pallidum zum medialen dorsalen Nukleus des Thalamus und zurück zum anterioren zingulären und medialen orbitofrontalen Kortex. Die negative Feedbackschleife beinhaltet einen Nebenweg zum subthalamischen Nukleus. Klinische Bildgebung und Grundlagenforschung legen nahe, dass anteriore paralimbische Strukturen bei affektiven Störungen beteiligt sind.
glut Glutamat, *gaba* γ-Aminobuttersäure

ne Funktion in einen anterioren (Amygdala, Septum, orbitofrontaler, insulärer und anteriorer zingulärer Kortex) und einen posterioren Teil (Hippocampus, posteriorer parietaler, posteriorer parahippokampaler und posteriorer zingulärer Kortex sowie das dorsale Striatum) untergliedert werden (Vogt et al. 1992; Devinsky et al. 1995). Das anteriore (amygdalozentrische) limbische System scheint mit affektiven, motivationalen und endokrinen Funktionen in Verbindung zu stehen, während das posteriore (hippokampozentrische) limbische System eher in Verbindung mit Lernen und Gedächtnis steht (MacLean u. Delgado 1953; Mesulam 1988; Devinsky et al. 1995). Mit Hilfe bildgebender Verfahren können die zerebralen Substrate affektiver Störungen aufgeklärt werden.

Im Folgenden werden Studien mit bildgebenden Verfahren bei affektiven Störungen vorgestellt, die in vielen Fällen Disruptionen in anterioren paralimbischen Strukturen und anterioren basalganglinär-thalamokortikalen Strukturen aufzeigen. Viele dieser Studien wurden an therapieresistenten oder therapierefraktären Patienten in Langzeiteinrichtungen durchgeführt und können deshalb insbesondere Hinweise auf die Neurobiologie therapieresistenter affektiver Störungen geben. Hier werden vorrangig neuere Studien besprochen; bei weitergehendem Interesse sei der Leser auch auf ältere Übersichtsarbeiten verwiesen (Dolan u. Friston 1989; Baxter 1991; Sackeim u. Prohovnik 1993).

10.2 Bildgebende Verfahren bei sekundären affektiven Störungen

10.2.1 Primäre versus sekundäre affektive Störungen

Bei Patienten mit therapieresistenter affektiver Störung ist zunächst die Diagnosestellung zu überprüfen, was eine Einschätzung und ggf. Behandlung der verschiedenen neurologischen, somatischen oder medikamentös hervorgerufenen Störungen einschließt, die mit psychiatrischen Symptome einhergehen können. Früher wurden psychische Störungen auf der Basis hirnstruktureller oder serochemischer Abnormalitäten als »organisch« bezeichnet, während Störungen ohne nachweisbare Veränderungen als »funktionell« bezeichnet wurden. Die Fortschritte in der Bildgebungsdiagnostik ermöglichten jedoch den Nachweis, dass vielen »funktionellen« psychischen Störungen sehr wohl Störungen des zerebralen Metabolismus zu Grunde liegen. Daher hat sich für diese Störungen der Begriff »primär« durchgesetzt.

! Das heißt, die »primäre« Erkrankung beinhaltet gestörte zerebrale biochemische Prozesse. Im Gegensatz dazu werden Störungen auf der Basis neurologischer oder somatischer Erkrankungen, die ihrerseits zerebrale biochemische Prozesse verändern, als »sekundäre« psychische Störungen bezeichnet.

Natürlich gibt es Überlappungen bei Patienten, die sowohl unter primären als auch sekundären Störungen leiden.

Aus therapeutischer Sicht ist es wichtig, die Komponenten primärer und sekundärer Erkrankungen zu verstehen, um eine effektive und gezielte Behandlung zu ermöglichen. Auch wenn man eine im Rahmen einer somatischen Erkrankung aufgetretene Depression zu einem bestimmten Grad durch Gabe von Antidepressiva lindern kann, besteht die maßgebliche Therapie in diesem Fall in der Behandlung der zugrunde liegenden Ursache. Zum Beispiel haben einige affektiv gestörte Patienten eine subtile Schilddrüsenunterfunktion und sie profitieren von einer Behandlung mit Schilddrüsenhormonen in Kombination mit einem Antidepressivum.

In der Tat zeigen vorläufige Untersuchungen, dass der Wert des thyroidstimulierenden Hormons (TSH) im Serum negativ mit dem globalem und regionalem zerebralen Blutfluss und Metabolismus bei affektiv gestörten Patienten korreliert ist (Marangell et al. 1997), sodass verschiedene Schweregrade von Schilddrüsenfehlfunktion in Zusammenhang mit dem Ausmaß der Störung des zerebralen Metabolismus stehen könnten und dadurch zu den psychiatrischen Symptomen beitragen. Da sekundäre affektive Störungen wichtige Bedingungsfaktoren bei therapierefraktären affektiven Störungen sind, ist eine erhöhter Wachsamkeit für solche Bedingungen angezeigt.

10.2.2 Strukturelle Bildgebung

Mit Hilfe struktureller bildgebender Verfahren des Gehirns wie der Computertomographie (CT) und der Magnetresonanztomographie (MRT) können Erkrankungen diagnostiziert werden, die mit sekundären affektiven Störungen verbunden sind. Zusätzlich können strukturelle Bildgebungsstudien bei Patienten mit affektiven Störungen Einblicke in die Anatomie und Pathophysiologie dieser Störungen geben.

Die hohe Prävalenz von affektiven Störungen bei Schlaganfallpatienten, Patienten mit Chorea Huntington, M. Parkinson, Epilepsie, multipler Sklerose, Gehirntumoren und traumatischen Gehirnverletzungen führte in der einschlägigen Literatur zur Theoriebildung. So heißt es, dass das Risiko einer Depression nach anteriorem Schlaganfall höher ist als nach posteriorem und nach einem Schlaganfall der linken Hemisphäre höher ist als nach einem der rechten. Das Risiko einer Manie dagegen ist größer nach einem Schlaganfall der rechten als nach einem der linken Hemisphäre (Starkstein u. Robinson 1989; Stern u. Bachmann 1991). – Tumoren des Frontallappens können mit einer sekundären Depression assoziiert sein (Direkze et al. 1971; Kanakaratnam u. Direkze 1976).

Eine Epilepsie, die eher den linken als den rechten Temporallappen betrifft, ist mit einem größeren Risiko einer Depressionentstehung verbunden (Altshuler et al. 1990). Eine ähnliche linkshemisphärische Vulnerabilität für die Entstehung einer Depression wurde für Läsionen der multiplen Sklerose gefunden (George et al. 1994). Traumatische Gehirnverletzungen – links dorsolateral-präfrontal und/oder Läsionen der linken Basalganglien – erhöhen das Risiko einer Depression (Federoff et al. 1992), während Läsionen des rechten basalen Temporalpols das Risiko einer Manie erhöhen (Jorge et al. 1993).

Darüber hinaus können ischämische Läsionen der Basalganglien mit einer sekundären Depression assoziiert sein (Mendez et al. 1989), und die ausgedehnte Schädigung der Basalganglien bei Erkrankungen wie Huntington-Chorea und M. Parkinson kann die hohe Prävalenz begleitender affektiver Störungen erklären (Folstein u. Folstein 1983; Caine u. Shoulson 1983; Horn 1974; Mindham 1970).

10.2.3 Funktionelle Bildgebung

Die funktionelle Bildgebung wird bei der Diagnostik sekundärer affektiver Störungen weniger angewandt als die strukturelle, was durch die höheren Kosten, die geringere Verfügbarkeit und den invasiveren Charakter dieser Verfahren bedingt ist. Allerdings geben solche Untersuchungen Einblicke in die Pathophysiologie affektiver Störungen und verweisen auf Übereinstimmungen zwischen primären und sekundären affektiven Störungen.

Der Befund einer zerebralen Hypoaktivität vorwiegend in frontalen Hirnregionen bei sekundärer Depression wird durch eine umfangreiche Literatur unterstützt. Dies wird für die verschiedensten neurologischen und internistischen Erkrankungen wie Schlaganfall, Epilepsie, M. Parkinson, Huntington-Chorea, Aids sowie für andere psychiatrische Erkrankungen wie Zwangshandlungen und Bulimia nervosa und auch für Kokainmissbrauch berichtet (◘ Tabelle 10.1). Das Ausmaß der frontalen zerebralen Hypoaktivität korreliert dabei häufig mit dem Schweregrad der Depression.

Zur sekundären Manie gibt es nur wenige Bildgebungsstudien. Allerdings fanden Starkstein et al. (1990) bei 3 Patienten mit sekundärer Manie, die sich nach einem Schlaganfall entwickelte, einen Hypometabolismus im rechten Temporallappen. Einige Daten bei Schlaganfallpatienten ergeben in Übereinstimmung mit anderen klinischen und strukturellen Befunden, dass linkshemisphärische Läsionen mit sekundärer Depression und rechtshemisphärische mit sekundärer Manie assoziiert sind. Allerdings sollte der Befund einer Lateralisation bei sekundären affektiven Störungen aufgrund der eingeschränkten Datenlage und dem Fehlen einer eindeutigen Lateralisation

Tabelle 10.1. Funktionelle Bildgebungsbefunde bei sekundären Depressionen

Störung	Zerebrale metabolische Rate/Blut uss	Studien
Komplexpartielle Epilepsie	Inferiorer frontaler Kortex	Bromfield et al. 1992
Chorea Huntington	Inferiorer orbitofrontaler Kortex	Mayberg et al. 1992
Morbus Parkinson[a]	Medialer frontaler und zingulärer Kortex	Mayberg et al. 1990; Ring et al. 1994
Aids	Frontaler Kortex	Renshaw et al. 1992
Schlaganfall (Basalganglien)	Temporallappen	Mayberg et al. 1991
OCD[a]	Anteriorer dorsolateraler Kortex	Baxter et al. 1989
Bulimia nervosa[a]	Anterolateraler präfrontaler Kortex	Andreason et al. 1992
Kokainmissbrauch[a]	Frontaler Kortex	Volkow et al. 1991

OCD obsessive compulsive disorder (Zwangsstörung).
[a]Korrelationen zwischen zerebralem Metabolismus und Schweregrad der Depression.

bei der primären Depression mit Vorsicht gesehen werden.

10.3 Bildgebende Verfahren bei primären affektiven Störungen

Da häufig kein klinischer oder laborchemischer Hinweis auf eine zugrunde liegende neurologische, internistische oder substanzinduzierte Störung zu gewinnen ist, werden viele der Patienten mit einer anhaltenden affektiven Störung den primären psychiatrischen Erkrankungen zugeordnet. Häufig legt eine positive Familienanamnese in Bezug auf psychiatrische Probleme eine erbliche Störung des Hirnmetabolismus nahe, die sich als primäre affektive Störung manifestiert.

Zwar haben bildgebende Verfahren bisher noch keine direkte klinische Anwendung bei der Einschätzung und dem Management primärer affektiver Störungen gefunden – außer zum Ausschluss neurologischer, internistischer oder substanzbezogener Ursachen –, doch haben sie unser Verständnis über die neuroanatomischen und pathophysiologischen Vorgänge bei affektiven Störungen erweitert. Solche Untersuchungen beginnen Mechanismen der Therapieresistenz aufzuklären und Wege einer effektiveren Indikationsstellung und Therapie zu erforschen.

10.3.1 Strukturelle Bildgebung

Untersuchungen mit strukturellen bildgebenden Verfahren bieten die Möglichkeit, Ursachen einer sekundären affektiven Störung zu erkennen. Darüber hinaus können sie Unterschiede zwischen Gruppen von Patienten mit primären psychiatrischen Störungen und gesunden Kontrollpersonen ermitteln. Allerdings kann mit diesen Verfahren alleine keine primäre affektive Störung diagnostiziert werden, weil eine große interindividuelle Variabilität besteht. Dadurch überlappen sich die Referenzbereiche der Befunde bei affektiv gestörten Patienten und gesunden Kontrollpersonen. Eine wichtige Herausforderung besteht darin, diese strukturellen Veränderungen mit den spezifisch symptomatischen kognitiven oder physiologischen Fehlfunktionen in Beziehung zu setzen.

Neuere, übereinstimmende Befunde und Ergebnisse von Metaanalysen

- Erweiterung der Seitenventrikel (Metaanalyse)
- Vermehrte Erweiterung der kortikalen Sulci (Metaanalyse)
- Erweiterung des 3. Ventrikels
- Vermehrt subkortikale Hyperintensitäten (jüngere und ältere Patienten mit bipolarer Depression, ältere Patienten mit Major Depression; Metaanalyse)
- Frontale/präfrontale Volumenabnahme
- Zerebelläre Volumenabnahme
- Hippokampale Volumenabnahme (bei Major Depression)
- Gleiche Gesamthirnvolumina (Metaanalyse)

Details individueller struktureller Bildgebungsstudien werden in älteren Übersichtsartikeln beschrieben (Jeste et al. 1988; Nasrallah et al. 1989; Hauser 1991; Schlegel 1991; Sackeim u. Prohovnik 1993).

Subkortikale Hyperintensitäten

Subkortikale Hyperintensitäten sind Aufhellungen auf T2-gewichteten MRT-Bildern in der periventrikulären oder tiefen weißen Substanz oder der subkortikalen grauen Substanz (■ Abb. 10.2b). Diese subkortikalen Hyperintensitäten haben bei affektiv gestörten Patienten tendenziell eine frontale kortikale Verteilung. Vermehrte subkortikale Hyperintensitäten werden sowohl bei Patienten mit bipolarer Störung als auch bei älteren Patienten mit unipolarer Störung im Vergleich zu gesunden Probanden gefunden (■ Tabelle 10.2). Bei Patienten mit psychotischer Symptomatik sind die Befunde zu subkortikalen Hyperintensitäten widersprüchlich. Solche subkortikalen Läsionen variieren mit dem Alter und können mit vielen Faktoren in Beziehung stehen, wie arterieller Hypertonie, Arteriosklerose der Karotiden, arteriolärer Hyalinisation und erweiterten perivaskulären Räumen.

In der Metaanalyse von Videbech (1997) über 10 Studien mit insgesamt 296 bipolaren Patienten (516 Kontrollen) und über 7 Studien mit 254 unipolar depressiven Patienten (511 Kontrollen) wird bestätigt, dass subkortikale Hyperintensitäten sowohl bei bipolaren wie auch bei unipolar depressiven Patienten häufiger als bei gesunden Kontrollpersonen auftreten. Patienten mit Depression im hohen Lebensalter scheinen ein Übermaß an subkortikalen Hyperintensitäten aufzuweisen (■ Tabelle 10.2). Einige Befunde deuten darauf hin, dass subkortikale Hyperintensitäten eher bei Patienten auftreten, deren Depression sich erst im höheren Lebensalter manifestiert. Aber auch hierzu exis-

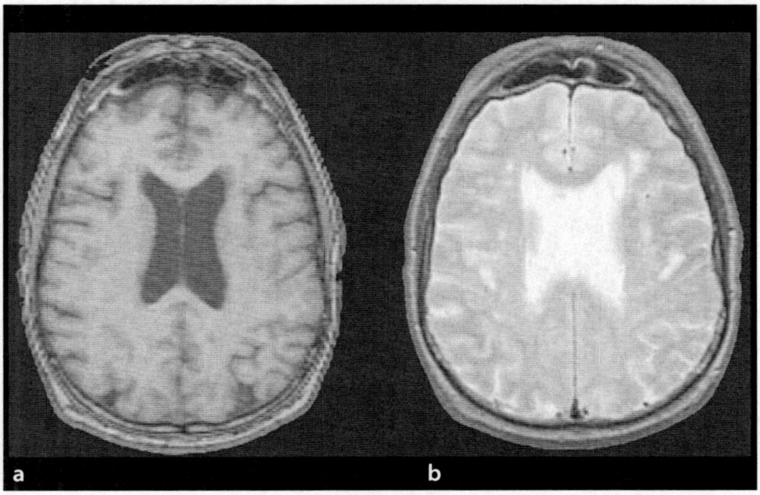

■ **Abb. 10.2a,b.** Ventrikelerweiterung und subkortikale Hyperintensität (MRT-Aufnahmen). **a** T1-gewichtetes Spoiled-GRASS-Gradientenechobild (Kippwinkel 15°), das vergrößerte Seitenventrikel zeigt. **b** T2-gewichtetes axiales Spinechobild (TR 2000; TE 25, 70; Schnittdicke 2,5 mm), das subkortikale Hyperintensitäten zeigt. Diese Befunde sind bei Patienten mit primärer affektiver Störung häufig

Tabelle 10.2. Strukturelle und funktionelle Bildgebungsbefunde bei affektiv gestörten Patienten im Vergleich zu gesunden Probanden

Befund	Patientengruppe	Studien
Subkortikale Hyperintensitäten	Bipolare Störung	Dupont et al. 1990; Swayze et al. 1990; Figiel et al. 1991b; Aylward et al. 1994; Dupont et al. 1995
	Unipolare Störung	Coffey et al. 1988, 1989, 1990; Krishnan et al. 1988; Kanaya u. Yonekawa 1990; Lesser et al. 1991; Brown et al. 1992; Krishnan et al. 1993
	Psychotische Störung	Miller et al. 1989; Swayze et al. 1990; Botteron et al. 1991
	Depression mit später Ersterkrankung	Coffey et al. 1989; Figiel et al. 1991b; Lesser et al. 1991; Hickie et al. 1995; Keshavan et al. 1996; O•Brien et al. 1996; Salloway et al. 1996
Erweiterung des 3. Ventrikels	Bipolare Störung	Dewan et al. 1988; Strakowski et al. 1993; Pearlson et al. 1997
	Unipolare Störung	Schlegel u. Kretzschmar 1987; Beats et al. 1991; Rabins et al. 1991; Wurthmann et al. 1995; Iidaka et al. 1996
Frontale/präfrontale Volumenabnahme	Bipolare Störung	Coffman et al. 1990; Sax et al. 1999; Strakowski et al. 1999
	Unipolare Störung	Krishnan et al. 1992; Coffey et al. 1993; Kumar et al. 1997, 1998, 2000; Parashos et al. 1998
Zerebelläre Volumenabnahme	Bipolare Störung	Nasrallah et al. 1981; 1982; Heath et al. 1982; Lippmann et al. 1982; Kumar et al. 1998, 2000; Parashos et al. 1998; DelBello et al. 1999; Strakowski et al. 2002
	Unipolare Störung	Shah et al. 1992; Escalona et al. 1993
Hippokampale Volumenabnahme	Unipolare Störung	Sheline et al. 1996, 1999; Bremner et al. 2000; Mervaala et al. 2000; Frodl et al. 2002; MacQueen et al. 2003
Verminderte globale zerebrale Aktivität	Bipolare Störung	Baxter et al. 1985; Martinot et al. 1990; Cohen et al. 1992; Goyer et al. 1992; Ketter et al. 2001
	Unipolare Störung	Rush et al. 1982; Baxter et al. 1985; Raichle et al. 1985; Kishimoto et al. 1987; O•Connell et al. 1989; Schlegel et al. 1989; Kanaya et al. 1990; Martinot et al. 1990; Sackeim et al. 1990, 1993; Upadhyaya et al. 1990; Cohen et al. 1992; Goyer et al. 1992; Kumar et al. 1993; Harvey et al. 1994; Lesser et al. 1994; Mayberg et al. 1994; Delvenne et al. 1997; Ketter et al. 2001
Verminderte dorsolateral-präfrontale Aktivität	Bipolare Störung	Buchsbaum et al. 1984, 1986, 1997a; Baxter et al. 1985, 1989; Cohen et al. 1989; Martinot et al. 1990; Ebert et al. 1993; Ito et al. 1996; Ketter et al. 1996, 2001
	Unipolare Störung	Kishimoto et al. 1987; Baxter et al. 1989; O•Connell et al. 1989; Schlegel et al. 1989; Hurwitz et al. 1990; Kanaya u. Yonekawa 1990; Ebert et al. 1991; Austin et al. 1992; Bench et al. 1992, 1993; Dolan et al. 1992; Curran et al. 1993; Kumar et al. 1993; Biver et al. 1994; Lesser et al. 1994; Mayberg et al. 1994; Al-Mousawi et al. 1996; Ito et al. 1996; Vasile et al. 1996; Delvenne et al. 1997; Awata et al. 1998; Galynker et al. 1998; Tutus et al. 1998; Nofzinger et al. 1999; Navarro et al. 2001; Kimbrell et al. 2002

Tabelle 10.2. (Fortsetzung)

Befund	Patientengruppe	Studien
Erniedrigte temporale Hirnaktivität	Bipolare Störung	Post et al. 1987; Cohen et al. 1989; Ito et al. 1996; Ketter et al. 1996, 2001
	Unipolare Störung	Kishimoto et al. 1987; O•Connell et al. 1989; Schlegel et al. 1989; Hurwitz et al.1990; Kanaya u. Yonekawa 1990; Austin et al. 1992; Drevets et al. 1992; Yazici et al. 1992; Curran et al. 1993; Kumar et al. 1993; Philpot et al. 1993; Edmonstone et al. 1994; Lesser et al. 1994; Mayberg et al. 1994; Bonne et al. 1996; Ito et al. 1996; Vasile et al. 1996; Awata et al. 1998; Nofzinger et al. 1999; Conca et al. 2000; Kimbrell et al. 2002
Erhöhte Aktivität der Amygdala	Bipolare Störung	Ketter et al. 2001; Drevets et al. 2002
	Unipolare Störung	Lesser et al. 1991; Kowatch et al. 1999; Nofzinger et al. 1999; Drevets et al. 2002; Videbech et al. 2002
Verminderte Aktivität der Basalganglien	Bipolare Störung	Baxter et al. 1985; Buchsbaum et al. 1986; Cohen et al. 1989; Ketter et al. 1996
	Unipolare Störung	Baxter et al. 1985; Kumar et al. 1993; Delvenne et al. 1997; Mayberg et al. 1994; Buchsbaum et al. 1986; Hurwitz et al. 1990; Vasile et al. 1996; Awata et al. 1998; Austin et al. 1992; Curran et al. 1993; Conca et al. 2000; Drevets et al. 1992; Edmonstone et al. 1994; Kowatch et al. 1999; Wu et al. 1999; Hagman et al. 1990; MacHale et al. 2000
Normale Aktivität der Basalganglien	Bipolare Störung	Martinot et al. 1990; Cohen et al. 1992; Goyer et al. 1992; Ebert et al. 1993

tieren negative Befunde (Greenwald et al. 1996). Subkortikale Hyperintensitäten sind signifikant vermehrt bei behandlungsresistenten älteren Erwachsenen mit unipolarer Depression (Alter 65–85; Nichtansprechen von Antidepressiva, Lithiumaugmentation und elektrokonvulsiver Therapie) (Simpson et al. 1998).

Die Interpretation dieser Studien ist dadurch limitiert, dass nur in wenigen der durchgeführten Untersuchungen (O'Brien et al. 1996) kardiovaskuläre Risikofaktoren und Alter als Einflussfaktoren statistisch angemessen kontrolliert wurden. Interessanterweise fand eine andere Studie, dass sich durch den Schweregrad der subkortikalen Hyperintensität der weißen Substanz ein schlechtes Ansprechen auf somatische Therapie (elektrokonvulsive und Pharmakotherapie) voraussagen lässt (Hickie et al. 1995). Obwohl subkortikale Hyperintensitäten immer wieder bei affektiven Störungen auftreten, bleibt der kausale Mechanismus zwischen den subkortikalen Hyperintensitäten und der Depression unklar.

Ventrikelerweiterungen

Eine Metaanalyse bestätigte, dass bei affektiv gestörten Patienten vermehrte Ventrikelerweiterungen (Abb. 10.2a) und betonte Sulci auftreten (Elkis et al. 1995). Solche Veränderungen sind allerdings auch bei jüngeren Patienten zu finden (Steingard et al. 1996). Die Ventrikelerweiterung schreitet möglicherweise mit der Dauer der Erkrankung fort und ist nicht nur mit dem physiologischen Alterungsprozess assoziiert (Vita et al. 1988; Woods et al. 1990).

Longitudinalstudien ergaben, dass der Zusammenhang zwischen Ventrikel-Hirn-Verhältnis (»ventricle brain ratio«; VBR) und kognitiver Beeinträchtigung über den Zeitpunkt der klinischen Besserung hinaus bestehen bleibt (Beats et al. 1996), wodurch eine zugrunde liegende strukturelle Veränderung als primäre Pathophysiologie der affektiven Störung plausibel wird, auch über die depressive Episode hinaus. Jedoch sind verlässliche klinische Korrelate der Ventrikelerweiterung bislang nur schwer zu erfassen.

Andere strukturelle Abnormalitäten

Spezifische regionale strukturelle Unterschiede bei affektiv gestörten Patienten im Vergleich zu gesunden Probanden sind z. B. die Erweiterung des 3. Ventrikels, frontale und präfrontale Volumenabnahme, zerebelläre Volumenabnahme und – zumindest bei Major Depression – auch die hippokampale Volumenabnahme. Die Befunde variieren, Metaanalysen liegen bis heute hierzu nicht vor. Eine Erweiterung des 3. Ventrikels (im Vergleich zu Kontrollpersonen) konnte bei bipolaren Patienten und eindeutiger noch bei Patienten mit unipolarer Störung gezeigt werden (◘ Tabelle 10.2). Nur bei der Hälfte der Studien waren die Ergebnisse statistisch signifikant; es existieren auch negative Berichte.

Das globale Hirnvolumen scheint bei affektiv gestörten Patienten und Kontrollgruppen gleich zu sein. Dies zeigte eine Metaanalyse über 7 Studien mit 160 bipolaren Patienten und 215 Kontrollpersonen (Hoge et al. 1999). Bei Patienten mit Schizophrenie hingegen wurde in einer Metaanalyse über 27 Studien eine Reduktion des Gesamthirnvolumens im Vergleich zu gesunden Probanden nachgewiesen (Ward et al. 1996).

Eine frontale/präfrontale Volumenabnahme (im Vergleich zu gesunden Probanden) scheint bei bipolaren Patienten sowie bei unipolar depressiven Patienten aufzutreten (◘ Tabelle 10.2). Wie schon erwähnt sind der präfrontale zerebrale Blutfluss und Metabolismus bei unipolar und bipolar depressiven Patienten erniedrigt. Die frontale/präfrontale Volumenabnahme steht möglicherweise mit den schlechteren Leistungen bei neurophysiologischen Testverfahren wie Diskriminationsaufgaben (continuous performance task, CPT) in Verbindung (Coffman et al. 1990; Sax et al. 1999).

Eine zerebelläre Volumenabnahme wurde bei bipolaren und unipolar depressiven Patienten beobachtet (◘ Tabelle 10.2); auch hier sind die Befunde widersprüchlich.

Eine hippokampale Volumenabnahme zeigte sich bei unipolar depressiven Patienten (◘ Tabelle 10.2); aber auch hier sind einige Befunde negativ. Bei Patienten mit rezidivierenden Depressionen steht die hippokampale Atrophie mit der Dauer der Depression in Zusammenhang. Dies stimmt mit dem Befund überein, dass eine chronische Hyperkortisolämie zu einer fortschreitenden hippokampalen Degeneration führt (Sheline et al. 1996). In einer Studie hatten weibliche, unipolar depressive Fluoxetin-Nonresponder im Vergleich zu Respondern eine signifikante Volumenreduktion im rechten Hippokampus (Vakili et al. 2000). Andererseits sind die morphometrischen Ergebnisse in Bezug auf den Temporallappen bei bipolaren Patienten sehr variabel: Einige Studien ergaben ein verringertes Volumen (Hauser et al. 1989; Altshuler et al. 1991), andere zeigen keine Veränderung der Volumina (Johnstone et al. 1989; Harvey et al. 1994).

10.3.2 PET- und SPECT-Studien

Mit Hilfe der Positronenemissionstomographie (PET) und der Single-Photon-Emissions-Computertomographie (SPECT) wurden Abnormalitäten des zerebralen Blutflusses und des Metabolismus bei Patienten mit primärer Depression dargestellt, insbesondere:

- verringerte globale Hirnaktivität,
- verringerte dorsolateral-präfrontale Aktivität,
- verringerte Aktivität des temporalen Kortex,
- verringerte Basalganglienaktivität (bei MDD),
- variable anterior-zinguläre/medial-präfrontale Aktivität,
- erhöhte Amygdalaaktivität,
- verringerte präfrontale Phosphomonoester (bei **euthymen** BD im Vergleich zu gesunden Probanden und depressiven BD, durch Metaanalyse bestätigt).

Die Mehrzahl der Studien an depressiven Patienten, bei denen meistens keine kognitive Stimulation oder eine auditorische Diskriminationsaufgabe (CPT) als Paradigma verwendet wurde, ergab eine abnormale (verringerte häufiger als erhöhte) zerebrale Aktivität in anterioren kortikalen, paralimbischen und subkortikalen Strukturen (präfrontal >temporal >Basalganglien >vorderes Cingulum).

Eine verminderte globale zerebrale Aktivität wurde bei bipolar depressiven Patienten und unipolar depressiven Patienten (◘ Tabelle 10.2) im Vergleich zu Kontrollpersonen untersucht; nur die Hälfte der Studien zeigte Unterschiede. Eine Reduktion der globalen Hirnaktivität ist bei bestimmten Untergruppen wie bei behandlungsresistenten, moderat bis schwer depressiven bipolaren und unipolar depressiven Patienten deutlicher sichtbar (Ketter et al. 2001, 2002). Eine globale Aktivitätserniedrigung tritt ebenfalls bei depressiven Patienten in höherem Alter und mit schwerer Depression (Sackeim et al. 1993) oder mit deutlichem Gewichtsverlust (Delvenne et al. 1997) auf.

Eine Verminderung der dorsolateralen präfrontalen Aktivität ist der eindeutigste Befund bei bipolar depressiven Patienten und bei Patienten mit unipolarer Depression im Vergleich zu gesunden Kontrollpersonen (◘ Tabelle 10.2), wobei dieser Befund häufig mit der Schwere der Depression korreliert. Relativ wenige Studien lieferten negative Befunde. Daher könnte die Hypofrontalität eine gemeinsame Endstrecke der Depression sein, ungeachtet ihrer primären oder sekundären Ätiologie (◘ Abb. 10.3). Korrelationsanalysen ergaben, dass die dorsolaterale präfrontale Dysfunktion bei depressiven und auch bei schizophrenen Patienten mit psychomotorischer Verlangsamung auftritt (Dolan et al. 1993).

Eine erniedrigte temporale Hirnaktivität wurde bei bipolar depressiven Patienten und bei unipolar depressiven Patienten im Vergleich zu gesunden Kontrollpersonen untersucht (◘ Tabelle 10.2), einige Studien lieferten jedoch negative Ergebnisse. Eine erhöhte Aktivität der Amygdala kann sowohl bei bipolar als auch bei unipolar depressiven Patienten auftreten (◘ Tabelle 10.2). Ein Teil der Variabilität der limbischen Aktivität könnte in Beziehung zur Therapieresponse stehen. Daher hatten MDD-Patienten, die später auf Schlafentzug reagierten, eine erhöhte Baselineaktivität der linken Amygdala (Wu et al. 1992), des rechten Hippocampus und der rechten Amygdala (Ebert et al. 1991). In einer Studie wird berichtet, dass therapieresistente unipolar depressive Patienten im Gegensatz zu Respondern einen erhöhten Blutfluss in der Amygdala und im Hippocampus beidseits aufwiesen (Hornig et al. 1997).

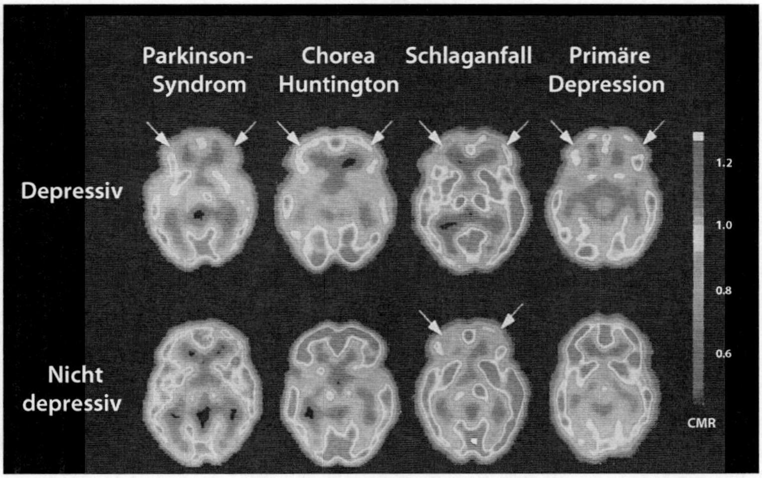

◘ **Abb. 10.3.** Hypofrontalität als gemeinsame Endstrecke der Depression. Analoge Verminderung des zerebralen Metabolismus im frontalen Kortex bei aktuell depressiven Patienten im Vergleich zu aktuell nicht depressiven Patienten mit primärer und sekundärer affektiver Störung (M. Parkinson, Chorea Huntington, Schlaganfall im Nucleus caudatus). Die **Farbleiste** auf der rechten Seite stellt die zerebrale metabolische Rate dar, wobei Rot die höchste und Blau die niedrigste Rate anzeigt. Die **Pfeile** zeigen Gebiete mit Hypoaktivität. (Mit freundlicher Genehmigung von Mayberg et al. 1994). (Siehe auch Farbtafel am Ende des Buches)

Eine verminderte Aktivität der Basalganglien bei unipolar depressiven Patienten wurde in vielen Studien beobachtet (◘ Tabelle 10.2). Jedoch gab es auch hier einige negative Befunde. Auch depressive bipolare Patienten zeigten eine verringerte Basalganglienaktivität, jedoch waren einzelne Studien hier negativ (◘ Tabelle 10.2).

Sowohl bei unipolar als auch bipolar depressiven Patienten wurde eine unterschiedliche Aktivität im vorderen Cingulum und im medialpräfrontalen Kortex gefunden, und in einigen Fällen, die im Folgenden dargestellt werden, wurden diese Aktivitätsunterschiede mit der Therapieresponse in Verbindung gebracht.

Bei Studien, in denen im Hinblick auf die Medikation gematchte bipolare Patienten in der euthymen und depressiven Phase verglichen wurden, stellte sich heraus, dass in der euthymen Phase eine Abnahme (oder vollständige Rückbildung) der in der depressiven Phase zu beobachtenden Abnormalitäten zu finden ist (Post et al. 1987; Drevets et al. 1992; Amsterdam et al. 1995; Bench et al. 1995).

10

Ähnlich zeigen auch Therapieresponder nach Therapie im Vergleich zu ihrem depressiven Ausgangszustand vor der Behandlung eine Abnahme (oder vollständige Rückbildung) der funktionellen Abnormalitäten im Hirnstoffwechsel als Reaktion auf verschiedene Therapien wie Medikation, Lichttherapie, Schlafentzug und (nicht konvulsive) transkranielle Magnetstimulation (◘ Tabelle 10.3). Im Gegensatz dazu können eine erfolgreiche elektrokonvulsive Therapie, eine Therapie mit Venlafaxin und eine chronische, aber nicht akute Paroxetintherapie die beschriebenen hirnmetabolischen Abnormalitäten verstärken. Unipolar depressive Fluoxetinresponder zeigten Veränderungen des Hirnmetabolismus (limbische und striatale Erniedrigung und kortikal dorsale Erhöhung) während einer 6-wöchigen Behandlung, während bei Nonrespondern keine Veränderung im Vergleich zum Ausgangszustand zu beobachten war (Mayberg et al. 2000).

Die Hirnfunktion vor Therapiebeginn bei Patienten, die später auf die Therapie ansprechen, verglichen mit der bei Patienten, die keine Therapieresponse zeigen, erlaubt die Identifikation möglicher vortherapeutischer Marker der Heterogenität affektiver Störungen. Diese biologische und klinische Heterogenität könnte eines Tages bei therapierefraktären Erkrankungen zu einer effektiveren und zielgerichteteren Behandlung eingesetzt werden. Die Bedeutung spezifischer regionaler Aktivierungsmuster zeigt ◘ Tabelle 10.4.

Der zerebrale Blutfluss bei therapierefraktären Patienten mit Altersdepression war im anterioren Cingulum und im präfrontalen Kortex stärker erniedrigt als bei nicht therapierefraktären Patienten (Awata et al. 1998). Bei unipolar Depressiven korrelierte das Ausmaß der Behandlungsresistenz mit dem Metabolismus des linken orbitofrontalen Kortex (Kimbrell et al. 2002). Eine weitere Studie zeigte einen erhöhten zerebralen Blutfluss im Hippocampus und in der Amyg-

◘ Tabelle 10.3. Effekte von Therapieverfahren auf Störungen des Hirnstoffwechsels bei Therapierespondern

Therapieverfahren	Studie
Abnahme oder Rückbildung funktioneller Aktivitäten	
Medikation	Baxter et al. 1989; Kanaya u. Yonekawa 1990; Ketter et al. 1999
Lichttherapie	Cohen et al. 1992; Ebert et al. 1991; Wu et al. 1992
Schlafentzug	Ebert et al. 1991; Wu et al. 1992
Transkranielle Magnetstimulation	George et al. 1995
Zunahme oder Verstärkung funktioneller Aktivitäten	
Elektrokonvulsionstherapie	Nobler et al. 1994
Venlafaxin	Little et al. 1997
Paroxetin-Langzeitmedikation	Kennedy et al. 1996

Tabelle 10.4. Funktionelle Bildgebungsbefunde und Therapieresponse bei affektiv gestörten Patienten

Studie	Intervention/Antwort	CMR/CBF
Awata et al. 1998	Behandlungsresistenz	ACC und PFC
Kimbrell et al. 2002	Behandlungsresistenz	Links OFC
Hornig et al. 1997	Behandlungsresistenz	HIP-AMY
Kimbrell et al. 1999	Therapieansprache auf 20 Hz TMS Therapieansprache auf 1 Hz TMS	Anterior-paralimbisch Anterior-paralimbisch
Teneback et al. 1999	Therapieansprache auf 5 oder 20 Hz TMS	Inferior-frontal
Ketter et al. 2000	Therapieansprache auf Divalproex	ACC, MFG
Mayberg et al. 1997	Therapieansprache auf Fluoxetin	ACC
Davidson et al. 2003	Therapieansprache auf Venlafaxin	ACC
Buchsbaum et al. 1997b	Therapieansprache auf Sertralin	Gyrus rectus
Little et al. 1996	Therapieansprache auf Venlafaxin und Sertralin	MFG, PFC, TL
Little et al. 1996	Keine Therapieansprache auf Venlafaxin- und Sertralin	Zerebellär
Ebert et al. 1991, 1994, Wu et al. 1992, 1999, Holthoff et al. 1999	Therapieansprache auf Schlafentzug	Anterior-limbisch
Ketter et al. 1999	Therapieansprache auf Carbamazepin	TL
Ketter et al. 1999	Therapieansprache auf Nimodipin	Frontal

ACC anteriorer zingulärer Kortex, **AMY** Amygdala, **CBF** zerebraler Blutfluss, **CMR** zerebrale metabolische Rate, **HIP** Hippocampus, **MFG** medialer frontaler Gyrus, **OFC** orbitofrontaler Kortex, **PFC** präfrontaler Kortex, **TL** Temporallappen, **TMS** transkraniale Magnetstimulation.

dala bei medikamentenfreien, behandlungsresistenten depressiven Patienten verglichen mit nichtbehandlungsresistenten Patienten und gesunden Kontrollpersonen (Hornig et al. 1997). Bei therapieresistenten affektiven Störungen war ein ausgedehnter basaler Hypometabolismus (einschließlich des anterioren paralimbischen Systems) mit einem besseren Behandlungserfolg bei transkranialer Magnetstimulation (TMS) mit hohen Frequenzen (20 Hz) assoziiert, während Patienten mit einem basalen Hypermetabolismus eher auf eine Behandlung bei niedrigen Frequenzen (1 Hz) ansprachen (Kimbrell et al. 1999). Eine andere Studie zeigte, dass depressive TMS-Responder (5 oder 20 Hz) verglichen mit Nonrespondern einen erhöhten basalen zerebralen Blutfluss im unteren Frontallappen aufwiesen (Teneback et al. 1999).

Depressive bipolare Patienten, die im Verlauf auf Divalproex ansprachen, hatten einen erniedrigten basalen Glukosemetabolismus im medialen frontalen Gyrus und im rostralen anterioren zingulärem Kortex (Ketter et al. 2000). Im Gegensatz dazu hatten unipolar depressive Patienten, die auf Fluoxetin ansprachen, einen erhöhten basalen Glukosemetabolismus im rostralen anterioren zingulärem Kortex (Mayberg et al. 1997). Demnach sind komplementäre Unterschiede bei bipolar depressiven Divalproexrespondern und unipolar depressiven Fluoxetinrespondern zu beobachten. In ähnlicher Weise zeigten unipolar depressive Patienten, die im Verlauf auf Venlafaxin ansprachen, eine erhöhte Baselineaktivität im anterioren Cingulum beim Betrachten affektiv negativer Bilder (Davidson et al. 2003). Unipolar depressive Patienten, die später auf Sertralin respondierten, wiesen einen erhöhten basalen Metabolismus im Gyrus rectus auf (Buchsbaum et al. 1997b). Ein gegenteiliger Befund wurde bei unipolar depressiven Patienten beschrieben: Die Responder auf Venlafaxin- oder Bupropionmedikation zeigten einen basalen Hypometabolismus im linken mittleren frontalen Gyrus und in medialpräfrontalen und temporalen Arealen beidseits, während die Nonresponder einen zerebellären Hypometabolismus aufwiesen (Little et al. 1996). Anterior-limbische Hyperaktivität scheint ein Marker für solche unipolar depressive Patienten zu sein, bei denen Schlafentzug eine antidepressive Wirkung hat (Ebert et al. 1991, Wu et al. 1992, 1999, Ebert et al. 1994, Holthoff et al. 1999). Zusätzlich ergaben sich vorläufige Hinweise darauf, dass ein temporaler Hypermetabolismus bzw. ein frontaler Hypometabolismus als Marker dient bei Patienten, die auf Carbamazepin bzw. auf Nimodipin respondieren (Ketter et al. 1999).

Primäre Manie

Die wenigen Studien zum zerebralen Blutfluss und Metabolismus bei primärer Manie erbrachten variable und zum Teil widersprüchliche Ergebnisse. Einige fanden regionale oder globale Erhöhungen (Kishimoto et al. 1987; O'Connell et al. 1989, 1995), andere fanden Erniedrigungen (Migliorelli et al. 1993; O'Connell et al. 1995) und einige fanden keine Unterschiede (Schwartz et al. 1987) im Vergleich zu gesunden Kontrollpersonen. Bei einer Xenon-133-SPECT-Untersuchung wurden keine globalen kortikalen Aktivitätsunterschiede zwischen 11 manischen und 11 depressiven (7 unipolare, 4 bipolare) Patienten und 11 Kontrollpersonen gefunden, aber beide Patientengruppen zeigten im Vergleich zu den Kontrollpersonen eine Hypofrontalität (Rubin et al. 1995).

10.3.3 MRS-Studien

Die Magnetresonanzspektroskopie (MRS) verwendet klinische MRT-Scanner mit modifizierten Einstellungen, um die Resonanzspektren der Zusammensetzungen paramagnetischer Elemente (solche mit ungerader Kernladungszahl) zu untersuchen. Die Protonen-(^{1}H-)MRS benutzt man, um Laktat, Glutamat, Aspartat, γ-Aminobuttersäure, Kreatinin, Cholin und N-Acetylaspartat zu bestimmen. ^{1}H-MRS-Studien ergaben, dass affektiv gestörte Patienten im Vergleich zu Kontrollpersonen eher Veränderungen der Metaboliten in anterior-kortikalen, anterior-paralimbischen, basalganglinären, thalamokortikalen Schaltkreisen haben und weniger in parietalen und okzipitalen Regionen. Die Befunde variieren in unterschiedlichem Maße mit den untersuchten Metaboliten, den Regionen, dem Alter, dem Geschlecht, dem Tag des Menstruationszyklus, der Diagnose, der Krankheitsdauer, dem Stimmungszustand und der Behandlung.

N-Acetylaspartat (NAA) kann die neuronale Dichte und Integrität widerspiegeln. In ca. der Hälfte der Studien an bipolar, aber nicht unipolar depressiven Patienten wurde bei diesem Personenkreis eine größere NAA- oder NAA/Kreatin(Cr)-Verminderung als -Vermehrung registriert als bei Gesunden, wobei dorsolateralpräfrontale und temporale Regionen mehr als andere Regionen betroffen waren. Lithium könnte NAA oder NAA/Cr erhöhen, ein Effekt, der Bemühungen vereitelt, eine vermeintliche basale NAA- und NAA/Cr-Verringerung im medikamentenfreien Zustand bei bipolaren Patienten festzustellen.

Cholin (Cho) ist deshalb von besonderem Interesse, weil es ein Vorläufer von Acetylcholin ist und in Second-Messenger-Kaskaden involviert ist. Die Cholinaufnahme im Gehirn scheint im Alter merklich abzunehmen (Cohen et al. 1995). Cho oder Cho/Cr scheint im Vergleich zu gesunden Probanden bei BD-Patienten um ein Viertel erhöht und bei MDD-Patienten um die Hälfte erhöht zu sein, meist in den Basalganglien.

Myo-Inositol (MI) ist eine Speicherform von Inositol, einem Wirkstoff, der bei Signaltransduktionen mit antidepressiven Effekten wichtig ist. Eine Inositoldepletion ist einer der vorgeschlagenen Wirkmechanismen von Lithium (Berridge et al. 1989). Bei einer kleinen Anzahl von Studien scheint MI oder MI/Cr verglichen mit gesunden Kontrollpersonen bei ca. der Hälfte der BD-Patienten erhöht und bei ca. der Hälfte der MDD-Patienten erniedrigt zu sein. Lithium kann MI und MI/Cr bei BD-Patienten, aber nicht bei Kontrollpersonen verringern, was Versuche verhindert, eine vermutete basale MI- und MI/Cr-Erhöhung im unmedizierten Zustand zu entdecken.

Der MRS-Kreatinpeak (Cr oder Cr+PCr) beinhaltet Signale von Kreatin und Phosphokreatin. Kreatin wird zu Phosphokreatin umgebaut, das anscheinend als intrazellulärer Energiepuffer fungiert. Der größte Teil der wenigen Cr-Studien hat bis heute keine Unterschiede zwischen affektiv Gestörten und gesunden Probanden gefunden. Cr kann auch nicht durch eine bei bipolaren Patienten angewandte Lithiumtherapie verändert werden. Diese negativen Befunde entkräften in gewisser Weise Befürchtungen, dass die allgemein gebräuchliche Methode, Metaboliten auf Cr zu beziehen, bei ^{1}H-MRS-Studien, in denen affektiv gestörte Patienten und gesunde Probanden verglichen werden, zu verfälschten Ergebnissen führen könnten.

Die basale (d. h. im unmedizierten Zustand gemessene) okzipitale GABA ist im Vergleich zu gesunden Probanden bei unipolar depressiven, aber nicht bei bipolar depressiven Patienten verringert (Mason et al. 2000) und steigt an unter Therapie mit SSRI (Sanacora et al. 2002) und EKT (Sanacora et al. 2003). Neuere Methoden werden GABA- und Glutamatmessungen in Regionen ermöglichen, die eine höhere Relevanz bei affektiven Störungen besitzen, wie das anteriore Cingulum und der medial-präfrontale Kortex.

Lithium-(^{7}Li-)MRS-Studien zeigen, dass die zerebrale Lithiumkonzentration nur etwa die Hälfte der Serumkonzentration beträgt, mit dieser korreliert (Kato et al. 1993) und möglicherweise mit den therapeutischen und unerwünschten Lithiumeffekten in Verbindung steht. Zum Beispiel korreliert eine Besserung des manischen Syndroms am besten mit dem zerebralem Lithium ($r=0{,}64$) und dem Verhältnis zwischen zerebralem Lithium zu Serumlithium ($r=0{,}60$), aber nicht mit der Serumlithiumkonzentration oder dem Verhältnis zwischen Lithiumdosis und Körpergewicht (Kato et al. 1994). Vorläufige Untersuchungen ergaben, dass die zerebrale Lithiumkonzentration mindestens 0,2 mM betragen muss, um einen adäquaten therapeutischen Effekt zu erzielen (Gyulai et al. 1991; Kato et al. 1994). Dies spricht für die Möglichkeit, dass einige Patienten wegen eines insuffizienten Transportes des Lithiumions in das ZNS resistent gegenüber Lithium sind.

Mit Phosphor-(^{31}P-)MRS können hochenergetische Phosphate, der intrazelluläre pH-Wert und das freie Magnesium sowie einige Phospholipide inkl. Phosphomonoester (PME: mutmaßliche Zellmembran-»Bausteine«) und Phosphodiester (PDE: mutmaßliche Zellmembran-»Abbauprodukte«) dargestellt werden. Während die Metaanalyse einiger Studien bei euthymen bipolar Gestörten eine verringerte präfrontale PME-Konzentration im Vergleich zu bipolaren Patienten mit einer depressiven Phase und zu gesunden Kontrollpersonen ermittelte (Yildiz et al. 2001), sind die Befunde für die PDE-Konzentration weniger konsistent. Zudem gibt es nur vereinzelte und variable Berichte bezüglich der PME-Konzentration bei Patienten mit Major Depression.

10.4 Fazit

Die Fortschritte der bildgebenden Verfahren haben bereits bedeutenden Einfluss auf die Neuropsychiatrie. Die strukturelle Bildgebung wird gegenwärtig in der Klinik zu Diagnostik und Management einer Vielzahl von Krankheiten eingesetzt, die mit sekundären affektiven Störungen verbunden sind. Diese Verfahren können auch das Management von Patienten mit therapierefraktären affektiven Störungen verbessern, wenn sie dazu eingesetzt werden, begleitende internistische oder neurologische Erkrankungen zu diagnostizieren.

Die funktionelle Bildgebung wird zurzeit noch nicht routinemäßig in der klinischen Psychiatrie angewandt, aufgrund von Kosten, Invasivität und dem erst entstehenden Wissen, wie wichtig sie im Hinblick auf Diagnostik und Therapie sein kann. Jedoch haben funktionelle Verfahren bereits erste limitierte klinische Anwendungen in der Neurologie bei der Einschätzung von Demenzen und Epilepsien erfahren.

Mit funktioneller Bildgebung ließen sich in Studien über den regionalen Blutfluss und den

Hirnmetabolismus die Bedeutung präfrontaler und anteriorer paralimbischer Strukturen bei affektiven Störungen bestätigen, die Heterogenität verschiedener Subtypen unterscheiden und mögliche metabolische und biochemische Marker eines Therapieerfolgs im basalen, unmediziertem Zustand ermitteln. Zukünftige Forschungen könnten die funktionelle Bildgebung so weit voranbringen, dass sie sich als klinisches Hilfsmittel bei Diagnose und Therapie von therapieresistenten affektiven Störungen Anwendung einsetzen lässt.

Literatur

Alexander GE, DeLong MR, Strick PL (1986) Parallel organization of functionally segregated circuits linking basal ganglia and Kortex. Annu Rev Neurosci 9: 357–381

Alexander GE, Crutcher MD, DeLong MR (1990) Basal ganglia-thalamocortical circuits: parallel substrates for motor, oculomotor, prefrontal and limbic functions. Prog Brain Res 85: 119–146

Al-Mousawi AH, Evans N, Ebmeier KP, Roeda D, Chaloner F, Ashcroft GW (1996) Limbic dysfunction in schizophrenia and mania. A study using ^{18}F-labelled fluorodeoxyglucose and positron emission tomography. Br J Psychiatry 169: 509–516

Altshuler LL, Devinsky O, Post RM, Theodore W (1990) Depression, anxiety, and temporal lobe epilepsy. Laterality of focus and symptoms. Arch Neurol 47: 284–288

Altshuler LL, Conrad A, Hauser P, Li XM, Guze BH, Denicoff K, Tourtellotte W, Post R (1991) Reduction of temporal lobe volume in bipolar disorder: a preliminary report of magnetic resonance imaging [letter]. Arch Gen Psychiatry 48: 482–483

Amsterdam JD, Mozley PD, Hornig-Rohan M (1995) ^{123}I-iofetamine (IMP) SPECT brain imaging in depressed patients: normalization of temporal lobe asymmetry during clinical recovery. Depression 6: 273

Andreason PJ, Altemus M, Zametkin AJ, King AC, Lucinio J, Cohen RM (1992) Regional zerebral glucose metabolism in bulimia nervosa. Am J Psychiatry 149: 1506–1513

Austin MP, Dougall N, Ross M, Murray C, O'Carroll RE, Moffoot A, Ebmeier KP, Goodwin GM (1992) Single photon emission tomography with ^{99m}Tc-exametazime in major depression and the pattern of brain activity underlying the psychotic/neurotic continuum. J Affect Disord 26: 31–43

Awata S, Ito H, Konno M, Ono S, Kawashima R, Fukuda H, Sato M (1998) Regional cerebral blood flow abnormalities in late-life depression: relation to refractoriness and chronification. Psychiatry Clin Neurosci 52: 97–105

Aylward EH, Roberts-Twille JV, Barta PE, Kumar AJ, Harris GJ, Geer M, Peyser CE, Pearlson GD (1994) Basal ganglia volumes and white matter hyperintensities in patients with bipolar disorder. Am J Psychiatry 151: 687–693

Baxter LR Jr (1991) PET studies of cerebral function in major depression and obsessive-compulsive disorder. The emerging prefrontal consensus. Ann Clin Psychiatry 3: 103–109

Baxter LR Jr, Phelps ME, Mazziotta JC, Schwartz JM, Gerner RH, Selin CE, Sumida RM (1985) Cerebral metabolic rates for glucose in mood disorders. Studies with positron emission tomography and fluorodeoxyglucose F 18. Arch Gen Psychiatry 42: 441–447

Baxter LR Jr, Schwartz JM, Phelps ME, Mazziotta JC, Guze BH, Selin CE, Gerner RH, Sumida RM (1989) Reduction of prefrontal Kortex glucose metabolism common to three types of depression. Arch Gen Psychiatry 46: 243–250

Beats B, Levy R, Forstl H (1991) Ventricular enlargement and caudate hyperdensity in elderly depressives. Biol Psychiatry 30: 452–458

Beats BC, Sahakian BJ, Levy R (1996) Cognitive performance in tests sensitive to frontal lobe dysfunction in the elderly depressed. Psychol Med 26: 591–603

Bench CJ, Friston KJ, Brown RG, Scott LC, Frackowiak RS, Dolan RJ (1992) The anatomy of melancholia–focal abnormalities of cerebral blood flow in major depression. Psychol Med 22: 607–615

Bench CJ, Friston KJ, Brown RG, Frackowiak RS, Dolan RJ (1993) Regional cerebral blood flow in depression measured by positron emission tomography: the relationship with clinical dimensions. Psychol Med 23: 579–590

Bench CJ, Frackowiak RS, Dolan RJ (1995) Changes in regional cerebral blood flow on recovery from depression. Psychol Med 25: 247–261

Berridge MJ, Downes CP, Hanley MR (1989) Neural and developmental actions of lithium: a unifying hypothesis. Cell 59: 411–419

Biver F, Goldman S, Delvenne V, Luxen A, De Maertelaer V, Hubain P, Mendlewicz J, Lotstra F (1994) Frontal and parietal metabolic disturbances in unipolar depression. Biol Psychiatry 36: 381–388

Bonne O, Krausz Y, Gorfine M, Karger H, Gelfin Y, Shapira B, Chisin R, Lerer B (1996) Cerebral hypoperfusion in medication resistant, depressed patients assessed by Tc99m HMPAO SPECT. J Affect Disord 41: 163–171

Botteron KN, Figiel GS, Zorumski CF (1991) Electroconvulsive therapy in patients with late-onset psychosis and structural brain changes. J Geriatr Psychiatry Neurology 4: 44–47

Bremner JD, Narayan M, Anderson ER, Staib LH, Miller HL, Charney DS (2000) Hippocampal volume reduction in major depression. Am J Psychiatry 157: 115–118

Broca P (1878) Anatomie comparée des circonvolutions cérébrales: le grand lobe limbique et la scissure limbique dans la série des mammifères. Rev Anthropol 1: 385–498

Bromfield EB, Altshuler L, Leiderman DB, Balish M, Ketter TA, Devinsky O, Post RM, Theodore WH (1992) Cerebral metabolism and depression in patients with complex partial seizures. Arch Neurol 49: 617–623

Brown FW, Lewine RJ, Hudgins PA, Risch SC (1992) White matter hyperintensity signals in psychiatric and nonpsychiatric subjects. Am J Psychiatry 149: 620–625

Buchsbaum MS, Cappelletti J, Ball R et al. (1984) Positron emission tomographic image measurement in schizophrenia and affective disorders. Ann Neurol 15 [Suppl]: S157–S165

Buchsbaum MS, Wu J, DeLisi LE et al. (1986) Frontal Kortex and basal ganglia metabolic rates assessed by positron emission tomography with [^{18}F]2-deoxyglucose in affective illness. J Affect Disord 10: 137–152

Buchsbaum MS, Someya T, Wu J, Tang CK, Bunney WE (1997a) Neuroimaging bipolar illness with positron emission tomography and magnetic resonance imaging. Psychiatric Ann 27: 489–495

Buchsbaum MS, Wu J, Siegel BV, Hackett E, Trenary M, Abel L, Reynolds C (1997b) Effect of sertraline on regional metabolic rate in patients with affective disorder. Biol Psychiatry 41: 15–22

Caine ED, Shoulson I (1983) Psychiatric syndromes in Huntington's disease. Am J Psychiatry 140: 728–733

Coffey CE (1996) Brain morphology in primary mood disorders: implications for electroconvulsive therapy. Psychiatric Annals 26: 713–716

Coffey CE, Figiel GS, Djang WT, Cress M, Saunders WB, Weiner RD (1988) Leukoencephalopathy in elderly depressed patients referred for ECT. Biol Psychiatry 24: 143–161

Coffey CE, Figiel GS, Djang WT, Saunders WB, Weiner RD (1989) White matter hyperintensity on magnetic resonance imaging: clinical and neuroanatomic correlates in the depressed elderly. J Neuropsychiatry Clin Neurosci 1: 135–144

Coffey CE, Figiel GS, Djang WT, Weiner RD (1990) Subcortical hyperintensity on magnetic resonance imaging: a comparison of normal and depressed elderly subjects. Am J Psychiatry 147: 187–189

Coffey CE, Wilkinson WE, Weiner RD, Parashos IA, Djang WT, Webb MC, Figiel GS, Spritzer CE (1993) Quantitative cerebral anatomy in depression. A controlled magnetic resonance imaging study. Arch Gen Psychiatry 50: 7–16

Coffman JA, Bornstein RA, Olson SC, Schwarzkopf SB, Nasrallah HA (1990) Cognitive impairment and cerebral structure by MRI in bipolar disorder. Biol Psychiatry 27: 1188–1196

Cohen RM, Semple WE, Gross M, Nordahl TE, King AC, Pickar D, Post RM (1989) Evidence for common alterations in cerebral glucose metabolism in major affective disorders and schizophrenia. Neuropsychopharmacol 2: 241–254

Cohen RM, Gross M, Nordahl TE, Semple WE, Oren DA, Rosenthal N (1992) Preliminary data on the metabolic brain pattern of patients with winter seasonal affective disorder. Arch Gen Psychiatry 49: 545–552

Cohen BM, Renshaw PF, Stoll AL, Wurtman RJ, Yurgelun-Todd D, Babb SM (1995) Decreased brain choline uptake in older adults. An in vivo proton magnetic resonance spectroscopy study. JAMA 274: 902–907

Conca A, Fritzsche H, Peschina W, Konig P, Swoboda E, Wiederin H, Haas C (2000) Preliminary findings of simultaneous 18F-FDG and 99mTc-HMPAO SPECT in patients with depressive disorders at rest: differential correlates with ratings of anxiety. Psychiatry Res 98: 43–54

Curran SM, Murray CM, Van Beck M, Dougall N, O'Carroll RE, Austin MP, Ebmeier KP, Goodwin GM (1993) A single photon emission computerised tomography study of regional brain function in elderly patients with major depression and with Alzheimer-type dementia. Br J Psychiatry 163: 155–156

Davidson RJ, Irwin W, Anderle MJ, Kalin NH (2003) The neural substrates of affective processing in depressed patients treated with venlafaxine. Am J Psychiatry 160: 64–75

DelBello MP, Strakowski SM, Zimmerman ME, Hawkins JM, Sax KW (1999) MRI analysis of the cerebellum in bipolar disorder: a pilot study. Neuropsychopharmacol 21: 63–68

Delvenne V, Goldman S, Biver F, De Maertalaer V, Wikler D, Damhaut P, Lotstra F (1997) Brain hypometabolism of glucose in low-weight depressed patients and in anorectic patients: a consequence of starvation? J Affect Disord 44: 69–77

Devinsky O, Morrell MJ, Vogt BA (1995) Contributions of anterior cingulate Kortex to behaviour. Brain 118: 279–306

Dewan MJ, Haldipur CV, Lane EE, Ispahani A, Boucher MF, Major LF (1988) Bipolar affective disorder. I. Comprehensive quantitative computed tomography. Acta Psychiat Scand 77: 670–676

Direkze M, Bayliss SG, Cutting JC (1971) Primary tumours of the frontal lobe. Br J Clin Pract 25: 207–213

Dolan RJ, Friston KJ (1989) Positron emission tomography in psychiatric and neuropsychiatric disorders. Semin Neurol 9: 330–337

Dolan RJ, Bench CJ, Brown RG, Scott LC, Friston KJ, Frackowiak RS (1992) Regional cerebral blood flow abnormalities in depressed patients with cognitive impairment. J Neurol Neurosurg Psychiatry 55: 768–773

Dolan RJ, Bench CJ, Liddle PF, Friston KJ, Frith CD, Grasby PM, Frackowiak RS (1993) Dorsolateral prefrontal Kortex dysfunction in the major psychoses; symptom or disease specificity? J Neurol Neurosurg Psychiatry 56: 1290–1294

Drevets WC, Videen TO, Price JL, Preskorn SH, Carmichael ST, Raichle ME (1992) A functional anatomical study of unipolar depression. J Neurosci 12: 3628–3641

Drevets WC, Price JL, Bardgett ME, Reich T, Todd RD, Raichle ME (2002) Glucose metabolism in the amygdala in depression: relationship to diagnostic subtype and plasma cortisol levels. Pharmacol Biochem Behav 71: 431–447

Dupont RM, Jernigan TL, Butters N, Delis D, Hesselink JR, Heindel W, Gillin JC (1990) Subcortical abnormalities detected in bipolar affective disorder using magnetic resonance imaging. Clinical and neuropsychological significance. Arch Gen Psychiatry 47: 55–59

Dupont RM, Jernigan TL, Heindel W, Butters N, Shafer K, Wilson T, Hesselink J, Gillin JC (1995) Magnetic resonance imaging and mood disorders. Localization of white matter and other subcortical abnormalities. Arch Gen Psychiatry 52: 747–755

Ebert D, Feistel H, Barocka A (1991) Effects of sleep deprivation on the limbic system and the frontal lobes in affective disorders: a study with Tc-99m-HMPAO SPECT. Psychiatry Res 40: 247–251

Ebert D, Feistel H, Barocka A, Kaschka W, Mokrusch T (1993) A test-retest study of cerebral blood flow during somatosensory stimulation in depressed patients with schizophrenia and major depression. Eur Arch Psychiatry Clin Neurosci 242: 250–254

Ebert D, Feistel H, Barocka A, Kaschka W (1994) Increased limbic blood flow and total sleep deprivation in major depression with melancholia. Psychiatry Res 55: 101–109

Edmonstone Y, Austin MP, Prentice N, Dougall N, Freeman CP, Ebmeier KP, Goodwin GM (1994) Uptake of ^{99m}Tc-exametazime shown by single photon emission computerized tomography in obsessive-compulsive disorder compared with major depression and normal controls. Acta Psychiatr Scand 90: 298–303

Elkis H, Friedman L, Wise A, Meltzer HY (1995) Meta-analyses of studies of ventricular enlargement and cortical sulcal prominence in mood disorders. Comparisons with controls or patients with schizophrenia. Arch Gen Psychiatry 52: 735–746

Escalona PR, Early B, McDonald WM, Doraiswamy PM, Shah SA, Husain MM, Boyko OB, Figiel GS, Ellinwood EH Jr, Nemeroff CB, Krishnan KRR (1993) Reduction of cerebellar volume in major depression: a controlled MRI study. Depression 1: 156–158

Federoff JP, Starkstein SE, Forrester AW, Geisler FH, Jorge RE, Arndt SV, Robinson RG (1992) Depression in patients with acute traumatic brain injury. Am J Psychiatry 149: 918–923

Figiel GS, Krishnan KR, Doraiswamy PM, Rao VP, Nemeroff CB, Boyko OB (1991a) Subcortical hyperintensities on brain magnetic resonance imaging: a comparison between late age onset and early onset elderly depressed subjects. Neurobiol Aging 12: 245–247

Figiel GS, Krishnan KR, Rao VP, Doraiswamy M, Ellinwood EH Jr, Nemeroff CB, Evans D, Boyko O (1991b) Subcortical hyperintensities on brain magnetic resonance imaging: a comparison of normal and bipolar subjects. J Neuropsychiatry Clin Neurosci 3: 18–22

Folstein SE, Folstein MF (1983) Psychiatric features of Huntington‑s disease: recent approaches and findings. Psychiatr Dev 1: 193–205

Frodl T, Meisenzahl EM, Zetzsche T, Born C, Groll C, Jager M, Leinsinger G, Bottlender R, Hahn K, Moller HJ (2002) Hippocampal changes in patients with a first episode of major depression. Am J Psychiatry 159: 1112–1118

Galynker II, Cai J, Ongseng F, Finestone H, Dutta E, Serseni D (1998) Hypofrontality and negative symptoms in major depressive disorder. J Nucl Med 39: 608–612

George MS, Kellner CH, Bernstein H, Goust JM (1994) A magnetic resonance imaging investigation into mood disorders in multiple sclerosis. J Nerv Ment Dis 182: 410–412

George MS, Wassermann EM, Williams WA, Callahan A, Ketter TA, Basser P, Hallett M, Post RM (1995) Daily repetitive transcranial magnetic stimulation (rTMS) improves mood in depression. Neuroreport 6: 1853–1856

Goyer PF, Schulz PM, Semple WE, Gross M, Nordahl TE, King AC, Wehr TA, Cohen RM (1992) Cerebral glucose metabolism in patients with summer seasonal affective disorder. Neuropsychopharmacol 7: 233–240

Greenwald BS, Kramer-Ginsberg E, Krishnan RR, Ashtari M, Aupperle PM, Patel M (1996) MRI signal hyperintensities in geriatric depression. Am J Psychiatry 153: 1212–1215

Gyulai L, Wicklund SW, Greenstein R, Bauer MS, Ciccione P, Whybrow PC, Zimmerman J, Kovachich G, Alves W (1991) Measurement of tissue lithium concentration by lithium magnetic resonance spectroscopy in patients with bipolar disorder. Biol Psychiatry 29: 1161–1170

Hagman JO, Buchsbaum MS, Wu JC, Rao SJ, Reynolds CA, Blinder BJ (1990) Comparison of regional brain metabolism in bulimia nervosa and affective disorder assessed with positron emission tomography. J Affective Disord 19: 153–162

Harvey I, Persaud R, Ron MA, Baker G, Murray RM (1994) Volumetric MRI measurements in bipolars compared with schizophrenics and healthy controls. Psychol Med 24: 689–699

Hauser P (1991) Magnetic resonance imaging in primary affective disorder. In: Hauser P (ed.) Brain Imaging in Affective Disorders. American Psychiatric Press; Washington, DC, pp 25–53

Hauser P, Altshuler LL, Berrettini W, Dauphinais ID, Gelernter J, Post RM (1989) Temporal lobe measurement in primary affective disorder by magnetic resonance imaging. J Neuropsychiatry Clin Neurosci 1: 128–134

Heath RG, Franklin DE, Walker CF, Keating JW Jr (1982) Cerebellar vermal atrophy in psychiatric patients. Biol Psychiatry 17: 569–583

Hickie I, Scott E, Mitchell P, Wilhelm K, Austin MP, Bennett B (1995) Subcortical hyperintensities on magnetic resonance imaging: clinical correlates and prognostic significance in patients with severe depression. Biol Psychiatry 37: 151–160

Hoge EA, Friedman L, Schulz SC (1999) Meta-analysis of brain size in bipolar disorder. Schizophr Res 37: 177–181

Holthoff VA, Beuthien-Baumann B, Pietrzyk U, Pinkert J, Oehme L, Franke WG, Bach O (1999) [Changes in regional cerebral perfusion in depression: SPECT monitoring of response to treatment]. Nervenarzt 70: 620–626

Horn S (1974) Some psychological factors in Parkinsonism. J Neurol Neurosurg Psychiatry 37: 27–31

Hornig M, Mozley PD, Amsterdam JD (1997) HMPAO SPECT brain imaging in treatment-resistant depression. Prog Neuropsychopharmacol Biol Psychiatry 21: 1097–1114

Hurwitz TA, Clark C, Murphy E, Klonoff H, Martin WR, Pate BD (1990) Regional cerebral glucose metabolism in major depressive disorder. Can J Psychiatry 35: 684–688

Iidaka T, Nakajima T, Kawamoto K, Fukuda H, Suzuki Y, Maehara T, Shiraishi H (1996) Signal hyperintensities on brain magnetic resonance imaging in elderly depressed patients. Eur Neurol 36: 293–299

Ito H, Kawashima R, Awata S, Ono S, Sato K, Goto R, Koyama M, Sato M, Fukuda H (1996) Hypoperfusion in the limbic system and prefrontal Kortex in depression: SPECT with anatomic standardization technique. J Nucl Med 37: 410–414

Jeste DV, Lohr JB, Goodwin FK (1988) Neuroanatomical studies of major affective disorders. A review and suggestions for further research. Br J Psychiatry 153: 444–459

Johnstone EC, Owens DG, Crow TJ, Frith CD, Alexandropolis K, Bydder G, Colter N (1989) Temporal lobe structure as determined by nuclear magnetic resonance in schizophrenia and bipolar affective disorder. J Neurol Neurosurg Psychiatry 52: 736–741

Jorge RE, Robinson RG, Starkstein SE, Arndt SV, Forrester AW, Geisler FH (1993) Secondary mania following traumatic brain injury. Am J Psychiatry 150: 916–921

Kanakaratnam G, Direkze M (1976) Aspects of primary tumours of the frontal lobe. Br J Clin Pract 30: 220–221

Kanaya T, Yonekawa M (1990) Regional cerebral blood flow in depression. Jpn J Psychiatry Neurol 44: 571–576

Kato T, Shioiri T, Inubushi T, Takahashi S (1993) Brain lithium concentrations measured with lithium-7 magnetic resonance spectroscopy in patients with affective disorders: relationship to erythrocyte and serum concentrations. Biol Psychiatry 33: 147–152

Kato T, Inubushi T, Takahashi S (1994) Relationship of lithium concentrations in the brain measured by lithium-7 magnetic resonance spectroscopy to treatment response in mania. J Clin Psychopharmacol 14: 330–335

Kennedy SH, Vaccarino FJ, Houle S, Brown GM, Evans KR (1996) Effects of acute and chronic paroxetine on regional brain metabolism in depression. 149th Ann. Meeting APA. New York

Keshavan MS, Mulsant BH, Sweet RA, Pasternak R, Zubenko GS, Krishnan RR (1996) MRI changes in schizophrenia in late life: a preliminary controlled study. Psychiatry Res 60: 117–123

Ketter TA, George MS, Kimbrell TA, Benson BE, Post RM (1996) Functional brain imaging, limbic function, and affective disorders. The Neuroscientist 2: 55–65

Ketter TA, Kimbrell TA, George MS et al. (1999) Baseline cerebral hypermetabolism associated with carbamazepine response, and hypometabolism with nimodipine response in mood disorders. Biol Psychiatry 46: 1364–1374

Ketter TA, Wang PW, Winsberg ME, Sachs N, Tate DL, Strong CM, Segall GM (2000) Baseline hypofrontality and divalproex response in bipolar disorders. 55th Annual Convention and Scientific Program of the Society of Biological Psychiatry. Chicago

Ketter TA, Kimbrell TA, George MS, Dunn RT, Speer AM, Willis MW, Benson BE, Danielson A, Frye MA, Herscovitch P, Post RM (2001) Effects of mood and subtype on cerebral glucose metabolism in treatment-refractory bipolar disorders. Biol Psychiatry 49: 97–109

Kimbrell TA, Little JT, Dunn RT et al. (1999) Frequency dependence of antidepressant response to left prefrontal repetitive transcranial magnetic stimulation (rTMS) as a function of baseline cerebral glucose metabolism. Biol Psychiatry 46: 1603–1613

Kimbrell TA, Ketter TA, George MS, Little JT, Benson BE, Willis MW, Herscovitch P, Post RM (2002) Regional cerebral glucose utilization in patients with a range of severities of unipolar depression. Biol Psychiatry 51: 237–252

Kishimoto H, Takazu O, Ohno S, Yamaguchi T, Fujita H, Kuwahara H, Ishii T, Matsushita M, Yokoi S, Iio M (1987) ^{11}C-glucose metabolism in manic and depressed patients. Psychiatry Res 22: 81–88

Kowatch RA, Devous MD, Sr., Harvey DC, Mayes TL, Trivedi MH, Emslie GJ, Weinberg WA (1999) A SPECT HMPAO study of regional cerebral blood flow in depressed adolescents and normal controls. Prog Neuropsychopharmacol Biol Psychiatry 23: 643–656

Krishnan KR, Goli V, Ellinwood EH, France RD, Blazer DG, Nemeroff CB (1988) Leukoencephalopathy in patients diagnosed as major depressive. Biol Psychiatry 23: 519–522

Krishnan KR, McDonald WM, Escalona PR, Doraiswamy PM, Na C, Husain MM, Figiel GS, Boyko OB, Ellinwood EH, Nemeroff CB (1992) Magnetic resonance imaging of the caudate nuclei in depression. Preliminary observations. Arch Gen Psychiatry 49: 553–557

Krishnan KR, McDonald WM, Doraiswamy PM et al. (1993) Neuroanatomical substrates of depression in the elderly. Eur Arch Psychiatry Clin Neurosci 243: 41–46

Kumar A, Mozley D, Dunham C, Velchik M, Reilley J, Gottlieb G, Alavi A (1991) Semiquantitative I-123 IMP SPECT studies in late onset depression before and after treatment. Int J Geriatr Psychiatry 6: 775–777

Kumar A, Newberg A, Alavi A, Berlin J, Smith R, Reivich M (1993) Regional cerebral glucose metabolism in late-life depression and Alzheimer disease: a preliminary positron emission tomography study. Proc Natl Acad Sci USA 90: 7019–7023

Kumar A, Schweizer E, Jin Z, Miller D, Bilker W, Swan LL, Gottlieb G (1997) Neuroanatomical substrates of late-life minor depression. A quantitative magnetic resonance imaging study. Arch Neurol 54: 613–617

Kumar A, Jin Z, Bilker W, Udupa J, Gottlieb G (1998) Late-onset minor and major depression: early evidence for common neuroanatomical substrates detected by using MRI. Proc Natl Acad Sci USA 95: 7654–7658

Kumar A, Bilker W, Jin Z, Udupa J (2000) Atrophy and high intensity lesions: complementary neurobiological mechanisms in late-life major depression. Neuropsychopharmacol 22: 264–274

Lesser IM, Miller BL, Boone KB et al. (1991) Brain injury and cognitive function in late-onset psychotic depression. J Neuropsychiatry Clin Neurosci 3: 33–40

Lesser IM, Mena I, Boone KB, Miller BL, Mehringer CM, Wohl M (1994) Reduction of cerebral blood flow in older depressed patients. Arch Gen Psychiatry 51: 677–686

Lippmann S, Manshadi M, Baldwin H, Drasin G, Rice J, Alrajeh S (1982) Cerebellar vermis dimensions on computerized tomographic scans of schizophrenic and bipolar patients. Am J Psychiatry 139: 667–668

Little JT, Ketter TA, Kimbrell TA, Danielson A, Benson BE, Willis MW, Post RM (1996) Venlafaxine or bupropion responders but not nonresponders show baseline prefrontal and paralimbic hypometabolism compared with controls. Psychopharmacol Bull 32: 629–635

Little JT, Ketter TA, Kimbrell TA et al. (1997) Anterior paralimbic blood flow decreased after venlafaxine response. 52nd Ann. Meeting of the Society of Biological Psychiatry. San Diego

MacHale SM, Lawrie SM, Cavanagh JT, Glabus MF, Murray CL, Goodwin GM, Ebmeier KP (2000) Cerebral perfusion in chronic fatigue syndrome and depression. Br J Psychiatry 176: 550–556

MacLean PD (1952) Some psychiatric implications of physiological studies on the frontotemporal portion of limbic system (visceral brain). Electroencephalogr Clin Neurophysiol 4: 407–418

MacLean P, Delgado JMR (1953) Electrical and chemical stimulation of frontopolar portion of limbic system in the waking animal. Electroencephalog Clin Neurophysiol 5: 91–100

MacQueen GM, Campbell S, McEwen BS, Macdonald K, Amano S, Joffe RT, Nahmias C, Young LT (2003) Course of illness, hippocampal function, and hippocampal volume in major depression. Proc Natl Acad Sci U S A 100: 1387–1392

Marangell LB, Ketter TA, George MS, Pazzaglia PJ, Callahan AM, Parekh P, Andreason PJ, Horwitz B, Herscovitch P, Post RM (1997) Inverse relationship of peripheral thyrotropin-stimulating hormone levels to brain activity in mood disorders. Am J Psychiatry 154: 224–230

10

Martinot JL, Hardy P, Feline A, Huret JD, Mazoyer B, Attar-Levy D, Pappata S, Syrota A (1990) Left prefrontal glucose hypometabolism in the depressed state: a confirmation. Am J Psychiatry 147: 1313–1317

Mason GF, Sanacora G, Anand A, Epperson CN, Goddard AW, Rothman DL, Charney DS, Krystal JH (2000) Cortical GABA reduced in unipolar but not bipolar depression. 55th Annual Convention and Scientific Program of the Society of Biological Psychiatry. Chicago

Mayberg HS (1994) Frontal lobe dysfunction in secondary depression. J Neuropsychiatry Clin Neurosci 6: 428–442

Mayberg HS, Starkstein SE, Sadzot B et al. (1990) Selective hypometabolism in the inferior frontal lobe in depressed patients with Parkinson•s disease. Ann Neurol 28: 57–64

Mayberg HS, Starkstein SE, Morris PL et al. (1991) Remote cortical hypometabolism following focal basal ganglia injury: relationship to secondary changes in mood. Abstract 540S. Neurology 41 [Suppl 1]: 266

Mayberg HS, Starkstein SE, Peyser CE, Brandt J, Dannals RF, Folstein SE (1992) Paralimbic frontal lobe hypometabolism in depression associated with Huntington•s disease. Neurology 42: 1791–1797

Mayberg HS, Lewis PJ, Regenold W, Wagner HN Jr (1994) Paralimbic hypoperfusion in unipolar depression. J Nucl Med 35: 929–934

Mayberg HS, Brannan SK, Mahurin RK et al. (1997) Cingulate function in depression: a potential predictor of treatment response. Neuroreport 8: 1057–1061

Mayberg HS, Brannan SK, Tekell JL et al. (2000) Regional metabolic effects of fluoxetine in major depression: serial changes and relationship to clinical response. Biol Psychiatry 48: 830–843

McGuire PK, Bench CJ, Frith CD, Marks IM, Frackowiak RS, Dolan RJ (1994) Functional anatomy of obsessive-compulsive phenomena. Br J Psychiatry 164: 459–468

Mendez MF, Adams NL, Lewandowski KS (1989) Neurobehavioral changes associated with caudate lesions. Neurology 39: 349–354

Mervaala E, Fohr J, Kononen M, Valkonen-Korhonen M, Vainio P, Partanen K, Partanen J, Tiihonen J, Viinamaki H, Karjalainen AK, Lehtonen J (2000) Quantitative MRI of the hippocampus and amygdala in severe depression. Psychol Med 30: 117–125

Mesulam MM (1988) Neural substrates of behavior: the effects of brain lesions upon mental state. In: Nicholi AM (ed.) The New Harvard Guide to Psychiatry. Harvard University Press, Cambridge, MA, pp 91–128

Migliorelli R, Starkstein SE, Teson A, de Quiros G, Vazquez S, Leiguarda R, Robinson RG (1993) SPECT findings in patients with primary mania. J Neuropsychiatry Clin Neurosci 5: 379–383

Miller BL, Lesser IM, Boone K, Goldberg M, Hill E, Miller MH, Benson DF, Mehringer M (1989) Brain white-matter lesions and psychosis. Br J Psychiatry 155: 73–78

Mindham RH (1970) Psychiatric symptoms in Parkinsonism. J Neurol Neurosurg Psychiatry 33: 188–191

Nasrallah HA, Coffman JA, Olson SC (1989) Structural brain-imaging findings in affective disorders: an overview. J Neuropsychiatry Clin Neurosci 1: 21–26

Nasrallah HA, Jacoby CG, McCalley-Whitters M (1981) Cerebellar atrophy in schizophrenia and mania [letter]. Lancet I (8229): 1102

Nasrallah HA, McCalley-Whitters M, Jacoby CG (1982) Cortical atrophy in schizophrenia and mania: a comparative CT study. J Clin Psychiatry 43: 439–441

Navarro V, Gasto C, Lomena F, Mateos JJ, Marcos T (2001) Frontal cerebral perfusion dysfunction in elderly late-onset major depression assessed by 99MTC-HMPAO SPECT. Neuroimage 14: 202–205

Nobler MS, Sackeim HA, Prohovnik I, Moeller JR, Mukherjee S, Schnur DB, Prudic J, Devanand DP (1994) Regional cerebral blood flow in mood disorders, III. Treatment and clinical response. Arch Gen Psychiatry 51: 884–897

Nofzinger EA, Nichols TE, Meltzer CC, Price J, Steppe DA, Miewald JM, Kupfer DJ, Moore RY (1999) Changes in forebrain function from waking to REM sleep in depression: preliminary analyses of [18F]FDG PET studies. Psychiatry Res 91: 59–78

O•Brien J, Desmond P, Ames D, Schweitzer I, Harrigan S, Tress B (1996) A magnetic resonance imaging study of white matter lesions in depression and Alzheimer•s disease. Br J Psychiatry 168: 477–485

O•Connell RA, Van Heertum RL, Billick SB, Holt AR, Gonzalez A, Notardonato H, Luck D, King LN (1989) Single photon emission computed tomography (SPECT) with [123I]IMP in the differential diagnosis of psychiatric disorders. J Neuropsychiatry Clin Neurosci 1: 145–153

O•Connell RA, Van Heertum RL, Luck D, Yudd AP, Cueva JE, Billick SB, Cordon DJ, Gersh RJ, Masdeu JC (1995) Single-photon emission computed tomography of the brain in acute mania and schizophrenia. J Neuroimaging 5: 101–104

Papez JW (1937) A proposed mechanism of emotion. Arch Neurol Psychiatry 38: 725–743

Parashos IA, Tupler LA, Blitchington T, Krishnan KR (1998) Magnetic-resonance morphometry in patients with major depression. Psychiatry Res 84: 7–15

Pearlson GD, Barta PE, Powers RE, Menon RR, Richards SS, Aylward EH, Federman EB, Chase GA, Petty RG, Tien AY (1997) Ziskind-Somerfeld Research Award 1996. Medial and superior temporal gyral volumes and cerebral asymmetry in schizophrenia versus bipolar disorder. Biol Psychiatry 41: 1–14

Philpot MP, Banerjee S, Needham-Bennett H, Costa DC, Ell PJ (1993) ^{99m}Tc-HMPAO single photon emission tomography in late life depression: a pilot study of regional cerebral blood flow at rest and during a verbal fluency task. J Affect Disord 28: 233–240

Post RM, DeLisi LE, Holcomb HH, Uhde TW, Cohen R, Buchsbaum MS (1987) Glucose utilization in the temporal Kortex of affectively ill patients: positron emission tomography. Biol Psychiatry 22: 545–553

Rabins PV, Pearlson GD, Aylward E, Kumar AJ, Dowell K (1991) Cortical magnetic resonance imaging changes in elderly inpatients with major depression. Am J Psychiatry 148: 617–620

Raichle ME, Taylor JR, Herscovitch P, Guze SB (1985) Brain circulation and metabolism in depression. In: Greitz T, Ingvar DH, Widen L (ed.) The Metabolism of the Human Brain Studied with Positron Emission Tomography. Raven Press, New York, pp 453–456

Renshaw PF, Johnson KA, Worth JL, Halman MH, Navia BA, Becker JA, Gonzalez RG, Holman BL (1992) New onset depression in patients with AIDS dementia complex (ADC) is associated with frontal lobe perfusion defects on HMPAO-SPECT scan. 31st Ann. Meeting ACNP. San Juan, Puerto Rico

Ring HA, Bench CJ, Trimble MR, Brooks DJ, Frackowiak RS, Dolan RJ (1994) Depression in Parkinson's disease. A positron emission study. Br J Psychiatry 165: 333–339

Rubin E, Sackeim HA, Prohovnik I, Moeller JR, Schnur DB, Mukherjee S (1995) Regional cerebral blood flow in mood disorders: IV. Comparison of mania and depression. Psychiatry Res 61: 1–10

Rush AJ, Schlessor MA, Stokley EM, Bonte FJ, Altshuler KZ (1982) Cerebral blood flow in depression and mania. Psychopharmacol Bull 18: 6–8

Sackeim HA, Prohovnik I (1993) Brain imaging studies of depressive disorders. In: Mann JJ, Kupfer DJ (eds.) The Biology of Depressive Disorders. Plenum Press, New York, pp 205–258

Sackeim HA, Prohovnik I, Moeller JR, Brown RP, Apter S, Prudic J, Devanand DP, Mukherjee S (1990) Regional cerebral blood flow in mood disorders. I. Comparison of major depressives and normal controls at rest. Arch Gen Psychiatry 47: 60–70

Sackeim HA, Prohovnik I, Moeller JR, Mayeux R, Stern Y, Devanand DP (1993) Regional cerebral blood flow in mood disorders. II. Comparison of major depression and Alzheimer's disease. J Nucl Med 34: 1090–1101

Salloway S, Malloy P, Kohn R, Gillard E, Duffy J, Rogg J, Tung G, Richardson E, Thomas C, Westlake R (1996) MRI and neuropsychological differences in early- and late-life-onset geriatric depression. Neurology 46: 1567–1574

Sanacora G, Mason GF, Rothman DL, Krystal JH (2002) Increased occipital Kortex GABA concentrations in depressed patients after therapy with selective serotonin reuptake inhibitors. Am J Psychiatry 159: 663–665

Sanacora G, Mason GF, Rothman DL et al. (2003) Increased cortical GABA concentrations in depressed patients receiving ECT. Am J Psychiatry 160: 577–579

Sax KW, Strakowski SM, Zimmerman ME, DelBello MP, Keck PE Jr, Hawkins JM (1999) Frontosubcortical neuroanatomy and the continuous performance test in mania. Am J Psychiatry 156: 139–141

Schlegel S (1991) Computed tomography in affective disorders. In: Hauser P (ed.) Brain Imaging in Affective Disorders. American Psychiatric Press; Washington DC, pp 1–24

Schlegel S, Kretzschmar K (1987) Computed tomography in affective disorders. Part I: ventricular and sulcal measurements. Biol Psychiatry 22: 4–14

Schlegel S, Aldenhoff JB, Eissner D, Lindner P, Nickel O (1989) Regional cerebral blood flow in depression: associations with psychopathology. J Affect Disord 17: 211–218

Schwartz JM, Baxter LR Jr, Mazziotta JC, Gerner RH, Phelps ME (1987) The differential diagnosis of depression. Relevance of positron emission tomography studies of cerebral glucose metabolism to the bipolar-unipolar dichotomy. JAMA 258: 1368–1374

Shah SA, Doraiswamy PM, Husain MM, Escalona PR, Na C, Figiel GS, Patterson LJ, Ellinwood EH Jr, McDonald WM, Boyko OB, Nemeroff CB, Krishnan KRR (1992) Posterior fossa abnormalities in major depression: a controlled magnetic resonance imaging study. Acta Psychiatr Scand 85: 474–479

Sheline YI, Wang PW, Gado MH, Csernansky JG, Vannier MW (1996) Hippocampal atrophy in recurrent major depression. Proc Natl Acad Sci USA 93: 3908–3913

Sheline YI, Sanghavi M, Mintun MA, Gado MH (1999) Depression duration but not age predicts hippocampal volume loss in medically healthy women with recurrent major depression. J Neurosci 19: 5034–5043

Simpson S, Baldwin RC, Jackson A, Burns AS (1998) Is subcortical disease associated with a poor response to antidepressants? Neurological, neuropsychological and neuroradiological findings in late-life depression. Psychol Med 28: 1015–1026

Starkstein SE, Robinson RG (1989) Affective disorders and cerebrovascular disease. Br J Psychiatry 154: 170–182

Starkstein SE, Mayberg HS, Berthier ML et al. (1990) Mania after brain injury: neuroradiological and metabolic findings. Ann Neurol 27: 652–659

Steingard RJ, Renshaw PF, Yurgelun-Todd D, Appelmans KE, Lyoo IK, Shorrock KL, Bucci JP, Cesena M, Abebe D, Zurakowski D, Poussaint TY, Barnes P (1996) Structural abnormalities in brain magnetic resonance images of depressed children. J Am Acad Child Adolesc Psychiatry 35: 307–311

Stern RA, Bachmann DL (1991) Depressive symptoms following stroke. Am J Psychiatry 148: 351–356

Strakowski SM, Wilson DR, Tohen M, Woods BT, Douglass AW, Stoll AL (1993) Structural brain abnormalities in first-episode mania. Biol Psychiatry 33: 602–609

Strakowski SM, DelBello MP, Sax KW et al. (1999) Brain magnetic resonance imaging of structural abnormalities in bipolar disorder. Arch Gen Psychiatry 56: 254–260

Strakowski SM, DelBello MP, Zimmerman ME, Getz GE, Mills NP, Ret J, Shear P, Adler CM (2002) Ventricular and periventricular structural volumes in first- versus multiple-episode bipolar disorder. Am J Psychiatry 159: 1841–1847

Swayze VW, 2nd, Andreasen NC, Alliger RJ, Ehrhardt JC, Yuh WT (1990) Structural brain abnormalities in bipolar affective disorder. Ventricular enlargement and focal signal hyperintensities. Arch Gen Psychiatry 47: 1054–1059

Teneback CC, Nahas Z, Speer AM, Molloy M, Stallings LE, Spicer KM, Risch SC, George MS (1999) Changes in prefrontal Kortex and paralimbic activity in depression following two weeks of daily left prefrontal TMS. J Neuropsychiatry Clin Neurosci 11: 426–435

Tutus A, Kibar M, Sofuoglu S, Basturk M, Gonul AS (1998) A technetium-99m hexamethylpropylene amine oxime brain single-photon emission tomography study in adolescent patients with major depressive disorder. Eur J Nucl Med 25: 601–606

Upadhyaya AK, Abou-Saleh MT, Wilson K, Grime SJ, Critchley M (1990) A study of depression in old age using single-photon emission computerised tomography. Br J Psychiatry 157: (suppl 9): 76–81

Vakili K, Pillay SS, Lafer B, Fava M, Renshaw PF, Bonello-Cintron CM, Yurgelun-Todd DA (2000) Hippocampal volume in primary unipolar major depression: a magnetic resonance imaging study. Biol Psychiatry 47: 1087–1090

Vasile RG, Schwartz RB, Garada B, Holman BL, Alpert M, Davidson PB, Schildkraut JJ (1996) Focal cerebral perfusion defects demonstrated by ^{99m}Tc-hexamethylpropyleneamine oxime SPECT in elderly depressed patients. Psychiatry Res 67: 59–70

Videbech P (1997) MRI findings in patients with affective disorder: a meta-analysis. Acta Psychiatr Scand 96: 157–168

Videbech P, Ravnkilde B, Pedersen TH, Hartvig H, Egander A, Clemmensen K, Rasmussen NA, Andersen F, Gjedde A, Rosenberg R (2002) The Danish PET/depression project: clinical symptoms and cerebral blood flow. A regions-of-interest analysis. Acta Psychiatr Scand 106: 35–44

Vita A, Sacchetti E, Cazzullo CL (1988) A CT follow-up study of cerebral ventricular size in schizophrenia and major affective disorder. Schizophrenia Res 1: 165–166

Vogt BA, Finch DM, Olson CR (1992) Functional heterogeneity in cingulate Kortex: the anterior executive and posterior evaluative regions. Cereb Kortex 2: 435–443

Volkow ND, Fowler JS, Hitzemann R, Wolf AP (1991) Abnormal dopamine brain activity in cocaine abusers. 30th Ann. Meeting ACNP. San Juan, Puerto Rico

Ward KE, Friedman L, Wise A, Schulz SC (1996) Meta-analysis of brain and cranial size in schizophrenia. Schizophr Res 22: 197–213

Woods BT, Yurgelun-Todd D, Benes FM, Frankenburg FR, Pope HG Jr, McSparren J (1990) Progressive ventricular enlargement in schizophrenia: comparison to bipolar affective disorder and correlation with clinical course. Biol Psychiatry 27: 341–352

Wu J, Buchsbaum MS, Gillin JC, Tang C, Cadwell S, Wiegand M, Najafi A, Klein E, Hazen K, Bunney WE Jr, Fallon JH, Keator D (1999) Prediction of antidepressant effects of sleep deprivation by metabolic rates in the ventral anterior cingulate and medial prefrontal Kortex. Am J Psychiatry 156: 1149–1158

Wu JC, Gillin JC, Buchsbaum MS, Hershey T, Johnson JC, Bunney WE (1992) Effect of sleep deprivation on brain metabolism of depressed patients. Am J Psychiatry 149: 538–543

Wurthmann C, Bogerts B, Falkai P (1995) Brain morphology assessed by computed tomography in patients with geriatric depression, patients with degenerative dementia, and normal control subjects. Psychiatry Res 61: 103–111

Yakovlev PI, Locke S, Angevine JB Jr (1966) The limbus of the cerebral hemisphere, limbic nuclei of the thalamus, and the cingulum bundle. In: Purpura DP, Yahr MD (Eds.) The Thalamus. Columbia University Press, New York pp 77–97

Yazici KM, Kapucu O, Erbas B, Varoglu E, Gulec C, Bekdik CF (1992) Assessment of changes in regional cerebral blood flow in patients with major depression using the ^{99m}Tc-HMPAO single photon emission tomography method. Eur J Nucl Med 19: 1038–1043

Yildiz A, Sachs GS, Dorer DJ, Renshaw PF (2001) 31P Nuclear magnetic resonance spectroscopy findings in bipolar illness: a meta-analysis. Psychiatry Res 106: 181–191

Pharmakologische Grundlagen und Behandlungsmöglichkeiten

Auswahl des Antidepressivums anhand pharmakologischer Wirkprofile

W.E. Müller

Die heutigen Möglichkeiten, auf der Basis der sehr unterschiedlichen pharmakologischen Eigenschaften der etwa 30 zurzeit in Deutschland zur Verfügung stehenden Antidepressiva eine möglichst relevante Auswahl eines bestimmten Präparats für einen bestimmten Patienten zu finden, sind noch begrenzt. Substanzen mit dualem Wirkmechanismus, die gleichzeitig serotonerge und noradrenerge Mechanismen beeinflussen, werden heute bei schweren melancholischen Depressionen, dem früheren endogenen Typ, empfohlen. Dualer Wirkungsmechanismus gilt natürlich auch für viele alte trizyklische Antidepressiva. Obwohl diese heute noch in Deutschland stark verordnet werden, geht die weltweite Tendenz eher dahin, den TZA nur noch Reservecharakter zuzuordnen, da die zum Teil erheblichen unerwünschten Arzneimittelwirkungen und ihre hohe Toxizität ihren Einsatz als Primärtherapeutika nicht mehr rechtfertigen. Während die pharmakologischen Eigenschaften der Antidepressiva als Auswahlkriterium für die therapeutische Wirkung nur begrenzte Aussagekraft haben, spielt die Pharmakologie über die damit verbundenen unerwünschten Arzneimittelwirkungen bei der Auswahl eines individuellen Antidepressivums für einen bestimmten Patienten eine sehr viel wichtigere Rolle. Damit ist es heute auch für die neuen Substanzen möglich, eine nebenwirkungsgeleitete Auswahl des für den jeweiligen Patienten am besten geeigneten Antidepressivums zu treffen.

11

11.1 Unterschiedliche Wirkungsmechanismen ähnliche therapeutische Effekte

11.1.1 Initiale synaptische Verstärkung von Noradrenalin und/oder Serotonin als der wesentlichste gemeinsame Nenner

Die Zahl der heute zur Therapie depressiver Erkrankungen verfügbaren Antidepressiva liegt bei etwa 30 (Kasper et al. 1997, Möller et al. 2002). Alle lösen über sehr unterschiedliche initiale biochemische Wirkungsmechanismen letztlich sehr ähnliche antidepressive Effekte beim Patienten aus (Möller 2000).

Primäre molekulare Wirkungsmechanismen der heute eingesetzten Antidepressiva

- Hemmung der Serotoninaufnahme
- Hemmung der Noradrenalinaufnahme
- Präsynaptischer α_2-Antagonismus
- MAO-Hemmung
- 5-HT_2-Antagonismus
- 5-HT_{1A}-Agonismus

Während sich die Bezeichnungen für die alten Antidepressiva an der chemischen Grundstruktur orientierten (trizyklische- bzw. tetrazyklische Antidepressiva), stecken in den Namen der neueren Substanzen schon die spezifischen Wirkungsmechanismen (◘ Tabelle 11.1). Eine gewisse Ausnahme bildet hier Mirtazapin, das eigentlich besser als präsynaptischer α_2-Antagonist charakterisiert ist (Anttila u. Leinonen 2001). Trotz der z. T. sehr unterschiedlichen Angriffspunkte führen alle Antidepressiva entweder an den noradrenergen bzw. serotonergen zentralen Synapsen oder an beiden Strukturen zu einer mindestens in der Initialzeit messbaren Erhöhung des jeweiligen Neurotransmitters Noradrenalin bzw. Serotonin im synaptischen Spalt (◘ Abb. 11.1) (Heninger et al. 1996, Westenberg 1999). Der häufigste von vielen neuen und praktisch allen alten Substanzen gegangene Weg ist hierbei die Hemmung der Transportproteine, die synaptisch freigesetzte Neurotransmitter in die Präsynapse zurückpumpen (◘ Abb. 11.1).

Mirtazapin blockiert präsynaptische inhibitorische α_2-Rezeptoren, die die Freisetzung von Neurotransmittern reduzieren. Wird dieser Bremsmechanismus zumindest partiell ausgeschaltet, kommt es ebenfalls zu einer Erhöhung der synaptischen Verfügbarkeit der beiden Neurotransmitter (Anttila u. Leinonen 2001). Das Gleiche bewirken auch Hemmstoffe der Monoaminoxidase, die einen weiteren wichtigen Inaktivierungs-

Tabelle 11.1. Abkürzungen und Bezeichnungen der neuen Antidepressiva

Kürzel	Klasse	Substanzen
SSRI	Selektive Serotonin-Wiederaufnahmehemmer	Citalopram Escitalopram Fluoxetin Fluvoxamin Paroxetin Sertralin
SNRI	Selektive Noradrenalin-Wiederaufnahmehemmer	Reboxetin
SSNRI	Selektve Serotonin- und Noradrenalin- Wiederaufnahmehemmer	Venlafaxin Duloxetin
NaSSA	Noradrenalin- und serotoninspezifische Antidepressiva (besser: α_2-Antagonisten)	Mirtazapin
RIMA	Reversible Inhibitoren der Monoaminoxidase A	Moclobemid

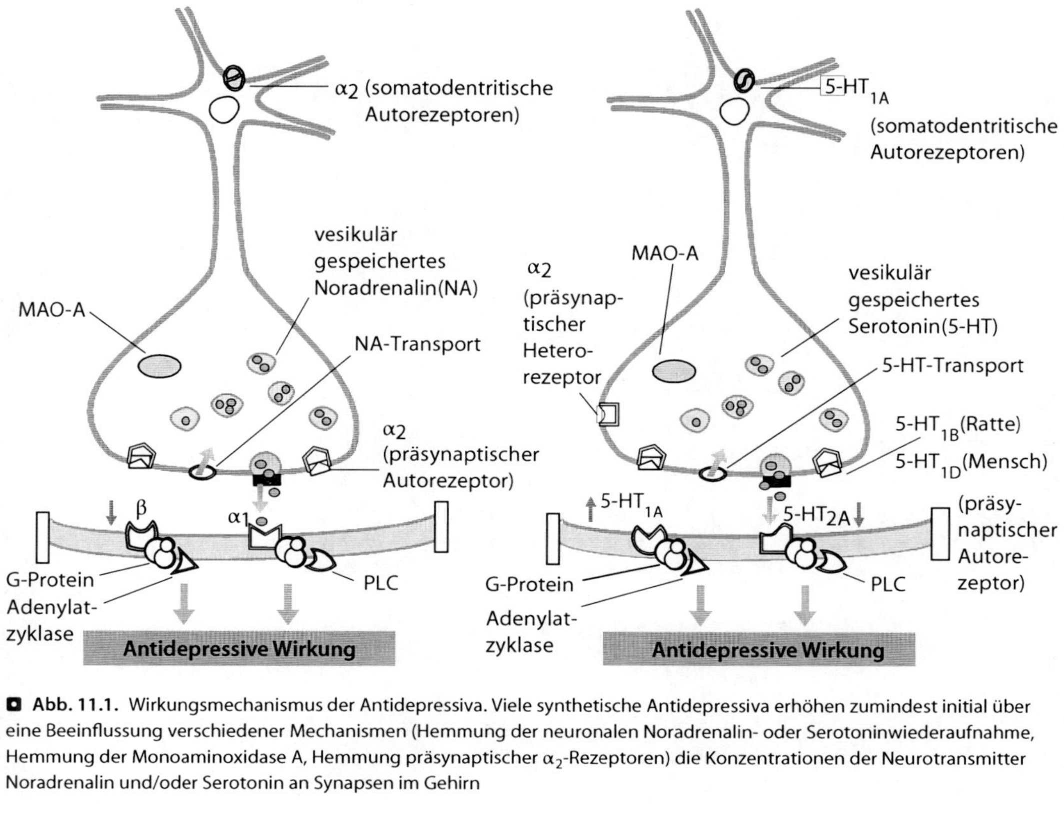

Abb. 11.1. Wirkungsmechanismus der Antidepressiva. Viele synthetische Antidepressiva erhöhen zumindest initial über eine Beeinflussung verschiedener Mechanismen (Hemmung der neuronalen Noradrenalin- oder Serotoninwiederaufnahme, Hemmung der Monoaminoxidase A, Hemmung präsynaptischer α_2-Rezeptoren) die Konzentrationen der Neurotransmitter Noradrenalin und/oder Serotonin an Synapsen im Gehirn

mechanismus der beiden Neurotransmitter, aber auch von Dopamin, nämlich den intraneuronalen Abbau durch die Monoaminoxidase blockieren (◘ Abb. 11.1). Ein starker Antagonismus an Serotonin-5-HT_2-Rezeptoren ist aber am Wirkprofil von Mirtazapin beteiligt und trägt auch zur antidepressiven Wirkung bzw. zur Wirkung auf die schizophrene Negativsymptomatik vieler atypischer Neuroleptika bei (Müller 2003a). Das Gleiche gilt für agonistische Eigenschaften an postsynaptischen 5-HT_{1A}-Rezeptoren (◘ Abb. 11.1); hier steht eine spezifische Substanz (Gepiron) vor der Zulassung als Antidepressivum. Bekannt für diesen Mechanismus ist das bei uns als Anxiolytikum zugelassene Buspiron, das aber auch antidepressive Eigenschaften hat.

Alle diese Effekte sind akut, können also nicht direkt mit der zeitversetzt auftretenden antidepressiven Wirkung korrelieren. Hier nimmt man seit vielen Jahren an, dass Antidepressiva bei subchronischer Gabe zu adaptiven Veränderungen z. B auf der Ebene der Neurorezeptoren führen (◘ Abb. 11.2), die dann eher im Zeitverlauf mit der antidepressiven Wirkung am Patienten korrelieren. Diese adaptiven Veränderungen können über das initial beeinflusste Neurotransmittersystem hinausgehen, wie z. B. viele noradrenerge oder serotonerge Antidepressiva auch in dopaminergen Strukturen Veränderungen auslösen. Einen gemeinsamen Nenner für alle Antidepressiva bei diesen adaptiven Veränderungen hat man bis heute nicht gefunden.

Inwieweit eine Aktivierung der Neurogenese (Neusynthese von Nervenzellen) über eine vermehrte Synthese von BDNF (brain derived neurotrophic factor) den lange gesuchten gemeinsamen Nenner praktisch aller antidepressiver Therapieformen darstellt (Duman et al. 1997), wird zwar heute intensiv diskutiert (Malberg et al. 2000; Santarelli et al. 2003), ist aber noch lange nicht belegt. Die oben zitierten Arbeiten zeigen, dass man mit geeigneten Methoden für einige Antidepressiva bei subchronischer Gabe im Tiermodell eine Zunahme der Neusynthese von Nervenzellen sehen

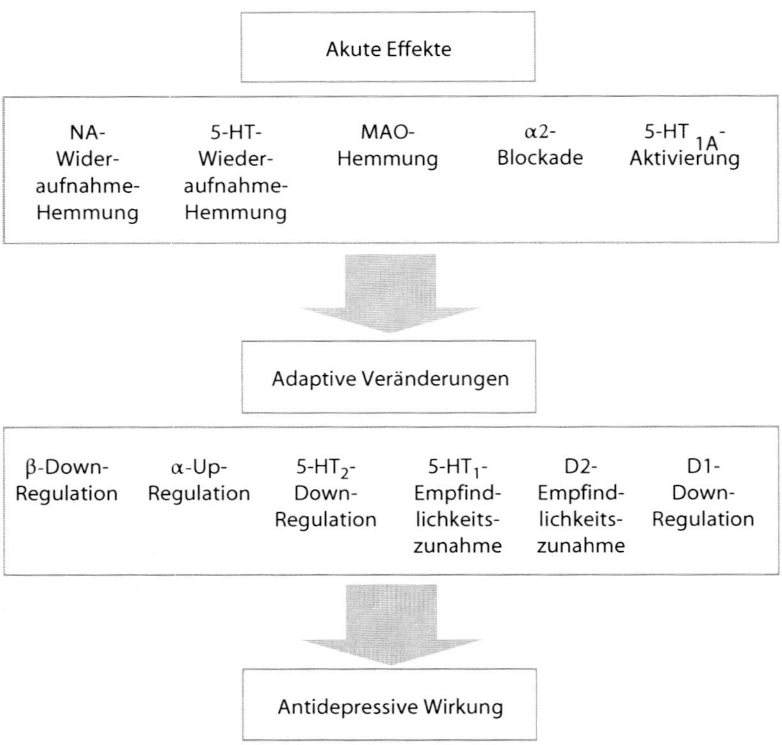

◘ **Abb. 11.2.** Verschiedene akute Effekte an noradrenergen und serotonergen Synapsen führen schnell zu einer initial erhöhten Transmitterkonzentration, die dann über einen Zeitverlauf von 1–2 Wochen adaptive Veränderungen auf Rezeptorebene auslöst, die zeitlich mit der antidepressiven Wirkung korrelieren kann. Ob dies aber wirklich der Hauptausdruck ihrer antidepressiven Wirkung ist, bleibt noch offen und wird nicht nur von mir inzwischen eher skeptisch gesehen. Tatsache ist aber, dass wir auch auf pharmakologischer Seite davon ausgehen, dass es trotz multipler initialer pharmakologischer Effekte eine gemeinsame Endstrecke praktisch aller Antidepressiva geben müsste, die eher ähnlich bzw. gleich als unterschiedlich ist (Duman et al. 1999).

11.1.2 Von den alten nichtselektiven zu den neuen selektiven Wiederaufnahmehemmern

Praktisch alle alten tri- und tetrazyklischen Antidepressiva und die meisten neuen Substanzen wirken primär über eine Hemmung der neuronalen Wiederaufnahme von Noradrenalin und/oder Serotonin antidepressiv (◘ Abb. 11.1). Die pharmakologischen Wirkprofile einiger typischen Vertreter sind in ◘ Tabelle 11.2 über die halbmaxima-

◘ Tabelle 11.2. Biochemische Profile wichtiger Antidepressiva. Die Inhibitionskonstanten für die Wiederaufnahmehemmung von Noradrenalin (NA) und Serotonin (5-HT) beziehen sich auf Rattenhirnsynaptosomen, und die Hemmkonstanten für spezifische Ligandenbindung an den Histamin-H_1-Rezeptor, den Muskarinrezeptor (M), die α_1- und α_2-Adrenozeptoren und an den 5-HT_2-Rezeptor beziehen sich auf Untersuchungen an humanem Hirnmaterial (nach Müller 2000, ergänzt nach Owens et al. 2001). Kleine Hemmkonstanten bedeuten, dass die Substanz schon in niedrigen Konzentrationen mit dem jeweiligen System interagiert

Substanz	Inhibitionskonstanten (nmol/l)						
	NA-Aufnahme	5-HT-Aufnahme	H_1	M	α_1	α_2	5-HT_2
Ältere tri- und tetrazyklische Antidepressiva							
Amitriptylin	14	84	1	10	24	940	18
Clomipramin	28	5	31	37	38	>1000	54
Desipramin	0,6	180	60	66	100	>1000	350
Dosulepin	34	110	3,6	25	470	2400	258
Doxepin	18	220	0,2	23	24	>1000	27
Imipramin	14	41	37	46	32	>1000	150
Lofepramin	7	2400	360	67	100	2700	200
Maprotilin	42	>1000	2	570	90	>1000	120
Mianserin	2	>1000	0,4	820	34	73	7
Nortriptylin	5000	154	6	37	55	>1000	41
Trazodon	510	190	350	>1000	36	490	7
Trimipramin	170	>1000	0,3	58	24	680	32
Viloxazin		>1000	>1000	>1000	>1000	>1000	>1000
Moderne Substanzklassen							
Citalopram	>1000	1,6	470	>1000	>1000	>1000	>1000
Escitalopram	>1000	1,1	>1000	>1000	>1000	>1000	>10
Fluoxetin	599	1,1	>1000	590	>1000	>1000	280
Fluvoxamin	>1000	2,3	>1000	>1000	>1000	>1000	>1000
Paroxetin	45	0,1	>1000	110	>1000	>1000	>1000
Sertralin	714	0,26	>1000	630	380	>1000	>1000
Venlafaxin	210	39	>1000	>1000	>1000	>1000	>1000
Mirtazapin	–	–	0,5	500	500	10	5
Reboxetin	9	>1000	>1000	>1000	>1000	>1000	>1000

le Hemmkonstante dargestellt. Je potenter eine Substanz ist, desto kleiner ist ihre zum halbmaximalen Effekt benötigte Konzentration und umso kleiner ist in der klinischen Anwendung die von ihr benötigte Dosis. Wie man am Beispiel des Trizyklikums Amitriptylin sehen kann, wird die Noradrenalinrückaufnahme, im Gegensatz zur Serotoninrückaufnahme, schon bei 5fach kleineren Konzentrationen beeinflusst. Da allerdings bei dem primären Metaboliten Nortriptylin das Verhältnis deutlich umgekehrt ist (■ Tabelle 11.2), ist Amitriptylin ein nichtselektiver dualer Wiederaufnahmehemmer. Unter den modernen Antidepressiva wären hier Venlafaxin und Duloxetin aufzuführen, allerdings ist bei beiden die Hemmung der Serotoninaufnahme etwas stärker ausgeprägt als die der Noradrenalinaufnahme (Bymaster et al. 2001). Am Beispiel des selektiven Serotonin-Wiederaufnahmehemmers Citalopram und des selektiven Noradrenalin-Wiederaufnahmehemmers Reboxetin sieht man, dass beide Substanzen ihre jeweiligen Systeme mit weit über 100facher Selektivität beeinflussen. Auch bei den alten tri- und tetrazyklischen Verbindungen gab es einige relativ selektive Wiederaufnahmehemmer für Noradrenalin, wie Desipramin und Nortriptylin (■ Tabelle 11.2).

11

■ **Tabelle 11.3.** Mögliche unerwünschte Arzneimittelwirkungen durch Blockade von Neurorezeptoren. Die Rezeptorblockade erklärt unerwünschte Arzneimittelwirkungen besonders der alten Antidepressiva

Rezeptor	Nebenwirkung
H_1	Sedation, Müdigkeit, Schlaf Verstärkung anderer zentral dämpfender Substanzen Gewichtszunahme
D_2	EPS Prolaktin Sexuelle Funktionsstörungen
5-HT_{2A}	Sedation, Schlaf, Anxiolyse, Appetitzunahme
5-HT_{2C}	Appetitzunahme, Gewichtszunahme
5-HT_3	Antiemetische Wirkung Anxiolyse (?)
α_1	Orthostase, RR Schwindel, Benommenheit, Sedation Reflextachykardie (plus α_2-Blockade) Verstärkung der Wirkung anderer α_1-Blocker
α_2	Blockade der Wirkung von Hypertensiva des Clonidin- bzw. Methyldopatyps
M	Trockener Mund Verschwommenes Sehen, Akkomodationsstörungen Sinustachykardie Verstopfung Harnretention, Miktionsstörungen Gedächtnisstörungen

Der wesentliche Unterschied zwischen den alten und den neuen Substanzen, der auch dazu geführt hat, dass in den meisten westlichen Ländern die alten Trizyklika nur noch Reservesubstanzen darstellen, liegt nun in den zusätzlichen rezeptorantagonistischen Eigenschaften, (■ Tabelle 11.2). Im Falle des Amitriptylins liegen die Affinitäten zum Histamin-H_1-Rezeptor, zum Muskarinrezeptor, zum α_1-Rezeptor und zum 5-HT_2-Rezeptor im Konzentrationsbereich, der auch für die Wiederaufnahmehemmung, also den therapeutischen Wirkmechanismus, benötigt wird. Über diese rezeptorantagonistischen Eigenschaften werden eine Fülle von peripheren und zentralen unerwünschten Arzneimittelwirkungen der Altsubstanzen erklärbar (■ Tabelle 11.3). Diese führen bei den älteren Verbindungen sehr häufig dazu, dass vor allem beim ambulanten Patienten die erforderliche ausreichend hohe Dosierung (im Schnitt mindestens 100 mg Trizyklikum pro Tag) nicht durchsetzbar ist und die Patienten häufig unterdosiert sind. Der wesentliche Vorteil der neuen selektiven Wiederaufnahmehemmer liegt darin, dass diese zusätzlichen rezeptorblockierenden Eigenschaften praktisch nicht vorhanden sind (■ Tabelle 11.2). Daher ist bei diesen Substanzen ein wesentlich günstigeres Spektrum an unerwünschten Arzneimittelwirkungen vorhanden als bei den alten Trizyklika.

Natürlich sind auch die neuen spezifischen Wiederaufnahmehemmer nicht frei von uner-

◘ Tabelle 11.4. Mögliche unerwünschte Arzneimittelwirkungen durch Hemmung der neuronalen Wiederaufnahme von Noradrenalin (NA) und Serotonin (5-HT). Neuronale Wiederaufnahmehemmung und unerwünschte Wirkungen besonders bei neuen Antidepressiva

NA-Wiederaufnahme	5-HT-Wiederaufnahme
Verstärkung der Effekte von Sympathomimetika	Gastrointestinale Störung, Übelkeit, Erbrechen
Tachykardie	Unruhe, Schlafstörungen
Blutdrucksteigerung, Blutdrucksenkung	EPS (?)
Unruhe, Tremor, trockener Mund	Appetitminderung, Gewichtsabnahme
Erektions- bzw. Ejakulationstörungen	Kopfschmerzen
Miktionsstörungen, Harnretention	Sexuelle Funktionsstörungen

wünschten Arzneimittelwirkungen, die im Wesentlichen aber aus dem primären, für die therapeutische Wirkung relevanten Mechanismus (Hemmung der neuronalen Aufnahme von Noradrenalin oder Serotonin) erklärt werden können (◘ Tabelle 11.4).

! Darüber hinaus sind die meisten alten tri- und tetrazyklischen Verbindungen bei Überdosierungen ausgesprochen kritisch zu bewerten, wobei ihre Toxizität im Wesentlichen auf ihre kardiodepressiven Eigenschaften zurückgeht, die über eine Blockade von schnellen Natriumkanälen erklärt werden kann. Die meisten Trizyklika sind damit auch Antiarrhythmika der Klasse 1A, was man sich bei ihrer Verordnung immer vergegenwärtigen sollte.

11.1.3 Heutige Rolle der MAO-Hemmer

Fast zeitgleich mit den Trizyklika kamen Hemmstoffe der Monoaminoxidase als Antidepressiva in den Handel. Von diesen älteren, nichtselektiven und irreversiblen MAO-Hemmern ist bei uns noch Tranylcypromin im Handel, das hauptsächlich als Reservesubstanz eingesetzt wird (▶ Kap. 16). Die Weiterentwicklung innerhalb der MAO-Hemmer bei den neueren Antidepressiva, der reversible, selektive MAO-A-Hemmer Moclobemid, hat sich bei uns bei der Therapie depressiver Störungen nicht sonderlich durchgesetzt, zeichnet sich aber durch seine gute Verträglichkeit aus, da hier die Potenzierung von mit der Nahrung aufgenommenem Tyramin als sehr kritisch zu bewertende unerwünschte Arzneimittelwirkung praktisch wegfällt.

11.1.4 Präsynaptische α_2-Blockade als dualer Wirkungsmechanismus

Die schon lange bekannte Substanz Mianserin war ein Noradrenalin-Wiederaufnahmehemmer mit zusätzlicher Blockade präsynaptischer α_2-Rezeptoren, wobei dieser Effekt im Wesentlichen an den noradrenergen Nervenendigungen des ZNS zum Tragen kam. Die Weiterentwicklung, das Mirtazapin, hemmt nicht mehr die neuronale Noradrenalinrückaufnahme, sondern ist nur noch ein α_2-Antagonist. Über diesen Mechanismus führt Mirtazapin sowohl an noradrenergen wie auch an serotonergen Synapsen zu einer vermehrten Neurotransmitterfreisetzung und damit zu einer anderen Antidepressiva analogen synaptischen Verstärkung (Müller 2000). Mirtazapin blockiert aber auch H_1- und 5-HT_2-Rezeptoren (◘ Tabelle 11.2), was Nebenwirkungen wie Sedation und Gewichtszunahme erklären kann. Eine zusätzliche Blockade von 5-HT_3-Rezeptoren erklärt die gute Verträglichkeit des Mirtazapins im Hinblick auf gastrointestinale Probleme und auch seine Kombinierbarkeit mit SSRI, wobei die Nebenwirkungen der SSRI in der Kombination meist auch reduziert sind.

11.2 Relevanzp harmakologischer Wirkungs- bzw. Nebenwirkungsprofile für die therapeutische Auswahl eines Antidepressivums

Die wichtigsten Kriterien für die Auswahl eines bestimmten Antidepressivums für den individuellen Patienten orientieren sich nur teilweise an den pharmakologischen Wirkungsmechanismen (Healy 2000).

Kriterien für die Auswahl eines Antidepressivums
- Früheres Ansprechen des Patienten auf ein bestimmtes Medikament
- Wird eine zusätzliche Sedierung gewünscht?
- Nebenwirkungen, Kontraindikationen
- Interaktionen
- Vorliegen bestimmter Symptome (z. B. atypische Depression)

Wichtig ist immer noch das frühere Ansprechen des Patienten auf ein bestimmtes Medikament. Daneben können bestimmte zusätzliche Effekte, wie z. B. Schlafanstoßung oder Sedierung, gewünscht sein. Darüber hinaus spielen Nebenwirkungen und Interaktionen eine wichtige Rolle und bis zu einem gewissen Grad auch das Vorliegen bestimmter Symptome im Rahmen des depressiven Syndroms. Gerade hier sind aber die Erfolge relativ bescheiden, da ungeachtet des primären antidepressiven Wirkungsmechanismus und ungeachtet des benutzten Neurotransmittersystems die therapeutische Wirksamkeit der vielen Antidepressiva eher nicht differenzierbar ist (APA 2000; Freemantle et al. 2000). Dies soll im Folgenden etwas detaillierter besprochen werden.

11.2.1 Pharmakologische Wirkungsmechanismen

Man hat natürlich immer wieder gehofft, durch die Entwicklung hochselektiver Substanzen, wie z. B. der selektiven Wiederaufnahmehemmer oder des spezifischen MAO-A-Inhibitors Moclobemid, Substanzen in der Hand zu haben, die bei einer bestimmten Subgruppe depressiver Patienten bevorzugt einsetzbar sind. Die damit verbundenen Hoffnungen einer serotonergen vs. noradrenergen Depression haben sich allerdings nicht bestätigt. Man geht zwar davon aus, dass bestimmte Symptome des depressiven Syndroms eher auf das noradrenerge und andere eher auf das serotoninerge System zurückgehen (■ Abb. 11.3), aber die Überlappung ist groß. Damit kann eine Empfehlung für einen bestimmten Patienten auf der Basis eines bestimmten selektiven Wirkungs-

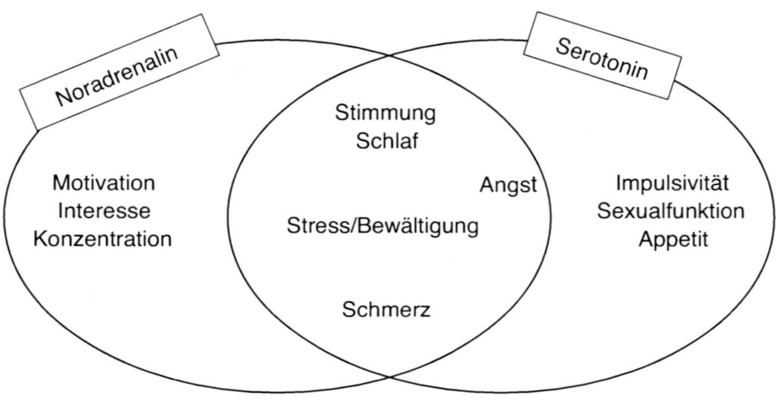

■ **Abb. 11.3.** Serotonin und Noradrenalin steuern bestimmte Aspekte des depressiven Syndroms mit einer gewissen Selektivität, während andere Bereiche über beide Transmitter moduliert werden

Tabelle 11.5. Serotonerge und noradrenerge Mechanismen bahnen die Antidepressivawirkung (Delgado 2000). Auftreten depressiver Symptome in Depletionsstudien mit tryptophanfreier Diät bzw. α-Methylparatyrosin (AMPT)

	5-HT-Depletion	NA-Depletion
Remittiert unter SSRI	++++	+
Remittiert unter SNRI	+	++++
Remittiert unter NaSSA	++++	++++
Gesund	–	+/–
Depressiv, nicht mediziert	–	–

mechanismus nicht generell gegeben werden. Es gibt zwar Hinweise, dass bei atypischer Depression z. B. die alten Monoaminoxidasehemmer einen Vorteil bieten (Sotsky u. Simmens 1999), wie weit dies aber auch auf die neuere, nebenwirkungsärmere Substanz Moclobemid übertragen werden kann, ist nicht sicher belegt.

Ganz anders sieht es aber bei der Wahl des Präparats nach nicht ausreichendem Ansprechen auf die Initialtherapie aus. Dabei gehört es heute zum therapeutischen Standard, auf ein weiteres Antidepressivum zu wechseln – und hier wird man tatsächlich auf eine Substanz mit einem anderen biochemischen Wirkungsmechanismus zurückgreifen. Dass dies Sinn macht, lässt sich anhand von Untersuchungen mit Depletionsstrategien belegen (Tabelle 11.5) (Delgado 2000). Hier konnte gezeigt werden, dass eine noradrenalin- bzw. serotoninselektive Substanz über den primären Wirkungsmechanismus hinaus offensichtlich die depressionslösende Wirkung über das jeweilige Transmittersystem bahnt, so dass eine Unterbrechung der Funktionalität dieses jeweiligen Systems durch die Depletion zu einem Wiederauftritt depressiver Symptome führt. Daher ist es sinnvoll, das biochemische System bei Nichtansprechen zu wechseln. Allerdings muss man eingeschränkt zugestehen, dass es auch eine Reihe von Hinweisen gibt, dass bei Nichtansprechen auf einen SSRI eine Therapie mit einem anderen SSRI auch zu zusätzlichen Effekten führen kann (Joffe et al. 1996; Thase et al. 1997, 2001b).

Relevante Unterschiede gibt es auch bei Substanzen mit dualem Wirkungsmechanismus, wie z. B. dem Noradrenalin- und Serotonin-Wiederaufnahmehemmer Venlafaxin (Thase et al. 2001a) oder bei Mirtazapin (Wheatley et al. 1998). Für beide Substanzen gibt es inzwischen eine Reihe von Untersuchungen, die zeigen, dass im Hinblick auf den Wirkungseintritt, aber auch hinsichtlich der globalen antidepressiven Wirkung, meist im Vergleich zu SSRI, ein leichter Vorteil für die dual wirksamen Substanzen herausgearbeitet werden kann (Blier 2001; Nierenberg 2001). Dies deckt sich auch mit Befunden der dänischen DUAG-Gruppe, die immer wieder leichte Vorteile von Clomipramin im Vergleich zu selektiven neueren Antidepressiva herausarbeiten konnte (DUAG 1986, 1990). Damit werden heute dual wirksame Substanzen bei schweren melancholischen Depressionen, dem früheren endogenen Typ, empfohlen (Clerc et al. 1994; Nelson 1999).

Etwas klarere Aussagen können getroffen werden, wenn es darum geht, Antidepressiva auf der Basis zusätzlicher Wirkqualitäten auszuwählen, wie Sedation bzw. hypnotische Eigenschaften, Anxiolyse und chronische Schmerzen. Generell gilt eine Substanz nur dann als Antidepressivum, wenn sie mehr oder weniger alle Symptome des depressiven Syndroms bei ausreichender Dosierung in der üblichen Zeit reduzieren kann. Das heißt, auch ein nicht sedierendes Antidepressivum wird die mit dem depressiven Syndrom verbundene Schlafstörung korrigieren (Thase 1999) und Schmerzwahrnehmungen im Rahmen des depressiven Syndroms verbessern, auch wenn die Substanz kein primäres Antinozizeptivum darstellt. Auf der anderen Seite kann es sinnvoll erscheinen, einem Patienten eine über die antidepressive Wirkung hinausgehende schlafanstoßende Komponente (H_1-Antagonismus) zu verabreichen oder ihm eine besonders starke Anxiolyse- (Serotonin-Wiederaufnahmehemmung, 5-HT_2-Antagonismus) bzw. Reduktion seiner chronischen Schmerzen (Noradrenalin-Wiederaufnahmehemmung) zu vermitteln.

> **Die wichtigste heute zur Verfügung stehende qualitative Charakterisierung der Antidepressiva beruht auf der Basis ihrer zusätzlichen schlafanstoßenden bzw. sedierenden Eigenschaften (◘ Abb. 11.4).**

Dies bedeutet, dass z. B. Amitriptylin oder Trimipramin bei den alten oder Mirtazapin bei den neuen Substanzen eine über eine Korrektur von Schlafstörungen im Rahmen des depressiven Syndroms hinausgehende intrinsische hypnotische Wirkung besitzen, die bei einigen sedierenden alten Antidepressiva auch zur Behandlung primärer Insomnien genutzt wird. Diese zusätzlichen schlafanstoßenden Eigenschaften werden über eine sehr starke Histamin-H_1-Rezeptorblockade ggf. in Kombination mit einer 5-HT_{2A}-Blockade erklärt.

Da das serotoninerge System bei Angst eine besonders wichtige Rolle spielt (◘ Abb. 11.3), gelten serotoninerge Antidepressiva heute als primäre Empfehlung bei Patienten mit ausgeprägten Angstsymptomen im Rahmen des depressiven Syndroms bzw. bei Komorbidität mit einer Angsterkrankung (Kasper 1997; Nutt 1999).

Während also serotoninerge Substanzen bei Angst bevorzugt werden, haben wir recht gute Evidenzen, dass eine zusätzliche antinozizeptive Wirkung, die auch bei chronischen Schmerzsymptomen ausgenutzt werden kann, eher für noradrenerge Substanzen zutrifft (Müller 2003b). Dies geht auf die größere Bedeutung inhibitorischer noradrenerger Mechanismen im Vergleich zu serotonergen Mechanismen in der Modulation nozizeptiver Impulse auf der Ebene des Rückenmarks zurück. Alle in der Indikation chronischer Schmerz empfohlenen älteren, meist trizyklischen Antidepressiva sind auch Noradrenalin-Wiederaufnahmehemmer. Bei den neueren Substanzen gibt es nur wenige klinische Studien, aber hier geht man davon aus, dass reine SSRI schlechter geeignet sind, während es gute klinische Erfahrungen für duale Substanzen wie Mirtazapin und Venlafaxin

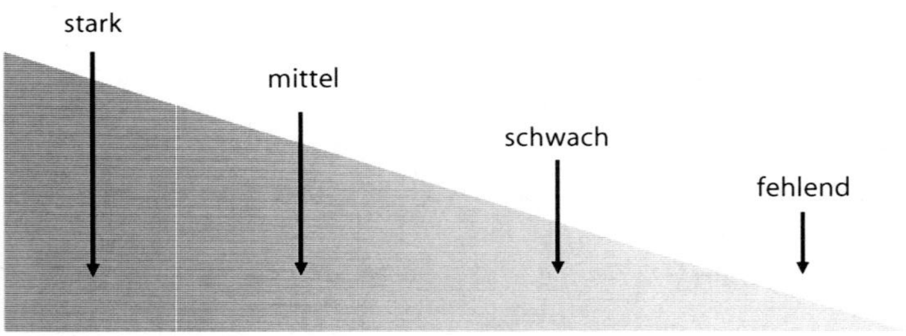

stark	mittel	schwach	fehlend
Amitriptylin	Clomipramin	Citalopram	Tranylcypromin
Amitriptylinoxid	Imipramin	Desipramin	
Dosuleptin	Lofepramin	Dibenzenpin	
Doxepin	Maprotilin	Fluoxetin	
Mianserin		Fluvoxamin	
Mirtazapin		Moclobemid	
Nefazodon		Nortriptylin	
Trazodon		Paroxetin	
Trimipramin		Sertralin	
		Venlafaxin	
		Viloxazin	

◘ **Abb. 11.4.** Alle alten und neuen Antidepressiva werden heute hauptsächlich über das Fehlen bzw. das Vorhandensein einer zusätzlichen sedierenden oder schlafanstoßenden Wirkung (initiale Sedierungspotenz) charakterisiert. Diese Wirkungsqualität ist unabhängig von der antidepressiven Wirkung und sehr stark durch einen Histamin-H_1-Rezeptorantagonismus geprägt

gibt, wobei für die letztere Substanz gerade auch eine positive placebokontrollierte Doppelblindstudie publiziert werden konnte (Sindrup et al. 2003). Auch der duale Wiederaufnahmehemmer Duloxetin scheint bei chronischen Schmerzzuständen einsetzbar zu sein (Müller 2003b).

11.2.2 Nebenwirkungsprofile

Antidepressiva werden von Ärzten und Patienten kritisch hinterfragt, oft ungern eingesetzt und noch weniger gern eingenommen. Neben vielen irrationalen Ängsten, z. B. die Fehleinschätzung eines hohen Abhängigkeitspotenzials, spielen bei dieser kritischen Einschätzung sicher die vielen unerwünschten Arzneimittelwirkungen eine Rolle, die sehr stark auf die unangenehmen Erfahrungen mit den alten tri- und tetrazyklischen Substanzen zurückgehen. Dies gilt besonders für den ambulanten Bereich, wo bei einer Therapie mit den immer noch häufig eingesetzten alten Substanzen sehr häufig auf Kosten einer noch akzeptablen Verträglichkeit eine nicht ausreichende Dosis eingesetzt wird.

Dies ist mit den meisten neueren Antidepressiva besser geworden, bei denen Unterdosierungen eher keine Rolle spielen. Allerdings sind auch die neueren Antidepressiva nicht frei von unerwünschten Arzneimittelwirkungen, die in vielen Fällen auch zu Problemen im Hinblick auf die Compliance führen können. Grundsätzlich muss man allerdings einen wesentlichen Punkt unterscheiden. Bei vielen der neuen Substanzen (◘ Tabelle 11.2) sind die noch vorhandenen unerwünschten Arzneimittelwirkungen sehr eng mit dem primären Wirkungsmechanismus verknüpft (im Wesentlichen Wiederaufnahmehemmung). Diese Nebenwirkungen sind daher nur vermeidbar, wenn man auf ein Präparat mit anderem Wirkungsmechanismus wechselt. Ganz anders aber ist die Situation bei den älteren tri- und tetrazyklischen Verbindungen, bei denen der größte Teil der unerwünschten Arzneimittelwirkungen mit den sog. Rezeptorprofilen verbunden ist, die wir eigentlich für die antidepressive Wirkung nicht benötigen. Eine gewisse Ausnahme bilden die antihistaminergen Eigenschaften, die in den meisten Fällen für die Sedierung verantwortlich sind (s. oben).

Aber auch im Bereich der alten Substanzen lassen sich nebenwirkungsgeleitete Auswahlkriterien formulieren, da nicht alle älteren Substanzen im Nebenwirkungsprofil identisch sind. Immer bezogen auf den primären Wirkungsmechanismus (Aufnahmehemmung) sind z. B. Desipramin und Nortriptylin nicht sehr stark anticholinerg wirksam und weniger deutlich α_1-adrenolytisch. Ebenso sind einige der älteren Substanzen keine sehr starken Antihistaminika und wirken daher nur schwach bis gar nicht sedierend (◘ Abb. 11.1). Damit ist im Prinzip auch innerhalb der älteren Substanzen eine spezifische nebenwirkungsorientierte Auswahl des Medikamentes möglich, allerdings sind die Grenzen hier deutlich etwas enger gesetzt, als bei den neueren Substanzen.

! Unter diesen Umständen muss man tatsächlich fragen, ob es gerechtfertigt ist, wenn zurzeit in Deutschland aufgrund von Preisvorteilen einige ältere Trizyklika wie Amitriptylin immer noch zu den am häufigsten verordneten Antidepressiva gehören, besonders auch vor dem Hintergrund häufig nicht ausreichender Dosierungen.

Aber auch innerhalb der neueren Antidepressiva ist eine nebenwirkungsgeleitete Auswahl möglich. Die über die Pharmakologie erklärbaren wichtigen Nebenwirkungen der modernen Substanzklassen sind in ◘ Tabelle 11.4 dargestellt. Selbst innerhalb der relativ homogenen Gruppe der SSRI gibt es gewisse Unterschiede in der Häufigkeitsverteilung typischer unerwünschter Arzneimittelwirkungen (Preskorn 1997). So scheinen Nervosität, Unruhe und Angst bei Fluoxetin besonders häufig zu sein, Übelkeit und andere gastrointestinale Probleme sind bei Fluvoxamin besonders zahlreich. Bei Paroxetin dagegen scheint das auch für die anderen SSRI bekannte Problem der Sexualstörungen überproportional häufig vorhanden zu sein und bei Sertralin werden weicher Stuhl, Zittern und Mundtrockenheit offensichtlich etwas häufiger beobachtet als bei den älteren SSRI. Das heißt auch innerhalb dieser sehr homogenen Gruppe ist eine nebenwirkungsgeleitete Auswahl denkbar.

Damit sind Verstehen und Kennen von typischen und auch erklärbaren unerwünschten Arzneimittelwirkungen innerhalb der Gesamtgruppe der Antidepressiva von großer Bedeutung. Eine adäquate Auswahl eines spezifischen Medikamentes vor diesem Hintergrund kann wesentlich dazu beitragen, Verträglichkeit und Compliance der antidepressiven Therapie zu verbessern.

11.3 Fazit

Viele groß angelegte epidemiologische Untersuchungen der letzten Jahre haben belegt, dass depressive Erkrankungen in erschreckendem Maße untertherapiert sind. Es würde den Rahmen dieser kurzen Arbeit sprengen, hier detailliert auf alle Gründe einzugehen. Ein Aspekt, der zu dieser Untertherapie beiträgt, ist sicher die vor allen Dingen auf der Basis der Pharmakologie der alten tri- und tetrazyklischen Substanzen begründete Zurückhaltung von Arzt und Patient bei der Einnahme von Antidepressiva aufgrund der unerwünschten Arzneimittelnebenwirkungen und Interaktionen. Diese für die alten Substanzen noch bis zu einem gewissen Grad nachvollziehbaren Vorbehalte sind für die neueren Antidepressiva so nicht mehr haltbar.

Natürlich gibt es auch bei den neuen Antidepressiva deutliche unerwünschte Arzneimittelwirkungen und Arzneimittelinteraktionen. Diese sind aber praktisch alle sehr gut untersucht, bekannt und vorhersehbar. Da auch bei den neuen Substanzen die antidepressive Effektivität eher nicht unterschiedlich ist, besteht auch hier die uneingeschränkte Möglichkeit, aus vielen neuen Substanzen nebenwirkungsgeleitet das individuell am besten passende Medikament auszusuchen. Damit gilt für neue und alte Antidepressiva uneingeschränkt, dass eine adäquate Kenntnis der pharmakologischen Eigenschaften und der damit zusammenhängenden Probleme im Bereich von Nebenwirkungen und Arzneimittelinteraktionen dazu führen sollte, dass der Patient möglichst schon initial mit dem für ihn am besten geeigneten und am besten vertragenen Medikament behandelt wird. Damit können Therapieabbrüche vermieden werden, was einen wesentlichen Einfluss auf die Qualität der antidepressiven Therapie haben sollte.

Literatur

APA: American Psychiatric Association (2000) Practice guideline for the treatment of patients with major depressive disorder [revision]. Am J Psychiatry 157 [Suppl 4]: 1–45

Anttila SA, Leinonen EV (2001) A review of the pharmacological and clinical profile of mirtazapine. CNS Drug Reviews 7: 249–264

Blier P (2001) Pharmacology of rapid-onset antidepressant treatment strategies. J Clin Psychiatry 62 [Suppl 15]: 12–17

Bymaster FP, Dreshfield-Ahmad LJ, Threlkeld PG et al. (2001) Comparative affinity of duloxetine and venlafaxine for serotonin and norepinephrine transporters in vitro and in vivo, human serotonin receptor subtypes, and other neuronal receptors. Neuropsychopharmacology 25: 871–880

Clerc GE, Ruimy P, Verdeau-Palles J (1994) A double-blind comparison of venlafaxine and fluoxetine in patients hospitalized for major depression and melancholia. The Venlafaxine French Inpatient Study Group. Int Clin Psychopharmacol 9: 139–143

DUAG: Danish University Antidepressant Group (1986) Citalopram: clinical effect profile in comparison with clomipramine. A controlled multicenter study. Psychopharmacology 90: 131–138

DUAG: Danish University Antidepressant Group (1990) Paroxetine: a selective serotonin reuptake inhibitor showing better tolerance, but weaker antidepressant effect than clomipramine in a controlled multicenter study. J Affect Disorder 18: 289–299

Delgado PL (2000) Depression: the case for a monoamine deficiency. J Clin Psychiatry 61 [Suppl 6]: 7–11

Duman RS, Heninger GR, Nestler EJ (1997) A molecular and cellular theory of depression. Arch Gen Psychiatry 54: 597–606

Duman RS, Malberg J, Thome J (1999) Neural plasticity to stress and antidepressant treatment. Bio Psychiatry 46: 1181–1191

Freemantle N, Anderson IM, Young P (2000) Predictive value of pharmacological activity for the relative efficacy of antidepressant drugs. Meta-regression analysis. Br J Psychiatry 177: 292–302

Healy D (2000) The case for an individual approach to the treatment of depression. J Clin Psychiatry 61 [Suppl 6]: 18–23

Heninger GR, Delgado PL, Charnex DS (1996) The revised monoamine theory of depression: a modulatory role for monoamines, based on new findings from monoamine depletion experiments in humans. Pharmacopsychiatry 29: 2–11

Joffe RT, Levitt AJ, Sokolov ST, Young LT (1996) Response to an open trial of a second SSRI in major depression. J Clin Psychiatry 57: 114–115

Kasper S (1997) Depression – Angst – Zwang. Deutscher Universitäts-Verlag, Wiesbaden

Kasper S, Möller HJ, Müller-Spahn F (1997) Depression – Diagnose und Pharmakotherapie. Thieme, Stuttgart

Malberg JE, Eisch AJ, Nestler EJ, Dumas RS (2000) Chronic antidepressant treatment increases neurogenesis in adult rat hippocampus. J Neurosci 20: 9104–9110

Möller HJ (2000) Are all antidepressants the same? J Clin Psychiatry 61 [Suppl 6]: 24–28

Möller HJ, Müller WE, Rüther E (Hrsg) (2002) Moderne Antidepressiva. Thieme, Stuttgart

Müller WE (2000) Neue Antidepressiva. Mehr Licht in das Dunkel der Seele. Pharm Z 22: 11–18

Müller WE (2003a) Pharmakologie der atypischen Neuroleptika. In: Falkai P, Pajonk FG (Hrsg) Psychotische Störungen. Thieme, Stuttgart

Müller WE (2003b) Pharmakologische Grundlagen der bei akuten und chronischen Schmerzen eingesetzten Substanzen. In: Müller WE, Volk SV (Hrsg) Depression und Schmerz. LinguaMed, Neu Isenburg

Nelson JC (1999) A review of the efficacy of serotonergic and noradrenergic reuptake inhibitors for treatment of major depression. Biol Psychiatry 46: 1301–1308

Nierenberg AA (2001) Do some antidepressants work faster than others? J Clin Psychiatry 62 [Suppl 15]: 22–25

Nutt ME (1999) Care of depressed patients with anxiety symptoms. J Clin Psychiatry 60 [Suppl 17]: 23–27

Owens MJ, Knight DL, Nemeroff CB (2001) Second-generation SSRIs: human monoamine transporter binding profile of escitalopram and R-fluoxetine. Biol Psychiatry 50: 345–350

Preskorn SH (1997) Klinische Pharmakologie der selektiven Serotonin-Wiederaufnahmehemmer. Professional Communication, Caddo/IL

Santarelli L, Saxe M, Gross C et al. (2003) Requirement of hippocampal neurogenesis for the behavioral effects of antidepressants. Science 301: 805–809

Sindrup SH, Bach FW, Madsen C, Gram LF, Jensen TS (2003) Venlafaxine versus imipramine in painful polyneuropathy: a randomized, controlled trial. Neurology 60: 1284–1289

Sotsky SM, Simmens SJ (1999) Pharmacotherapy response and diagnostic validity in atypical depression. J Affect Disord 54: 237–247

Thase ME (1999) Antidepressant treatment of the depressed patient with insomnia. J Clin Psychiatry 60 [Suppl 17]: 28–31

Thase ME, Blomgren SL, Birkett MA, Apter JT, Tepner RG (1997) Fluoxetine treatment of patients with major depressive disorder who failed initial treatment with sertraline. J Clin Psychiatry 58: 16–21

Thase ME, Entsuah AR, Rudolph RL (2001a) Remission rates during treatment with venlafaxine or selective serotonin reuptake inhibitors. Br J Psychiatry 178: 234–241

Thase ME, Feighner JP, Lydiard RB (2001b) Citalopram treatment of fluoxetin nonresponders. J Clin Psychiatry 62: 683–687

Westenberg HGM (1999) Pharmacology of antidepressants: selectivity or multiplicity? J Clin Psychiatry 60 [Suppl 17]: 4–8

Wheatley DP, van Moffaert M, Timmerman L, Kremer CM (1998) Mirtazapine: efficacy and tolerability in comparison with fluoxetine in patients with moderate to severe major depressive disorder. Mirtazapine-Fluoxetine Study Group. J Clin Psychiatry 59: 306–312

Klinisch-therapeutische Wahl des Antidepressivums und Optimierung einer laufenden Behandlung

G. Laux

Die klinisch-therapeutische Wahl des Antidepressivums ist nach wie vor nicht standardisiert und hängt von einer Vielzahl von Faktoren des individuellen Verlaufs und der Präferenz des Behandlers ab. Das früher gängige Kielholz-Schema ist nicht mehr gebräuchlich, u. a. weil es die neuen Antidepressiva nicht enthält. Nach Eruierung möglicher Ursachen der »Therapieresistenz« und Ausschluss einer »Pseudo-Therapieresistenz«, z. B. Noncompliance, Unterdosierung, negative Arzneimittelinteraktionen, zu kurze Therapiedauer, sollte das ausgewählte Antidepressivum möglichst unter Plasmaspiegelkontrolle (therapeutisches Drugmonitoring, TDM) in der Dosierung optimiert werden. Als besonders potente Antidepressiva können Clomipramin sowie die dual wirksamen Substanzen Mirtazapin und Venlafaxin gelten, bei sog. atypischen Depressionen besitzen Monoaminoxidasehemmstoffe (MAOH) eine überlegene Wirksamkeit. Hinweise für eine gute Wirksamkeit von Clomipramin und SSRI gibt es bei zwanghaften Depressionen. Psychotische, wahnhafte Depressionen erfordern die Kombination mit einem bevorzugt atypischen Antipsychotikum. Die Kombination verschiedener Antidepressiva wird oft praktiziert, ohne dass hierfür ausreichende wissenschaftliche Evidenz bestünde. Hier sind vor allem mögliche Arzneimittelinteraktionen zu beachten. Von den Augmentationsstrategien kommt der Behandlung mit Lithium die größte Bedeutung zu. Zur Klassifizierung der Antidepressiva-Nonresponse wurde ein »Staging« (Stadieneinteilung) vorgeschlagen, aus dem sich sinnvolle Empfehlungen für den Einsatz der verschiedenen Therapieoptionen ableiten lassen. Anzustreben ist eine Standardisierung der Behandlungssequenzen durch Algorithmen bzw. Stufenpläne. Die Einhaltung derartiger standardisierter Behandlungsprinzipien dürfte dazu beitragen, den Prozentsatz sog. therapieresistenter Depressionen zu minimieren.

12.1 Auswahl des Antidepressivums unter klinischen Gesichtspunkten

Die pharmakologisch begründeten Wirkprofile der Antidepressiva sind nur begrenzt geeignet, für den individuellen Patienten eine sichere Therapieauswahl zu treffen. Die aus klinischen Studien stammenden wissenschaftlichen Belege sind in dieser Form oft nicht auf die Patienten im klinischen Alltag zu übertragen. Das früher sehr gebräuchliche Kielholz-Schema (Kielholz 1969) teilte die Antidepressiva in stimmungsaufhellend, anxiolytisch/sedierend, psychomotorisch dämpfend und psychomotorisch aktivierend ein. Diese Einteilung entspricht aber nicht den heute bekannten pharmakologischen Effekten, darüber hinaus lassen sich die neuen Antidepressiva in diese Kategorien nicht ohne weiteres fassen.

Eine neue Schematik, die unter Berücksichtigung der neuen Antidepressiva entwickelt wurde, ist das ASOLO-Schema (Rüther et al. 1995; Dieterle u. Rüther 2001). Es versucht, eine Entscheidung auf der Basis des individuellen psychopathologischen Profils des Patienten und dem Wirkungs- und Nebenwirkungsspektrum der einzelnen Antidepressiva vorzugeben.

Das ASOLO-Schema beruht allerdings nicht auf Ergebnissen aus klinischen Studien, sondern wurde von praktizierenden Psychiatern und Nervenärzten hinsichtlich seiner Praktikabilität evaluiert und modifiziert. Es repräsentiert eher den klinischen Erfahrungsschatz der Anwender. Computerbasiert werden die Symptome des Patienten sowie eventuelle Risikofaktoren erfasst, und es wird das dazu passende Antidepressivum gesucht. Die Wirkprofile der einzelnen Substanzen werden in den sog. ASOLO-Sternen dargestellt und lassen sich ebenfalls computerbasiert miteinander vergleichen (Abb. 12.1).

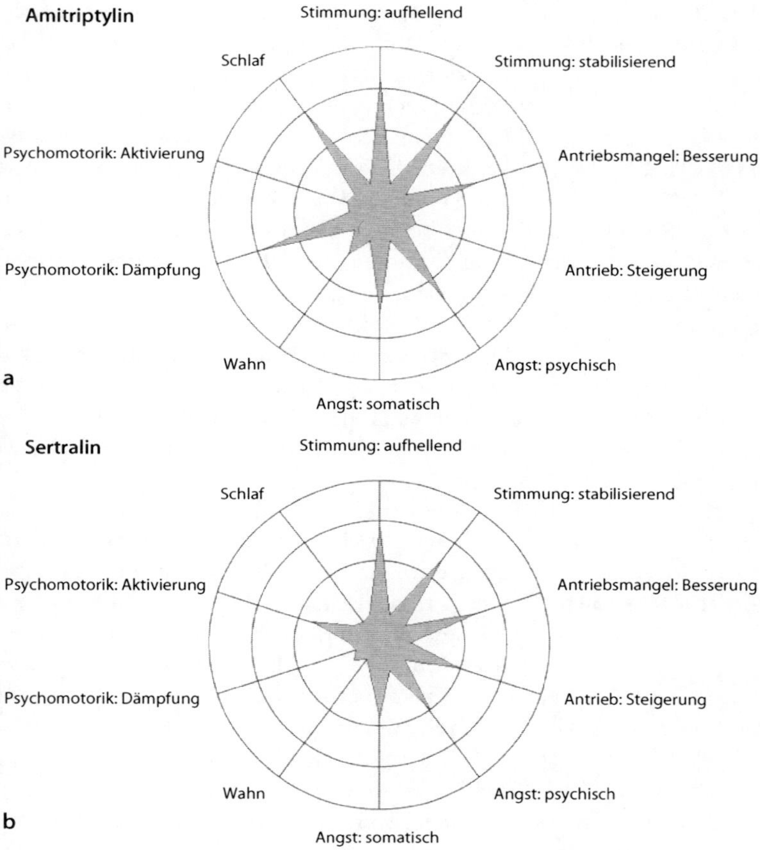

Abb. 12.1a,b. ASOLO-Sterne zweier typischer Vertreter von Antidepressivaklassen. Die gefüllten Zacken weisen die jeweilige symptomspezifische Überlegenheit der Substanz aus klinischer Sicht aus

12.2 Ausgangsbasis für eine Therapieoptimierung

Vor Beginn der Behandlung eines Patienten mit persistierender depressiver Symptomatik und dem Verdacht der Therapieresistenz sollte die Eruierung möglicher Ursachen der »Therapieresistenz« stehen. Hierzu zählen zahlreiche biologische, psychologische und klinische Faktoren wie Noncompliance, pharmakogene Verursachung (u. a. genetischer Polymorphismus), psychosoziale Faktoren, Persönlichkeitsaspekte (einschließlich Krankheitsgewinn). Ebenso besteht eine Abhängigkeit des Ansprechens auf Antidepressiva von der Art und dem Schweregrad der Depression (Khan et al. 2002). Diese Faktoren sind in den Kapiteln 1–10 ausführlicher dargestellt. Gerade für den Facharzt von besonderer Bedeutung ist die diagnostische Überprüfung (Ausschluss von Fehldiagnosen, wie z. B. primäre Abhängigkeitserkrankungen, organische Verursachung) und die Berücksichtigung von Komorbiditäten.

Anschließend sollte eine detaillierte Medikamentenanamnese erfolgen, um das Vorliegen einer »Pseudo-Therapieresistenz« auszuschließen. Diese umfasst insbesondere das Vorliegen von Noncompliance, Unterdosierung, negative Arzneimittelinteraktionen oder zu kurze Therapiedauer. Entscheidende Bedeutung kommt hier dem TDM zu (Übersicht: Hiemke u. Laux 2002; ▶ Kap. 13).

Ein weiterer Aspekt ist die klinisch-psychopathologische Subtypisierung der vorliegenden Depression: Hier können und sollten vor allem das Vorliegen einer psychotischen Depression, einer sog. atypischen Depression, einer Dysthymie oder einer Depression mit im Vordergrund stehenden

Zwangssymptomen unterschieden werden, da dies mit entscheidend für die Medikamentenauswahl sein sollte.

12.3 Prinzipielle Strategien

Aus klinischer Sicht lassen sich prinzipiell folgende Therapiestrategien bei therapieresistenten Depressionen (TRD) unterscheiden (◘ Abb. 12.2):

- Optimierung (Ausdosierung und Medikamentenselektion),
- Umstellung (»Switch«),
- Kombination mehrerer Antidepressiva,
- Augmentationstherapie,
- Kombination mit Psychotherapie,
- Elektrokrampftheraphie (EKT).

12.3.1 Optimierung einer laufenden Behandlung

In ◘ Tabelle 12.1 sind die einzelnen Schritte zur Optimierung bei Vorliegen von Nonresponse dargestellt. Die Bedeutung des TDM liegt neben der Eruierung negativer Interaktionen (Komedikation) sowie genetischer Metabolisierungspolymorphismen vor allem in der Überprüfung der Compliance. Zum klinischen Procedere kann auch die Anwendung der antidepressiven Infusionstherapie gehören. Die pharmakokinetischen Vorteile der parenteralen Applikation können bei Vorliegen von Resorptionsstörungen sowie Flüssigkeitsdefiziten ebenso wie die sichere Compliance von klinisch relevanter Bedeutung sein, offenbar kommt dem Infusionssetting (also psychologischen Faktoren) zusätzliche Bedeutung zu (Übersicht: Laux 2002).

Zur Optimierung der bestehenden Behandlung zählt zum einen das Aufdosieren zum Maximum der empfohlenen bzw. tolerierten Dosis, zum anderen die sichere Applikationsdauer über 4–6 Wochen (bei älteren Patienten evtl. über 8–12 Wochen).

Hinsichtlich der Auswahl des Antidepressivums bietet sich bei sog. therapieresistenten Depressionen ein Behandlungsversuch mit dem potenten trizyklischen Antidepressivum Clomipramin an; diese Substanz hat in einer Reihe kontrollierter Studien gegenüber Vergleichssubstanzen wie Citalopram, Moclobemid und Paroxetin eine höhere antidepressive Wirksamkeit gezeigt (Danish University Antidepressant Group 1990, 1993). Bei Vorliegen eines somatischen Syndroms (Melancholie) sowie bei stationär behandelten Patienten waren selektive Serotoninwiederaufnah-

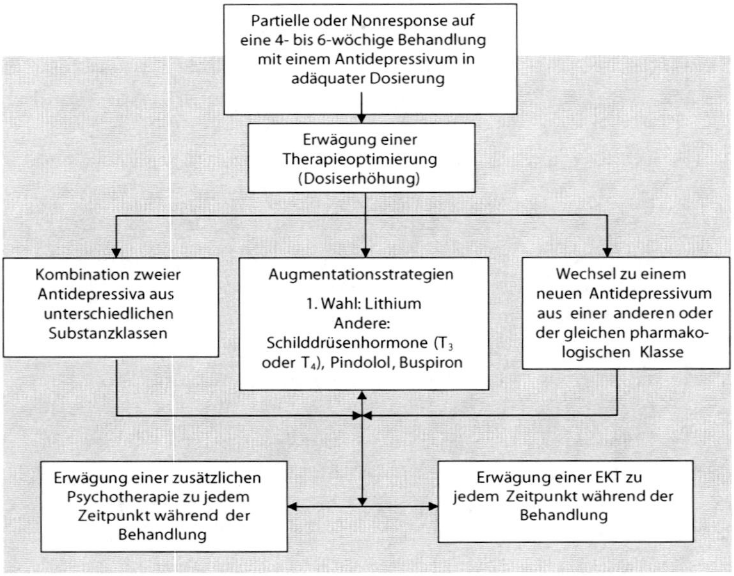

◘ **Abb. 12.2.** Therapeutische Möglichkeiten bei teilweisem oder keinem Ansprechen auf eine Monotherapie mit Antidepressiva. (Nach Bauer et al. 2002a)

■ **Tabelle 12.1.** Pharmakotherapie bei »Therapieresistenz«. Procedere und Optimierung einer laufenden Behandlung

Optimierungsschritt	**Beispiele/Begründung**
1. Ausschluss Pseudotherapieresistenz	Noncompliance Inadäquate Behandlung Dosiskontrolle durch TDM
2. Eruierung negativer Arzneimittelinteraktionen	–
3. Medikamentenfreies Intervall (Wash-out)	Vermeidung unerwünschter Arzneimittelinteraktionen Überprüfung der Diagnose
4. Kontrollierte Verordnung, 4–6 Wochen	–
5. Einsatz von Antidepressiva mit unterschiedlichem biochemischem Wirkspektrum	Noradrenerg Serotonerg MAO-Hemmung Dopaminerg
6. Infusionstherapie	Resorptionsstörung Flüssigkeitsdefizit
7. Kombinations-/Augmentationstherapie	Schlafentzug Lithium Trijodthyronin MAO-Hemmung (**cave:** Clomipramin, SSRI) Psychostimulanzien (Methylphenidat, Dextroamphetamin)

mehemmer (SSRI) konventionellen trizyklischen Antidepressiva (TZA) in einigen Studien hinsichtlich Wirksamkeit unterlegen, dies zeigen auch die vorliegenden Metaanalysen (Roose et al. 1994; Anderson u. Tomenson 1994).

Hinsichtlich des Depressionssubtyps sollten bei sog. atypischen Depressionen MAOH zum Einsatz kommen, da in mehreren kontrollierten Studien hier für diese Antidepressivaklasse eine überlegene Wirksamkeit gezeigt werden konnte (► Kap. 16; Liebowitz et al. 1988). Bei zwanghaften Depressionen sollten serotonerge Antidepressiva wie Clomipramin oder SSRI eingesetzt werden. Psychotische Depressionen erfordern die Kombination mit einem Antipsychotikum (► Kap. 20), möglicherweise kann hier auch das atypische Antidepressivum Trimipramin hochdosiert eingesetzt werden.

Neuere Studiendaten sprechen dafür, dass dual wirksame Antidepressiva (selektiver noradrenerger und serotonerger Wirkmechanismus; (► Kap. 10) wie Venlafaxin und Mirtazapin Wirksamkeitsvorteile besitzen, sodass ihr primärer Einsatz bei TRD erwogen werden kann (Poirier u. Boyer 1999; Thase et al. 2001).

12.3.2 Umstellung (Switch)

In verschiedenen kontrollierten Studien wurden Umstellungen innerhalb von Antidepressivaklassen und von Antidepressiva auf solche mit einem anderen biochemisch-pharmakologischen Wirkmechanismus untersucht. Die Umstellung von SSRI-Nonrespondern auf einen zweiten SSRI geht nach den vorliegenden Studien mit einer Responsechance von 40–70% einher (Thase u. Rush 1997), die Umstellung von einem SSRI auf ein TZA mit einer etwa analogen Responsechance von ca. 50%, gleiches gilt für die Umstellung von einem SSRI auf Mirtazapin oder Venlafaxin (Fava et al. 2001; Thase et al. 2001; Thase u. Rush 1997). Bemerkenswert ist, dass in der genannten

Mirtazapin-Umstellungsstudie die Sofortumstellung besser toleriert wurde. Bei SSRI-Nonrespondern wurde ebenfalls über eine 50%ige Responserate unter dem selektiv-noradrenergen Antidepressivum Reboxetin berichtet (Devarajan u. Dursun 2000).

Für MAOH wird bei therapieresistenten »typischen« oder melancholischen Depressionen eine Responserate von 30–40% angegeben (Nolen et al. 1994; Thase u. Rush 1997). Britische Guidelines schreiben der Umstellung von Wiederaufnahmehemmern auf MAOH die höchste Evidenz zu (Anderson 2000), was sich mit klinisch-therapeutischen Erfahrungen vielfach deckt(► Kap. 16). Von wesentlicher Bedeutung ist hierbei die ausreichende Dosierung der MAOH: Mehrere Arbeitsgruppen fanden einen Zusammenhang zwischen dem Ausmaß der Thrombozyten-MAO-Hemmung und dem antidepressiven Behandlungserfolg. Zum Erreichen eines befriedigenden klinischen Effektes sollten 85% der Thrombozyten-MAO gehemmt sein.

Als Vorteile des Umstellungsprocedere sind das geringere Wechselwirkungsrisiko sowie die Kosten zu nennen, nachteilig können der Verlust der initialen Teilwirkung, das Auftreten von Absetzsyndromen sowie der Zeitrahmen sein (z. T. erforderliche Umstellungslatenzen und Wash-out-Intervalle.

Wissenschaftlicher Klärungsbedarf besteht hinsichtlich der Frage der Wirksamkeit von dopaminergen Substanzen bei Patienten, die auf noradrenerge bzw. serotonerge Antidepressiva nicht (ausreichend) respondieren (niedrig dosiert Sulpirid, Flupentixol). Gleiches gilt für den Einsatz von Psychostimulanzien.

12.3.3 Kombination mehrerer Antidepressiva

Die Kombination von verschiedenen Antidepressiva wird oft praktiziert, die diesbezügliche empirische Datenbasis ist allerdings gering (► Kap. 17). Auch für die am häufigsten angewandte Kombination eines SSRI mit einem TZA liegen aus kontrollierten Studien keine überzeugenden Daten vor. Zu beachten sind hier entsprechende Arzneimittelinteraktionen wie z. B. der Anstieg des Plasmaspiegels des TZA. Klinisch-therapeutisch wird oft dahingehend argumentiert, dass die morgendliche Gabe eines eher aktivierenden SSRI und die abendliche Einnahme eines sedierenden TZA günstig sei. Mit den dualen Antidepressiva Mirtazapin, Venlafaxin und Duloxetin liegen jetzt in gewissem Sinne »fixe Kombinationen« vor; im gleichen Sinne wurden Fallstudien z. B. mit der Kombination von Reboxetin und Citalopram durchgeführt. Für die Kombination von Mirtazapin mit Paroxetin zeigten sich ebenfalls günstigere Responseraten im Vergleich zu den jeweiligen Monotherapien mit Mirtazapin bzw. Paroxetin. In einer naturalistischen Studie an Ambulanzpatienten war die Kombination mit einem anderen Antidepressivum der Umstellungsstrategie tendenziell überlegen (Posternak u. Zimmerman 2001).

Neuere Studien sprechen dafür, dass atypische Neuroleptika (Antipsychotika) auch bei nicht psychotischen therapieresistenten Depressionen z. B. in Kombination mit einem SSRI wirksam sind (► Kap. 20).

12.3.4 Augmentationstherapie

Von den Augmentationsstrategien kommt der Zusatzbehandlung mit Lithium nach Vorliegen inzwischen zahlreicher kontrollierter Studien die größte Bedeutung zu (► Kap.18). Die Wirksamkeit einer Augmentation mit Trijodthyronin, mit Pindolol oder mit Östrogenen ist geringer oder nicht gesichert (► Kap. 19, 22, 23). Neuerdings kommen auch atypische Antipsychotika wie z. B. Olanzapin bei nicht psychotischen TRD als Augmentationssubstanzen zum Einsatz (Thase 2002). Zu den Vorteilen dieser Vorgehensweise zählt, dass bei im Allgemeinen guter Verträglichkeit mit keinen Absetzsymptomen zu rechnen ist. Demgegenüber bedarf die Kombination eines TZA (außer Clomipramin) mit MAOH entsprechender Überwachung, ist allerdings ob ihrer Wirksamkeit in bestimmten Fällen eine Behandlungsoption (► Kap. 17).

Es gibt Hinweise dafür, dass Psychostimulanzien wie Methylphenidat mit gewissem Erfolg bei therapieresistenten, chronifizierten Altersdepressionen eingesetzt werden können (► Kap. 24).

12.3.5 Kombination mit Psychotherapie

Die Kombination der Pharmakotherapie mit spezifischer Psychotherapie (insbesondere kognitive Verhaltenstherapie oder interpersonelle Psychotherapie) klingt plausibel und wird immer mehr als Behandlungsstandard angesehen (► Kap. 31 und 32; Bauer et al. 2002a, b). Kontrollierte Studien mit Effektivitätsbelegen bei definierten therapieresistenten Depressionen liegen hierzu allerdings bislang nicht vor.

12.4 »Staging« der Antidepressiva-Nonresponse

Da die Definition einer therapieresistenten Depression komplex und nicht selten unpräzise ist, wurden in Anlehnung an die Stadieneinteilung in der Onkologie verschiedene Stagingsysteme zur Klassifizierung der Antidepressiva-Nonresponse vorgeschlagen (► Kap. 1). Für den klinischen Alltag eignet sich am ehesten die Stadieneinteilung nach Thase und Rush (1997). Diese Beurteilung erfolgt auf der Basis der bisher verwendeten Therapieansätze; es wird zwischen verschiedenen Therapietypen und auch Antidepressivatypen unterschieden. Anhand dieses Klassifizierungssystems lassen sich sinnvolle Empfehlungen für den Einsatz der oben genannten Therapieoptionen ableiten. Darüber hinaus ist eine derartige Dokumentation sehr sinnvoll, um bei längeren Verläufen mit u. U. mehreren Behandlern einen Überblick über die bisherigen Therapiestrategien und ihre Adäquatheit zu erhalten.

Beachtung verdient, dass therapieresistente Depressionen nicht selten in chronifizierte/chronische Depressionen übergehen. Diese ebenfalls heterogene Krankheitsgruppe umfasst u. a. Episoden mit einer Dauer länger als 2 Jahre, als wichtige Subtypen sind die Dysthymie, die »Double-Depression« und Depressionen mit Residualzuständen anzusehen (Laux 1986; Trivedi u. Kleiber 2001; Bauer et al. 2002b).

12.5 Algorithmen und Stufenpläne

Bei der Vielzahl der heute zur Verfügung stehenden medikamentösen Behandlungsstrategien ist es im Einzelfall schwierig die geeignete auszuwählen. Für eine rationale Pharmakotherapie von TRD erscheint es obligat, eine Standardisierung der Behandlungssequenz unter ambulanten wie stationären Bedingungen anzustreben. In den letzten Jahren wurden deshalb von verschiedener Seite Stufenschemata entwickelt und vorgeschlagen (Rush et al. 1999; Fava 2000; Greden 2001; Adli et al. 2002; Bauer et al. 2002a; s. Kap. 34 und 35). Diese Vorgehensweise empfiehlt sich auch bei Altersdepressionen, deren Behandlung bekanntermaßen infolge von Multimorbidität und komplexer Krankheitsanamnese nicht selten schwierig ist (Kamholz u. Mellow 1997).

◻ Abbildung 12.2 gibt die Empfehlungen der World Federation of Societies of Biological Psychiatry (WFSBP; Bauer et al. 2002a) als Flow-Chart wieder. Bei Einhaltung derartiger Leitlinien dürfte es gelingen, einen beträchtlichen Prozentsatz der Patienten zumindest wesentlich zu bessern. Allerdings muss auf die nach wie vor bestehenden nicht unerheblichen methodologischen Probleme hingewiesen werden, so liegen z. T. nur wenige kontrollierte Studien vor oder solche mit nicht repräsentativen, heterogenen Patientenkollektiven. Erwähnt werden muss die wichtige Rolle der Angehörigen, sei es zur Compliance-Etablierung oder zur geduldigen »Behandlungsbegleitung« mit Vermittlung von Unterstützung und emotionaler Zuwendung.

Die Behandlung therapieresistenter Depressionen stellt höchste Ansprüche an die fachliche Kompetenz und die unermüdliche Geduld des behandelnden Arztes. Angesichts ihrer Häufigkeit und Bedeutung gehören sie für den Psychiater zu den wichtigsten diagnostischen und therapeutischen Herausforderungen. Primärpersönlichkeit, biographische und psychosoziale Faktoren können allerdings den Erfolg pharmakotherapeutischer Behandlungsversuche limitieren.

Literatur

Adli M, Berghöfer A, Linden M, Helmchen H, Müller-Oerlinghausen B, Mackert A, Stamm T, Bauer M (2002) Efficacy and feasibility of a standardized stepwise drug treatment regimen algorithm for inpatients with depressive disorders — results of a 2-year observational algorithm study. J Clin Psychiatry 63: 782–790

Anderson I, Tomenson B (1994) The efficacy of selective serotonin re-uptake inhibitors in depression: a meta-analysis of studies against tricyclic antidepressants. J Psychopharmacol 8: 238–249

Anderson I (2000) Selective serotonin reuptake inhibitors versus tricyclic antidepressants: a meta-analysis of efficacy and tolerability. J Affect Disord 58: 19–36

Bauer M, Whybrow PC, Angst J, Versiani M, Möller HJ (2002a) World Federation of Societies of Biological Psychiatry (WFSBP) Guidelines for biological treatment of unipolar depressive disorders, Part 1: Acute and continuation treatment of major depressive disorder. World J Biol Psychiatr 3: 5–43

Bauer M, Whybrow PC, Angst J, Versiani M, Möller HJ (2002b) World Federation of Societies of Biological Psychiatry (WFSBP) Guidelines for biological treatment of unipolar depressive disorders, Part 2: Maintenance treatment of major depressive disorder and treatment of chronic depressive disorders and subthreshold depressions. World J Biol Psychiatr 3: 67–84

Danish University Antidepressant Group (1999) Paroxetine: a selective serotonin reuptake inhibitor showing better tolerance, but weaker antidepressant effect than clomipramine in a controlled multicenter study. J Affect Disord 18: 289–299

Devarajan S, Dursun S (2000) Citalopram plus reboxetine in treatment-resistant depression. Can J Psychiatry 45: 489–490

Dieterle D, Rüther E (2001) Das Asolo-Schema. CD rom. Organon GmbH, Oberschleißheim

Fava M (2000) New approaches to the treatment of refractory depression. J Clin Psychiatry 61 [Suppl 1]: 26–32

Fava M, Dunner D, Greist J, Preskorn SH, Trivedi MH, Zajecka J, Cohen M (2001) Efficacy and safety of mirtazapine in major depressive disorder patients after SSRI treatment failure: an open-label trial. J Clin Psychiatry 62: 413–420

Greden J (ed) (2001) Treatment of recurrent depression. American Psychiatric Publishing, Washington

Hiemke C, Laux G (2002) Therapeutisches Drug-Monitoring von Antidepressiva. In: Riederer P, Laux G, Pöldinger W (Hrsg) Neuro-Psychopharmaka. 2. Aufl. Springer, Wien New York, S. 911–922

Kamholz B, Mellow A (1997) Management of treatment resistance in the depressed geriatric patient. Psychiatr Clin North Am 19: 269–287

Kielholz P (1969) Klassifizierung der depressiven Verstimmungszustände. In: Hippius H, Selbach H (Hrsg) Das depressive Syndrom. Urban & Schwarzenberg, München, S. 341–346

Khan A, Leventhal R, Khan S, Brown W (2002) Severity of depression and response to antidepressants and placebo: an analysis of the Food and Drug Administration database. J Clin Psychopharmacol 22: 40–45

Laux G (1986) Chronifizierte Depressionen. Enke, Stuttgart

Laux G (2002) Antidepressive Infusionstherapie. In: Riederer P, Laux G, Pöldinger W (Hrsg) Neuro-Psychopharmaka, Bd 3: Antidepressiva und Phasenprophylaktika, 2. Aufl. Springer, Wien New York

Liebowitz M, Quitkin F, Stewart J et al. (1988) Antidepressant specificity in atypical depression. Arch Gen Psychiatry 45: 129–137

Nolen W, Hoencamp I, Haffmans PMJ et al. (1994) Classical and selective monoamine oxidase inhibitors in refractory major depression. In: Nolen W, Zohar J, Roose SP et al. (eds) Refractory depression: current strategies and future directions. Wiley & Sons, New York

Poirier M, Boyer P (1999) Venlafaxine and paroxetine in treatment-resistant depression: double-blind randomised comparison. Br J Psychiatry 175: 12–16

Posternak M, Zimmerman M (2001) Switching versus augmentation: a prospective, naturalistic comparison in depressed, treatment-resistant patients. J Clin Psychiatry 62: 135–142

Roose S, Glassman A, Attia E, Woodring S (1994) Comparative efficacy of selective serotonin reuptake inhibitors and tricyclics in the treatment of melancholia. Am J Psychiatry 151: 1735–1739

Rush A, Rago WV, Crismon ML et al. (1999) Medication treatment for the severly and persistently ill: the Texas medication algorism project. J Clin Psychiatry 60: 284–291

Rüther E, Ahrens B, Dieterle D et al. (1995) Das Asolo-Schema zur therapierelevanten multidimensionalen Klassifizierung der Antidepressiva. Psychopharmakotherapie 4: 158–164

Thase ME, Rush AJ (1997) When at first you don•t succeed: sequential strategies for antidepressant nonresponders. J Clin Psychiatry 58 [Suppl 13]: 23–29

Thase M, Entsuah A, Rudolph RL (2001) Remission rates during treatment with venlafaxine or selective serotonin reuptake inhibitors. Br J Psychiatry 178: 234–241

Thase ME (2002) What role do atypical antipsychotic drugs have in treatment-resistant depression? J Clin Psychiatry 63: 95–103

Trivedi M, Kleiber B (2001) Algorithm for the treatment of chronic depression. J Clin Psychiatry 62 [Suppl 6]: 22–29

Therapeutisches Drugmonitoring zur Therapieoptimierung

S. Härtter, C.Hiemke

Bei Nichtansprechen auf eine medikamentöse antidepressive Therapie ist therapeutisches Drugmonitoring (TDM) eine geeignete Maßnahme, um zu prüfen, ob individuelle pharmakokinetische Besonderheiten für das Therapieversagen verantwortlich sein könnten. Pharmakokinetische Auffälligkeiten sind anzunehmen, wenn die Steady-State-Konzentrationen des Antidepressivums im Blutserum oder -plasma bei einer üblicherweise wirksamen Dosis außerhalb des Erwartungsbereichs (therapeutisches Fenster) liegen. TDM gibt Hinweise, ob Aktivitäten von Arzneimittel abbauenden Enzymen der Leber ungewöhnlich hoch oder niedrig sind. Dies kann genetische Ursachen haben, aber auch durch Wechselwirkungen mit Begleitmedikamenten bedingt sein. In besonders gelagerten Fällen kann TDM durch gezielte Nutzung von Arzneimittelwechselwirkungen zur pharmakokinetischen Augmentierung eingesetzt werden. Eine wichtige Indikation für TDM ist die Diagnose einer therapieresistenten Depression. TDM sollte genutzt werden, um das therapeutisch mögliche Potenzial des gewählten Antidepressivums auszuschöpfen und das Risiko des Auftretens von Nebenwirkungen zu minimieren.

13

13.1 Vorbemerkungen

Therapieresistente Depressionen (TRD) sind auch heute, knapp 50 Jahre nach Einführung der ersten Antidepressiva Imipramin und Iproniazid, trotz der nunmehr an die 30 verfügbaren Antidepressiva ein wesentlicher Grund, nach neuen antidepressiven Therapien zu suchen. Mit den neuen Antidepressiva ist im Vergleich zu den trizyklischen Antidepressiva (TZA) und den irreversiblen Monoaminoxidasehemmstoffen (MAOH) keine verbesserte Effizienz erreicht worden. Der wesentliche Fortschritt in der Entwicklung neuer Antidepressiva bestand in einer deutlich geringeren Toxizität und damit erhöhten Arzneimittelsicherheit (Kent 2000). Dies führte zu einer deutlichen Zunahme in den Verschreibungen von Antidepressiva, mit der Folge, dass nun auch Patientenpopulationen von einer antidepressiven Pharmakotherapie profitieren können, die wegen der Toxizität der alten Antidepressiva nicht oder nur unzureichend antidepressiv behandelt wurden (multimorbide Patienten, Patienten mit Organinsuffizienz, Schwangere).

Mit der Einführung der ersten selektiven Serotonin-Wiederaufnahmehemmer (SSRI) Fluoxetin, Fluvoxamin und Paroxetin, die alle potente Inhibitoren bestimmter Zytochrom-P-450-(CYP-)Enzyme sind, ist die Bedeutung der Pharmakokinetik im Hinblick auf Arzneimittelinteraktionen, Therapieresponse und/oder Nebenwirkungen zunehmend in den Fokus der klinischen Forschung gerückt. Das wichtigste Instrument, um pharmakokinetische Variablen bei einer Therapie mit Antidepressiva aufzudecken, ist therapeutisches Drugmonitoring (TDM). Es kann dazu beitragen, die Effizienz der heute verfügbaren Antidepressiva auszuschöpfen und damit das Auftreten von TRD zu minimieren (Baumann 1996; Erfurth u. Möller 2000). In Empfehlungen zur Behandlung der TRD (Amsterdam u. Hornig-Roahn 1996; Marangell 2001) fehlen in der Regel Hinweise auf die Option, die Blutspiegel des Antidepressivums zu messen. Wann und wie TDM nach derzeitigem Stand des Wissens in der Depressionsbehandlung bei Verdacht auf Therapieresistenz eingesetzt werden sollte, wird im Folgenden dargestellt.

13.2 Theoretischer Nutzen von TDM

Therapeutisches Drugmonitoring ist eine Maßnahme, die zur Kontrolle der Konzentration eines Pharmakons im (gewöhnlich) zentralen Kompartiment (Blut) eingesetzt wird.

! Ziel ist es, die Medikamentenspiegel im Blut auf den optimalen Bereich einzustellen, das therapeutische Fenster, bei dem mit höchster Wahrscheinlichkeit mit Ansprechen zu rechnen ist. Voraussetzung dafür ist, dass eine Beziehung zwischen den Arzneimittelkonzentrationen im Blut und dem pharmakologischen Effekt besteht. Hierfür gibt es für eine Reihe von Antidepressiva eine hinreichende Evidenz (Perry et al. 1994).

Des Weiteren soll TDM die Arzneimittelsicherheit erhöhen. Dies gilt im Fall der Antidepressiva vor allem für die Gruppe der TZA, die eine verhältnismäßig enge therapeutische Breite aufweisen. Hierbei sind schon bei Konzentrationen, unter denen auch der gewünschte therapeutische Effekt erzielt wird, Nebenwirkungen zu beobachten (Preskorn u. Fast 1991). Ein Überschreiten der »therapeutisch günstigen« Serumkonzentration kann bei entsprechend disponierten Patienten (z. B. >65 Jahre, Multimorbidität) zu erheblichen Einschränkungen bis hin zu lebensbedrohlichen Symptomen (z. B. kardiale Arrhythmien) führen.

Diese Beziehung gilt nicht für neuere Antidepressiva, denen eine akute, den Patienten vital gefährdende Toxizität fehlt (Hiemke u. Härtter 2000; Kent 2000). Diese Substanzen sind aber nicht frei von Nebenwirkungen, die von den Patienten als subjektiv belastend angesehen werden können, wodurch in der Folge die Compliance eingeschränkt und somit ein Therapieerfolg unwahrscheinlich wird.

Neben dem Risiko von Nebenwirkungen, die aus einer Überdosierung des Antidepressivums resultieren, gibt es auch das Problem der Unterdosierung, die ebenfalls ein adäquates Ansprechen auf die Therapie verhindert. Fehldosierungen sind bei einer antidepressiven Pharmakotherapie häufig, weil Antidepressiva so gut wie ausschließlich oral verabreicht und überwiegend hepatisch eliminiert werden (Meyer et al. 1996). Der hepatische Metabolismus ist interindividuell hoch variabel, und es lässt sich praktisch nicht aus der Dosis auf die resultierenden Arzneimittelkonzentrationen im Blut und damit den Effekt schließen. In den letzten Jahren wurde zunehmend erkannt, dass es Patienten gibt, die bezüglich der Absorption, der Verteilung, des Metabolismus oder der Exkretion eines Pharmakons von der Norm abweichen, ohne dass dieser pharmakokinetische Phänotyp mit Merkmalen wie Körpergewicht, Körperoberfläche oder Alter korreliert. Diese Patienten werden deshalb in der Regel mit einem Antidepressivum in einer inadäquaten Dosierung erfolglos therapiert und schließlich als therapieresistent eingestuft.

! Eine solche »pharmakokinetische Therapieresistenz« kann mittels TDM nicht nur rechtzeitig erkannt werden, sondern es kann, basierend auf TDM, auch eine adäquate Dosierung des adäquaten Antidepressivums gefunden werden.

Ohne Kenntnis der Serumkonzentrationen sollte nicht von Therapieresistenz gesprochen werden. TDM ist daher eine Maßnahme, die bei Nichtansprechen auf ein Antidepressivum und Verdacht auf Therapieresistenz genutzt werden sollte.

13.3 Evidenz des Nutzens von TDM

Der Nutzen von TDM bei TRD ist nach den Kriterien der evidenzbasierten Medizin bisher nicht bewertbar. Es gibt weder offene noch kontrollierte Studien. TDM ist prinzipiell keine Therapieoption, sondern ein diagnostisches Instrument, mit dessen Hilfe fehldosierte Patienten erkannt und eine pharmakokinetische Therapieresistenz vermieden werden kann. Um den Nutzen von TDM darzustellen, müsste eine randomisierte kontrollierte Studie das Auftreten von Therapieresistenz zwischen zwei Gruppen von Patienten vergleichen, indem nur eine Gruppe TDM zugeführt wird. Über eine solche Studie ist bislang nicht berichtet worden.

Bei den publizierten Untersuchungen, die eine Verbindung der Antidepressivaserumkonzentrationen und Therapieresistenz zum Inhalt haben, handelt es sich entweder um Fallberichte oder Studien, die prinzipiell den Nachweis der Wirksamkeit einer Kombinationsbehandlung zweier Antidepressiva zum Ziel hatten und nur in Ergänzung Serumkonzentrationen der Antidepressiva analysiert haben. Aus diesen Untersuchungen resultierten jedoch interessante therapeutische Strategien zur pharmakokinetischen Augmentierung, auf die am Ende dieses Kapitels eingegangen wird.

Grundsätzlich ist bei pharmakokinetisch bedingtem Nichtansprechen zu unterscheiden zwischen

- Nichtansprechen aufgrund einer Überdosierung,
- Nichtansprechen aufgrund einer Unterdosierung.

13.3.1 Nichtansprechen bei Überdosierung

Für die meisten TZA ist eine signifikante Korrelation zwischen den Serumkonzentrationen und dem klinischen Effekt belegt. Bei Überschreiten einer oberen Schwellenkonzentration sinkt die Wahrscheinlichkeit für ein Therapieansprechen, was primär auf das verstärkte Auftreten von Nebenwirkungen zurückgeführt wurde. Für Amitriptylin, Nortriptylin, Imipramin und Desipramin konnte in mehreren Untersuchungen gezeigt werden, dass das Überschreiten der entsprechenden Zielkonzentration zu einem verminderten Therapieansprechen bis hin zum Therapieversagen führt (Preskorn u. Fast 1991).

Die Beziehung zwischen klinischem Effekt und Serumkonzentrationen ist für die neueren Antidepressiva (SSRI, Mirtazapin, Nefazodon, Reboxetin, Venlafaxin) bislang nicht schlüssig nachgewiesen. Es gibt allerdings neuere Arbeiten, die für die SSRI Fluvoxamin bzw. Sertralin und Citalopram zeigen konnten, dass höhere Serumkonzentrationen zu einem eher geringeren therapeutischen Effekt führten (Härtter et al. 1998; Lundmark et al. 2000). Im Falle von Venlafaxin und Mirtazapin ließ sich eine Beziehung besonders zwischen Nebenwirkungen und der Serumkonzentration der Muttersubstanz bzw. dem Verhältnis Muttersubstanz zu Hauptmetabolit (O-Desmethylvenlafaxin bzw. N-Desmethylmirtazapin) nachweisen (Vefkind et al. 2000).

Die Antidepressivablutspiegel, die therapeutisch üblich sind bzw. für die ein Zusammenhang mit der klinischen Wirkung nachgewiesen wurde, sind ◘ Tabelle 13.1 zu entnehmen.

◘ Tabelle 13.1. Blutspiegel von Antidepressiva, die nach derzeitigem Stand des Wissens für die Therapieoptimierung als Zielspiegel (therapeutisches Fenster) eingestellt werden sollten. Angegeben sind Konzentrationen in Blutserum bzw. -plasma, die im Steady State unter Dosen eingestellt werden und bei denen ein Therapieansprechen zu erwarten ist. (Zusammengestellt nach Hiemke u. Laux 2002; Baumann et al. 2004))

	Zielspiegel	
	[ng/ml]	**[nmol/l]**
Amitriptylin	80–200[a]	288–720[a]
Citalopram	30–130	92–401
Clomipramin	175–450[a]	556–1429[a]
Desipramin	100-300	375–1126
Doxepin	50–150[a]	179–537[a]
Escitalopram	15–80	46–246
Fluoxetin	120–300[a]	323–1293[a]
Fluvoxamin	50–300	157–941
Imipramin	175–300[a]	624–1070[a]
Maprotilin	125–200	451–721
Mianserin	15–70	57–269
Mirtazapin	30–80	151–301
Moclobemid	300–1000	1116–3721
Nortriptylin	70–170	266–645
Paroxetin	40–120	121–364
Reboxetin	10–100	32–319
Sertralin	20–50	65–163
Tranylcypromin	0–50	0–375
Trazodon	650–1500	1747–4033
Trimipramin	150–350	510–1189
Venlafaxin	200–400[a]	721–1442
Viloxazin	20–500	84–2107

[a] Summe der Konzentrationen Muttersubstanz plus aktiver Metabolit/aktive Metaboliten.

Neben den direkten Effekten auf die klinische Wirksamkeit einer Antidepressivatherapie ist eine mögliche Konsequenz aus einer Überdosierung und den daraus resultierenden Nebenwirkungen die Noncompliance des Patienten. Leider wird häufig erst bei manifesten Nebenwirkungen ein TDM durchgeführt. Oft werden in diesem dann eher niedrige oder therapeutisch übliche Antidepressivakonzentrationen nachgewiesen, und es wird nach anderen pharmakologischen Erklärungen für die Nebenwirkungen gesucht. Ursache für die Diskrepanz zwischen TDM-Befund und Klinik kann sein, dass der Patient vor der Blutabnahme für das TDM sein Medikament, wegen der subjektiv als unangenehm empfundenen Nebenwirkungen, abgesetzt hat (s. auch ◘ Abb. 13.1). Es ist also davon auszugehen, dass Überdosierungen eine größere Rolle für Noncompliance und damit vermeintliche Therapieresistenz spielen als bislang angenommen.

Um diese Frage zu klären und diese Form der Überdosierung zu vermeiden, wäre ein TDM in einer frühen Phase der Therapie (innerhalb der ersten 3–5 Tage) hilfreich.

13.3.2 Nichtansprechen bei Unterdosierung

Die Unterdosierung von Antidepressiva ist ein Problem, das insbesondere bei TZA von Bedeutung ist (Beaumont et al. 1996). Grund hierfür ist die Furcht des behandelnden Arztes vor den Nebenwirkungen, die er mit diesen Medikamenten induzieren kann. Die zurückhaltende Dosierung ist allerdings nur berechtigt, so lange der Arzt kein TDM zur Verfügung hat.

Fälle von Unterdosierungen sind für Nortriptylin, Clomipramin und Desipramin beschrieben worden. Bei einigen Individuen waren »Megadosen« nötig, um die erwünschten therapeutischen Konzentrationen und klinischen Effekte zu erzielen (Baumann et al. 1998; Bertilsson et al. 2002). Die Gründe hierfür werden im nächsten Abschnitt und in ▶ Kap. 44 näher erläutert.

Bewusst wurden Unterdosierungen zumeist erst, wenn zur Überwindung einer vermeintlichen Therapierresistenz ein weiteres Antidepressivum komediziert wurde und in diesem Zusammenhang auch Serumkonzentrationen vor und nach Komedikation bestimmt wurden.

Das Problem der Unterdosierung spielt bei den neueren Antidepressiva praktisch keine Rolle mehr, da diese aufgrund ihrer geringen Toxizität rasch aufdosiert werden.

13.3.3 Ursachen der Über- und Unterdosierung

Antidepressiva werden in der Regel oral dosiert (i.v.-/i.m.-Gabe bei Citalopram, Clomipramin, Doxepin, Maprotilin und Mirtazapin möglich) und müssen daher, um verfügbar zu werden, Intestinum und Leber überwinden. Beide Gewebe stellen eine Barriere dar, die die Bioverfügbarkeit erheblich einschränken kann. Auch wenn für einige der Antidepressiva Transportvorgänge via P-Glykoprotein (P-gp) oder Organic Cation Transporter (OCT) eine gewisse Rolle zu spielen scheinen (Uhr et al. 2000), ist nach derzeitigem Stand des Wissens der hepatische Metabolismus von herausragender Bedeutung für die Bioverfügbarkeit und Clearance von Antidepressiva (Rudorfer u. Potter 1997). Der Phase-I-Metabolismus wird durch Cytochrom-P-450-(CYP-)Enzyme katalysiert, die in ihrer Aktivität eine enorm hohe interindividuelle Varianz aufweisen. Diese Varianz im Metabolismus ist vor allem dafür verantwortlich, dass aus derselben Dosis völlig unterschiedliche Serumkonzentrationen resultieren können (■ Abb. 13.1).

Die im Antidepressivametabolismus relevantesten CYPs sind CYP1A2, CYP2C9, CYP2C19, CYP2D6 und CYP3A4. Neben einer genetischen Disposition (klinisch relevante Polymorphismen bei CYP2C9, CYP2C19, CYP2D6, vermutlich auch CYP1A2), auf die in ▶ Kap. 44 näher eingegangen wird, gibt es auch Umwelteinflüsse, die die Aktivität der CYPs modifizieren. Von herausragender Bedeutung sind hierbei pharmakokinetische Arzneimittelinteraktionen. Während alle CYPs inhibiert werden können, sind Induktionen (Zunahme der Expression bzw. Kapazität) nur für CYP1A2 und CYP3A4 von Relevanz. Einige der neueren Antidepressiva (Fluoxetin, Fluvoxamin, Moclobemid, Nefazodon, Paroxetin) haben sich als potente Inhibitoren der CYPs 2D6 (Fluoxetin, Moclobemid, Paroxetin), 1A2 (Fluvoxamin), 2C19 (Fluvoxamin) und 3A4 (Nefazodon) herausgestellt (Hiemke u. Härtter 2000). Kombinationen von TZA mit diesen Substanzen führen zu Überdosierungen und damit zu vermehrten Nebenwirkungen und Noncompliance der TZA, wenn diese Zusammenhänge nicht beachtet und kein TDM durchgeführt wird. Es sollte nicht unerwähnt bleiben, dass auch die Kombination eines CYP2D6-Inhibitors mit Venlafaxin (CYP2D6-Substrat) möglicherweise das therapeutische Profil negativ beeinflussen kann.

Im Gegensatz zu diesen Enzyminhibitionen kann es zu einer Zunahme der metabolischen Kapazität und damit verbunden zu einer Unterdosierung kommen, wenn Patienten starke Raucher sind (Induktion von CYP1A2 durch polyzyk-

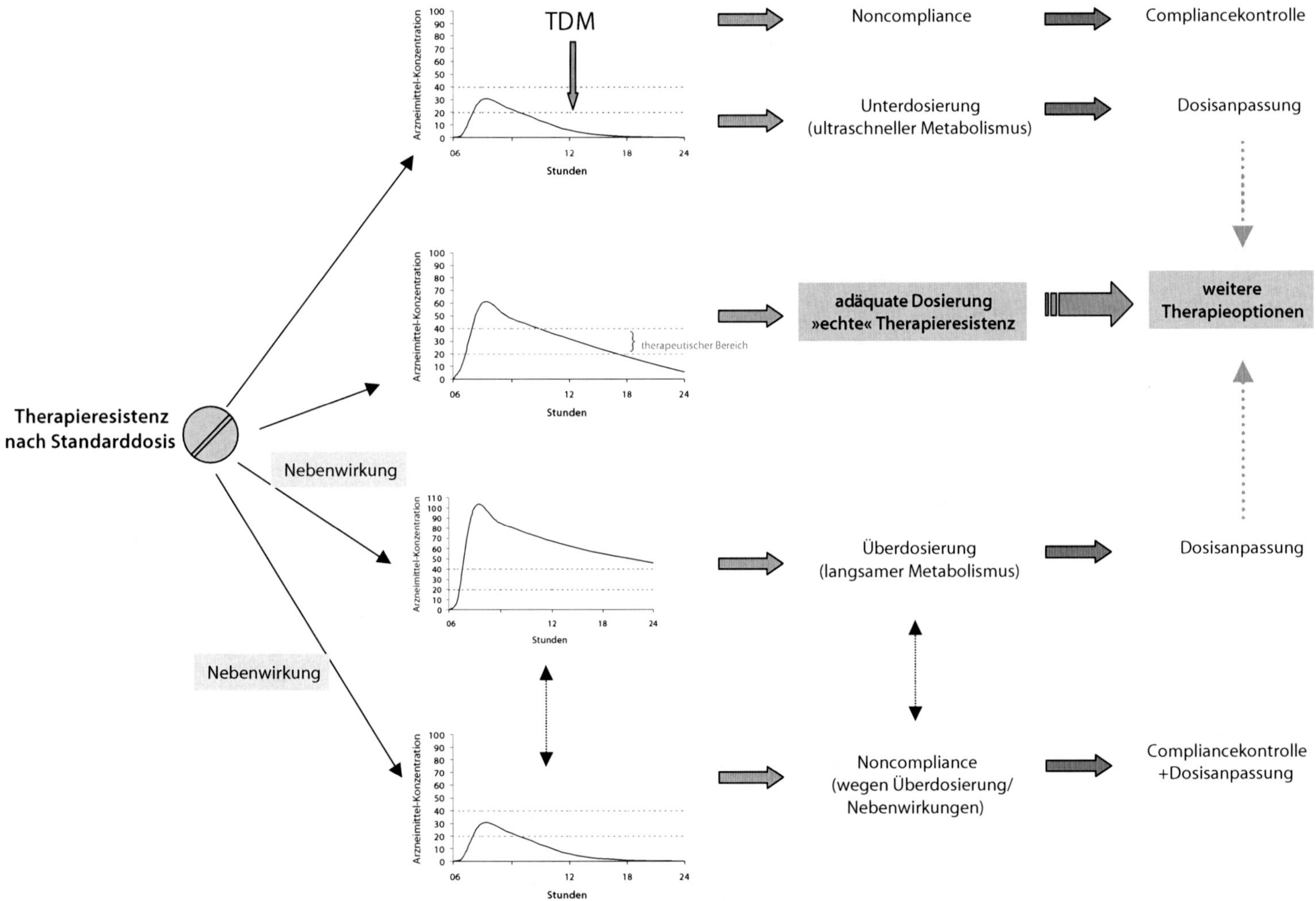

Abb. 13.1. Vorgehensweise beim Einsatz von TDM, wenn ein Verdacht auf Therapieresistenz besteht

lische aromatische Kohlenwasserstoffe), induzierende Antikonvulsiva, wie Phenytoin oder Carbamazepin, einnehmen (Induktion von CYP3A4, CYP1A2, evtl. CYP2C9/19) oder Träger einer Genmultiplikation (CYP2D6MxN) sind (Madsen et al. 1997; Bertilsson et al. 2002). Solche »ultraraschen Metabolisierer«, die theoretisch eine bis zu dreifach höhere als die übliche Dosis erhalten müssten, laufen ohne TDM Gefahr, nicht adäquat dosiert zu werden (Conus et al. 1996).

13.3.4 Pharmakokinetische Augmentierung

Der Idee der pharmakokinetischen Augmentierung zur Überwindung einer Therapieresistenz liegen zwei Annahmen zu Grunde:

- Ein rascher Metabolismus führt dazu, dass therapeutische günstige Serumkonzentrationen nicht aufgebaut werden können, oder zumindest nicht über einen ausreichend langen Zeitraum.
- Das Verhältnis Metabolit zu Muttersubstanz wird zum Metaboliten verschoben. Der Metabolit wirkt sich negativ auf den therapeutischen Effekt aus und/oder induziert vermehrt Nebenwirkungen. Ein solcher Fall kann vorliegen, wenn Muttersubstanz und Metabolit unterschiedliche pharmakologische Zielstrukturen haben, wie es besonders bei Clomipramin der Fall ist (Noguchi et al. 1993).

Kombinationen mit einem SSRI als Inhibitor des Metabolismus eines TZA, als Option zur Behandlung einer TRD, wurden für Clomipramin plus Fluvoxamin, Imipramin/Desipramin plus Fluoxetin, Nortriptylin plus Fluoxetin, Trimipramin/Maprotilin plus Moclobemid und Amitriptylin plus Paroxetin beschrieben (Nelson et al. 1991; Conus et al. 1996; König et al. 1997; Levitt et al. 1999; Leucht et al. 2000). Kontrollierte Studien, die einen Vorteil der Kombination gegenüber der TZA-Monotherapie bei gleichen TZA-Serumkonzentrationen zeigen konnten, stehen ebenso aus wie der Nachweis, dass der pharmakokinetische Effekt einen Einfluss hat und nicht der zusätzliche serotonerge oder noradrenerge Stimulus.

Wegen der Gefahr schwerwiegender Nebenwirkungen, die aus einer solchen Kombination resultieren können (Taylor 1995; Schweitzer u. Tuckwell 1998), ist diese Option nur als »Ultima Ratio« zu betrachten und natürlich nur verfügbar, wenn auch ein engmaschiges und zeitnahes TDM durchgeführt werden kann.

13.4 Praktische Durchführung von TDM

Das Vorgehen beim TDM kann in 5 Schritte unterteilt werden:

- Anforderung,
- Blutentnahme,
- Analyse,
- Befundung der Laborergebnisse,
- Umsetzung der Ergebnisse für die Therapieoptimierung.

Die Zusammenhänge zwischen TDM und TRD sind in ◘ Abb. 13.2 illustriert.

13.4.1 Anforderung

Vor der Entnahme der Blutprobe stellt sich zunächst einmal die Frage nach der Indikation von TDM für die konkrete Anforderung oder welche Information der behandelnde Arzt aus einem TDM erhalten kann. Bei einem therapieresistenten depressiven Patienten liegen gute Gründe vor, die Serumkonzentration des eingesetzten Antidepressivums zu kontrollieren, um Auskunft darüber zu erhalten, ob der Patient compliant ist oder ob bei dem Patienten das eingesetzte Medikament einer abweichenden Pharmakokinetik unterliegt.

13.4.2 Blutentnahme

Gewöhnlich sollte die Blutprobe im Steady State (mindestens 4–5 Halbwertszeiten, i. d. R. eine Woche nach Behandlung mit einer konstanten Dosis) und als sog. »Talspiegel« (i. d. R. vor der ersten morgendlichen Dosis) abgenommen werden. Auf genau diese Bedingungen hin sind die bislang

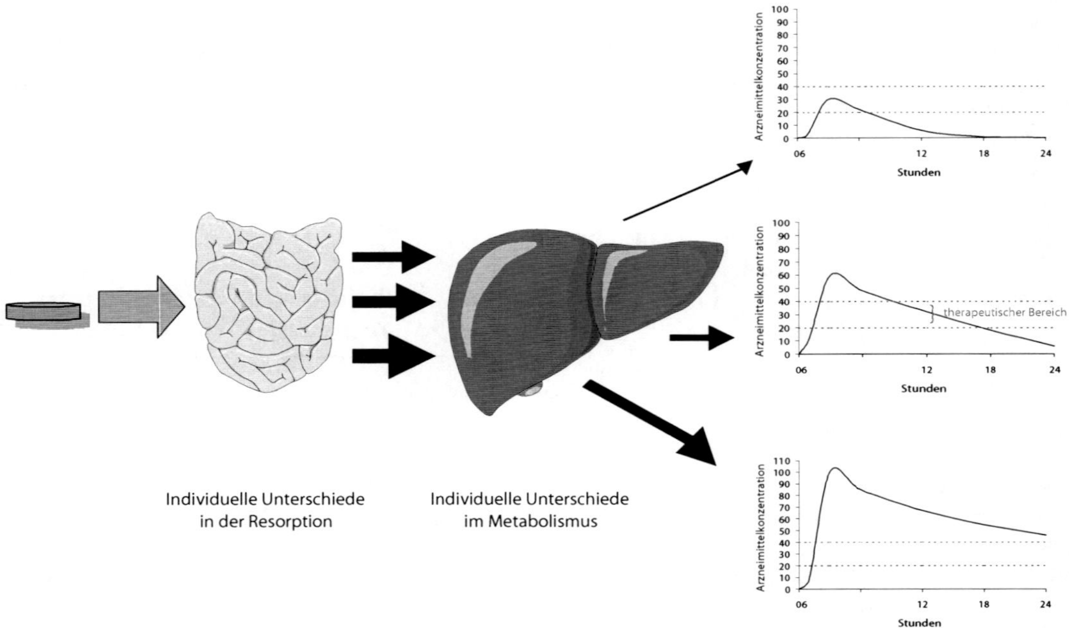

Abb. 13.2. Pharmakokinetische Konsequenzen bei Vorliegen von raschen, normalem und langsamem Abbau des verabreichten Medikaments

etablierten therapeutischen Bereiche (vor allem Amitriptylin, Nortriptylin, Imipramin und Desipramin) bezogen (Mitchell 2001).

Es kann jedoch zur Abklärung pharmakokinetischer Besonderheiten nötig sein, an Stelle der Minimalkonzentration die Maximalkonzentration zu bestimmen oder die Serumkonzentrationen auch schon vor Erreichen des Steady State zu analysieren. Solche Sonderanforderungen sollten allerdings in Absprache mit demjenigen erfolgen, der für die pharmakokinetische Beurteilung zuständig ist.

Antidepressiva in Serum sind ausreichend stabil, um sie ohne Kühlung auf dem normalen Postweg zum analysierenden Labor versenden zu können. Folgende Daten sollten mit der Anforderung von TDM mitgeteilt werden:

- Name, Geburtsdatum, Diagnose (Zielsymptome);
- demographische Angaben wie Raucherstatus oder Alkohol- und Kaffeekonsum;
- das zu bestimmende Medikament (oder Medikamente) mit Angabe der Dosis, dem Beginn der gegenwärtigen Medikation, dem Zeitpunkt der letzten Einnahme und dem Zeitpunkt der Blutabnahme;
- Begleitmedikation (nicht nur psychiatrische Medikamente) und Dosis;
- Anforderungsgrund.

Zusätzlich sollten Angaben über den bisherigen Therapieeffekt und die aufgetretenen Nebenwirkungen gemacht werden.

13.4.3 Analyse Blutspiegelmessungen im Labor

Es gibt viele Laboratorien, die eine Konzentrationsbestimmung von Antidepressiva anbieten. Es gibt jedoch Kriterien, deren sich der Arzt bei der Wahl eines Labors bewusst sein sollte:

- Wird bei den angebotenen Pharmaka nicht nur die Muttersubstanz, sondern auch der Hauptmetabolit differenziert analysiert? Angaben wie »Gesamt-TZA« liefern wenig Information zu möglichen individuellen Besonderheiten im Metabolismus.

- Wie wird die Qualität der Analytik gesichert? Hierzu sollte ein Labor mindestens jedes Quartal an einem sog. Ringversuch (erfolgreich) teilnehmen, d. h. die Konzentration dieser verblindeten Ringversuchsprobe mit einer ausreichenden Richtigkeit bestimmen.
- Wann erfolgt die Ergebnismitteilung? In der Regel sollte ein Ergebnis dem behandelnden Arzt 2 Tage nach Probeneingang im Labor vorliegen.

13.4.4 Befundung der Laborergebnisse

Zusätzlich zum Laborwert ist oft eine Kommentierung durch einen pharmakologisch und pharmakokinetisch versierten Mitarbeiter sinnvoll, denn eine alleinige Mitteilung der Konzentration ist oft nicht ausreichend. Es ist daher ein Labor vorzuziehen, das über pharmakologisches Wissen verfügt und das Ergebnis im Rahmen der bestehenden pharmakologischen und pharmakokinetischen Erkenntnisse interpretiert und konkrete Empfehlungen zur Therapieoptimierung gibt. Grundsätzlich kann diese Interpretation auch vom behandelnden Arzt vorgenommen werden, doch gerade bei therapieresistenten Patienten empfiehlt es sich, unabhängigen pharmakologischen Rat einzuholen. Wegen der regelhaften Arzneimittelkombinationen sind oftmals Arzneimittelwechselwirkungen zu beachten, die Expertenwissen erfordern.

Eine Liste der Laboratorien im deutschsprachigen Raum, die sich auf das TDM von Psychopharmaka spezialisiert haben und die oben genannten Kriterien erfüllen, ist in ◘ Tabelle 13.2 aufgeführt.

13.4.5 Umsetzung der TDM-Ergebnisse in die Therapie

Wenn bei einem therapieresistenten Patienten super- oder supratherapeutische Konzentrationen gefunden werden, so ist dies ein Hinweis, dass durch eine Veränderung der Dosierung die Therapieresistenz möglicherweise überwunden werden kann. Dann sollte die Dosis angepasst und Blutspiegel eingestellt werden, die nach derzeitigem Wissen für die Behandlung als optimal angesehen werden. Wenn der Spiegel im optimalen Bereich liegt, dann ist zu prüfen, ob der optimale Spiegel ausreichend lange (3–4 Wochen) bestanden hat. Wenn auch dies bejaht werden kann, dann ist ein Wechsel des Medikamentes zu empfehlen.

13.5 Fazit

Therapeutisches Drugmonitoring unterstützt den behandelnden Arzt bei seinem therapeutischen Vorgehen. Für den Patienten soll durch TDM die Arzneimitteleffizienz und -sicherheit verbessert werden. Der Arzt muss sich allerdings bewusst machen, dass ein Labor die Konzentration eines Medikaments im Blut auf der Basis bestehender Evidenzen bewerten kann. Sogenannte therapeutische Bereiche sind allerdings nur statistische Konstrukte, die einen Hinweis darauf geben, dass die Wahrscheinlichkeit für ein Ansprechen auf die Therapie innerhalb dieser Konzentrationsbereiche erhöht ist. Sie sind jedoch nicht für jeden Patienten zutreffend. Für einzelne Patienten kann es richtig sein, dass über- oder unterdurchschnittlich hohe Konzentrationen im Blut für eine optimale Therapie notwendig sind.

Trotz dieser Einschränkungen sollte TDM bei Verdacht auf eine TRD eingesetzt werden. Wenn ein Patient nach 3–4 Wochen auf eine antidepressive Pharmakotherapie nicht oder unzureichend (weniger als 30% Besserung) anspricht, ist es angeraten zu kontrollieren, ob der Patient therapeutisch wirksame Blutkonzentrationen des Medikaments aufweist (◘ Abb. 13.2). Es darf so lange nicht von einer TRD gesprochen werden, bis dieser Nachweis erbracht worden ist. TDM ist derzeit die einzige verfügbare Methode für diese Kontrolle.

Es stehen mittlerweile Methoden zur Verfügung, die den quantitativen Nachweis aller zugelassenen Antidepressiva erlauben. Für den behandelnden Arzt ist der Aufwand minimal (Blutabnahme plus Anforderungsschein). Die analyti-

Tabelle 13.2. Labors, die im deutschsprachigen Raum Blutspiegelmessungen von Antidepressiva durchführen

Ort	Anschrift	Internetadresse
Deutschland		
Berlin	Klinische Toxikologie u. Pharmakologie, Oranienburger Str. 285, D-13437 Berlin	http://www.bbges.de/tox/tdm.htm
Bonn	Psychiatrische Klinik der Universität Bonn, Sigmund-Freud-Str. 25, D-53105 Bonn	http://www.meb.uni-bonn.de/psychiatrie/deutsch/patienteninfo/diagnostik/index.htm
Bremen	Medizinisches Labor Bremen, Haferwende 12, D-28357 Bremen	http://www.schiwara.de/
Dortmund	Gemeinschaftspraxis für Laboratoriumsmedizin, Dr. Eberhard, Brauhausstr. 4, D-44137 Dortmund	http://www.labmed.de/
Freiburg	Universitätsklinik für Psychiatrie, Abt. Psychiatrie im Kindes- und Jugendalter, Hauptstr. 8, D-79104 Freiburg	http://www.uniklinik-freiburg.de/k/psy/appk/de/auw/index.xml
Kaufbeuren	Bezirkskrankenhaus, Kemnather Str. 12, D-87600 Kaufbeuren	http://www.bezirk-schwaben.de/Soziales/Gesundheit/BKHKaufbeuren.htm
Magdeburg	Klin. Pharmakologie, Med. Akademie, Leipziger Str. 44, D-39120 Magdeburg	http://www.med.uni-magdeburg.de/fme/institute/ikp/
Mainz	Psychiatrische Klinik der Univ. Mainz, Untere Zahlbacher Str. 8, D-55101 Mainz	http://www.klinik.uni-mainz.de/Psychiatrie/labor/labor.shtml
Marburg	Klinik f. Kinder- und Jugendpsychiatrie, Philipps-Universität, D-35033 Marburg	http://www.kjp.uni-marburg.de/
München	Klinik für Psychiatrie der LMU, Nußbaumstr. 7, D-80336 München	http://psywifo.klinikum.uni-muenchen.de/
München	Inst. f. Klin. Chemie der TU München, Ismaninger Str. 22, D-81675 München	http://edv1.klinchem.med.tu-muenchen.de/
München	Max-Planck-Institut für Psychiatrie, Kraepelinstr. 2–10, 80804 München	http://www.mpipsykl.mpg.de/
Regensburg	Bezirksklinikum, Universitätsstraße 84, D-93042 Regensburg	http://www.bkr-regensburg.de/inet/index.asp?id=80
Tübingen	Klinik für Psychiatrie u. Psychotherapie, Psychopharmakologisches Labor, Osianderstr. 24, 72076 Tübingen	http://www.medizin.uni-tuebingen.de/ukpp/forschung/pharmalabor.html
Würzburg	Klinische Neurochemie, Psychiatrische Universitätsklinik, Füchsleinstr. 13, D-97080 Würzburg	http://www.uni-wuerzburg.de/nervenklinik/
Österreich		
Feldkirch	Medizinisches Zentrallaboratorium GmbH, Carinagasse 41, A-6800 Feldkirch	http://www.mzl.at/m_s3.htm
Innsbruck	Psychiatrische Universitätsklinik, Anichstr. 35, A-6020 Innsbruck	http://www2.uibk.ac.at/psychiatrie/
Schweiz		
Lausanne	Dept. Univ. de Psychiatrie adulte, Site de Cery, CH-1080 Prilly-Lausanne	http://www.chuv.ch/psy/cnp.htm
Zürich	Inst. Klin. Chemie, Universitätsspital Zürich, Rämistr. 100, CH-8091 Zürich	http://www.unizh.ch/wwwikc/

schen Kosten sind moderat, sie bewegen sich zwischen 15 und 30 Euro pro Analyse.

Allerdings muss die Datenlage zu Konzentrations-Wirkungs-Beziehungen bei neuen Antidepressiva dringend verbessert werden, damit die Therapie mit diesen Medikamenten weiter optimiert werden kann und das Auftreten von TRD minimiert wird.

Literatur

Amsterdam JD, Hornig-Rohan M (1996) Treatment algorithms in treatment-resistant depression. Psychiatr Clin North Am 19: 371–386

Baumann P, Broly F, Kosel M, Eap CB (1998) Ultrarapid metabolism of clomipramine in a therapy-resistant depressive patient, as confirmed by CYP2D6 genotyping. Pharmacopsychiatry 31: 72

Baumann P (1996) Pharmacokinetic-pharmacodynamic relationship of the selective serotonin reuptake inhibitors. Clin Pharmacokinet 31: 444–469

Baumann P, Hiemke C, Ulrich S et al. (2004) The AGNP-TDM Expert Group Consensus Guidelines: Therapeutic drug monitoring in psychiatry. Pharmacopsychiatry 37: 243–265

Beaumont G, Baldwin D, Lader M (1996) A criticism of the practice of prescribing subtherapeutic doses of antidepressants for the treatment of depression. Hum Psychopharmacol 11: 283–291

Bertilsson L, Dahl ML, Dalén P, Al-Shurbaji A (2002) Molecular genetics of CYP2D6: clinical relevance with focus on psychotropic drugs. Br J Clin Pharmacol 53: 111–122

Conus P, Bondolfi G, Eap CB, Macciardi F, Baumann P (1996) Pharmacokinetic fluvoxamine – clomipramine interaction with favorable therapeutic consequences in therapy-resistant depressive patient. Pharmacopsychiatry 29: 108–110

Erfurth A, Möller H-J (2000) Vorgehen bei Antidepressiva-Nonrespondern. In: Möller H-J (Hrsg) Therapie psychiatrischer Erkrankungen, 2. Aufl. Thieme, Stuttgart, S 407–411

Härtter S, Wetzel H, Hammes E, Torkzadeh M, Hiemke C (1998) Serum concentrations of fluvoxamine and clinical effects. A prospective open clinical trial. Pharmacopsychiatry 31: 199–200

Hiemke C, Härtter S (2000) Pharmacokinetics of selective serotonin reuptake inhibitors. Pharmacol Ther 85: 11–28

Hiemke C, Laux G (2002) Therapeutisches Drug-Monitoring von Antidepressiva. In: Riederer P, Laux G, Pöldinger W (Hrsg) Neuro-Psychopharmaka, Bd. 3, 2. Aufl. Springer, Wien New York, S 911–922

Kent JM (2000) SnaRIs, NaSSAs, and NaRIs: new agents for the treatment of depression. Lancet 355: 911–918

König F, Wolfersdorf M, Loble M, Wossner S, Hauger B (1997) Trimipramine and maprotiline plasma levels during combined treatment with moclobemide in therapy-resistant depression. Pharmacopsychiatry 30: 125–127

Leucht S, Hackl, HJ, Steimer W, Angersbach D, Zimmer R (2000) Effect of adjunctive paroxetine on serum levels and side-effects of tricyclic antidepressants in depressive inpatients. Psychopharmacology 147: 378–383

Levitt AJ, Joffe RT, Kamil R, McIntyre R (1999) Do depressed subjects who have failed both fluoxetine and a tricyclic antidepressant respond to the combination? J Clin Psychiatry 60: 613–616

Lundmark J, Bengtsson F, Nordin C, Reis M, Walinder J (2000) Therapeutic drug monitoring of selective serotonin reuptake inhibitors influences clinical dosing strategies and reduces drug costs in depressed elderly patients. Acta Psychiatr Scand 101: 354–359

Madsen H, Rasmussen BB, Brøsen K (1997) Imipramine demethylation in vivo: impact of CYP1A2, CYP2C19, and CYP3A4. Clin Pharmacol Ther 61: 19–24

Marangel LB (2001) Switching antidepressants for treatment-resistant major depression. J Clin Psychiatry 62 [Suppl 19]: 12–17

Meyer UA, Amrein R, Balant LP et al. (1996) Antidepressants and drug-metabolizing enzymes – expert group report. Acta Psychiatr Scand 93: 71–79

Mitchell PB (2001) Therapeutic drug monitoring of psychotropic medications. Br J Clin Pharmacol 52: 45S–54S

Nelson JC, Mazure CM, Bowers MB, Jatlow PI (1991) A preliminary, open study of the combination of fluoxetine and desipramine for rapid treatment of major depression. Arch Gen Psychiatry 48: 303–307

Noguchi T, Shimoda K, Takahashi S (1993) Clinical significance of plasma levels of clomipramine, its hydroxylated and desmethylated metabolites: prediction of clinical outcome in mood disorders using discriminant analysis of therapeutic drug monitoring data. J Affect Disorders 29: 267–279

Perry PJ, Zeilmann C, Arndt S (1994) Tricyclic antdepressant concentrations in plasma: an estimate of their sensitivity and specificity as a predictor of response. J Clin Psychopharmacol 14: 230–240

Preskorn SH, Fast GA (1991) Therapeutic drug monitoring for antidepressants: efficacy, safety and cost effectiveness. J Clin Psychiatry 52 [Suppl]: 23–33

Rudorfer MV, Potter WZ (1997) The role of metabolites of antidepressants in the treatment of depression. CNS Drugs 7: 273–312

Schweitzer I, Tuckwell V (1998) Risk of adverse events with the use of augmentation therapy for the treatment of resistant depression. Drug Safety 19: 455–464

Taylor D (1995) Selective serotonin reuptake inhibitors and tricyclic antidepressants in combination. Br J Psychiatry 167: 575–580

Uhr M, Steckler T, Yassouridis A, Holsboer F (2000) Penetration of amitriptyline, but not of fluoxetine, into brain is enhanced in mice with blood-brain barrier deficiency due to Mdr1a p-glycoprotein gene disuption. Neuropsychopharmacology 22: 380–387

Veefkind AH, Haffmans PMJ, Hoencamp E (2000) Venlafaxine serum levels and CYP2D6 genotype. Therap Drug Monitoring 22: 202–208

Antidepressive Monotherapie

A. Cipriani, C. Barbui, C. Baethge, H. Wilder, J. Geddes

In diesem Beitrag wird die Wirksamkeit einer antidepressiven Monotherapie nach erfolgloser Vorbehandlung mit einem Antidepressivum aus einer anderen Klasse untersucht. Eine systematische Literaturrecherche ergab, dass es zu dieser Frage insgesamt sehr wenige Daten aus kontrollierten Studien gibt. Es fanden sich nur 5 randomisierte Studien, 6 Cross-over-Studien, 16 offene Studien und eine systematische Übersichtsarbeit. Der Wechsel von einem Antidepressivum zu einem anderen bei der therapieresistenten Depression ist bisher nicht nur wenig, sondern darüber hinaus auch nur unzureichend untersucht: Keine der Studien erfüllte alle CONSORT-Kriterien für die Darstellung randomisierter, kontrollierter Studien. Insgesamt handelt es sich um eine weit verbreitete klinische Praxis ohne ausreichende wissenschaftliche Fundierung. Daher besteht dringender Bedarf an pragmatischen, neuen randomisierten, kontrollierten Studien mit möglichst alltagsnahen Einschlusskriterien.

14.1 Vorbemerkungen

Die Einführung antidepressiver Medikamente hat die Behandlung von Depressionen nachhaltig beeinflusst. Dennoch profitiert ein wesentlicher Anteil der Patienten nicht von einer entsprechenden Therapie. Trotz intensiver epidemiologischer Forschungen fehlt bisher sowohl eine allgemein akzeptierte Definition der therapieresistenten Depression wie auch ein allgemein anerkanntes Wissen über die klinischen Charakteristika dieser Verlaufsform einer Depression (► Kap. 1 und 2; Dyck 1994; Sourey et al. 1999). Eine der ersten Definitionen der »therapieresistenten Depression« wurde in den 70er Jahren von der World Psychiatric Association entwickelt und beinhaltete »das Ausbleiben einer deutlichen klinischen Besserung nach 4- bis 6-wöchiger Behandlung mit einem trizyklischen Antidepressivum (150 mg Imipramin-Äquivalent oder einem entsprechenden anderen Medikament) (World Psychiatric Association 1974). In der Folgezeit wurden weitere Definitionen formuliert – jeweils auf klinische Erfolglosigkeit bezogen – und in der Forschung angewandt (► Kap. 1). Zuletzt wurde der Begriff der therapieresistenten Depression auch auf Patienten mit ganz unterschiedlicher Symptomatik ausgeweitet, die keine befriedigende initiale Reaktion auf eine antidepressive Therapie gezeigt hatten (Nierenberg et al. 1999; Nelson 2003).

Die therapieresistente Depression ist im Vergleich zur »gewöhnlichen« majoren Depression durch eine erheblich höhere Morbidität und Mortalität sowie durch höhere Behandlungskosten gekennzeichnet (Greden 2001; Kornstein u. Schneider 2001; Corey-Lisle et al. 2002). Beispielsweise berichten die Betroffenen häufiger über Suizidalität und Hoffnungslosigkeit (Bonner u. Howard 1995; Papakostas et al. 2003).

In diesem Kapitel soll die Evidenz für die Wirksamkeit einer antidepressiven Monotherapie bei erwachsenen Patienten mit therapieresistenter Depression untersucht werden. Es folgt eine Übersicht der wissenschaftlichen Basis der pharmakologischen Behandlung therapieresistenter Depressionen, bevor aus den Ergebnissen Konsequenzen für Forschung und klinische Praxishergeleitet werden.

14.2 Wissenschaftliche Datenlage

Im Folgenden werden alle randomisierten, kontrollierten Studien (inklusive aller »Cross-over-Studien«) dargestellt, die Antidepressiva in der monotherapeutischen Behandlung therapieresistenter Depressionen verglichen haben. Nicht randomisierte Studien wurden ebenfalls einbezogen, allerdings wird auf sie nicht im Detail eingegangen werden. Die Ergebnisse folgender Datenbanken (bis September 2003) wurden berücksichtigt: MEDLINE, EMBASE, CINAHL und PsycINFO. Als Suchbegriffe wurden verwendet: major depression, depressive disorder, treatment resistant, refractory und die Namen der Antidepressiva. Die Literatursuche ergab 5 randomisierte kontrollierte Studien, 6 Cross-over-Studien, 16 offene Studien, eine Fallserie und eine systematische Übersichtsarbeit (◘ Tabelle 14.1).

14

Tabelle 14.1. Randomisierte, doppelblind kontrollierte Studien mit antidepressiver Monotherapie bei therapieresistenter Depression

Studie	Studienteilnehmer	Definition von Behandlungsresistenz	Interventionen	F-up (Wo.)	Therapieerfolg
Drago et al. 1983	Stationäre Patientinnen (18–70 J.); majore und behandlungsresistente Depression; HAMD (Version 17 Items) mind. 18	Kein Erfolg von mind. 3 AD in den letzten 6 Mon.	Gruppe 1: Maprotilin i.v. (100 mg/Tag) Gruppe 2: Clomipramin i.v. (100 mg/Tag)	3	Gruppe 1: 10/20 Gruppe 2: 14/20
Nolen et al. 1993	Majore Depression (DSM-III-R); HAMD (Version 17 Items) mind. 18	Weniger als 50% Reduktion in HAMD nach 4 Wochen Therapie mit Maprotilin und Nortriptylin	Gruppe 1: Brofaromin (50 mg/Tag) Gruppe 2: Tranylcypromin (20 mg/Tag)	4	Gruppe 1: 9/20 Gruppe 2: 5/16
Poirier u. Boier 1999	Ambulante und stationäre Pat. (18–60 J.); majore Depression (DSM-III-R); HAMD mind. 18	Kein Erfolg von mind. 2 AD (mind. eines in adäquater Form)	Gruppe 1: Venlafaxin (bis 300 mg/Tag) Gruppe 2: Paroxetin (bis 40 mg/Tag)	4	Gruppe 1: 27/61 Gruppe 2: 18/62
Tanghe et al. 1997	Stationäre Pat. (18–69 J.); majore Depression (DSM-III-R)	Kein Erfolg von mind. 2 AD	Gruppe 1: Moclobemid (200–600 mg/Tag) Gruppe 2: Amitriptylin (bis 280 mg/Tag)	4	Gruppe 1: MADRS-Endpunkt: 7,20 (n=19) Gruppe 2: MADRS-Endpunkt: 15,54 (n=19)
Volz et al. 1994	Stationäre Pat. (18–65 J.); majore Depression (DSM-III) bei bipolarer und dysthymer Störung sowie atypischer Depression; HAMD mind. 18	Kein Erfolg von adäquaten Therapien mit mind. 2 AD unterschiedlicher Klassen	Gruppe 1: Brofaromin (100–150 mg/Tag) Gruppe 2: Tranylcypromin (20–30 mg/Tag)	6	Gruppe 1: HAMD-Endpunkt: 12,37 (n=46) Gruppe 2: HAMD-Endpunkt: 11,79 (n=47)

AD Antidepressivum, **DSM** Diagnostisches Handbuch der American Psychiatric Association, **HAMD** Hamilton Depression Scale, **MADRS** Montgomery-Asberg Depression Rating Scale.

14.2.1 Randomisierte kontrollierte Studien

Maprotilin vs. Clomipramin. Drago et al. (1983) führten eine 3-wöchige randomisierte doppelblinde Studie durch, in der sie die Wirksamkeit von 100 mg Maprotilin pro Tag mit der von täglich 100 mg Clomipramin verglichen. Studienteilnehmer waren 40 weibliche Patienten (stationär) zwischen 18 und 70 Jahren, die an einer majoren (mindestens 18 Punkte auf der Hamilton Depression Scale, HAMD) und therapieresistenten Depression litten (kein Ansprechen auf 3 verschiedene Antidepressiva während der vorausgegangenen 6 Monate). Die Studienmedikation wurde intravenös verabreicht. 10 der 20 Patienten in der Maprotilin-Gruppe und 14 der 20 Patienten in der Clomipramin-Gruppe sprachen auf die Therapie an, d. h., die Depressionsschwere ging um mindestens 50% (auf einer globalen Beurteilungsskala) zurück. Der gefundene Unterschied zwischen beiden Gruppen erwies sich als nicht signifikant.

In einem zweiten Schritt wurden in dieser Studie Patienten, die nach 9 Tagen Medikamentenbehandlung nur unzureichend angesprochen hatten, einer Behandlung mit dem jeweils anderen Medikament zugeordnet (»cross-over«). In der initialen Maprotilin-Gruppe gab es 10 solcher Patienten, von denen 9 auf Clomipramin umgestellt wurden: 8 Patienten respondierten. In der initialen Clomipramin-Gruppe waren 6 Patienten nach 9 Tagen noch nicht gebessert, und 5 dieser Patienten wurden einer Maprotilintherapie zugeordnet. Von diesen sprachen schließlich 2 auf Maprotilin an.

Maprotilin und Nortriptylin, Brofaromin und Tranylcypromin. In einer 4-wöchigen randomisierten kontrollierten Studie untersuchten Nolen et al. (1993) Patienten mit einer majoren Depression nach DSM-III-R. Vergleichsmedikamente waren in der ersten Phase Maprotilin und Nortriptylin. Patienten, die nach 4 Wochen keine mindestens 50%ige Reduktion der Punktzahl auf der HAMD gezeigt hatten, wurden als therapieresistent eingeschätzt. Nach einer Woche ohne Medikation erhielten 20 Teilnehmer der Studie Brofaromin (50 mg) (ein MAO-Hemmstoff, der derzeit in Deutschland nicht zugelassen ist), und 16 erhielten Tranylcypromin (20 mg) für jeweils 4 Wochen. 10 Patienten in der Brofaromingruppe und 5 in der Tranylcypromingruppe respondierten, ein statistisch nicht signifikanter Unterschied. Während es in beiden Gruppen zu orthostatischen Dysregulationen kam, traten unter Tranylcypromin ernsthafte Blutdrucksenkungen und Schwindelsymptomatik signifikant häufiger auf. Bei beiden Behandlungen kam es zu einer Verlängerung der REM-Latenz und es verkürzten sich sowohl der Phase-4- als auch der REM-Schlaf.

Brofaromin vs. Tranylcypromin. Volz et al. (1994) konzipierten ebenfalls eine Studie, in der Brofaromin mit Tranylcypromin randomisiert und doppelblind bei stationären Patienten (18- bis 65-jährige Männer und Frauen) mit therapieresistenter Depression verglichen wurde. Einschlusskriterium war eine erfolglose, mindestens 3-wöchige und adäquat dosierte Behandlung mit mindestens 2 Antidepressiva unterschiedlicher Wirkprinzipien, wobei allerdings MAO-Hemmstoffe nicht eingesetzt worden sein durften. Patienten mit dysthymer Störung, atypischer Depression oder bipolarer Depression wurden in dieser Studie nicht ausgeschlossen. Einer 3-tägigen Placebophase (wash-out) folgte eine 6-wöchige Behandlung mit 100–150 mg Brofaromin bzw. mit 20–30 mg Tranylcypromin. Alle Patienten erhielten eine tyraminarme Diät. 46 Patienten erhielten Brofaromin und 47 nahmen Tranylcypromin zu sich. In einer sog. LOCF-Analyse (last observation carried forward) der HAMD-Werte ergaben sich keine statistisch signifikanten Unterschiede zwischen den Gruppen.

Kombinationsbehandlung mit Moclobemid und Amitryptilin vs. Monotherapie. Sowohl Wirksamkeit als auch Geschwindigkeit des Wirkungseintritts waren die Ergebnisvariablen, für die sich Tanghe et al. (1997) in ihrer doppelblinden, randomisierten Studie mit 59 therapieresistenten stationären Patienten interessierten. Sie untersuchten eine Kombinationsbehandlung mit Moclobemid und Amitryptilin im Vergleich zur jeweiligen Monotherapie. Die Definition einer Behandlungsresistenz war bei den 18- bis 69-jährigen Studienteilnehmern (46 Frauen und 13 Männer) mit einer majoren Depression (DSM-III-R) die erfolglose Behandlung mit mindestens 2 Antidepressiva unterschiedlicher Klassen. Die Untersuchung bestand aus einer 4-wöchigen Behandlungsphase. Am Ende der Studie erwies sich Moclobemid als überlegen. Die Kombinationsbehandlung war weder wirksamer noch setzte bei ihr die Besserung früher ein.

Paroxetin vs. Venlafaxin. In der von Poirier und Boyers (1999) publizierten multizentrischen, randomisierten, doppelblinden Studie mit 123 Patienten (ambulante und stationäre Patienten, 18–60 Jahre) war das Einschlusskriterium ein Wert von mindestens 18 Punkten auf der HAMD nach mindestens 2 Behandlungsversuchen mit Antidepressiva. Die eine Hälfte der Patienten erhielt Paroxetin (20–30 mg/Tag), die andere bekam Venlafaxin (200–300 mg/Tag) für jeweils 4 Wochen. Ungefähr die Hälfte der mit Venlafaxin behandelten Patienten respondierten (52%), gegenüber nur einem Drittel der Patienten in der Paroxetin-Gruppe (33%). In einer LOCF-Analyse veränderte sich das Bild allerdings: 45% respondierten in der Venlafaxin-Gruppe, 36% in der Paroxetin-Gruppe. Eine Remission der depressiven Erkrankung erreichten 42% in der Venlafaxin-Gruppe und 20% in der Paroxetin-Gruppe (in der LOCF-Analyse: 37% vs. 18%). Obwohl insgesamt keine signifikanten Unterschiede in der generellen Nebenwirkungshäufigkeit gefunden wurden, waren Mundtrockenheit und Schlafstörungen häufiger mit Venlafaxin und Schläfrigkeit öfter mit Paroxetin aufgetreten. Als häufigste Nebenwirkung wurde in beiden Gruppen über Übelkeit berichtet.

Übersichtsstudie. Die Ergebnisse der randomisierten kontrollierten Studien zur medikamentösen oder psychotherapeutischen Therapie der therapieresistenten Depression haben Stimpson et al. (2002) in einer systematischen Übersichtsarbeit zusammengefasst. Eingeschlossen wurden Studien zu Patienten zwischen 18 und 75 Jahren, die an einer unipolaren Depression litten und die auf eine 4-wöchige antidepressive Medikation nicht angesprochen hatten. Diese weite Definition von Therapieresistenz sollte sicherstellen, dass keine relevanten Studien unberücksichtigt blieben. Die Autoren schlossen 17 Studien ein, von denen in 3 Studien 2 Antidepressiva miteinander verglichen worden waren (Drago et al. 1983; Nolen et al. 1993; Poirier u. Boyer 1999). Ohne dass die Ergebnisse der verschiedenen Studien von den Autoren neu statistisch ausgewertet worden wären, kommen sie zu dem Schluss, dass die 3 Studien, in denen Antidepressiva verglichen wurden, zu klein waren, um klinisch relevante Unterschiede zu entdecken.

Die Autoren kritisieren im Besonderen die Studie von Poirier und Boyer (1999): Erstens sei für 2 von 3 untersuchten Erfolgsparametern keine sog. Intent-to-treat-Analyse durchgeführt worden und man könne von daher auch nicht die Überlegenheit einer Substanz zeigen, zweitens weil die Resultate von grenzwertiger Signifikanz waren, und schließlich weil 2 Drittel der eingeschlossenen Patienten zuvor mit selektiven Serotonin-Wiederaufnahmehemmern (SSRI) behandelt worden waren.

14.2.2 Cross-over-Studien

Insgesamt wurden 6 sog. Cross-over-Studien mit Patienten durchgeführt, die an therapieresistenter Depression litten. In diesen Studien wurden allerdings nur die Nonresponder auf das erste Antidepressivum der Behandlung mit einem zweiten zugeordnet – und nicht alle Studienteilnehmer, wie bei einer reinen Cross-over-Methodik. Das Kriterium für therapieresistent ist hier also der mangelnde Erfolg einer medikamentösen antidepressiven Therapie.

Desipramin vs. Zimeldin. Aberg-Wistedt (1982) verglich in seiner doppelblinden randomisierten Studie Desipramin (150 mg/Tag) mit Zimeldin (200 mg/Tag). 5 Patienten in der Zimeldin-Gruppe hatten nach 4 Wochen nicht positiv auf die Behandlung angesprochen und wurden nach einer einwöchigen Placebophase auf Desipramin umgestellt. 3 Patienten respondierten auf das neue Medikament. In der gleichen Weise wurden 11 Patienten, die initial nicht auf Desipramin reagiert hatten, mit Zimeldin behandelt; in 8 Fällen mit Erfolg.

Oxaprotilin vs. Fluvoxamin. Emrich et al. (1987) behandelten 24 stationäre Patienten (21 Frauen und 3 Männer) entweder mit dem selektiven Noradrenalin-Wiederaufnahmehemmstoff Oxaprotilin (150 mg/Tag) oder mit dem SSRI Fluvoxamin (200 mg/Tag). Nach 3 Wochen wurden die Nonresponder – nach Durchlaufen einer einwöchigen Placebophase – auf das jeweils andere Medikament umgestellt. Es wurden keine statistisch signifikanten Unterschiede festgestellt.

In einer Studie von Nolen et al. (1988a) wurden die Patienten randomisiert einer 4-wöchigen doppelblinden Behandlung mit Oxaprotilin (100–300 mg/Tag) oder mit Fluvoxamin (100–300 mg/Tag) zugeordnet. Die Nonresponder erhielten das jeweils andere Antidepressivum. Von den 31 Patienten die auf Oxaprotilin umgestellt und mindestens 2 Wochen mit diesem Wirkstoff behandelt worden waren, verbesserten sich 12, von denen wiederum 6 ein Rezidiv innerhalb des nächsten halben Jahres erlitten. Unter den 21 initialen Nonrespondern, die für mindestens 2 Wochen eine Fluvoxamin-Therapie durchliefen, verbesserten sich 2, ohne dass es bei diesen zu frühen Rezidiven gekommen wäre. Die Fluvoxamin-Patienten berichteten häufiger als die Oxaprotilin-Patienten über Übelkeit, Tremor und Kopfschmerzen.

14

In einer zweiten Studie untersuchte die gleiche Forschergruppe (Nolen et al. 1988b) die Wirksamkeit von **Tranylcypromin** und **Nomifensin** bei Patienten, die zuvor nicht auf eine Behandlung mit Fluvoxamin und Oxaprotilin angesprochen hatten. Diese Studie mit ihren 8 Patienten in der Tranylcypromin-Gruppe und 5 Patienten in der Nomofensin-Gruppe war allerdings zu klein, um klinisch bedeutsame Ergebnisse zu erzielen.

Phenelzin vs. Imipramin. In der doppelblinden Studie von McGrath et al. (1993) wurden depressive Patienten im Anschluss an eine 10-tägige Placebophase (wash-out) für 6 Wochen entweder mit Phenelzin (60–90 mg/Tag), Imipramin (200–300 mg/Tag) oder mit Placebo behandelt. Patienten, die nicht angesprochen hatten, erhielten für 6 Wochen das jeweils andere Medikament. Bei weiterem Nichtansprechen wurden die Patienten erneut für 6 Wochen mit der zuerst verabreichten Medikation behandelt.

Insgesamt 89 Patienten zeigten keine befriedigende Besserung auf den initialen Behandlungsversuch: in der Imipramin-Gruppe 56 Patienten und in der Phenelzin-Gruppe 33 Patienten. Am Ende der 18-wöchigen Studie hatten 31 der 56 Imipramin-refraktären Patienten auf Phenelzin respondiert, während nur 9 der 31 Phenelzin-refraktären Patienten gebessert waren. Leider litten die meisten der Patienten in dieser Studie an atypischen Depressionen, sodass es unmöglich ist, die Befunde auf die heterogene Gruppe der therapieresistenten Depressiven zu übertragen.

Sertralin vs. Imipramin. Thase et al. (2002) verglichen Sertralin (50–200 mg/Tag) doppelblind randomisiert mit Imipramin (50–300 mg/Tag): Nach 12 Wochen Behandlung wurden die 117 Sertalin-Nonresponder auf Imipramin umgestellt, und die 51 Imipramin-Nonresponder erhielten Sertralin. Ein Vergleich der Werte auf den verwendeten Skalen unter Berücksichtigung der Schwere der Erkrankung am Studienbeginn ergab keine signifikanten Unterschiede zwischen beiden Gruppen. In Bezug auf die unerwünschten Wirkungen ergaben sich nach einem Umsetzen auf Imipramin Verbesserungen in 3 Bereichen: Schlafstörungen, Abdominalschmerzen und Durchfall, jedoch eine Verschlechterung in Bezug auf Mundtrockenheit, Schwitzen, Verstopfung, Nervosität, Geschmacksveränderungen, Appetit und Beschwerden beim Wasserlassen. Das Umsetzen auf Sertralin brachte dagegen keine signifikanten Beschwerdezunahmen und Verbesserungen in 7 Bereichen: trockener Mund, Müdigkeit, Schwitzen, Verstopfung, Schwindel, Geschmacksveränderungen und Dysorthostase.

14.2.3 Nicht randomisierte Studien

Unsere Literaturrecherche erbrachte außerdem folgende Untersuchungen:

- eine nicht randomisierte Cross-over-Studie, in der Tranylcypromin mit Imipramin verglichen wurde (Thase et al. 1992);

- eine Fallserie zur Nortriptylin-Behandlung mit 10 älteren Patienten, die zuvor nicht zufriedenstellend auf eine SSRI-Behandlung respondiert hatten (Weintraub 2001);
- zahlreiche offene Studien mit therapieresistenten Depressiven:
  Citalopram bei Fluoxetin-resistenten Patienten (Thase et al. 2001a),
  Fluoxetin bei Sertralin-resistenten Patienten (Thase et al. 1997),
  Mirtazapin bei SSRI-resistenten Patienten (Fava et al. 2001; Thase et al. 2001b),
  Phenelzin bei Nortriptylin-Resistenz (Flint u. Rifat 1996),
  Moclobemid bei Trizyklika-Resistenz (Dabkowska u. Rybakowski 1993),
  Bupropion bei Fluoxetin-Nonresponse (Fava et al. 2003),
  Bupropion bei mangelndem Ansprechen auf Trizyklika (Ferguson et al. 1994),
  Amitriptylin vs. Mianserin bei therapieresistenter Depression (Hese et al. 2002),
  Venlafaxin bei SSRI-Nonresponse (Kaplan 2002; Saiz-Ruiz et al. 2002),
  Venlafaxin bei Therapieresistenz (Nierenberg et al. 2003),
  Fluoxetin vs. Bupropion (Thase et al. 2000b) und Nortriptylin bei therapieresistenter Depression (Nierenberg et al. 2003).

Die Responseraten in diesen Studien schwankten zwischen 0 und 80%.

14.3 Fazit

Es besteht weder Einigkeit darüber, was genau als therapieresistente Depression anzusehen ist, noch darüber, wie man sie behandeln soll. Der kleinste gemeinsame Nenner einer Definition ist das Nichtansprechen auf die adäquate Behandlung mit einem Antidepressivum. Allerdings bleibt unklar, was »adäquat« im Zusammenhang mit Dosierungsfragen, Behandlungsdauer und -reihenfolge im Detail bedeutet. Diese Uneinigkeit spiegelt sich auch in der Unklarheit über die angemessene Definition des Therapieerfolgs wieder (Michalak 2003). Viele klinische Studien verzichten von vornherein auf die genaue Benennung ihrer Definition von Behandlungsresistenz, ganz besonders Studien, die eine Behandlungsresistenz aus der Vorgeschichte der Patienten ableiten und nicht aus einem Studienverlauf. Zu häufig wird ohne Spezifizierung der vorausgegangenen Behandlung eine Therapieresistenz einfach angenommen. Diesem Vorgehen ist eine systematische Herangehensweise vorzuziehen, die sich für die Definition der Therapieresistenz an a priori festgelegten genauen Dosierungen und Behandlungszeiträumen orientiert.

Einige Studien legen den Schluss nahe, dass die Häufigkeit von Behandlungsresistenz in Intent-to-treat Studien überschätzt worden sein könnte. Beim Intent-to-treat-Ansatz, der auf der statistischen Analyse aller randomisiert zugeordneten Patienten beruht, können Patienten fälschlich als Nonresponder klassifiziert werden, deren Erkrankung sich aus anderen Gründen nicht verbessert hat, etwa durch unerwünschte Arzneimittelwirkungen oder durch mangelnde Compliance (Fava u. Davidson 1996).

Auf der anderen Seite muss auch darauf hingewiesen werden, dass demgegenüber Studien mit Endpunktanalysen (d. h. Einbeziehung nur derjenigen Teilnehmer, die die Studie auch vollständig durchlaufen haben) die Häufigkeit von therapieresistenten Depressionen vermutlich unterschätzen, weil eine wesentliche Anzahl von Patienten bereits vor dem Studienende wegen mangelnder Wirksamkeit ausscheidet. Es sollte daher mehr Mühe darauf verwendet werden, den Verlauf aller in die jeweilige Studie aufgenommenen Patienten zu beschreiben. Dabei sollten die Studienabbrecher genauer charakterisiert und die Gründe für den Abbruch angegeben werden. Zusammenfassend lässt sich sagen, dass die Qualität der Studien, die in diesen Überblick eingeschlossen wurden, sehr ungenügend ist, was sich auch daran zeigt, dass keine Studie den CONSORT-Kriterien für die Darstellung randomisierter klinischer Studien entspricht (Begg et al. 1996).

Obwohl über ein unterschiedliches Ansprechen verschiedener Subgruppen (etwa atypische Depression) der depressiven Störung auf Antidepressiva berichtet wurde (Himmelhoch et al. 1991;

Fava u. Davidson 1996; Thase et al. 2000a), ist die Datenlage gegenwärtig noch zu unsicher, um Zuordnungen von Untergruppen zu bestimmten erfolgversprechenden Antidepressiva zu erlauben.

Randomisierte kontrollierte Studien haben ihre Grenzen, weil sie komplexe klinische Parameter an gewöhnlich kleinen Gruppen von hochselektierten Patienten über eine kurze Zeitperiode untersuchen (Thase 2001). Es besteht eine Diskrepanz zwischen der Häufigkeit der therapieresistenten Depressionen in der klinischen Praxis und der geringen Zahl von Patienten in den entsprechenden Untersuchungen.

Daher besteht der dringende Bedarf an einer neuen Generation pragmatischer randomisierter klinischer Studien, deren Einschlusskriterien so praxisnah wie möglich sein sollten, damit das Patientenspektrum dieser Studien möglichst realistisch ist. In gleicher Weise sollten praxisnahe und klinisch relevante Erfolgsparameter gewählt werden. Nicht zuletzt sollten diese randomisierten kontrollierten Studien von vornherein auf eine Langzeitbeobachtung ausgerichtet sein.

Das wichtigste Ergebnis der vorliegenden Literaturübersicht ist, dass bei therapieresistenten Patienten ein Umsetzen auf ein anderes Antidepressivum (Monotherapie) relativ wenig erforscht wurde und daher auf wissenschaftlich unsicheren Füssen steht, obwohl es sich vermutlich um die häufigste Behandlungsstrategie in der Praxis handelt.

14

Literatur

Aberg-Wistedt A (1982) A double-blind study of zimelidine, a serotonin uptake inhibitor, and desipramine, a noradrenaline uptake inhibitor, in endogenous depression. Acta Psychiatr Scand 66: 50–65

American Psychiatric Association (2000) Practice guidelines for the treatment of major depressive disorder (Revision). Am J Psychiatry 157 [Suppl Apr]: 1–43

Begg C, Cho M, Eastwood S et al. (1996) Improving the quality of reporting of randomized controlled trials. The CONSORT statement. JAMA 276: 637–639

Bonner D, Howard R (1995) Clinical characteristics of resistant depression in the elderly. Int J Geriatr Psychiatry 10: 1023–1027

Corey-Lisle PK, Birnbaum HG, Greenberg PE, Marynchenko MB, Claxton AJ (2002) Identification of a claims data «signature» and economic consequences for treatment-resistant depression. J Clin Psychiatr 63: 717–726

Dabkowska M, Rybakowski JK (1993) Moclobemide in treatment-resistant depression. Eur Neuropsychopharmacol 3: 328–329

Drago F, Motta A, Grossi E (1983) Intravenous maprotiline in severe and resistant primary depression: a double-blind comparison with clomipramine. J Int Med Res 11: 78–84

Dyck MJ (1994) Treatment resistant depression: a critique of current approaches. Aust NZ J Psychiatry 28: 34–41

Emrich HM, Berger M, Riemann D, von Zerssen D (1987) Serotonin reuptake inhibition vs. norepinephrine reuptake inhibition: a double-blind differential-therapeutic study with fluvoxamine and oxaprotiline in endogenous and neurotic depressives. Pharmacopsychiatry 20: 60–63

Fava M, Davidson KG (1996) Definition and epidemiology of treatment-resistant depression. Psychiatric Clin North Am 19: 179–200

Fava M, Dunner DL, Greist JH, Preskorn SH, Trivedi MH, Zajekka J, Cohen M (2001) Efficacy and safety of mirtazapine in major depressive disorder patients after SSRI treatment failure: an open-label trial. J Clin Psychiatry 62: 413–420

Fava M, Papakostas GI, Petersen T, Mahal Y, Quitkin F, Stewart J, McGrath P (2003) Switching to bupropion in fluoxetine-resistant major depressive disorder. Ann Clin Psychiatry 15: 17–22

Ferguson J, Cunningham L, Merideth C et al. (1994) Bupropion in tricyclic antidepressant nonresponders with unipolar major depressive disorder. Ann Clin Psychiatry 6: 153–159

Flint AJ, Rifat SL (1996) The effect of sequential antidepressant treatment on geriatric depression. J Aff Disord 36: 95–105

Greden JF (2001) The burden of disease for treatment resistant depression. J Clin Psychiatry 62 [Suppl 16]: 26–31

Hese RT, Gruszczynski W, Szwed A, Kielc M, Zalitac M (2002) The comparative studies of therapeutic results in patients with psychotic refractory depression treated with selected antidepressants and unilateral ECT. Psychiatria Polska 6 [Suppl]: 81–84

Himmelhoch JM, Thase ME, Mallinger AG, Houck P (1991) Tranylcypromine versus imipramine in anergic bipolar depression. Am J Psychiatry 148: 910–916

Kaplan EM (2002) Efficacy of venlafaxine in patients with major depressive disorder who have unsustained or no response to selective serotonin reuptake inhibitors: an open-label, uncontrolled study. Clin Ther 24: 1194–1200

Kornstein SG, Schneider RK (2001) Clinical features of treatment resistant depression. J Clin Psychiatry 62 [Suppl 16]: 18–25

McGrath PJ, Stewart JW, Nunes EV, Ocepek-Welikson K, Rabkin JG, Quitkin FM, Klein DF (1993) A double-blind crossover trial of imipramine and phenelzine for outpatients with treatment-refractory depression. Am J Psychiatry 150: 118–123

McIntyre RS, Muller A, Mancini DA, Silver ES (2003) What to do if an initial antidepressant fails? Can Fam Physician 49: 449–457

Michalak EE (2003) Commentary. Review: there is limited evidence about the effectiveness of interventions for treatment-refractory depression. Evidence-Based Mental Health 6: 48

Nelson JC (2003) Managing treatment-resistant major depression. J Clin Psychiatry 64 [Suppl 1]: 5–12

Nierenberg AA, Keefe BR, Leslie VC, Alpert JE, Pava JA, Worthington JJ 3rd, Rosenbaum JF, Fava M (1999) Residual symptoms in depressed patients who respond acutely to fluoxetine. J Clin Psychiatry 60: 221–225

Nierenberg AA, Papakostas GI, Petersen T, Kelly KE, Iacoviello BM, Worthington JJ, Tedlow J, Alpert JE, Fava M (2003) Nortriptiline for treatment-resistant depression. J Clin Psychiatry 64: 35–39

Nolen WA, van de Putte JJ, WA Dijken WA, Kamp JS, Blansjaar BA, Kramer HJ, Haffmans J (1988a) Treatment strategy in depression. I. Non-tricyclic and selective reuptake inhibitors in resistant depression: a double-blind partial crossover study on the effects of oxaprotiline and fluvoxamine. Acta Psychiatr Scand 78: 668–675

Nolen WA, van de Putte JJ, WA Dijken WA, Kamp JS, Blansjaar BA, Kramer HJ, Haffmans J (1988b) Treatment strategy in depression. II. MAO inhibitors in depression resistant to cyclic antidepressants: two controlled crossover studies with tranylcypromine versus L-5-hydroxytryptophan and nomifensine. Acta Psychiatr Scand 78: 676–683

Nolen WA, Haffmans PM, Bouvy PF, Duivenvoorden HJ (1993) Monoamine oxidase inhibitors in resistant major depression. A double-blind comparison of brofaromine and tranylcypromine in patients resistant to tricyclic antidepressants. J Affect Disord 28: 189–197

Papakostas GI, Petersen T, Pava J, Masson BA, Worthington JJ, Alpert JE, Fava M, Nierenberg AA (2003) Hopeless and suicidal ideation in outpatients with treatment-resistant depression: prevalence and impact on treatment outcome. J Nerv Ment Dis 191: 444–449

Poirier MF, Boyer P (1999) Venlafaxine and paroxetine in treatment-resistant depression. Double-blind, randomised comparison. Br J Psychiatry 175: 12–16

Saiz-Ruiz J, Ibanez A, Diaz-Marsa M et al. (2002) Efficacy of venlafaxine in major depression resistant to selective serotonin reuptake inhibitors. Prog Neuropsychopharmacol Biol Psychiatry 26: 1129–1134

Sourey D, Amsterdam J, de Montigny C et al. (1999) Treatment resistant depression: methodological overview and operational criteria. Eur Neuropsychopharmacology 9: 83–91

Stimpson N, Agrawal N, Lewis G (2002) Randomised controlled trials investigating pharmacological and psychological interventions for treatment-refractory depression. Br J Psychiatry 181: 284–294

Tanghe A, Steeman J, Bollen E, van Renynghe de Voxvrie G, Dendooven M, Haazen L (1997) Moclobemide and amitriptyline, alone or in combination, in therapy resistant depression (Letter). Hum Psychopharmacol 12: 509–510

Thase ME (2001) The need for clinically relevant research on treatment-resistant depression. J Clin Psychiatr 62: 221–224

Thase ME, Mallinger AG, McKnight D, Himmelhoch JM (1992) Treatment of imipramine-resistant recurrent depression, IV: A double-blind crossover study of tranylcypromine for anergic bipolar depression. Am J Psychiatry 149: 195–198

Thase ME, Blomgren SL, Birkett MA, Apter JT, Tepner RG (1997) Fluoxetine treatment of patients with major depressive disorder who failed initial treatment with sertraline. J Clin Psychiatry 58: 16–21

Thase ME, Friedman ES, Howland RH (2000a) Venlafaxine and treatment-resistant depression. Depres Anx 12 [Suppl 1]: 55–62

Thase ME, Friedman ES, Fasiczka AL, Berman SR, Frank E, Nofzinger EA, Reynolds 3rd CF (2000b) Treatment of men with major depression: a comparison of sequential cohorts treated with either cognitive-behavioral therapy or newer generation antidepressants. J Clin Psychiatry 61: 466–472

Thase ME, Feighner JP, Lydiard RB (2001a) Citalopram treatment of fluoxetine non-responders. J Clin Psychiatry 62: 683–687

Thase ME, Kremer C, Rodrigues H (2001b) Mirtazapine vs. Sertraline after SSRI non-response. Results of a double-blind switch study. Eur Neurpsychopharmacol 11 [Suppl 3]: S342

Thase ME, Rush AJ, Howland RH et al. (2002) Double-blind switch study of imipramine or sertraline treatment of antidepressant-resistant chronic depression. Arch Gen Psychiatry 59: 233–239

Trivedi MH (2003) Treatment-resistant depression: new therapies on the horizon. Ann Clin Psychiatry 15: 59–70

Volz HP, Faltus F, Magyar I, Moeller HJ (1994) Brofaromine in treatment-resistant depressed patients – a comparative trial versus tranylcypromine. J Aff Disord 30: 209–217

Weintraub D (2001) Nortriptiline in geriatric depression resistant to serotonin reuptake inhibitors: case series. J Geriatr Psychiatr Neurol 14: 28–32

World Psychiatric Association (1974) Symposium on therapy resistant depression. Pharmacopsychotherapy 7: 69–224

Selektive Serotonin-Wiederaufnahmehemmer bei therapieresistenten und schweren Depressionen

A. Pfennig, M. Bauer, C. Baethge

Die selektiven Serotonin-Wiederaufnahmehemmer (SSRI) gehören zu den am häufigsten verschriebenen psychiatrischen Medikamenten. Für leichte und mittelschwere depressive Syndrome liegen metaanalytische Daten vor, die eine vergleichbare Wirksamkeit mit trizyklischen Antidepressiva (TZA) zeigen. Bislang mangelt es jedoch an unabhängigen Studien zur Wirksamkeit der SSRI bei schweren und therapieresistenten Depressionen im Vergleich zu anderen antidepressiven Wirkstoffgruppen. Die vorhanden Ergebnisse interpretieren wir im Sinne einer geringfügig besseren Wirksamkeit der TZA gegenüber den SSRI bei schweren und therapieresistenten Depressionen. Bei Therapieresistenz ist eine Dosisoptimierung sowie eine Reevaluierung der Response nach längerfristiger Einnahme bei initialer SSRI-Behandlung wichtig. Durch eine Umstellung von TZA auf SSRI oder von einem auf einen anderen SSRI konnten Therapieerfolge beobachtet werden. SSRI gehen möglicherweise mit einer erhöhten Suizidgefährdung zumindest bei einem Teil der Patienten einher und sollten daher individuell unter enger Therapieüberwachung angewandt werden.

15.1 Eigenschaften der SSRI

Die selektiven Serotonin-Wiederaufnahmehemmer haben neben den zunehmend genutzten dualen und selektiv noradrenergen Wiederaufnahmehemmern die herkömmlichen Antidepressiva (wie TZA) als Mittel der ersten Wahl zur Behandlung der Depression verdrängt. Der Arzneiverordnungsreport 2002 für Deutschland zeigt einen Anteil der SSRI von 22% bei einem Umsatzanteil von 33% aller Antidepressivaverordnungen zu Lasten der gesetzlichen Krankenversicherung (Schwabe u. Paffrath 2003). Es stellt sich die Frage, ob SSRI auch zur Behandlung depressiver Patienten mit einer refraktären Therapiegeschichte oder einer schweren depressiven Episode geeignet sind.

SSRI hemmen selektiv den präsynaptischen Serotoninrücktransport an zentralen serotonergen Neuronen. Dadurch steigt nach einem Zeitraum von etwa 14 Tagen die Serotoninkonzentration im synaptischen Spalt an, sodass die serotonerge Neurotransmission stimuliert wird (Fuller u. Wong 1987). Es wird angenommen, dass dies unter anderem zu einem stimmungsaufhellenden Effekt führt. Hauptindikation für SSRI ist daher die antidepressive Therapie; andere Indikationen sind Angst-, Zwangs- und Ess-Störungen, Störungen der Impulskontrolle und das prämenstruelle Syndrom. Ähnlich wie bei den meisten klassischen antidepressiven Wirkstoffen (TZA, MAO-Hemmer) wird angenommen, dass in Bezug auf die antidepressive Wirksamkeit zwischen den einzelnen Substanzen der Stoffgruppe der SSRI keine wesentlichen Unterschiede bestehen (Rickels u. Schweizer 1990; Lane et al. 1995).

Gegenwärtig sind auf dem deutschen Markt die SSRI Citalopram, Escitalopram, Fluoxetin, Fluvoxamin, Paroxetin und Sertralin verfügbar.

Es ist weiterhin unklar, ob bei den SSRI eine Dosis-Wirkungs-Beziehung besteht. Einzelne Befunde weisen darauf hin, dass es eine Wirkungsverstärkung bei Hochdosistherapie gibt (Altamura et al. 1988; Dornseif et al. 1989; Fava et al. 1994), die meisten Studien finden diesbezüglich jedoch keine überzeugenden Hinweise (s. auch Adli et al. 2005). Metaanalysen mit Daten aus Studien sowohl mit festgesetzten Dosierungen als auch Dosissteigerungsregimen unterstützen die Annahme einer »potenziellen« Dosis-Wirkungs-Beziehung, die allein auf Response und nicht auf Tolerabilitätseffekte fokussiert ist (Baker u. Woods 2003; Baker et al. 2003).

Sicher ist, dass die Häufigkeit von Nebenwirkungen mit der Dosis des SSRI steigt. Dabei treten relativ häufig Übelkeit, Erbrechen, Schlafstörungen, Unruhe und Sexualstörungen, seltener extrapyramidal-motorische Störungen auf (vor allem Akathisie, Dystonien und Tremor; Coulter u. Pillans 1995; Bauer et al. 1996).

Zwischen den einzelnen Substanzen bestehen erhebliche Unterschiede in den pharmakokinetischen Eigenschaften (▪ Tabelle 15.1). So liegt die Halbwertszeit von Fluoxetin bei ca. 330 Stunden, während sie bei Sertralin, Paroxetin und Fluvoxamin ca. 20 Stunden beträgt; die von Citalopram und Escitalopram liegt bei ungefähr 33 Stunden

Tabelle 15.1. Dosierungen, Interaktionen und pharmakokinetische Parameter von SSRI

	Sertralin	Citalopram	Escitalopram	Paroxetin	Fluoxetin	Fluvoxamin
Übliches Dosis-spektrum	50–200 mg/d	20–60 mg/d	10–20 mg/d	20–50 mg/d	20–80 mg/d	100–300 mg/d
Wash-out-Phase, Wechsel						
von SSRI auf RIMA	2 Wo	2 Wo	1 Wo	2 Wo	5 Wo	2 Wo
von MAOH auf SSRI	2 Wo	2 Wo	2 Wo	2 Wo	2 Wo	2 Wo
von RIMA auf SSRI	24 h	24 h	24 h	24 h	24 h	24 h
Rezeptoraktivität						
SRI (5-HT_{1A})	ja	ja	0–gering	Ja	ja	ja
NRI			0–gering	Ja	ja	
DRI	ja		0–gering			
5-HT_{2C}					ja	
Halbwertszeit	26 h	33 h	30 h	Mehrmalige Gabe 12–44 h	Mehrmalige Gabe 2–7 Tage, (7–15 Tage für Metaboliten)	20 h
Metabolismus durch CYP450	3A4	2C19, 2D6	2C19, 3A4, 2D6	2D6	2D6, 3A4	1A2
CYP450-Hemmung	2D6 schwach	2D6 schwach	2D6 (schwach), 2C19 (schwach)	2D6 stark	2D6 stark, 2C19 mittel, 3A4 schwach	1A2 stark, 2C19 stark, 3A4 mittel

CYP450 Zytochrom P-450, **DRI** Dopamin-Wiederaufnahmehemmung, **MAOH** nichtselektiver, irreversibler Monoaminooxidase-A-Hemmstoff, **NRI** Noradrenalin-Wiederaufnahmehemmung, **RIMA** selektiver, reversibler Monoaminooxidase-A-Hemmer, **SRI** Serotonin-Wiederaufnahmehemmung.

(Übersichten bei: Rickels u. Schweizer 1990, Boyer u. Feighner 1991, Lane et al. 1995).

15.2 Wirksamkeit im Vergleich zu TZA

In ihrem Cochrane-Review werteten Geddes et al. (2004) in einer Metaanalyse von 99 Studien die Wirksamkeit von SSRI (5044 Patienten) im Vergleich zu anderen Antidepressiva (TZA, 4510 Patienten) aus. Für die Gesamtheit aller Substanzen fanden sie keine Evidenz eines statistischen oder klinisch relevanten Unterschieds in der Wirksamkeit bei depressiven Patienten (Geddes et al. 2004). Interessanterweise berichteten sie von einer statistisch nicht signifikanten, jedoch möglicherweise klinisch relevanten Überlegenheit der sedierenden TZA gegenüber allen SSRI (Effektstärke 0,33; 95%-Konfidenzintervall (KI) –0,10 bis 0,76) und von einer Unterlegenheit nicht sedierender TZA gegenüber allen SSRI (Effektstärke –0,47; 95% KI –0,86 bis –0,08).

Dass insgesamt keine Evidenz für einen Unterschied gefunden wurde, bedeutet jedoch nicht, dass die Substanzen gleich gut wirksam sind. Die Autoren des Reviews merken an, dass die meisten Studien für die Demonstration einer äquivalenten Wirkstärke zweier Substanzgruppen »unterpowert« sind, d. h. unter anderem, dass die Patientenzahl in den Studien nicht ausreichend ist, um Äquivalenz zu zeigen. Daher ist die generelle Schlussfolgerung einer gleichen Wirksamkeit der SSRI und TZA anhand dieser Studien nicht möglich.

Anderson (2000) interpretiert die Daten seiner Metaanalyse zum gleichen Thema ebenfalls im Sinne einer vergleichbaren **generellen** Wirksamkeit der Gruppen von TZA und SSRI. Auf der Ebene einzelner Substanzen schnitt Amitriptylin jedoch signifikant besser als die Gesamtgruppe der SSRI ab (Anderson 2000). Auf der anderen Seite ergab sich für Paroxetin (und mit Abstrichen auch für Citalopram) ein deutlicher Trend in Richtung einer schwächeren Wirksamkeit im Vergleich zur Gesamtgruppe der TZA. Bei hospitalisierten Patienten, die im Vergleich zu ambulanten Patienten in der Regel als schwerer depressiv eingeschätzt werden, zeigten sich TZA geringgradig wirksamer als SSRI. Zusätzlich ergaben sich statistisch nicht signifikante Tendenzen für eine bessere Wirksamkeit der TZA bei den Studien, in denen Dosierungen ab 150 mg Imipraminäquivalent verabreicht wurden sowie bei höheren Werten in der Einschätzung der initialen Depressionsschwere mit der Hamilton Depression Scale (HAMD).

Andere Untersuchungen stützen die Annahme einer vergleichbaren Wirksamkeit von SSRI und TZA bei schweren Depressionen (Responseraten 53–64% für SSRI vs. 43–70% für TZA; Metaanalyse, Hirschfeld 1999). Escitalopram, das S-Enantiomer der chiralen Substanz Citalopram, zeigte in einer gepoolten Datenanalyse dreier klinischer Studien mit schwer depressiven Patienten signifikant bessere Responseraten (56 vs. 41%) und beinahe signifikant bessere Remissionsraten (43 vs. 33%) als Citalopram (Azorin et al. 2004). Kombinationstherapien sowohl mit TZA und antipsychotischen Wirkstoffen als auch Psychotherapie scheinen vielversprechend.

Es gibt Hinweise auf eine alters-, geschlechts- und depressionstypabhängige Veränderung der Wirksamkeitsverhältnisse, die andeuten, dass SSRI bei älteren Patienten mit einer melancholischen Depression, insbesondere bei Männern, weniger gut wirksam sind als TZA, z. B. Nortriptylin, das zusätzlich ein günstiges Nebenwirkungsprofil aufweist (s. auch Roose et al. 1994; Parker 2002; Joyce et al. 2003).

Bezüglich der Therapieabbrüche fanden Barbui et al. (2004) in einer Metaanalyse (Cochrane-Review) von Daten aus 136 Studien eine signifikant höhere Rate bei Patienten, die mit TZA im Vergleich zu SSRI behandelt wurden: Odds Ratio (OR) 1,21, 95% KI 1,12–1,30; signifikant sowohl für ältere als auch neuere TZA. Dieser Unterschied wird hauptsächlich durch die geringeren Drop-out-Raten bei SSRI infolge unerwünschter Nebenwirkungen erklärt, welche die Therapieakzeptanz negativ beeinflussen (OR 1,48, 95% KI 1,32–1,66); interessanterweise gab es bei TZA tendenziell weniger Therapieabbrüche aufgrund von fehlender Wirksamkeit (OR 0,83, 95% KI 0,71–0,98; Barbui et al. 2004). Da keine Daten für schwere oder therapieresistente Depressionen vorliegen, betrachten wir für unsere Fragestellung die Rate der Therapieabbrüche

15

bei hospitalisierten Patienten, die in der Metaanalyse von Anderson (2000) ebenfalls insgesamt bei SSRI beinahe signifikant niedriger war als bei TZA (OR 0,88, 95% KI 0,75–1,03) und signifikant niedriger für Abbrüche aufgrund von unerwünschten Nebenwirkungen (OR 0,66, 95% KI 0,50–0,87).

Insgesamt ist der Unterschied in den Therapieabbrüchen jedoch relativ gering; durchschnittlich müssen 25 depressive Patienten mit einem SSRI anstelle eines TZA behandelt werden, um einen Therapieabbruch zu verhindern (Geddes et al. 2004). Diese Zahl erhöht sich auf 33 Patienten, wenn nur die Therapieabbrüche aufgrund von Nebenwirkungen betrachtet werden (Anderson 2000).

Im klinischen Alltag werden SSRI bei älteren Patienten aufgrund ihres günstigeren Nebenwirkungsprofils häufig bevorzugt. Anderson konnte allerdings zeigen, dass Therapieabbrüche bei älteren Patienten insgesamt sehr häufig und unabhängig von der Einnahme eines SSRI oder TZA sind (Anderson 2000). Auch hier sollte die Entscheidung für das Wirkstoffprofil gemeinsam mit dem Patienten getroffen werden und ein enges Monitoring der Tolerabilität erfolgen; zudem sind die oben genannten Hinweise auf eine bessere Wirksamkeit bestimmter TZA bei älteren Patienten mit melancholischer Depression beachtenswert.

15.3 SSRI bei therapieresistenten Depressionen

In der Praxis stehen heute mehrere Therapieoptionen für den individuellen Patienten zur Verfügung, die mit einem geringeren Nebenwirkungsprofil als TZA einhergehen (SSRI, duale Wiederaufnahmehemmer, selektive Noradrenalin-Wiederaufnahmehemmer). Insgesamt liegt jedoch die Wirksamkeit gegen depressive Symptome nur bei etwa 50% (AHCPR 1993; Nelson 1998), d. h., die Hälfte der Patienten benötigt eine Änderung bzw. Anpassung der intitialen antidepressiven Therapiestrategie.

Derzeit werden bei Therapieresistenz neben der Überprüfung der Diagnose, Compliance und Plasmaspiegel (mit Dosisanpassung) ein Wechsel des Antidepressivums, eine Augmentation (z. B. mit Lithium oder Schilddrüsenhormonen) oder eine Kombination von Antidepressiva sowie eine zusätzlich Psychotherapie oder EKT empfohlen (s. auch Hirschfeld et al. 2002).

15.3.1 Dosisoptimierung und Behandlungsverlängerung

Wichtige Gründe für eine Therapieresistenz sind unter anderem eine inadäquate Dosierung und/oder unzureichende Dauer der initialen Therapie, eine Tatsache, die noch häufig unterschätzt wird. In einer randomisierten Studie mit Patienten, die auf eine 6-wöchige Therapie mit Sertralin (100 mg/Tag) nicht respondiert hatten, zeigte sich, dass eine Behandlungsverlängerung um weitere 5 Wochen mit weiterhin 100 mg/Tag Sertralin plus Placebo signifikant bessere Responseraten erzielen konnte als eine Steigerung auf 200 mg/Tag Sertralin plus Placebo (70 vs. 56%) und vergleichbare Raten mit einer Augmentation von 100 mg Sertralin mit 30 mg Mianserin pro Tag (70 vs. 67%) aufwies (Licht u. Qvitzau 2002).

Die Ergebnisse implizieren, dass der positive Effekt einer Augmentation häufig auch über die längere Einnahme des initialen Medikaments erklärt werden kann. Dabei dürfen natürlich das verlängerte Leiden der Patienten bei Nichtansprechen auf die Therapiestrategie und die damit ebenfalls verlängerte Episodendauer nicht außer Acht gelassen werden.

15.3.2 Umstellung von TZA auf SSRI

Im Folgenden werden Daten zur Umstellung der antidepressiven Therapie von TZA auf einzelne SSRI vorgestellt. Zusammenfassend zeigte sich, dass bei Therapieresistenz eine Umstellung von TZA auf einzelne SSRI mit Responseraten von 30–60% einhergeht.

Fluoxetin. In einer offenen Studie zeigten Beasley et al. (1990) nach einer 6-wöchigen Therapie mit Fluoxetin 60–80 mg/Tag bei 51–62% der 35 Patienten (je nach Intensität der TZA-Vorbehandlung) mindestens eine Halbierung der Werte auf der HAMD. Allerdings fand sich nur bei weniger als einem Fünftel der Patienten ein Gesamtwert von unter 7 in der HAMD, bei dem von einer Remission gesprochen werden kann. In einer randomisierten, doppelblinden Studie bei Patienten mit chronischer, theapieresistenter, eher atypischer Depression zeigte Fluoxetin eine Responderrate von 43% (Reimherr et al. 1984).

Paroxetin. Peselow et al. fanden in einer doppelblinden, randomisierten, placebokontrollierten Studie mit Paroxetin (30–50 mg/Tag) bei 10 Patienten 50%ige Responseraten (Peselow et al. 1989). Tyrer et al. (1987) konnten nach einer 6-wöchigen Therapie mit Paroxetin (30 mg/Tag) eine Reduktion des Hamilton-Depressionswerts von 20,0 auf 15,4 zeigen (allerdings beendeten nur 20 von 37 Patienten die Studie) – Werte, die jedoch weit von einer anzustrebenden Remission entfernt sind.

Fluvoxamin. Delgado et al. (1988) verabreichten in einer einfachblinden, placebokontrollierten, randomisierten Studie Fluvoxamin bis 300 mg/Tag. Die Studie beendeten 28 von 38 Patienten, davon erreichten 8 (29%) eine 50%ige Reduktion der HAMD-Gesamtwerte mit einer Fluvoxaminmonotherapie. Nolen et al. (1988) untersuchten 68 Patienten in einer doppelblinden, randomisierten, partiellen Cross-over-Studie mit Fluxoxamin (300 mg/Tag) vs. Oxaprotilin (in Deutschland derzeit nicht auf dem Markt). In der Oxaprotilingruppe erreichten 27% der Patienten eine mindestens 50%ige Reduktion des HAMD-Gesamtwerts, wohingegen keiner der 35 Patienten, die Fluvoxamin eingenommen hatten, eine Besserung zeigte. In der anschließenden Cross-over-Phase zeigten 38% der Patienten, die nach Fluvoxaminbehandlung keine Besserung gezeigt hatten, einen Therapieerfolg unter Oxaprotilin, wohingegen nur 10% der Oxaprotilin-Therapieversager auf Fluvoxamin befriedigend ansprachen.

15

15.3.3 Umstellung auf einen anderen SSRI

Da heute SSRI häufig die erste Therapieoption darstellen, stellt sich die Frage, ob ein Wechsel auf einen anderen SSRI die Responserate erhöhen kann. Gegenwärtig wird dies mit dem Hinweis auf die neben der gemeinsamen Serotonin-Wiederaufnahmehemmung unterschiedlichen neurochemischen Effekte (wenn auch von geringer Intensität) bejaht (s. auch Leitner et al. 2004). Hinzu kommt, dass bei einigen Patienten beim ersten SSRI die Compliance aufgrund einer geringen Tolerabilität eingeschränkt gewesen und bei einem anderen SSRI deutlich besser sein könnte. Höhere Responseraten bei Patienten mit initialer Intoleranz (Brown u. Harrison 1995; Thase et al. 1997) im Vergleich zu Patienten mit initialer Nonresponse unterstützen letztere Überlegung (Joffe et al. 1996; Zarate et al. 1996).

15.3.4 Zusammenfassende Bewertung

Derzeit mangelt es an Studien, die SSRI und TZA bei schweren oder therapieresistenten Depressionen vergleichen. Die Interpretation des vorhandenen Datenmaterials stößt zudem auf ein gravierendes methodisches Problem: Die Finanzierung der meisten Studien durch die pharmazeutischen Unternehmen, die die getesteten SSRI herstellen, was einen Einfluss auf die Studienergebnisse haben kann (Gotzsche 1989). Für unsere Fragestellung ist bedeutend, dass SSRI gegen bestimmte TZA fast überhaupt nicht getestet wurden (dies gilt beispielsweise für Nortriptylin) und dass häufig Dosierungen der TZA verwendet wurden, die bei schweren Depressionen nicht ausreichend sind (im Besonderen Dosierungen unter 150 mg Imipraminäquivalent). Vor diesem Hintergrund ist es beachtenswert, dass die Gesamtschau der vorliegenden Ergebnisse zumindest Tendenzen in Richtung einer Überlegenheit der TZA ergibt.

! Unter dem Vorbehalt dieser methodischen Erwägungen und einer auch darüber hinaus unbefriedigenden Datenlage kann man zusammenfassen, dass SSRI bei schweren und therapieresistenten Depressionen etwas weniger gut wirksam zu sein scheinen als TZA, insbesondere unter Verwendung der sedierenden TZA Amitriptylin und Nortriptylin, und Dosierungen ab 150 mg Imipraminäquivalent. Es sei allerdings betont, dass diese Ergebnisse als vorläufig anzusehen sind.

Es mag zudem sein, dass die interindividuellen Unterschiede der Patienten weit größer sind als die Unterschiede zwischen den Substanzgruppen, was die Notwendigkeit einer individuell abgestimmten und im Verlauf überprüften und ggf. angepassten antidepressiven Pharmakotherapie betont. Das heißt auch, dass es sich durchaus im Einzelfall lohnt, von einem TZA auf einen SSRI umzustellen. Ergebnisse entsprechender Algorithmusstudien könnten in Zukunft bei derartigen Entscheidungen hilfreich sein.

Derzeit empfiehlt sich bei Therapieresistenz ein Wechsel von einem auf einen anderen SSRI oder eine andere antidepressive Wirkstoffklasse vor allem bei Patienten mit leichten bis mittelschweren Depressionen, einer schnell entwickelten Intoleranz und nur partiellen Response auf die inititale Therapie (Nelson 1997, 2003; Crimson et al. 1999 für das Texas Medication Algorithm Project).

Eine Kombination von zwei SSRI ist dagegen nicht rational begründbar, da kein grundlegend unterschiedlicher Wirkmechanismus vorliegt und die sekundären Effekte als geringfügig anzusehen sind, sodass durch die erforderliche hohe Dosierung schwerere serotonerge Nebenwirkungen zu erwarten sind, die durchaus auch schwerwiegend sein können.

An dieser Stelle sei auf Studien verwiesen, die eine gute Wirksamkeit anderer antidepressiver Wirkstoffe (wie des dualen Wiederaufnahmehemmers Venlafaxin) bei schweren Depressionen nachweisen konnten (s. Review von Kienke u. Rosenbaum 2000).

15.4 SSRI und Suizidalität

Die wissenschaftliche Diskussion um eine erhöhte Suizidgefährdung depressiver Patienten unter SSRI-Behandlung ist vor dem Hintergrund einer Suizidrate von fast 10% und einer Rate für suizidale Handlungen von 16% aller depressiven Patienten (Kessler et al. 1999; Mann et al. 1999; Brown et al. 2000) sehr ernst zu nehmen. Healy und Whitacker (2003) versuchten, die Datenlage vorhandener randomisierter kontrollierter Studien, Metaanalysen und epidemiologischer Studien zusammenzufassen. In eigenen Berechnungen beziffern sie das relative Risiko für einen Suizid unter SSRI-Therapie mit zwischen 2,5 (Sertralin) und 3,4 (SSRI insgesamt) gegenüber dem Suizidrisiko von in der Hausarztpraxis mit anderen Antidepressiva behandelten depressiven Patienten. Es werden Studienergebnisse diskutiert, die zeigen konnten, dass die Suizidrate unter SSRI im Vergleich zu Placebo mit Risiken von 2,4 erhöht war (Beasley et al. 1991; Lopez-Ibor 1993; Montgomery et al. 1995).

! Healy und Whitacker (2003) empfehlen daher, die Patienten mit einer SSRI-Behandlung intensiv zu betreuen und bei besonders suizidgefährdeten Patienten evtl. eine alternative Wirkstoffgruppe in die therapeutische Entscheidung einzubeziehen, wobei zusätzlich zu suizidalem Verhalten prädisponierende Persönlichkeitsfacetten beachtet werden sollten.

15.5 Fazit

Bei Vorliegen einer therapieresistenten Depression sollte neben der Dosis- und Complianceoptimierung eine Verlängerung der Behandlung, eine Umstellung auf einen anderen SSRI oder eine andere Wirkstoffgruppe oder eine Augmentation erwogen werden (vielversprechend scheint dabei Lithium zu sein, s. auch Stimpson et al. 2002). Bei schweren Depressionen scheinen TZA den SSRI geringfügig überlegen zu sein. Die derzeit verfügbare Palette an antidepressiven Wirkstoffen ermöglicht in Verbindung mit nichtmedikamentösen Behandlungsformen individuell angepasste, gut überwachte Therapiestrategien.

Weitere Studien mit methodisch hochwertigen Designs sowohl zum Einsatz neuerer Antidepressiva bei therapieresistenten und schweren Depressionen als auch bei speziell suizidgefährdeten Patienten sind dringend notwendig. Schlussfolgerungen aus Metaanalysen sind nur eingeschränkt interpretierbar, u. a. da eine hohe Zahl an Subanalysen falsch-positive Ergebnisse wahrscheinlicher macht.

SSRI eignen sich insbesondere in der Therapie depressiver Patienten mit komorbiden Angst-,

Zwang- und Ess- und bestimmten Persönlichkeitsstörungen.

Literatur

Adli M, Langlitz N, Bauer M, Baethge C (2005) High-dose antidepressant treatment in therapy-resistant patients with major depression – a review. Eur Arch Psychiatry Clin Neuroscience (in press)

AHCPR (1993) Depression in primary care, vol 2: Treatment of major depression. Washington DC, US Department of Health and Human Services

Altamura AC, Montgomery SA, Wernicke JF (1988) The evidence for 20 mg of fluoxetine as the optimal dose in the treatment of depression. Brit J Psychiatry 153 [Suppl 3]: 109–112

Anderson IM (1998) SSRIs versus tricyclic antidepressants in depressed in-patients: a meta-analysis of efficacy and tolerability. Depress Anxiety 7 [Suppl 1]: 11–17

Anderson IM (2000) Selective serotonin reuptake inhibitors versus tricyclic antidepressants: a meta-analysis of efficacy and tolerability. J Aff Disord 58: 19–36

Azorin JM, Llorca PM, Despiegel N, Verpillat P (2004) Escitalopram is more effective than citalopram for the treatment of severe major depressive disorder. Encephale 30: 158–166

Baker CB, Woods SW (2003) Is there a SSRI dose response in treating major depression? The case for re-analysis of current data and for enhancing future study design. Depress Anxiety 17: 10–18

Baker CB, Tweedie R, Duval S, Woods SW (2003) Evidence that the SSRI dose response in treating major depression should be reassessed: a meta-analysis. Depress Anxiety 17: 1–9

Barbui C, Hotopf M, Freemantle N, Boynton J, Churchill R, Eccles MP, Geddes JR, Hardy R, Lewis G, Mason JM (2004) Treatment discontinuation with selective serotonin reuptake inhibitors (SSRIs) versus tricyclic antidepressants (TZA) (Cochrane Review). In: The Cochrane Library, Issue 2. John Wiley & Sons, Ltd., Chichester, UK

Bauer M, Hellweg R, Baumgartner A (1996) Fluoxetine-induced akathisia does not reappear after switch to paroxetine. J Clin Psychiatry 57: 593–594

Beasley CM, Sayler ME, Cunningham GE, Weiss AM, Masica DN (1990) Fluoxetine in tricyclic refractory major depressive disorder. J Affect Disord 20: 193–200

Beasley CM, Dornseif BE, Bosomworth JC, Sayler ME, Rampey AH Jr, Heiligenstein JH, Thompson VL, Murphy DJ, Masica DN (1991) Fluoxetine and suicide: a meta-analysis of controlled trials of treatment for depression. Brit Med J 303: 685–692

Boyer WF, Feighner JP (1991) The efficacy of selective serotonin re-uptake inhibitors in depression. In: Feighner JP, Boyer WF (eds) Selective seronomin re-uptake inhibitors. Wiley & Sons, Chichester, pp 89–108

Brown WA, Harrison W (1995) Are patients who are intolerant to one serotonin selective reuptake inhibitor intolerant to another? J Clin Psychiatry 56: 30–34

Brown GK, Beck AT, Steer RA, Grisham JR (2000) Risk factors for suicide in psychiatric outpatients: a 20-year prospective study. J Consult Clin Psychol 68: 371–377

Coulter DM, Pillans PI (1995) Fluoxetine and extrapyramidal side effects. Am J Psychiatry 152: 122–125

Crimson ML, Trivedi M, Pigott TA, Rush AJ, Hirschfeld RM, Kahn DA, DeBattista C, Nelson JC, Nierenberg AA, Sackeim HA, Thase ME (1999) The Texas Medication Algorithm Project: report of the Texas Consensus Conference Panel on Medication Treatment of Major Depressive Disorder. J Clin Psychiatry 60: 142–156

Delgado PL, Price LH, Charney DS, Heninger GR (1988) Efficacy of fluvoxamine in treatment-refractory depression. J Affect Disord 15: 55–60

Dornseif BE, Dunlop SR, Potvin JH, Wernicke JF (1989) Effect of dose-escalation after low-dose fluoxetine therapy. Psychopharmacol Bull 25: 71–79

Fava M, Rosenbaum JF, McGrath PJ, Stewart JM, Amsterdam JD, Quitkin FM (1994) Lithium and tricyclic augmentation of fluoxetine treatment for resistant major depression: a double-blind, controlled study. Am J Psychiatry 151: 1372–1374

Fuller RW, Wong DT (1987) Serotonin reuptake blockers in vitro and vivo. J Clin Psychopharmacol 7: 14–20

Geddes JR, Freemantle N, Mason J, Eccles MP, Boynton J (2004) Selective serotonin reuptake inhibitors (SSRIs) versus other antidepressants for depression (Cochrane Review). In: The Cochrane Library, Issue 2., John Wiley & Sons, Ltd., Chichester, UK

Gotzsche PC (1989) Methodology and overt and hidden bias in reports of 196 double-blind trials of nonsteroidal antiinflammatory drugs in rheumatoid arthritis. Control Clin Trials 10: 31–56

Healy D, Whitacker C (2003) Antidepressants and suicide: risk-benefit conundrums. J Psychiatry Neurosci 23: 331–337

Hirschfeld RM (1999) Efficacy of SSRIs and newer antidepressants in severe depression: comparison with TZA. J Clin Psychiatry 60: 326–335

Hirschfeld RM, Montgomery SA, Aguglia E, Amore M, Delgado PL, Gastpar M, Hawley C, Kasper S, Linden M, Massana J, Mendlewicz J, Möller HJ, Nemeroff CB, Saiz J, Such P, Torta R, Versiani M (2002) Partial response and nonresponse to antidepressant therapy: current approaches and treatment options. J Clin Psychiatry 63: 826–837

Joffe RT, Levitt AJ, Sokolov ST, Young LT (1996) Response to an open trial of a second SSRI in major depression. J Clin Psychiatry 57: 114–115

Joyce PR, Mulder RT, Luty SE, McKenzie JM, Rae AM (2003) A differential response to nortriptyline and fluoxetine in melancholic depression: the importance of age and gender. Acta Psychiatr Scand 108: 20–23

Kessler RC, Borges G, Walters EE (1999) Prevalence of and risk factors for lifetime suicide attempts in the National Comorbidity Survey. Arch Gen Psychiatry 56: 617–626

Kienke AS, Rosenbaum JF (2000) Efficacy of venlafaxine in the treatment of severe depression. Depress Anxiety 12 [Suppl 1]: 50–54

Lane R, Baldwin D, Preskorn S (1995) The SSRIs: advantages, disadvantages and differences. J Psychopharmacol 9 [Suppl]: 163–178

Leitner I, Bailer U, Letmaier M, Stastny J, Aschauer H, Kasper S (2004) Behandlungsmöglichkeiten der therapieresistenten Depression. J Neurol Neurochir Psychiatry 5: 28–39

Licht RW, Qvitzau S (2002) Treatment strategies in patients with major depression not responding to first-line sertraline treatment: a randomised study of extended duration of treatment, dose increase or mianserin augmentation. Psychopharmacology 161: 143–151

Lopez-Ibor JJ (1993) Reduced suicidality on paroxetine. Eur Psychiatry 1 [Suppl 8]: 17–19

Mann JJ, Waternaux C, Haas GL, Malone KM (1999) Toward a clinical model of suicidal behavior in psychiatric patients. Am J Psychiatry 156: 181–189

McCombs JS, Nicol MB, Stimmel GL, Sclar DA, Beasley CM, Gross LS (1990) The cost of antidepressant drug therapy failure: a study of antidepressant use patterns in the Medicaid population. J Clin Psychiatry 51 [Suppl 6]: 60–69

Montgomery SA, Dunner DL, Dunbar G (1995) Reduction of suicidal thoughts with paroxetine in comparison to reference antidepressants and placebo. Eur Neuropsychopharmacol 5: 5–13

Nelson JC (1997) Treatment of refractory depression. Depress Anxiety 5: 165–174

Nelson JC (1998) Overcoming treatment resistance in depression. J Clin Psychiatry 59 [Suppl 16]: 13–19; discussion 40–42

Nelson JC (2003) Managing treatment-resistant major depression. J Cin Psychiatry 64 [Suppl 1]: 5–12

Nolen WA, van de Pute JJ, Dijken WA, Kamp JS, Blansjaar BA, Kramer HJ, Haffmans J (1988) Treatment strategy in depression. Acta Psychiatr Scand 78: 668–675

Parker G (2002) Differential effectiveness of newer and older antidepressants appears mediated by an age effect on the phenotypic expression of depression. Acta Psychiatr Scand 106: 168–170

Peselow ED, Filippi AM, Goodnick P, Barouche F, Fieve RR (1989) The short- and long-term efficacy of paroxetine HC: data from a double-blind crossover study and from a year-long term trial vs imipramine and placebo. Psychopharmacol Bull 25: 272–276

Reimherr FW, Wood DR, Byerley B, Brainard J, Grosser BI (1984) Characteristics of responders to fluoxetine. Psychopharmacol Bull 20: 70–72

Rickels K, Schweizer E (1990) Clinical overview of serotonin reuptake inhibitors. J Clin Psychiatry 51 [Suppl B]: 9–12

Roose SP, Glassman AH, Attia E, Woodring S (1994) Comparative efficacy of selective serotonin reuptake inhibitors and tricyclics in the treatment of melancholia. Am J Psychiatry 151: 1735–1739

Salize HJ, Stamm K, Schubert M, Bergmann F, Härter M, Berger M, Gaebel W, Schneider F (2004) Behandlungskosten von Patienten mit Depressionsdiagnose in haus- und fachärztlicher Versorgung in Deutschland. Psychiat Prax 31: 147–156

Schwabe U, Paffrath D (Hrsg) (2003) Arzneiverordnungsreport 2002. Springer-Verlag Berlin Heidelberg

Stimpson N, Agrawal N, Lewis G (2002) Randomized controlled trials investigating pharmacological and psychological interventions for treatment-refractory depression. Brit J Psychiatry 181: 284–294

Thase ME, Blomgren SL, Birkett MA, Apter JT, Tepner RG (1997) Fluoxetine treatment of patients with major depressive disorder who failed initial treatment with sertraline. J Clin Psychiatry 58: 16–21

Tyrer P, Marsden CA, Casey P, Seivewright N (1987) Clinical efficacy of paroxetine in resistant depression. J Psychopharmacol 1: 251–257

Zarate CA, Kando JC, Tohen M, Weiss MK, Cole JO (1996) Does intolerance or lack of response with fluoxetine predict the same will happen to sertraline? J Clin Psychiatry 57: 67–71

Monoaminoxidase-Hemmstoffe

I. Anghelescu

In Deutschland spielen Tranylcypromin als irreversibler Monoaminoxidase-(MAO-)A/B-Hemmstoff und Moclobemid als reversibler MAO-A-Hemmstoff eine Rolle bei der Behandlung depressiver Störungen. Während Moclobemid als gut verträgliche Alternative zunächst als »Hoffnungsträger« galt, wird es mittlerweile hauptsächlich bei sozialer Phobie und kaum bei therapieresistenter Depression eingesetzt. Tranylcypromin scheint stärker antidepressiv wirksam, aber auch schlechter verträglich und schlechter kombinierbar zu sein. Obwohl mittlerweile seltener als vor 10–20 Jahren eingesetzt, stellen insbesondere irreversible Monoaminoxidasehemmstoffe (MAOH) bei ansonsten therapieresistenten Depressionen eine erwägenswerte Behandlungsoption dar. Auf eine ausreichende Dosierung, die großen individuellen Unterschieden unterliegt, ist zu achten. Hinsichtlich der Sicherheit sind pharmakodynamische und -kinetische Besonderheiten zu berücksichtigen (tyraminarme Diät, Kombinationsbehandlung und dosisabhängige und -unabhängige Nebenwirkungen). Bei der Kombinationsbehandlung von irreversiblen MAOH mit anderen Antidepressiva muss auf ausgeprägt serotonerg wirksame Substanzen wie selektive Serotonin-Wiederaufnahmehemmer (SSRI), Venlafaxin oder Clomipramin verzichtet und bei anderen die Reihenfolge des Einsatzes beachtet werden (1. Non-MAOH, 2. MAOH).

Es besteht weitgehend Übereinstimmung darin, dass die Gabe von MAOH bei Therapieresistenz z. B. auf trizyklische Antidepressiva (TZA) eine wichtige Therapieoption darstellt. Obwohl die Literatur hierzu meist schon vor einigen Jahren und Jahrzehnten entstanden ist und die besonders häufige Anwendung bereits einige Jahre zurückliegt, wird diese Behandlungsmaßnahme nach wie vor angewandt und hat ihren Stellenwert.

16.1 Theoretischer Hintergrund

Iproniazid war der erste Monoaminooxidase-Hemmstoff (MAOH). Aufgrund der zwar seltenen, aber potenziell tödlichen Lebertoxizität wurden andere Hydrazin-MAOH entwickelt, so z. B. Isocarboxazid, Nialamid und Phenelzin wie auch die Non-Hydrazin-MAOH Tranylcypromin und Pargylin.

Es gibt zwei Monoaminoxidasen, Typ A und B, die unterschiedliche Proteine repräsentieren. MAO-A desaminiert vorzugsweise Serotonin und Noradrenalin, wohingegen MAO-B Dopamin, Benzylamin und Phenylethylamin desaminiert. Bestimmte Substrate, wie z. B. Tyramin A, werden ähnlich stark von beiden Enzymen metabolisiert. Ausgeprägte interindividuelle Unterschiede wurden bezüglich der relativen Anteile der MAO-A und MAO-B in Geweben gefunden. So hat das menschliche Gehirn mehr MAO-B, das Rattenhirn mehr MAO-A.

Tranylcypromin ist ein Amphetaminanalogon mit zyklisierter Seitenkette, Moclobemid ein substituiertes Benzamid. Tranylcypromin und Moclobemid haben keine Affinität zu Neurotransmitterrezeptoren, sie verursachen vielmehr durch die chronische MAO-Hemmung eine Herabregulierung postsynaptischer β-Adrenozeptoren und $5\text{-}HT_{2A}$-Rezeptoren. Tranylcypromin wird über den Noradrenalintransporter in noradrenerge Neurone aufgenommen und kann hierdurch einen Auswärtstransport von Noradrenalin auslösen, ähnlich wie die indirekten Sympathomimetika. Diese Eigenschaft dürfte mitverantwortlich sein für seine stark zentral stimulierende Wirkung. Die Pharmakokinetik von Tranylcypromin ist weitgehend unbekannt, aufgrund des geringen Interesses der pharmazeutischen Industrie an dieser Substanz wird es von dieser Seite her wahrscheinlich auch nicht weiter erforscht werden. Aufgrund der kovalenten Bindung an die MAO hält die Wirkung von Tranylcypromin nach dessen Absetzen noch so lange an, bis eine ausreichende Neusynthese des Enzyms stattgefunden hat. – **Moclobemid** unterliegt einem First-pass-Metabolismus. Die orale Bioverfügbarkeit liegt bei 50–80%. Es wird in der Leber zu meist inaktiven Metaboliten abgebaut. Die Plasmaeliminationshalbwertzeit beider Stoffe liegt bei etwa 2 Stunden. Beide Substanzen, allerdings Tranylcypromin in viel stärkerem Ausmaße, wirken zunächst stark antriebssteigernd und erst nach einer Latenz von etwa 1–2 Wochen stimmungsaufhellend.

16

Trotz kurzer Halbwertzeit hat Tranylcypromin eine erheblich längere biologische Wirkdauer, da es als irreversibler MAOH mit dem Enzym in der Nähe des aktiven Zentrums eine kovalente Bindung eingeht, so dass die abklingende MAO-Inhibition von der Neusyntheserate des Enzyms abhängt. Nach Absetzen von Tranylcypromin braucht es z. B. 5 Tage bis wieder die ursprüngliche MAO-Aktivität erreicht ist. Die Wirklatenz ist dabei wahrscheinlich störungs- und dosisabhängig unterschiedlich.

Pharmakokinetisch bedingte Vorteile von Moclobemid gegenüber irreversiblen, nichtselektiven MAOH beziehen sich vor allem auf gefürchtete Nebenwirkungen, wie hypertensive Krisen nach Einnahme von tyraminhaltigen Nahrungsmitteln. Aufgrund des kompetitiven Hemm-Mechanismus ist eine Verdrängung von Moclobemid durch Tyramin aus der Bindung an der MAO-A möglich, die dadurch für die Inaktivierung von biogenen Aminen wie Tyramin selbst frei wird. Außerdem kann Tyramin zum Teil noch über die MAO-B im Darm und in der Leber abgebaut werden. Dies führt zu dem Vorteil, dass tyraminarme Diät nicht mehr erforderlich, keine Karenzzeit bei Gabe von TZA oder operativen Eingriffen notwendig und eine erheblich kürzere Karenzzeit bei Gabe von SSRI – wenn überhaupt – nötig ist. In der klinischen Praxis hat Moclobemid zwar aufgrund seiner Verträglichkeit, gerade auch bei älteren Patienten, einen Stellenwert; zur Behandlung von therapieresistenten Depressionen jedoch wird Tranylcypromin aufgrund der stärkeren Wirksamkeit der Vorzug gegeben.

16.2 Indikationen

In Deutschland spielen wie eingangs gesagt folgende zwei MAOH-Typen eine Rolle:
- irreversibel: Tranylcypromin,
- reversibel: Moclobemid (strukturchemisch interessanterweise als substituiertes Benzamid mit Amisulprid, Sulpirid und Tiaprid verwandt).

Tabelle 16.1. Indikationen für MAOH

Sicher wirksam	Möglicherweise wirksam
Atypische Depression	Zwangsstörung
Depressive Episode	Narkolepsie
Dysthymie	Kopfschmerzen
Panikstörung	Andere chronische Schmerzen
Bulimie	Generalisierte Angststörung
Atypischer Gesichtsschmerz	
Therapieresistente Depression	
M. Parkinson[a]	

[a] Selegilin ist der einzige MAO-B-Hemmer, der zur Behandlung eines M. Parkinson eingesetzt wird.

In der Behandlung mit MAOH können bei therapieresistenten Depressionen folgende Strategien unterschieden werden:
- Hochdosisbehandlung,
- Kombination mit anderen Antidepressiva und anderen antidepressiven Behandlungs- und Augmentationsstrategien wie Lithium, Schilddrüsenhormonen, Antipsychotika, Elektrokrampftherapie (EKT).

MAOH sind indiziert bei gehemmt-depressiven Syndromen, insbesondere bei Therapieresistenz. Tranylcypromin wird auch zur Behandlung von Panik- und Angststörungen, Bulimie und der sog. atypischen Depression eingesetzt (Tabelle 16.1). Wegen fehlender anticholinerger und kardiotoxischer Effekte sind MAOH, besonders Moclobemid, auch im höheren Alter gut verträglich.

Hypertensive Reaktionen können auch tyraminunabhängig bei Patienten mit Thyreotoxikose oder Phäochromozytom auftreten. Sie werden mit Phentolamin oder Kalziumantagonisten behandelt.

! Bei der Hochdosis-Tranylcyprominbehandlung (selbst wenn »nur« Dosen von 80 mg täglich verwendet werden) müssen die Patienten nicht nur über mögliche Risiken aufgeklärt werden, son-

dern auch ein schriftliches Einverständnis wird empfohlen. Auf Diätfehler mit potenziell fatalen Folgen (hypertensive Krisen mit zerebraler Blutungsgefahr) muss hingewiesen werden.

16.3 Anwendungsmöglichkeiten und Wirksamkeit

Eine direkte Möglichkeit, die Monoaminoxidase zu hemmen und so die Noradrenalin- wie auch die Dopaminkonzentration im synaptischen Spalt zu erhöhen, bietet die Gabe derjenigen MAOH, die bei hoher Dosierung sympathomimetische Effekte zeigen und amphetaminartig wirken (Amsterdam 1991). In diesem Zusammenhang ist interessant, dass auch die Gabe von Psychostimulanzien antidepressive Effekte zeigen (Kindler et al. 1994).

Verschiedene Studien belegen die Wirkung der MAOH bei therapieresistenten Depressionen (z. B. McGrath et al. 1993). MAOH wirken bei etwa 50% aller Patienten, die nicht auf andere Antidepressiva ansprechen (Nolen et al. 1994) wie unter Lithium oder nach Wechsel des Antidepressivums. Damit entsprechen sie den Kriterien, die man im Allgemeinen an eine erfolgreiche Augmentationsstrategie stellt.

Nolen (1986, 1989) behandelte 43 Patienten mit einer typischen majoren depressiven Episode, die mit einem oder mehreren TZA erfolglos behandelt worden waren, zunächst mit einem spezifischen serotonergen oder noradrenergen Antidepressivum, bei Nonresponse mit Schlafentzug oder 5-Hydroxytryptophan und schließlich mit einem MAOH. Unter dieser Therapie besserten sich 58% der therapieresistenten, mit Tranylcypromin behandelten Patienten. Quitkin et al. berichteten 1981 in einer retrospektiven Studie, dass 76% von 40 Patienten nach einem Fehlversuch mit einem Antidepressivum der ersten oder zweiten Generation auf einen MAOH respondierten. Daraus leiteten die Autoren die Empfehlung ab, bei Patienten, für die keine EKT in Frage kommt, nach Nonresponse auf ein Antidepressivum mit einem MAOH zu behandeln. Zu einem sehr ähnlichen Ergebnis kam Pare 1985. Roose et al. zeigten 1986 in einer offenen Studie, dass alle Patienten, die auf

Tabelle 16.2. Empfohlene MAOH-Dosierungen (Dosierungsempfehlung des Autors; entspricht nicht den Herstellerempfehlungen)

MAO-Hemmer	Dosisbereich [mg/Tag]
Isocarboxazid[a]	20–80
Moclobemid[b]	300–900
Phenelzin[a]	30–90
Selegilin	15–60
Tranylcypromin	20–100 (in Einzelfällen auch höher)

[a] In den USA, aber nicht in Europa zugelassen
[b] In Europa und Kanada, aber nicht in den USA zugelassen

ein TZA kein Ansprechen zeigten, entweder auf einen MAOH oder auf EKT respondierten.

Der MAOH Phenelzin, der in den USA, jedoch nicht in Deutschland auf dem Markt ist (Tabelle 16.2), wurde auch bei geriatrischen Patienten mit therapieresistenten depressiven Störungen als antidepressiv wirksam und gut verträglich beschrieben (Georgotas et al. 1983).

Besonders gut auf MAOH scheinen Patienten mit sog. atypischer Depression anzusprechen (Tabelle 16.1), die unter Symptomen wie Zunahme der Schlafdauer oder Appetitsteigerung, Apathie und einer ausgeprägten Empfindlichkeit gegenüber Zurückweisungen leiden (McGrath et al. 1987; Liebowitz et al. 1988). Bei Panikstörungen bzw. Depressionen mit Paniksymptomen erwiesen sich MAOH ebenfalls als besonders wirksam; so zeigte Phenelzin eine deutliche Überlegenheit gegenüber Amitriptylin (Robinson et al. 1985) und Imipramin (Sheehan et al. 1980).

Trotz vielversprechender Ergebnisse wurde die Entwicklung von Moclobemid in den Vereinigten Staaten nicht fortgeführt, wahrscheinlich wegen der Negativergebnisse aus Doppelblindstudien bezüglich einer Überlegenheit der Wirkung gegenüber Placebo. Andere reversible MAO-A-Hemmer sind Brofaromin, Cimoxaton und Toloxaton (Tabelle 16.3). Die Wirksamkeit von Tranylcypromin wurde bislang anhand mehrerer großer Doppelblindstudien nachgewiesen, die die Medikation tertiären Aminen (TZA) gegenüber nicht unterlegen und sicher gegenüber Pla-

■ **Tabelle 16.3.** Charakteristika der MAOH

MAOH	Selektivität	Substrat	Reversibilität
Brofaromin	MAO-A	Serotonin und Noradrenalin	+
Cimoxaton			+
Clorgylin			–
Moclobemid			+
Toloxaton			+
Pargylin	MAO-B	Phenylethylamin und Benzylamin	–
Selegilin			–
Isocarboxazid	MAO-A,-B	Tyramin, Dopamin, Tryptamin	–
Phenelzin			–
Tranylcypromin			–

cebo überlegen gefunden haben. Andere Studien, die darauf hinwiesen, dass atypische Depressionen besser auf MAOH respondierten, fanden, dass die Ähnlichkeiten zwischen MAOH und TZA die Unterschiede bei weitem überwögen. Eine Gruppe hat angenommen, dass MAOH besonders bei anergen bipolaren Patienten gut wirken. Kontraindikationen gegen MAOH stellen fortgeschrittene Nierenerkrankungen, Phäochromozytom und signifikante Hypertension dar.

Als neuere Substanz wurde Brofaromin in einer randomisierten, doppelblinden kanadischen Studie gegen Clomipramin bei Patienten mit Panikstörungen mit oder ohne Agoraphobie getestet (Chouinard et al. 1993). Beide Substanzen unterschieden sich nicht bezüglich ihrer Wirksamkeit, aber Brofaromin war besser verträglich und wies eine reduzierte Rate von Nebenwirkungen auf. Ob Brofaromin auch bei therapieresistenter Depression wirksam ist, wurde jedoch bislang nicht untersucht.

Ob der Johanniskrautinhaltsstoff Hyperizin als MAOH bezeichnet werden kann, ist gegenwärtig zumindest umstritten (Butterweck et al. 2003). Untersuchungen in den 80er Jahren ergaben zwar, dass Hyperizin eine MAO-Inhibition bewirkt. Neuere Studien zeigten jedoch, dass der Gesamtextrakt eine viel stärkere MAO-Inhibition bewirkt als Hyperizin allein. Verantwortlich werden hierfür die im Extrakt enthaltenen Xanthone, Flavone und Flavonole gemacht, deren Konzentration proportional zu der des Hyperizins ist. Allerdings muss einschränkend erwähnt werden, dass In-vitro-Untersuchungen auch die Beeinflussung anderer Neuromodulatoren unter Johanniskraut ergeben haben (Nathan 1999). Zudem muss betont werden, dass die Wirksamkeit bei Therapieresistenz bislang nicht untersucht wurde.

16.3.1 Hochdosisbehandlung mit irreversiblen MAO-Hemmern

Von wesentlicher Bedeutung ist die ausreichende individuelle MAOH-Dosierung: Mehrere Arbeitsgruppen fanden einen Zusammenhang zwischen dem Ausmaß der Thrombozyten-MAOH und dem antidepressiven Behandlungserfolg. Zum Erreichen eines befriedigenden klinischen Effekts sollten 85% der Thrombozyten-MAO gehemmt sein (Murphy et al. 1987). Diese Methode eignet sich allerdings nicht zur klinischen Routine. Tranylcypromin wurde bei therapieresistenter Depression in hoher bis sehr hoher Dosierung, d. h. von 90–170 mg/Tag, als effektiv beschrieben (Amsterdam u. Berwish 1989). ■ Tabelle 16.2 gibt eine grobe Einschätzung der allgemein bei Therapieresistenz als Monotherapie einzusetzenden Dosierungen.

In einer doppelblinden kontrollierten Studie von 1988 fanden Nolen et al. (1988) eine signifikant bessere Wirksamkeit von Tranylcypromin gegenüber dem TZA Nomifensin. Die Autoren verabreichten Tranylcypromin in Dosen bis zu maximal 100 mg/Tag. Wenn MAOH in dieser Dosierung verabreicht werden, treten sympathomimetische, amphetaminartige Effekte auf, die möglicherweise für die so erzielbare antidepressive Wirkung verantwortlich sind. Amsterdam untersuchte 1991 in einer offenen Studie 14 Patienten, deren Depression sich bis dahin als gegenüber zwei traditionellen Therapieverfahren resistent erwiesen hatte (Amsterdam 1991). Unter hochdosierter Tranylcypromingabe bis zu 180 mg täglich zeigten 7 Patienten eine Vollremission und 3 eine partielle Rückbildung ihrer Symptomatik. Die Patienten erhielten anfangs 20 mg Tranylcypromin, wobei die Dosis ein- bis zweimal wöchentlich um 10 mg gesteigert wurde. Die Erhaltungsdosis, die meist bei 110 mg/Tag lag, wurde mindestens 3 Wochen beibehalten.

Natürlich gilt es bei diesen offenen Studien die Einschränkung zu beachten, dass sich die Besserung auch als Spontanremission gezeigt haben könnte. In weiteren offenen Studien mit kleineren Fallzahlen wurde eine signifikante Besserung bisher therapieresistenter depressiver Patienten unter hochdosierter MAOH-Gabe beschrieben (Berlanga u. Ortega-Soto 1995). Im Gegensatz dazu liegen keine vergleichbaren positiven Ergebnisse bei der Behandlung bisher therapieresistenter depressiver Patienten mit selektiven MAOH wie Moclobemid vor.

Viele initial negative Befunde unter MAOH resultierten aus dem Mangel, die effektive Dosis zu ermitteln. MAOH haben im Allgemeinen ein breiteres Dosis-Wirkungs-Profil als andere Antidepressiva, weshalb z. B. unter Tranylcypromin als Höchstdosen in verschiedenen Studien so unterschiedliche Werte ermittelt wurden. Die individuelle Verträglichkeit variiert ebenfalls sehr stark. Gerade bei therapieresistenten Patienten ist es meist notwendig, Tranylcypromin bis zu 40 mg/Tag zu erhöhen. Dabei gilt als Faustregel (im Übrigen für alle MAOH zutreffend), dass man mit einer Tablette (10 mg) morgens startet und alle 4–7 Tage eine weitere hinzufügt (Einmalgaben morgens oder Aufteilung morgens und mittags möglich). Selbstverständlich sind, wie oben beschrieben, noch wesentlich höhere Dosen möglich. Wenn Nebenwirkungen vorliegen (meistens hypotone orthostatische Dysregulation), ist an eine Reduktion der Dosis zu denken. Wenn nach ein bis 3 Wochen keine Besserung festzustellen ist, wäre eine weitere Erhöhung um jeweils 10 mg zu erwägen. Insgesamt kann man davon ausgehen, dass tyraminassoziierte hypertensive Krisen bei Patienten, die MAOH erhalten, selten, meist sehr schmerzhaft (Zephalgien) und zeitbegrenzt sind.

! Insgesamt kann die Gabe eines irreversiblen MAOH in hoher Dosis für eine vertretbare und effektive Therapiemöglichkeit bei therapieresistenter Depression gehalten werden, sofern eine entsprechende Diät eingehalten und die Gabe serotonerger Medikation streng vermieden wird.

Bemerkenswert erscheint die Wirksamkeit von Selegilin (irreversibler MAOH vom Typ B) in höherer Dosierung (15–20 mg/Tag) in der Depressionsbehandlung (Laux 1993). Nach Gabe eines MAOH steigen die intrazellulären Konzentrationen der endogenen Amine, z. B. Noradrenalin, an, aber auch die Konzentration von Aminen, die man typischerweise nicht bei Menschen findet wie Tryptamin, was von einer kompensatorischen Abnahme der Aminsynthese aufgrund eines Feedbackmechanismus geschieht. Obwohl die Plasmahalbwertszeit der MAOH kurz ist, dauert die Halbwertszeit der MAO-Inhibition wesentlich länger (ca. 2 Wochen).

Die einzigartige Wirksamkeit der MAOH hat dazu geführt, verschiedene, besser verträgliche Darreichungsformen zu entwickeln. Einer dieser Ansätze ist die Entwicklung des transdermalen Selegilins. In einer Studie von Amsterdam (2003) wurde in einer doppelblinden, placebokontrollierten klinischen Untersuchung gezeigt, dass Selegilin als transdermale Applikation zumindest einen leichten, aber statistisch signifikanten antidepressiven Effekt verglichen mit Placebo bei depressiven Patienten hat, wobei auf eine tyraminarme Diät verzichtet werden kann. Ob bei therapieresistenten Patienten diese Medikation sinnvoll ist oder gar Kombinationsbehandlungen mit Selegilin positive Effekte haben, lässt sich derzeit nicht beantworten.

Die Dosierung, die für Selegilin im affektiven Bereich benutzt wird, liegt wie bereits erwähnt meistens höher in der Indikation als Antiparkinsonmedikation, d. h. meistens mindestens 15 mg/Tag. In dieser Dosierung ist es nicht mehr MAO-B-selektiv, sondern inhibiert sowohl die MAO-B als auch die MAO-A und erfordert daher prinzipiell eine tyraminarme Diät.

Die Daten bezüglich der Inzidenz hypertensiver Krisen unter MAOH sind unzureichend, mit Ausnahme derer, die auf die vernachlässigbar seltene Inzidenz bei Selegilin und Moclobemid in jeweils mittlerer Dosis hinweisen. Die meisten Fälle, die berichtet wurden, beziehen sich auf Tranylcypromin, das die stärkste Sensitivität bezüglich Tyramin erzeugt. Unter Tranylcypromin kann eine transiente Hypertonie auch in Abwesenheit diätetischer Fehler oder medikamentöser Wechselwirkungen auftreten.

Nahrungsmittelassoziierte hypertensive Reaktionen sind wahrscheinlicher, aber nicht vorhersagbar. Patienten, die irreversible MAOH einnehmen, sollten lernen, ihren Blutdruck zu messen. Wenn sie Kopfschmerzen leichter bis mittlerer Ausprägung haben und der systolische Blutdruck nicht mehr als 30 mmHg Zunahme zeigt, ist von einer Tyramin-MAOH-Interaktion nicht auszugehen. Orthostatische Dysregulation unter MAOH kann klinisch am besten durch Dosisreduktion kontrolliert werden. Alternativ steht Dihydroergotamin oder Fludrocortison in schwierigen Fällen (0,1–0,4 mg/Tag) zur Verfügung.

Dem veränderten Schlaf-Wach-Rhythmus mit häufiger Müdigkeit am Nachmittag und gleichzeitiger Insomnie in der Nacht kann durch Medikamente, die nicht dem Betäubungsmittelgesetz unterliegen wie Methylphenidat oder Modafinil, nur unzureichend begegnet werden. Am ehesten bietet sich ein Hypnotikum zur Nacht an. Mundtrockenheit und Obstipation sind weitere Nebenwirkungen. Sexuelle Funktionsstörungen scheinen unter Tranylcypromin und Selegilin seltener als unter anderen MAOH zu sein.

16.3.2 Kombinationsbehandlung

Eine weitere Behandlungsmöglichkeit bei therapieresistenter Depression stellt auch die Kombinationsbehandlung mit MAOH dar. (▶ Kap. 16) Hierbei wird zum MAOH ein Medikament (oder eine nichtmedikamentöse Behandlungsmethode) simultan verabreicht.

Kombination mit tri- und tetrazyklischen Antidepressiva

In der Vergangenheit wurden insbesondere TZA (außer Clomipramin) mit MAOH kombiniert (Übersicht: Schmauss 1993). König et al. berichteten 1996, dass bei 13 von 23 therapieresistenten depressiven Patienten, die mit zwei unterschiedlichen Antidepressiva in ausreichender Dosierung über einen Zeitraum von jeweils mindestens 5 Wochen behandelt worden waren, durch eine Kombinationsbehandlung mit den Tri- bzw. Tetrazyklika Trimipramin, Maprotilin oder Mianserin mit 300 mg Moclobemid – einem wie eingangs erwähnt reversiblen MAO-A-Hemmer – eine Response erreicht werden konnte.

Heutzutage werden MAOH nicht selten bei therapieresistenten Patienten mit dem Tetrazyklikum Mirtazapin kombiniert, obwohl eine ausdrückliche Kontraindikation in der Fachinformation zu finden ist. Diese lässt sich aber im Prinzip aufgrund des Wirkprofils (präsynaptischer α_2-Antagonist und postsynaptischer 5-HT_2- und 5-HT_3-Antagonist, insgesamt indirekte serotonerge und noradrenerge Stimulation) nicht zwanglos begründen, zumal die Kombination aus einem irreversiblen MAOH wie Tranylcypromin und Amitriptylin nicht ebenso explizit untersagt ist, genauso wenig wie mit Mianserin, das strukturchemisch eng mit Mitrazapin verwandt ist. Im Gegenteil, in einer großen retrospektiven Studie konnten Schmauss et al. (1986) zeigen, dass Tranylcypromin, zusätzlich zu Amitriptylin gegeben, mit einer Erfolgsrate von 78% die effektivste Kombination eines TZA mit einem MAOH darstellt. Jedoch erwies sich diese Kombination in verschiedenen kontrollierten Studien zwar als nebenwirkungsarm, aber nicht der jeweiligen Monotherapie überlegen (O'Brian et al. 1993).

Auch in einer 3-jährigen Follow-up-Studie bei schwerkranken, therapieresistenten, depressiven Patienten erwies sich die Kombination von Amitriptylin mit einem irreversiblen MAOH zwar als sicher, aber nicht als vorteilhaft für jeden Patienten (Berlanger u. Ortegasoto 1995).

Insgesamt sei die Wirksamkeit einer Kombinationsbehandlung von Amitriptylin und Tranylcypromin bei therapieresistenten Depressionen nicht belegt (Möller 1991). Jedoch sind in einzelnen Fällen von Therapieresistenz positive Effekte beschrieben (Bauer u. Linden 1993), ohne dass biologische Prädiktoren für den erfolgreichen Einsatz dieser Kombinationsbehandlung bekannt wären.

Die Wirksamkeit der potenziell aussichtsreichen Kombination von Amitriptylin und Moclobemid ist bisher noch nicht untersucht worden. Bei gesunden Probanden wurde diese Kombination gut vertragen, eine Dosisreduktion oder ein therapiefreies Intervall vor dem Hinzufügen von Moclobemid war nicht notwendig (Zimmer et al. 1990).

In therapieresistenten Fällen scheint außerdem die Kombination eines MAOH mit Mianserin nicht nur gut tolerabel, sondern auch effizient zu sein (Tanum 1994). Die Gabe von TZA zu einer fortlaufenden MAO-Medikation ist aufgrund ernster unerwünschter Arzneimittelwirkungen, wie z. B. hypertensive Krisen, kontraindiziert (Simpson u. White 1984). Dennoch wird auch diese Therapiestrategie in der Praxis durchgeführt, wobei die Verträglichkeit für die meisten Patienten sehr gut zu sein scheint.

Vom klinischen, also pharmakodynamischen Wirkprofil her gesehen ist als Kombinationsbehandlung mit einem grundsätzlich antriebssteigernden MAOH die zusätzliche Gabe eines sedierenden Antidepressivums wie Amitriptylin oder Mirtazapin sinnvoll. Es wurde sogar berichtet, dass Mirtazapin zur Behandlung des akuten Serotoninsyndroms eingesetzt werden kann (Hoes 1996).

Die Kombination von MAOH und tri- bzw. tetrazyklischen Substanzen sollte jedoch nur von Ärzten durchgeführt werden, die mit der kombinierten Gabe vertraut sind und potenzielle Neben- und Wechselwirkungen kennen. Wenn die Dosis des TZA festgelegt wird, sollte der MAOH langsam hinzugefügt werden. Die umgekehrte Reihenfolge sollte nicht durchgeführt werden, zumindest nicht ohne eine 2-wöchige gleichbleibende Dosierung des MAOH. Insgesamt sind die Zieldosen des MAOH eher niedriger zu wählen, wenn eine Kombination mit TZA durchgeführt wird (bei Tranylcypromin ca. 30–60 mg/Tag). Wenn die Kombination beendet wird, sollte der MAOH zuerst abgesetzt werden. Desipramin und Maprotilin, die selektive Noradrenalin-Wiederaufnahmehemmer sind, sollten trotz der im Abschnitt »Kombination mit anderen Antidepressiva« (s. unten) erwähnten positiven Befunde mit MAOH aufgrund des Risikos einer hypertensiven Krise nur mit Vorsicht benutzt werden.

Kombinationsbehandlung mit SSRI

Kombinationsbehandlungen von SSRI und irreversiblen MAOH, wie z. B. Tranylcypromin, erwiesen sich als sehr ungünstig. Sie führten bei einer Vielzahl von Patienten vor dem Eintritt therapeutisch günstiger Effekte vor allem zum Auftreten des sog. Serotoninsyndroms mit Orientierungsstörungen, Unruhe, Myoklonien, Hyperreflexie, Durchfall, Fieber, Schwindel, Schwitzen, Tremor und Hypertonus (Feighner et al. 1990; Sternbach 1991). Daher sollte diese Kombination strikt vermieden werden.

Allerdings liegen positive Berichte der kombinierten Behandlung von Moclobemid mit SSRI vor (Bakish et al. 1995; Ebert et al. 1995). Bei gesunden Probanden wurden bei der Kombination von Fluvoxamin und Moclobemid vs. Placebo lediglich verstärkt Müdigkeit und Kopfschmerzen gefunden (Wallnöfer et al. 1995). Bei therapieresistenten depressiven Patienten wurden beim Hinzufügen von Moclobemid zu Fluvoxamin ebenfalls keine schweren Nebenwirkungen beobachtet (Joffe u. Bakish 1994; Ebert et al. 1995). Darüber hinaus konnten beide Autorengruppen bei diesen schwerkranken Patienten einen deutlichen, der Monotherapie überlegenen Effekt in der klinischen Wirksamkeit bis zur vollständigen Remission beobachten.

Kombination mit anderen Antidepressiva

Es ist interessant in diesem Zusammenhang zu sehen, dass eine serotonerge Transmissionsverstärkung zu diesen deletären Folgen führen kann, eine dopaminerge oder noradrenerge jedoch bei weitem nicht in gleichem Umfang. Insbesondere die vorherige Gabe eines Noradrenalin-Wiederaufnahmehemmers ca. 2 Wochen vor Beginn einer Therapie mit Tranylcypromin hatte bereits in den 70er Jahren mit Desipramin positive Effekte zur Folge. Die Kombination war gut verträglich und schien im Tierversuch sogar Tyramindiätfehler zu verzeihen. Dies wirkt zunächst einmal kontraintuitiv, da gleichzeitig eine Rückaufnahmehemmung und eine Abbauhemmung des Noradrenalins vorliegen und man somit erwarten könnte, dass hypertensive Krisen sogar häufiger auftreten. Aufgrund von sekundären Rezeptordichteveränderungen (»down regulation«) scheint allerdings das Gegenteil der Fall zu sein. Daher – allerdings ohne dass eine kontrollierte prospektive Studie vorliegt, sondern nur bei positiven Fallberichten – wird z. B. zur Überbrückung der Zeit bis zum Einsatz von Tranylcypromin nach vorheriger Gabe eines SSRI Reboxetin gegeben (Anghelescu u. Severus, in Vorbereitung). Führt dieses allein zu einem Ansprechen, wird es weiter als Monotherapie gegeben. Wird kein Ansprechen beobachtet (nach ca. 2 Wochen), wird Reboxetin durch Tranylcypromin überlappend ersetzt. Kommt es unter Reboxetin nur zu einem geringgradigen partiellen Ansprechen, kann es in Ausnahmefällen auch mit Tranylcypromin kombiniert werden.

Zur Kombination des in Deutschland nur als Raucherentwöhnungsmedikament zugelassenen Bupropion mit irreversiblen MAOH gibt es ebenfalls positive Berichte (Pierre u. Gitlin 2000).

Kombination mit anderen antidepressiven Behandlungs- und Augmentationsstrategien

Zur guten Wirksamkeit von Tranylcypromin bei bipolarer Depression gibt es zwar Befunde, kaum jedoch über die mögliche Kombination mit Stimmungsstabilisatoren und Antipsychotika. Ausnahmen bilden die Studien von Ketter et al. (1995) (Carbamazepin) und die Kasuistik von Stoll und Haura (2000) (Risperidon).

Kontrollierte Studien zur Kombination von Lithium oder Schilddrüsenhormonen fehlen genauso wie zur Kombination mit EKT.

Vorsichtsmaßnahmen bei Kombinationsbehandlungen

Bei den Kombinationsbehandlungen mit MAOH sind insgesamt folgende Vorsichtsmaßnahmen einzuhalten: Beachten der Regeln hinsichtlich der herkömmlichen irreversiblen MAOH, d. h. einschleichendes Hinzugeben des MAOH zum TZA, Dosierung bis 30 mg Tranylcypromin täglich, keine Kombination mit antidepressiver Infusionstherapie, die heutzutage sowieso kaum noch durchgeführt wird (mit Ausnahme von Mirtazapin-Infusionen), strikte Vermeidung der Zugabe eines TZA zu einem irreversiblen MAOH und strikte Vermeidung der Kombination eines irreversiblen MAOH mit Clomipramin oder einem SSRI.

Bei reversiblen MAOH wie Moclobemid stellen sich einige der Probleme wie mit den irreversiblen MAOH nicht. Neben dem Wegfall der tyraminfreien Diät ist aufgrund der kürzeren Halbwertzeit von Moclobemid das klinische Management einfacher, sodass die Gefahr einer hypertensiven Krise oder eines Serotoninsyndroms offenbar kein Problem mehr darstellt. Positive Erfahrungen liegen bereits für die Kombination von Moclobemid und SSRI vor. Insgesamt stellt Moclobemid jedoch eine nur untergeordnete Therapieoption dar, da die Wirksamkeit bei depressiven Störungen, obwohl keine direkte Vergleichsstudie zu Phenelzin und Tranylcypromin existiert, geringer als die von irreversiblen MAOH zu sein scheint.

!

- **Die Kombination von SSRI mit irreversiblen MAO-Hemmstoffen sollte wegen der Gefahr eines zentralen Serotoninsyndroms vermieden werden!**
- **Keine Kombination von Tranylcypromin mit Venlafaxin, Trazodon und Nefazodon (in Deutschland nicht mehr erhältlich), aufgrund deren ausgeprägter serotonerger Komponente!**

16.4 Nebenwirkungen

Häufigste Nebenwirkung unter Tranylcypromin ist die orthostatische Hypotonie, die bei Auftreten von Therapiebedürftigkeit die Gabe von z. B. Dihydroergotamin, 2,5–6 mg/Tag, notwendig machen kann. Da Tyramin nach Anreicherung der MAOH in der Leber nicht mehr metabolisiert werden und zu einer hypertensiven Reaktion führen kann, sollte die Einnahme tyraminhaltiger Nahrung deutlich eingeschränkt werden. Die letzte Verordnung sollte wegen der Insomnieinduktion nicht am späten Abend erfolgen. Zu Beginn der Therapie kommt es häufig zu innerer Unruhe und Agitiertheit sowie Schlafstörungen, Tremor, Hyperhidrose, Möglichkeit von abwechselnden Unruhezuständen und plötzlichen Apathien.

Obwohl im Allgemeinen auch davor gewarnt wird, ein TZA zusätzlich zu einem bereits gegebenen MAOH einzusetzen, kann durchaus die Gabe eines niedrig dosierten TZA, wie z. B. Doxepin, Amitriptylin oder Trimipramin (z. B. 25–50 mg zur Nacht), erwogen werden, um zum einen den antidepressiven Effekt des MAOH zu verstärken, zum anderen, und das steht meistens im Vordergrund, eine begleitende Insomnie zu behandeln. Da die Gefahr besteht, ein sog. zentrales Serotoninsyndrom mit Bewusstseinstrübung, Krampfanfällen, Tremor, Myoklonien und erhöhtem Muskeltonus auszulösen, ist nach Absetzen eines TZA oder SSRI je nach Halbwertszeit der Substanz ein unterschiedliches Sicherheitsintervall vor Ansetzen eines MAOH einzuhalten. Dieses beträgt z. B. nach Gabe von Fluoxetin 5 Wochen!

Als Nebenwirkungen unter hochdosierter MAOH-Therapie wurden im Wesentlichen sympatholytische und gastrointestinale Beschwerden beschrieben. Am häufigsten wurden Benommenheit, Blutdruckabfall bis hin zur Synkope, Mundtrockenheit, Übelkeit und Gewichtszunahme beklagt. Unter hochdosierter Gabe traten gehäuft amphetaminartige, adrenerge Nebenwirkungen wie Schweißneigung, Tremor, Schlaflosigkeit, Agitation und in einem Fall ein akuter Verwirrtheitszustand mit Konfabulation und optischen Halluzinationen auf. Ein Patient erlitt ein Serotoninsyndrom nach Absetzen des MAOH und Gabe des Serotoninvorläufers L-Tryptophan.

16

! Dies ist ein erneuter Hinweis auf die unbedingte Notwendigkeit, entsprechende Zeitabstände zwischen Terminierung der Therapie mit einem MAOH und Gabe anderer, insbesondere serotonerger Antidepressiva zu beachten.
Gerade unter hochdosierter MAOH-Gabe ist selbstverständlich eine tyraminfreie Diät einzuhalten, wozu dem Patienten entsprechende Diätvorschläge schriftlich mitgegeben werden sollten (◘ Tabelle 16.4).

◘ Tabelle 16.4. Nahrungsrestriktionen für irreversible MAOH

Sollte vermieden werden	Nur mäßiger Konsum
Käse (außer Hüttenkäse)	Kaffee
Überreife Früchte	Schokolade
Bohnen	Cola
Wurst, Salami	Tee
Sherry, Brandwein, Rotwein	Soja
Sauerkraut	Weißwein
Glutamat	Joghurt
Leber	Avocados
Geräucherter Fisch	Bananen

Es ist allerdings bemerkenswert, dass sich auch unter hochdosierter MAOH-Gabe keine erhöhten Blutdruckwerte einstellen. Eher kehrt der unter Tranylcypromingabe in der Regel erniedrigte Blutdruck unter der Hochdosistherapie wieder auf die Ausgangswerte zurück, die die Patienten vor Beginn der Therapie aufwiesen. Bei einer Subgruppe der Patienten fanden sich jedoch starke orthostatische Beschwerden, sodass insgesamt der Blutdruck mehr der Orthostase mit reduzierter Gegenregulation folgt (in dem Sinne, dass im liegenden Zustand an den oberen Extremitäten z. B. ein erhöhter Blutdruck gemessen werden kann, wohingegen es in aufrechtem Zustand zu einer Umverteilung des Blutes in die unteren Extremitäten kommt und dementsprechend an den oberen Extremitäten hypotone Werte auftreten). Hinweise auf eine Hepatotoxizität der hochdosierten MAOH-Gabe liegen nicht vor.

Wenn Tranylcypromin ausgeschlichen wird, dauert es im Durchschnitt 5 Tage, bis die MAO-Funktion wieder hergestellt ist. Tranylcypromin hat einen milden Psychostimulanzieneffekt. Zusätzlich zu den typischen MAOH-Nebenwirkungen weist Tranylcypromin auch die seltene Möglichkeit einer physischen Abhängigkeit auf. So wurden Abstinenzsyndrome mit Angst, Unruhe, Depression und Kopfschmerzen berichtet. Auch das Syndrom der inadäquaten ADH-Sekretion (SIADH) ist unter Tranylcypromin beschrieben. Seltene Fälle einer toxischen Hepatitis sind aufgetreten. Tranylcypromin kann zu Agitation, Schlaflosigkeit und Unruhe führen, weshalb insbesondere in der Initialbehandlung auf Suizidalität zu achten ist und ggf. eine sedierende Komedikation auch tagsüber notwendig wird.

16.5 Fazit

Insbesondere die irreversiblen MAOH wie Tranylcypromin haben vor allem wegen ihrer ausgeprägten Wirksamkeit immer noch – trotz der Entwicklung einiger neuer, ebenfalls potenter, aber besser verträglicher Antidepressiva wie Venlafaxin, Mirtazapin und Reboxetin – einen besonderen Stellenwert bei der medikamentösen Mono-, aber auch Kombinationsbehandlung von therapieresistenten Depressionen. Mögliche nahrungsmittelbedingte, aber auch rein substanzbedingte Nebenwirkungen, die insbesondere bei der Kombinationsbehandlung auftreten können, sind dabei zu berücksichtigen, sodass die Behandlung mit irreversiblen MAOH in erfahrene Hände gehört.

Vergleichsstudien mit den oben genannten neuen Antidepressiva wären bei therapieresistenten Depressionen sinnvoll und wünschenswert, ebenso wie die Entwicklung ähnlich stark wirkender MAOH mit besserer Verträglichkeit, wie es zurzeit mit transdermalem Selegilin versucht wird.

Literatur

Amsterdam JD (1991) Use of high dose tranylcypromine in resistant depression. In: Amsterdam JD (ed) Advances in neuropsychiatry and psychopharmacology, vol 2: Refractory depression. Raven , New York, pp 123–129

Amsterdam JD (2003) A double-blind, placebo-controlled trial of the safety and efficacy of selegiline transdermal system without dietary restrictions in patients with major depressive disorder. J Clin Psychiatry 64: 208–214

Amsterdam JD, Berwisch NJ (1989) High dose tranylcypromine therapy for refractory depression. Pharmacopsychiatry 22: 21–25

Anghelescu I, Severus E (in Vorbereitung) Combination treatment with reboxetine and tranylcypromine in ten SSRI-resistant patients with depression: an observational study.

Bakish D, Hooper CL, West DL et al. (1995) Moclobemide and specific serotonin reuptake inhibitor combination treatment of resistant anxiety and depressive disorders. Hum Psychopharmacol 10: 105–109

Bauer M, Linden M (1993) Die Kombination verschiedener Antidepressiva in der Behandlung therapieresistenter Depressionen. Nervenarzt 64: 343–347

Berlanga C, Ortega-Soto HA (1995) A 3-year follow-up of a group of treatment-resistant depressed patients with a MAOI/tricyclic combination. J Affect Disord 34: 187–192

Butterweck V (2003) Mechanism of action of St John•s wort in depression: what is known? CNS Drugs 17: 539–562

Chouinard G, Saxena BM, Nair NP et al. (1993) Brofaromine in depression: a Canadian multicenter placebo trial and a review of standard drug comparative studies. Clin Neuropharmacol 16 [Suppl 2]: 51–54

Cole JO, Bodkin JA (2002) MAO inhibitors: An option worth trying in treatment-resistant cases. Current Psychiatry 1(6)

Ebert D, Albert R, May A, Stosiek I, Kaschka W (1995) Combined SSRI-RIMA treatment in refractory depression: safety data and efficacy. Psychopharmacology (Berlin) 119: 342–344

Feighner JP, Boyer WF, Tyler DL, Neborsky R (1990) Adverse consequenced of fluoxetine-MAOI combination therapy. J Clin Psychiatry 51: 222–225

Georgotas A, Reisberg B, Ferris S (1983) First results on the effects of MAO inhibition on cognitive functioning in elderly depressed patients. Arch Gerontol Geriatr 2: 249–254

Guze BH, Baxter LR Jr, Rego J (1987) Refractory depression treated with high doses of monoamine oxidase inhibitor. Clin Psychiatry 48: 31–32

Hoes MJ, Zeijpveld JH (1996) Mirtazapine as treatment for serotonin syndrome. Pharmacopsychiatry 29: 81

Joffe RT, Bakisch D (1994) Combined SSRI-moclobemide treatment of psychiatric illness. J Clin Psychiatry 55: 24–25

Ketter TA, Post RM, Parekh PI, Worthington K (1995) Addition of monoamine oxidase inhibitors to carbamazepine: preliminary evidence of safety and antidepressant efficacy in treatment-resistant depression. J Clin Psychiatry 56: 471–475

Kindler S, Lustig M, Kotler M, Sasson Y, Zohar J (1994) The role of psychostimulants in the treatment of depression. In: Nolen WA, Zohar J, Roose SP, Amsterdam JD (eds) Refractory depression: Current strategies and future directions. John Wiley & Sons, Chichester: 147–154

König F, Wolfersdorf M, Löble M, Wößner S, Hauger B, Barg T, Grünewald I (1996) Klinische Erfahrungen mit Moclobemid bei therapieresistenter Depression. Nervenheilkunde 15: 63–67

Laux G (1993) Do MAO-B-inhibitors have any role in the treatment of depression? In: Szelenyi I (ed) Inhibitors of monoamine oxidase B. Birkhäuser, Basel

Liebowitz MR, Quitkin FM, Stewart JW et al. (1988) Antidepressant specificity in atypical depression. Arch Gen Psychiatry 45: 129–137

McGrath PJ, Jonathan MD, Stewart W, Harison W, Quitkin FM (1987) Treatment of tricyclic refractory depression with a monoamine oxidase inhibitor antidepressant. Psychopharmacol Bull 23: 169–172

McGrath PJ, Stewart JW, Nunes EV et al. (1993) A double-blind crossover trial of imipramine and phenelzine for outpatients with treatment-refractory depression. Am J Psychiatry 150: 118–123

McNeill JH, Brody TM (1968) The effect of various drug pretreatments on amine-induced phosphorylase activation and amine uptake. J Pharmacol Exp Ther 162: 121–133

Möller HJ (1991) Therapieresistenz auf Antidepressiva: Risikofaktoren und Behandlungsmöglichkeiten. Nervenarzt 62: 658–669

Murphy DL, Aulakh CS, Garrick NA, Sunderland T (1987) Monoamine oxidase inhibitors als antidepressants: implications for the mechanism of action of antidepressants and the psychobiology of the affective disorders and some related disorders. In: Meltzer HY (ed) Psychopharmacology: the third generation of progress. Raven Press, New York

Nathan PJ (1999) The experimental and clinical pharmacology of St John׳s Wort (Hypericum perforatum L.). Molecular Psychiatry 4: 333–338

Nolen WA (1986) Tranylcypromine in depression resistant to cyclic antidepressants. Clin Neuropharmacol 9 [Suppl 4]: 569–571

Nolen WA (1989) Tranylcypromine in depression resistant to cyclic antidepressions. Prog Neuropsychopharmacol Biol Psychiatry 13: 155–158

Nolen WA, Hoencamp E, Haffmans PMJ, Bouvy PF (1994) Classical and selective monoamineoxidase inhibitors in refractory major depression. In: Nolen WA, Zohar J, Roose SP, Amsterdam JD (eds) Refractory Depression: Current Strategies and Future Directions. John Wiley & Sons, Chichester, pp 59–68

Nolen WA, Van de Putte JJ, Dijken WA (1988) Treatment strategy in depression. II. MAO inhibitors in depression resistant to cyclic antidepressants: two controlled studies with tranylcypromine versus 1-5-hydroxytryptophan and nomifensine. Acta Psychiat Scand 78: 676–683

O׳Brien S, McKeon P, O׳Regan M (1993) The efficacy and tolerability of combined antidepressant treatment in different depressive subgroups. Br J Psychiatry 162: 363–368

Pare CMB (1985) The present status of monoamine oxidase inhibitors. Br J Psychiatry 146: 576–584

Pierre JM, Gitlin MJ (2000) Bupropion-tranylcypromine combination for treatment-refractory depression. J Clin Psychiatry 61: 450–451

Quitkin FM, McGrath P, Liebowitz MR, Stewart J, Howard A (1981) Monoamine oxidase inhibitors in bipolar endogenous depressives. J Clin Psychopharmacol 1: 70–74

Robinson DS, Kayser A, Corcella J (1985) Panic attacks in outpatients with depression: response to antidepressant treatment. Psychopharmacol Bull 21: 562–567

Roose SP, Glassman AH, Walsh BT, Woodring S (1986) Tricyclic nonresponders: phenomenology and treatment. Am J Psychiatry 143: 345–348

Schmauss M (1993) Kombinationstherapie trizyklischer Antidepressiva mit MAO-Hemmern. In: Riederer P, Laux G, Pöldinger W (Hrsg) Neuropsychopharmaka, Bd 3: Antidepressiva und Phasenprophylaktika. Springer, Wien, New York

Schmauss M, Kampfhammer HP, Meyr P, Hoff P (1986) Combined MAO-inhibitor and tri- (tetra-) cyclic antidepressant treatment in therapy resistant depression: A retrospective study. Pharmacopsychiatry 19: 251–252

Sheehan DV, Ballenger J, Jacobsen G (1980) Treatment of endogenous anxiety with phobic, hysterical and hypochondriacal symptoms. Arch Gen Psychiatry 37: 51–59

Sternbach H (1991) The serotonin syndrome. Am J Psychiatry 148: 705–713

Stoll AL, Haura G (2000) Tranylcypromine plus risperidone for treatment-refractory major depression. J Clin Psychopharmacol 20: 495–496

Tanum LH (1994) Combination treatment with antidepressants in refractory depression. Int Clin Psychopharmacology 9: 37–40

Wallnöfer A, Guentert TW, Eckernäs SA, Dingemanse J (1995) Moclobemide and fluvoxamine co-administration: A prospective study in healthy volunteers to investigate the potential development of the »serotonin syndrome«. Hum Psychopharmacol 10: 25–31

White K, Simpson G (1986) Combined MAOI-tricyclic antidepressant treatment: A reevaluation. J Clin Psychopharmacol 1: 264–282

Zimmer R, Gieschke R, Fischbach R, Gasic S (1990) Interaction studies with moclobemide. Acta Psychiatr Scand 360: 84–86

Antidepressivakombinationen

P. Mavrogiorgou, G. Juckel

Eine Indikation für Kombinationen von Antidepressiva bei therapieresistenten depressiven Patienten besteht erst bei Nichtansprechen auf eine hinsichtlich Dosis und Dauer ausreichend durchgeführte Antidepressivamonotherapie und bei Vorliegen von medizinischen und persönlichen Gründen gegen den Einsatz gängiger Standardverfahren wie z. B. Lithiumaugmentation. Klinisch sinnvoll sind Kombinationen von Antidepressiva mit unterschiedlichem Wirkprofil, so z. B. das Hinzufügen eines selektiven Serotonin-Wiederaufnahmehemmers zu einem trizyklischem Antidepressivum wie Amitriptylin. Bei der Kombination von Antidepressiva muss das erhöhte Nebenwirkungsrisiko durch die Addition von gleichartigen unerwünschten Wirkungen sowie mögliche Plasmaspiegelerhöhungen bei gleichen hepatischen Metabolisierungswegen beachtet werden. Regelmäßige Plasmaspiegelkontrollen und ggf. eine Dosisreduktion sollten hierbei durchgeführt werden. Um den zukünftigen Stellenwert der neu zugelassenen, mehr selektiv wirksamen Antidepressiva bei der Kombinationsbehandlung besser einschätzen zu können, sind weitere kontrollierte Untersuchungen wünschenswert.

17.1 Voraussetzungen und Indikationen

Bei Vorliegen einer therapieresistenten Depression (TRD) kann die Kombination verschiedener Antidepressiva eine erfolgreiche Behandlungsmöglichkeit darstellen. Die Durchführung einer solchen differenzierten pharmakotherapeutischen Depressionsbehandlung bedarf einer umfassenden Kenntnis über die Eigenschaften der zahlreichen zur Verfügung stehenden Antidepressiva, insbesondere der in den letzten Jahren neu zugelassenen mehr selektiv wirksamen Substanzen. Eine sorgfältige diagnostische und differenzialdiagnostische Einschätzung des depressiven Krankheitsbildes, der Ausschluss möglicher Ursachen für eine »Pseudotherapieresistenz«, vor allem Noncompliance, sowie eine vorausgehende Behandlung des Patienten nach einem »Stufenplan« sind weitere wichtige Aspekte, die bei der Erwägung einer Antidepressiva-Kombinationsbehandlung zu beachten sind.

Standardisierte Kriterien, ob und wann im Rahmen eines Stufenplans die Kombination verschiedener Antidepressiva zur Behandlung einer TRD indiziert ist, liegen bis dato nicht vor.

Grundsätzlich sollte eine Kombinationsbehandlung erwogen werden, wenn gängige Standardverfahren, wie die Lithiumaugmentation (Stufe 2 im Stufenplan nach Helmchen 1990) oder die Elektrokonvulsionstherapie (EKT; Stufe 4 nach Helmchen 1990), kontraindiziert sind, vom Patienten nicht erwünscht werden bzw. ungünstige Vorerfahrungen hiermit vorliegen.

Unter theoretischen Gesichtspunkten erscheint die Kombination von Antidepressiva dann sinnvoll, wenn diese

- selektiv unterschiedliche Neurotransmittersysteme wie das serotonerge und das noradrenerge System beeinflussen,
- ein unterschiedliches klinisches Wirkungsprofil zeigen, um additiv möglichst viele Zielsymptome beeinflussen zu können,
- Nebenwirkungen einer Antidepressivabehandlung kupieren können.

Wird eine Kombinationsbehandlung erwogen, so sollte versucht werden, mit möglichst wenigen Antidepressiva auszukommen, um ungünstige pharmakologische Interaktionen, eine mögliche Potenzierung von Nebenwirkungen sowie unnötige Kosten zu vermeiden. Darüber hinaus stellen die in der Literatur spärlich vorhandenen Ergebnisse kontrollierter Untersuchungen und die geringe klinische Erfahrung einen limitierenden Faktor dar. Davon ausgehend und mit der Betonung, dass letztlich ein kleiner Teil der therapieresistenten Patienten tatsächlich profitiert, kann die Kombination verschiedener Antidepressiva als Behandlungsmöglichkeit erst nach Ausschöpfung der bisher besser untersuchten und mit größerer Erfahrung behafteten Strategien empfohlen werden.

Zur strukturierten Darstellung und zum besseren Verständnis wird im Folgenden zwischen Kombination und Augmentation unterschieden:

- Unter dem Begriff **Kombination** wird das Hinzufügen eines weiteren Antidepressivums verstanden.
- **Augmentation** hingegen bedeutet die Zugabe einer Substanz, die nicht zu den allgemein anerkannten Antidepressiva zählt, wie z. B. Lithium, Schilddrüsenhormone, Pindolol oder Buspiron.

17.2 Einzelne Antidepressivakombinationen

17.2.1 Trizyklika und Tetrazyklika

Zu der Kombination von trizyklischen Antidepressiva (TZA) mit anderen Trizyklika, die aufgrund der obigen Erwägungen wenig sinnvoll erscheint, sowie mit tetrazyklischen Substanzen liegen lediglich Berichte aus offenen und vereinzelten kontrollierten Studien vor. Dabei erwies sich insbesondere die Kombination von Mianserin mit Imipramin in der Untersuchung von Lauritzen et al. (1992) bei insgesamt 40 depressiven Patienten als effektiv und gut verträglich. Nach einer 6-wöchigen Behandlung waren 77% der Patienten unter der Kombinationsbehandlung deutlich gebessert (gemessen anhand der Hamilton Depression Scale, HAMD) und nur 27% der Patienten mit einer Imipraminmonotherapie. Ähnlich positive Berichte liegen auch für die Kombination von Mianserin mit Clomipramin bei der Behandlung therapieresistenter depressiver Patienten vor (Tanum 1994).

17.2.2 Trizyklika oder Tetrazyklika und SSRI

Erste positive Ergebnisse für die Wirksamkeit einer Kombination von unterschiedlichen TZA mit dem selektiven Serotonin-Wiederaufnahmehemmer (SSRI) Fluoxetin bei der Behandlung therapieresistenter depressiver Patienten berichteten Weilburg et al. (1989, 1991; Übersicht Lam et al. 2002)

In einer weiteren offenen Studie von Nelson et al. (1991) konnte gezeigt werden, dass sich der Zustand von 14 Patienten unter einer festen Kombinationsbehandlung mit Desipramin und Fluoxetin schneller und stärker besserte als bei 52 depressiven Patienten unter einer Desipraminmonotherapie. Bereits nach einer Behandlungswoche war der Summenscore in der HAMD um 42% in der Gruppe mit der Kombinationsbehandlung gesunken, in der Monotherapiegruppe lediglich um 20%. Zu einem ähnlich günstigen Ergebnis kamen Seth et al. (1992) bei 8 mit Nortriptylin behandelten depressiven Patienten, denen anschließend zusätzlich Fluoxetin bzw. Sertralin verabreicht wurde.

In der einzigen bisher vorliegenden, kontrollierten Studie von Fava et al. (1994), wurden insgesamt 41 Patienten eingeschlossen, die zunächst unter einer 8-wöchigen Fluoxetinmonotherapie (20 mg/Tag) eine Reduktion des HAMD-Summenscores von weniger als 50% aufwiesen. Bei 15 dieser Patienten wurde lediglich die Fluoxetindosis erhöht (auf 40–60 mg/Tag), 12 weitere Patienten erhielten zusätzlich Desipramin (25–50 mg/Tag), während bei den restlichen 14 Patienten Lithium augmentiert wurde. Von den 12 Patienten, die zusätzlich Desipramin erhielten, respondierten 3 Patienten, in der Gruppe der Fluoxetinmonotherapie profitierten durch die Dosiserhöhung insgesamt 8 Patienten, und 4 Patienten zeigten unter Lithiumaugmentation eine Besserung des depressiven Zustandsbildes.

In der offenen Untersuchung von Zajecka et al. (1995) erhielten 20 depressive Patienten zu einer bis dahin erfolglosen Fluoxetinbehandlung zusätzlich ein trizyklisches (Amitriptylin, Doxepin, Desipramin) oder ein tetrazyklisches Antidepressivum (Maprotilin). Die ca. 3-wöchige Kombinationstherapie führte bei 35% der Patienten zu einer signifikanten Abnahme des Summenscore in der HAMD.

Ebenfalls in der offenen Studie von Amsterdam et al. (1997) erfolgte im Gegensatz zu einigen früheren Untersuchungen, bei denen ein SSRI einem Trizyklikum zugesetzt wurde, die Gabe der trizyklischen Substanz Clomipramin zu einer bestehenden erfolglosen Vormedikation mit Fluoxetin bzw. einem Monoaminoxidase-Hemmstoff (MAOH; Isocarboxazid, Tranylcypromin und Phenelzin). Bei den 20 therapieresistenten depressiven Patienten respondierten 2 von 9 (22%) unter der MAOH-Clomipramin-Kombination und 4 von 11 (36%), die mit der Kombination aus Fluoxetin und Clomipramin behandelt wurden. Erwähnenswert ist, dass die Abbruchrate der Behandlung aufgrund von unerwünschten Ereignissen, vor allem in Form des Serotoninsyndroms, in der MAOH-Clomipramin-Gruppe mit 56% deutlich höher war als in der Gruppe der Clomipramin-Fluoxetin-Kombination (9%).

Ein günstiges Ergebnis mit einer Responserate von 54% bei 13 zuvor mit Fluoxetin behandelten therapieresistenten depressiven Patienten konnte durch das Hinzufügen von Desipramin bzw. Imipramin erzielt werden (Levitt et al. 1999). Die Autoren weisen daraufhin, dass die Responder der Kombinationsbehandlung signifikant höhere Plasmaspiegel der hinzugefügten TZA aufwiesen als die Nonresponder und diskutieren dies als mögliche Ursache für das Ansprechen.

Unbestritten ist, dass eine SSRI-induzierte Erhöhung der Plasmaspiegel der Trizyklika durch eine Hemmung der Leber-Zytochrom-P-450-Oxidase (Isoenzym 2D6) resultiert. Die Gefahr bei einer Kombination von SSRI und TZA besteht in der Potenzierung von unerwünschten Ereignissen bis hin zu epileptischen Anfällen und Delirien, sodass eine engmaschige Kontrolle der Plasmaspiegel empfohlen wird. Gegebenfalls muss die Dosierung der TZA reduziert werden. Falls ein TZA hochdosiert gegeben wurde, empfiehlt es sich, seine Dosis auf 150 mg/Tag zu reduzieren, bevor ein SSRI hinzugegeben wird.

Zusammengefasst muss angemerkt werden, dass aufgrund der wenigen vorhandenen Untersuchungen hinsichtlich einer Kombination von TZA oder Tetrazyklika mit SSRI, die hauptsächlich unter offenen Bedingungen und z. T. mit geringer Patientenzahl durchgeführt wurden, eine Wirksamkeit bei therapieresistenten Verläufen nahe gelegt wird, aber nicht als belegt angesehen werden kann.

17

17.2.3 Trizyklika oder Tetrazyklika und MAOH

Aus einigen Untersuchungen und Kasuistiken geht hervor, dass eine Kombination von MAOH und TZA bei einzelnen therapieresistenten depressiven Patienten effektiv sein könnte (Übersicht Lam et al. 2002).

In einer großen retrospektiven Untersuchung an insgesamt 94 therapieresistenten Patienten konnten Schmauss et al. (1988) zeigen, dass Tranylcypromin (irreversibler MAOH), zusätzlich zu Amitriptylin gegeben, mit einer Erfolgsrate von ca. 70% die effektivste Kombination eines TZA mit einem MAOH darstellt. Auch in einer dreijährigen Follow-up-Studie mit 25 schwerkranken, therapieresistenten depressiven Patienten erwies sich die Kombination aus Amitriptylin und einem irreversiblen MAOH (Isocarboxazid) bei 12 Patienten als wirksam und sicher (Berlanga u. Ortega-Soto 1995). In kontrollierten Untersuchungen fand sich für die Kombination Amitriptylin und Tranylcypromin zwar eine gute Verträglichkeit, jedoch hinsichtlich der Wirksamkeit keine Überlegenheit gegenüber der jeweiligen Monotherapie (Razani et al. 1983; O Brien et al. 1993). Daher kann die Wirksamkeit einer Kombinationsbehandlung von Tranylcypromin und Amitriptylin bei TRD als nicht belegt angesehen werden, auch wenn in einzelnen dieser Fälle positive Effekte beschrieben wurden.

! Zu betonen ist, dass die Gabe von TZA zu einer fortlaufenden MAOH-Medikation aufgrund ernster unerwünschter Wirkungen, wie z. B. hypertensive Krisen, grundsätzlich kontraindiziert ist.

Bei gleichzeitigem Beginn der Kombinationsbehandlung oder bei zusätzlicher Gabe eines MAOH zu einer vorbestehenden TZA-Medikation wird das Risiko ernsthafter unerwünschter Wirkungen allerdings deutlich geringer eingeschätzt.

Der reversible MAOH Moclobemid hingegen bietet diesbezüglich, neben der weniger strengen tyraminfreien Diät, ein günstigeres Nebenwirkungsprofil und aufgrund seiner kürzeren Halbwertszeit auch ein einfacheres klinisches Management, sodass seine Kombination mit tri- und tetrazyklischen Antidepressiva mit einem weitaus geringerem Risiko für ernsthafte unerwünschte Wirkungen behaftet ist (Zimmer et al. 1990). Allerdings kann es im Rahmen dieser Kombinationsbehandlung zu einer Erhöhung der Plasmaspiegel der tri- und tetrazyklischen Antidepressiva kommen (König et al. 1997), sodass regelmäßige Spiegelkontrollen ratsam sind.

Über positive Erfahrungen von Moclobemid in Kombination mit Amitriptylin, Trimipramin, Mianserin und Maprotilin berichten König und Wolfersdorf (1997), die 23 therapieresistente depressive Patienten untersuchten. Das Hinzufügen von 300 mg Moclobemid nach 5-wöchiger erfolgloser Monotherapie trotz ausreichender Dosierung der jeweiligen tri- bzw. tetrazyklischen Substanz führte bei 53,9% zu einer signifikanten Besserung der depressiven Symptomatik (gemessen anhand der Hamilton Depression Scale und der Brief Psychiatric Rating Scale).

17.2.4 Trizyklika und Venlafaxin

Venlafaxin als Hauptvertreter der SSNRI (selektive Serotonin- und Noradrenalin-Wiederaufnahmehemmer) hemmt sowohl die Serotoninwiederaufnahme, vor allem in niedrigeren Dosierungen, als auch bei höheren Dosierungen die Noradrenalinwiederaufnahme. Während zahlreiche Studien die Wirksamkeit einer Venlafaxinmonotherapie bei TRD belegen (Übersicht bei Thase et al. 2000), können bezüglich der Effektivität und vor allem der Verträglichkeit dieser Substanz in Kombination mit anderen Antidepressiva wie z. B. den TZA kaum Aussagen gemacht werden. Lediglich ein Bericht findet sich in der Literatur, nach dem die Zugabe von Venlafaxin zu einer vorbestehenden, bis dahin erfolglosen Clomipramin- bzw. Imipraminmedikation bei 9 von 11 Patienten zu einer deutlichen Besserung bis hin zur vollständigen Remission der depressiven Symptomatik führte (Gomez Gomez u. Teixido 2000). Die Kombinationsbehandlungen wurden von den Patienten gut vertragen; es fanden sich hierbei keine signifikanten Veränderungen von Blutdruck, Herzfrequenz und EKG; eine Erhöhung der TZA-Plasmaspiegel ließ sich nicht feststellen.

Trotz dieser ersten positiven Beobachtungen bedarf es weiterer, vor allem kontrollierter Studien, um eine Kombination von Venlafaxin mit TZA als Behandlungsalternative bei therapieresistenten depressiven Verläufen empfehlen zu können.

17.2.5 Verschiedene SSRI

Die gleichzeitige Gabe von zwei verschiedenen SSRI zur Behandlung einer TRD basiert auf der Überlegung, dass die einzelnen Vertreter dieser Substanzklasse eine sehr unterschiedliche Selektivität für die Serotoninwiederaufnahme zeigen. Die älteren Substanzen, wie z. B. Fluoxetin, sind deutlich weniger selektiv als die später entwickelten Vertreter wie Citalopram oder Sertralin. Durch die Kombination wird auf eine Potenzierung der Serotonin-Wiederaufnahmehemmung und somit der Wirkung gezielt. Dass diese Strategie wirksam sein kann, berichten Bondolfi et al. (1996), die bei 9 Patienten nach einer 3-wöchigen erfolglosen Monotherapie mit Citalopram (40 mg/Tag) ein zweites SSRI (Fluvoxamin 50–100 mg/Tag) hinzugaben. Bereits in der 3. Behandlungswoche respondierten 6 Patienten auf die Kombination, die sich, bis auf vereinzeltes Auftreten von Übelkeit und Tremor, als relativ nebenwirkungsarm erwies.

Eine gute antidepressive Wirkung und Verträglichkeit der Kombination verschiedener SSRI untereinander bei 6 therapieresistenten depressiven Patienten konnte auch Hunchak (1997) bestätigen.

Der Nachteil einer solchen Kombination liegt jedoch in der potenzierten Gefahr des Auftretens serotonerger Nebenwirkungen bis hin zum Serotoninsyndrom mit Delir, Unruhe, Myoklonien, Tremor, Hyperreflexie, Hyperthermie, Hypertonie, Schwindel, Schwitzen und Diarrhö. Angesichts dieser Gefahr und der bis dato nicht als belegt angesehenen Wirksamkeit sollte die Kombination zweier SSRI als eine potenziell hilfreiche Alternative erst nach Abwägung anderer Strategien in vereinzelten schwer therapierbaren Depressionen erwogen werden.

17.2.6 SSRI und MAOH

! Die Kombination von irreversiblen MAOH, wie Tranylcypromin, mit einem SSRI sollte strikt vermieden werden, da die Gefahr eines Auftretens des potenziell letalen Serotoninsyndroms gegeben ist (Keltner u. Harris 1994).

Bezüglich der Verträglichkeit, aber auch Wirksamkeit von Moclobemid in Kombination mit Fluvoxamin bzw. Sertralin liegen positive Erfahrungen aus zwei früheren Untersuchungen vor. So konnten 8 von 11 Patienten von der Kombination von Fluvoxamin mit Moclobemid bzw. Sertralin und Moclobemid nach einer 5-wöchigen Behandlung deutlich profitieren. Bis auf Schlaflosigkeit bei 5 Patienten konnten keine weiteren Nebenwirkungen beobachtet werden (Joffe u. Bakish 1994).

Ebert et al. (1995) verglichen 18 therapieresistente depressive Patienten, die mit einer Kombination von Moclobemid und Fluvoxamin behandelt wurden, mit 18 Patienten die eine Fluvoxaminmonotherapie erhalten hatten. Die Kombinationsbehandlung erwies sich hierbei nicht nur in der klinischen Wirksamkeit der Monotherapie deutlich überlegen, sondern wurde auch von der Mehrheit der damit behandelten Patienten gut toleriert.

In der Untersuchung von Hawley et al. (1996) hingegen klagten die insgesamt 19 untersuchten Patienten unter der Kombination von Moclobemid und Fluoxetin bzw. Paroxetin über starke serotonerge unerwünschte Wirkungen bis hin zu einzelnen Symptomen des Serotoninsyndroms. Diese schlechte Verträglichkeit der Kombinationsbehandlung wurde von den Autoren als eine mögliche Erklärung für die niedrige Responserate von 32% herangezogen. Da auch die Kombination von Moclobemid und einem SSRI mit einem erhöhten Risiko für das Auftreten des Serotoninsyndroms behaftet zu sein scheint (Dams et al. 2001), sollte auf diese Behandlungsalternative erst nach Ausschöpfung aller anderen Möglichkeiten zurückgegriffen werden. Dabei sollte auf eine niedrige Anfangsdosis, langsame einschleichende Aufdosierung und sorgfältigeres Drugmonitoring der Patienten geachtet werden (Bonnet 2003).

17.2.7 SSRI und Trazodon

Trazodon, ein nicht trizyklisches Triazolopyridinderivat, besitzt eine selektive, aber mäßige, die Serotoninwiederaufnahme hemmende Wirkung sowie eine 5-HT_2-antagonistische Komponente, auf denen vermutlich seine anxiolytisch-sedierenden Eigenschaften basieren. Sein Einsatz im Rahmen einer Kombinationsbehandlung findet sich vor allem bei der Kupierung von SSRI- oder MAOH-induzierten Schlafstörungen (Nierenberg u. Keck 1989; Clark u. Alexander 2000). In Fallberichten wurde auch auf die zusätzliche antidepressive Wirksamkeit von Trazodon bei einer unzureichenden Fluoxetinbehandlung hingewiesen, jedoch bei erhöhtem Nebenwirkungsrisiko (Nierenberg et al. 1992).

Maes et al. (1996) untersuchten 33 stationäre therapieresistente depressive Patienten, die nach einwöchiger Trazodonmonotherapie (100 mg/Tag) unter doppelblind randomisierten Bedingungen zusätzlich Fluoxetin (20 mg/Tag), Pindolol (7,5 mg/Tag) oder Placebo erhielten. Nach einem 4-wöchigen Beobachtungszeitraum fand sich anhand der HAMD in der Gruppe der mit der Kombination von Trazodon und Fluoxetin behandelten Patienten eine Responserate von 75%, ebenso eine ähnlich gute Ansprechrate von 72,5% bei den mit Trazodon und Pindolol behandelten Patienten, während in der Placebogruppe lediglich 20% der Patienten eine Besserung zeigten.

Die sedierenden, schlaffördernden und anxiolytischen Eigenschaften von Trazodon können gerade bei Patienten, die unter einer SSRI-Monotherapie stehen und darunter entsprechende Nebenwirkungen aufweisen, sinnvoll genutzt werden. Allerdings kann es bei dieser Kombination zu einer Erhöhung der Plasmakonzentration von Trazodon kommen, sodass hierbei eine Dosisanpassung erforderlich werden könnte (Maes et al. 1997).

17.2.8 SSRI und Venlafaxin

Fallberichten zufolge kam es bei einer Zugabe von Venlafaxin in Dosierungen zwischen 75 und 300 mg/Tag zu einer bestehenden Fluoxetinmedikation einerseits zum Auftreten des Serotoninsyndroms (Bhatara et al. 1998), aber auch zu gefährlichen Blutdruckkrisen und auch anticholinergen unerwünschten Wirkungen (Benazzi 1999). Eine Ursache hierfür wird in der unter Umständen erheblichen Erhöhung des Venlafaxinplasmaspiegels durch die gleichzeitige Behandlung mit einem SSRI aufgrund der durch die SSRI bedingten Hemmung der Zytochrom-P-450-Oxidase (CYP2D6) gesehen. Aufgrund der im Vordergrund stehenden Nachteile und unklaren Frage, ob die Kombination von Venlafaxin mit einem SSRI bei TRD hilfreich sein könnte, kann eine Empfehlung dieser Kombinationsbehandlung derzeit nicht ausgesprochen werden.

17.2.9 SSRI und NaSSA

Als ein noradrenerges und spezifisch serotonerges Antidepressivum (NaSSA) gilt Mirtazapin, das ein selektiver α_2-adrenerger Rezeptorantagonist ist und sowohl die noradrenerge Feuerrate mit Erhöhung der Noradrenalinfreisetzung als auch die serotonerge Feuerrate und Förderung der Serotoninfreisetzung bedingt. Bereits 1999 konnten Carpenter et al. zeigen, dass Mirtazapin zur Kombination mit Antidepressiva der verschiedenen Substanzklassen, u. a. SSRI, Desipramin und Venlafaxin, geeignet zu sein scheint: 20 Patienten, welche die DSM-IV-Kriterien für eine majore Depression oder Dysthymie erfüllten und auf eine vorhergehende 4-wöchige Monotherapie mit unterschiedlichen Antidepressiva nicht respondiert hatten, erhielten zusätzlich Mirtazapin in einer Dosierung zwischen 15–30 mg/Tag. Bei 9 Patienten (54%) kam es bereits in der 2. Woche der Kombinationsbehandlung zu einer deutlichen Besserung der depressiven Symptomatik, insgesamt respondierten 11 Patienten, während bei 30% der Patienten (n=6) keine Wirksamkeit verzeichnet werden konnte. Erwähnenswert ist, dass 3 Patienten (15%) die Therapie aufgrund von Nebenwirkungen, vor allem Sedierung, Müdigkeit und Gewichtszunahme, abbrachen.

In einer weiteren placebokontrollierten Untersuchung von Carpenter et al. (2002) wurden 26 ambulante Patienten unter bestehender antidepressiver Monotherapie und persistierender depressiver Symptomatik nach Randomisierung zusätzlich mit Mirtazapin oder Placebo behandelt. Nach einem 4-wöchigen Beobachtungszeitraum fand sich in der Verumgruppe eine Responserate von 64%, in der Placebogruppe hingegen eine Ansprechrate von lediglich 20%. Zwischen beiden Gruppen fand sich kein signifikanter Unterschied hinsichtlich Nebenwirkungsrate, Gewichtsveränderungen oder Veränderungen der Plasmaspiegel der primären antidepressiven Substanzen.

Ähnlich positive Ergebnisse in Bezug auf Wirkung und Verträglichkeit liegen für Mianserin vor, das zu den tetrazyklischen Antidepressiva zählt, aber vom Wirkungsmechanismus ähnlich dem Mirtazapin ein α_2-Rezeptor-Antagonist ist. In einer placebokontrollierten Studie von insgesamt 34 depressiven Patienten, die allerdings nicht als therapieresistent klassifiziert waren, erwies sich die Kombination von Mianserin und Fluoxetin gegenüber Fluoxetin und Placebo deutlich überlegen (Dam et al. 1998).

Maes et al. (1999) untersuchten 31 therapieresistente Patienten mit einer majoren Depression und teilten diese unter doppelblind kontrollierten Bedingungen in eine Gruppe, die neben Fluoxetin zusätzlich Pindolol erhielt (n=10), eine 2. Gruppe wurde mit Fluoxetin und Mianserin behandelt (n=10), während die 3. Gruppe (n=11) zu vorbestehenden Fluoxetinmedikation Placebo hinzubekam. Gemessen an der Reduktion des Gesamtscores in der HAMD ergab eine 5-wöchige Behandlung eine Responserate von jeweils 60% in beiden Verumgruppen gegenüber einer Ansprechrate von 9% bei den Fluoxetin-/Placebopatienten. Darüber hinaus zeigte sich bei den Patienten, die die Kombination Fluoxetin und Mianserin erhalten hatten, ein signifikant schnellerer Wirkungseintritt als bei den Patienten, die Pindolol oder Placebo hinzubekommen hatten.

Ein ähnlich positives Ergebnis für die Kombination Fluoxetin und Mianserin, sowohl hinsichtlich der klinischen Wirksamkeit als auch der Verträglichkeit, fanden Ferreri et al. (2001). Hervorzuheben ist diese 6-wöchige doppelblinde placebokontrollierte Untersuchung aufgrund der relativ großen Zahl der untersuchten Patienten (n=104), bei denen eine vorher durchgeführte

Fluoxetinmonotherapie erfolglos geblieben war. Während bei einem Teil der Patienten (n=38) die Fluoxetinmonotherapie fortgesetzt wurde, erfolgte bei einem anderen Teil (n=34) ein Wechsel auf nur Mianserin bzw. die Kombinationsbehandlung Fluoxetin und Mianserin (n=32). Hierbei war die Kombinationsbehandlung der jeweiligen Monotherapie überlegen.

Zusammengefasst kann aufgrund der zwar wenigen, aber placebokontrollierten Untersuchungen von einem effektiven und sicheren Einsatz der α_2-Rezeptor-Antagonisten ausgegangen werden. Dies gilt insbesondere für die Kombination von Fluoxetin und Mianserin. Auch unter dem Aspekt der Kupierung von SSRI-bedingten Nebenwirkungen wie Schlaflosigkeit oder Agitiertheit kann die zusätzliche Gabe von Mirtazapin oder Mianserin, die eher sedierend wirken, von Vorteil sein.

17.2.10 SSRI und NRI

Erster Vertreter der selektiven Noradrenalin-Reuptake-Inhibitoren (NRI) ist Reboxetin, eine chemische Substanz, die sich in präklinischen Studien als potenter und hochselektiver Noradrenalin-Wiederaufnahmehemmer erwies. Ob die Kombination von Reboxetin mit einem SSRI, z. B. Citalopram, wie sie bei wenigen therapieresistenten depressiven Patienten erfolgreich eingesetzt wurde (Dursun u. Devarajan 2001), tatsächlich eine effiziente Alternative sein könnte, lässt sich derzeit aufgrund fehlender kontrollierter Untersuchungen nicht abschließend beurteilen.

17.2.11 SSRI und Bupropion

17

Bei Bupropion handelt es sich um eine bisher in Deutschland nicht zugelassene antidepressive Substanz, die selektiv die Dopaminwiederaufnahme hemmt und die noradrenerge Neurotransmission beeinflusst. Auch wenn der genaue Wirkmechanismus dieser Substanz noch nicht vollends geklärt zu sein scheint, finden sich interessanterweise zahlreiche kasuistische Hinweise für eine antidepressive Wirksamkeit dieser Substanz in Kombination mit einem SSRI (Lam et al. 2002).

Bei Bodkin et al. (1997) respondierten 19 von 27 Patienten, die zunächst erfolglos mit einem SSRI monotherapeutisch behandelt worden waren und anschließend zusätzlich Bupropion erhielten. Insgesamt wurde die Kombination gut toleriert, lediglich 4 Patienten brachen die Behandlung aufgrund von Nebenwirkungen ab, wobei als häufigste sexuelle Funktionsstörungen, Schlaflosigkeit und Tremor genannt wurden.

Kennedy et al. (2002) machten bei der Kombination von Bupropion mit Paroxetin, Fluoxetin und Venlafaxin neben der klinischen Wirksamkeit auch die Verträglichkeit vor allem hinsichtlich sexueller Funktionsstörungen zum Gegenstand ihrer Untersuchung. Hierbei untersuchten sie 18 Patienten, die zuvor mit jeweils einer der genannten Antidepressiva in ausreichender Dosierung und Dauer (6 Wochen) nicht bzw. nur teilweise respondiert hatten und bei denen unter der Monotherapie sexuelle Funktionsstörungen aufgetreten waren. Im Folgenden erhielten die Patienten für weitere 8 Wochen zusätzlich Bupropion in einer Dosis von 150 mg/Tag. Durch die Kombinationsbehandlung konnte bei 78% der Patienten eine signifikante Besserung der depressiven Symptomatik und eine deutliche Abnahme der zuvor aufgetretenen sexuellen Funktionsstörungen beobachtet werden. Die Autoren diskutieren einen positiven Einfluss von Bupropion auf die SSRI-bedingten sexuellen Funktionsstörungen.

Das steht im Einklang mit dem Untersuchungsergebnis von Clayton et al. (2001). Könnte die gute klinische Wirksamkeit von Bupropion mit einem SSRI, die auch DeBattista et al. (2003) fanden, durch weitere placebokontrollierte Studien bestätigt werden, so würden vor allem Patienten, die unter einer SSRI-Monotherapie sexuelle Funktionsstörungen entwickeln, davon profitieren können.

17.3 Verschiedene Augmentationsstrategien

Neben den bewährten Augmentationen mit Lithium und Schilddrüsenhormonen bei TRD

(► Kap. 18 und 19), werden die Zugabe von Buspiron bzw. Pindolol (► Kap. 22) zu einer fortlaufenden antidepressiven Medikation als weitere erfolgreiche Strategie diskutiert. Darüber hinaus rückten in den letzten Jahren die Augmentationsmöglichkeiten mittels atypischer Neuroleptika in den Mittelpunkt des wissenschaftlichen Interesses, auf die näher in ► Kap. 20 eingegangen wird.

17.3.1 Buspironaugmentation

Buspiron ist ein partieller 5-HT_{1A}-Rezeptor-Agonist und aufgrund seiner anxiolytischen Wirkung in Deutschland zur Behandlung der generalisierten Angststörung zugelassen. Früheren Fallberichten und offenen Studien zufolge konnte durch die Augmentation von Buspiron bei therapieresistenten depressiven Patienten eine rasche und deutliche Besserung der Symptomatik erzielt werden (Übersicht bei Nelson 2003).

Neuere und z. T. unter placebokontrollierten Bedingungen durchgeführte Untersuchungen ergaben jedoch hinsichtlich der klinischen Wirksamkeit einer Buspironaugmentation inkonsistente Ergebnisse. Während in der Untersuchung von Dimitriou und Dimitriou (1998) 13 von 22 Patienten, die vorher mit einem SSRI (Fluoxetin, Paroxetin, Citalopram) erfolglos behandelt worden waren, von der zusätzlichen Gabe von Buspiron (20–30 mg/Tag) deutlich profitierten, konnten Fischer et al. (1998) lediglich bei 2 von 10 untersuchten therapieresistenten Patienten (mit vergleichbarer Vormedikation und angewandten Dosierungen) eine Teilremission beobachten.

In der ersten placebokontrollierten Studie von Landen et al. (1998) mit insgesamt 109 Patienten konnte kein signifikanter Unterschied hinsichtlich der Responseraten zwischen der Buspiron-Augmentationsgruppe (50,9%) und der Placebogruppe (46,7%) gefunden werden. Auch in einer zweiten placebokontrollierten Untersuchung an 102 ambulanten Patienten mit einer majoren Depression, die auf eine vorhergehende Behandlung mit Citalopram bzw. Fluoxetin keine Besserung erfahren hatten, fand sich nach einer 8-wöchigen zusätzlichen Gabe von Buspiron bzw. Placebo kein signifikanter Unterschied der Responserate (30,5% vs. 30,8%). Allerdings betonen die Autoren dieser Studie (Appelberg et al. 2001), dass die Reduktion der depressiven Symptomatik, gemessen anhand der Montgomery-Asberg-Depressionsskala (MADRS), in der Gruppe der Buspiron behandelten Patienten bereits nach der ersten Woche der Kombinationsbehandlung signifikant stärker als in der Placebogruppe war, und schlossen nicht aus, dass Buspiron den antidepressiven Wirkungseintritt von SSRI beschleunigen könnte.

Diese Hypothese konnte jedoch in einer kürzlich veröffentlichten Studie von Onder und Tural (2003) nicht bestätigt werden, da bei der Untersuchung von 120 ambulanten depressiven Patienten, die mit Fluoxetin in zwei unterschiedlichen Dosierungen (20 und 40 mg/Tag) bzw. mit Fluoxetin (20 mg/Tag) und Buspiron (20 mg/Tag) behandelt wurden, letztlich die Gruppe mit 40 mg Fluoxetin ein rascheres Ansprechen auf die Behandlung aufwies. Auch hierbei fand sich zwischen den 3 Behandlungsgruppen am Ende der 12-wöchigen Studiendauer kein signifikanter Unterschied hinsichtlich der Responseraten. Obwohl die untersuchten Patienten nicht als therapieresistent klassifiziert waren und es sich um eine offene Studie handelte, verstärkt sie die Skepsis gegenüber einer Buspironaugmentation als wesentliche Alternative zu der Behandlung von TRD.

17.3.2 Experimentelle Augmentationsstrategien

Weitere Substanzen, die in Einzelfällen zur Behandlung von TRD eingesetzt wurden, deren Bedeutung aber aufgrund noch fehlender Untersuchungen nicht absehbar ist, sind Psychostimulanzien, wie Methylphenidat, Modafinil oder Dextroamphetamin (► Kap. 24), sowie Antiepileptika, wie Valproinsäure, Lamotrigin, Gabapentin oder Topiramat (► Kap. 21). Auch der kasuistisch berichtete erfolgreiche Einsatz von Inositol, Östrogen, Dehidroepiandrosteron (DHEA) (► Kap. 23 und 39), -3-Fettsäuren, Folsäure und S-Adenosyl-Methionin (SAME) stellt keine derzeit fundierte Behandlungsmöglichkeit der TRD dar (Fava 2001).

17.4 Fazit

Zusammenfassend bleibt festzuhalten, dass durch die Vielzahl der neu entwickelten und zugelassenen Antidepressiva die Möglichkeiten der Behandlung von therapieresistenten Depressionen deutlich erweitert wurden. Dies führte jedoch auch dazu, dass Kombinationsstrategien weiter in den Hintergrund gerieten, was in den wenigen vorhandenen kontrollierten Untersuchungen seinen Ausdruck findet, sodass ein weiterhin erheblicher Forschungsbedarf vor allem auch im Hinblick der Kombinationsfähigkeit der neueren Antidepressiva besteht.

Allgemein kann die Empfehlung ausgesprochen werden, dass bei der Behandlung therapieresistenter depressiver Patienten erst die Möglichkeiten ausgeschöpft werden sollten, deren klinische Wirksamkeit und Verträglichkeit gut belegt und untersucht sind. Es ist daher nahe liegend, dass die Kombination verschiedener Antidepressiva zur Behandlung therapieresistenter Patienten nicht an erster Stelle stehen kann; sie erscheint jedoch bei Versagen oder Unverträglichkeit anderer bewährter Standardverfahren erwägenswert. Individuelle Gegebenheiten sowie eine sorgfältige Nutzen-Risiko-Abwägung sollten bei der Auswahl der möglichen Kombinationsbehandlung beachtet werden. ◘ Tabelle 17.1 gibt einen Überblick über mögliche Antidepressivakombinationen.

◘ Tabelle 17.1. Antidepressiva-Kombinationsmöglichkeiten

Empfehlenswert	TZA (z. B. Amitriptylin oder Nortriptylin) mit SSRI TZA (z. B. Amitriptylin) und der irreversible MAOH Tranylcypromin TZA und reversible MAOH (RIMA) wie Moclobemid TZA (Clomipramin) und Mianserin (als NaSSA) SSRI mit Trazodon SSRI (Fluoxetin) und NaSSA (wie Mirtazapin oder Mianserin) SSRI und Bupropion[a]
Evtl. wirksam	TZA und SSNRI (Venlafaxin) SSRI und SSRI SSRI und RIMA (Moclobemid) SSRI und NRI (Reboxetin) SSRI und Buspiron SSRI und Pindolol
Zu vermeiden	SSRI und irreversible MAOH (Tranylcypromin) SSRI und Clomipramin SSRI und Venlafaxin Irreversible MAOH und TZA

[a]In Deutschland nicht zugelassen.

Die Einschätzung des Risikos für das Auftreten unerwünschter Arzneiwirkungen ist bei der kombinierten Anwendung verschiedener antidepressiver Substanzen häufig schwierig, zumal wenige empirisch gesicherte Aussagen und keine Ergebnisse kontrollierter Untersuchungen vorliegen. Allgemein sollte aber bei einer Kombinationsbehandlung von einem erhöhten Nebenwirkungsrisiko ausgegangen werden, unter Umständen mit

- (bisher unbekannten) pharmakologischen Interaktionen und einer möglichen Addition von Nebenwirkungen;
- einer Erhöhung der Plasmaspiegel eines Medikaments oder beider Substanzen bis in toxische Bereiche aufgrund der Nutzung gleicher hepatischer Metabolisierungswege;
- dem Auftreten eines »Serotoninsyndroms« bei gleichzeitiger Gabe serotonerg wirksamer Substanzen.

Gerade die Unsicherheit in der Einschätzung der Verträglichkeit von einigen der möglichen Kombinationsbehandlungen macht die Einhaltung der im Folgenden aufgeführten Maßnahmen erforderlich.

Vorsichtsmaßnahmen bei Kombinationsbehandlungen

- Sorgfältige Aufklärung des Patienten über eine mögliche Addition von Nebenwirkungen
- Regelmäßige Plasmaspiegelkontrollen und ggf. Dosisreduktion

▼

- Beachten der Regeln hinsichtlich der herkömmlichen irreversiblen MAOH, d. h. einschleichendes Hinzugeben des MAOH zum TZA, keine Kombination mit AD-Infusionstherapie
- Strikte Vermeidung der Zugabe eines Trizyklikums zu einem irreversiblen MAOH
- Strikte Vermeidung der Kombination eines irreversiblen MAOH mit Clomipramin, SSRI oder Venlafaxin

Da die Behandlung therapieresistenter depressiver Patienten, trotz der erweiterten Alternativen, weiterhin eine Herausforderung für jeden Kliniker darstellt, sind weitere kontrollierte Studien notwendig, um den zukünftigen Stellenwert der Kombinationsbehandlungen besser beurteilen und zum Wohle der Patienten effizient nutzen zu können.

Literatur

Amsterdam JD, Garcia-Espana F, Rosenzweig M (1997) Clomipramine augmentation in treatment-resistant depression. Depress Anxiety 5: 84–90

Appelberg BG, Syvalahti EK, Koskinen TE, Mehtonen OP, Muhonen TT, Naukkarinen HH (2001) Patients with severe depression may benefit from buspirone augmentation of selective serotonin reuptake inhibitors: results from a Placebo-controlled, randomized, double-blind, Placebo wash-in study. J Clin Psychiatry 62: 448–452

Benazzi F (1999) Venlafaxine-fluoxetine interaction. J Clin Psychopharmacol 19: 96–98

Berlanga C, Ortega-Soto HA (1995) A 3-year follow-up of a group of treatment-resistant depressed patients with a MAOI/tricyclic combination. J Affect Disord 34: 187–192

Bhatara VS, Magnus RD, Paul KL (1998) Serotonin syndrome induced by venlafaxine and fluoxetine: a case study in polypharmacy and potential pharmacodynamic and pharmacokinetic mechanisms. Ann Pharmacotherapy 32: 432–436

Bodkin JA, Lasser RA, Wines JD Jr, Gardner DM, Baldessarini RJ (1997) Combining serotonin reuptake inhibitors and bupropion in partial responders to antidepressant monotherapy. J Clin Psychiatry 58: 137–145

Bondolfi G, Chautems C, Rochat B (1996) Non-response to citalopram in depressive patients: pharmacokinetic and clinical consequences of a fluvoxamine augmentation. Psychopharmacology 128: 421–425

Bonnet U (2003) Moclobemide: therapeutic use and clinical studies. CNS Drug Rev 9: 97–140

Carpenter LL, Josic Z, Hall JM, Rasmussen SA, Price LH (1999) Mirtazapine augmentation in the treatment of refractory depression. J Clin Psychiatry 60: 45–49

Carpenter LL, Yasmin S, Price LH (2002) A double-blind, Placebo-controlled study of antidepressant augmentation with mirtazapine. Biol Psychiatry 51: 183–188

Clark NA, Alexander B (2000) Increased rate of trazodone prescribing with bupropion and selective serotonin-reuptake inhibitors versus tricyclic antidepressants. Ann Pharmacother 34: 1007–1012

Clayton AH, McGarvey EL, Abouesh AI, Pinkerton RC (2001) Substitution of an SSRI with bupropion sustained release following SSRI-induced sexual dysfunction. J Clin Psychiatry 62: 185–190

Dam J, Ryde L, Svejso J, Lauge N, Lauritsen B, Bech P (1998) Morning fluoxetine plus evening mianserin versus morning fluoxetine plus evening Placebo in the acute treatment of major depression. Pharmacopsychiatry 31: 48–54

Dams R, Benijts TH, Lambert WE, Van Bocxlaer JF, Van Varenbergh D, Van Peteghem C, DeLeenheer AP (2001) A fatal case of serotonin syndrome after combined moclobemide-citalopram intoxication. J Anal Toxicol 25: 147–151

DeBattista C, Solvason HB, Poirier J, Kendrick E, Schatzberg AF (2003) A prospective trial of bupropion SR augmentation of partial and no responders to serotonergic antidepressants. J Clin Psychopharmacol 23: 27–30

Dimitriou EC, Dimitriou CE (1998) Buspirone augmentation of antidepressant therapy. J Clin Psychopharmacol 18: 465–469

Dursun SM, Devarajan S (2001) Reboxetine plus citalopram for refractory depression not responding to venlafaxine: possible mechanisms. Psychopharmacology (Berl) 53: 497–498

Ebert D, Albert R, May A, Stosiek I, Kaschka W (1995) Combined SSRI-RIMA treatment in refractory depression. Safety data and efficacy. Psychopharmacology (Berl) 119: 342–344

Fava M (2001) Augmentation and combination strategies in treatment-resistant depression. J Clin Psychiatry 62: 4–11

Fava M, Rosenbaum JF, McGrath PJ, Stewart JW, Amsterdam JD, Quitkin FM (1994) Lithium and tricyclic augmentation of fluoxetine treatment for resistant major depression. A double-blind, controlled study. Am J Psychiatry 151: 1372–1374

Ferreri M, Lavergne F, Berlin I, Payan C, Puech AJ (2001) Benefits from mianserin augmentation of fluoxetine in patients with major depression non-responders to fluoxetine alone. Acta Psychiatr Scand 103: 66–72

Fischer P, Tauscher J, Kufferle B, Kasper S (1998) Weak antidepressant response after buspirone augmentation of serotonin reuptake inhibitors in refractory severe depression. Int Clin Psychopharmacol 13: 83–86

Gomez Gomez JM, Teixido Perramon C (2000) Combined treatment with venlafaxine and tricyclic antidepressants depressed patients who had partial response to clomipramine or imipramine: initial findings. J Clin Psychiatry 61: 285–289

Hawley CJ, Quick SJ, Ratnam S (1996) Safety and tolerability of combined treatment with moclobemide and SSRI: a systematic study of 50 patients. Int Clin Psychopharmacol 11: 187–191

Hunchak J (1997) SSRI combination treatment for depression [letter]. Can J Psychiatry 42: 531–532

Joffe RT, Bakish D (1994) Combined SSRI-moclobemide treatment of psychiatric illness. J Clin Psychiatry 55: 24–25

Keltner N, Harris CP (1994) Serotonin syndrome: a case of fatal SSRI/MAOI interaction. Perspect Psychiatr Care 30: 26–31

Kennedy SH, McCann SM, Masellis M, McIntyre RS, Raskin J, McKay G, Baker GB (2002) Combining bupropion SR with venlafaxine, paroxetine, or fluoxetine: a preliminary report on pharmacokinetic, therapeutic, and sexual dysfunction effects. J Clin Psychiatry 63: 181–186

König F, Wolfersdorf M (1997) Combination therapy using moclobemide with tricyclic and tetracyclic antidepressants to treat therapy-resistant depression. Pharmacopsychiatry 30: 93–96

König F, Wolfersdorf M, Loble M, Wossner S, Hauger B (1997) Trimipramine and maprotiline plasma levels during combined treatment with moclobemide in therapy-resistant depression. Pharmacopsychiatry 30: 125–127

Lam RW, Wan DDC, Cohen NL, Kennedy SH (2002) Combining antidepressants for treatment-resistant depression: A review. J Clin Psychiatry 63: 685–693

Landen M, Bjorling G, Agren H, Fahlen T (1998) A randomized, double-blind, Placebo-controlled trial of buspirone in combination with an SSRI in patients with treatment-refractory depression. J Clin Psychiatry 59: 664–668

Lauritzen L, Clemmensen L, Klysner R, Loldrup D, Lunde M, Schaumburg E, Waarst S, Bech P (1992) Combined treatment with imipramine and mianserine: A controlled pilot study. Pharmacopsychiatry 25: 182–186

Levitt AJ, Joffe RT, Kamil R, McIntyre R (1999) Do depressed subjects who have failed both fluoxetine and a tricyclic antidepressant respond to the combination? J Clin Psychiatry 60: 613–616

Maes M, Libbrecht I, van Hunsel F, Campens D, Meltzer HY (1999) Pindolol and mianserin augment the antidepressant activity of fluoxetine in hospitalized major depression patients, including those with treatment resistance. J Clin Psychopharmacol 19: 177–182

Maes M, Vandoolaeghe E, Desnyder R (1996) Efficacy of treatment with trazodone in combination with pindolol or fluoxetine in major depression. J Affect Disord 16: 201–210

Maes M, Westenberg H, Vandoolaeghe E, Demedts P, Wauters A, Neels H, Meltz HY (1997) Effects of trazodone and fluoxetine in the treatment of major depression: therapeutic, pharmacokinetic and pharmacodynamic interactions through formation of meta-chlorophenylpiperazine. J Clin Psychopharmacol 17: 358–364

Nelson JC (2003) Managing treatment-resistant major depression. J Clin Psychiatry 64: 5–12

Nelson JC, Mazure CM, Bowers MB, Jatlow PI (1991) A preliminary, open study of the combination of fluoxetine and desipramine for rapid treatment of major depression. Arch Gen Psychiatry 48: 303–307

Nierenberg AA, Keck PE Jr (1989) Management of monoamine oxidase inhibitor-associated insomnia with trazodone. J Clin Psychopharmacol 9: 42–45

Nierenberg AA, Cole JO, Glass L (1992) Possible trazodone potentiation of fluoxetine: a case series. J Clin Psychiatry 53: 83–85

O•Brien S, McKeon P, O•Regan M (1993) The efficacy and tolerability of combined antidepressant treatment in differend depressive subgroups. Br J Psychiatry 163: 363–368

Onder E, Tural U (2003) Faster response in depressive patients treated with fluoxetine alone than in combination with buspirone. J Affect Disord 76: 223–227

Razani J, White KL, White J, Simpson G, Sloane RB, Rebal R, Palmer R (1983) The safety and efficacy of combined amitiptyline and tranylcypromine antidepressant treatment. A controlled trial. Arch Gen Psychiatry 40: 657–661

Schmauss M, Kapfhammer HP, Meyr P, Hoff P (1988) Combined MAO-inhibitor and tri-(tetra)cyclic antidepressant treatment in therapy resistant depression. Prog Neuropsychopharmacol Biol Psychiatry 12: 523–532

Seth R, Jennings AL, Bindman J, Philips J, Bergmann K (1992) Combination treatment with noradrenalin and serotonin reuptake inhibitors in therapy resistant depression: A retrospective study. Br J Psychiatry 161: 562–565

Tanum LH (1994) Combination treatment with antidepressant in refractory depression. Int Clin Psychopharmacology 9: 37–40

Thase ME, Friedman ES, Howland RH (2000) Venlafaxine and treatment-resistant depression. Depress Anxiety 12 [Suppl 1]: 55–62

Weilburg JB, Rosenbaum JF, Biederman J, Sachs GS, Pollack MH, Kelly K (1989) Fluoxetine added to non-MAOI antidepressants converts nonresponders to responders: A preliminary report. J Clin Psychiatry 50: 447–449

Weilburg JB, Rosenbaum JF, Biederman J, Sachs GS, Pollack MH, Kelly K (1991) Tricyclic augmentation of fluoxetine. Ann Clin Psychiatry 3: 209–213

White K, Pistole T, Boyd JL (1980) Combined monoamine oxidase inhibitor-tricyclic antidepressant treatment: a pilot study. Am J Psychiatry 137: 1422–1425

Zajecka JM, Jeffries H, Fawcett J (1995) The efficacy of fluoxetine combined with a heterocyclic antidepressant in treatment-resistant depression: A retrospective analysis. J Clin Psychiatry 56: 527–528

Zimmer R, Gieschke R, Fischbach R, Gasic S (1990): Interaction studies with moclobemide. Acta Psychiatr Scand Suppl 360: 84–86

Augmentationsbehandlung mit Lithium

M. Bauer, M. Trendelenburg, T. Bschor

Unter Lithiumaugmentation versteht man die Addition von Lithium zu einem Antidepressivum in der Akuttherapie depressiver Episoden bei Nichtansprechen auf eine Antidepressiva-Monotherapie. Dieses Verfahren ist bezüglich seiner Wirksamkeit die wissenschaftlich am besten belegte pharmakologische Behandlungsstrategie bei therapieresistenten Depressionen. In einer Metaanalyse von 9 doppelblinden, placebokontrollierten Studien wurde die Wirksamkeit der Lithiumaugmentation bestätigt. Die Lithiumaugmentation gilt daher in internationalen Leitlinien und antidepressiven Stufenplänen als das Vorgehen der ersten Wahl bei Nichtansprechen auf Antidepressiva. Nach rascher Aufdosierung sollten Lithiumspiegel angestrebt werden, wie sie auch für die prophylaktische Behandlung etabliert sind (0,6–0,8 mmol/l). Eine placebokontrollierte Studie zur Wirksamkeit der Lithiumaugmentation in der Erhaltungstherapie zeigte, dass im Falle einer Response die Lithium-Antidepressivum-Kombination für mindestens 12 Monate fortgeführt werden sollte. Als Wirkmechanismus wird eine Stimulierung der serotonergen Neurotransmission diskutiert. Neue Untersuchungen zeigen darüber hinaus einen aktivierenden Einfluss auf die Hypothalamus-Hypophysen-Nebennieren-Achse (HPA-Achse) und damit einen Effekt, der im Gegensatz zu dem steht, was unter einer Behandlung mit einem trizyklischen Antidepressivum beobachtet wurde.

18.1 Vorbemerkungen

Lithium wird seit Mitte des 20. Jahrhunderts systematisch in der Behandlung affektiver Erkrankungen eingesetzt und ist damit das älteste und bestuntersuchteste unter den heute verwendeten Psychopharmaka. Seine Hauptindikationen sind die Behandlung der akuten Manie sowie die prophylaktische Langzeittherapie rezidivierender unipolarer und bipolarer Erkrankungen. Lithium wird international in Übersichtsarbeiten und Therapieleitlinien unverändert als das Medikament der ersten Wahl zur Langzeitbehandlung bipolarer, aber auch unipolarer affektiver Erkrankungen betrachtet (Souza u. Goodwin 1991; American Psychiatric Association 2002; Baldessarini u. Tondo 2000; Bauer et al. 2002b; Berghöfer et al. 2003; DGPPN 2000; Goodwin et al. 2003; Maj 2000, Müller-Oerlinghausen et al. 2002). Obwohl mindestens 7 doppelblinde und randomisierte Studien in den 70er Jahren auch eine akut-antidepressive Wirkung von Lithium zeigten (Übersicht bei Adli et al. 1998), setzte sich die Behandlung akuter depressiver Episoden mit einer Lithiummonotherapie mit wenigen Ausnahmen (z. B. bei leichter bis mittelschwerer depressiver Episode bei bipolarer Störung) nicht durch. Dies liegt vermutlich daran, dass mit den Antidepressiva unkomplizierter einsetzbare Substanzen für diese Indikation zur Verfügung stehen.

Erst mit der Entdeckung der Lithiumaugmentation Anfang der 1980er Jahre etablierte sich Lithium auch in der Akutbehandlung depressiver Episoden. Die kanadische Forschergruppe um Montigny publizierte 1981 den viel beachteten Befund, dass 8 auf trizyklische Antidepressiva (TZA) refraktäre depressive Patienten innerhalb von 48 Stunden nach zusätzlicher Gabe von Lithium remittierten.

Lithiumaugmentation (lat. augmentum = Vermehrung, Zuwachs) bedeutet, dass bei Nichtansprechen auf eine ausreichend lange Behandlung mit einem Antidepressivum durch die zusätzliche Gabe von Lithium doch noch ein Ansprechen (Response) erzielt werden kann. Nach der Idee der Augmentation wird der klinische Effekt hierbei nicht durch die bloße Addition einer zweiten antidepressiv wirksamen Substanz, sondern durch eine spezifische pharmakologische Interaktion zwischen Antidepressivum und Augmentativum bewirkt.

Zur Augmentation kommen potenziell also auch Substanzen ohne ausgeprägten eigenständigen antidepressiven Effekt in Betracht (z. B. Östrogene, Schilddrüsenhormone). Montigny et al. (1981, 1983) waren hypothesengeleitet auf das Prinzip der Lithiumaugmentation gestoßen, nachdem sie beobachtet hatten, dass eine längere Vorbehandlung mit trizyklischen Antidepressiva zu einer Sensibilisierung von postsynaptischen Serotoninrezeptoren im Vorderhirn der Ratte führt (Montigny u. Aghajanian 1978). Es wurde daraufhin die Schlussfolgerung gezogen, dass Lithium aufgrund seiner proserotonergen (die Serotoninsynthese und -freisetzung steigernden) Eigenschaften (Sangdee u. Franz 1978; Treiser et al. 1981) über die sensibilisierten Rezeptoren eine besondere antidepressive Wirkung entfalten müsste. Auch wenn einige Argumente, wie das häufig sehr schnelle Einsetzen der Wirkung der Lithiumaugmentation, für einen echten Augmentationseffekt im oben genannten Sinne sprechen, kann dies aufgrund der bereits erwähnten eigenständigen antidepressiven Wirkung von Lithium gegenwärtig nicht als abschließend gesichert gelten (Bauer et al. 2003a).

Angesichts der Häufigkeit und besonderen Problematik von Therapieresistenz auf Antidepressiva zog die Beobachtung von Montigny et al. bis heute über 35, zunächst offene, später dann kontrollierte und doppelblinde Untersuchungen zur Wirksamkeit der Lithiumaugmentation nach sich (Bauer et al. 2003b). Die meisten bestätigten die Wirksamkeit, jedoch wurde deutlich, dass es einen relevanten Anteil von Nonrespondern auf eine Lithiumaugmentation gibt und dass der positive Effekt nicht immer so rasch wie in Montignys initialem Bericht eintritt.

18.2 Wirksamkeit in der Akuttherapie

18.2.1 Offene Studien

In der überwiegenden Zahl der Studien mit positivem Ergebnis wird der Eintritt der Response innerhalb von 2–6 Wochen beschrieben. Es wurde geschätzt, dass es lediglich bei ca. 20% der Responder bereits innerhalb der ersten 2–4 Tage nach Lithiumzugabe zu einer klinisch relevanten Symptomreduktion bis hin zur Vollremission kommt (Katona 1988). In ◻ Tabelle 18.1 sind alle Fallstudien (mit einer Patientenzahl von >4) und offenen prospektiven Studien zur Lithiumaugmen-

◻ **Tabelle 18.1.** Offene und kontrollierte Vergleichsstudien zur Lithiumaugmentation bei Major Depression

Studie	Studienteilnehmer	Studiendesign	Studienmedikation[a]	Ansprechrate (%)
Montigny et al. 1981	UP; n=8	Offen	Amitriptylin, Imipramin, Doxepin, Iprindol (3 Wochen) plus Lithium (900 mg) (2 Tage)	100
Montigny et al. 1983	UP; n=42	Offen	Amitriptylin, Imipramin, Doxepin, Iprindol, Trimipramin (3 Wochen) plus Lithium (900 mg) (2 Tage)	74
Montigny et al. 1985	UP; n=7	Offen	Iprindol (3 Wochen) plus Lithium (900 mg) (2 Tage)	86
Price et al. 1986	UP, BP; n=84	Offen	Desipramin, Amitriptylin, Adinazolam, Bupropion, Fluvoxamin, Mianserin, Trazodon (4–6 Wochen) plus Lithium 900–1500 mg (>10 Tage)	56 (31 merklich, 25 partial)
Thase et al. 1989	UP; n=20	Offen	Imipramin (≥12 Wochen; 256 mg/Tag) plus Lithium (6 Wochen)	65
Delgado et al. 1988	UP; n=5	Offen	Fluvoxamin (300 mg, 4–6 Wochen) plus Lithium (3 Wochen)	44
Dinan u. Barry 1989	UP, BP; n=30	Offen, R, COM	Amitriptylin oder Äquivalent (>4 Wochen), randomisiert zu Lithium (600–800 mg) oder EKT (3 Wochen)	Lithium: 67, EKT: 73

Tabelle 18.1. (Fortsetzung)

Studie	Studienteil-nehmer	Studien-design	Studienmedikation[a]	Ansprechrate (%)
Fontaine et al. 1991	UP; n=60	Offen	Desipramin, Fluoxetin (6 Wochen) plus Lithium (600 mg) (6 oder 14 Wochen)	Desipramin + Lithium: 67, Fluoxetin + Lithium: 60
Dinan 1993	UP; n=11	Offen	Sertralin (>6 Wochen) plus Lithium (400 oder 800 mg) (1 Woche)	Lithium (400 mg): 67, Lithium (800 mg): 43
Hoencamp et al. 1994	UP, BP, Dysthymia; n=51	DB, R, COM	Maprotilin (6 Wochen), randomisiert zu Lithium (600–1200 mg) oder Brofaromin (MAO-A-Hemmstoff) (6 Wochen)	Maprotilin + Lithium: 30, Brofaromin: 23,8
Fava et al. 1994[b]	UP, BP; n=41	Offen, R, COM	Partial- oder Nonresponder unter Fluoxetin (20 mg) (8 Wochen) randomisiert zu Fluoxetin (40–60 mg) oder Lithium (300–600 mg) oder Desipramin (25–50 mg) (4 Wochen)	Fluoxetin: 53, Lithium: 29, Desipramin: 25
Flint and Rifat 1994	UP; n=21	Offen	Fluoxetin (durchschnittlich 35 mg) oder Nortriptylin (6 Wochen) plus Lithium (>2 Wochen)	24
Hawley et al. 1994	UP; n=21	Offen	Paroxetin (20 mg) (6 Wochen) plus Lithium (6 Wochen)	26
Hawley et al. 1994	UP; n=14	Offen	Fluoxetin (20 mg) (6 Wochen) plus Lithium (12 Wochen)	50
Uehlinger et al. 1995	UP; n=5	Offen	Citalopram (20–60 mg) (4 Wochen) plus Lithium (2 Wochen)	80
Sluzeska et al. 1997	UP; n=32	Offen	Sertralin, Fluoxetin, Imipramin, Clomipramin, Amitriptylin, Dibenzepin, Dezipramin, Moclobemid plus Lithium (4 Wochen)	75
Hoencamp et al. 2000	UP; n=22	Offen	Venlafaxin (225 mg) (7 Wochen) plus Lithium (600 mg) (6 Wochen)	32
Fava et al. 2002[b]	UP; n=101	DB, R, COM	Partial- oder Nonresponder unter Fluoxetin (20 mg) (8 Wochen) randomisiert zu Fluoxetin hochdosiert (40–60 mg) oder Lithium (300–600 mg) oder Desipramin (25–50 mg) (4 Wochen)	Fluoxetin: 42, Lithium: 23;5, Desipramin: 29;4
Bertschy et al. 2003	UP; n=13	Offen	Venlafaxin (300 mg) (4 Wochen) plus Lithium (4 Wochen)	38

BP bipolare Depression; **COM** comparator trial (Studie mit Vergleichssubstanz), **DB** doppelblind; **R** randomisiert; **P** Placebo, **UP** unipolare Depression.

[a] Lithiumdosierungen beziehen sich auf Lithiumkarbonat.

[b] Die Studien von Fava et al. 1994 und Fava et al. 2002 beinhalteten verschiedene Patientenpopulationen.

tation dargestellt. Retrospektive Untersuchungen wurden nicht berücksichtigt. Für die Literaturrecherche wurden Übersichtsarbeiten (Katona 1988; Schöpf 1989; Schou 1990; Katona u. Finch 1991; Montigny 1994) und die Medline (bis Juni 2004) verwendet. Wie ◘ Tabelle 18.1 zeigt, wurde die Lithiumaugmentation mit allen wichtigen Antidepressivaklassen durchgeführt. Baxter et al. (1986) konnten außerdem zeigen, dass eine Lithiumzugabe auch den antidepressiven Effekt eines Schlafentzugs verlängern kann. Die offenen unkontrollierten Studien zeigten insgesamt etwas bessere Responseraten (ca. 60%) als die placebokontrollierten Studien (45%).

18.2.2 Kontrollierte Studien

Mit 12 doppelblinden und randomisierten Studien kann die Studienlage zur Wirksamkeit der Lithiumaugmentation als sehr gut bezeichnet werden. Kein anderes im Fall der Therapieresistenz auf eine Antidepressivum-Monotherapie angewandtes pharmakologisches Verfahren ist annähernd so gut evaluiert (Bauer et al. 2002a). Die doppelblinden Studien untersuchten im Wesentlichen die Augmentierbarkeit von trizyklischen Antidepressiva und von selektiven Serotonin-Wiederaufnahmehemmern (SSRI).

Alle bis dahin verfügbaren Studien mit methodisch hochwertigem Design (placebokontrolliert, doppelblind, operationalisierte Diagnose- und Responsekriterien), wurden 1999 einer Metaanalyse unterzogen (Bauer u. Döpfmer 1999). In die Metaanalyse wurden 9 Studien mit insgesamt 113 Lithium- und 121 placeboaugmentierten depressiven Patienten eingeschlossen (◘ Tabelle 18.2). Die überwiegende Zahl (>90%) der untersuchten Patienten litt an einer unipolaren Verlaufsform der depressiven Erkrankung. Nach den jeweiligen Responsekriterien der Studien respondierten 45% der mit Lithium augmentierten, aber nur 18% der mit Placebo augmentierten Patienten (p<0,001) (◘ Abb. 18.1). Die gepoolte Odds-Ratio für Response auf Lithiumaugmentation lag im Vergleich zur Responsechance auf Placeboaugmentation bei 3,89 (95%-Konfidenzintervall: 2,14–7,08). Responseraten um 50% gelten für Behandlungsstrategien bei depressiven Patienten, die auf eine Standardbehandlung nicht respondiert hatten, als gut.

In einer darüber hinaus berechneten kumulativen Metaanalyse wurden die 9 Studien vergleichend hinsichtlich Dauer und Dosis der Lithiumgabe betrachtet. Höhere Dosierungen von Lithium ergaben bis zu einer Tagesdosis von ca. 24 mmol Lithium eine höhere Zahl an Respondern (die meisten Studien machten leider keine Angaben über die Lithiumserumspiegel). Eine längere Augmentationsdauer führt bis zu einem Augmentationszeitraum von ca. 12 Tagen zu einer Erhöhung der Responderquote (Bauer u. Döpfmer 1999). Etwa ein Viertel der Responder zeigt das sehr rasche Ansprechen, wie es de Montigny et al. in ihrer initialen Fallserie beobachtet hatten.

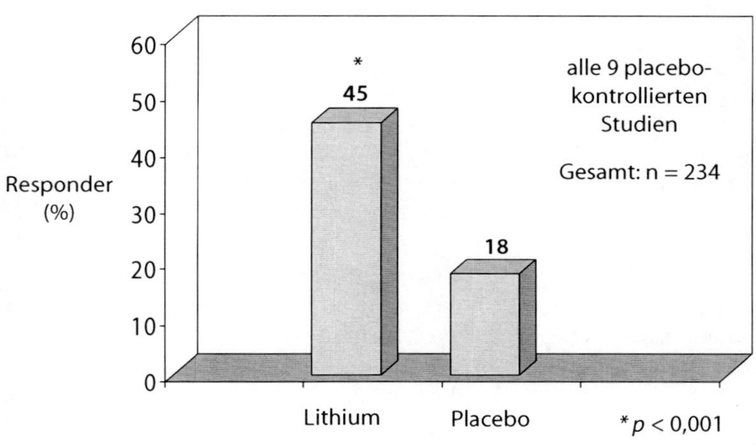

◘ **Abb. 18.1.** Metaanalyse doppelblinder und randomisierter Studien zur Wirksamkeit der Lithiumaugmentation bei Major Depression (Bauer u. Döpfmer 1999)

Tabelle 18.2. Doppelblinde, placebokontrollierte Studien zur Lithiumaugmentation bei Major Depression

Studie	Studienteilnehmer (N)	Substanzklasse der Antidepressiva	Dauer der Behandlung und Dosisbereich[a] von Lithium	Ansprechrate (%)
Heninger et al. 1983	14 UP, 1 BP; 12 F, 3 M	Verschiedene TZA und TetraZ	12–14 Tage, Lithium 900–1200 mg/Tag	Lithium: 62,5, Placebo: 0
Kantor et al. 1986	7 UP	Verschiedene TZA	2 Tage, Lithium 900 mg/Tag	Lithium: 25, Placebo: 0
Zusky et al. 1988	16 UP; 13 F, 3 M	Verschiedene TZA und MAOH	14 Tage, Lithium 300–900 mg/Tag	Lithium: 38, Placebo: 25
Schöpf et al. 1989	18 UP, 9 BP; 19 F, 8 M	Verschiedene AD	14 Tage, Lithium 600/800 mg/Tag	Lithium: 50, Placebo: 0
Browne et al. 1990	14 UP, 3 BP; 10 F, 7 M	Verschiedene TZA und TetraZ	2 Tage, Lithium 900 mg/Tag	Lithium: 43, Placebo: 20
Joffe et al. 1993[b]	33 UP; 18 F, 15 M	Verschiedene TZA	14 Tage, Lithium 900–1200 mg/Tag	Lithium: 52, Placebo: 18,7
Stein u. Bernadt 1993	34 UP; 27 F, 7 M	Verschiedene TZA	Tag 1–21: Lithium 250 mg/Tag, Tag 22–42: Lithium 250 mg/Tag vs. 750 mg/Tag	Lithium (250 mg): 18, Lithium (750 mg): 44, Placebo: 22
Katona et al. 1995	61 UP; 35 F, 26 M	SSRI und TZA	42 Tage, Lithium: 400–800 mg/Tag	Lithium: 53, Placebo: 25
Baumann et al. 1996	23 UP, 1 BP; 17 F, 7 M	SSRI	14 Tage, Lithium 800 mg/Tag	Lithium: 58, Placebo: 14
Nierenberg et al. 2003[b]	35 UP; 16 F, 19 M	TZA (Nortriptylin)	6 Wochen	Lithium: 12,5, Placebo: 20

BP bipolare Depression, **F** Frauen, **MAOH** Monoaminoxidasehemmer, **M** Männer, **SSRI** selektive Serotonin-Wiederaufnahmehemmer, **TetraZ** tetrazyklische Antidepressiva, **TZA** trizyklische Antidepressiva, **UP** unipolare Depression.

[a] Lithiumdosis bezogen auf Lithiumkarbonat.

[b] Studie nicht in der Metaanalyse von Bauer und Döpfmer (1999) enthalten.

Da eine Tagesdosis von ca. 24 mmol Lithium in der Regel zu Serumspiegeln führt, wie sie für die prophylaktische Langzeitbehandlung etabliert sind, wird heute empfohlen, eine Lithiumaugmentation mit den für die prophylaktische Behandlung üblichen Serumspiegeln (0,6–0,8 mmol/l) und für eine Dauer von mindestens 2 Wochen durchzuführen (Bauer et al. 2002a; Rouillon u. Gorwood 1998; Nelson 1998).

In einer aktuell publizierten Studie mit 35 Nortriptylin-Nonrespondern (Nierenberg et al. 2003) gelang es nicht, eine Überlegenheit der Lithium- über die Placeboaugmentation zu demonstrieren, was die Autoren darauf zurück führten, dass es sich um Patienten handelte, die bereits auf mehrere Antidepressivabehandlungen refraktär gewesen waren. Vor dem Hintergrund der oben erwähnten Überlegungen zum Wirkmechanismus der Lithiumaugmentation ist jedoch auch zu überlegen, ob ganz überwiegend noradrenerge Antidepressiva wie Nortriptylin evtl. nicht mit Lithium augmentierbar sind (Bschor u. Bauer 2004). Die erwähnte Studie von Nierenberg et al. (Nierenberg et al. 2003) ist die erste placebokontrollierte Studie zur Wirksamkeit der Lithiumaugmentation, die ausschließlich ein überwiegend noradrenerges Antidepressivum prüfte.

18.3 Wirksamkeit in der Erhaltungstherapie

Während die Wirksamkeit der Lithiumaugmentation in der Akutbehandlung als gut belegt gilt, gibt es wenige systematische Erkenntnisse zur Wirksamkeit der Lithiumaugmentation in der sich anschließenden Erhaltungstherapie. Für eine Antidepressivum-Monotherapie ist inzwischen etabliert, dass in den ersten mindestens 6 Monaten nach Remission (Erhaltungstherapiezeitraum) wegen des in dieser Zeit besonders hohen Risikos eines Rückfalls («relapse») das Antidepressivum in gleicher Dosierung fortgeführt werden soll (Prien 1990; Thase u. Kupfer 1996; Bauer et al. 2002a, b). Unklar hingegen war, ob nach erfolgreicher Lithiumaugmentation die Fortführung des Antidepressivums allein ausreichend oder ob zur effektiven Rückfallverhütung die Fortsetzung der Kombination erforderlich ist (sofern nicht aufgrund des Krankheitsverlaufs ohnehin eine Langzeitprophylaxe mit Lithium indiziert ist).

In der bisher einzigen prospektiven Studie zu dieser Fragestellung (Bauer et al. 2000; Bschor et al. 2002a) wurden 29 unipolar depressive Patienten, die nicht auf eine adäquat durchgeführte Antidepressivum-Monotherapie, dann aber auf eine anschließende Lithiumaugmentation responidiert hatten, nach 2- bis 4-wöchiger Stabilisierung für die folgenden 4 Monate einer doppelblinden Fortführung der Antidepressivum-Lithium-Kombination (n=14) oder einer Antidepressivum-Placebo-Kombination (n=15) zugelost. Die Dosis des Antidepressivums blieb während des doppelblinden Studienabschnitts unverändert wie zum Zeitpunkt der Remission (◘ Abb. 18.2).

Während des doppelblinden Studienabschnitts kam es zu 7 Rezidiven (operationalisiert anhand etablierter Ratingskalen diagnostiziert). Die Rezidive ereigneten sich ausschließlich in der Placebogruppe (Gruppenvergleich, Fisher's Exact Test, $p<0{,}05$) (Bauer et al. 2000) (◘ Abb. 18.2). Nach Abschluss des doppelblinden Studienzeitraums wurde zunächst die Studienmedikation, wenige Wochen später auch das Antidepressivum ausgeschlichen. Alle Patienten, die nicht wegen eines Rezidivs die Studienteilnahme bereits beendet hatten (n=22), wurden für weitere 6 Monate syste-

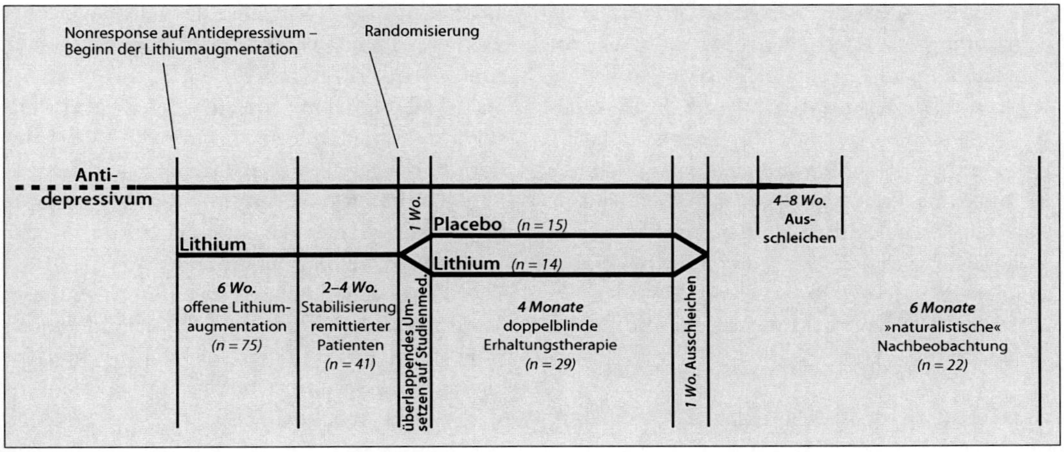

◘ **Abb. 18.2.** Design einer Studie zur Wirksamkeit der Lithiumaugmentation in der Erhaltungstherapie bei unipolarer Major Depression. (Nach Bauer et al. 2000; Bschor et al. 2002a)

matisch beobachtet. In diesem Zeitraum kam es zu 7 weiteren Krankheitsrezidiven; 5 hiervon nunmehr jedoch in der Gruppe, die zuvor unter der Lithium-Antidepressivum-Kombination stabil geblieben waren (Bschor et al. 2002a). Wegen der Eindeutigkeit der Ergebnisse muss trotz der kleinen Fallzahl die klare Empfehlung zur mindestens 12-monatigen Fortführung der Lithium-Antidepressivum-Kombination bei unipolar depressiven Patienten, die auf eine Lithiumaugmentation respondiert haben, gegeben werden.

18.4 Responseprädiktion

Angesichts einer ca. 50%igen Nonresponserate besteht der Bedarf nach Prädiktoren, die ein wahrscheinliches Ansprechen auf eine Lithiumaugmentation vor Therapiebeginn vorhersagen. Aus den bisherigen Untersuchungen zu dieser Frage geht übereinstimmend hervor, dass Alter, Geschlecht und Auswahl des augmentierten Antidepressivums keinen Einfluss auf die Responsewahrscheinlichkeit haben (Montigny et al. 1983; Price et al. 1986; Schöpf et al. 1989; Rybakowski u. Matkowski 1992; Joffe et al. 1993a; Álvarez et al. 1997).

Uneinheitlich sind die Ergebnisse zum Einfluss der Depressionsschwere auf den Behandlungserfolg. In einer retrospektiven Analyse von 71 Lithiumaugmentationen (bei 68 unipolar und 3 bipolar depressiven Patienten) fand unsere Arbeitsgruppe häufiger einen Behandlungserfolg bei Patienten mit besonders schwer ausgeprägter Depression (gemessen mit der Bech-Rafaelsen-Melancholie-Skala, BRMS; Bech u. Rafaelsen 1986) und bei Patienten, die nicht zusätzlich neuroleptisch behandelt wurden. Darüber hinaus bestätigten sich bekannte Einflussvariablen auf antidepressive Therapie: Responder auf die Lithiumaugmentation hatten seltener komorbide Persönlichkeitsstörungen und eine kürzere Indexepisode (Bschor et al. 2001).

18.5 Wirkmechanismus

Die oben ausgeführte serotonerge Hypothese zum Wirkmechanismus der Lithiumaugmentation (Blier et al. 1987) ist weiterhin gültig, aber unbewiesen (Bauer et al. 2003a). Für Antidepressiva wird eine Wirkung durch Einfluss auf die Kortisol-Regulation, also auf die Hypothalamus-Hypophysen-Nebennieren-Achse (HPA-Achse, engl. hypothalamic-pituitary-adrenocortical axis), diskutiert (Steckler et al. 1999; Barden et al. 1995). Die HPA-Achse ist das bei depressiven Erkrankungen am besten untersuchte biologische System (Burgess et al. 2002). Veränderungen während depressiver Episoden konnten vielfach gesichert werden, was zur Hypothese einer pathologischen HPA-Achsen-Überaktivität mit einer gestörten Autoregulation dieses Systems durch ein beeinträchtigtes negatives Feedback als Bedingung für Entstehung oder Aufrechterhaltung einer depressiven Episode führte (Übersicht bei Holsboer 2000).

Der sensitivste und spezifischste Test zur Untersuchung der HPA-Achse bei psychiatrischen Patienten ist der kombinierte Dexamethason/CRH-Test (Dex/CRH-Test) (Heuser et al. 1994, 1996; Dinan 2001). Am Vorabend des Tests nimmt die Versuchsperson 1,5 mg des synthetischen Kortikoids Dexamethason oral ein, wodurch es beim Gesunden für mindestens 24 Stunden zu einer Suppression der körpereigenen ACTH- und Kortisolproduktion kommt. Dies wird in einer Blutentnahme am Nachmittag (15.00 Uhr) des Folgetages überprüft. Bei depressiven Patienten zeigt sich gehäuft eine Kortisol-Nonsuppression. Direkt nach der ersten Blutentnahme wird die ACTH- und Kortisolproduktion durch eine intravenöse CRH-Injektion stimuliert, was in mehreren nachfolgenden Blutentnahmen quantifiziert wird. Während depressiver Zustände zeigen Patienten in typischer Weise eine Überstimulierbarkeit im Dex/CRH-Test. Unter einer Behandlung mit trizyklischen Antidepressiva konnte eine Rückbildung dieser Überstimulierbarkeit parallel zur psychopathologischen Besserung gefunden werden (Heuser et al. 1996; Holsboer et al. 1995).

In einer Studie mit 24 unipolar depressiven Patienten (DSM-IV, strukturiertes Klinisches Interview für DSM-IV, Achse I [SKID I]; Wittchen et al. 1997), die nach einem erfolglosen Behandlungsversuch mit einem Antidepressivum mit Lithium augmentiert wurden, untersuchte unsere Arbeitsgruppe den Einfluss der Lithiumaugmentation auf die HPA-Achse (Bschor et al. 2002b, 2003a). Direkt vor Beginn der Augmentation und 2–4 Wochen danach wurden die Versuchsteilnehmer mit dem kombinierten Dex/CRH-Test untersucht. Unerwarteterweise zeigte sich eine signifikante Zunahme der ACTH- und Kortisolstimulierbarkeit unter der Lithiumaugmentation. So stieg z. B. der maximale ACTH-Wert (Peakwert) von 18,85±10,9 auf 34,48±30,5 pg/ml (p=0,004, Wilcoxon's matched pairs test) und der Kortisol-Peakwert von 55,28±44,8 auf 82,98±60,6 ng/ml (p=0,004) (Bschor et al. 2002b). Da dieser Anstieg bei Respondern und Nonrespondern nachweisbar war, liegt ihm möglicherweise ein direkter, bislang unzureichend erforschter Effekt von Lithium zugrunde. Bereits in klinischen und Grundlagenuntersuchungen aus den 1970er und 1980er Jahren, die dann nicht mehr weiter verfolgt worden waren, war ein kortisolstimulierender Effekt von Lithium gefunden worden (Platman u. Fieve 1968; Platman et al. 1971; Zatz u. Reisine 1985; Reisine u. Zatz 1987; Sugawara et al. 1988). Die signifikante Aktivierung der HPA-Achse zeigt sich auch im einfachen Dexamethason-Suppressionstest (Bschor et al. 2003b).

Entsprechend der bekannten thyreostatischen Eigenschaften von Lithium (Bschor u. Bauer 1998; Gyulai et al. 2003) kam es bei den Patienten der Studie zu einem signifikanten Absinken der Serumkonzentrationen der Schilddrüsenhormone Thyroxin und Trijodthyronin und zu einem signifikanten Anstieg des Serum-TSH nach Beginn der Lithiumaugmentation, bei fast allen Patienten jedoch innerhalb des physiologischen Bereichs (Bschor et al. 2003c).

In einer vergrößerten Stichprobe von 30 unipolar depressiven Patienten zeigte sich, dass die späteren Nonresponder auf die Lithiumaugmentation (n=19) vor Beginn der Augmentation im Dex/CRH-Test einen signifikant größeren Kortisol/ACTH-Quotienten aufwiesen als die späteren Responder (Peakwertquotient: 3,43±1,75 vs. 2,18±1,38, p=0,027, Mann-Whitney-U-Test). Dieser Quotient ist ein Indikator für die Responsivität der Nebennierenrinde (Holsboer et al. 1995). MR-tomographisch und computertomographisch konnte wiederholt eine mit Abklingen der Depression rückbildungsfähige Vergrößerung der Nebenniere bei depressiven Patienten gemessen werden, die bei längerem Bestehen mit einer Zunahme der ACTH-Empfindlichkeit der Nebennierenrinde einhergeht (Nemeroff et al. 1992; Rubin et al. 1995, 1996). Unter der Annahme, dass eine längere Indexepisode mit einer verringerten Response auf Lithiumaugmentation korreliert ist (s. oben), kann der höhere Kortisol/ACTH-Quotient bei den späteren Nonrespondern als mögliches Zeichen einer bezüglich der biologischen Veränderungen bereits länger bestehenden Krankheitsepisode interpretiert werden (Bschor et al. 2003a).

18.6 Vergleichende Studien mit anderen antidepressiven Therapieformen

Es gibt einige wenige Untersuchungen, die die Lithiumaugmentation mit anderen antidepressiv wirksamen Therapien verglichen haben:

- Dinan und Barry (1989) verglichen die EKT mit der Lithiumaugmentation bei einer Gruppe von 30 schwer depressiven Patienten (Einschlusskriterium: HAMD-Summenscore von >20), die auf eine Trizyklikabehandlung nicht angesprochen hatten. Die Zuteilung zu den beiden Behandlungsgruppen erfolgte randomisiert; in der 3-wöchigen Beobachtungsperiode wurden 6 EKT-Behandlungen durchgeführt, während das Trizyklikum fortgeführt wurde. Der Lithiumserumspiegel wurde auf einen Wert zwischen 0,5–0,7 mmol/l eingestellt. Nach 3 Wochen hatten sich insgesamt 21 Patienten signifikant gebessert, wobei es keinen Unterschied zwischen EKT und Lithiumaugmentation gab. Allerdings zeigten die mit der Kombination aus Trizyklikum und Lithium behandelten Patienten eine signifikant raschere Besserung (nach 1 Woche). Dieses Ergebnis läßt den Schluss zu, dass die Lithiumaugmentation auch bei schwer depressiven und therapieresistenten Patienten eine Behandlungsalternative darstellt.

- Garbutt et al. (1986) berichteten über 4 auf Trizyklika refraktäre depressive Patienten, die nach erfolgloser Augmentation mit T_3 (25 µg/Tag) unter einer anschließenden Lithiumaugmentation innerhalb von 2–3 Wochen voll remittierten (nachdem T_3 vor Lithiumgabe abgesetzt wurde).
- Joffe et al. (1993b) verglichen in einer placebokontrollierten doppelblinden randomisierten Studie die Lithiumaugmentation mit der T_3-Augmentation bei 50 unipolaren Patienten, die zuvor auf eine Behandlung mit Desipramin oder Imipramin nicht angesprochen hatten. Nach 2 Wochen hatten sich Patienten beider Gruppen signifikant und in gleichem Maße gebessert; beide Verfahren zeigten sich der Placebogruppe signifikant überlegen.
- In einer doppelblinden dreiarmigen Studie verglichen Fava et al. (1994) die Lithiumaugmentation (300–600 mg Lithiumcarbonat/Tag) mit einer Augmentation durch Desipramin (25–50 mg/Tag) und einer höheren Dosis von Fluoxetin (40–60 mg/Tag) bei 41 depressiven Patienten, die zuvor auf eine 8-wöchige Behandlung mit 20 mg Fluoxetin nicht (Nonresponder) oder nur teilweise (Partialresponder) angesprochen hatten. Unter den Partialrespondern verbesserten sich Patienten, die die hohe Fluoxetin Dosis erhielten, am deutlichsten; unter den Nonrespondern war die Lithiumaugmentation gleich effektiv wie die hohe Fluoxetindosierung und effektiver als die Augmentation durch Desipramin.

Zusammenfassend lässt sich über die Vergleichsstudien sagen, dass die Lithiumaugmentation mit anderen antidepressiven Therapieformen wie EKT, T_3-Augmentation und Antidepressiva-Hochdosierung vergleichbare Ergebnisse bei bislang therapieresistenten Patienten liefert.

18.7 Praktische Durchführung der Lithiumaugmentation und mögliche Nebenwirkungen

Wie vor jeder Lithiumbehandlung sollten auch vor Beginn der Lithiumaugmentation Schilddrüsenfunktion (Serumspiegel von TSH basal, Gesamt-T_4 und -T_3) sowie Nierenfunktion (Serumkreatinin) überprüft werden. Die Dosis des Antidepressivums kann auch bei hoher Dosis, z. B. 300 mg eines Trizyklikums, beibehalten werden, wobei in den meisten Studien die Lithiumaugmentation in mittlerer Antidepressivadosis (150 mg eines Trizyklikums) geprüft wurde. Begonnen wird mit einer Lithiumdosis von 12 mmol am 1. Tag, am 2.–3. Tag kann die Dosis auf 18–24 mmol/Tag gesteigert werden. Die erste Lithium-Serumspiegelbestimmung ist erst nach Erreichen des Steady State 4–5 Tage nach der letzten Dosisänderung sinnvoll, anschließend erfolgt die Dosisanpassung, um den angestrebten Serumspiegel von 0,6–0,8 mmol/l zu erreichen.

Im Allgemeinen ist die Kombinationsbehandlung mit Lithium ein nebenwirkungsarmes Verfahren mit einem relativ geringen Risiko an Arzneimittelinteraktionen (Ciraulo et al. 1995). Bei bereits unter der Antidepressiva-Monotherapie aufgetretendem Tremor empfiehlt sich eine Dosisreduktion des Antidepressivums. Wird Lithium mit einem SSRI kombiniert, sollte vor allem auf die Symptome des Serotoninsyndroms geachtet werden (Muly et al. 1993; Übersicht: Bauer 1995). Dieses Syndrom kann (selten) bei der Kombination serotonerg wirksamer Substanzen auftreten und u. a. mit Tremor, Hyperthermie, Myoklonien, Krampfanfälle, Unruhe und Desorientierung einhergehen (Sternbach 1991).

«Serotonerge Nebenwirkungen«, wie z. B. Nervosität, Übelkeit und Agitation, treten bei der Kombination Fluoxetin/Lithium etwas häufiger auf als mit Fluoxetin alleine (Bauer et al. 1996). Da vereinzelt über eine Lithiumintoxikation unter der Kombination Lithium/SSRI berichtet wurde, sollte der Lithiumserumspiegel initial häufiger als gewöhnlich bestimmt werden (Bauer 1995).

In Einzelfällen wurde über das Auftreten von Myoklonien (Devanand et al. 1988), Verwirrtheit

(Noveske et al. 1989) und Somnolenz (Evans u. Marwick 1990) berichtet. Ebenfalls nur kasuistisch wurde das unmittelbare Umschlagen in eine Manie (Louie u. Meltzer 1984; Price et al. 1984; Yuvarajan u. Yousufzai 1988) bzw. Rapid Cycling (Ghadirian u. Kusalic 1990) beobachtet.

Aufgrund der guten Verträglichkeit kann die Lithiumaugmentation auch bei älteren Patienten (>55 Jahre) empfohlen werden, wobei die Eindosierung langsamer erfolgt. Auch der im Alter verminderten Clearance sollte durch etwas niedrigere Lithiumserumspiegel (0,4–0,6 mmol/l) als bei jüngeren Erwachsenen Rechnung getragen werden (Kushnir 1986; Finch u. Katona 1989; Katona u. Finch 1991; Flint u. Rifat 1994).

18.8 Fazit

Die Lithiumaugmentation ist ein durch zahlreiche doppelblinde und placebokontrollierte Studien sowie eine Metaanalyse bezüglich ihrer Wirksamkeit abgesichertes Behandlungsverfahren in der Akuttherapie depressiver Episoden. In antidepressiven Stufenplänen (Therapiealgorithmen) hat es daher einen hohen Stellenwert (Adli et al. 2002). Kein anderes pharmakologisches Verfahren des zweiten Schrittes ist bezüglich seiner Wirksamkeit annähernd so gut abgesichert, sodass die Lithiumaugmentation auch in internationalen Leitlinien und Übersichtsarbeiten als ein Verfahren der ersten Wahl im Falle der Therapieresistenz auf eine Antidepressivum-Monotherapie empfohlen wird (Nemeroff 1996; Shelton 1999; Price et al. 2001; Rouillon u. Gorwood 1998; Bauer et al. 2002a).

Die Untersuchungen zur Wirksamkeit der Lithiumaugmentation beschränken sich im Wesentlichen auf unipolare Depressionen, sodass nach strengen wissenschaftlichen Kriterien die Lithiumaugmentation nur für diese Verlaufsform empfohlen werden kann. Da bei der Behandlung der bipolaren Depression eine der zentralen Herausforderungen die Gefahr des Umschlags in die Manie ist, ist die Lithiumaugmentation aufgrund der effektiven antimanischen und phasenprophylaktischen Wirksamkeit von Lithium jedoch gerade auch bei bipolaren Depressionen eine sinnvolle Strategie.

Die in dieser Übersicht dargestellten neuen Erkenntnisse zur Lithiumaugmentation zeigen, dass nach einer wirksamen Augmentation mit Lithium die Lithium-Antidepressivum-Kombination für mindestens 12 Monate beibehalten werden sollte. Neben der bewährten Anwendung von Lithium in antimanischer und in phasenprophylaktischer Indikation ergibt sich mit der Lithiumaugmentation akuter therapieresistenter depressiver Episoden eine vielfach sehr wertvolle Ergänzung der Einsatzmöglichkeiten von Lithium.

Literatur

Adli M, Bschor T, Canata B, Döpfmer S, Bauer M (1998) Lithium in der Behandlung der akuten Depression. Fortschr Neurol Psychiat 66: 435–441

Adli M, Berghöfer A, Linden M, Helmchen H, Müller-Oerlinghausen B, Mackert A, Stamm T, Bauer M (2002) Effectiveness and feasibility of a standardized stepwise drug treatment algorithm for inpatients with depressive disorders – results of a two-year observational study. J Clin Psychiatry 63: 782–790

Álvarez E, Pérez-Solá V, Pérez-Blanco J, Queraltó JM, Torrubia R, Noguera R (1997) Predicting outcome of lithium added to antidepressants in resistant depression. J Affect Disord 42: 179–186

American Psychiatric Association (1994) Practice guideline for the treatment of patients with bipolar disorder. Am J Psychiatry 151 [Suppl Dec.]: 1–36

Baldessarini RJ, Tondo L (2000) Does lithium treatment still work? Evidence of stable responses over three decades. Arch Gen Psychiatry 57: 187–190

Barden N, Reul JM, Holsboer F (1995) Do antidepressants stabilize mood through actions on the hypothalamic-pituitary-adrenocortical system? Trends Neurosci 18: 6–11

Bauer M (1995) The combined use of lithium and SSRIs. J Serotonin Res 2: 69–76

Bauer M, Döpfmer S (1999) Lithium augmentation in treatment-resistant depression – A meta-analysis of placebo-controlled studies. J Clin Psychopharmacol 19: 427–434

Bauer M, Linden M, Schaaf B, Weber HJ (1996) Adverse events and tolerability of the combination of fluoxetine/lithium compared with fluoxetine. J Clin Psychopharmacol 6: 130–134

Bauer M, Bschor T, Kunz D, Berghöfer A, Ströhle A, Müller-Oerlinghausen B (2000) Double-blind, placebo-controlled trial of the use of lithium to augment antidepressant medication in continuation treatment of unipolar major depression. Am J Psychiatry 157: 1429–1435

Bauer M, Whybrow PC, Angst J, Versiani M, Möller HJ (2002a) World Federation of Societies of Biological Psychiatry (WFSBP) Guidelines for biological treatment of unipolar depressive disorders, Part 1: Acute and continuation treatment of major depressive disorder. World J Biol Psychiatry 3: 5–43

Bauer M, Whybrow PC, Angst J, Versiani M, Möller HJ (2002b) World Federation of Societies of Biological Psychiatry (WFSBP) Guidelines for biological treatment of unipolar depressive disorders, Part 2: Maintenance treatment of major depressive disorder and treatment of chronic depressive disorders and subthreshold depressions. World J Biol Psychiatry 3: 69–86

Bauer M, Adli M, Baethge C, Berghöfer A, Sasse J, Heinz A, Bschor T (2003a) Lithium augmentation therapy in refractory depression: clinical evidence and neurobiological mechanisms. Can J Psychiatry 48: 440–446

Bauer M, Forsthoff A, Baethge C, Adli M, Berghöfer A, Döpfmer S, Bschor T (2003b) Lithium augmentation therapy in refractory depression-Update 2002. Eur Arch Psychiatry Clin Neurosci 253: 132–139

Baxter LR, Liston EH, Schwartz JM, Altshuler LL, Wilkins JN, Richeimer S, Guze BH (1986) Prolongation of the antidepressant response to partial sleep deprivation by lithium. Psychiatry Res 19: 17–23

Baumann P, Nil R, Souche A et al. (1996) A double-blind, placebo-controlled study of citalopram with and without lithium in the treatment of therapy-resistant depressive patients: a clinical, pharmacokinetic, and pharmacogenetic investigation. J Clin Psychopharmacol 16: 307–14

Bech P, Rafaelsen OJ (1986) The melancholia scale: Development, consistency, validity and utility. In: Sartorius N, Ban PA (eds) Assessment of depression. Springer, Berlin Heidelberg New York Tokio

Berghöfer A, Adli M, Baethge C, Bauer M, Bschor T, Müller-Oerlinghausen B, Schäfer M, Willich S (2003) Phasenprophylaxe. In: Deutsche Gesellschaft für Bipolare Störungen e. V. (Hrsg) Weißbuch Bipolare Störungen in Deutschland. Hamburg, ConferencePoint Verlag, S 131-200

Bertschy G, Ragama-Pardos E, Aït-Ameur A, Muscionico M, Favre S, Roth L (2003) Lithium augmentation in venlafaxine non-responders: an open study. Eur Psychiatry 18: 314–317

Blier P, de Montigny C, Chaput Y (1987) Modifications of the serotonin system by antidepressant treatments: Implications for the therapeutic response in major depression. J Clin Psychopharmacol 7: 24–35

Browne M, Lapierre YD, Hrdina PD, Horn E (1990) Lithium as an adjunct in treatment of major depression. Int Clin Psychophyrmacol 5: 103–10

Bschor T, Bauer M (1998) Schilddrüsenfunktion bei Lithiumbehandlung. Nervenarzt 69: 189–195

Bschor T, Bauer M (2004) Is successful Lithium augmentation limited to serotonergic antidepressants? (Letter). J Clin Psychopharmacol 24: 240–1

Bschor T, Canata B, Müller-Oerlinghausen B, Bauer M (2001) Predictors of response to lithium augmentation in tricyclic antidepressant-resistant depression. J Affect Disord 64: 261–265

Bschor T, Berghöfer A, Ströhle A, Kunz D, Adli M, Müller-Oerlinghausen B, Bauer M (2002a) How long should the lithium augmentation strategy be maintained? A 1-year follow up of a placebo-controlled study in unipolar refractory major depression. J Clin Psychopharmacol 22: 427–430

Bschor T, Adli M, Baethge C, Eichmann U, Ising M, Uhr M, Modell S, Künzel H, Müller-Oerlinghausen B, Bauer M (2002b) Lithium augmentation increases the ACTH and cortisol response in the combined DEX/CRH test in unipolar major depression. Neuropsychopharmacol 27: 470–478

Bschor T, Baethge C, Adli M, Eichmann U, Ising M, Uhr M, Modell S, Künzel H, Müller-Oerlinghausen B, Bauer M (2003a) Association between response to lithium augmentation and the combined DEX/CRH test in major depressive disorder. J Psychiat Res 37: 135–143

Bschor T, Baethge C, Adli M, Eichmann U, Ising M, Uhr M, Müller-Oerlinghausen B, Bauer M (2003b) Lithium augmentation increases post-dexamethasone cortisol in the dexamethasone suppression test in unipolar major depression. Depress Anxiety 17: 43–48

Bschor T, Baethge C, Adli M, Lewitzka U, Eichmann U, Bauer M (2003c) Hypothalamic-pituitary-thyroid system activity during lithium augmentation in unipolar major depression. J Psychiatry Neurosci 28: 210–216

Burgess S, Geddes J, Hawton K, Townsend E, Jamison K, Goodwin G (2002) Lithium for maintenance treatment of mood disorders (Cochrane Review). In: The Cochrane Library, Issue 3, Oxford, Update Software

Ciraulo DA, Shader RI, Greenblatt DJ, Creelman W (1995) Drug interactions in psychiatry. Williams & Wilkins, Baltimore

Delgado PL, Price LH, Charney DS, Heninger GR (1988) Efficacy of fluvoxamine in treatment-refractory depression. J Affect Disord 15: 55–60

DGPPN: Deutsche Gesellschaft für Psychiatrie, Psychotherapie und Nervenheilkunde (Hrsg) (2000) Praxisleitlinien in Psychiatrie und Psychotherapie, Bd 5: Behandlungsleitlinie Affektive Erkrankungen. Steinkopff, Darmstadt

Devanand DP, Sackeim HA, Brown RP (1988) Myoclonus during combined tricyclic antidepressant and lithium treatment. J Clin Psychopharmacol 8: 446–447

Dinan TG (1993) Lithium augmentation in sertraline-resistant depression: a preliminary dose-response study. Acta Psychiatr Scand 88: 300–301

Dinan TG (2001) Psychoneuroendocrinology of mood disorders. Curr Opin Psychiatry 14: 51–55

Dinan TG, Barry S (1989) A comparison of electroconvulsive therapy with a combined lithium and tricyclic combination among depressed tricyclic nonresponders. Acta Psychiatr Scand 80: 97–100

Evans M, Marwick P (1990) Fluvoxamine and lithium: an unusual interaction. Br J Psychiatry 156: 286 (letter)

Fava M, Rosenbaum JF, McCrath PJ, Stewart JW, Amsterdam JD, Quitkin FM (1994) Lithium and tricyclic augmentation of fluoxetine treatment for resistant major depression: a double-blind, controlled study. Am J Psychiatry 151: 1372–1374

Fava M, Alpert J, Nierenberg A, Lagomasino I, Sonawalla S, Tedlow Worthington J, Baer L, Rosenbaum JF (2002) Double-blind study of high-dose fluoxetine versus lithium or desipramine augmentation of fluoxetine in partial responders and nonresponders to fluoxetine. J Clin Psychopharmacol 22: 379–87

Finch EJL, Katona CLE (1989) Lithium augmentation in the treatment of refractory depression in old age. Int J Geriatric Psychiatry 4: 41–46

Flint AJ, Rifat SL (1994) A prospective study of lithium augmentation in antidepressant-resistant geriatric depression. J Clin Psychopharmacol 14: 353–356

Fontaine R, Ontiveros A, Elie R, Vezina M (1991) Lithium carbonate augmentation of desipramine and fluoxetine in refractory depression. Biol Psychiatry 29: 946–8

Garbutt JC, Mayo JP, Gilette GM, Little KY, Mason GA (1986) Lithium potentiation of tricyclic antidepressants following lack of T3 potentiation. Am J Psychiatry 143: 1038–1039

Ghadirian AM, Kusalic M (1990) Rapid cycling following antidepressant in an adolescent. Biol Psychiatry 27: 1183–1184

Goodwin GM; Consensus Group of the British Association for Psychopharmacology (2003) Evidence-based guidelines for treating bipolar disorder: recommendations from the British Association for Psychopharmacology. J Psychopharmacol 17: 149–173

Gyulai L, Bauer M, Bauer MS, García-España F, Cnaan A, Whybrow PC (2003) Thyroid hypofunction in patients with rapid cycling bipolar disorder after lithium challenge. Biol Psychiatry 53: 899–905

Hawley CJ, Roberts AG, Walker MH (1994a) Tolerability of combined treatment with lithium and paroxetine: 19 cases treated under open conditions. J Psychopharmacol 8: 266–267

Hawley CJ, Roberts AG, Baldwin DS (1994b) Tolerability of combined treatment with lithium and fluoxetine: 14 cases treated under open conditions. Int Clin Psychopharmacol 9: 31–33

Heninger GR, Charney DS, Sternberg DE (1983) Lithium carbonate augmentation of antidepressant treatment. Arch Gen Psychiatry 40: 1335–1342

Heuser I, Yassouridis A, Holsboer F (1994) The combined dexamethasone/CRH test: a refined laboratory test for psychiatric disorders. J Psychiatr Res 28: 341–356

Heuser IJE, Schweiger U, Gotthardt U, Schmider J, Lammers CH, Dettling M, Yassouridis A, Holsboer F (1996) Pituitary-adrenal-system regulation and psychopathology during amitriptyline treatment in elderly depressed patients and normal comparison subjects. Am J Psychiatry 153: 93–99

Hoencamp E, Haffmans PMJ, Dijken WA, Hoogduin CAL, Nolen WA, van Dyck R (1994) Brofaromine versus lithium addition to maprotiline. A double-blind study in maprotiline refractory depressed outpatients. J Affect Disord 30: 219–227

Hoencamp E, Haffmans J, Dijken WA, Huijbrechts IP (2000) Lithium augmentation of venlafaxine: an open-label trial. J Clin Psychopharmacol 20: 538–43

Holsboer F (2000) The corticosteroid receptor hypothesis of depression. Neuropsychopharmacol 23: 477–501

Holsboer F, Lauer Ch J, Schreiber W, Krieg JC (1995) Altered hypothalamic-pituitary-adrenocortical regulation in healthy subjects at high familial risk for affective disorders. Neuroendocrinology 62: 340–347

Joffe RT, Levitt AJ, Bagby RM, MacDonald C, Singer W (1993a) Predictors of response to lithium and triiodothyronine augmentation of antidepressants in tricyclic non-responders. Br J Psychiatry 163: 574–578

Joffe RT, Singer W, Levitt AJ, MacDonald C (1993b) A placebo-controlled comparison of lithium and triiodothyronine augmentation of tricyclic antidepressants in unipolar refractory depression. Arch Gen Psychiatry 50: 387–393

Kantor D, McNevin S, Leichner P, Harper D, Krenn M (1986) The benefit of lithium carbonate adjunct in refractory depression – fact or fiction? Can J Psychiatry 31: 416–418

Katona CLE (1988) Lithium augmentation in refractory depression. Psychiatr Dev 2: 153–171

Katona CLE, Abou-Saleh MT, Harrison DA, Nairac BA, Edwards DRL, Lock T, Burns RA, Robertson MM (1995) Placebo-controlled trial of lithium augmentation of fluoxetine and lofepramine. Br J Psychiatry 166: 80–86

Katona CLE, Finch EJL (1991) Lithium augmentation for refractory depression in old age. In: Amsterdam JD (ed) Advances in Neuropsychiatry and Psychopharmacology, vol 2: Refractory depression. Raven, New York, pp 177–184

Kushnir SL (1986) Lithium-antidepressant combinations in the treatment of depressed, physically ill geriatric patients. Am J Psychiatry 143: 378–379

Louie AK, Meltzer HY (1984) Lithium potentiation of antidepressant treatment. J Clin Psychopharmacol 4: 316–321

Maj M (2000) The impact of lithium prophylaxis on the course of bipolar disorder: a review of the research evidence. Bipolar Disord 2: 93–101

Montigny C de (1994) Lithium addition in refractory depression. In: Nolen WA, Zohar J, Roose SP, Amsterdam JD (eds) Refractory depression: Current strategies and future directions, John Wiley & Sons, Chichester, pp 47–57

Montigny C de, Aghajanian GK (1978) Tricyclic antidepressants: long-term treatment increases responsivity of rat forebrain neurons to serotonin. Science 202: 1303–1306

Montigny de C, Grunberg F, Mayer A, Deschenes JP (1981) Lithium induces rapid relief of depression in tricyclic antidepressant drug non-responders. Br J Psychiatry 138: 252–256

Montigny C de, Cournoyer G, Morissette R (1983) Lithium carbonate addition in tricyclic antidepressant resistant unipolar depression. Correlations with the neurobiologic actions of tricyclic antidepressant drug and lithium action on the serotonin system. Arch Gen Psychiatry 40: 1327–1334

Montigny C de, Elie R, Caillé G (1985) Rapid response to the addition of lithium in iprindole-resistant unipolar depression: a pilot study. Am J Psychiatry 142: 220–223

Müller-Oerlinghausen B, Berghöfer A, Bauer M (2002) Bipolar disorder. Lancet 359: 241–247

Muly EC, McDonald W, Steffens D (1993) Serotonin syndrome produced by a combination of fluoxetine and lithium. Am J Psychiatry 150: 1565 (letter)

Nelson JC (1998) Overcoming treatment resistance in depression. J Clin Psychiatry 59 [Suppl 16]: 13–19

Nemeroff CB (1996) Augmentation strategies in patients with refractory depression. Depress Anxiety 4: 169–181

Nemeroff CB, Krishnan KR, Reed D, Leder R, Beam C, Dunnick NR (1992) Adrenal gland enlargement in major depression. A computed tomographic study. Arch Gen Psychiatry 49: 384–387

Nierenberg AA, Papakostas GI, Petersen T, Montoya HD, Worthington JJ, Tedlow J, Alpert JE, Fava M (2003) Lithium augmentation of nortriptyline for subjects resistant to multiple antidepressants. J Clin Psychopharmacol 23: 92–95

Noveske FG, Hahn KR, Flynn RJ (1989) Possible toxicity of combined fluoxetine and lithium. Am J Psychiatry 146: 1515 (letter)

Platman SR, Fieve RR (1968) Lithium carbonate and plasma cortisol response in the affective disorders. Arch Gen Psychiatry 18: 591–594

Platman SR, Hilton JG, Koss MC, Kelly WG (1971) Production of cortisol in patients with manic-depressive psychosis treated with lithium carbonate. Dis Nerv Syst 32: 542–544

Price LH, Charney DS, Heninger GR (1984) Manic symptoms following addition of lithium to antidepressant treatment. J Clin Psychopharmacol 4: 361–362

Price LH, Charney DS, Heninger GR (1986) Variability of response to lithium augmentation in refractory depression. Am J Psychiatry 143: 1387–1392

Price LH, Carpenter LL, Rasmussen SA (2001) Drug combination strategies. In: Amsterdam JD, Hornig M, Nierenberg AA (eds) Treatment-resistant mood disorders. Cambridge University Press, pp 194–222

Prien RF (1990) Efficacy of continuation drug therapy of depression and anxiety: issues and methodologies. J Clin Psychopharmacol 10: 86S–90S

Reisine T, Zatz M (1987) Interactions among lithium, calcium, diacylglycerides, and phorbolesters in the regulation of adrenocorticotropin hormone release from AtT-20 cells. J Neurochem 49: 884–889

Rouillon F, Gorwood P (1998) The use of lithium to augment antidepressant medication. J Clin Psychiatry 59 [Suppl 5]: 32–39

Rubin RT, Phillips JJ, Sadow TF, McCracken JT (1995) Adrenal gland volume in major depression. Increase during the depressive episode and decrease with successful treatment. Arch Gen Psychiatry 52: 213–218

Rubin RT, Phillips JJ, McCracken JT, Sadow TF (1996) Adrenal gland volume in major depression: relationship to basal and stimulated pituitary-adrenal cortical axis function. Biol Psychiatry 40: 89–97

Rybakowski J, Matkowski K (1992) Adding lithium to antidepressant therapy: factors related to therapeutic potentiation. Eur Neuropsychopharmacol 2: 161–165

Sangdee C, Franz DN (1978) Lithium-induced enhancement of 5-HT transmission at a central synapse. Comm Psychopharmacol 2: 191–198

Schöpf J, Baumann P, Lemarchand T, Rey M (1989) Treatment of endogenous depressions resistant to tricyclic antidepressants or related drugs by lithium addition. Results of a placebo-controlled double-blind study. Pharmacopsychiatry 22: 183–187

Schou M (1990) Lithium and treatment-resistant depressions: a review. Lithium 1: 3–8

Shelton RC (1999) Treatment options for refractory depression. J Clin Psychiatry 60 [Suppl 4]: 57–61

Sluzewska A, Sobieska M, Rybakowski JK (1997) Changes in acute-phase proteins during lithium potentiation antidepressants in refractory depression. Neuropsychobiology 35: 123–7

Souza FGM, Goodwin GM (1991) Lithium treatment and prophylaxis in unipolar depression: A meta-analysis. Br J Psychiatry 158: 666–675

Steckler T, Holsboer F, Reul JM (1999) Glucocorticoids and depression. Baillieres Best Pract Res Clin Endocrinol Metab 13: 597–614

Stein G, Bernadt M (1993) Lithium augmentation therapy in tricyclic-resistant depression. A controlled trial using lithium in low and normal doses. Br J Psychiatry 162: 634–640

Sternbach H (1991) The serotonin syndrome. Am J Psychiatry 148: 705–713

Sugawara M, Hashimoto K, Hattori T, Takao T, Suemaru S, Ota Z (1988) Effects of lithium on the hypothalamo-pituitary-adrenal axis. Endocrinol Jpn 35: 655–663

Thase ME, Kupfer DJ (1996) Recent developments in the pharmacotherapy of mood disorders. J Consult Clin Psychol 64 [Suppl 4]: 646–659

Thase ME, Kupfer DJ, Frank E, Jarrett DB (1989) Treatment of imipramine-resistant recurrent depression: II. An open clinical trial of lithium augmentation. J Clin Psychiatry 50: 413–417

Treiser SL, Cascio CS, O•Donohue TL, Keilar K (1981) Lithium increases serotonin release and decreases serotonin receptors in the hippocampus. Science 213: 1529–1531

Uehlinger C, Nil R, Amey M, Baumann P, Dufour H (1995) Citalopram-lithium combination treatment of elderly depressed patients: a pilot study. Int J Ger Psychiatry 10: 281–287

Wittchen HU, Wunderlich U, Gruschwitz S, Zaudig M (1997) SKID-I. Strukturiertes Klinisches Interview für DSM-IV. Achse I: Psychische Störungen. Hogrefe, Göttingen

Yuvarajan R, Yousufzai NM (1988) Mania induced by lithium augmentation. Br J Psychiatry 153: 828–830

Zatz M, Reisine TD (1985) Lithium induces corticotropin secretion and desensitization in cultured anterior pituitary cells. Proc Natl Acad Sci USA 82: 1286–1290.

Zusky PM, Biederman J, Rosenbaum JF, Manschreck TC, Gross CC, Weilberg JB, Gastfriend DR (1988) Adjunct low dose lithium carbonate in treatment-resistant depression: a placebo-controlled study. J Clin Psychopharmacol 8: 120–124

Adjuvante Schilddrüsenhormonbehandlung

M. Bauer, U. Köberle, P.C. Whybrow

Die Bedeutung der Schilddrüsenhormone für affektive Störungen wird seit langem erforscht. Das Vorkommen psychiatrischer Symptomatik, insbesondere depressiver und kognitiver Störungen, bei primären Schilddrüsenerkrankungen ist häufig, aber unspezifisch. Während der überwiegende Teil depressiver Patienten laborchemisch euthyreot ist, finden sich bei Untergruppen affektiv Erkrankter, z. B. bei bipolaren Patienten mit Rapid Cycling, gehäuft subklinische Schilddrüsenfunktionsstörungen. Die Effekte einer adjuvanten Schilddrüsenhormonbehandlung wurden in verschiedenen Indikationen bei affektiven Erkrankungen untersucht:

1. zur Akzeleration der Antidepressivawirkung,
2. zur Augmentation bei Antidepressiva-Nonresponse,
3. zur adjuvanten Phasenprophylaxe bei Prophylaxeresistenz.

Die Wechselwirkungen von Schilddrüsenhormonen mit anderen funktionellen Systemen des adulten ZNS sind komplex. Insgesamt scheinen die Schilddrüsenhormone im Sinne eines »crosstalks« mit verschiedenen anderen Funktionseinheiten des ZNS in Verbindung zu stehen und diese modulieren zu können bzw. durch diese selber modifiziert zu werden. Die therapeutischen Effekte einer Augmentationsbehandlung mit Trijodthyronin (T_3) und L-Thyroxin (L-T_4) bei affektiven Störungen gehen möglicherweise auf eine solche Wechselwirkung zurück, durch die die serotonerge Neurotransmission gesteigert wird.

19.1 Physiologische Bedeutung der Schilddrüsenhormone

Schilddrüsenhormone spielen für die Entwicklung des ZNS und den Funktionserhalt des menschlichen Organismus eine essenzielle Rolle (Meier 1999; Bernal 2002). Allerdings sind die grundlegenden Mechanismen dieser Funktionen noch weitgehend unverstanden. Dies gilt in besonderem Maße für die Bedeutung der Schilddrüsenhormone im ZNS (Lechan u. Toni 2002). Allgemein erhöhen Trijodthyronin (T_3) und das biologisch weniger wirksame L-Thyroxin (L-T_4) den Grundumsatz der Zelle, sie fördern Wachstum und Entwicklung, steigern den Kalzium- und Phosphatumsatz, sind essenzielle Faktoren bei der Thermoregulation, verstärken die sympathikotone Ansprechbarkeit des Herzens und erhöhen den intrazellulären O_2-Verbrauch (Larsen et al. 1998). Insbesondere Letzteres konnte jedoch für das ZNS nicht gezeigt werden, sodass die Endokrinologie lange von einer Bedeutungslosigkeit der Schilddrüsenhormone für das ausgereifte Gehirn ausging (Bauer u. Whybrow 2002).

Ähnlich der Hypothalamus-Hypophysen-Nebennieren-Achse (»Stressachse«, engl. HPA) wird auch die Konzentration der Schilddrüsenhormone durch einen empfindlichen negativen Feedbackmechanismus geregelt. Hierbei fungieren die peripheren Hormone T_3 und T_4 als Hemmstoffe ihrer eigenen Synthese bzw. Freisetzung. Dies geschieht durch eine Inhibition der TRH-(Thyrotropin-releasing-Hormon-)Inkretion im Hypothalamus und auch durch eine Verminderung der TRH-Rezeptoren in der Adenohypophyse, sodass der physiologische Reiz zur Ausschüttung des Thyrotropin (Thyroid-stimulating-Hormon, TSH) abgeschwächt wird. Zusätzlich wird auch auf der hypophysären Ebene die Bildung des TSH durch T_3 und T_4 gehemmt. Als weiterer hypothalamischer Faktor kann Somatostatin hemmend auf die TSH-Sekretion der Hypophyse einwirken (Lechan u. Toni 2002).

19.2 Schilddrüsenfunktion und psychiatrische Erkrankungen

Ähnlich den psychiatrischen Auffälligkeiten bei Erkrankungen mit pathologischen Serumkonzentrationen der Mineralo- und Glukokortikoide (z. B. bei M. Cushing) sind die Symptome, die im Rahmen hypo- oder hyperthyreoter Stoffwechsellagen entstehen, heterogen und unspezifisch (Bauer et al. 2003c). Die wohl bekannteste und schwerste Form einer mentalen Störung bei einer Schilddrüsendysfunktion ist die geistige Behinderung bei angeborener Hypothyreose (Kretinismus) (Rovet 1999). Darüber hinaus kann praktisch jedes psychiatrische Symptom durch eine Schilddrüsenerkrankung hervorgerufen werden (Whybrow u. Bauer 2005a, b). Es wird lediglich von der Akzentuierung berichtet, dass sich hypothyreote Zustände eher in depressiver Symptomatik und Verlangsamung sowie kognitiven Störungen manifestieren (Whybrow et al. 1969; Miller et al. 2005), während Hyperthyreosen zu produktiver Symptomatik oder Angst- und Erregungszuständen neigen (Bauer et al. 2003c).

Allerdings sind klassische Erkrankungen wie die »Myxödempsychose« fast verschwunden, und generell werden aufgrund verbesserter Diagnostik und guter Therapiemöglichkeiten die in älteren Lehrbüchern bei Schilddrüsenerkrankungen noch verzeichneten schweren psychiatrischen Krankheitsbilder erheblich seltener gesehen, als noch im 19. und in der ersten Hälfte des 20. Jahrhunderts. Dennoch gibt es einige Hinweise dafür, dass auch heute noch eher subklinische Abweichungen der Schilddrüsenstoffwechsellage einen ätiologischen und/oder krankheitsunterhaltenden Faktor bei psychischen Erkrankungen darstellen (Whybrow u. Bauer 2005c).

Nicht zuletzt wird dies ex juvantibus deutlich: Schilddrüsenhormone scheinen den antidepressiven Effekt herkömmlicher Medikamente zu beschleunigen, und eine hochdosierte, zusätzlich zur klassischen medikamentösen Behandlung durchgeführte Schilddrüsenhormongabe (im Sinne einer Augmentation) beeinflusst zunächst therapieresistent erscheinende akute depressive Krankheitsbilder und Verläufe affektiver Störungen positiv. Dies gilt sowohl für prophylaxeresistente mono- und für bipolare (manisch-depressive) Störungen als auch für das Rapid Cycling (s. unten). Umgekehrt beeinflussen praktisch alle wirksamen antidepressiven Therapieverfahren die Serumkonzentrationen der Schilddrüsenhormone (Baumgartner 2000).

Während der überwiegende Teil depressiver Patienten laborchemisch euthyreot ist (Baumgartner et al. 1988), zeigen Patienten mit therapieresistenter Depression gehäuft eine subklinische Hypothyreose (erhöhte Konzentrationen von TSH_{basal} bei normalen peripheren Hormonspiegeln). Die Angaben hierzu schwanken erheblich (30% und mehr), im Gegensatz zu 8–17% bei unselektierten depressiven Patienten (Howland 1993; O Connor et al. 2003).

Bei bipolaren Patienten mit einem sog. Rapid-Cycling-Verlauf ließ sich in verschiedenen Studien eine erhöhte Prävalenz (25–50%) von manifester (erniedrigte Schilddrüsenhormonkonzentrationen im Serum) und subklinischer Hypothyreose nachweisen (Cowdry et al. 1983; Wehr et al. 1988; Bauer et al. 1990). Ob das häufige Vorliegen einer latenten Hypothyreose bei Rapid Cycling ein Effekt der thyreostatisch wirksamen Lithiumgabe ist, wird gegenwärtig diskutiert. Fest steht, dass Frauen erheblich häufiger als Männer sowohl an Schilddrüsenerkrankungen wie auch an affektiven Störungen leiden (Whybrow 1995). In besonderem Maße trifft diese Koinzidenz auf das Rapid Cycling zu: 80–90% der Patienten mit Rapid Cycling sind Frauen, während die Geschlechterverteilung bei manisch-depressiver Erkrankung ohne Rapid Cycling gleich ist (Whybrow 1995).

Auch Antithyreoperoxidase-Antikörper (TPO) fanden sich bei bipolaren Patienten gehäuft (28% vs. 3–18% bei psychiatrischen Kontrollen). Das Auftreten der TPO-Antikörper war dabei unabhängig von einer vorausgehenden Lithiumbehandlung (Kupka et al. 2002). Wiederum scheint die Gruppe der Rapid-Cycling-Patienten davon besonders betroffen zu sein (Oomen et al. 1996).

Die Befunde im TRH-Stimulationstest sind widersprüchlich (Rubin et al. 2002). Eine Arbeitsgruppe fand, dass die Ansprechbarkeit der Hypothalamus-Hypophysen-Schilddrüsen-Achse (engl. hypothalamic-pituitary-thyroid axis, HPT) auf eine TRH-Stimulation negativ korreliert mit der gegenwärtigen Symptomschwere, d. h., je höher die Scores der Depressions- bzw. Manieskala waren, desto niedriger war der Anstieg des TSH (Larsen et al. 2004). In einer anderen Untersuchung konnte kein signifikanter Unterschied in der TSH-Antwort nach TRH-Stimulation zwischen gesunden Kontrollen und gegenwärtig nichtmedizierten bipolaren Rapid-Cycling-Patienten gefunden werden; interessanterweise zeigten jedoch die Patienten nach einer 4-wöchigen Lithiumbehandlung eine signifikant stärkere TSH-Antwort als die Kontrollpersonen, was als Ausdruck einer subklinischen Schilddrüsenfunktionsstörung gewertet wurde (Gyulai et al. 2003).

19.2.1 Ein uss antidepressiver Therapie auf die Schilddrüsenfunktion

Während der Therapie mit verschiedenen Antidepressiva und Phasenprophylaktika kommt es zu einem Absinken der Thyroxinserumkonzentrationen. Dies wurde für die Behandlung mit einer Vielzahl von verschiedenen Antidepressiva gezeigt (Joffe u. Singer 1990a; Höflich et al. 1992; Baumgartner 2000; Gendall et al. 2003). Auch unter nichtpharmakologischen Behandlungsverfahren wie Schlafentzug (Baumgartner et al. 1990), Elektrokrampftherapie (Kirkegaard u. Faber 1981), Lichttherapie (Baumgartner et al. 1996) und kognitiver Psychotherapie (Joffe et al. 1996) kam es zu einem Abfall von Schilddrüsenhormonen im Serum. Auch unter Lithiumbehandlung nahm die Aktivität der HPT-Achse signifikant ab (Bschor et al. 2002).

Das Absinken der Serumthyroxinkonzentrationen unter Behandlung mit Antidepressiva korrelierte dabei in vielen Fällen signifikant mit der antidepressiven Wirksamkeit (Baumgartner et al. 1988; Joffe u. Singer 1990a; Gendall et al. 2003). Die biologische Bedeutung dieser Veränderungen des Schilddrüsenstoffwechsels unter Antidepressivatherapie ist allerdings noch weitgehend unverstanden. Die Befunde aber zeigen, dass es hierbei zu vermutlich wichtigen Interaktionen kommt.

19.2.2 Zusammenhang zwischen HPT-Achse und Outcome

Die Aktivität der HPT-Achse scheint auch einen Einfluss auf die Therapieresponse bei affektiv Erkrankten zu haben. So konnten Cole et al. (2002) zeigen, dass bei bipolaren Patienten niedrigere Thyroxin- und höhere TSH_{basal}-Werte innerhalb des Normbereiches mit einer längeren Zeitdauer bis zum Erreichen der Remission assoziiert sind. Ferner war der Therapieeffekt in dieser Studie nur dann zufriedenstellend, wenn die Thyroxinwerte ober- und die TSH_{basal}-Werte unterhalb des Medians lagen.

Ein schlechteres Therapieergebnis bei herabgesetzter HPT-Achse fanden auch Berlin et al. (1999) und Frye et al. (1999). Demgegenüber scheint eine Lithium-Langzeitbehandlung bei Patienten mit affektiven Störungen umso effektiver im Hinblick auf Rückfallquoten und Rezidivdauer, je höher die T_3-Konzentrationen im Serum sind (Hatterer et al. 1988; Baumgartner et al. 1995).

19.3 Therapiemöglichkeiten

Neben der Erforschung der pathophysiologischen Zusammenhänge zwischen der HPT-Achse und affektiven Erkrankungen wurde der therapeutische Einsatz der Schilddrüsenhormone T_3 und L-T_4 bei Patienten mit affektiven Erkrankungen sowohl in der Akuttherapie als auch in der Rezidivprophylaxe in den vergangenen 30 Jahren untersucht.

19.3.1 Studien mit Trijodthyronin (T_3)

Akutbehandlung der Depression

Obwohl es schon in den 50er Jahren Einzelfallberichte über die Behandlung depressiver Erkrankungen mit T_3 gab (Feldmesser-Reiss 1958), wurden die ersten kontrollierten Untersuchungen erst Ende der 60er und Anfang der 70er Jahre des letzten Jahrhunderts publiziert. Dabei unterscheidet man bei der Akutbehandlung der Depression mit T_3 zwei Prinzipien: die Kombination eines Antidepressivums mit T_3 von Anbeginn der Behandlung zur Beschleunigung (»Akzeleration«) des antidepressiven Wirkungseintritts und die Augmentation eines partiell oder unwirksamen Antidepressivums mit T_3.

T_3-Akzelerations-Studien

Die erste kontrollierte Studie hierzu wurde 1969 durchgeführt: Prange et al. verglichen die Wirksamkeit von zusätzlich 25 µg/Tag T_3 mit Placebo 5 Tage nach Beginn einer Behandlung mit 150 mg/Tag Imipramin. Als Ergebnis beobachteten sie eine signifikant raschere Response in der T_3-Gruppe. Während es in der T_3-Gruppe am 28. Tag keine Nonresponder gab, traf dies auf 4 Patienten unter Placebo zu. Drei davon remittierten unter nachträglicher Therapie mit 25 µg/Tag T_3 (Prange et al. 1969).

Auch andere Studien belegen eine bessere Response unter der primären Kombination eines Antidepressivums mit T_3. Vor allem bei Frauen scheint es einen schnelleren Wirkeintritt zu geben (Wilson et al. 1970; Coppen et al. 1972; Wheatley 1972). Demgegenüber fanden Feighner et al. (1972) in einer doppelblinden, placebokontrollierten Studie keinen Unterschied zugunsten von T_3. Eine neuere Metaanalyse, die alle 6 bis dahin publizierten doppelblinden placebokontrollierten Studien (■ Tabelle 19.1) einschloss, konnte die statistisch signifikante Überlegenheit einer Zugabe von T_3 belegen. Auch wurde in dieser Metaanalyse bestätigt, dass vor allem Frauen von der T_3-Akzeleration profitierten (Altshuler et al. 2001).

T_3-Augmentations-Studien

Unter Augmentation versteht man die Zugabe einer selbst nicht oder nur wenig antidepressiv wirksamen Substanz zu einem Antidepressivum, das nach einem adäquaten Behandlungsversuch (Dosierung und Dauer) allein nicht ausreichend wirksam war. Zahlreiche offene (Earle 1970; Ogura et al. 1974; , Banki 1977; Tsutsui et al. 1979; Targum et al. 1984; Schwarcz et al. 1984) und doppelblinde, teilweise placebokontrollierte Studien (Prange et al. 1969; Goodwin et al. 1982; Joffe u. Singer 1990b; Joffe et al. 1993) zeigen einen überwiegend positiven Effekt einer T_3-Augmentation mit 15–50 µg T_3 (■ Tabelle 19.2). Die offene Studie von Thase et al. (1989) sowie eine placebokontrollierte Studie von Gitlin et al. (1987) hingegen konnte keine Überlegenheit einer T_3-Augmentation finden.

Eine Metaanalyse fasste 8 kontrollierte Studien zusammen. Unter den insgesamt 292 Patienten respondierten die mit T_3 behandelten Patienten doppelt so häufig. Betrachtete man jedoch nur die 4 doppelblinden Studien, dann ließ sich nur noch ein numerischer, aber nicht statistisch signifikanter Effekt beobachten (Aronson et al. 1996).

Kritisch sei zu den Studien mit T_3 bei akuter Depression angemerkt, dass sie z. T. erhebliche methodische Mängel aufweisen (z. B. keine Responsekriterien, ungenaue Angaben zur Diagnose, Vorbehandlung und Dosierung der TZA) und keine statistisch signifikanten Ergebnisse zeigen (s. Kommentare in ■ Tabelle 19.2). Zusammenfassend lässt sich zur T_3-Augmentation sagen, dass die zu erwartende Responserate vermutlich nicht höher als etwa 50% liegt. Vorteile der Behandlung mit T_3 sind der relativ rasche Wirkungseintritt (innerhalb von 2–3 Wochen) und die gute Verträglichkeit. Die Zugabe von T_3 zu einem Antidepressivum kann vor allem bei depressiven Patienten mit gleichzeitiger (sub-)klinischer Hypothyreose angewandt werden.

Langzeitbehandlung mit T_3

Die Frage, wie lange eine erfolgreiche adjuvante T_3-Augmentation durchgeführt werden sollte, kann nach dem derzeitigen Wissensstand nicht genau beantwortet werden. Bei Response sollte die T_3-Augmentation mindestens so lange wie das Antidepressivum weitergegeben werden, das heißt nach den derzeitigen Empfehlungen mindestens 6 Monate nach Eintritt der Remission. Bei einem Wiederauftreten einer (sub-)klinischen Hypothyreose nach Absetzen von T_3 sollte erneut mit T_3 substituiert werden. Ob T_3 auch eine rezidivprophylaktische Wirkung besitzt, wurde bislang nicht systematisch untersucht.

19.3.2 Studien mit L-Thyroxin (L-T_4)

Bei Studien mit L-T_4 muss unterschieden werden zwischen normaler (niedriger) Dosierung und supraphysiologischer (hoher) Dosierung sowie in der Indikation zwischen akut antidepressiver und rezidivprophylaktischer (phasenprophylaktischer) Behandlung (■ Tabelle 19.3). L-T_4 in normaler Dosierung scheint (außer zum Ausgleich von primären Schilddrüsenunterfunktionsstörungen) bei affektiven Erkrankungen nicht wirksam zu sein. In einer Studie, die eine Augmentation mit L-T_4 in niedriger Dosierung (150 µg/Tag) mit der Augmentation von T_3 (37,5 µg/Tag) bei therapieresistenter Depression verglich, respondierten signifikant weniger Patienten in der L-T_4-Gruppe als unter T_3 (25 vs. 53%) (Joffe u. Singer 1990b).

Daten zur Langzeitbehandlung mit niedrig dosiertem L-T_4 liegen nicht vor.

Tabelle 19.1. Placebokontrollierte doppelblinde Studien zur T_3-Akzeleration bei depressiven Erkrankungen. (Nach Altshuler et al. 2001)

Autoren	n	TZA + Placebo (n)	TZA + T_3 (n)	T_3-Dosis [µg/Tag]	Tag der T_3-Addition	Antidepressivum [mg/Tag]	Zeitpunkt der Outcome-Analyse (Tage nach Beginn)[a]	Ergebnis der T_3-Akzeleration
Prange et al. (1969)	20	10	10	25	5	IMI 150	28	+
Wilson et al. (1970)	20	10	10	25	5	IMI 150	28	+
Coppen et al. (1972)	15	8	7	25	1	IMI 150	28	+
Feighner et al. (1972)	21	9	12	25	1	IMI 200	22	–
Wheatley (1972)	30	17	13	20	1	AMI 100	21	+
Wilson et al. (1974)	19	9	10	25[b]	3	IMI 150	28	+

AMI Amitriptylin, **IMI** Imipramin, **TZA** Trizyklisches Antidepressivum, T_3 Trijodthyronin.

[a] Hamilton Depression Scale (HAMD) als Messinstrument zur Erhebung der klinischen Veränderung.

[b] bis 62,5 (Tag 7).

Tabelle 19.2. Studien zur T_3-Augmentation bei therapieresistenter Depression

Autoren	Design (Studiendauer)	Studienteilnehmer	n	Antidepressive Vorbehandlung [mg/Tag]	T_3-Dosis [µg/Tag]	AD-Dosis während der Studie [mg/Tag]	Ergebnis	Kommentar
Prange et al. 1969	PLC (4 Wochen)	»retarded depression«	20	IMI 150 (4 Tage)	25	IMI 150	T_3>PLC (nicht signifikant Tag 28)	Pat. nur 4 Tage mit IMI vorbehandelt, keine Rx
Earle 1970	Offen	Gemischt (unipolar, bipolar, schizoaffektiv)	25	TZA-resistent (n=17) inadequate Rp auf TZA (n=8)	25	IMI, AMI 150, Protriptylin 40	14/25 Responder, 9 Nonresponder	Keine Rp-Kriterien, gemischte Diagnosen, Follow-up: Relapse bei n=4 mit T_3
Ogura et al. 1974	Offen (Dauer variabel, 1–18 Wochen)	Unipolar, bipolar	44	Unzureichende Response auf TZA	15–30	AMI (i.M. 84), IMI (i.M. 71)	26/44 Responder (i.M. in 4 Tagen)	Rp-Beurteilung bis zum Erreichen eines Effekts (bis 18. Woche)
Banki 1977	Offen, KG: TZA-Dosiserhöhung (1 Woche)	Unipolar, bipolar	49	Unzureichende Response auf AMI nach 14 Tagen	20–40	AMI 75–200	T_3: 23/33 Responder, KG: 4/16 Responder	Kurze Studiendauer
Tsutsui et al. 1979	Offen (3 Wochen)	»protracted depression«	11	Versch. TZA, keine Angaben zur Dauer	5–25	TZA in unterschiedlicher Dosierung	10/11 Responder	z. T. niedrige T_3-Dosis, keine Rp-Kriterien, Diagnosen ungenau
Goodwin et al. 1982	DB, keine KG (3 Wochen)	RDC: unipolar, bipolar	12	Unzureichende Response auf AMI oder IMI 150–300 (nach 26 Tagen)	25–50	AMI/IMI 150–300	9/12 Responder (Bunney-Hamburg Scale)	Nur 4/12 mit signifikanter Verbesserung auf der Ratingskala
Targum et al. 1984	Offen	DSM-III: Major Depression	21	Refraktär auf versch. TZA (>4 Wochen)	T_3: 25 oder L-T_4: 100	TZA in unterschiedlicher Dosierung	7/21 Responder (HAMD: Endpunkt <10)	Keine Angabe über TZA, %-Anteil T_3/T_4 nicht genannt

Tabelle 19.2. (Fortsetzung)

Autoren	Design (Studiendauer)	Studienteilnehmer	n	Antidepressive Vorbehandlung [mg/Tag]	T_3-Dosis [µg/Tag]	AD-Dosis während der Studie [mg/Tag]	Ergebnis	Kommentar
Schwarcz et al. 1984	Offen (6 Wochen)	DSM-III: Major Depression	8	DMI 200–300 (6 Wochen)	25–50	DMI 200–300	4/8 Responder (HAMD)	Kleine Fallzahl, ungenaue Rp-Kriterien
Gitlin et al. 1987	DB, cross-over: T_3 und PLC (je 2 Wochen)	RDC: Major Depression, unipolar	16	IMI (i.M. 206) (4 Wochen)	25	IMI bis 300	T_3=PLC (HAMD)	Ungenaue Rp-Kriterien
Thase et al. 1989	offen (4 Wochen)	DSM-III, RDC: Major Depression rezidivierend	20	IMI (i.M. 240) + IPT (4 Wochen)	25	IMI i.M. 245	25% Response (HAMD: 50% Reduktion, Endpunkt <10)	Gleiche Responserate bei »historischer« Kontrollgruppe (IMI)
Joffe u. Singer 1990 b	DB, Rx, KG mit T_4 (3 Wochen)	RDC: Major Depression, unipolar	38	TZA-Nonresponder (IMI/DMI); DMI-Plasmaspiegel i.M. 523 nmol/l (>4 Wochen)	T_3: 37,5 L-T_4: 150	TZA-Dosis unverändert	T_3: 9/17 Responder L-T_4: 4/21 Responder (HAMD: 50% Reduktion)	–
Joffe et al. 1993	PLAZ, DB, Rx, zusätzlich KG mit Lithium (2 Wochen)	RDC: Major Depression, unipolar	50	TZA-Nonresponder (IMI/DMI) (5 Wochen)	37,5	TZA-Dosis unverändert	Responder: T_3 10/17, Li 9/17, PLC 3/16 (HAMD: 50% Reduktion, Endpunkt <10)	Kurze Studiendauer
Birkenhäger et al. 1997	Offen (4 Wochen)	Major Depression, unipolar; stationär	14	TZA-Nonresponder (vor allem NOR) (6 Wochen)	37,5	TZA-Dosis unverändert	Keine signifikante Verbesserung	Keine Kontrollgruppe, schwer depressive Patienten

AMI Amitriptylin, **DB** doppelblind, **DMI** Desipramin, **HAMD** Hamilton Depression Scale, **i.M.** im Mittel, **IMI** Imipramin, **IPT** Interpersonelle Psychotherapie, **KG** Kontrollgruppe, **Li** Lithium, **L-T_4** L-Thyroxin, **NOR** Nortriptylin, **PLC** Placebogruppe, **RDC** Research Diagnostic Criteria, **Rp** Response, **Rx** Randomisierung, **T_3** Trijodthyronin.

Tabelle 19.3. Studien zur adjuvanten L-Thyroxin (L-T_4) Behandlung bei affektiven Störungen

Autoren	Studienteilnehmer	n (Frauen/Männer)	Studiendesign	L-T_4-Dosis [µg/Tag] (range)	Komedikation	Behandlungsdauer mit L-T_4	Outcome (Responderrate)
Augmentationsstudien							
Joffe u. Singer 1990b	Unipolar	38 (24/14)	Rx, DB T_3 vs. L-T_4	L-T_4: 150< T_3: 37,5	DMI, IMI	3 Wochen	L-T_4: 4/21 R; T_3: 9/17 R
Bauer et al. 1998	5 unipolar, 12 bipolar; therapieresistente depressive Episode	17 (16/1)	Offen	482 (300–600)	Verschiedene (AD, MS)	8 Wochen	8 R, 2 PR, 7 NR
Spoov u. Lahdelma 1998[a]	21 unipolar, 1 bipolar	22 (16/6)	Rx, DB, Li-X	200	Verschiedene (AD)	4 Wochen	L-T_4 > Lithium
Rudas et al. 1999	Chron. Depression, Dysthymie	9 (7/2)	Offen	235 (150–300)	Verschiedene (AD, Li, CBZ)	8 Wochen	Responserate 55%
Pfeiffer et al. 2004	26 unipolar, 2 bipolar; therapieresistente depressive Episode	28 (17/11)	Fallserie	350 (200–500)	Verschiedene (AD, MS, NLP)	8 Wochen	39% sehr gute Besserung; 21% gute Besserung
Bauer et al. 2005	10 bipolar depressiv	10 (10/0)	Einfach blind	320 (300–400)	Verschiedene	7 Wochen	7 R, 3 PR
Prophylaxestudien							
Stancer u. Persad 1982	RC-BD; prophylaxe-resistent	10 (8/2)	Offen	240–500	Keine (außer NLP in 1 Fall)	9 Monate–9 Jahre	5 R (Frauen), 3 PR, 2 NR
Bauer u. Whybrow 1990[b]	RC-BD; prophylaxe-resistent	11 (10/1)	Offen	150–400	Verschiedene (MS)	123 Tage-150 Wochen	9 R, 1 PR, 1 NR
Afflelou et al. 1997	RC-BD	6 (4/2)	Fallserie	50–325	Verschiedene	5 Wochen-3 Jahre	2 R, 2 PR, 2 NR

Tabelle 19.3. (Fortsetzung)

Autoren	Studienteilnehmer	n (Frauen/ Männer)	Studien-design	$L\text{-}T_4$-Dosis [µg/Tag]	Komedikation	Behandlungs-dauer mit $L\text{-}T_4$	Outcome (Responderrate)
Bauer et al. 2002b[c]	unipolar, bipolar, SA; prophylaxeresistent	21 (16/5)	Offen	378,6 (200–600)	Verschiedene (MS, AD, NLP)	51,4 Monate (9–104)	Signifikante Reduktion Episoden u. Morbiditätsindex; CGI: 52% sehr viel verbessert, 19% viel verbessert

AD Antidepressiva; **bipolar** bipolare Störung; **CBZ** Carbamazepin; **CGI** clinical global impression scale; **DB** doppelblind; **DMI** Desipramin; **IMI** Imipramin; **Li** Lithium; **Li-X** Cross-Over-Studie mit Lithium; **MS** Mood Stabilizer; **NLP** Neuroleptika; **NR** Nonresponder; **PR** Partialresponder; **R** Responder; **Rx** Randomisierung; **RC-BD** rapid cycling bipolar disorder; **SA** schizoaffektive Störung; **unipolar** unipolare Major Depression; T_3 Trijodthyronin.

[a]Doppelblinde Cross-over-Studie mit Lithiumaugmentation; [b]Placebobehandlung bei 4 Patienten; [c]vorläufige Studienergebnisse bei Baumgartner et al. 1994.

Adjuvante hochdosierte L-T_4-Therapie in der Phasenprophylaxe

Ein weiterer Anwendungsbereich von Schilddrüsenhormonen bei affektiven Erkrankungen ist die hochdosierte adjuvante L-T_4-Therapie bei prophylaxeresistenten bipolaren Erkrankungen. Darunter versteht man die Zugabe von supraphysiologischen Dosen L-T_4 (mindestens 200 µg/Tag) zu einem Antidepressivum oder Phasenprophylaktikum. Es gibt zahlreiche Fallberichte über die Wirksamkeit von hochdosiertem L-T_4 bei Rapid Cycling (Stancer u. Persad 1982; Leibow 1983; Hurowitz u. Liebowitz 1993). In einer prospektiven Studie untersuchten Bauer und Whybrow (1990) 11 Patienten mit refraktärem Rapid-Cycling-Verlauf. Sie beobachteten, dass sowohl die Amplitude als auch die Frequenz der Phasen reduziert werden konnten. Bei 4 Patienten traten überhaupt keine Krankheitsepisoden mehr auf. Unter einer anschließenden Placebobehandlung unter Einfach- oder Doppelblindbedingungen kam es bei 3 von 4 Patienten zu einem Rezidiv.

In einer prospektiven Langzeitstudie unserer Arbeitsgruppe wurden 21 euthyreote Patienten mit uni-, bipolarer und schizoaffektiver Störung mit adjuvanter L-T_4-Behandlung untersucht, bei denen die gängige phasenprophylaktische Medikation (u. a. Lithium, Carbamazepin), z. T. in Kombination gegeben, wirkungslos geblieben war oder nicht zu befriedigenden Ergebnissen geführt hatte. Die mittlere L-T_4-Dosierung in dieser Studie betrug 378 µg/Tag, die durchschnittliche Beobachtungsdauer war 51,4 Monate. Zur Evaluation der Wirksamkeit wurde die sog. Mirror-Image-Methode verwendet, d. h., die Beobachtungszeit unter L-T_4 wurde individuell mit der gleichen Zeit vor der Behandlung verglichen. Als Ergebnis konnte eine signifikante Reduktion sowohl der Episodenzahl als auch des Morbidity-Index erzielt werden. Über 70% der Patienten waren im CGI »very much improved« oder »much improved« (Bauer et al. 2002b).

Akutbehandlung der Depression mit hochdosiertem L-T_4

Neben der rezidivprophylaktischen Behandlung kann hochdosiertes L-T_4 auch bei akuter Depression zusätzlich zu einem Antidepressivum oder Phasenprophylaktikum gegeben werden. Eine offene Studie untersuchte 17 therapieresistente depressive (5 unipolar, 12 bipolar), euthyreote Patienten. Therapieresistenz war definiert als das Nichtansprechen auf mindestens zwei adäquate pharmakologische Behandlungsversuche mit Antidepressiva verschiedener Substanzklassen. Die meisten der Patienten waren jedoch auf eine Vielzahl antidepressiver Therapien (einschließlich EKT) resistent. Sie erhielten im Mittel fast 500 µg L-T_4 pro Tag zusätzlich zu ihrer bestehenden, allein nicht ausreichend wirksamen Medikation. Nach 8 Wochen waren 8 der 17 Patienten voll remittiert ($HAMD_{21}$-Reduktion 50%, Summenscore ≤8). Zwei weitere hatten zu diesem Zeitpunkt eine Teilremission erreicht und remittierten nach weiteren 4 Wochen voll. Somit hatten in dieser Studie ca. 60% der vormals schwer therapieresistenten Patienten von der Augmentation mit supraphysiologisch dosiertem L-T_4 profitiert (Bauer et al. 1998).

Eine neuere Studie mit 10 therapierefraktären Frauen mit bipolarer Störung untersuchte die Effekte einer hochdosierten L-T_4-Behandlung (im Mittel 320µg/Tag) auf den Hirnstoffwechsel und klinische Depressionswerte. Neben einer Normalisierung der regionalen Gehirnaktivität konnte die Wirksamkeit der L-T_4-Augmentation gezeigt werden: 7 von 10 Patientinnen hatten nach 7 Wochen Vollremission erreicht, die anderen drei Partialremission (Bauer et al. 2005).

19.3.3 T_3 oder L-T_4 oder Kombination aus beiden?

In der Literatur taucht häufig die Frage auf, ob bei affektiven Störungen mit T_3 oder L-T_4 behandelt werden sollte. In der zuvor bereits geschilderten einzigen hierzu durchgeführten doppelblind-kontrollierten Studie an antidepressivaresistenten Patienten zeigte sich T_3 in einer Dosis von 37,5 µg/Tag gegenüber L-T_4 niedrig dosiert (150 µg/Tag) überlegen (Joffe und Singer 1990b).

Cooke et al. (1992) führten eine T_3-Augmentation (15–50 µg/Tag) bei 9 Patienten mit Major Depression durch, die neben einer erfolglosen antidepressiven Therapie eine L-T_4-Substitution aufgrund einer Schilddrüsendysfunktion erhielten. Auf die Augmentation mit T_3 respondierten 7 Patienten, was als ein Hinweis auf eine bessere Wirksamkeit des T_3-Hormons gewertet wurde (Cooke et al. 1992). – Kritisch sei hierzu angemerkt, dass in beiden Studien L-T_4 in niedriger Dosierung gegeben wurde und somit nur eine Überlegenheit von T_3 gegenüber L-T_4 für diesen Dosisbereich abgeleitet werden kann. Vergleichsstudien von T_3 vs. hochdosiertes L-T_4 gibt es bislang nicht.

Interessant in diesem Zusammenhang sind Befunde aus der Endokrinologie. In einer placebokontrollierten Studie bei primärer Hypothyreose zeigte die Kombination aus T_3 plus L-T_4 Vorteile gegenüber der Monotherapie aus L-T_4 in der Reduktion depressiver Symptome und mnestischer Defizite (Bunevicius et al. 1999). Zwei nachfolgende, ebenfalls placebokontrollierte Studien konnten diesen Befund allerdings nicht bestätigen (Clyde et al. 2003; Sawka et al. 2003).

19.4 Hypothesen zum Wirkmechanismus

Auf welche Art und Weise Schilddrüsenhormone ihre Wirkung bei affektiven Erkrankungen entfalten, ist bislang nicht geklärt. Mögliche Wirkmechanismen werden im Folgenden kurz umrissen; sie umfassen den Ausgleich einer »zentralen Hypothyreose«, die Beeinflussung von an der Affektmodulation beteiligter Neurotransmittersysteme sowie Auswirkungen auf die Genexpression verschiedener Zielstrukturen (Bauer et al. 2003b).

Im Gegensatz zu vielen anderen Organen, die T_3 direkt aus dem Blut aufnehmen, wird im ZNS das biologisch aktivere T_3 vor allem aus T_4 gewonnen, das über einen besonderen Transportmechanismus die Blut-Hirn-Schranke überwindet. Tierexperimentell wurde nachgewiesen, dass das ZNS seinen Bedarf an Schilddrüsenhormonen zu 60–80% aus der lokalen Dejodierung von Thyroxin zu T_3 deckt (Crantz et al. 1982; Larsen et al. 1998).

Das Thyroxin bindende Präglobulin Transthyretin, das im Plexus chorioideus synthetisiert wird, dient als Transportmolekül für einen Großteil des T_4 ins ZNS – eine Fehlfunktion des Transthyretins könnte zu einer Minderversorgung des Gehirns mit Schilddrüsenhormonen führen (Schreiber et al. 1990; Lechan u. Toni 2002). Hatterer et al. (1993) fanden im Liquor von 8 euthyreoten, therapieresistenten depressiven Patienten signifikant niedrigere Transthyretinkonzentrationen im Vergleich zu Kontrollpersonen. Dieser Befund wurde später bei einer größeren Gruppe unbehandelter Patienten mit Major Depression repliziert (Sullivan et al. 1999). Daraufhin wurde von den Autoren der Studie spekuliert, dass es bei depressiven Patienten trotz peripher euthyreoter Stoffwechsellage aufgrund eines verminderten Transthyretintransports zu einer »zentralen Hypothyreose« mit der Folge einer depressiven Störung kommen kann. Diese Hypothese würde auch erklären, warum bei depressiven Patienten in der Peripherie in der Regel eine euthyreote Stoffwechsellage vorherrschend ist. Die Gabe von supraphysiologischen Dosen von L-Thyroxin könnte – trotz eingeschränkter Funktion des Transportproteins – zum Ausgleich einer solchen »zentralen Hypothyreose« führen.

Interessant scheint in diesem Zusammenhang auch zu sein, dass Schilddrüsenhormone (außer bei der Substitution einer primär hypothyreoten Stoffwechsellage) ihre therapeutische Wirkung nur entfalten können, wenn sie zusätzlich zu einem Antidepressivum oder Phasenprophylaktikum gegeben werden und dass die Thyroxinspiegel unter (wirksamer) Therapie absinken. Letzteres könnte bedeuten, dass zumindest ein Teil der Wirkung von Antidepressiva durch eine Stimulation der Dejodase II mit konsekutiver Erhöhung der lokalen T_3-Konzentration zustande kommt. Befunde, die diese Hypothese stützen, wurden in tierexperimentellen Studien z. B. für TZA, Fluoxetin und Lithium erhoben (Eravci et al. 2000).

Da es bislang keine Methode gibt, den Schilddrüsenhormonstoffwechsel in vivo direkt darzustellen, bleibt nur der indirekte Weg über die modernen bildgebenden Verfahren. Allerdings steht die Untersuchung des Zusammenhangs zwischen zerebralem Stoffwechsel und Schilddrüsenhormonstatus noch ganz am Anfang. In einer ersten Positronenemissionstomographie-(PET-)Studie mit [^{18}F-]Fluordeoxyglukose (FDG-PET) als Radiotracer fand sich bei Patienten mit Major Depression eine negative Korrelation zwischen zerebralem Glucosestoffwechsel und TSH_{basal} (Marangell et al. 1997). In einer weiteren FDG-PET Studie bei Frauen mit bipolarer Depression konnte durch die Gabe von hochdosiertem L-T_4 neben einer Verbesserung der Depression auch eine Normalisierung des initial gestörten Glucosestoffwechsels im ZNS erzielt werden. So kam es unter L-T_4-Therapie zu einer signifikanten Abnahme abnormal hoher regionaler zerebraler Aktivität in limbischen (Amygdala, Hippocampus) und anderen subkortikalen Arealen (insbesondere Thalamus, ventrales Striatum und Zerebellum) (Bauer et al. 2005).

Dass Schilddrüsenhormone tatsächlich zerebrale Aktivität im adulten Gehirn modulieren können, zeigte sich in einer weiteren FDG-PET-Studie bei primär hypothyreoten Patienten mit neuropsychiatrischer Symptomatik: Eine im Durchschnitt 3-monatige Substitutionstherapie mit L-T_4 führte zu signifikanter regionaler Aktivität im oberen Frontal- und Parietalkortex (Silverman et al. 2002; Bauer et al. 2003b)

Neurotransmittersysteme können über verschiedene Wege durch die Aktivität von Schilddrüsenhormonen moduliert werden. Die postsynaptische Signaltransduktion in monoaminergen Systemen ist beispielsweise bei Mangel an Schilddrüsenhormonen durch eine Herabsetzung der Aktivität des Adenylatcyclase- und Phospholipasesystems reduziert (Henley u. Koehnle 1997). Schilddrüsenhormone greifen aber auch direkt auf Rezeptorebene in Neurotransmittersysteme ein. Neben dem GABAergen und noradrenergen System (Whybrow u. Prange 1981) galt vor allem dem serotonergen System das Interesse. T_3 entfaltet einen disinhibitorischen Effekt auf das 5-HT-System, indem es die Sensitivität autoinhibitorischer 5-HT_{1A}-Rezeptoren im Raphekerngebiet vermindert und so die serotonerge Neurotransmission in kortikalen und hippocampalen Strukturen steigert; zusätzlich erhöht T_3 die Sensitivität kortikaler 2-HT_2-Rezeptoren, die in der Depression erniedrigt ist (Bauer et al. 2002c).

Schilddrüsenhormone üben auch einen direkten Einfluss auf die Genexpression aus. Nach Synthese von T_3 aus T_4 im Neuron wird das T_3 axonal zu den nukleären T_3-Rezeptoren transportiert, deren höchste Konzentrationen tierexperimentell in kortikalen Arealen, der Amygdala und dem Hippocampus nachgewiesen wurden (Schwartz u. Oppenheimer 1978). Der transkriptionsaktive T_3-Rezeptor-Komplex bindet an regulatorische Genregionen (»thyroid-response elements«, TRE) und modifiziert dadurch die Genexpression dieser TR-Elemente mit konsekutiver RNA- und Proteinsynthese. T_3 ermöglicht dadurch sowohl eine Aktivierung als auch eine Deaktivierung spezifischer Genregionen.

Bei den T_3-Rezeptoren (TR) handelt es sich um eine Gruppe von Proteinen, die aus verschiedenen Untereinheiten zusammengesetzt sind; beim Mensch existieren mindestens 4 Rezeptortypen (TRα_1, TRα2, TRβ_1, TRβ_2), deren Gene auf zwei verschiedenen Chromosomen lokalisiert sind (Lechan u. Toni 2002). Die T_3-Rezeptoren sind Mitglieder einer »Super-Familie« von Rezeptoren, zu denen auch die nukleären Rezeptoren für u. a. Glukokortikoide, Östrogene, Mineralokortikoide und Vitamin D_3 gehören. Über diese spezifischen nukleären Rezeptoren entfaltet T_3 eine Wirkung auf die Genexpression: Betroffen hiervon sind zahlreiche Zielstrukturen wie z. B. der Glukosetransporter GLUT-1, verschiedene neurotrophe Faktoren (u. a. BDNF), Neurogranin, das Wachstumshormon und die hypothalamischen Hormone TRH und CRH (Lechan u. Toni 2002).

Zusammenfassend lässt sich feststellen, dass die Wirkungen von Schilddrüsenhormonen im ZNS vielfältiger Natur sind. Unter anderem scheint die Verstärkung der noradrenergen und serotonergen Neurotransmission durch Schilddrüsenhormone von erheblicher Bedeutung zu sein. Da diese Systeme zentral an der Pathogenese affektiver Erkrankungen beteiligt sind, könnte in ihrer Modulation ein möglicher Wirkmechanismus des therapeutischen Einsatzes von Schilddrüsenhormonen bei affektiven Erkrankungen liegen.

19.5 Praktische Durchführung, Nebenwirkungen und Kontrolluntersuchungen der L-T_4-Hochdosisbehandlung

Die sog. L-T_4-Hochdosisbehandlung gilt bislang als experimentelles Verfahren. Dementsprechend streng muss die Indikation gestellt werden und dementsprechend sorgfältig müssen die Patienten aufgeklärt werden.

Gegenwärtig gelten therapieresistente Depressionen sowie prophylaxeresistente uni- und bipolare affektive Erkrankungen und Rapid Cycling als Indikationen einer hochdosierten Augmentation mit L-T_4. Vor Beginn einer solchen Behandlung müssen die Patienten gründlich untersucht werden im Hinblick auf somatische Erkrankungen, die eine Kontraindikation für eine hochdosierte L-T_4-Behandlung darstellen, wie z. B. Herzrhythmusstörungen, manifeste Hyperthyreose und schwere Allgemeinerkrankungen (Tabelle 19.4). Neben der körperlichen Routineuntersuchung sollte daher ein EKG abgeleitet, der Blutdruck gemessen sowie der Schilddrüsenstatus und andere Laborparameter bestimmt werden. In bestimmten Fällen (z. B. grenzwertige Schilddrüsenhormonwerte, Schilddrüsenerkrankung in der Vorgeschichte, kardiale Risikofaktoren) empfiehlt sich die Durchführung einer Schilddrüsensonographie mit ggf. Szintigraphie beziehungsweise eine kardiologische Abklärung (Tabelle 19.5).

L-T_4 wird einschleichend in Abhängigkeit vom initialen Schilddrüsenstatus aufdosiert. Bei (latent) hypothyreoten Patienten sollte zuerst – langsam aufdosierend – Euthyreose hergestellt und die mögliche Wirkung abgewartet werden. Bei primär euthyreoten Patienten kann mit 100 µg/Tag begonnen und um 100 µg/Tag pro Woche gesteigert werden (Bauer et al. 2003a). Welche Zieldosis anzustreben ist, kann derzeit noch nicht abschließend beantwortet werden (s. Fazit). Derzeit empfehlen wir 250–350 µg/Tag; bei Unwirksamkeit kann jedoch auch weiter aufdosiert werden, sofern die Verträglichkeit gut ist.

Nach den bisherigen Erfahrungen braucht L-T_4 »Zeit« bis es wirkt. Wegen seiner langen Halbwertszeit (ca. 1 Woche) ist erst nach ca. 4 Wochen nach letzter Dosissteigerung ein Steady State erreicht. Daher sollte bei der Behandlung der akuten Depression ein mindestens 8-wöchiger Behandlungsversuch unter der hohen Dosis abgewartet werden. Um einen rezidivprophylaktischen Effekt beurteilen zu können, sollte je nach Verlauf mindestens 6–12 Monate abgewartet werden (Bauer et al. 2003a).

Tabelle 19.4. Indikationen und Kontraindikationen für eine hochdosierte L-Thyroxin-Behandlung

Indikationen	Kontraindikationen
Rapid Cycling (bipolare Störungen)	Manifeste Hyperthyreose, Schilddrüsenadenom
Prophylaxeresistente affektive Erkrankungen (unipolar, bipolar, schizoaffektiv)	Myokardinfarkt in der Vorgeschichte, Herzrhythmusstörungen, Herzinsuffizienz, instabile arterielle Hypertonie
Therapieresistente depressive Episode (unipolar, bipolar, schizoaffektiv)	Schwangerschaft und Stillzeit
	Erhöhtes Risiko für Osteopenie und Osteoporose
	Schwere organische Hirnschäden
	Andere schwere internistische Erkrankungen

In der Phase der Einstellung auf L-T_4 sollten regelmäßig Blutdruck, Puls und Gewicht (wöchentlich), Schilddrüsenhormone und EKG (zweiwöchentlich) sowie Nebenwirkungen (bei jedem Arztbesuch) überwacht werden.

Während der Behandlung mit hochdosiertem L-T_4 sollten die Patienten regelmäßig im Hinblick auf Nebenwirkungen befragt und körperlich untersucht werden. Dazu sind neben der körperlichen Untersuchung (inkl. Blutdruck, Herzfrequenz, Körpergewicht) auch EKG- und Laborkontrollen erforderlich. Sollten Nebenwirkungen auftreten, empfiehlt sich eine Dosisreduktion und

Tabelle 19.5. Empfohlene Untersuchungen vor und während längerfristiger L-Thyroxin-Hochdosisbehandlung bei affektiven Störungen

Untersuchung[a]	Vor L-T_4-Behandlung	Alle 3 Monate	Alle 12 Monate
Psychiatrische und somatische Vorgeschichte	X	X	X
Psychopathologischer Befund	X	X	X
Körperliche Untersuchung	X		X
Vorstellung beim Endokrinologen oder Internisten	X		
Vitalzeichen (Blutdruck und Puls)	X	X	X
Körpergewicht	X	X	X
EKG[b]	X	X	X
Schilddrüsenfunktionstests (TSH, Schilddrüsenhormone[c])	X	X	X
Routinelabor (Leberenzyme, Blutbild, Elektrolyte, Nierenfunktion)	X	X	X
Knochendichtemessungen (Osteodensitometrie: dual-energy X-ray absorptiometry [DXA])	X[d]		X

[a] Zusätzliche radiologische Untersuchungen bei Patienten mit Verdacht auf primäre Schilddrüsenerkrankung (z. B. Sonographie oder Szintigraphie der Schilddrüse).
[b] Zusätzlich 24-Stunden-EKG bei Arrhythmie in der Anamnese.
[c] Gesamt-T_4, freies T_4 und Gesamt-T_3.
[d] Nur bei Patienten, die L-T_4 prophylaktisch (≥3 Monate) erhalten.

evtl. die Konsultation eines Endokrinologen oder Internisten. Knochendichtemessungen sollten bei postmenopausalen Frauen ohne suffizienten Osteoporoseschutz regelmäßig stattfinden (Tabelle 19.5) (Bauer et al. 2003a).

Die subjektive Verträglichkeit der hochdosierten L-T_4-Gabe ist sowohl in der Aufdosierungsphase als auch in der Langzeitbehandlung in der Regel gut (Bauer et al. 2001). Die häufigsten Nebenwirkungen, die in den oben genannten Studien jedoch durchweg als leicht und tolerabel beschrieben wurden, sind vermehrtes Schwitzen, Anstieg der Herzfrequenz, vorübergehende Knöchelödeme und Zunahme von Unruhe/Agitiertheit (Bauer u. Whybrow 1990; Bauer et al. 1998; Bauer et al. 2002b; Pfeiffer et al. 2004). Interessanterweise vertragen depressive Patienten hohe Dosen von L-T_4 signifikant besser als gesunde Kontrollpersonen: In einer Studie, die Patienten und Kontrollpersonen verglich, klagten letztere bei vergleichbarer Dosierung von L-T_4 deutlich mehr über Nebenwirkungen und brachen häufiger das Experiment ab. Ferner war der Thyroxinspiegel im Serum bei den depressiven Patienten signifikant niedriger als bei den Kontrollen (Bauer et al. 2002a).

Auch unter z. T. langjähriger Behandlung mit hochdosiertem L-T_4 waren bislang keine gravierenden Nebenwirkungen im Hinblick auf Blutdruck und Knochenabbau zu verzeichnen. Knochendichtemessungen unter der Langzeitbehandlung mit L-T_4 konnten keine signifikante Abnahme der Knochendichte nachweisen (Gyulai et al. 1997; Gyulai et al. 2001; Bauer et. al. 2004).

Ob eine langfristige Applikation von hochdosiertem L-T_4 zu kardialen Beeinträchtigungen führt, wurde bislang nicht systematisch untersucht. Nach den bisherigen Erfahrungen der Autoren scheint L-T_4 jedoch keine negativen Auswirkungen auf das Herz-Kreislauf-System zu haben (Whybrow 1994; Bauer et al. 2002b).

19.6 Fazit

Die Erfahrungen zeigen, dass Schilddrüsenhormone im Gegensatz zum Einsatz bei primär hypothyreoten Patienten mit depressiver Symptomatik alleine wahrscheinlich keine ausreichende antidepressive bzw. phasenprophylaktische Wirkung bei Patienten mit primären affektiven Störungen haben.

! Um möglichst große Effekte zu erzielen, müssen Schilddrüsenhormone daher nach derzeitigem Kenntnisstand immer adjuvant zu einem Antidepressivum bzw. Phasenprophylaktikum gegeben werden.

In welcher Dosis L-T_4 in diesen psychiatrischen Indikationen gegeben werden sollte, kann nach dem derzeitigen Wissenstand noch nicht abschließend gesagt werden. Es gibt in der Literatur einige wenige Einzelfallberichte, in denen bereits die Zugabe von 25–50 µg L-T_4 pro Tag zu einem Sistieren des Rapid Cyclings bei bipolaren Patienten geführt hat (Bernstein 1992; Gnam u. Flint 1993). Während in den früheren Studien Dosierungen bis zu 500 µg/Tag gegeben wurden (Bauer u. Whybrow 1990; Bauer et al. 1998), gehen wir heute davon aus, dass auch niedrigere Dosierungen (300 µg/Tag) wirksam sind.

Da bis heute der Nachweis der Wirksamkeit und Sicherheit von hochdosiertem L-T_4 durch eine placebokontrollierte Studie aussteht, führen die Autoren derzeit eine doppelblinde, randomisierte, placebokontrollierte Multicenterstudie zur Augmentationsbehandlung mit hochdosiertem L-T_4 (Zieldosis: 300 µg/Tag) bei bipolarer Depression durch. Neben der Erfassung von Wirkung und Nebenwirkungen sollen in dieser Studie auch genetische Unterschiede im Schilddrüsenhormonstoffwechsel zwischen Respondern und Nonrespondern untersucht werden (Bauer et al. 2003b).

19

! Abschließend sei noch einmal darauf hingewiesen, dass es sich bei der adjuvanten hochdosierten L-T_4-Therapie um ein experimentelles Verfahren handelt, das nach dem derzeitigen Wissenstand nur bei Rapid Cycling, bei prophylaxeresistenten uni- und bipolaren affektiven Erkrankungen und bei therapieresistenter Depression unter sorgfältiger Indikationsstellung und Überwachung angewandt werden sollte (Bauer et al. 2003a).

Literatur

Altshuler LL, Bauer M, Frye MA, Gitlin MJ, Mintz J, Szuba MP, Leight KL, Whybrow PC (2001) Does thyroid supplementation accelerate tricyclic antidepressant response? A review and meta-analysis of the literature. Am J Psychiatry 158: 1617–1621

Aronson R, Offman HJ, Joffe RT, Naylor CD (1996) Triiodothyronine augmentation in the treatment of refractory depression. A meta-analysis. Arch Gen Psychiatry 53: 842–848

Banki CM (1977) Cerebrospinal fluid amine metabolites after combined amitriptyline-triiodothyronine treatment of depressed women. Eur J Clin Pharmacol 11: 311–315

Bauer MS, Whybrow PC (1990) Rapid cycling bipolar affective disorder. II. Treatment of refractory rapid cycling with high-dose levothyroxine: A preliminary study. Arch Gen Psychiatr 47: 435–440

Bauer M, Whybrow PC (2002) Thyroid hormone, brain, and behavior. In: Pfaff DW, Arnold AP, Etgen AM, Fahrbach SE, Rubin RT (eds) Hormones, Brain and Behavior (vol 2). Academic Press, San Diego, pp 239–264

Bauer MS, Whybrow PC, Winokur A (1990) Rapid cycling bipolar affective disorder. I. Association with grade I hypothyroidism. Arch Gen Psychiatr 47: 427–432

Bauer M, Hellweg R, Gräf KJ, Baumgartner A (1998) Treatment of refractory depression with high-dose thyroxine. Neuropsychopharmacology 18: 444–455

Bauer M, Priebe S, Berghöfer A, Bschor T, Kiesslinger K, Whybrow PC (2001) Subjective response to and tolerability of long-term supraphysiological doses of levothyroxine in refractory mood disorders. J Affect Disord 64: 35–42

Bauer M, Baur H, Berghöfer A, Ströhle A, Hellweg R, Müller-Oerlinghausen B, Baumgartner A (2002a) Effects of supraphysiological thyroxine administration in healthy controls and patients with depressive disorders. J Affect Disord 68: 285–294

Bauer M, Berghöfer A, Bschor T, Baumgartner A, Kiesslinger U, Hellweg R, Adli M, Baethge C, Müller-Oerlinghausen B (2002b) Supraphysiological doses of L-thyroxine in the maintenance treatment of prophylaxis-resistant affective disorders. Neuropsychopharmacology 27: 620–628

Bauer M, Heinz A, Whybrow PC (2002c) Thyroid hormones, serotonin and mood: of synergy and significance in the adult brain. Mol Psychiatry 7: 140–156

Bauer M, Adli M, Bschor T, Heinz A, Rasgon N, Frye M, Grunze H, Kupka R, Whybrow PC (2003a) Clinical applications of levothyroxine in refractory mood disorders. Clin Appr Bipol Disord 2: 49–56

Bauer M, London ED, Silverman DH, Rasgon N, Kirchheiner J, Whybrow PC (2003b) Thyroid, brain and mood modulation in affective disorder: insights from molecular research and functional brain imaging. Pharmacopsychiatry 36 [Suppl 3]: S215–221

Bauer M, Szuba MP, Whybrow PC (2003c) Psychiatric and behavioral manifestations of hyper- and hypothyroidism. In: Wolkowitz OM, Rothschild TJ (eds) Psychoneuroendocrinology: The scientific basis of clinical practice. American Psychiatric Press, Washington DC, pp 419–444

Bauer M, Fairbanks L, Berghöfer A, Hierholzer J, Bschor T, Baethge C, Rasgon N, Sasse J, Whybrow PC (2004) Bone mineral density during maintenance treatment with supraphysiological doses of levotthyroxine in affective disorders: a longitudinal study J Affect Disord 83: 183–190

Bauer M, London ED, Rasgon N, Berman SM, Frye MA, Altshuler L, Mandelkern MA, Bramen J, Woods R, Mazziotta JC, Whybrow PC (2005) Supraphysiological doses of levothyroxine alter regional cerebral metabolism and improve mood in women with bipolar disorder. Mol Psychiatry, Feb 22, Epub

Baumgartner A (2000) Thyroxine and the treatment of affective disorders: an overview of the results of basic and clinical research. Int J Neuropsychopharmacol 3: 149–165

Baumgartner A, Gräf KJ, Kürten I, Meinhold H (1988) The hypothalamic-pituitary-thyroid axis in psychiatric patients and healthy subjects: Parts 1–4. Psychiatry Res 24: 271–332

Baumgartner A, Gräf KJ, Kürten I, Meinhold H, Scholz P (1990) Neuroendocrinological investigations during sleep deprivation in depression. Biol Psychiatry 28: 556–568

Baumgartner A, Bauer M, Hellweg R (1994) Treatment of intractable non-rapid cycling bipolar affective disorder with high-dose thyroxine: an open clinical trial. Neuropsychopharmacology 10: 183–189

Baumgartner A, von Stuckrad M, Müller-Oerlinghausen B, Gräf KJ, Kürten I (1995) The hypothalamic-pituitary-thyroid axis in patients maintained on lithium prophylaxis for years: high triiodothyronine serum concentrations are correlated to the prophylactic efficacy. J Affect Disord 34: 211–218

Baumgartner A, Volz H-P, Campos-Barros A, Stieglitz R-D, Mansmann U, Mackert U (1996) Serum concentrations of thyroid hormones in patients with nonseasonal affective disorders during treatment with bright and dim light. Biol Psychiatry 40: 899–907

Berlin I, Payan C, Corruble E, Puech AJ (1999) Serum thyroid-stimulating-hormone concentration as an index of severity of major depression. Int J Neuropsychopharmacol 2: 105–110

Bernal J (2002) Thyroid hormones and brain dvelopment. In: Pfaff DW, Arnold AP, Etgen AM, Fahrbach SE, Rubin RT (eds) Hormones, brain and behavior, vol 4. San Diego: Academic Press, pp 543–587

Bernstein L (1992) Abrupt cessation of rapid-cycling bipolar disorder with the addition of low-dose L-tetraiodothyronine to lithium. J Clin Psychopharmacol 12: 443–444

Birkenhäger TK, Vegt M, Nolen WA (1997) An open study of triiodothyronine augmentation of tricyclic antidepressants in inpatients with refractory depression. Pharmacopsychiatry 30: 23–26

Bschor T, Baethge C, Adli M, Lewitzka U, Eichmann U, Bauer M (2003) Hypothalamic-pituitary-thyroid system activity during lithium augmentation therapy in patients with unipolar major depression. J Psychiatr Neurosci 28: 210–216

Bunevicius R, Kazanavicius G, Zalinkevicius R, Prange AJ (1999) Effects of thyroxine as compared with thyroxine plus triiodothyronine in patients with hypothyroidism. N Engl J Med 340: 424–429

Clyde PW, Harari AE, Getka EJ, Shakir KMM (2003) Combined levothyroxine plus liothyronine compared with levothyroxine alone in primary hypothyroidism. JAMA 290: 2952–2958

Cole DP, Thase ME, Mallinger AG, Soares JC, Luther JF, Kupfer DJ, Frank E (2002) Slower treatment response in bipolar depression predicted by lower pre-treatment thyroid function. Am J Psychiatry 159: 116–121

Cooke RG, Joffe RT, Levitt AJ (1992) T_3 augmentation of antidepressant treatment in T_4-replaced thyroid patients. J Clin Psychiatry 53: 16–18

Coppen A, Whybrow PC, Noguera R, Maggs R, Prange AJ (1972) The comparative antidepressant value of L-tryptophan and imipramine with and without attempted potentiation by liothyronine. Arch Gen Psychiatry 26: 234–241

Cowdry RW, Wehr TA, Zis AP, Goodwin FK (1983) Thyroid abnormalities associated with rapid-cycling bipolar illness. Arch Gen Psychiatry 40: 414–420

Crantz FR, Silva JE, Larsen PR (1982) Analysis of the sources and quantity of 3,5,3-triiodothyronine specifically bound to nuclear receptors in rat cerebral cortex and cerebellum. Endocrinology 110: 367–375

Earle BV (1970) Thyroid hormone and tricyclic antidepressants in resistant depressions. Am J Psychiatry 126: 1667–1669

Eravci M, Pinna G, Meinhold H, Baumgartner A (2000) Effects of pharmacological and nonpharmacological treatments on thyroid hormone metabolism and concentrations in rat brain. Endocrinology 141: 1027–1040

Feighner JP, King, LJ, Schuckit MA, Croughan J, Briscoe W (1972) Hormonal potentiation of imipramine and ECT in primary depression. Am J Psychiatry 128: 1230–1238

Feldmesser-Reiss EE (1958) The application of triiodothyronine in the treatment of mental disorders. J Nerv Ment Dis 127: 540–545

Frye MA, Denicoff KD, Bryan AL, Smith-Jackson EE, Ali SO, Luckenbaugh D, Leverich GS, Post RM (1999) Association between lower serum free T4 and greater mood instability and depression in lithium-maintained bipolar patients. Am J Psychiatry 156: 1909–1914

Gendall KA, Joyce PR, Mulder RT, Luty SE (2003) Thyroid indices and response to fluoxetine and nortriptyline in major depression. J Psychopharmacol 17: 431–437

Gitlin MJ, Weiner H, Fairbanks L, Hershman JM, Friedfeld N (1987) Failure of T_3 to potentiate tricyclic antidepressant response. J Affect Disord 13: 267–272

Gnam W, Flint AF (1993) New onset rapid cycling bipolar disorder in an 87 year old woman. Can J Psychiatry 38: 324–326

Goodwin FK, Prange AJ, Post RM, Muscettola G, Lipton MA (1982) Potentiation of antidepressant effects by L-triiodothyronine in tricyclic nonresponders. Am J Psychiatry 139: 34–38

Gyulai L, Jaggi J, Bauer MS, Younkin S, Rubin L, Attie M, Whybrow PC (1997) Bone mineral density and L-thyroxine treatment in rapidly cycling bipolar disorder. Biol Psychiatry 41: 503–506

Gyulai L, Bauer M, Garcia-Espana F, Hierholzer J, Baumgartner A, Berghofer A, Whybrow PC (2001) Bone mineral density in pre-and post-menopausal women with affective disorder treated with long-term L-thyroxine augmentation. J Affect Disord 66: 185–191

Gyulai L, Bauer M, Bauer MS, Garcia-Espana F, Cnaan A, Whybrow PC (2003) Thyroid hypofunction in patients with rapid-cycling bipolar disorder after lithium challenge. Biol Psychiatry 53: 899–905

Hatterer JA, Kocsis JH, Stokes PE (1988) Thyroid function in patients maintained on lithium. Psychiatr Res 26: 249–257

Hatterer JA, Herbert J, Hidaka C, Roose SP, Gorman JM (1993) CSF transthyretin in patients with depression. Am J Psychiatry 150: 813–815

Henley WN, Koehnle TJ (1997) Thyroid hormones and the treatment of depression: An examination of basic hormonal actions in the mature mammalian brain. Synapse 27: 36–44

Höflich G, Kasper S, Danos P, Schmidt R (1992) Thyroid hormones, body temperature, and antidepressant treatment. Biol Psychiatry 31: 859–862

Howland RH (1993) Thyroid dysfunction in refractory depression: implications for pathophysiology and treatment. J Clin Psychiatry 54: 47–54

Hurowitz GI, Liebowitz MR (1993) Antidepressant-induced rapid cycling: six case reports. J Clin Psychopharmacol 13: 52–56

Joffe RT, Singer W (1990a) The effect of tricyclic antidepressants on basal thyroid hormone levels in depressed patients. Pharmacopsychiatry 23: 67–69

Joffe RT, Singer W (1990b) A comparison of triiodothyronine and thyroxine in the potentation of tricyclic antidepressants. Psychiatry Res 32: 241–251

Joffe RT, Singer W, Levitt AJ, MacDonald C (1993) A placebo-controlled comparison of lithium and trijodthyronine augmentation of tricyclic antidepressants in unipolar refractory depression. Arch Gen Psychiatr 50: 387–393

Joffe RT, Segal Z, Singer W (1996) Change in thyroid hormone levels following response to cognitive therapy for major depression. Am J Psychiatry 153: 411–413

Kupka RW, Nolen WA, Post RM et al. (2002) High rate of autoimmune thyroiditis in bipolar disorder: lack of association with lithium exposure. Biol Psychiatry 51: 305–311

Larsen PR, Davies TF, Hay ID (1998) The thyroid gland. In: Wilson JD, Foster DW, Kronenberg HM, Larsen PR (eds) William's textbook of endocrinology, 9th edn.. Saunders, Philadelphia, pp 389–515

Larsen JK, Faber J, Christensen EM, Bendson BB, Solstad K, Gjerris A, Siersbaek-Nielsen K (2004) Relationship between mood and TSH response to TRH stimulation in bipolar affective disorder. Psychoneuroendocrinology 29: 917–924

Leibow D (1983) L-thyroxine for rapid-cycling bipolar illness. Am J Psychiatry 140: 1255

Lechan RM, Toni R (2002) Thyroid hormones in neural tissue. In: Pfaff DW, Arnold AP, Etgen AM, Fahrbach SE, Rubin RT (eds) Hormones, brain and behavior. Academic Press, San Diego, pp 157–238

Marangell LB, Ketter TA, George MS et al. (1997) Inverse relationship of peripheral thyrotropin-stimulating hormone levels to brain activity in mood disorders. Am J Psychiatry 154: 224–230

Meier CA (1999) Thyroid hormone and development: brain and peripheral tissues. In: Hauser P, Rovet J (eds) Thyroid diseases of infancy and childhood. Effects on behavior and intellectual development. American Psychiatric Press, Washington DC, pp 29–55

Miller KJ, Parsons TD, Whybrow PC, Van Herle K, Rasgon N, Van Herle A, Martinez D, Silverman DH, Bauer M (2005) Verbal memory retrieval deficits associated with untreated hypothyroidism. Eingereicht

O'Connor D, Gwirtsman H, Loosen PT (2003) Thyroid function in psychiatric disorders. In: Wolkowitz OM, Rothschild TJ (eds) Psychoneuroendocrinology: The scientific basis of clinical practice. American Psychiatric Press, Washington DC, pp 361–418

Ogura C, Okuma T, Uchida Y, Imai S, Yogi H, Sunami Y (1974) Combined thyroid (triiodothyronine)-tricyclic antidepressant treatment in depressive states. Folia Psychiatr Neurol Jpn 28: 179–186

Oomen HA, Schipperijn AJ, Drexhage HA (1996) The prevalence of affective disorder and in particular of a rapid cycling of bipolar disorder in patients with abnormal thyroid function tests. Clin Endocrinol 45: 215–223

Pfeiffer H, Scherer J, Albus M (2004) L-Thyroxin-Hochdosierung bei therapieresistenter Depression. Nervenarzt 75: 242–248

Prange AJ, Wilson IC, Rabon AM, Lipton MA (1969) Enhancement of imipramine antidepressant activity by thyroid hormone. Am J Psychiatry 126: 457–469

Rovet J (1999) Behavioral and cognitive abnormalities associated with congenital hypothyroidism. In: Hauser P, Rovet J (eds) Thyroid diseases of infancy and childhood. Effects on behavior and intellectual development. American Psychiatric Press, Washington DC, pp 85–126

Rubin RT, Dinan TG, Scott LV (2002) The neuroendocrinology of affective disorders. In: Pfaff DW, Arnold AP, Etgen AM, Fahrbach SE, Rubin RT (eds) Hormones, brain and behavior. Academic Press, San Diego, pp 467–514

Rudas S, Schmitz M, Pichler P, Baumgartner A (1999) Treatment of refractory chronic depression and dysthymia with high-dose thyroxine. Biol Psychiatry 2: 229–233

Sawka AM, Gerstein HC, Marriott MJ, MacQueen GM, Joffe RT (2003) Does a combination regimen of thyroxine (T_4) and 3,5,3‹-triiodothyronine improve depressive symptoms better than T_4 alone in patients with hypothyroidism? Results of a double-blind, randomized, controlled trial. J Clin Endocrinol Metab 88: 4551–4555

Schreiber G, Aldred A, Jaworoski A, Nilsson C, Achen MG, Segal MB (1990) Thyroxine transport from blood to brain via transthyretin synthesis in choroid plexus. Am J Physiol 258 (2, part 2): 338–345

Schwarcz G, Halaris A, Baxter L, Escobar J, Thompson M, Young M (1984) Normal thyroid function in desipramine nonresponders converted to responders by the addition of L-triiodothyronine. Am J Psychiatry 141: 1614–1616

Schwartz HL, Oppenheimer JH (1978) Nuclear triiodothyronine receptor sites in brain: probable identity with hepatic receptors and regional distribution. Endocrinology 103: 267–273

Silverman DHS, Geist CL, Van Herle K, Rasgon N, Martinez D, Miller KJ, Haselrig T, Van Herle AJ, Whybrow PC, Czernin J, Phelps ME, Bauer M (2002) Abnormal regional brain metabolism in patients with hypothyroidism secondary to Hashimoto›s disease (abstract). J Nucl Med 43 (5, Suppl): 254P

Spoov J, Lahdelma L (1998) Should thyroid augmentation precede lithium augmentation – a pilot study. J Affect Disord 49: 235–239

Stancer HC, Persad E (1982) Treatment of intractable rapid-cycling manic-depressive disorder with levothyroxine. Arch Gen Psychiatr 39: 311–312

Sullivan GM, Hatterer JA, Herbert J et al. (1999) Low levels of transthyretin in the CSF of depressed patients. Am J Psychiatry 156: 710–715

Targum SD, Greenberg RD, Harmon RL, Kessler K, Salerian AJ, Fram DH (1984) Thyroid hormone and the TRH stimulation test in refractory depression. J Clin Psychiatry 45: 345–346

Thase ME, Kupfer DJ, Jarrett DB (1989) Treatment of imipramine-resistant recurrent depression: I. an open clinical trial of adjunctive L-triiodothyronine. J Clin Psychiatry 50: 385–388

Tsutsui S, Yamazaki Y, Nanba T, Tsushima M (1979) Combined therapy of T_3 and antidepressants in depression. J Int Med Res 7: 138–146

Wehr TA, Sack DA, Rosenthal NE, Cowdry RW (1988) Rapid cycling affective disorder: contributing factors and treatment responses in 51 patients. Am J Psychiatry 145: 179–184

Wheatley D (1972) Potentiation of amitriptyline by thyroid hormone. Arch Gen Psychiatry 26: 229–233

Whybrow PC (1994) The therapeutic use of triiodothyronine and high dose thyroxine in psychiatric disorder. Acta Med Austriaca 21: 47–52

Whybrow PC (1995) Sex differences in thyroid axis function: Relevance to affective disorder and its treatment. Depression 3: 33–42

Whybrow PC, Bauer M (2005a) Behavioral and psychiatric aspects of thyrotoxicosis. In: Braverman LE, Utiger RD (eds) The thyroid. A fundamental and clinical text, 9th edn. Lippincott-Raven, Philadelphia, pp 644–650

Whybrow PC, Bauer M (2005b) Behavioral and psychiatric aspects of hypothyroidism. In: Braverman LE, Utiger RD (eds) The thyroid. A fundamental and clinical text, 9th edn. Lippincott-Raven, Philadelphia, pp 842–849

Whybrow PC, Bauer M (2005c) Depression, mania, and thyroid function: a story of intimate relationships. In: Licinio J, Wong ML (eds) Biology of depression: from novel insights and therapeutic strategies. Wiley-VCH, Weinheim (in press)

Whybrow PC, Prange AJ Jr (1981) A hypotheses of thyroid-catecholamine-receptor interaction. Arch Gen Psychiatry 38: 106–113

Whybrow PC, Prange AJ, Treadway CR (1969) Mental changes accompanying thyroid gland dysfunction: a reappraisal using objective psychological measurement. Arch Gen Psychiatry 20: 48–63

Wilson IC, Prange AJ, Mc Clane TK, Rabon AM, Lipton MA (1970) Thyroid-hormone enhancement of imipramine in nonretarded depressions. N Engl J Med 282: 1063–1067

Wilson IC, Prange AJ Jr, Lara PP (1974) L-Triiodothyronine alone and with imipramine in the treatment of depressed women. In: Prange AJ Jr (ed) The thyroid axis, drugs, and behavior. Raven, New York, pp 49–62

Kombinationen von Antidepressiva mit Neuroleptika und Benzodiazepinen

P. Mavrogiorgou, G. Juckel

Die bereits initiale zusätzliche Gabe eines Neuroleptikums zu einem Antidepressivum (»Zwei-Zügel-Therapie«) hat sich in der Behandlung wahnhafter Depressionen bewährt. Neben den klassischen Neuroleptika, wie dem hochpotenten Haloperidol oder mittelpotenten Perazin, können hierzu auch atypische Neuroleptika, wie Clozapin, Risperidon oder Olanzapin, eingesetzt werden. Dabei ist zu beachten, dass es unter gleichzeitiger Gabe von Neuroleptika zu einer Erhöhung der Antidepressivaserumspiegel kommen kann. Zudem erscheint die Kombination von SSRI mit Olanzapin bzw. Risperidon mit einem erhöhten Risiko für das Auftreten des Serotoninsyndroms behaftet zu sein. Bei therapieresistenten, nicht wahnhaften Depressionen gibt es Hinweise, dass eine Augmentation einer Antidepressivabehandlung (vor allem mit SSRI) mittels der Atypika Olanzapin bzw. Risperidon erfolgreich sein könnte. Allerdings muss die klinische Wirksamkeit dieser Augmentationsstrategie durch weitere kontrollierte Studien belegt werden, um zu breiter Anwendung empfohlen werden zu können.

Die häufig angenommene primäre antidepressive Wirkung von Benzodiazepinen ist wissenschaftlich nicht belegt. Das zudem bestehende hohe Abhängigkeitsrisiko rechtfertigt eine Benzodiazepin-Monotherapie bei depressiven Erkrankungen nicht. Die Kombination von Benzodiazepinen mit Antidepressiva empfiehlt sich jedoch bei ängstlich-agitierten und suizidalen Patienten vor allem in den ersten Behandlungswochen sowie bei anders nicht beherrschbaren schweren Schlafstörungen und stuporösen Zuständen. Der Einsatz von Benzodiazepinen sollte insgesamt kontrolliert und zeitlich limitiert erfolgen.

20.1 Antidepressiva plus Neuroleptika

Die Neuroleptika-Augmentation, d. h. die zusätzliche Gabe einer nicht primär antidepressiven Substanz zur Wirkungserweiterung einer bis dahin erfolglosen Antidepressiva-Monotherapie, hat in den letzten Jahren zunehmend Bedeutung bei der Behandlung depressiver Erkrankungen erlangt. Dies beruht darauf, dass einerseits neben Clozapin mittlerweile mehrere sog. »atypische Neuroleptika« zur Verfügung stehen, und andererseits, dass zumindest für einen Teil dieser Substanzen positive Effekte auf depressive Verstimmungszustände beschrieben wurden.

Von der Neuroleptika-Augmentation sollte die sog. Zwei-Zügel-Therapie differenziert werden, da hierbei bereits initial zu einem Antidepressivum ein Neuroleptikum hinzugegeben wird. Dieses Verfahren hat sich vor allem bei der Behandlung einer wahnhaften Depression, die bis zu 25% aller depressiven Störungen ausmacht und nicht selten einen therapieresistenten Verlauf zeigt (Smith et al. 1992), sehr gut bewährt.

Im Folgenden soll sowohl auf die Rolle der atypischen und konventionellen Neuroleptika auf nicht wahnhafte therapieresistente depressive Erkrankungen als auch auf wahnhafte Depressionen eingegangen werden.

20.1.1 Behandlung wahnhafter Depressionen

Bei der Behandlung wahnhafter Depressionen kann die initiale Kombination eines Antidepressivums mit einem Neuroleptikum (Zwei-Zügel-Therapie) als ein klinisch bewährtes Verfahren angesehen werden. Hierzu stehen neben den klassischen Neuroleptika wie Haloperidol verschiedene neu eingeführte, sog. atypische Neuroleptika zur Verfügung. Als atypische Neuroleptika werden antipsychotisch wirksame Substanzen bezeichnet, die keine oder nur geringgradige extrapyramidalmotorische Nebenwirkungen und einen positiven Einfluss auf insbesondere schizophrene Negativsymptome haben. Neben Clozapin zählen gegenwärtig zu den atypischen Neuroleptika Olanzapin, Amisulprid, Quetiapin, Risperidon, Ziprasidon und Zotepin.

Obwohl die klinische Wirksamkeit bei der Behandlung wahnhafter Depressionen für die atypischen Antipsychotika, aber auch für die klassischen Neuroleptika anhand der Literaturlage noch nicht als ausreichend belegt angesehen werden kann (Übersicht bei Schatzberg 2003), sollten die erweiterten Möglichkeiten überprüft und je nach individuellen Gegebenheiten frühzeitig erwogen werden, da das Suizidrisiko und die Mortalität bei wahnhaften Depressionen mit bis zu 41% sehr hoch ist (Vythilingam et al. 2003).

Spiker et al. (1985) konnten in einer randomisierten Untersuchung zeigen, dass die Kombination von Amitriptylin mit Perphenazin bei der Behandlung wahnhaft-depressiver Patienten der jeweiligen Monotherapie (Amitriptylin bzw. Perphenazin alleine) deutlich überlegen war. Hierbei respondierten 78% der 18 Patienten, die die Kombination erhalten hatten, 41% der 17 mit Amitriptylin alleine behandelten Patienten und nur 19% der 16 Patienten, die Perphenazin alleine bekommen hatten.

Als ebenso effektiv erwies sich die Kombination von Fluoxetin und Perphenazin bei 22 von 30 wahnhaft-depressiven Patienten (Rothschild et al. 1993).

Wolfersdorf et al. (1994, 1995) konnten für die Kombination verschiedener Antidepressiva (Amitriptylin, Maprotilin und Paroxetin) mit unterschiedlichen Neuroleptika, wie Haloperidol, Bromperidol und Zotepin, eine klinische Wirksamkeit bei psychotischen Depressionen aufzeigen. In einer doppelblinden placebokontrollierten Untersuchung mit 36 wahnhaft-depressiven Patienten, die älter als 50 Jahre waren, konnte hingegen kein signifikanter Unterschied zwischen einer Nortriptylin- (plus Placebo-)Behandlung und einer Nortriplylin-Perphenazin-Kombination gefunden werden (Mulsant et al. 2001). Als Ursache hierfür diskutieren die Autoren unterschiedliche altersgebundene pathophysiologische Mechanismen der wahnhaften Depressionen.

Übereinstimmend wurde in verschiedenen Studien gefunden, dass es zu einer Erhöhung der Antidepressiva-Serumspiegel unter zusätzlicher Gabe von Neuroleptika kommt (Möller et al. 1984, 1986; Nelson et al. 1986; Spiker et al. 1986).

Mögliche Interaktionen bei der Kombination von Neuroleptika (NL) und Antidepressiva (AD)

- Serumspiegelanstieg von AD und NL
- Orthostatische Hypotonie (vor allem mittel-/niedrigpotente NL, Risperidon)
- Addition sedativer Effekte (vor allem mittel-/niedrigpotente NL, Olanzapin)
- Potenzierung anticholinerger Effekte (TZA/Maprotilin/Tranylcypromin und mittel-/niedrigpotente NL)
- Serotoninsyndrom (SSRI und Risperidon/Olanzapin in höherer Dosierung)
- Zunahme extrapyramidal-motorischer Störungen (vor allem SSRI und NL)
- Induktion hypomanischer/manischer Zustände (vor allem SSRI und Olanzapin/Risperidon)
- Risiko von Blutbildstörungen, z. B. Agranulozytose (TZA und Clozapin)
- Erhöhtes Anfallsrisiko (TZA und Clozapin)

Hinsichtlich der atypischen Neuroleptika werden bei der wahnhaften Depression vor allem Clozapin, Risperidon und Olanzapin sowohl in Form einer Zwei-Zügel-Therapie als auch Monotherapie zunehmend eingesetzt. So berichten Ranjan und Meltzer (1996) über die erfolgreiche Behandlung von drei therapieresistenten wahnhaft-depressiven Patienten, bei denen eine Clozapinmonotherapie zu einer deutlichen Stimmungsbesserung und Reduktion der wahnhaften Symptomatik führte.

Lane und Chang (1998) schildern den Fall einer wahnhaft-depressiv erkrankten Patientin, die trotz mehrerer verschiedener Behandlungen (Fluoxetin und Flupentixol, Fluoxetin und Trifluoperazin, Elektrokonvulsionstherapie) keine Symptomreduktion zeigte und erst unter einer Risperidonmonotherapie eine Besserung der wahnhaften und depressiven Symptome erfuhr.

In einer multizentrischen, doppelblind kontrollierten 6-wöchigen Studie mit 123 Patienten, die sowohl eine depressive als auch psychotische Symptomatik aufwiesen, erwies sich hingegen die Risperidonmonotherapie gegenüber einer kombinierten Gabe von Haloperidol und Amitriptylin nicht überlegen. Anhand der Brief Psychiatric Rating Scale (BPRS) zur Erfassung von Positiv- und Negativsymptomatik respondierten 37% der Patienten unter der Monotherapie und 51% der Patienten mit der Kombinationsbehandlung. Hinsichtlich der depressiven Symptomatik respondierten anhand der Bech-Rafaelsen-Melancholie-Skala (BRMS) 51% der mit Risperidon behandelten Patienten und 70% der Patienten, die Haloperidol und Amitriptylin erhalten hatten (Müller-Siecheneder et al. 1998). Trotz der klaren Überlegenheit der Kombinationsbehandlung lässt sich aus dieser Untersuchung ableiten, dass zumindest ein Teil von Patienten mit wahnhafter depressiver Symptomatik auch von einer Risperidonmonotherapie profitieren kann, wie auch Miodownik und Lerner (2000) in ihrem Fallbericht zeigten.

Ebenso erfolgreich wird der monotherapeutische Einsatz von Olanzapin bei der Behandlung einer wahnhaften Depression in Fallberichten dargestellt (DeBattista et al. 1997; Adli et al. 1999; Rothschild et al. 1999). In einer offenen Studie führte eine 10-wöchige Olanzapinmonotherapie (10–20 mg/Tag) bei 4 von 5 wahnhaft-depressiven Patienten zu einer deutlichen Besserung sowohl der depressiven Symptomatik, gemessen mit der Hamilton Depression Scale (HAMD) und der Clinical Global Impression Scale (CGI), als auch der psychotischen Symptome, erfasst durch SAPS (Scale for the Assessment of Positive Symptoms) (Nelson et al. 2001).

Darüber hinaus finden sich vor allem Fallberichte zur Kombination von Olanzapin mit SSRI wie Citalopram (Adli et al. 1999) oder Sertralin (Schmitt u. Braus 2000) bei der Behandlung von Depressionen mit psychotischer Symptomatik. Auch in einer offenen Studie mit 26 Patienten konnte gezeigt werden, dass durch die kombinierte Gabe von Olanzapin und Citalopram bzw. Paroxetin eine Besserung sowohl der depressiven als auch wahnhaften Symptomatik erreicht werden kann (König et al. 2001).

Die allgemein als gut verträglich geltenden und in der Depressionsbehandlung mittlerweile etablierten SSRI und atypischen Neuroleptika bieten sich gerade bei der Behandlung psychotischer Depressionen an, da sie im Hinblick auf Intoxikation und Überdosierung in suizidaler Absicht als sicher gelten (Barbey u. Roose 1998; Capel et al. 2000). Umso mehr verwundert das Ergebnis einer retrospektiven Untersuchung, die zeigen konnte, dass 47% von 53 wahnhaft-depressiven Patienten keine initiale neuroleptische Komedikation erhalten hatten (Mulsant et al. 1997).

! Es sei deshalb abschließend betont, dass bei Vorliegen einer wahnhaften Depression eine zusätzliche neuroleptische Behandlung bereits initial indiziert ist.

20.1.2 Therapieresistente Depressionen

Insbesondere zu Risperidon und Olanzapin, zwei Substanzen, die u. a. $5\text{-}HT_2$-Rezeptoren blockieren und vermutlich über eine Stimulation von $5\text{-}HT_{1A}$-Rezeptoren eine erhöhte Serotoninfreisetzung bedingen, liegen Fallberichte und einige Studien zur Augmentationsbehandlung bei therapieresistenten nichtwahnhaften depressiven Störungen vor.

So berichten O Connor und Silver (1998) als erste über eine erfolgreiche Risperidon-Augmentation bei 4 depressiven Patienten, die auf eine vorhergehende SSRI-Therapie (Fluoxetin, Paroxetin bzw. Sertralin) in Kombination mit Nortriptylin nicht respondiert hatten. Erst durch die zusätzliche Gabe von Risperidon in einer Dosierung von 0,5–2 mg/die konnte eine deutliche Besserung der depressiven Symptomatik erzielt werden.

In einer offenen Fallkontrollstudie untersuchten Ostroff und Nelson (1999) 8 depressive Patienten ohne wahnhafte Symptomatik, die auf eine vorhergehende SSRI-Monotherapie (Fluoxetin 20–40 mg/Tag, Paroxetin 10–30 mg/Tag) nicht angesprochen hatten. Die zusätzliche Gabe von Risperidon in einer niedrigen Dosis von 0,5–1 mg/Tag führte bereits innerhalb der ersten Woche bei allen Patienten zu einer deutlichen Reduktion der depressiven Symptomatik bis hin zu kompletter Remission (gemessen anhand der HAMD). Insgesamt wurde die Risperidonaugmentation gut vertragen und führte bei 4 Patienten auch zu einer Besserung von vorbestehenden Schlafsstörungen. Den erstaunlich raschen Wirkungseintritt führen die Autoren auf die risperidonbedingt verstärkte serotonerge Neurotransmission zurück. – Dies wiederum könnte auch die Erklärung dafür sein, dass bei der Kombination von Risperidon mit einem SSRI auch die Gefahr des Serotoninsyndroms gegeben ist, das Karki und Masood (2003) bei zwei älteren (86- und 78-jährigen) Patienten beobachteten.

In einer Kasuistik berichteten Knopf et al. (2001), dass bei einem 71-jährigen Patienten mit einem schweren therapieresistenten, nahezu 10-jährigen depressiven Verlauf die zusätzliche Gabe von Risperidon zu Paroxetin den erwünschten Erfolg brachte. Ebenso wirksam zeigte sich die zusätzliche Risperidongabe bei einem therapieresistenten depressiven Patienten, der mit Tranylcypromin (MAOH) behandelt wurde (Stoll u. Haura 2000). Eine gute klinische Wirksamkeit und gute Verträglichkeit fand sich für Risperidon in initialer Kombination mit Fluvoxamin in einer offenen Studie mit 36 Patienten mit einer majoren Depression ohne psychotische Symptome, die aber nicht als therapieresistent klassifiziert waren (Hirose u. Ashby 2002).

Kasuistische Berichte lieferten auch Hinweise für eine klinische Wirksamkeit von Olanzapin bei therapieresistenten Depressionen. So führte die zusätzliche Gabe von Olanzapin zu einer bestehenden Venlafaxinmedikation bei 2 therapieresistenten depressiven Patienten innerhalb von 3 Wochen zu einer deutlichen Reduktion der depressiven Symptomatik (Malhi u. Chekley 1999).

Erwähnenswert ist die bisher einzige doppelblinde placebokontrollierte Studie von Shelton et al. (2001), an der 28 Patienten mit einer bekannten rezidivierenden depressiven Störung und einer aktuell therapieresistenten nichtwahnhaften depressiven Symptomatik teilnahmen, die randomisiert zu einem der 3 Behandlungsarme Fluoxetin plus Placebo, Olanzapin plus Placebo, Fluoxetin plus Olanzapin zugeteilt wurden. Nach der 8-wöchigen Untersuchungsdauer zeigte sich für die Kombinationsbehandlung von Olanzapin und Fluoxetin hinsichtlich der Wirksamkeit gemessen an der Reduktion von Montgomery-Asberg-Depressionsskala (MADRS), HAMD und CGI eine signifikante Überlegenheit gegenüber der jeweiligen Monotherapie, vor allem aber gegenüber der Olanzapinmonotherapie. Hinsichtlich der Verträglichkeit fand sich zwischen den einzelnen Gruppen kein signifikanter Unterschied, obwohl die mit Olanzapin behandelten Patienten (sowohl in der Monotherapie- als auch in der Kombinationsgruppe) häufiger über Appetit- und Gewichtszunahme klagten. Lediglich ein Patient aus der Olanzapin-Monotherapiegruppe brach die Untersuchung aufgrund einer Ataxie vorzeitig ab.

Hinweise, dass klassische Neuroleptika wie Haloperidol, Perazin oder Perphenazin bei therapieresistenten nichtwahnhaften depressiven Erkrankungen wirksam sein könnten, finden sich in der Literatur nicht. Ihr hohes Risiko, extrapyramidal-motorische Nebenwirkungen zu verursachen, und das Verfügen über andere bewährte Augmentationsstrategien macht sie für diese spezielle Indikation entbehrlich.

20.1.3 Fazit

Insgesamt lassen sich aus der Literaturlage Hinweise gewinnen, dass die **atypischen Neuroleptika**, insbesondere Olanzapin und Risperidon, bei der Behandlung von wahnhaften sowie von therapieresistenten Depressionen wirksam sein können. Allerdings kann ihre klinische Wirksamkeit hier als noch nicht ausreichend belegt angesehen werden. Hierzu bedarf es weiterer kontrollierter Untersuchungen, die den Einsatz dieser mit einem geringeren Risiko für extrapyramidal-motorische Störungen behafteten Substanzen bei den entsprechenden Patienten rechtfertigen würden.

Klassische Neuroleptika finden ihren Einsatz hauptsächlich in der Behandlung wahnhafter Depressionen. Allgemein geltende Kriterien, wann und welches Neuroleptikum eingesetzt werden soll, bestehen nicht. Hochpotente Neuroleptika wie Haloperidol (5–15 mg/Tag) werden am häufigsten verwendet, wenn eine schwere wahnhafte Symptomatik im Vordergrund steht oder wenn zusätzliche vegetative Nebenwirkungen (insbesondere bei hochdosierter TZA-Gabe oder bei hirnorganisch alterierten Patienten) möglichst vermieden werden sollten. Mittelpotente Neuroleptika wie Perazin (50–500 mg/die) sowie Atypika wie Risperidon (0,5–2 mg/Tag) oder Olanzapin (5–20 mg/Tag) bieten sich an, wenn das Auftreten von extrapyramidalen Nebenwirkungen sehr wahrscheinlich ist oder eine zusätzliche Sedierung angestrebt wird.

Bei Patienten, die antidepressiv mit einem SSRI behandelt werden und darunter auch eine Teilresponse zeigen, könnte die zusätzliche Gabe von Olanzapin bzw. Risperidon in niedriger Dosierung den erwünschten Erfolg bringen. Ob diese SSRI-Atypika-Augmentationsstrategie, die in den letzten Jahren zunehmend in das Zentrum des wissenschaftlichen Interesses gerückt ist (Übersicht bei Weimer et al. 2002), sich auch in der klinisch-praktischen Depressionsbehandlung bewähren und durchsetzen wird, werden die nächsten Jahre zeigen. Hinweise, dass einzelne Patienten davon profitieren können, gibt es jedoch mittlerweile genügend.

20.2 Antidepressiva und Benzodiazepine

Benzodiazepine werden in der Behandlung depressiver Erkrankungen vor allem im ambulanten Bereich sehr häufig eingesetzt, sei es als Monotherapie oder in Kombination mit Antidepressiva. Bis zu 75% der depressiven Patienten werden nach Eisenberg (1992) primär mit einem Benzodiazepin behandelt. Dieser hohe Anteil verwundert, zumal bekannt ist, dass Benzodiazepine mit einem hohen Abhängigkeitspotenzial behaftet sind, das gerade im ambulanten Setting kaum kontrollierbar erscheint, und andererseits ihre mögliche antidepressive Wirkung umstritten ist.

In den zahlreichen, z. T. auch kontrollierten Untersuchungen wurden sowohl klassische Benzodiazepine, wie Diazepam, Oxazepam und Lorazepam, als auch die Triazolobenzodiazepine Alprazolam und Adinazolam, denen aufgrund ihres unterschiedlichen Wirkungsmechanismus ursprünglich neben einer anxiolytischen auch eine eigene antidepressive Wirksamkeit zugeschrieben wurde, bei depressiven Patienten verwendet (Übersicht bei Birkenhäger et al. 1995; Furukawa et al. 2002). Die hierbei gezeigten, z. T. sehr widersprüchlichen Ergebnisse lassen sich auf eine Reihe methodischer Unzulänglichkeiten der verschiedenen Studien zurückführen, wie z. B. unterschiedliche Dosierungen der verwendeten Benzodiazepine, unterschiedlich definierte Responsekriterien oder unterschiedlich verwendete Diagnosekriterien. Im Folgenden soll vorwiegend auf Untersuchungen eingegangen werden, deren Untersuchungsgegenstand die Kombination von Benzodiazepinen und Antidepressiva ist. Auf den monotherapeutischen Einsatz von Benzodiazepinen bei der Depressionsbehandlung wird nur kurz eingegangen und auf die entsprechende weiterführende Literatur verwiesen.

20.2.1 Benzodiazepin-Monotherapie

Eine einheitliche Meinung hinsichtlich des monotherapeutischen Einsatzes von Benzodiazepinen bei der Behandlung depressiver Erkrankungen hat sich bisher nicht gebildet. Dies liegt vor allem daran, dass eine primär antidepressive Wirkung dieser Substanzen durch eine Reihe kontrollierter Untersuchungen nicht belegt werden konnte (Übersicht bei Birkenhäger et al. 1995). Dem am häufigsten verwendeten und somit bestuntersuchten Benzodiazepin Alprazolam wird jedoch durch einige Metananalysen eine mit einer niedrigdosierten TZA-Behandlung vergleichbare antidepressive Wirkung zugesprochen, die neben anxiolytischen, sedierenden und schlaffördernden Effekten auch eine positive Beeinflussung von Anhedonie und Gefühlen der Hoffnungslosigkeit umfasst (Petty et al. 1995; Jonas u. Hearron 1996; Srisurapanont u. Boonyanaruthee 1997).

Hauptsächlich bei leicht bis mittel ausgeprägten depressiven Störungen mit und ohne zusätzliche Angstsymptomatik konnte für die Benzodiazepine Chlordiazepoxid (Lipman et al. 1986), Diazepam (Johnson 1979), Adinazolam (Rickels et al. 1991), Alprazolam und Lorazepam (Lapierre et al. 1994; Laakman et al. 1995) eine klinische Wirksamkeit vor allem in den ersten 2 Behandlungswochen gezeigt werden. Bei schweren depressiven Verläufen erwies sich eine Benzodiazepin-Monotherapie gegenüber einer antidepressiven Standardbehandlung stets unterlegen (Birkenhäger et al. 1995).

Insgesamt gesehen erscheint aufgrund der Literaturlage eine Benzodiazepin-Monotherapie zur Behandlung depressiver Erkrankungen auch und gerade unter ambulanten Bedingungen wegen des Abhängigkeitspotenzials und der Verfügbarkeit einer Vielzahl gut verträglicher Antidepressiva nicht gerechtfertigt.

20.2.2 Kombination von Benzodiazepinen mit Antidepressiva

Die Kombination von Benzodiazepinen mit Antidepressiva stellt ein klinisch gängiges, wenn nicht gar ein etabliertes Verfahren bei der Behandlung ängstlich-agitierter und psychomotorisch unruhiger depressiver Patienten dar. Der Vorteil einer solchen Kombinationsbehandlung liegt vor allem im schnellen Wirkungseintritt, wie in verschiedenen Studien gezeigt werden konnte (Übersicht bei Birkenhäger et al. 1995).

Furukawa et al. (2001) führten eine Metaanalyse von 9 Studien mit insgesamt 679 Patienten durch, deren Untersuchungsgegenstand der Vergleich einer Antidepressiva-Monotherapie (hauptsächlich TZA, einmal Fluoxetin, einmal Mianserin) gegenüber einer Benzodiazepin-Antidepressiva-Kombination war. Hierbei zeigte die Intent-to-treat-Analyse, dass die mit einer Kombination behandelten Patienten deutlich häufiger (63% vs. 38%) innerhalb der ersten 4 Behandlungswochen respondierten (50% und mehr Reduktion der depressiven Symptomatik im Vergleich zur Baseline) als die Patienten mit der jeweiligen Monotherapie. Insbesondere Symptome wie Angst, Unruhe und Schlafstörungen werden durch die zusätzliche Gabe von Benzodiazepinen frühzeitig positiv beeinflusst und erleichtern somit die ausreichend lange Fortführung der antidepressiven Therapie bis zum Eintritt ihrer stimmungsaufhellenden Wirkung.

In einer placebokontrollierten Untersuchung von Londborg et al. (2000) konnte darüber hinaus gezeigt werden, dass auch depressive Kernsymptome wie Niedergeschlagenheit und Interesselosigkeit durch die Kombination von Clonazepam und Fluoxetin frühzeitiger günstig beeinflusst werden konnten als unter einer Fluoxetin-(Placebo-)Monotherapie.

In einer weiteren, ebenfalls placebokontrollierten 18-wöchigen Untersuchung mit 50 ambulanten Patienten mit einer mittel bis deutlich ausgeprägten Depression erwies sich die Kombination von Clonazepam und Fluoxetin gegenüber der Fluoxetin-Placebo-Behandlung nicht nur schneller klinisch wirksam, sondern auch gut verträglich ohne ernsthafte unerwünschte Ereignisse wie übermäßige Sedierung und Therapieabbrüche (Smith et al. 2002). Allerdings kann es bei der Kombination von SSRI, insbesondere von Fluoxetin, mit Benzodiazepinen zu erhöhten Benzodiazepinplasmaspiegeln kommen. (Bei der Kombination von TZA und Benzodiazepinen sollte an eine mögliche Addition sedierender Wirkungen gedacht werden.)

Da die SSRI, die in der Depressionsbehandlung mittlerweile eine den TZA gleichwertige Stellung eingenommen haben, mit Nebenwirkungen wie Schlafstörungen, innere Unruhe und Agitiertheit behaftet sind, erscheint gerade hier die zusätzliche Gabe von Benzodiazepinen sinnvoll. Dies ist nicht nur für die Compliance der Patienten förderlich, sondern könnte auch höhere Dosierungen der SSRI ermöglichen und somit vermeintliche »pseudotherapieresistente« Verläufe verhindern.

Erwogen werden sollte eine kombinierte Gabe von Benzodiazepinen und Antidepressiva auch und vor alledem bei Patienten, die neben einer depressiven Symptomatik auch eine stärkere Angstkomponente bzw. eine Komorbidität von Angst und Depression aufweisen (Möller 2002).

20.2.3 Fazit

! Aufgrund des gegenwärtigen Kenntnisstandes erscheint eine Kombinationsbehandlung aus Antidepressiva und Benzodiazepinen indiziert,

- **um bei ängstlich-agitierten und psychomotorisch unruhigen Patienten die Zeit bis zum Einsetzen der eigentlichen stimmungsaufhellenden Wirkung des Antidepressivums zu überbrücken;**

- **um akut stuporöse Zustände schwer depressiver Patienten zu durchbrechen;**
- **um drohende Suizidalität und Suizidimpulse bis zum Einsetzen der antidepressiven Wirkung zu reduzieren;**
- **um Nebenwirkungen wie Schlafstörungen, Unruhe und Agitiertheit unter einer SSRI-Medikation zu kupieren;**
- **um anders nicht beherrschbare, schwere Schlafstörungen bis zur Besserung der depressiven Symptomatik zu behandeln.**

Abschließend sei betont, dass bei Patienten mit Abhängigkeit oder Abusus von Arzneimitteln oder Alkohol in der Vorgeschichte die zusätzliche Gabe von Benzodiazepinen vermieden werden sollte. Auch sollte der Einsatz von Benzodiazepinen in der Depressionsbehandlung stets kontrolliert und zeitlich limitiert sein.

Literatur

Adli M, Rossius W, Bauer M (1999) Olanzapine in the treatment of depressive disorders with psychotic symptoms. Nervenarzt 70: 68–71

Barbey JT, Roose SP (1998) SSRI safety in overdose. J Clin Psychiatry 59: 42–48

Birkenhäger TK, Moleman P, Nolen WA (1995) Benzodiazepines for depression? A review of the literature. Int Clin Psychopharmacol 10: 181–195

Capel MM, Colbridge G, Henry JA (2000) Overdose profiles of new antipsychotics agents. Int J Neuropsychopharmacol 3: 51–54

DeBattista C, Solvason HB, Belanoff J, Schatzberg AF (1997) Treatment of psychotic depression. Am J Psychiatry 154: 1625–1626

Eisenberg L (1992) Treating depression and anxiety in primary care. Closing the gap between knowledge and practice. NEJM 326: 1080–1084

Furukawa TA, Streiner DL, Young LT (2001) Is antidepressant-benzodiazepine combination therapy clinically more useful? A meta-analytic study. J Affect Disord 65: 173–177

Furukawa TA, Streiner DL, Young LT (2002) Antidepressant and benzodiazepine for major depression. Cochrane Database Syst Rev 1: CD001026

Hirose S, Ashby CR Jr (2002) An open pilot study combining risperidone and a selective serotonin reuptake inhibitor as initial antidepressant therapy. J Clin Psychiatry 63: 733–736

Johnson DAW (1979) A double-blind comparison of flupentixol, nortriptyline and diazepam in neurotic depression. Acta Psychiatr Scand 59: 1–8

Jonas JM, Hearron AE Jr (1996) Alprazolam and suicidal ideation: a meta-analysis of controlled trial in the treatment of depression. J Clin Psychopharmacol 16: 208–211

Karki SD, Masood GR (2003) Combination risperidone and SSRI-induced serotonin syndrome. Ann Pharmacother 37: 388–391

Knopf U, Hubrich-Ungureanu P, Thome J (2001) Paroxetine augmentation with risperidone in therapy-resistant depression. Psychiatr Prax 28: 405–406

König F, von Hippel C, Petersdorff T, Neuhoffer-Weiss M, Wolfersdorf M, Kasch WP (2001) First experiences in combination therapy using olanzapine with SSRI (citalopram, paroxetine) in delusional depression. Neuropsychobiol 43: 170–174

Laakman G, Faltermaier-Temizel M, Bossert-Zaudig S, Baghai T, Lorkowski G (1995) Treatment of depressive outpatients with lorazepam, alprazolam, amitriptyline and placebo. Psychopharmacology (Berl) 120: 109–115

Lane HY, Chang WH (1998) Risperidone monotherapy for psychotic depression unresponsive to other treatments. J Clin Psychiatry 59: 624

Lapierre YD, Browne M, Oyewumi K, Sarantidis D (1994) Alprazolam and amitriptyline in the treatment of moderate depression. Int Clin Psychopharmacol 9: 41–45

Lipman RS, Covi L, Rickels K, McNair DM, Downing R, Kahn RJ, Lassiter VK, Faden V (1986) Imipramine and chlordiazepoxide in depressive and anxiety disorders. Arch Gen Psychiatry 43: 68–77

Londborg PD, Smith WT, Glaudin V, Painter JR (2000) Short-term cotherapy with clonazepam and fluoxetine: anxiety, sleep disturbance and core symptoms of depression. J Affect Disord 61: 73–79

Malhi GS, Checkley SA (1999) Olanzapine in the treatment of psychotic depression. Br J Psychiatry 174: 460

Miodownik C, Lerner V (2000) Risperidone in the treatment of psychotic depression. Clin Neuropharmacol 23: 335–336

Möller HJ (2002) Anxiety associated with comorbid depression. J Clin Psychiatry 63: 22–26

Möller HJ, Kissling W, Herberger B, Kuss HJ (1984) Controlled study on the possible benefits of combination therapy with chlorimipramine and haloperidol inpatients with endogenous depression. Pharmacopsychiatry 17: 29–33

Möller HJ, Kissling W, Herberger B, Binz U, Wendt G, Spahn H (1986) Controlled trial on the possible advantages of a combined therapy with maprotiline and haloperidol in endogenous depression. Pharmacopsychiatry 19: 362–364

Müller-Siecheneder F, Müller MJ, Hillert A, Szegedi A, Wetzel H, Benkert O (1998) Risperidone versus haloperidol and amitriptyline in the treatment of patients with a combined psychotic and depressive syndrome. J Clin Psychopharmacol 18: 111–120

Mulsant BH, Kaskett RF, Prudic J, Thase ME, Malone KM, Mann JJ, Pettinati HM, Sackeim HA (1997) Low use of neuroleptic drugs in the treatment of psychotic major depression. Am J Psychiatry 154: 559–581

Mulsant BH, Sweet RA, Rosen J, Pollock BG, Zubenko GS, Flynn T, Begley AE, Mazumdar S, Reynolds CF 3rd (2001) A double-blind randomized comparison of nortriptyline plus perphenazine versus nortriptyline plus placebo in the treatment of psychotic depression in late life. J Clin Psychiatry 62: 597–604

Nelson JC, Price LH, Jatlow PI (1986) Neuroleptic dose and desipramine concentrations during combined treatment of unipolar delusional depression. Am J Psychiatry 143: 1151–1154

Nelson EB, Rielage E, Welge JA, Keck PE Jr (2001) An open trial of olanzapine in the treatment of patients with psychotic depression. Ann Clin Psychiatry 13: 147–151

O•Connor M, Silver H (1998) Adding risperidone to selective serotonin reuptake inhibitor improves chronid depression. J Clin Psychopharmacol 18: 89–91

Ostroff R, Nelson JC (1999) Risperidone augmentation of SSRIs in major depression. J Clin Psychiatry 50: 256–259

Petty F, Trivedi MH, Fulton M, Rush AJ (1995) Benzodiazepines as antidepressants: does GABA play a role in depression? Biol Psychiatry 38: 578–591

Ranjan R, Meltzer HY (1996) Acute and long-term effectiveness of clozapine in treatment-resistant psychotic depression. Biol Psychiatry 40: 253–258

Rickels K, London J, Fox I, Hassman H, Csanalosi I, Weise C (1991) Adinazolam, diazepam, imipramine and placebo in major depressive disorder: a controlled study. Pharmacopsychiatry 24: 127–311

Rothschild AJ, Bates KS, Boehringer KL, Syed A (1999) Olanzapine response in psychotic depression. J Clin Psychiatry 60: 116–118

Rothschild AJ, Samson JA, Bessette MP, Carter-Campbell JT (1993) Efficacy of the combination of fluoxetine and perphenazine in the treatment of psychotic depression. J Clin Psychiatry 54: 338–342

Schatzberg AF (2003) New Approaches to managing psychotic depression. J Clin Psychiatry 64: 19–23

Schmitt A, Braus DF (2000) Effective treatment of depressive disorder with psychotic symptoms by olanzapine combination therapy. Dtsch Med Wochenschr 125: 1526–1529

Shelton RC, Tollefson GD, Tohen M et al. (2001) A novel augmentation strategy for treating resistant major depression. Am J Psychiatry 158: 131–134

Smith GN, MacEwan GW, Ancill RJ (1992) Diagnostic confusion in treatment-refractory psychotic patients. J Clin Psychiatry 53: 197–200

Smith WT, Londborg PD, Glaudin V, Painter JR (2002) Is extended clonazepam cotherapy of fluoxetine effective for outpatients with major depression? J Affect Disord 70: 251–259

Spiker DG, Weiss JC, Dealy RS, Griffin SJ, Hanin I, Neil JF, Perel JM, Rossi AJ, Soloff PH (1985) The pharmacological treatment of delusional depression. Am J Psychiatry 142: 430–436

Spiker DG, Perel JM, Hanin I, Dealy RS, Griffin SJ, Soloff PH, Weiss JC (1986) The pharmacological treatment of delusional depression: Part II. J Clin Psychopharmacol 6: 339–342

Srisurapanont M, Boonyanaruthee V (1997) Alprazolam and standard antidepressants in the treatment of depression: a meta-analysis of the antidepressant effect. J Med Assoc Thai 80: 183–188

Stoll AL, Haura G (2000) Tranylcypromine plus risperidone for treatment-refractory major depression. J Clin Psychopharmacol 20: 495–496

Vythilingam M, Chen J, Bremner JD, Mazure CM, Maciejewski PK, Nelson JC (2003) Psychotic depression and mortality. Am J Psychiatry 160: 574–576

Weimer E, Braus DF, Cavus I, Thome J (2002) Augmentation von selektiven Serotonin-Wiederaufnahme-Hemmern (SSRI) mit atypischen Antipsychotika in der Depressionsbehandlung. Fortsch Neurol Psychiatr 70: 210–217

Wolfersdorf M, Barg T, König F, Leibfarth M, Grunewald I (1995) Paroxetine as antidepressant in combined antidepressant-neuroleptic therapy in delusional depression: observation of clinical use. Pharmacopsychiatry 28: 56–60

Wolfersdorf M, König F, Straub R (1994) Pharmacotherapy of delusional depression: experience with combinations of antidepressants with neuroleptics zotepine and haloperidol. Neuropsychobiology 29: 189–193

Antikonvulsiva

F. Seemüller, H. Grunze

21

Bisher haben sich die drei Antikonvulsiva Carbamazepin, Valproat und Lamotrigin bei der Behandlung affektiver Erkrankungen bewährt. Antikonvulsiva sind vor dem Hintergrund einiger gemeinsamer pathophysiologischer Veränderungen in der Epilepsie und bei der Depression eine Behandlungsalternative von klinischem und wissenschaftlichem Interesse. In der Behandlung unipolarer therapieresistenter Depressionen kommen dabei vor allem Augmentationsstrategien zum Einsatz.

Die bisher veröffentlichten Studien haben deutliche Einschränkungen: Es existieren kaum placebokontrollierte Studien, die Fallzahlen sind in den meisten Fällen sehr gering, und in vielen älteren Studien wurde nicht zwischen unipolarer und bipolarer Depression unterschieden.

Bei der Behandlung therapieresistenter Depressionen (TRD) sollte immer geprüft werden, ob möglicherweise eine bipolare Depression vorliegt. Ungefähr 30–40% aller TRD sind dem bipolaren Spektrum zuzuordnen. Bei der Behandlung bipolarer TRD steht die augmentative Behandlung mit Lithium, Schilddrüsenhormonen oder einem Antikonvulsivum an erster Stelle. Sind sämtliche etablierten Therapieregime wie z. B. die Lithiumaugmentation zu unipolaren TRD ausgereizt, so ist auch hier eine Augmentation mit einem Antikonvulsivum zu erwägen. Nach bisheriger Datenlage sollte man dabei als erstes eine Augmentation mit Carbamazepin in Dosen von 100–400 mg versuchen.

21.1 Was man von der Epileptologie lernen kann

Schon Hippokrates bemerkte 5 Jahrhunderte vor Christi Geburt einen Zusammenhang von Epilepsie und Melancholie: »Melancholiker werden normalerweise Epileptiker, und Epileptiker werden Melancholiker: welchen Verlauf die Krankheit nimmt, hängt von der Richtung ab, welche die Krankheit nimmt: bezieht sie sich auf den Körper, so wird es die Epilepsie, bezieht sie sich auf den Geist, so wird es die Melancholie« (zit. nach Lewis 1934).

Epilepsie und Depression sind auch nach heutigem Wissensstand auf möglicherweise bidirektionalem Wege miteinander verbunden. So steigt die Wahrscheinlichkeit eines Epilepsiepatienten, eine Depression zu entwickeln, um etwa das Fünffache im Vergleich zur Normalbevölkerung (Standage u. Fenton 1975; Matthews u. Barabas 1981; Barraclough 1987). Auf der anderen Seite findet man die Vorgeschichte einer depressiven Störung bei Epilepsiepatienten 3- bis 4-mal häufiger als in der Normalbevölkerung (Forsgren u. Nystrom 1990; Hesdorffer et al. 2000).

Darüber hinaus gibt es Hinweise, dass auch auf molekularer Ebene ähnliche Mechanismen zur Krankheitsentstehung beitragen. Was die Depression betrifft, so sind vermutete Dysbalancen des GABAergen, serotonergen und noradrenergen Systems Fokus der antidepressiven Therapie und stehen im Zentrum des heutigen pathophysiologischen Verständnisses. Aus einigen Tiermodellen geht hervor, dass die verminderte Aktivität derselben Neurotransmitter aber auch mit einer erhöhten Anfallsbereitschaft einhergeht.

21.2 Theoretischer Hintergrund

Somit lohnt ein Blick auf die molekularen Wirkmechanismen der Antikonvulsiva auch als Grundlage für ihren Einsatz bei der Behandlung depressiver Syndrome. Auf neuronaler, zellulärer Ebene betrachtet, lassen sich grob 3 Wirkebenen unterscheiden:

- Ebene der Synapse sowie der beteiligten Neurotransmittersysteme,
- intrazelluläre Signaltransduktion,
- Genaktivierung.

Eine Zusammenfassung der einzelnen Wirkmechanismen der hier besprochenen Antikonvulsiva findet sich in ■ Tabelle 21.1.

Tabelle 21.1. Antikonvulsiva und deren mögliche Wirkmechanismen auf membranständige Systeme

Substanz	Hauptwirkmechanismus
Carbamazepin	Hemmung spannungsabhängiger Natrium-, Kalium- und Kalzium- (L-) Kanäle
	GABAerge, adenosinerge, serotonerge und glutamatantagonistische Effekte
Valproat	Erhöhung des intrazellulären Kaliumauswärtsstroms
	Hemmung spannungsabhängiger Natrium- und Kalzium-T-Kanäle
	GABAerge und serotonerge Effekte
Lamotrigin	Erhöhung des intrazellulären Kalium-Auswärtsstromes
	Hemmung spannungsabhängiger Natrium- und Kalziumkanäle
	Inhibierung der Glutamatfreisetzung und der Serotoninwiederaufnahme

21.3 Effekte von Antikonvulsiva auf Neurotransmittersysteme

Dopamin. Katecholamine spielen schon seit langem eine wichtige Rolle in Depressionsmodellen. Im Rattenmodell ließ sich nachweisen, dass Valproat den Dopaminumsatz erhöht (Löscher u. Hönack 1996). Dies scheint allerdings bei Carbamazepin nicht der Fall zu sein (Sokomba et al. 1988).

Serotonin. Mit Einführung moderner Antidepressiva wie den SSRI ist in jüngerer Zeit dieser Botenstoff in das Zentrum vieler Depressionsmodelle gerückt. Auch Antiepileptika greifen in dieses Transmittersystem ein. So konnte ein intrazellulärer Serotoninanstieg im Tiermodell sowohl für Carbamazepin (Whitton et al. 1985; Dailey et al. 1997) als auch für Valproat (Whitton et al. 1985) gezeigt werden. In vitro ließ sich gleiches für Lamotrigin (Wegerer et al. 1997; Southam et al. 1998) nachweisen.

GABA. Schon 1980 wurde die mögliche Rolle von GABA in der Pathogenese affektiver Erkrankungen von Emrich et al. postuliert. Sowohl Valproat als auch Carbamazepin und Oxcarbazepin zeigen agonistische Effekte auf das GABAerge System. Valproat erhöht die GABA-Freisetzung in verschiedenen Bereichen des Gehirns (Emrich u. Wolf 1992), wohingegen Carbamazepin ein möglicher Modulator des $GABA_A$-Rezeptors zu sein scheint (Granger et al. 1995).

Exzitatorische Aminosäuren. Für Carbamazepin konnte eine Hemmung des NMDA-Rezeptor vermittelten Natriumstroms gezeigt werden (Lampe u. Bigalke 1990; Granger et al. 1995). Valproat hingegen scheint die Aspartatausschüttung im Gehirn zu vermindern (Löscher 1993; Granger et al. 1995). Ein Teil der antidepressiven Wirkweise von Lamotrigin lässt sich möglicherweise über dessen antiglutaminerge Wirkweise erklären (Löscher 1993; Granger et al. 1995; Teoh et al. 1995; Waldmeier et al. 1995).

Intrazelluläre Signalkaskade. Die Bindung der genannten Neurotransmitter an ihre Rezeptoren löst über eine Signalkaskade bis in das Innere des Zellkerns eine Genaktivierung aus. Antikonvulsiva können auf verschiedene Art, sowohl über die Blockierung transmembraner Ionenkanäle als auch direkt intrazellulär auf die Signaltransduktion einwirken. Die intrazelluläre Kalziumhomöostase könnte ein Schlüsselmechanismus in diesem System sein. So reguliert Kalzium z. B. präsynaptisch über die Kontrolle der Exozytose die Ausschüttung der verschiedenen Neurotransmitter in den synaptischen Spalt. Auf der postsynaptischen Seite spielt Kalzium eine wichtige Rolle für die Aktivierung der Adenylylzyklase, der Proteinkinase C und letztendlich für die Genaktivierung.

Eine hohe Kalziumkonzentration wurde als Depressionsanalogon auf zellularer Ebene postuliert: Hohe intrazelluläre Kalziumspiegel können die Zellaktivität hauptsächlich auf zwei Arten vermindern: Zum einen wird die Na/K ATPase (Yingst 1988) und zum anderen die Adenylylzyklase (Meltzer 1986) gehemmt, was beides zu einer Verminderung des metabolischen Umsatzes der Zelle führt.

In diesem Zusammenhang ist möglicherweise der kalziumantagonistische Effekt von Carbamazepin an Kalzium-L-Kanälen von Bedeutung (Walden et al. 1992). Valproat entfaltet seine kalziumantagonistische Wirkung vermutlich über den Kalzium-T-Kanal (McDonald et al. 1991; Kelly 1998). Aber auch zwei Antiepileptika der neueren Generation, Lamotrigin und Gabapentin, scheinen einen kalziumantagonistischen Wirkmechanismus zu besitzen (Stefani et al. 1997; Grunze et al. 1998; Kelly 1998; Stefani et al. 2001; Martin et al. 2002).

21.4 Studien zur antidepressiven Wirksamkeit von Antikonvulsiva

21.4.1 Valproat

Die meisten zu Valproat durchgeführten Studien weisen hauptsächlich dessen antimanische Wirkung nach und beschreiben nur schwache antidepressive Effekte (Lambert 1984, Hayes 1989, Calabrese u. Delucchi 1990, Calabrese et al. 1992). Es gibt nur wenige Studien, in denen **primär** die antidepressive Wirksamkeit von Valproat untersucht wurde; als eine der ersten Arbeitsgruppen beschrieben Lambert et al. (1966) in einer offenen Studie die antidepressive Wirksamkeit von Dipropylacetamid (einem Amid des Valproats) bei Patienten mit Melancholie. Einschränkend muss man anmerken, dass die antidepressive Potenz von Valproat, bedingt durch die Komedikation, in dieser Studie schwer beurteilbar bleibt.

In einer doppelblinden Studie wurden die antidepressiven Effekte von Valproat mit der Wirkung von Lamotrigin an Epilepsiepatienten verglichen. Dabei zeigte sich bei guter antidepressiver Wirkung von Lamotrigin eine allenfalls geringe Besserung der Symptome unter Valproat (Edwards et al. 2001).

Eine offene Studie von Svestka et al. (1990) an 41 stationären, überwiegend therapieresistenten Patienten zeigte bei 53% eine Remission nach Valproatzugabe innerhalb von 3 Wochen.

Einige neuere Daten für die antidepressive Wirksamkeit von Valproat stammen von Davis et al. (1996). Diese offene Studie wurde an einem Patientenkollektiv von 33 Patienten mit einer unipolaren Depression durchgeführt (Vorgeschichte einer Manie oder Hypomanie waren Ausschlusskriterien). Dabei zeigte sich eine relativ gute Ansprechrate von 66% nach 8 Wochen Behandlung.

Vergleicht man die in kontrollierten Studien belegte gute antimanischen Wirksamkeit von Valproat mit den widersprüchlichen Angaben zur antidepressiven Wirksamkeit aus überwiegend offenen Studien, so erscheint insgesamt die Evidenz für einen antidepressiven Effekt relativ schwach (McElroy et al. 1992).

21.4.2 Carbamazepin

Schon aufgrund der chemisch-strukturellen Ähnlichkeit mit trizyklischen Antidepressiva erschien Carbamazepin von Anfang an eine interessante Substanz für die Behandlung von Depressionen zu sein.

Ballenger und Post begannen 1980 den antidepressiven Effekt von Carbamazepin beim Einsatz an Patienten mit einer bipolaren Störung zu untersuchen (Ballenger u. Post 1980). Diese ersten Hinweise wurden später unter placebokontrollierten, doppelblinden Bedingungen bestätigt (Ballenger 1988). Doch auch bei Patienten mit unipolaren Depressionen beschrieben die Autoren eine gute Wirksamkeit bei 57% der Patienten nach durchschnittlich 45 Behandlungstagen (Post et al. 1986).

An einer Kohorte von 15 Patienten mit unipolarer Depression und einem chronischen Schmerzsyndrom führte die Arbeitsgruppe um Kudoh (1998) eine Studie im On-off-on-Design durch. Dabei zeigte sich ein signifikanter Abfall der Depressions- und Schmerzscores unter der Carbamazepin-Verum-Therapie.

In Kombination mit anderen Antidepressiva bewirkte Carbamazepin gegenüber der alleinigen antidepressiven Therapie ein früheres Einsetzen der antidepressiven Wirkung sowie eine Verbesserung von Angst, psychomotorischer Agitation, Autoagression und hypochondrischen Symptome (Neumann et al. 1984).

Über den prophylaktischen Effekt von Carbamazepin bei unipolaren Depressionen gibt es einige Hinweise aus einer über einen Zeitraum von 5 Jahren durchgeführten Langzeituntersuchung von Stuppaeck (Stuppaeck et al. 1994). Bei 11 von 15 Patienten zeigte sich hier eine signifikante Verminderung der Rückfälle unter der Carbamazepintherapie.

Zusammenfassend kann man zum einen feststellen, dass von einer antidepressiven Wirksamkeit von Carbamazepin sowohl bei bipolaren als auch bei unipolaren Patienten auszugehen ist (Ballenger 1988). Zum anderen scheint insbesondere im Vergleich mit den anderen Antikonvulsiva die Datenlage für die Wirksamkeit von Carbamazepin bei unipolaren Depressionen am konsistentesten zu sein.

21.4.3 Lamotrigin

Die wohl ersten Hinweise für die antidepressiven Eigenschaften von Lamotrigin stammen aus der Studie von Smith et al. (1993), die einen stimmungsaufhellenden Effekt von Lamotrigin als Zusatztherapie bei Patienten mit partiell komplexen Anfällen nachweisen konnten. Es folgten Fallberichte und eine Reihe offener Studien, in denen eine antidepressive Wirkung bei Patienten mit bipolarer Depression festgestellt wurde (Calabrese et al. 1996; Kusumakar u. Yatham 1997; Sporn u. Sachs 1997). In der großen doppelblinden placebokontrollierten Studie von Calabrese konnte an 195 depressiven Patienten mit einer Bipolar-I-Störung eine gegenüber Placebo signifikant bessere Wirksamkeit, bezogen auf die Montgomery-Asberg Depression Rating Scale (MADRS), gezeigt werden (Smith et al. 1993; Calabrese et al. 1999).

Leider gibt es bisher nur wenige Untersuchungen unipolarer Depressionen. Eine kürzlich veröffentlichte erste doppelblinde, placebokontrollierte Studie mit Lamotrigin wurde an 40 Patienten mit einer depressiven Episode durchgeführt. In dieser Studie von Normann et al. (2002) zeigte die Kombination von Lamotrigin und Paroxetin im Vergleich zur Placebo-Paroxetin-Gruppe keinen signifikanten Unterschied im Hinblick auf das primäre Therapieziel (Reduktion des Gesamtscores in der Hamilton/Depression Scale, HAMD). Jedoch konnte die Kombination mit Lamotrigin den Eintritt einer antidepressiven Wirkung deutlich beschleunigen. Darüber hinaus benötigten Patienten in der Lamotrigingruppe weniger Benzodiazepine, und es gab weniger Studienabbrecher. Insgesamt deuten diese Daten auf einen zusätzlichen antidepressiven Effekt bei dieser hauptsächlich aus Patienten mit unipolarer Depression zusammengesetzten Gruppe hin.

21.5 Antikonvulsiva bei therapieresistenten Depressionen

Ein Grund für die oft hartnäckige Therapieresistenz bei manchen depressiven Patienten könnte sein, dass schlichtweg die falsche Krankheit behandelt wird. So fanden McEwan und Remick in ihrer Studie heraus, dass bis zu 46% aller unipolaren TRD in Wahrheit bipolare Depressionen darstellen (MacEwan u. Remick 1988). Dies scheint plausibel, da gerade bipolare Depressionen in besonderem Maße zur Chronifizierung neigen.

In einer Follow-up-Studie von Keller über 1,5 Jahre zeigte sich eine Chronifizierungsrate von 22% für bipolare Depressionen (Keller et al. 1986). Auch in einer erst kürzlich veröffentlichten Studie fiel die erhöhte Chronifizierungsrate von Patienten mit Bipolar-II-Störung auf (Judd et al. 2003). Als Differenzialdiagnose sollte man bei einer chronifizierten Depression deshalb immer eine Bipolar-II-Störung in Betracht ziehen.

Ein wichtiger Grund für das häufige Übersehen einer bipolaren Depression ist, dass die meisten Patienten einer hypomanen Phase im Anschluss an eine schwere Depression keinerlei Krankheitswert beimessen und deswegen ihrem Arzt nicht davon berichten. Deshalb sollte der Kliniker immer gezielt nach hypomanen Phasen in der Vorgeschichte des Patienten fragen (■ Tabelle 21.2). Stellt sich als Diagnose eine bipolare Depression heraus, ist die Behandlung mit einem Stimmungsstabilisierer unumgänglich. Dabei hat sich in letzter Zeit neben Lithium der Einsatz moderner Antikonvulsiva wie Lamotrigin bewährt, das in eini-

Tabelle 21.2. DSM-IV/Kriterien einer Hypomanie

A	Umschriebene Zeitspanne von mindestens 4 Tagen mit anhaltender gehobener, expansiver oder reizbarer Stimmung, die sich deutlich von der normalen, nichtdepressiven Stimmungslage unterscheidet.
B	Während der Phase der Stimmungsveränderung bestehen dauerhaft mindestens 3 der folgenden 7 Symptome in deutlicher Ausprägung (bei nur reizbarer Verstimmung mindestens 4) 1. Erhöhtes Selbstwertgefühl 2. Verringertes Schlafbedürfnis 3. Vermehrte Gesprächigkeit oder Rededrang 4. Ideenflucht oder subjektives Gefühl des Gedankenrasens 5. Vermehrte Ablenkbarkeit 6. Gesteigerte Betriebsamkeit oder psychomotorische Unruhe 7. Übermäßige Beschäftigung mit vermeintlich angenehmen Aktivitäten, die mit hoher Wahrscheinlichkeit negative Konsequenzen nach sich ziehen.
C	Die Episode geht mit einer eindeutigen und für den Betroffenen uncharakteristischen Veränderung im Verhalten und in der Leistung im Vergleich zu symptomfreien Zeiten einher
D	Stimmungsveränderungen und Funktionseinschränkungen sind für andere beobachtbar
E	Die Episode ist nicht schwer genug, um deutliche soziale oder berufliche Beeinträchtigungen zu verursachen oder eine Hospitalisierung nach sich zu ziehen, und es bestehen keine psychotischen Symptome

gen Studien bei bipolaren Depressionen eine gute antidepressive Wirkung zeigen konnte.

Im Weiteren soll nun genauer auf die bisherige Evidenz zum zusätzlichen, augmentativen Einsatz von einigen ausgewählten Antikonvulsiva bei unipolaren TRD eingegangen werden. Tabelle 21.3 fasst die im Folgenden näher beschriebenen Studien zusammen.

21.5.1 Carbamazepin

- In einer randomisierten Studie an 59 Patienten mit TRD wurden diese entweder mit Lithium oder Carbamazepin augmentiert. Dabei zeigte sich zwar ein gleich gutes Ansprechen in beiden Gruppen nach einem Monat, jedoch wurden bei dieser Studie sowohl unipolar als auch bipolar depressive Patienten eingeschlossen (Rybakowski et al. 1999).
- In der retrospektiven Studie von Cullen et al. (1991) an 16 Respondern mit einer behandlungsresistenten Melancholie verbesserten sich 7 Patienten nach 28 Tagen moderat bis deutlich. Diese Patientenkohorte umfasste allerdings ebenfalls bipolar und unipolar depressive Patienten sowie an einer organischen Hirnerkrankung leidende Patienten. Deshalb verwundert es nicht, dass 5 der 7 Responder die Behandlung aufgrund schwerer Nebenwirkungen abbrechen mussten.
- Otani et al. (1996) berichten von einer kleinen Fallserie an 4 Patienten mit einer trazodonresistenten Depression. Bei allen wurde mit Carbamazepin in einer Dosis von 400 mg augmentiert und alle zeigten ein gutes Ansprechen.
- Varney et al. (1993) versuchten die Gruppe von Patienten mit TRD zu charakterisieren, die besonders gut auf eine Behandlung mit Carbamazepin ansprechen. Dabei fanden die Autoren eine gute Response bei 11 von 13 Patienten mit Symptomen, die partiell komplexen Anfällen ähnelten.
- In einer weiteren Studie bei unipolarer TRD fand Prasad (1985) ein Ansprechen der Therapie in 11 von 12 Fällen.
- In der kleinen Studie von Dietrich an 10 Patienten mit einer unipolaren TRD wurden 25–64 mg Amitriptylin mit Carbamazepindosen von 100–400 mg augmentiert, und es zeigte sich bei insgesamt sehr guter Verträglichkeit eine sehr gute klinische Besserung bei der Hälfte aller Patienten (Dietrich u. Emrich 1998).

Tabelle 21.3. Studien zu Antikonvulsiva bei therapieresistenten Depressionen

Studie	Design	Diagnose	Pharmakon	Fallzahl	Responserate (%)
Rybakowski et al. 1999	Randomisiert	TRD	Carbamazepin	28	57,1
Varney et al. 1993	Offen naturalistisch	TRD	Carbamazepin	11	11 von 13
Otani et al. 1996	Offen naturalistisch	TRD	Carbamazepin add-on	3	66,6
Cullen et al. 1991	Offen naturalistisch	Therapieresistente Melancholie	Carbamazepin	16	44
Emrich et al. 1996	Offen naturalistisch	TRD	Carbamazepin add-on	10	50
Kusumakar et al. 1997	Offen naturalistisch	Bipolare TRD	Lamotrigin add-on	21	78
Norman et al. 2002	Doppelblind	Akute Depression	Lamotrigin add-on	40	Kein signifikanter Unterschied
Barbosa et al. 2003	Doppelblind	TRD	Lamotrigin add-on	23	86
Barbee et al. 2002	Retrospektiv	TRD	Lamotrigin add-on	37	40,5
Davis et al. 1996	Offen naturalistisch	Unipolare Depression	Valproat	33	86

21.5.2 Lamotrigin

In einer offenen Studie von Kusumakar und Yatham (1997) bei bipolarer TRD zeigte sich bei 16 von 22 Patienten ein gutes Ansprechen nach einem Monat Therapiedauer.

Im Hinblick auf unipolare TRD ist bisher lediglich die retrospektive Studie von Barbee und Jamhour (2002) publiziert. Primärer Outcomeparameter war der von den Autoren retrospektiv festgelegte Punktwert in der Clinical Global Impression Scale (CGI). Gemäß den dort vorgestellten Ergebnissen waren 15 von 31 Patienten nach einer Behandlungsdauer von 6 Wochen klinisch sehr gebessert.

Barbosa et al. (2003) berichten von einer doppelblinden placebokontrollierten Studie mit 22 Patienten. Alle eingeschlossenen Patienten hatten in der Vorgeschichte auf ein Standard-Antidepressivum nicht angesprochen. Auch hier wurden sowohl Patienten mit einer Bipolar-II-Depression als auch unipolar depressive Patienten eingeschlossen. Sämtliche Patienten wurden mit Fluoxetin anbehandelt und mit Lamotrigin oder Placebo augmentiert. Es zeigte sich kein signifikanter Unterschied im Hinblick auf Reduktion des Gesamtscore in der MADRS bzw. in der HAMD. Lediglich im CGI konnte ein signifikanter Unterschied zugunsten von Lamotrigin nachgewiesen werden. Interessanterweise unterschieden sich auch Patienten mit einer bipolaren Depression in keinem Parameter von unipolar depressiv Erkrankten.

21.6 Praktische Hinweise

21.6.1 Carbamazepin

Wenn man sich für eine Carbamazepinaugmentation entscheidet, so sollte man eine Dosis im Bereich von 100–400 mg/Tag zusätzlich zu einem Antidepressivum wählen. – Carbamazepin beschleunigt durch Enzyminduktion von Zytochrom P-450 den Abbau mehrerer Pharmaka. An Psychopharmaka sind dabei insbesondere Neuroleptika, Benzodiazepine und trizyklische Antidepressiva sowie Carbamazepin selber (Autoinduktion) betroffen, was eine Dosisanpassung nach einigen Wochen nötig machen kann. Einige Medikamente inhibieren den Carbamazepinabbau und sorgen so für erhöhte Plasmaspiegel. Hierzu zählen Kalziumkanalblocker und SSRI. Eine detailliertere Aufstellung zu der Kombinierbarkeit mit Thymoleptika findet sich in dem sehr guten Übersichtsartikel von Dietrich und Emrich (1998).

! Die wichtigsten Kontraindikationen für Carbamazepin sind eine Vorgeschichte von Lebererkrankungen, Herz-Kreislauf-Erkrankungen oder hämatologischen Veränderungen und eine bekannte Überempfindlichkeit gegen trizyklische Präparate.

21.6.2 Lamotrigin

Der Einsatz dieses Wirkstoffs eignet sich vor allem für die Behandlung bipolarer TRD. Man kann sich hierbei für eine Monotherapie oder, wie klinisch häufiger üblich, für eine Kombinationstherapie mit einem SSRI entscheiden.

Die am häufigsten beobachteten Nebenwirkungen bei Lamotrigin sind Schwindel, Somnolenz, Kopfschmerzen, Übelkeit, Tremor sowie makulopapulöse Exantheme. Letztere treten bei bis zu 10% der mit Lamotrigin behandelten Patienten auf.

! Besonders gefährlich ist das Stevens-Johnson-Syndrom. Diese potenziell lebensgefährliche Komplikation mit Haut- und Schleimhautablösungen tritt aber nur bei ca. einem Promille der Patienten auf und lässt sich bei entsprechender Aufklärung der Patienten und Beachtung der Sicherheitshinweise (u. a. langsames Aufdosieren gemäß den Angaben des Herstellers) minimieren.

Lamotrigin wird hauptsächlich hepatisch eliminiert und zeigt relativ wenige Arzneimittelinteraktionen. Carbamazepin in Kombinationstherapie erniedrigt die Halbwertszeit auf ca. 14 Stunden, wohingegen Valproat die Plasmahalbwertszeit auf ca. 50 Stunden erhöht. Dies muss bei der Aufdosierung unbedingt berücksichtigt werden. – Aus Tierversuchen weiß man, dass die Kombination mit Imipramin mit einer erniedrigten Absorptionsrate von Lamotrigin einhergeht.

Gemäß den Epilepsieregistern erscheint Lamotrigin in der Schwangerschaft relativ unbedenklich; allerdings beschreiben Tennis und Eldridge bei 3 von 168 Schwangerschaften angeborene Missbildungen unter Lamotriginmonotherapie (Tennis u. Eldridge 2002). – Zu Lamotrigin bei stillenden Frauen gibt es bisher relativ wenige Daten. Es konnte jedoch von Rambeck et al. (1997) gezeigt werden, dass diaplazentare Übertragung sowie Übertragung durch die Muttermilch in einem relevanten Ausmaß vorkommt.

21.7 Fazit

Bei jeder TRD sollte zunächst immer geprüft werden, ob nicht evtl. eine bipolare Depression vorliegt, die entsprechend behandelt werden kann. Ansonsten scheint vor dem Hintergrund der zugrunde liegenden pathophysiologischen Veränderungen und der spezifischen Wirkmechanismen der Antikonvulsiva der Einsatz dieser Substanzgruppe bei TRD eine gute Behandlungsalternative zu sein.

Die derzeitige Datenlage reicht nicht aus, um eine generelle Empfehlung für den Einsatz von Antikonvulsiva bei unipolaren TRD zu geben. Gut etablierte therapeutische Regime wie die Lithiumaugmentation haben Vorrang.

Das Antikonvulsivum Valproat scheint nur geringe antidepressive Effekte bei unipolaren Störungen aufzuweisen und sollte für die Behandlung bipolarer affektiver Erkrankungen reserviert bleiben. Lamotrigin zeigt bei Patienten mit bipolaren Störungen gute antidepressive Wirkung, bei Patienten mit unipolaren TRD scheint eine Augmentation aber keinen entscheidenden Vorteil gegenüber Placebo zu bringen.

Die bisherigen Erfahrungen deuten auf möglicherweise gute Effekte von Augmentationsstrategien mit Carbamazepin hin, wenngleich noch keine Daten aus placebokontrollierten Studien vorliegen.

Literatur

Ballenger JC (1988) The clinical use of carbamazepine in affective disorder. J Clin Psychiatry 49 [Suppl]: 13–21

Ballenger JC, Post RM (1980) Carbamazepine in manic-depressive illness: a new treatment. Am J Psychiatry 137: 782–790

Barbee JG, Jamhour NJ (2002) Lamotrigine as an augmentation agent in treatment-resistant depression. J Clin Psychiatry 63: 737–741

Barbosa L, Berk M, Vorster M (2003) A double-blind, randomized, placebo-controlled trial of augmentation with lamotrigine or placebo in patients concomitantly treated with fluoxetine for resistant major depressive episodes. J Clin Psychiatry 64: 403–407

Barraclough BM (1987) The suicide rate of epilepsy. Acta Psychiatr Scand 76: 339–345

Calabrese JR, Delucchi GA (1990) Spectrum of efficacy of valproate in 55 patients with rapid-cycling bipolar disorder. Am J Psychiatry 147: 431–434

Calabrese JR, Markovitz PJ, Kimmel SE, Wagner SC (1992) Spectrum of efficacy of valproate in 78 rapid-cycling bipolar patients. J Clin Psychopharmacol 12: 53S–56S

Calabrese JR, Fatemi SH, Woyshville MJ (1996) Antidepressant effects of lamotrigine in rapid cycling bipolar disorder. Am J Psychiatry 153: 1236

Calabrese JR, Bowden CL, Sachs GS, Ascher JA, Monaghan E, Rudd GD (1999) A double-blind placebo-controlled study of lamotrigine monotherapy in outpatients with bipolar I depression. Lamictal 602 Study Group. J Clin Psychiatry 60: 79–88

Cullen M, Mitchell P, Brodaty H, Boyce P, Parker G, Hickie I, Wilhelm K (1991) Carbamazepine for treatment-resistant melancholia. J Clin Psychiatry 52: 472–476

Dailey JW, Reith ME, Yan QS, Li MY, Jobe PC (1997) Carbamazepine increases extracellular serotonin concentration: lack of antagonism by tetrodotoxin or zero Ca2+. Eur J Pharmacol 328: 153–162

Davis LL, Kabel D, Patel D, Choate AD, Foslien-Nash C, Gurguis GN, Kramer GL, Petty F (1996) Valproate as an antidepressant in major depressive disorder. Psychopharmacol Bull 32: 647–652

Dietrich DE, Emrich HM (1998) The use of anticonvulsants to augment antidepressant medication. J Clin Psychiatry 59 [Suppl 5]: 51–58

Edwards KR, Sackellares JC, Vuong A, Hammer AE, Barrett PS (2001) Lamotrigine monotherapy improves depressive symptoms in epilepsy: a double-blind comparison with valproate. Epilepsy Behav 2: 28–36

Emrich HM, Wolf R (1992) Valproate treatment of mania. Prog Neuropsychopharmacol Biol Psychiatry 16: 691–701

Emrich HM, von Zerssen D, Kissling W, Möller H-J, Windorfer A (1980) Effect of sodium valproate on mania. The GABA-hypothesis of affective disorders. Arch Psychiatr Nervenkr 229: 1–16

Forsgren L, Nystrom L (1990) An incident case-referent study of epileptic seizures in adults. Epilepsy Res 6: 66–81

Granger P, Biton B, Faure C, Vige X, Depoortere H, Graham D, Langer SZ, Scatton B, Avenet P (1995) Modulation of the gamma-aminobutyric acid type A receptor by the antiepileptic drugs carbamazepine and phenytoin. Mol Pharmacol 47: 1189–1196

Grunze H, von Wegerer J, Greene RW, Walden J (1998) Modulation of calcium and potassium currents by lamotrigine. Neuropsychobiology 38: 131–138

Hayes SG (1989) Long-term use of valproate in primary psychiatric disorders. J Clin Psychiatry 50 [Suppl]: 35–39

Hesdorffer DC, Hauser WA, Annegers JF, Cascino G (2000) Major depression is a risk factor for seizures in older adults. Ann Neurol 47: 246–249

Judd LL, Akiskal HS, Schettler PJ, Coryell W, Maser J, Rice JA, Solomon DA, Keller MB (2003) The comparative clinical phenotype and long term longitudinal episode course of bipolar I and II: a clinical spectrum or distinct disorders? J Affect Disord 73: 19–32

Keller MB, Lavori PW, Coryell W, Andreasen NC, Endicott J, Clayton PJ, Klerman GL, Hirschfeld RM (1986) Differential outcome of pure manic, mixed/cycling, and pure depressive episodes in patients with bipolar illness. JAMA 255: 3138–3142

Kelly K (1998) Gabapentin – Antiepileptic mechanism of action. Neuropsychobiology 38: 139–144

Kudoh A, Ishihara H, Matsuki A (1998) Effect of carbamazepine on pain scores of unipolar depressed patients with chronic pain: a trial of off-on-off-on design. Clin J Pain 14: 61–65

Kusumakar V, Yatham LN (1997) An open study of lamotrigine in refractory bipolar depression. Psychiatry Res 72: 145–148

Lambert PA, Carraz G, Borselli S, Carbel S (1966) [Neuropsychotropic action of a new anti-epileptic agent: depamide.] Ann Med Psychol (Paris) 124: 707–710

Lambert PA (1984) Acute and prophylactic therapies of patients with affective disorders using valpromide (dipropylacetamide). In: Emrich HM, Okuma T, Müller AA (eds) Anticonvulsants in affective disorders. Elsevier, Amsterdam, pp 33–44

Lampe H, Bigalke H (1990) Carbamazepine blocks NMDA-activated currents in cultured spinal cord neurons. Neuroreport 1: 26–28

Lewis A (1934) Melancholia: a historical review. J Ment Sci 80: 1–40

Löscher W (1993) Effects of the antiepileptic drug valproate on metabolism and function of inhibitory and excitatory amino acids in the brain. Neurochem Res 18: 485–502

Löscher W, Hönack D (1996) Valproate and its major metabolite E-2-en-valproate induce different effects on behaviour and brain monoamine metabolism in rats. Eur J Pharmacol 299: 61–67

MacEwan GW, Remick RA (1988) Treatment resistant depression: a clinical perspective. Can J Psychiatry 33: 788–792

Martin DJ, McClelland D, Herd MB, Sutton KG, Hall MD, Lee K, Pinnock RD, Scott RH (2002) Gabapentin-mediated inhibition of voltage-activated Ca2+ channel currents in cultured sensory neurones is dependent on culture conditions and channel subunit expression. Neuropharmacology 42: 353–366

Matthews WS, Barabas G (1981) Suicide and epilepsy: a review of the literature. Psychosomatics 22: 515–524

McDonald WM, Krishnan KR, Doraiswamy PM, Blazer DG (1991) Occurrence of subcortical hyperintensities in elderly subjects with mania. Psychiatry Res 40: 211–220

McElroy SL, Keck PE, Pope HG, Hudson JI (1992) Valproate in the treatment of bipolar disorder: literature review and clinical guidelines. J Clin Psychopharmacol 12 [Suppl 1]: 42–52

Meltzer HL (1986) Lithium mechanisms in bipolar illness and altered intracellular calcium functions. Biol Psychiatry 21: 492–510

Neumann J, Seidel K, Wunderlich H-P (1984) Comparative studies of the effect of carbamazepine and trimipramine in depression. In: Emrich HM, Okuma T, Müller AA (eds) Anticonvulsants in affective disorders. Elsevier, Amsterdam, pp 160–166

Normann C, Hummel B, Scharer LO, Horn M, Grunze H, Walden J (2002) Lamotrigine as adjunct to paroxetine in acute depression: a placebo-controlled, double-blind study. J Clin Psychiatry 63: 337–344

Otani K, Yasui N, Kaneko S, Ohkubo T, Osanai T, Sugawara K (1996) Carbamazepine augmentation therapy in three patients with trazodone-resistant unipolar depression. Int Clin Psychopharmacol 11: 55–57

Post RM, Uhde TW, Roy-Byrne PP, Joffe RT (1986) Antidepressant effects of carbamazepine. Am J Psychiatry 143: 29–34

Prasad AJ (1985) Efficacy of carbamazepine as an antidepressant in chronic resistant depressives. J Indian Med Assoc 83: 235–237

Rambeck B, Kurlemann G, Stodieck SG, May TW, Jurgens U (1997) Concentrations of lamotrigine in a mother on lamotrigine treatment and her newborn child. Eur J Clin Pharmacol 51: 481–484

Rybakowski JK, Suwalska A, Chlopocka-Wozniak M (1999) Potentiation of antidepressants with lithium or carbamazepine in treatment-resistant depression. Neuropsychobiology 40: 134–139

Smith D, Baker G, Davies G, Dewey M, Chadwick DW (1993) Outcomes of add-on treatment with lamotrigine in partial epilepsy. Epilepsia 34: 312–322

Sokomba EN, Patsalos PN, Lolin YI, Curzon G (1988) Concurrent monitoring of central carbamazepine and transmitter amine metabolism and motor activity in individual unrestrained rats using repetitive withdrawal of cerebrospinal fluid. Neuropharmacology 27: 409–415

Southam E, Kirby D, Higgins GA, Hagan RM (1998) Lamotrigine inhibits monoamine uptake in vitro and modulates 5-hydroxytryptamine uptake in rats. Eur J Pharmacol 358: 19–24

Sporn J, Sachs G (1997) The anticonvulsant lamotrigine in treatment-resistant manic-depressive illness. J Clin Psychopharmacol 17: 185–189

Standage KF, Fenton GW (1975) Psychiatric symptom profiles of patients with epilepsy: a controlled investigation. Psychol Med 5: 152–160

Stefani A, Spadoni F, Bernardi G (1997) Differential inhibition by riluzole, lamotrigine, and phenytoin of sodium and calcium currents in cortical neurons: implications for neuroprotective strategies. Exp Neurol 147: 115–122

Stefani A, Spadoni F, Giacomini P, Lavaroni F, Bernardi G (2001) The effects of gabapentin on different ligand- and voltage-gated currents in isolated cortical neurons. Epilepsy Res 43: 239–248

Stuppaeck CH, Barnas C, Schwitzer J, Fleischhacker WW (1994) Carbamazepine in the prophylaxis of major depression: a 5-year follow-up. J Clin Psychiatry 55: 146–150

Svestka J, Rysanek R, Ceskova E (1990) Sodium valproate in the treatment of endogenous depression. Activ Nerv Super 32: 231–232

Tennis P, Eldridge RR (2002) Preliminary results on pregnancy outcomes in women using lamotrigine. Epilepsia 43: 1161–1167

Teoh H, Fowler LJ, Bowery NG (1995) Effect of lamotrigine on the electrically-evoked release of endogenous amino acids from slices of dorsal horn of the rat spinal cord. Neuropharmacology 34: 1273–1278

Varney NR, Garvey MJ, Cook BL, Campbell DA, Roberts RJ (1993) Identification of treatment-resistant depressives who respond favorably to carbamazepine. Ann Clin Psychiatry 5: 117–122

Walden J, Grunze H, Bingmann D, Liu Z, Dusing R (1992) Calcium antagonistic effects of carbamazepine as a mechanism of action in neuropsychiatric disorders: studies in calcium dependent model epilepsies. Eur Neuropsychopharmacol 2: 455–462

Waldmeier PC, Baumann PA, Wicki P, Feldtrauer JJ, Stierlin C, Schmutz M (1995) Similar potency of carbamazepine, oxcarbazepine, and lamotrigine in inhibiting the release of glutamate and other neurotransmitters. Neurology 45: 1907–1913

Wegerer J von, Berger M, Walden J (1997) Changes of serotonin-induced field potentials by lamotrigine. Epilepsia 38 [Suppl 3]: 175–176

Whitton PS, Oreskovic D, Jernej B, Bulat M (1985) Effect of valproic acid on 5-hydroxytryptamine turnover in mouse brain. J Pharm Pharmacol 37: 199–200

Yingst DR (1988) Modulation of the Na,K-ATPase by Ca and intracellular proteins. Annu Rev Physiol 50: 291–303

Akzeleration der Antidepressivaresponse und Augmentation mit Pindolol

F. Artigas, A. Adell, P. Celada

Aufgrund steigender Prävalenzen der Major Depression und dem Nichtansprechen antidepressiver Therapien bei einem Teil der Patienten wurden zunehmend Behandlungsstrategien untersucht, die das Ansprechen der klassischen Antidepressiva beschleunigen und/oder verbessern sollen. Dazu gehört u. a. auch Pindolol. Es wurde ursprünglich als Antihypertonikum (partieller β-Blocker) entwickelt; später wurde dann seine partielle Serotonin-(5-HT-)Rezeptoren-blockende Wirkung entdeckt sowie seine Eigenschaft, die Blut-Hirn-Schranke relativ problemlos zu passieren. Eine kürzlich durchgeführte Metaanalyse der bisher publizierten Daten ergab, dass Pindolol bei einer Gabe von 2,5 mg zweimal pro Tag zwar den antidepressiven Wirkungseintritt beschleunigt, jedoch nicht die klinische Wirkung bei bisher therapieresistenten Patienten verbessern konnte. Eine signifikante Verbesserung der antidepressiven Wirkung zeigte sich aber bei Patienten mit der kurzen Variante des 5-HT-Transporter-Promotorgens. Es wird vermutet, dass es bei einer gesteigerten Pindololdosis von etwa 5 mg zweimal pro Tag zu einer höheren Besetzung der $5\text{-}HT_{1A}$-Autorezeptoren im Gehirn kommt, was dann evtl. zur erwünschten Wirkung führt. Doch liegen zu dieser Dosierung noch keine klinischen Untersuchungen vor.

22.1 Vorbemerkungen

Epidemiologische Daten zur majoren Depression aus Europa und Amerika machen die Tragweite der Erkrankung in modernen Gesellschaften deutlich: Die Lebenszeitprävalenz für Männer liegt bei 10% und für Frauen bei 20%. Die Einjahresprävalenz für Major Depressive Disorder (DSM-III) schwankt zwischen 2,6 und 6,2%, die Werte für Dysthymie und bipolare Depression liegen niedriger (Angst 1992). Eine aktuellere multinationale Studie, die in einigen europäischen Ländern durchgeführt wurde, berichtet von Halbjahresprävalenzwerten um 6,9% (Lépine et al. 1997). Dies weist darauf hin, dass die Prävalenz der Major Depression ansteigt. Die WHO schätzt, dass die Major Depression, direkt nach ischämischen Herzkrankheiten, im Jahr 2020 der zweithäufigste Grund für krankheitsbedingte Arbeitsunfähigkeit sein wird (Murray u. Lopez 1997). Von daher ist es nicht überraschend, dass Gesundheitsbehörden das Ausmaß dieses Problems aufgrund der Dauer und des Wiederauftretens der depressiven Episoden sowie ihrer sozioökonomischen Auswirkungen mit Sorge betrachten.

Wirksame Antidepressiva sind nun seit über 40 Jahren verfügbar und die Behandlung hat sich durch die regelmäßige Einführung neuerer, zunehmend besser tolerierter und einfacher einzunehmender Medikamente in dieser Zeit weiterentwickelt. Obwohl die Wirksamkeit all dieser Antidepressiva außer Frage steht, ist die momentan mögliche Therapie der Major Depression weit von der idealen Behandlung entfernt. Erstens erfolgt der Beginn der klinischen antidepressiven Wirkung langsam und benötigt einige Wochen, um die maximale Symptomreduktion zu erreichen (Tollefson u. Hollman 1994). Zweitens ist der Anteil der Patienten, bei denen ein Ansprechen auf die erste Behandlung scheitert, erheblich (► Kap. 1 und 2)

Die suboptimale Effektivität der vorhandenen Medikamente schafft ein medizinisches Bedürfnis nach universell wirksameren und schneller wirkenden Behandlungsmöglichkeiten. Solch ein Bedürfnis könnte theoretisch durch die Entdeckung einer neuen und besser wirksamen Klasse von Antidepressiva oder durch das Anwenden von Augmentationsstrategien befriedigt werden, die die Wirkung der vorhandenen Medikamente verbessern. Weil die Wirkungsweisen der neueren Antidepressiva auf denselben pharmakologischen Ansätzen wie die der älteren Medikamente basieren, konnte in den letzten 2 Jahrzehnten eine Bewertung und Akzeptanz einer ganzen Bandbreite von Augmentationsstrategien, z. B. mit Lithium, Schilddrüsenhormonen, Elektrokrampftherapie (EKT), Schlafentzug, Pindolol und, erst seit kurzem, mit atypischen antipsychotischen Medikamenten verzeichnet werden. Diese Behandlungen werden in Kombination mit einem klassischen Antidepressivum angewandt, um die therapeutische Effektivität zu steigern und sind besonders wichtig in der Behandlung von Patienten mit Episoden einer Major Depression, die auf eine Monotherapie mit Standard-Antidepressiva nicht ansprechen. Die neurobiologische Basis mancher dieser weit verbreiteten Strategien, wie z. B. Lithium, war und ist Fokus ausgezeichneter Reviews (z. B. Lenox et al. 1998; ▶ Kap. 18).

Dieses Kapitel fasst die vorhandenen Belege für eine Pindololanwendung zur Beschleunigung des antidepressiven Wirkungseintritts und für eine Verstärkung der Wirkung antidepressiver Medikationen zusammen und nennt die vermuteten neurobiologischen Mechanismen, die diesen Effekt verursachen.

22.2 Zentrales Serotonin-(5-HT-)System

Eine ausführliche Besprechung der Eigenschaften des serotonergen Systems liegt außerhalb der Reichweite dieses Beitrags. Der Leser wird auf die zahlreichen Publikationen, die sich mit der Anatomie, Physiologie, Neurochemie und Neuropharmakologie dieses Neurotransmitters befassen, verwiesen (Jacobs u. Azmitia 1992; Barnes u. Sharp 1999; Adell et al. 2002). Dennoch ist es von Bedeutung, einige Eigenschaften der 5-HT-Neurone hervorzuheben, die in Bezug auf die neurobiologischen Wirkweisen und die vermeintlichen Mechanismen der Therapie von Pindolol zusammen mit Antidepressiva als wichtig erachtet werden.

Zum Ersten ist von Bedeutung, dass es im menschlichen Gehirn relativ wenige 5-HT-Neurone gibt. Deren Zellkörper sind in den Raphekernen des Mesenzephalons lokalisiert und konzentriert. Es wird geschätzt, dass das menschliche Gehirn ca. 250.000 5-HT-Nervenzellen enthält. Die Gesamtzahl entspricht etwa 10^{11} Neuronen (Jacobs u. Azmitia 1992). Zweitens sei erwähnt, dass 5-HT-Neurone weitreichend verzweigt sind und ihre Axone in alle Hirnareale projizieren. Der Hippocampus einer Ratte etwa verfügt über eine Dichte von 1- bis 4×10^6 serotonergen Varikositäten/mm^3 (Oleskevich u. Descarries 1990). Sie gehen kaum synaptische Verbindungen ein, sondern sezernieren 5-HT parakrin (Beaudet u. Descarries 1978; Jacobs u. Azmitia 1992). Drittens sei angeführt, dass 5-HT-Neurone tonisch aktiv sind und somit über eine langsame und regelmäßige Schrittmacherfunktion verfügen. Diese unterbleibt während des REM-Schlafes (Jacobs u. Azmitia 1992). Die Kombination dieser drei Charakteristika ist dafür verantwortlich, dass Veränderungen im Entladungsverhalten der 5-HT-Neurone äußerst bedeutsam für die Gesamtfunktion des Systems sind, zumal sie auf abgestimmte Weise eine große Population von Zielzellen im Frontalhirn ansprechen. Somit ist eine Veränderung der Entladungseigenschaften der 5-HT-Neurone der mesenzephalen Raphe gleichzeitig von einer Veränderung der Neurotransmitterausschüttung in den meisten Hirnarealen begleitet, in welche die 5-HT-Nervenzellen projizieren.

Die Aktivität der 5-HT-Neurone wird engmaschig durch etliche Afferenzen kontrolliert. Hauptsächlich zählen zu diesen Afferenzen glutamaterge Inputs aus Frontalhirnarealen, wie dem präfrontalen Kortex oder den Habenulae, ein tonischer Input von verschiedenen pontinen Kernen sowie inhibitorische GABAerge Inputs lokaler Interneurone (Adell et al. 2002). Die Rolle anderer Transmitter wie Histamin oder Acetylcholin sowie der Peptide (z. B. Substanz P, CRF, CCK, Hypocretin/Orexin) wird noch immer wenig verstanden, jedoch erscheinen regelmäßig neue Publikationen.

Schließlich sei noch ein äußerst wichtiger Kontrollmechanismus der 5-HT-Neurone genannt, der auf einer Autoinhibition durch 5-HT_{1A}-Autorezeptoren beruht. Eine Aktivierung dieser Rezeptoren durch 5-HT führt zum Öffnen von Kaliumkanälen und darauf folgend zu einer zellulären Hyperpolarisation und dem Einstellen der Entladungsrate (Sprouse u. Aghajanian 1986; Blier u. De Montigny 1987). Eine lokale Auschüttung von 5-HT aus Axonkollateralen in den Raphekernen oder Cross-Talk zwischen verschiedenen 5-HT-Neuronen führt somit zu einer Verringerung der neuronalen Entladungsrate und einer negativen Feedbackregulation der Transmitterausschüttung (Adell u. Artigas 1991; Artigas et al. 1996). Selektive 5-HT_{1A}-Rezeptoragonisten üben durch das Interagieren mit 5-HT-Rezeptoren der Raphe denselben Effekt aus (Casanovas et al. 1997, 2000). Zusätzlich zu erwähnen ist, dass $5\text{-HT}_{1B/1D}$-Rezeptoren, die in den Nervenendigungen lokalisiert sind, auf eine lokale 5-HT-Ausschüttung in deren Umgebung mit einer Hemmung weiterer Transmitterauschüttung reagieren (Adell et al. 2001). Diese zwei Mechanismen gewährleisten eine strenge Feedbackkontrolle der Aktivität serotonerger Neurone und der terminalen 5-HT-Ausschüttung.

22.2.1 Funktion der 5-HT_{1A}-Autorezeptoren beim antidepressiven Effekt

Die 5-HT_{1A}-Rezeptoren spielen im Mechanismus der antidepressiven Medikamentenwirkung eine wichtige Rolle. Sie kommen in Säugetiergehirnen in zwei verschiedenen Populationen vor. Dazu gehören die 5-HT-Neurone der mesenzephalen Raphekerne (Autorezeptoren) und die postsynaptischen Neurone jener 5-HT-Nervenendigungen, die hauptsächlich in kortikolimbischen Arealen liegen. In beiden Populationen sind die 5-HT_{1A}-Rezeptoren somatodendritisch lokalisiert, d. h., sie sind örtlich auf die Zellkörper und Dendriten begrenzt und nicht an serotonergen Axonen vorhanden. Jedoch wurde auch von einer Lokalisation am Anfangssegment der Axone (Axonhügel) kortikaler Pyramidenzellen berichtet (De Felipe et al. 2001; Czyrack et al. 2003). An dieser Lokalisation könnten die 5-HT_{1A}-Rezeptoren zusätzlich zu den $GABA_A$-Rezeptoren einen entscheiden Einfluss auf die Unterdrückung der Aktivität der Pyramidenzellen ausüben. Dies wurde in vitro und in vivo beobachtet (Araneda u. Andrade 1991; Amargós-Bosch et al. 2004).

Die Aktivierung der 5-HT_{1A}-Rezeptoren erhöht die Leitfähigkeit für Kalium, dies führt zur Hyperpolarisierung der neuronalen Membran und zu einer Abnahme der Entladungsrate der serotonergen Neurone und Pyramidenzellen in Kortex und Hippocampus (Sprouse u. Aghajanian 1987; Araneda u. Andrade 1991; Tanaka u. North 1993; Ashby et al. 1994). Die physiologische Aufgabe der 5-HT_{1A}-Autorezeptoren besteht darin, eine übermäßige Aktivierung der 5-HT-Neurone zu verhindern und deren tonische Aktivität aufrechtzuerhalten. Exzitatorische Afferenzen in die mesenzephale Raphe führen somit zu einer Erhöhung der 5-HT-Ausschüttung; infolgedessen kommt es in der Absicht, einer exzessiven Aktivierung entgegenzuwirken, zu einer Aktivierung der 5-HT_{1A}-Autorezeptoren (Celada et al. 2001). Die pharmakologische Aktivierung dieser Rezeptoren durch selektive Agonisten führt zu einer Abnahme der serotonergen Aktivität. ◘ Abb. 22.1 illustriert die Hemmung der 5-HT-Ausschüttung und die Erniedrigung der Entladungsfrequenz – wofür der selektive 5-HT_{1A}-Agonist 8-OH-DPAT bei Mäusen vom Wildtyp verantwortlich ist – sowie das Ausbleiben dieser Reaktion bei Knockout-Mäusen, denen diese Rezeptoren fehlen. Diese Untersuchungen machen die äußerst wichtige Funktion deutlich, die die 5-HT_{1A}-Rezeptoren bei der Kontrolle aszendierender 5-HT-Neurone ausüben.

Interessanterweise verfügt die mesenzephale Raphe nicht nur über eine hohe Dichte an 5-HT_{1A}-Autorezeptoren, sondern auch an 5-HT-Transportern, dem Protein, das für die Internalisierung des 5-HT verantwortlich ist und auf das die SSRI abzielen (Cortés et al. 1988). Zudem verfügt die Raphe über eine hohe Monoaminoxidase-(MAO-)Konzentration (Saura et al. 1992). Deshalb ist es nicht verwunderlich, dass Antidepressiva verschiedener Klassen die extrazelluläre 5-HT-Konzentration im Mesenzephalon deutlich erhöhen (Adell u. Artigas 1991; Bel u. Artigas 1992; Celada u. Artigas 1993). Dieser Anstieg an 5-HT führt zu einer Aktivierung der 5-HT_{1A}-Autorezeptoren und einer reduzierten Aktivität der 5-HT-Neurone (Blier u. de Montigny 1994), was letzten Endes in einer Abschwächung des extrazellulären 5-HT-Konzentrationsanstiegs in den Projektionsarealen der 5-HT-Neurone durch die gleichen Mechanismen (Hemmung der 5-HT-Wiederaufnahme oder der MAO-Aktivität) resultiert. Anders ausgedrückt wird das Ansteigen der 5-HT-Konzentration im Frontalhirn durch ein negatives Feedback auf serotonerger Zellkörperebene (Mesenzephalon) ausgeglichen (◘ Abb. 22.2). Somit ist die Aktivierung der postsynaptischen 5-HT-Rezeptoren, die den therapeutischen Effekt der 5-HT-konzentrationssteigernden Medikamente ausmachen, niedriger als erwartet. Außerdem limitieren terminale Autorezeptoren den synaptischen (extrazellulären) 5-HT-Konzentrationsanstieg, der in verschiedenen Spezies durch

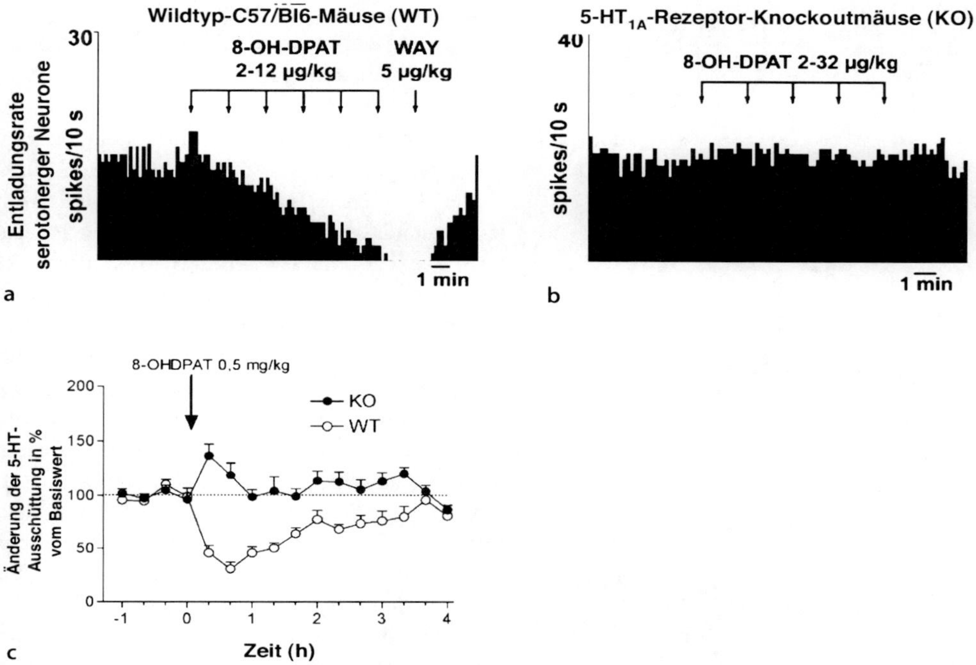

Abb. 22.1a–c. Funktion der 5-HT_{1A}-Rezeptoren in der Aktivitätskontrolle der serotonergen Neurone in den dorsalen Raphekernen. **a,b** Integrierte Entladungsfrequenzhistogramme, die den Effekt nach intravenöser Applikation des selektiven 5-HT_{1A}-Agonisten 8-OH-DPAT (bis 32 µg/kg in kumulativen Dosen) auf die Entladungsrate der serotonergen Neurone der dorsalen Raphekerne zeigen; **a** entspricht dem Effekt bei Wildtyp-C57/Bl6 Mäusen (WT), während **b** den Effekt nach Gabe derselben Medikation bei 5-HT_{1A}-Rezeptor-Knockoutmäusen (KO) derselben genetischen Linie deutlich macht (Parks et al. 1998). Bemerkenswert ist das Ausbleiben jeglicher Unterdrückung der neuronalen Impulse durch 8-OH-DPAT bei den Knockout-Mäusen. Die unterdrückende Wirkung von 8-OH-DPAT auf serotonerge Impulse wurde durch die Gabe des selektiven 5-HT_{1A}-Rezeptor-Antagonisten WAY-100635 (WAY) rückgängig gemacht. **c** Effekt von 0,5 mg/kg subkutan appliziertem 8-OH-DPAT auf die 5-HT-Ausschüttung bei Wildtyp- und Knockout-Mäusen. Entsprechend des Fehlens eines unterdrückenden Effektes auf neuronale Impulse bei Knockout-Mäusen führte 8-OH-DPAT nicht zu einer Verringerung der 5-HT-Ausschüttung. (Nach Daten von Amargós-Bosch et al. 2004)

SSRI verursacht wird (Rollema et al. 1996; Hervás et al. 2000).

Dennoch wird die Wirkung des 5-HT_{1A}-Autorezeptor-vermittelten negativen Feedbacks, das in einer Abschwächung der neuronalen Entladungsrate und des terminalen 5-HT-Anstiegs resultiert, nach einer längeren Behandlungsdauer mit SSRI merklich abgeschwächt. Somit kam es bei längerer SSRI-Behandlung zu einer Erholung der Entladungsrate der 5-HT-Neurone in den dorsalen Raphekernen und einem Anstieg an extrazellulärem 5-HT, der im Vergleich zur Akutbehandlung größer war (Bel u. Artigas 1993; Blier u. de Montigny 1994). Beide Effekte resultieren wahrscheinlich aus der 5-HT-induzierten Desensitivisierung der Raphe-5-HT_{1A}-Autorezeptoren. Die Abschwächung der Entladungsfrequenz und der Transmitterausschüttung der 5-HT-Neurone aufgrund der exzessiven Aktivierung der 5-HT_{1A}-Autorezeptoren bedingen (zumindest zu einem Teil) den verzögerten Wirkungseintritt der Antidepressiva, die auf das 5-HT-System wirken. Hierzu gehören die meisten TZA, SSRI und SSNRI. Ein ähnlicher Mechanismus hat sich für noradrenerge Neurone als wirksam erwiesen, nämlich die Aktivierung der α_2-Adrenozeptoren, die als Autorezeptoren der Neurone des Locus coeruleus fungieren (Svensson et al. 1975; Invernizzi et al. 2001; Mateo et al. 2001).

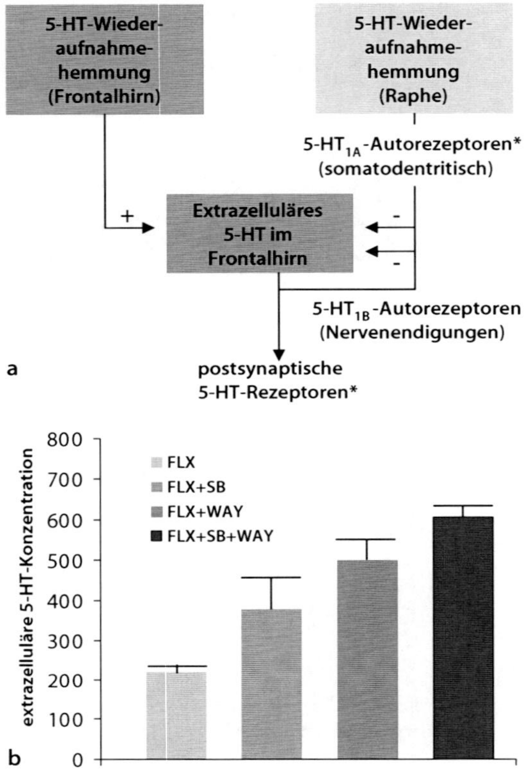

Abb. 22.2. a Die selektiven Wiederaufnahmehemmer (SSRI) üben in Synapsen des Frontalhirns zwei gegensätzliche Effekte auf die extrazelluläre Konzentration an 5-HT aus. Einerseits blocken sie die 5-HT-Wiederaufnahme in Nervenendigungen und erhöhen somit die extrazelluläre 5-HT-Konzentration. Andererseits vermehrt die gleichzeitige Hemmung der mesenzephalen Raphe ebenfalls die 5-HT-Konzentration (mehr als im Frontalhirn), was zur Aktivierung der $5\text{-}HT_{1A}$-Autorezeptoren führt und somit die 5-HT-neuronalen Impulse und die 5-HT-Ausschüttung der Frontalhirnaxone verringert. Die Aktivierung der terminalen ($5\text{-}HT_{1B}$-)Autorezeptoren verringert ebenfalls die 5-HT-Ausschüttung. Die **Sterne** deuten die möglichen Wirkorte des Pindolols im menschlichen Gehirn an (anders als bei Nagern mangelt es Pindolol signifikant an Affinität für humane $5\text{-}HT_{1B}$-Rezeptoren). **b** Der Anstieg der extrazellulären 5-HT-Konzentration im Frontalhirn kann durch Antagonisten der 5-HT-Autorezeptoren ermöglicht werden. Wie es an Mikrodialyse-Experimenten gezeigt wurde, ermöglicht eine Blockade der $5\text{-}HT_{1A}$- und/oder $5\text{-}HT_{1B}$-Rezeptoren durch selektive Antagonisten (jeweils 0,3 mg/kg s.c. WAY100635 und 4 mg/kg i.p. SB224289) die Effekte der Gabe des SSRI Fluoxetin (FLX) (10 mg/kg i.p.) auf die extrazelluläre 5-HT-Konzentration im frontalen Kortex. Die Ergebnisse sind das arithmetische Mittel ± SEM-Werte der extrazellulären 5-HT-Konzentration (in Prozent der Baseline) in den verschiedenen experimentellen Gruppen

22.2.1 $5\text{-}HT_{1A}$-Autorezeptor-Blockade als Möglichkeit der Wirkungsverbesserung

Im Jahr 1993 wurde die These aufgestellt, dass »$5\text{-}HT_{1A}$-Rezeptorantagonisten die klinischen Effekte der Antidepressiva beschleunigen (und vielleicht verstärken) könnten, indem sie diesen negativen Feedbackeffekt verhindern« (Artigas 1993). Dies würde einen schnelleren Anstieg der synaptischen 5-HT-Konzentration ermöglichen, infolge der Umgehung der Inhibition der 5-HT-Ausschüttung, wie es in Mikrodialysestudien und bei der Nachahmung der $5\text{-}HT_{1A}$-Rezeptor-Desensibilisierung, wie sie nach längerer Antidepressivaanwendung auftritt, beobachtet wurde (Blier u. De Montigny 1994). Präklinische Daten, die mit selektiven $5\text{-}HT_{1A}$-Rezeptor-Antagonisten gewonnen wurden (Artigas et al. 1996) und erst kürzlich bei Mäusen, denen der $5\text{-}HT_{1A}$-Rezeptor fehlt, beobachtet wurden (Knobelman et al. 2001; Bortolozzi et al. 2004), gehen mit diesem Ansatz konform. Abbildung 22.2b zeigt die Potenzierung des neurochemischen Effekts einer Einfachdosis Fluoxetin bei gleichzeitiger Gabe eines $5\text{-}HT_{1A}$- und $5\text{-}HT_{1B}$-Rezeptor-Antagonisten. Somit stellt dies einen Ansatz an Add-on-Strategien für schneller wirksame Antidepressiva dar. Angesichts des Mangels an $5\text{-}HT_{1A}$-Rezeptor-Antagonisten für die Behandlung des Menschen wurde diese Hypothese dennoch 1994 erstmals mit dem β-Adrenozeptor/$5\text{-}HT_{1A}$-Rezeptor-Antagonisten Pindolol überprüft (Artigas et al. 1994). Dieses Präparat, das eine Affinität von $\sim 10^{-8}$ M für $5\text{-}HT_{1A}$-Rezeptoren aufweist, antagonisierte einige durch die Aktivierung zentraler $5\text{-}HT_{1A}$-Rezeptoren vermittelte Abläufe, wie z. B. Hypothermie oder die hormonale Sekretion.

Es muss betont werden, dass man wie oben angeführt von Pindolol eine Beschleunigung der antidepressiven Wirkung durch das Verhindern der verminderten 5-HT-Ausschüttung erhoffte, wie sie durch Aktivierung der Rezeptoren induziert wird. Präklinische Daten haben später belegt, dass Pindolol teilweise in der Lage war, die Hemmung der neuronalen Entladungsrate infolge der 5-HT-selektiven Wiederaufnahme-Blockade zu verhindern und die durch die SSRI vermittelte erhöhte 5-HT-Konzentration im Frontalhirn zu steigern (Romero et al. 1996).

Es sollte noch erwähnt werden, dass keine präklinischen Daten existierten, die die Gabe von Pindolol bei behandlungsresistenten Patienten stützen, zumal die Gründe für ein Therapieversagen facettenreich sind und möglicherweise nicht in Verbindung mit dem durch Antidepressiva ausgelösten negativen Feedback auf 5-HT-Neurone stehen. Dennoch erwies sich Pindolol in der Pilotstudie und in einer darauffolgenden bekräftigenden Studie (Artigas et al. 1994; Blier u. Bergeron 1995) bei manchen behandlungsresistenten Patienten als wirksam. Dies war Anlass zu einer Realisierung einer placebokontrollierten Studie, die das Vermögen von Pindolol, bei therapieresistenten Patienten eine klinische Reaktion auszulösen, genauer untersuchen sollte.

22.3 Pindolol: klinische Daten

Seit der Publikation der ersten Studie (Artigas et al. 1994) wurden Ergebnisse von 15 placebokontrollierten klinischen Erprobungen und einigen unverblindeten Studien über die Verwendung von Pindolol veröffentlicht (Artigas et al. 2001; Ballesteros u. Collado 2004) (◘ Tabelle 22.1). Drei weitere kontrollierte Studien untersuchten den Effekt des Pindolol auf eine verbesserte klinische Reaktion der SSRI bei Angsterkrankungen.

Im Allgemeinen führt die zusätzliche Pindololgabe zu einem SSRI (3×2,5 mg/Tag, mit einer Ausnahme einer Studie mit 3×5 mg/Tag) zu einer Beschleunigung des antidepressiven Wirkungseintritts. In einer kleinen Studie wurde die Dosis von 7,5 mg/Tag auf einmal gegeben, mit positiven Effekten einer Beschleunigung der antidepressiven Reaktion (Sokolski et al. 2004).

> **! Eine Metaanalyse von Ballesteros und Collado (2004) stützt die Ansicht, dass Pindolol die klinischen antidepressiven Reaktionen der SSRI signifikant beschleunigt (s. auch ◘ Abb. 22.4).**

Es ist erstaunlich, dass in einer großen Anzahl von Versuchen signifikante Unterschiede festgestellt wurden, trotz der momentanen Schwierigkeiten der Beurteilung des Einsetzens der antidepressiven Reaktion und manchmal auch der Unterscheidung zwischen aktivem medikamenteninduziertem oder placeboinduziertem Ansprechen auf klinische Erprobungen. Bei zwei dieser Versuche vermehrte die additive Pindololgabe sogar das Maximum der Ansprechrate auf die jeweils verwendeten SSRI (bei Fluoxetin von 59 auf 75% und bei Paroxetin von 48 auf 81%; ◘ Tabelle 22.1) (Pérez et al. 1997; Zanardi et al. 1997).

◘ Abbildung 22.3 zeigt die Beschleunigung der antidepressiven Antwort auf Fluoxetin durch dreimalige Pindololgabe von 2,5 mg/Tag. Entsprechend beschleunigte Pindolol den antidepressiven Effekt des SSNRI Milnacipran und erhöhte dessen maximale Ansprechrate (Isaac et al. 2003).

Pindolol wurde auch bei therapieresistenten Patienten eingesetzt und führte zu diskrepanten Ergebnissen. Einige Studien berichteten von Vorteilen nach zusätzlicher Pindololgabe, während die Mehrzahl dieser Studien keinen Unterschied gegenüber Placebogabe anzeigte (◘ Tabelle 22.1). Aus der oben genannten Metaanalyse geht hervor, dass Pindolol wie gesagt den Effekt der SSRI beschleunigt hat, doch allgemein nicht in der Lage war, den klinischen Effekt bei SSRI-resistenten Patienten zu steigern (◘ Abb. 22.4). Wie schon erwähnt, gab es hierfür kein präklinisches Schema. Dennoch wurde erwogen, ob die

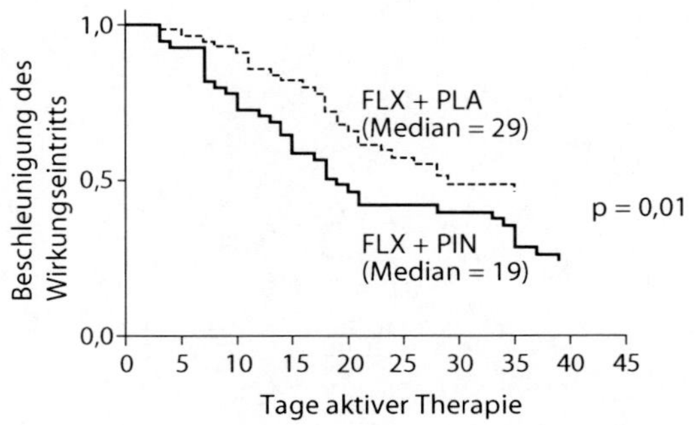

◘ **Abb. 22.3.** Pindololbedingte Verbesserung der antidepressiven Wirksamkeit. Beschleunigung der Zeit bis zum Einsetzen der antidepressiven Wirkung Fluoxetins, dargestellt als Kaplan-Meier-Überlebenskurven. Die medianen Zeiten bis zum Erreichen einer aufrechterhaltenen Reaktion bei Fluoxetin-plus-Placebo- und Fluoxetin-plus-Pindolol-Gruppen betrugen jeweils 29 und 19 Tage (p=0,01). (Nach Daten von Pérez et al. 1997)

Tabelle 22.1. Zusammenfassung der placebokontrollierten Studien mit Pindololtherapie bei Major Depression

Studie	Antidepressiva	n	Design	Dauer	Dosierung [mg/Tag]	Latenz bis Wirkeintritt	Ergebnis
Pérez et al. 1997	Fluoxetin, DF	111	Akzeleration	6 Wo.	7,5	PIN >PLA	PIN >PLA
Tomé et al. 1997	Paroxetin, DF	80	Akzeleration	6 Wo.	7,5	PIN ≥PLA[a]	PIN = PLA
Zanardi et al. 1997	Paroxetin, DF	63	Akzeleration	1–4 Wo.	7,5	PIN >PLA	PIN ≥PLA[b]
Bordet et al. 1998	Paroxetin, DF	100	Akzeleration	4 Wo[c].	15	PIN >PLA	PIN = PLA
Zanardi et al. 1998	Fluvoxamin, DF	72	Akzeleration	6 Wo.	7,5	PIN >PLA	PIN = PLA
Berman et al. 1999	Fluoxetin, DF	86	Akzeleration	6 Wo.	7,5–10	PIN = PLA	PIN = PLA
Shiah et al. 2000	EKT, DF, TR	20	Akzeleration	2 Wo.	7,5	PIN >PLA	PIN >PLA
Maes et al. 1996	Trazodon, DF, TR	33	Augmentation	4 Wo.	7,5	n.u.	PIN >PLA
Moreno et al. 1997	SSRI, Bupropion, Desipramin, TR	10	Augmentation	2 Wo.	7,5	n.u.	PIN = PLA
Maes et al. 1999	Fluoxetin, DF, TR	31	Augmentation	5 Wo.	7,5	PIN >PLA	PIN >PLA
Pérez et al. 1999	SSRI, Clomipramin, TR	80	Augmentation	10 Tage	7,5	n.u.	PIN = PLA
Smeraldi et al. 1999	Schlafentzug, TR	40	Augmentation	10 Tage	7,5	n.u.	PIN >PLA
Isaac et al. 2003	Milnacipran, DF	78	Akzeleration	6 Wo.	7,5	PIN >PLA	PIN >PLA
Sokolski et al. 2004	Paroxetin, TR	9	Augmentation	4 Wo.	7,5[d]	n.u.	PIN >PLA
Perry et al. 2004	SSRI, TR	38	Augmentation	3 Wo.	7,5	n.u.	PIN = PLA

DF »drug free«, **EKT** Elektrokrampftherapie, **PIN** Pindolol, **PLA** Placebo, **TR** therapieresistent, **n.u.** nicht untersucht.
[a]DieStudie wurde in zwei Zentren durchgeführt, mit positiven Ergebnissen in einem Zentrum.
[b]Gesteigerte Wirksamkeit nach 4 Wochen Behandlung.
[c]Interimsanalyse nach 4 Wochen. Es wurde keine weiteren Ergebnisse mitgeteilt.
[d]Einmaldosis.

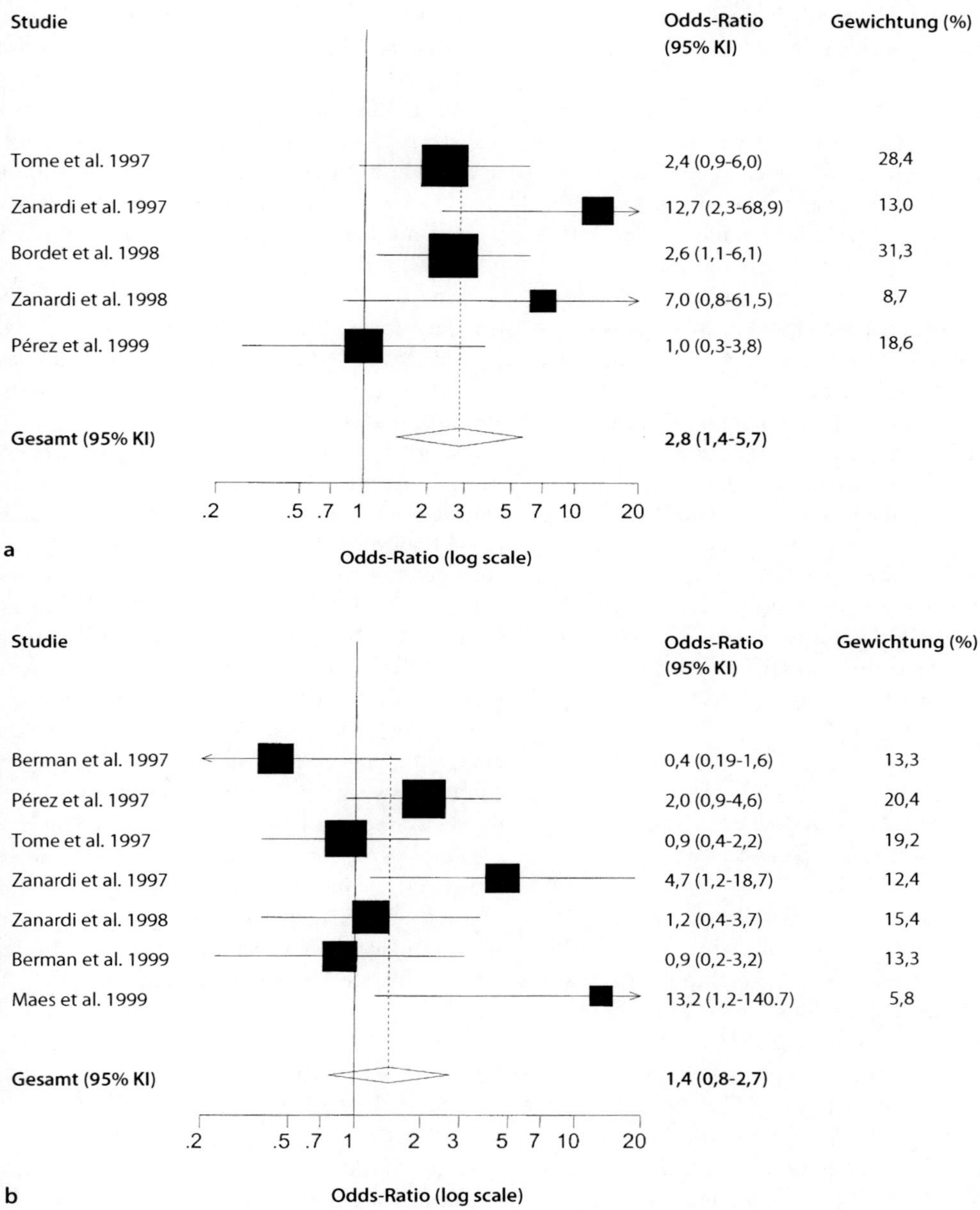

Abb. 22.4a,b. Metaanalyse der klinischen Versuche, die Pindolol zur Beschleunigung des antidepressiven Wirkungseintritt bei unbehandelten Patienten (**a**) und zur Effektverbesserung bei SSRI-behandelten antidepressiv nicht reagierenden Patienten einsetzten (**b**). (Nach Daten von Ballesteros u. Collado 2004)

Verstärkung der 5-HT-vermittelten Neurotransmission imstande sei, die therapeutischen Abläufe der SSRI zu verbessern. Eine genauere Analyse der Daten in diesen Versuchen könnte ergeben, dass der Effekt von Pindolol bei manchen Patienten möglicherweise auf die angewandte Dosis zurückzuführen ist (2,5 mg 3-mal täglich, 7,5 mg pro Tag insgesamt), während andere vielleicht aufgrund des unterschiedlichen Resistenzgrades gegenüber pharmakologischen Behandlungen (z. B. schlechtes Passieren der Blut-Hirn-Schranke, genetische Unterschiede im Reaktionsverhalten auf SSRI etc.) oder infolge der Resistenzursachen nicht darauf reagieren. Interessanterweise berichten Zanardi et al. (2001) von einem signifikant größeren Effekt der Pindololaugmentation bei Patienten mit der kurzen Variante des 5-HT-Transporter-Promotorgens, was auf eine Mitbeteiligung genetischer Differenzen im Ansprechverhalten auf die Kombinationen von SSRI plus Pindolol schließen lässt.

Es sei noch erwähnt, dass eine epidemiologische Studie einer großen Stichprobe von Patienten, die aufgrund kardiovaskulärer Ursachen mit Pindolol behandelt wurden, eine im Vergleich zur Behandlung mit anderen β-Blockern signifikant niedrigere Inzidenz von Depression und zudem einen geringeren Antidepressivaverbrauch über 3 Jahre aufwies (Räsanen et al. 1999). Dies legt ganz allgemein einen Gesamtvorteil des Pindolol gegenüber anderen β-Blockern in Bezug auf affektive Störungen nahe.

22.3.1 Pindololdosierung und 5-HT_{1A}-Rezeptor-Besetzung

Eine entscheidende Fragestellung, die den Wirkmechanismus von Pindolol betrifft, ist die der Besetzung zentraler 5-HT_{1A}-Rezeptoren bei einer verwendeten Pindololdosierung von typischerweise 7,5 mg/Tag. Der Vergleich der Pindololplasmaspiegel behandelter Patienten (~25 nM) (Pérez et al. 2001) mit der In-vitro-Affinität von Pindolol für humane 5-HT_{1A}-Rezeptoren, die durch autoradiographische Studien bestimmt wurde (Raurich et al. 1999; Castro et al. 2000), deutet darauf hin, dass diese Pindololdosierung zu einer Besetzung der 5-HT_{1A}-Rezeptoren im menschlichen Gehirn führt.

Diese Ansicht wurde durch PET-Studien belegt. Bei einer dieser Studien führte die Pindololgabe (7,5 mg/Tag über eine Woche) an gesunden Freiwilligen zu einer signifikanten Abnahme der $[^{11}C]$WAY100635-Bindung und zu einer höheren Besetzung in den dorsalen Raphekernen (40%) als im Hippocampus (18%) (Martinez et al. 2001). Eine andere PET-Studie ergab niedrigere Besetzungswerte für beide Areale und zeigte Unterschiede in der prä- und postsynaptischen Rezeptorbesetzung (Rabiner et al. 2001). Dies stimmt mit Ergebnissen aus Tierversuchen überein, die eine bevorzugte Aktivität von Pindolol an somatodendritischen 5-HT_{1A}-Rezetoren belegen (Artigas et al. 2001).

Eine der Schlussfolgerungen dieser Studien ist, dass in zukünftigen Augmentationsstudien höhere Dosen (z. B. 3×5 mg/Tag oder mehr) verwendet werden sollten, um die Besetzung der 5-HT_{1A}-Autorezeptoren zu erhöhen.

Aufgrund der Verstärkung der neurochemischen Effekte und Verhaltenseigenschaften der SSRI durch selektive 5-HT_{1A}-Rezeptor-Antagonisten sollten diese Wirkstoffe in klinischen Versuchen getestet werden, um zu klären, ob eine Blockade der 5-HT_{1A}-Rezeptoren die klinischen Effekte der SSRI verbessern kann. Einen wichtigen Aspekt dieser neuen Wirkstoffe stellt der Mangel an Selektivität für prä- oder postsynaptische 5-HT_{1A}-Rezeptoren dar (Rabiner et al. 2002). Die komplette Blockade postsynaptischer Rezeptoren kann die gesteigerte Transmission aufgrund antidepressivainduzierter 5-HT_{1A}-Rezeptoren im Hippocampus von Rattenhirnen aufheben (Haddjeri et al. 1998). Dennoch muss diese Hypothese in klinischen Studien experimentell getestet werden, zumal andere 5-HT-Rezeptoren ebenfalls an den Effekten der SSRI beteiligt sein können.

22.3.2 Ist Pindolol ein 5-HT_{1A}-Rezeptor-Antagonist?

Pindolol wurde ursprünglich als Antihypertensivum mit partiellen β-Adrenozeptor-Blocker-Eigenschaften entwickelt. Jedoch handelt es sich hierbei auch um einen relativ potenten (partiellen) Antagonisten gegenüber 5-HT_{1A}-Rezeptoren, der die Blut-Hirn-Schranke leicht passiert (Middlemiss et al. 1985; Middlemiss 1986). Das Grundprinzip der Pindololanwendung als Augmentationstherapeutikum liegt in seiner Eigenschaft, 5-HT_{1A}-Autorezeptoren der Rapheneurone zu blockieren und ist somit in der Abschwächung der

Autoinhibition dieser Neurone begründet. Dem Prinzip nach würde man vermuten, dass dies den serotonergen Effekt der Antidepressiva verstärkt und die Latenz bis zum Einsetzen der klinischen Wirkung verkürzt (Artigas 1993). Da noch keine selektiven 5-HT_{1A}-Rezeptor-Antagonisten für die Anwendung am Menschen verfügbar sind, wurde Pindolol aufgrund seines Vermögens, im menschlichen Organismus 5-HT_{1A}-Rezeptor-vermittelte Vorgänge zu blocken, ausgewählt (Lesch et al. 1990).

Da Pindolol mit einer partiell intrinsischen Aktivität an 5-HT_{1A}-Rezeptoren assoziiert ist (~20%; Newman-Tancredi et al. 1998), konnten Resultate erzielt werden, die auf dem experimentellen Modell zur Testung ihrer antagonistischen Eigenschaften beruhen, und es wurde – daher nicht überraschend – von widersprüchlichen Ergebnissen berichtet (Artigas et al. 2001). Aktuellere Studien tendieren dazu, Pindolol in vivo bei Versuchstieren einen partiellen antagonistischen Effekt auf präsynaptische 5-HT_{1A}-Rezeptoren zuzuschreiben – unter Bedingungen, die einer SSRI-Behandlung des Menschen entsprechen (Míguez et al. 2002; Rasmussen et al. 2004).

22.4 Fazit

Pindolol beschleunigt – und in manchen Fällen verbessert es – die klinische Wirkung antidepressiver Medikamente, obwohl es eine limitierte Wirkung auf therapieresistente Patienten zu haben scheint. PET-Scans deuten an, dass die momentan gebräuchlichen Dosen (7,5 mg/Tag) nur eine moderate Besetzung (40% oder niedriger) der 5-HT_{1A}-Autorezeptoren bewirkt. Also ist es zweckmäßig, in zukünftigen Augmentationsstudien höhere Dosen zu verabreichen (z. B. 3×5 mg/Tag oder mehr). Derartige Dosen würden noch immer bevorzugt zu einer Besetzung der Raphe-5-HT_{1A}-Autorezeptoren führen. Falls Pindolol die Effekte der SSRI, wie sie in experimentellen Mikrodialysestudien beobachtet wurden, im menschlichen Gehirn ermöglicht, könnte die Aktivierung postsynaptischer 5-HT-Rezeptoren gesteigert werden.

Aufgrund dieser experimentellen Belege, dass 5-HT_{1A}-Rezeptor-Antagonisten die neurochemischen Effekte und das Wirkverhalten der SSRI verstärken, entwickeln einige pharmazeutische Unternehmen selektivere und potentere Rezeptorantagonisten als Pindolol (zur Anwendung mit SSRI; Add-On-Strategien) und doppelt wirksame Substanzen (Affinität für 5-HT-Transporter und 5-HT_{1A}-Rezeptoren), um die momentanen Limitierungen der SSRI zu überwinden. Der klinische Einsatz dieser neuen Wirkstoffe sollte es ermöglichen, derzeitige Meinungsverschiedenheiten um die Pindololwirkung und um die relative Gewichtung prä- und postsynaptischer 5-HT_{1A}-Rezeptoren in der Behandlung von Depressionen zu klären.

Literatur

Adell A, Artigas F (1991) Differential effects of clomipramine given locally or systemically on extracellular 5-hydroxytryptamine in raphe nuclei and frontal cortex. An in vivo microdialysis study. Naunyn Schmiedebergs Arch Pharmacol 343: 237–244

Adell A, Celada P, Artigas F (2001) The role of 5-HT_{1B} receptors in the regulation of serotonin cell firing and release in the rat brain. J Neurochem 79: 172–182

Adell A, Celada P, Abellán MT, Artigas F (2002) Origin and functional role of the extracellular serotonin in the midbrain raphe nuclei. Brain Res Rev 39: 154–180

Amargós-Bosch M, Bortolozzi A, Puig MV, Serrats J, Adell A, Celada P, Toth M, Mengod G, Artigas F (2004) Co-expression and in vivo interactions of $serotonin_{1A}$ and $serotonin_{2A}$ receptors in pyramidal neurons of prefrontal cortex. Cereb Cortex 14: 281–299

Angst J (1992) Epidemiology of depression. Psychopharmacology 106 [Suppl]: S71-S74

Araneda R, Andrade R (1991) 5-Hydroxytryptamine-2 and 5-hydroxytryptamine-1A receptors mediate opposing responses on membrane excitability in rat association cortex. Neuroscience 40: 399–412

Artigas F (1993) 5-HT and antidepressants: new views from microdialysis studies. Trends Pharmacol Sci 14: 262

Artigas F, Pérez V, Alvarez E (1994). Pindolol induces a rapid improvement of depressed patients treated with serotonin reuptake inhibitors. Arch Gen Psychiatry 51: 248–251

Artigas F, Romero L, de Montigny C, Blier P (1996) Acceleration of the effect of selected antidepressant drugs in major depression by 5-HT_{1A} antagonists. Trends Neurosci 19: 378–383

Artigas F, Celada P, Laruelle M, Adell (2001) How does pindolol improve antidepressant action. Trends Pharmacol Sci 22: 224–228

Ashby CR, Edwards E, Wang RY (1994) Electrophysiological evidence for functional interaction between 5-HT_{1A} and

5-HT_{2A} receptors in the rat medial prefrontal cortex: an iontophoretic study. Synapse 17: 173–181

Ballesteros J, Collado LF (2004) Effectiveness of pindolol plus serotonin uptake inhibitors in depression: a meta-analysis of early and late outcomes from randomised controlled trials. J Affect Disorders 79: 137–147

Barnes NN, Sharp T (1999) A review of central 5-HT receptors and their function. Neuropharmacology 38: 1083–1152

Beaudet A, Descarries L (1978) The monoamine innervation of rat cerebral cortex: synaptic and nonsynaptic axon terminals. Neuroscience 3: 851–860

Bel N, Artigas F (1992) Fluvoxamine preferentially increases extracellular 5-hydroxytryptamine in the raphe nuclei: an in vivo microdialysis study. Eur J Pharmacol 229: 101–103

Bel N, Artigas F (1993) Chronic treatment with fluvoxamine increases extracellular serotonin in frontal cortex but not in raphé nuclei. Synapse 15: 243–245

Berman RM, Anand A, Cappiello A, Miller HL, Hu XS, Oren DA, Charney DS (1999) The use of pindolol with fluoxetine in the treatment of major depression: final results from a double-blind, placebo-controlled trial. Biol Psychiatry 45: 1170–1177

Blier P, De Montigny C (1987) Modification of 5-HT neuron properties by sustained administration of the 5-HT_{1A} agonist gepirone: electrophysiological studies in the rat brain. Synapse 1: 470–480

Blier P, De Montigny C (1994) Current advances in the treatment of depression. Trends Pharmacol Sci 15: 220–226

Blier P, Bergeron R (1995) Effectiveness of pindolol with selected antidepressant drugs in the treatment of major depression. J Clin Psychopharmacol 15: 217–222

Bordet R, Thomas P, Dupuis B (1998) Effect of pindolol on onset of action of paroxetine in the treatment of major depression: intermediate analysis of a double-blind, placebo-controlled trial. Reseau de Recherche et d•Expérimentation Psychopharmacologique. Am J Psychiatry 155: 1346–1351

Bortolozzi A, Amargós-Bosch M, Toth M, Artigas F, Adell A (2004) In vivo efflux of serotonin in the dorsal raphe nucleus of 5-HT_{1A} receptor knockout mice. J Neurochem 88: 1373–1379

Casanovas JM, Lésourd M, Artigas F (1997) The effect of the selective 5-HT_{1A} agonists alnespirone (S-20499) and 8-OH-DPAT on extracellular 5-hydroxytryptamine in different regions of rat brain. Br J Pharmacol 122: 733–741

Casanovas JM, Berton O, Celada P, Artigas F (2000) In vivo actions of the selective 5-HT_{1A} receptor agonist BAY x 3702 on serotonergic cell firing and release. Naunyn Schmiedebergs Arch Pharmacol 362: 248–254

Castro ME, Harrison PJ, Pazos A, Sharp T (2000) Affinity of (±)-pindolol, (–)-penbutolol, and (–)-tertatolol for pre- and postsynaptic serotonin 5-HT_{1A} receptors in human and rat brain. J Neurochem 75: 755–762

Celada P, Artigas F (1993) Monoamine oxidase inhibitors increase preferentially extracellular 5-hydroxytryptamine in the midbrain raphe nuclei. A brain microdialysis study in the awake rat. Naunyn Schmiedebergs Arch Pharmacol 347: 583–590

Celada P, Puig MV, Casanovas JM, Guillazo G, Artigas F (2001) Control of dorsal raphe serotonergic neurons by the medial prefrontal cortex: involvement of serotonin-1A, GABA_A, and glutamate receptors. J Neurosci 21: 9917–9929

Cortés R, Soriano E, Pazos A, Probst A, Palacios JM (1988) Autoradiography of antidepresssant binding sites in the human brain: Localization using [^{3}H]imipramine and [^{3}H]paroxetine. Neuroscience 27: 473–496

Czyrak A, Czepiel K, Mackowiak M, Chocyk A, Wedzony K (2003) Serotonin 5-HT_{1A} receptors might control the output of cortical glutamatergic neurons in rat cingulate cortex. Brain Res 989: 42–51

De Felipe J, Arellano JI, Gomez A, Azmitia EC, Muñoz A (2001) Pyramidal cell axons show a local specialization for GABA and 5-HT inputs in monkey and human cerebral cortex. J Comp Neurol 433: 148–155

Haddjeri N, Blier P, De Montigny C (1998) Long-term antidepressant treatments result in a tonic activation of forebrain 5-HT_{1A} receptors. J Neurosci 18: 10150–10156

Hervás I, Queiroz CMT, Adell A, Artigas F (2000) Role of uptake inhibition and autoreceptor activation in the control of 5-HT release in the frontal cortex and dorsal hippocampus of the rat. Br J Pharmacol 130: 160–166

Invernizzi RW, Parini S, Sacchetti G, Frascasso C, Caccia S, Annoni K, Samanin R (2001) Chronic treatment with reboxetine by osmotic pumps facilitates its effect on extracellular noradrenaline and may desensitize β_2-adrenoceptors in the prefrontal cortex. Br J Pharmacol 132: 183–188

Isaac MT, Isaac MB, Gallo F, Tournoux A (2003) Milnacipran and pindolol: a randomized trial of reduction of antidepressant latency. Hum Psychopharmacol 18: 595–601

Jacobs BL, Azmitia EC (1992) Structure and function of the brain serotonin system. Physiol Rev 72: 165–229

Knobelman DA, Hen R, Lucki I (2001) Genetic regulation of extracellular serotonin by $\text{5-hydroxytryptamine}_{1A}$ and $\text{5-hydroxytryptamine}_{1B}$ autoreceptors in different brain regions of the mouse. J Pharmacol Exp Ther 298: 1083–1091

Lépine JP, Gastpar M, Mendlewicz J, Tylee A (1997) Depression in the community: the first pan-European study DEPRES (Depression Research in European Society). Int Clin Psychopharmacol 12: 19–29

Lenox RH, McNamara RK, Papke RL, Manji HK (1998) Neurobiology of lithium: an update. J Clin Psychiatry 59 [Suppl 6]: 37–47

Lesch KP, Poten B, Sohnle K, Schulte HM (1990) Pharmacology of the hypothermic response to 5-HT_{1A} receptor activation in humans. Eur J Clin Pharmacol 39: 17–19

Maes M, Libbrecht I, van Hunsel F, Campens D, Meltzer HY (1999) Pindolol and mianserin augment the antidepressant activity of fluoxetine in hospitalized major depressed patients, including those with treatment resistance. J Clin Psychopharmacol 19: 177–182

Maes M, Vandoolaeghe E, Desnyder R (1996) Efficacy of treatment with trazodone in combination with pindolol or fluoxetine in major depression. J Affect Disord 41: 201–210

Martinez D, Hwang D, Mawlawi O et al. (2001) Differential occupancy of somatodendritic and postsynaptic 5HT_{1A}

receptors by pindolol: a dose-occupancy study with [11C]WAY 100635 and positron emission tomography in humans. Neuropsychopharmacol 24: 209–229

Mateo Y, Fernandez-Pastor B, Meana JJ (2001) Acute and chronic effects of desipramine and clorgyline on $ß_2$-adrenoceptors regulating noradrenergic transmission in the rat brain: a dual-probe microdialysis study. Br J Pharmacol 133: 1362–1370

Middlemiss DN (1986) Blockade of the central 5-HT autoreceptor by beta-adrenoceptor antagonists. Eur J Pharmacol 120: 51–56

Middlemiss DN, Neil J, Tricklebank MD. (1985) Subtypes of the 5-HT receptor involved in hypothermia and forepaw treading induced by 8-OH-DPAT. Br J Pharmacol 134: 382–389

Míguez JM, Paz-Valiñas L, Míguez I, Aldegunde M (2002) Somatodendritic action of pindolol to attenuate the paroxetine-induced decrease in serotonin release from the rat ventral hippocampus: a microdialysis study. Naunyn Schmiedebergs Arch Pharmacol 365: 378–387

Moreno FA, Gelenberg AJ, Bachar K, Delgado PL (1997) Pindolol augmentation of treatment-resistant depressed patients. J Clin Psychiatry 58: 437–439.

Murray CJ, Lopez AD (1997) Alternative projections of mortality and disability by cause 1990–2020: Global Burden of Disease Study. Lancet 349: 1498–1504

Newman-Tancredi A, Chaput C, Gavaudan S, Verriele L, Millan MJ (1998) Agonist and antagonist actions of pindolol at recombinant, human serotonin1A ($5\text{-}HT_{1A}$) receptors. Neuropsychopharmacology 18: 395–398

Oleskevich S, Descarries L (1990) Quantified distribution of the serotonin innervation in adult rat hippocampus. Neuroscience 34: 19–33

Parks CL, Robinson PS, Sibille E, Shenk T, Toth M (1998) Increased anxiety of mice lacking the $serotonin_{1A}$ receptor. Proc Natl Acad Sci USA 95: 10734–10739

Pérez V, Puigdemont D, Gilaberte I, Alvarez E, Artigas F (2001) Augmentation of fluoxetine•s antidepressant action by pindolol: analysis of clinical, pharmacokinetic, and methodologic factors. J Clin Psychopharmacol 21: 36–45

Pérez V, Gilaberte I, Faries D, Alvarez E, Artigas F (1997) Randomised, double-blind, placebo-controlled trial of pindolol in combination with fluoxetine antidepressant treatment. Lancet 349: 1594–1597

Pérez V, Soler J, Puigdemont D, Alvarez E, Grup de recerca en trastorns afectius, Artigas F (1999). A double-blind randomized, placebo-controlled trial of pindolol augmentation in depressive patients resistant to serotonin reuptake inhibitors. Arch Gen Psychiatry 56: 375–379

Perry EB, Berman RM, Sanacora G, Anand A, Lynch-Colonese K, Charney DS (2004) Pindolol Augmentation in depressed patients resistant to selective serotonin reuptake inhibitors: a double-blind, randomized, controlled trial. J Clin Psychiatry 65: 238–243

Rabiner EA, Bhagwagar Z, Gunn RN, Sargent PA, Bench CJ, Cowen PJ, Grasby PM (2001) Pindolol augmentation of selective serotonin reuptake inhibitors: PET evidence that the dose used in clinical trials is too low. Am J Psychiatry 158: 2080–2082

Rabiner EA, Wilkins MR, Turkheimer F, Gunn RN, de Haes JU, de Vries M, Grasby PM (2002) $5\text{-}Hydroxytryptamine_{1A}$ receptor occupancy by novel full antagonist 2-[4-[4-(7-chloro-2,3-dihydro-1,4-benzdioxyn-5-yl)-1-piperazinyl]butyl]-1, 2-benzisothiazol-3-(2H)-one-1,1-dioxide: a[11C][O-methyl-3H]-N-(2-(4-(2-methoxyphenyl)-1-piperazinyl)ethyl)-N-(2-py ridinyl)cyclohexanecarbox amide trihydrochloride (WAY-100635) positron emission tomography study in humans. J Pharmacol Exp Ther 301: 1144–1150

Räsanen P, Hakko H, Tiihonen J (1999) Mitchell B. Balter Award 1998. Pindolol and major affective disorders: a three-year follow-up study of 30,485 patients. J Clin Psychopharmacol 19: 297–302

Rasmussen K, McCreary AC, Shanks EA (2004) Attenuation of the effects of fluoxetine on serotonergic neuronal activity by pindolol in rats. Neurosci Lett 355: 1–4

Raurich A, Mengod G, Artigas F, Cortés R (1999) Displacement of the binding of $5\text{-}HT_{1A}$ receptor ligands to pre- and postsynaptic receptors by (-)pindolol. A comparative study in rodent, primate and human brain. Synapse 34: 68–76

Rollema H, Clarke T, Sprouse JS, Schulz DW (1996) Combined administration of a 5-hydroxytryptamine ($5\text{-}HT_{1D}$) antagonist and a 5-HT reuptake inhibitor synergistically increases 5-HT release in guinea pig hypothalamus in vivo. J Neurochem 67: 2204–2207

Romero L, Bel N, Artigas F, de Montigny C, Blier P (1996) Effect of pindolol on the function of pre- and postsynaptic 5- HT1A receptors: in vivo microdialysis and electrophysiological studies in the rat brain. Neuropsychopharmacology 15: 349–360

Saura J, Kettler R, Da Prada M, Richards JG (1992) Quantitative enzyme radioautography with ^{3}H-Ro 41–1049 and ^{3}H-Ro 19–6327 in vitro: localization and abundance of MAO-A and MAO-B in rat CNS, peripheral organs, and human brain. J Neurosci 12: 1977–1999

Shiah IS, Yatham LN, Srisurapanont M, Lam RW, Tam EM, Zis AP (2000) Does the addition of pindolol accelerate the response to electroconvulsive therapy in patients with major depression? A double-blind, placebo-controlled pilot study. J Clin Psychopharmacol 20: 373–378

Smeraldi E, Benedetti F, Barbini B, Campori E, Colombo C (1999) Sustained antidepressant effect of sleep deprivation combined with pindolol in bipolar depression. A placebo-controlled trial. Neuropsychopharmacology 20: 380–385

Sokolski KN, Conney JC, Brown BJ, DeMet EM (2004) Once-daily high-dose pindolol for SSRI-refractory depression. Psychiat Res 125: 81–86

Sprouse JS, Aghajanian GK (1986) (-)-Propranolol blocks the inhibition of serotonergic dorsal raphe cell firing by $5\text{-}HT_{1A}$ selective agonists. Eur J Pharmacol 128: 295–298

Sprouse JS, Aghajanian GK (1987) Electrophysiological responses of serotoninergic dorsal raphe neurons to $5\text{-}HT_{1A}$ and $5\text{-}HT_{1B}$ agonists. Synapse 1: 3–9

Svensson TH, Bunney BS, Aghajanian GK (1975) Inhibition of both noradrenergic and serotonergic neurons in brain by the alpha-adrenergic agonist clonidine. Brain Res 92: 291–306

Tanaka E, North RA (1993) Actions of 5-hydroxytryptamine on neurons of the rat cingulate cortex. J Neurophysiol 69: 1749–1757

Tollefson GD, Holman SL (1994) How long to onset of antidepressant action? Int Clin Psychopharmacol 9: 245–250

Tomé MB, Isaac MT, Harte R, Holland C (1997) Paroxetine and pindolol: a randomized trial of serotonergic autoreceptor blockade in the reduction of antidepressant latency. Int Clin Psychopharmacol 12: 81–89

Zanardi R, Artigas F, Franchini L, Sforzini L, Gasperini M, Smeraldi E, Pérez J (1997) How long should pindolol be associated with paroxetine to improve the antidepressant response? J Clin Psychopharmacol 17: 446–450

Zanardi R, Franchini L, Gasperini M, Lucca A, Smeraldi E, Pérez J (1998) Faster onset of action of fluvoxamine in combination with pindolol in the treatment of delusional depression: a controlled study. J Clin Psychopharmacol 18: 441–446

Zanardi R, Serretti A, Rossini D, Franchini L, Cusin C, Lattuada E, Dotoli D, Smeraldi E (2001) Factors affecting fluvoxamine antidepressant activity: influence of pindolol and 5-HTTLPR in delusional and nondelusional depression. Biol Psychiatry 50: 323–330

Östrogen und Testosteron

H. Ernst, H.S. Silverman, N.L. Rasgon

Die erhöhte Prävalenz der Major Depression bei Frauen stellt eines der konstantesten und erstaunlichsten Ergebnisse von Untersuchungen affektiver Störungen dar. Frauen leiden doppelt so häufig wie Männer an einer unipolaren Major Depression. Es gibt zahlreiche Erklärungen für dieses Phänomen; die Unterschiede bezüglich der Sexualhormone und die Auswirkung dieser Hormone auf verschiedene Neurotransmittersysteme im ZNS gelten als wichtigste definierende Variable. Eine Übersicht der gegenwärtig verfügbaren Literatur zeigt, dass die alleinige Gabe von Östrogen eine wirksame Kurzzeitbehandlung perimenopausaler Frauen mit milder oder Minor Depression bzw. Dysthymie darstellt. Es gibt allerdings keine Evidenz dafür, dass eine alleinige Östrogengabe für die Behandlung einer Major Depression wirksam ist. Östrogen kann auch als Augmentation antidepressiver Medikationen, vor allem bei Frauen in der Peri- und Postmenopause, eingesetzt werden. Es werden allerdings größere, besser kontrollierte und länger durchgeführte Studien benötigt, um Strategien einer Östrogenbehandlung bei Depressionen zu definieren. Basierend auf dem gegenwärtigen Wissensstand muss ein sorgfältiges Abwägen der Risiken und Vorteile stattfinden, bevor Therapieentscheidungen getroffen werden können.

Hypogonadale Männer, die an einer Dysthymie leiden, können von einer Testosteronbehandlung profitieren. Eine alleinige Gabe von Testosteron scheint jedoch keine effektive Behandlung einer Major Depression von Männern darzustellen.

Die Rolle von Testosteron als zusätzlich appliziertes Hormon zu einer Östrogen- und Progesteronsubstitutionstherapie bei postmenopausalen Frauen ist weiterhin umstritten. Auch hier besteht ein Bedarf an größeren Studien mit längerer Laufzeit, um den potenziellen Nutzen zu erkennen.

23.1 Steroidhormone

23.1.1 Endokrine Regelkreise

Bei Androgenen, Östrogenen und Progesteron sowie Glukokortikoiden und Mineralokortikoiden handelt es sich um Hormone, die vom Cholesterol abstammen. Ihre Synthese und Sekretion findet in der Nebennierenrinde (Kortisol, Aldosteron), in den Ovarien bzw. im Corpus Luteum (Östrogene, Progesteron) und im Hoden (Testosteron) statt. Die Hauptwege der Steroidhormonbiosynthese in Hoden und Ovar sind in ◘ Abb. 23.1 dargestellt.

Neuronale Aktivität im mediobasalen Hypothalamus stimuliert die pulsatile Ausschüttung von Gonadotrophin-relasing-Hormon (GnRH) in das hypothalamische-hypophysäre Pfortadersystem. GnRH fördert die Ausschüttung von luteinisierendem Hormon (LH) und follikelstimulierendem Hormon (FSH) im Hypophysenvorderlappen (HVL). Bei Frauen unterliegt die FSH-Sekretion einer Feedbackkontrolle durch Östrogen. Während der ersten Phase des Zyklus (Follikulärphase) führt der Anstieg an FSH und LH zu einer Stimulation des ovariellen Follikelwachstums. Die Follikelreifung führt zu einer gesteigerten Östrogenproduktion, die wiederum mittels eines positiven Feedbacks auf die Gonadotropinsekretion einen akuten Anstieg der LH-Sekretion und die Ovulation auslöst (◘ Abb. 23.2). Auf die Ovulation folgt die Lutealphase, in welcher der Follikel in das Östrogen- und progesteronproduzierende Corpus Luteum umgewandelt wird. Fand keine Fertilisation statt, bildet sich das Corpus Luteum zurück, die proliferierte Uterusschleimhaut wird abgestoßen und die Menstruation tritt ein. Der Abfall der Östrogenspiegel während der letzten paar Tage der Lutealphase verursacht den Anstieg der FSH-Spiegel, der den nächsten Menstruationszyklus kennzeichnet (Burt et al. 1998).

Bei Männern führt LH zu einer Stimulation der Leydig-Zwischenzellen des Hodens, was die Synthese und Sekretion von Testosteron zur Folge hat. Die Sekretion über pulsatile Salven erfolgt etwa sechsmal täglich, mit einem morgendlichen Gipfel und einem Tiefpunkt am frühen Abend. Die Sekretion wird mittels eines negativen Feed-

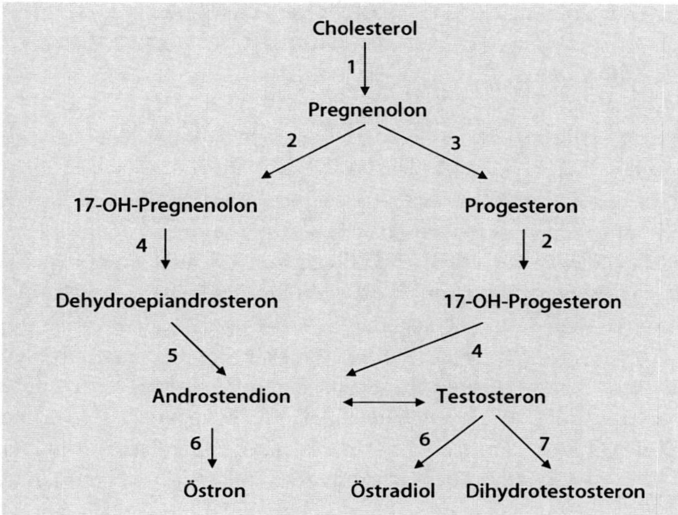

Abb. 23.1. Biosynthese der Androgene und Östrogene (mod. nach Stenchever 2001). **1** C_{20-22}-Lyase (Desmolase), **2** 17α-Hydroxylase, **3** 3β-Hydroxysteroid-Oxidoreduktase-Δ^{5-4}-Isomerase, **4** C_{17-20}-Lyase, **5** 17β-Hydroxysteroid-Oxidoreduktase (Dehydrogenase), **6** Aromatase, **7** 5α-Reduktase

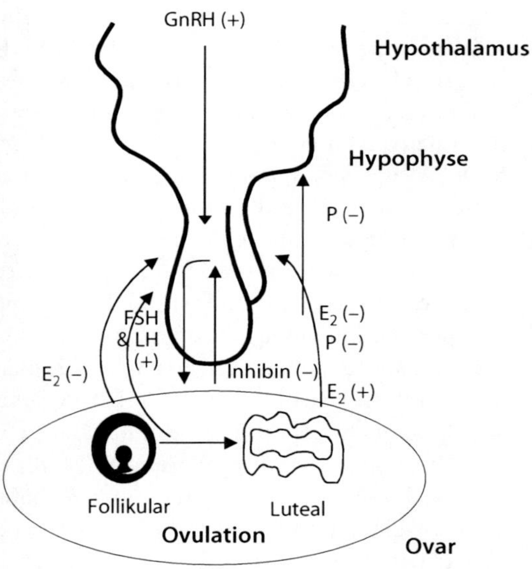

Abb. 23.2. Hypothalamus-Hypophysen-Gonaden-Achse (mod. nach Burt et al. 1998). **E_2** Östradiol, **FS** follikelstimulierendes Hormon, **GnRH** Gonadotropin-releasing-Hormon, **LH** luteinisierendes Hormon, **P** Progesteron, (–) negatives Feedback, (+) positives Feedback

backs auf Hypothalamus und Hypophyse reguliert (Seidman u. Walsh 1999).

Die Bioverfügbarkeit der Steroidhormone, etwa von Östrogen und Testosteron, wird durch das Ausmaß ihrer Plasmaproteinbindung bestimmt. Etwa 98% des Testosterons beispielsweise liegt proteingebunden vor. Davon geht etwas über die Hälfte eine schwache Bindung mit Albumin ein, während der übrige Teil in fester Bindung an das sexualhormonbindende Globulin (SHBG) vorliegt. Frei zirkulierendes Testosteron, also der Anteil des leicht vom Albumin und weniger leicht vom SHBG dissoziierten Testosterons, bindet an den Steroidhormonrezeptor und wird als Steroidhormon-Rezeptor-Komplex in den Zellkern transportiert, wo dieser an spezifische DNA-Sequenzen bindet (Seidman u. Walsh 1999).

23.1.2 Neurobiologische Grundlagen

Östrogen-, Progesteron- und Testosteronrezeptoren wurden in verschiedenen Hirnarealen nachgewiesen und vermitteln eine große Bandbreite verschiedener Aktivitäten unterschiedlicher Neurotransmittersysteme innerhalb des ZNS. Hierzu gehören serotonerge (5-HT), adrenerge, cholinerge und GABAerge Signaltransduktionswege (Joffe u. Cohen 1998; Stahl 1998). Es ist erwiesen, dass diese Neurotransmitter eine Schlüsselrolle in der Pathophysiologie affektiver und kognitiver Störungen sowie in Bezug auf Wirkmechanismen der für diese Störungen zur Verfügung stehenden Medikamente einnehmen.

Östrogen führt zu einem erhöhten Abbau der Monoaminooxidase (MAO), die für die Metabolisierung von Noradrenalin, Dopamin und Serotonin zuständig ist. Es interagiert auch mit $5\text{-}HT_{2A}$- und $5\text{-}HT_1$-Rezeptoren. Östrogen vermindert beispielsweise die Expression der $5\text{-}HT_{1A}$-Autorezeptoren in den Raphekernen (ebenso wie Progesteron) und führt zu einem Anstieg der Dichte an $5\text{-}HT_{2A}$-Rezeptoren (Shors u. Leuner 2003). Demnach könnte Östrogen über eine gesteigerte Serotoninsynthese und/oder eine verminderte Serotoninwiederaufnahme die serotonerge Transmission fördern (Shors u. Leuner 2003). Eine aktuelle Positronenemissionstomographie-(PET-)Studie an 10 postmenopausalen Frauen zeigte einen Anstieg der $5\text{-}HT_{2A}$-Rezeptor-Bindungsaktivität für verschiedene Areale im präfrontalen Kortex als Folge einer Östrogensubstitutionstherapie (Kugaya et al. 2003).

Im Gegensatz zu Östrogen scheint Progesteron einen depressiogenen Effekt auf das ZNS auszuüben. Dieser Effekt wird meistens durch dessen aktive Metaboliten Pregnenolon und Allopregnenolon vermittelt, wahrscheinlich durch vermehrte GABA-inhibitorische Vorgänge, Steigerung der MAO-Aktivität und durch Senkung der Gesamterregbarkeit des Gehirns (Genazzani et al. 2002). Es wurde bereits häufiger berichtet, dass Progesteron einen destabilisierenden Effekt auf die Stimmung von Frauen ausübt und einige der antidepressiven Wirkungen des Östrogens abschwächen kann (Stahl 1998).

Testosteronrezeptoren finden sich in verschiedenen Bereichen des ZNS, beispielsweise in Kortex, Hypophyse, Hypothalamus, Thalamus, Amygdala und Hirnstamm. Testosteron könnte die serotonerge Rezeptoraktivität auf eine Art regulieren, die Aggression, Furcht, Ängstlichkeit und Grundstimmung direkt beeinflusst (Rohr 2002).

23.1.3 Zeitliche Schwankungen der Blutspiegel gonadaler Hormone

Der weibliche Organismus unterliegt im Zeitraum zwischen Pubertät und Menopause monatlichen Schwankungen der Östrogen- und Progesteronspiegel. Die Östrogenspiegel sind während der frühen Follikelphase am niedrigsten (bis zu 60 pg/ml) und während der späten Follikelphase am höchsten (bis zu 700 pg/ml). Die Progesteronspiegel sind während der Follikelphase am niedrigsten (bis zu 0,95 ng/ml) und im Zeitraum der mittleren Lutealphase am höchsten (bis zu 11,3 ng/ml). Die Anzahl ovarieller Follikel nimmt im Verlauf des reproduktionsfähigen Alters langsam ab, bis ein Alter von etwa 40 Jahren erreicht ist, um dann deutlich schneller abzufallen. Während die Follikel sich vermehrt zurückbilden und schwächer auf eine FSH-Stimulation reagieren, nimmt die Östrogenproduktion im Ovar ab, und die FSH- und LH-Spiegel steigen aufgrund der fehlenden Feedbackhemmung auf Ebene der hypothalamischen-hypophysären Achse.

Die Menopause markiert das Einstellen der ovariellen Tätigkeit und tritt etwa ein Jahr nach Ausbleiben der monatlichen Zyklen ein. Die Übergangsphase bis zum Eintritt der Menopause wird Perimenopause genannt und ist durch Variieren der Zykluslängen infolge häufiger anovulatorischer Perioden und fluktuierender Spiegeln gonadaler Hormone gekennzeichnet. Ein FSH-Serumspiegel von mehr als 25 IE/l in Kombination mit einem herabgesetzten Östradiolspiegel (weniger als 40 pg/ml am 2. oder 3. Tag des Zyklus) deutet auf einen Eintritt der Menopause hin. Während und nach der Menopause bleiben die FSH-Spiegel über 40 IE/l und die Östradiolspiegel unter 25 pg/ml (Burt et al. 1998; Williams u. Casper 1998; Knochenhauer u. Azziz 2001; Speroff 2002).

Die gemeinsame Produktion von Androgenen in Nebennierenrinde (NNR) und Ovarien jüngerer gesunder menstruierender Frauen beträgt in Bezug auf die Sekretion in den Hauptkreislauf etwa 300 µg Testosteron täglich (Padero et al. 2002). Etwa 50–60% des Testosterons entstehen mittels Konversion aus Androstendion in peripheren Geweben, 30% werden in den NNR gebildet und 20%

in den Ovarien (Holst et al. 2004). Im Gegensatz zu dem steileren Rückgang der Östrogen- und Progesteronproduktion während der menopausalen Übergangsphase verläuft der Abfall der Testosteronspiegel konstanter. Der größte Rückgang (von etwa 50%) findet sich während des Lebensabschnitts zwischen 20 und 40 Jahren als Resultat des altersbezogenen Rückganges der Sekretion von Ovar und NNR (Padero et al. 2002). Die Androgenspiegel bleiben während des Lebensabschnittes zwischen 40 und 60 Jahren relativ konstant bei etwa 180 µg pro Tag, unterliegen aber erheblichen interindividuellen Schwankungen (Rohr 2002).

Die Testosteronsekretion unterliegt auch bei Männern lebenslang Schwankungen. Ab einem Alter von etwa 20 Jahren, wo ein Gipfel erreicht wird, sinkt der Pegel, wenn auch bis zum Alter von 50 Jahren nicht signifikant (Seidman u. Walsh 1999). Zu den zwei wichtigsten longitudinalen Studien bezüglich der Testosteronspiegel alternder Männer zählen die Massachusetts Male Aging Study (MMAS) und die Baltimore Longitudinal Study of Aging (BLSA). Die MMAS (Feldman et al. 2002) verzeichnete einen jährlichen Rückgang der Gesamttestosteronspiegel um 1,6% und der Spiegel des bioverfügbaren Testosterons um 2–3%. Männer aller Altersgruppen mit normalem Gesundheitszustand wiesen um 10–15% höhere Spiegel auf als ihre Gegenüber mit Übergewicht, chronischen Krankheiten oder exzessivem Alkoholkonsum.

Laut BLSA betrug die Prävalenz eines Hypogonadismus (definiert als <325 ng/dl Testosteron) für Männer in den Fünfzigern 12%, in den Sechzigern 19%, in den Siebzigern 28% und in den Achtzigern 49% (Harman et al. 2001).

23.2 Therapiestudien

Die Interaktion von Östrogen mit verschiedenen Neurotransmittern innerhalb des reproduktionsfähigen Alters von Frauen könnte für die Entwicklung einer reproduktions- oder endokrinumassoziierten affektiven Störung, wie z. B. der prämenstruellen Dysphorie, Wochenbettdepression oder Depressionen der Perimenopause, von großer Bedeutung sein. Die folgenden Absätze konzentrieren sich hauptsächlich auf die Anwendung von Östrogen als Monotherapie oder als Augmentation antidepressiver Medikationen bei depressiven Frauen in der Peri- und Postmenopause. (Zu prämenstrueller Dysphorie, Schwangerschaftsdepressionen und postpartalen Depressionen ► Kap. 9.)

23.2.1 Östrogenmonotherapie bei Frauen

Eine der ersten Studien über die Östrogenanwendung bei therapieresistenten Depressionen prä- und postmenopausaler Frauen wurde von Klaiber et al. (1979) durchgeführt. Dabei verabreichte man 40 stationär behandelten Frauen, die schwere rezidivierende Verlaufsformen einer auf alle Therapieformen (inkl. Elektrokrampftherapie) therapieresistenten Major Depression aufwiesen, supraphysiologische Dosierungen konjugierten Östrogens (5–25 mg/Tag, dies entspricht etwa der 5- bis 20fachen Dosierung der sonst üblichen postmenopausalen Substitutionstherapie). Die Verumgruppe (Östrogen, n=23) zeigte einen durchschnittlichen Rückgang der Hamilton-Depression-Scale-(HAMD-)Gesamtwerte von 9,2 Punkten gegenüber der Kontrollgruppe (Placebo, n=17) mit Werten von nur 0,1 Punkten. Zudem zeigten 6 der 23 mit Östrogen behandelten Frauen einen Rückgang des HAMD von 15 Punkten, im Gegensatz zur Kontrollgruppe, in der keine Versuchsperson einen Rückgang von 10 oder mehr Punkten aufweisen konnte. Alter und menopausaler Status standen mit den Besserungsergebnissen in keinem signifikanten Zusammenhang. Obwohl einige der östrogenbehandelten Frauen eine deutlich signifikante Besserung ihrer Symptomatik aufwiesen, blieb die Mehrheit der östrogenbehandelten Frauen symptomatisch (Klaiber et al. 1979). Nach unserem Wissen wurde diese Studie bislang nicht wiederholt.

Seit längerem weiß man, dass in der Menopause häufig auftretende vasomotorische Symptome, wie beispielsweise Hitzewallungen, Nachtschweiß und Palpitationen, durch eine Hormonsubstitutionstherapie (HST) abgeschwächt werden können. Um die Gesamtauswirkung der HST auf eine depressive Stimmungslage zu untersuchen und zu erörtern, in welchem Ausmaß Behandlungsfaktoren wie z. B. Behandlungsdauer, Typ der HST und Verabreichungsart eine Auswirkung auf das Behandlungsergebnis haben, führten Zweifel und O Brien 1996 eine Metaanalyse von 26 Studien durch. Diese Analyse lässt vermuten, dass die HST eine Abschwächung depressiver Stimmungen in der Menopause zur Folge hat. Die Gesamteffektgröße betrug 0,68, was bedeutet, dass die Patienten der Versuchsgruppen durchschnittlich weniger depressiv waren als 76% der Patienten der Kontrollgruppe. Analysen bezüglich der spezifischen Hormonbehandlungen zeigten, dass die alleinige Östrogengabe einen größeren Effekt zur Folge hatte als eine alleinige Progesterongabe oder eine mit Östrogen kombinierte Progesteronadministration. Interessanterweise hatte eine alleinige Androgengabe oder eine mit Östrogen kombinierte Androgengabe noch größere Reduktionen depressiver Stimmungslagen zur Folge. Zusätzlich konnte herausgefunden werden, dass der Effekt für Frauen in der Perimenopause größer war als für Frauen in der Postmenopause.

Bezüglich der Untersuchung der Wirksamkeit von Östrogen als antidepressiver Monotherapie liegen zwei aktuellere, doppelblinde, placebokontrollierte Studien vor:

Schmidt et al. (2000) evaluierten die Wirksamkeit von 50 µg transdermal appliziertem 17β-Östradiol als antidepressive Behandlung an 34 perimenopausalen Frauen, die entweder an einer Major Depression oder einer Minor Depression litten. In den ersten 3 Wochen wurde den Frauen entweder Östradiol oder Placebo verabreicht, in den darauf folgenden 3 Wochen wurde allen Frauen Östradiol verabreicht. Ein komplettes oder partielles Ansprechen konnte bei 80% der Patientinnen der Versuchsgruppe (Östradiol) gegenüber 22% der Patientinnen der Kontrollgruppe (Placebo) beobachtet werden; 6 von 7 Frauen mit der aktuellen Diagnose einer Major Depression und 19 von 24 Frauen mit einer Minor Depression sprachen auf die Östrogengabe an. Die Effekte auf die Stimmungslage waren unabhängig vom Vorliegen von Symptomen wie Hitzewallungen oder Schlafstörungen. Tatsächlich wurden Symptome wie Angst und Anhedonie bei Frauen, die nicht unter Hitzewallungen litten, stärker abgeschwächt als bei depressiven Frauen mit Hitzewallungen. Daher lassen diese Ergebnisse vermuten – vorausgesetzt sie werden in Studien mit größeren Stichproben bestätigt –, dass HST einen antidepressiven Effekt ausübt, unabhängig ihrer Effekte bezüglich körperlicher Symptome der Perimenopause.

Soares et al. (2001) untersuchten die Wirksamkeit von 100 µg transdermal appliziertem 17β-Östradiol bezüglich der Behandlung von Patientinnen der Perimenopause, die unter Major Depression (n=26), Dysthymie (n=11) oder Minor Depressive Disorder (n=13) litten. 67% der Patientinnen der Versuchsgruppe (Östradiol) remittierten, im Vergleich zu 20% der Patientinnen der Kontrollgruppe (Placebo) ($p<0{,}001$). Darüber hinaus sanken die Punktwerte der Montgomery Asberg Depression Rating Scale (MADRS) kontinuierlich über die gesamte 12-wöchige Behandlungsphase, und die antidepressive Wirkung konnte über eine 4-wöchige Ausschleichungsperiode aufrechterhalten werden. In dieser Studie konnten keine Unterschiede bezüglich der Symptomverbesserungsraten von Major Depression, Minor Depression oder Dysthymie festgestellt werden.

In einer 8-wöchigen offenen Studie untersuchten Rasgon et al. (2002) die Wirksamkeit einer Östrogensubstitutionstherapie (ÖST) bei 16 Frauen der Perimenopause, die an einer Major Depresson litten. Über 8 Wochen wurde 10 Versuchspersonen 17β-Östradiol als orale Monotherapie (0,3 mg/Tag) verabreicht; 6 Frauen, die an einer bislang therapieresistenten Major Depression litten, bekamen 17β-Östradiol als Augmentation ihrer Fluoxetinbehandlung. Alle Patientinnen zeigten auf der HAMD bereits nach einer Woche klinisch signifikante Verbesserungen ihrer Symptomatiken. Von den 10 Frauen, die ÖST als Monotherapie bekamen, remittierten 6 Patientinnen, 3 Patientinnen sprachen partiell auf die Behandlung an. Eine Patientin zeigte selbst nach Beendigung der achtwöchigen Behandlungsperiode keine Reaktion auf ÖST. Von den 6 Frauen, die Östradiol als Augmentation zu Fluoxetin verabreicht bekamen, remittierte eine Patientin, während 5 Patientinnen ein partielles Ansprechen aufwiesen. Diese kleinere offene Studie lässt vermuten, dass ÖST bei manchen Frauen der Perimenopause, bei denen eine Major Depression diagnostiziert wurde, antidepressiv wirksam ist.

Eine weitere offene Studie untersuchte den Effekt einer 4-wöchigen transdermalen 17β-Östradiol-Applikation (100 µg/Tag) auf depressive Symptome von Frauen der Peri- und Postmenpause (Cohen et al. 2003). Für 12 der 22 Frauen mit perimenopausaler (n=10) und postmenopausaler (n=12) Depression trafen die Diagnosekriterien bezüglich einer Major Depression zu, während für 7 Patientinnen eine Minor Depression und für 3 Patientinnen eine Dysthymie diagnostiziert wurde. Anhand der Werte von MADRS und BDI konnte bei 6 der 9 Frauen, die sich in der Perimenopause befanden, eine Remission festgestellt werden, gegenüber einer Remissionsrate von nur 2 zu 11 Frauen bei Patientinnen der Postmenopause. – Dieses Ergebnis lässt vermuten, dass es sich bei Depressionen perimenopausaler Frauen um erhebliche Störungen psychischen Befindens handelt, die mit dem Reproduktionszyklus assoziiert sind und durch eine ÖST evtl. therapiert werden können (Cohen et al. 2003).

23.2.2 Östrogenaugmentation bei Frauen

Da Östrogen serotonerge Funktionen des ZNS moduliert, vermutet man, dass die erniedrigten Östrogenspiegel der Menopause das Ansprechverhalten auf serotonerge Antidepressiva beeinflussen. Obwohl die verbreitete Ansicht, dass die Menopause eine Hochrisikoperiode bezüglich des Auftretens diverser affektiver Störungen darstellt, nicht durch epidemiologische Daten gestützt wird, scheinen ältere Frauen, die eine ÖST erhalten, weniger signifikante depressive Symptomatiken aufzuweisen als entsprechende Frauen, die keine ÖST erhalten. Erst kürzlich verglichen Grigoriadis et al. (2003) Ansprechraten und Verträglichkeiten von Antidepressiva bei jüngeren (<44 Jahre; n=91) und älteren Frauen (>50 Jahre; n=24), auf welche die DSM-IV-Kriterien einer Major Depression zutrafen, mit einer Vergleichsgruppe von 86 altersangepassten Männern. Das bezeichnende Ergebnis war die Tatsache, dass jüngere Frauen nach achtwöchiger antidepressiver Therapie signifikant niedrigere HAMD-Werte und signifikant höhere Remissionsraten als die älteren Frauen aufwiesen. Ein solches Verteilungsmuster bezüglich des Alters konnte für die männliche Kontrollgruppe nicht festgestellt werden.

Kornstein et al. (2000) beschrieben in einer größeren klinischen Studie ebenfalls signifikante Ergebnisse bezüglich unterschiedlicher Ansprechraten auf Sertralin unter prämenopausalen und postmenopausalen Frauen, für die jeweils die Diagnose einer chronischen Depression oder »doppelten Depression« (Major-Depression-Episoden auf der Grundlage einer Dysthymie) zutrafen. In dieser Studie zeigten Frauen ein signifikant häufigeres Ansprechen auf Sertralin als auf Imipramin (Männer sprachen im Gegensatz dazu besser auf Imipramin an). Zusätzlich dazu zeigte der Vergleich der Ansprechraten bezüglich des Status der Menopause, dass prämenopausale Frauen signifikant besser auf Sertralin ansprachen als auf Imipramin, während die Ansprechraten postmenopausaler Frauen auf beide Medikamente ähnlich waren. Die Autoren schlossen daraus, dass weibliche Sexualhormone das Ansprechen auf selektive Serotoninwiederaufnahmehemmer verbessern oder das Ansprechen auf trizyklische Antidepressiva blockieren (Kornstein et al. 2000).

Eine Literaturübersicht zur ÖST als Augmentationstherapie postmenopausaler Frauen zeigt uneinheitliche Ergebnisse und zahlreiche methodologische Defizite auf. Zwei ältere Studien, die sich mit der Östrogenaugmentation von Frauen unterschiedlichen Alters befassen, die mit trizyklischen Antidepressiva behandelt werden, konnten keine zusätzlichen Vorteile belegen. In der ersten Studie (Prange et al. 1972) wurden Frauen mit einer nicht therapieresistenten Major Depression gleichzeitig entweder Imipramin in Kombination mit Östrogen, Imipramin als Monotherapie oder Placebo verabreicht. Beide mit Imipramin behandelten Gruppen wiesen größere Fortschritte auf als die Gruppe, der Placebo verabreicht wurde. Ob Östrogen als Augmentation der Imipraminbehandlung appliziert wurde oder nicht, erbrachte keine unterschiedlichen Behandlungserfolge. Bemerkenswerterweise entwickelten manche Patientinnen, denen zusätzlich zu Imipramin Östrogen verabreicht wurde, Anzeichen einer Imipramintoxizität. – In der zweiten Studie erhielten 11 Frauen, die auf vorherige Antidepressivabehandlungen nicht ansprachen, Östrogen als Augmentation, nachdem sie zuvor mit Imipramin als Monotherapie behandelt wurden (Shapira et al. 1985). Vier Wochen nach Beginn der Östrogenaugmentation konnte keine signifikante Verbesserung der HAMD-Werte festgestellt werden. Eine Patientin zeigte nach einwöchiger Augmentation eine eindrucksvolle Verbesserung ihrer Symptomatik; eine weitere bipolare Patientin entwickelte 9 Tage nach Beginn der Östrogenaugmentation das Bild einer floriden Manie.

Dieses Phänomen, dass manische Symptome durch eine zusätzlich zu Antidepressiva applizierte Östrogengabe induziert werden können, beschrieben auch andere Autoren (Oppenheim 1984; Young et al. 1997).

Die Strategie einer Östrogenaugmentation trizyklischer Antidepressiva bedarf weiterer Studien, bis sie als Intervention therapieresistenter Patientinnen befürwortet werden kann. Strategien einer Östrogenaugmentation bei peri- und postmenopausalen Frauen, die kein oder nur ein partielles Ansprechen auf SSRI aufweisen, scheinen aussichtsreicher. Außer vorläufigen Daten wurden bisher keine prospektiven doppelblinden Studien veröffentlicht. Bei der nachträglichen Analyse einer sechswöchigen Fluoxetinstudie (20 mg/Tag) bemerkten Schneider et al. (1997), dass 20% der 358 Versuchspersonen gleichzeitige Hormonsubstitutionstherapien verschiedener Arten und Dosierungen erhielten. Alle Versuchspersonen waren älter als 60 Jahre und litten unter einer Major Depression. Bei den Frauen, die eine ÖST erhielten, war die Ansprechrate auf Fluoxetin signifikant besser. Patientinnen, die anderweitig eine ÖST erhielten und denen über die Studie Fluoxetin verabreicht wurde, zeigten durchschnittlich wesentlich größere prozentuale Verbesserungen ihrer HAMD-Werte als Patientinnen, die ebenfalls anderweitig eine ÖST erhielten, in der Studie aber mit Placebo behandelt wurden (40,1% vs. 17,0%). Bei den Frauen, die keine ÖST erhielten, waren die Unterschiede zwischen den Ansprechraten auf Fluoxetin oder Placebo gering (Schneider et al. 1997). – Hingegen konnten Amsterdam et al. (1999) in einer retrospektiven Studie bei Frauen mit Major Depression, die 45 Jahre oder älter waren, keine Unterschiede bezüglich der Ansprechraten auf Fluoxetin (20 mg) zwischen ÖST-behandelten (n=40) und nicht mit ÖST behandelten (n=132) Versuchspersonen feststellen.

Schneider et al. (2001) werteten Daten zweier multizentrischer Studien aus, die den Effekt zusätzlich verabreichten Östrogens auf das Ansprechen Sertralins unter 127 Frauen über 60 Jahren untersuchten. Obwohl keine signifikanten Unterschiede anhand der HAMD- oder HAMA-(Hamilton-Angstskala-)Werte ermittelt werden konnten, schienen die Frauen, die eine begleitende ÖST (ohne Progesteron) bekamen, signifikant größere allgemeine Fortschritte und eine erhöhte Lebensqualität aufzuweisen als die Frauen unter alleiniger Sertralinmedikation. Zusätzlich stellte man fest, dass die Wahrscheinlichkeit für die 60- bis 64-jährigen Patientinnen, eine klinische Reaktion auf Sertralin zu zeigen, höher war als für die älteren Frauen.

Wie bereits erwähnt, erhielten 6 Frauen, die eine bislang therapieresistente Major Depression aufwiesen, in der von Rasgon et al. (2002) durchgeführten Studie 17β-Östradiol als Augmentation ihrer Behandlung mit Fluoxetin. Bei einer der 6 Frauen kam es zur Remission; die übrigen 5 zeigten ein partielles Ansprechen. Der durchschnittliche HAMD-Wert lag vor der Östrogenaugmentation bei 23,2, während der mittlere HAMD-Wert zum Ende der 8 Wochen dauernden Augmentation bei 10,6 lag. Interessanterweise wurde ein besonders deutlicher Abfall der HAMD-Werte nach der ersten Woche der zusätzlichen ÖST beobachtet. – Dieser Verlauf konnte auch in einer doppelblinden placebokontrollierten Studie bei Frauen der Perimenopause wahrgenommen werden, denen Sertralin in Verbindung mit oder ohne transdermale ÖST verabreicht wurde (Rasgon et al. 2000). In beiden Gruppen sanken die HAMD-Werte, in der Gruppe, die zusätzlich eine ÖST-Augmentation erhielt, jedoch rascher.

23.2.3 Testosteronbehandlung bei Männern

Die mögliche Funktion des Testosterons in Bezug auf eine Abschwächung depressiver Symptomatik wurde hauptsächlich bei hypogonadalen Männern untersucht. Obwohl die Testosteronspiegel von Männern keinem vergleichsweise plötzlichen Versiegen der Produktion gonadaler Hormone unterliegen, wie es für die weibliche Menopause charakteristisch ist, sinkt der Testosteronspiegel mit zunehmendem Lebensalter ab. Dieser altersabhängige Hypogonadismus wird gelegentlich als »Andropause«, »Viropause« oder »männliches Klimakterium« bezeichnet (Perry et al. 2002). Dieser relative Mangel an Testosteron wurde schon oft als ursächlich für eine bestimmte Konstellation psychischer und physischer Symptome betrachtet, zu denen sexuelle Dysfunktion, Abnahme der Knochen- und Muskelmasse, Dysphorie, Irritierbarkeit und Ängstlichkeit zählen (Perry et al. 2002). Die Ursachen eines Hypogonadismus können primär (unzulängliche Funktion der Leydig-Zwischenzellen des Hodens), sekundär (unzulängliche Stimulation der Hoden durch hypophysäres LH) oder beides in Kombination sein (häufig bei älteren Männern).

Es liegen vergleichsweise wenige Studien zur Fragestellung vor, ob ein direkter Zusammenhang zwischen Testosteronspiegel (Funktion der Achse zwischen Hypothalamus, NNR und Gonaden) und depressiven Symptomen besteht und ob eine Supplementierung mit exogenem Testosteron zu einer Abschwächung depressiver Symptome führen kann. Aus Erfahrung wissen wir, dass supraphysiologische Dosen von Testosteron bei eugonadalen Männern zu ideosynkratischen Stimmungsveränderungen, wie z. B. Wut, Irritierbarkeit, Euphorie und sogar Hypomanie, führen können (Perry et al. 2002). Kann man ein Anheben der Testosteronspiegel hypogonadaler Männer auf ein normales Niveau für eine antidepressive Behandlung nutzen?

Morley et al. (2000) präsentierten 316 kanadischen Ärzten im Alter zwischen 40 und 62 Jahren einen Selbstbeurteilungsfragebogen bezüglich Androgenmangels unter alternden Männern (Questionnaire for Androgen Deficiency in Aging Males, ADAM). Dieser Fragebogen beinhaltete 10 Punkte, die folgende Faktoren berücksichtigten: herabgesetzte Libido, Energielosigkeit, geringere Ausdauer, Gewichtsverlust, Anhedonie, traurige oder »mürrische« Stimmung, »schwächere« Erektionen, Leistungsabfall im Sport, Schlafverhalten nach Mahlzeiten und kürzlicher Leistungsknick in Bezug auf die Arbeitsausführung. Rund 25% dieser Männer wiesen niedrige Spiegel bioverfügbaren Testosterons auf. Zu den besten Prädiktoren gehörten eine herabgesetzte Libido, »schwächere« Erektionen, Leistungsknick im Sport und eine traurige oder »mürrische« Grundstimmung. Daraufhin wurden 21 »ADAM-positive« Patienten mit exogenem Testosteron behandelt: Bei 18 von ihnen kam es zu Besserungen der Fragebogenwerte (Morley et al. 2000).

In einer Pilotstudie behandelten Seidman und Rabkin (1998) 5 hypogonadale Männer im Durchschnittsalter von 40 Jahren, die an einer SSRI-refraktären Major Depression litten, mit intramuskulär appliziertem Testosteron (400 mg alle 2 Wochen) über eine Gesamtdauer von 8 Wochen. Der Schweregrad der Depression wurde über HAMD und Q-LES-Q (Endicott Quality of Life and Enjoyment Scale) ermittelt. Alle 5 Männer nahmen einen rapiden und deutlichen Rückgang ihrer Symptome und einen Anstieg ihrer Lebensqualität wahr, wie es durch beide Instrumente festgestellt werden konnte. Hingegen erlitten 3 von 4 Versuchspersonen, bei denen die Testosterongabe durch eine einfach verblindete Placebogabe ersetzt wurde, einen Rückfall.

Leider konnte dieses Ergebnis in einer placebokontrollierten Studie mit einer größeren Gruppe von 30 gleichzeitig depressiven und hypogonadalen Männern im Durchschnittsalter von 52 Jahren nicht bestätigt werden. Dabei konnten keine signifikanten Unterschiede in den Ansprechraten (50% Reduktion der HAMD-Punktzahl) der Versuchsgruppe (n=13, wöchentliche Testosteroninjektion) und Placebokontrollgruppe (n=17) festgestellt werden. Es zeigte sich eine durchschnittliche Reduktion von 38,5% für Patienten der Versuchsgruppe und 41,2% für Patienten der Kontrollgruppe (Seidman et al. 2001).

Seidman et al. (2001) beurteilten den Zusammenhang zwischen Testosteronspiegel und milden oder chronisch-depressiven Erkrankungen bei älteren Menschen. Sie stellten die Hypothese auf, dass eine »sekundäre« Depression bei hypogonadalen Männern durch eine Testosteronsubstitution reversibel sein könnte. Sie stellten fest, dass ältere Männer mit einer Dysthymie signifikant niedrigere Gesamttestosteronspiegel als Männer mit einer Major Depression oder Männer ohne Depression aufwiesen (Seidman et al. 2002). Diese Daten konnten die Hypothese, dass eine Testosteronsubstitution bei Männern mit einer Major Depression als wirksame antidepressive Therapie angewendet werden kann, nicht bestätigen.

Die populationsbasierte Rancho-Bernardo-Querschnittsstudie untersuchte bei 856 Männern im Alter zwischen 50 und 89 Jahren, ob eine Verbindung zwischen endogenen Sexualhormonen und einer depressiven Gemütsverfassung besteht. Neben anderen Ergebnissen zeigte diese Studie, dass zwischen depressiven Stimmungen, die mit dem Beck Depression Inventory (BDI) abgeschätzt wurden, und den Spiegeln an bioverfügbarem Testosteron ein signifikanter und umgekehrter Zusammenhang besteht, unabhängig von Faktoren wie Alter, Gewichtsveränderung und körperlicher Aktivität (Barrett-Connor et al. 1999).

Eine Studie von Perry et al. (2002) lässt vermuten, dass unter älteren, depressiven, eugonadalen Männern vor allem diejenigen von einer Therapie mit Testosteron profitieren könnten, deren Depression spät aufgetreten ist (≥45 Jahre), im Gegensatz zu denen, die ein frühes Auftreten ihrer depressiven Symptomatik zeigen.

In den letzten Jahren wurden zusätzlich zur standardmäßigen intramuskulären Testosteroninjektion und den möglicherweise hepatotoxischen synthetischen Androgenpräparaten neue Verfahren der Testosterongabe entwickelt. In den USA stehen gegenwärtig topische Testosteronpflaster und -gels neben bukkalem Testosteron zur Verfügung.

Pope et al. (2003) randomisierten 22 hypogonadale Männer mittleren Alters, die die Kriterien einer therapieresistenten Major Depression aufwiesen, auf Placebo (zusätzlich zu ihrer regulären antidepressiven Behandlung) oder 1%iges Testosterongel (10 g/Tag). Etwas im Gegensatz zu den Ergebnissen der Seidman-Gruppe zeigten die Probanden, denen Testosteron verabreicht wurde, signifikant deutlichere Verbesserungen ihrer Werte auf der HAMD- und der Clinical-Global-Impression-Scale (CGI) als die Probanden, die Placebo erhielten; mit dem BDI konnte allerdings kein signifikanter Unterschied festgestellt werden. Bemerkenswerterweise lag der durchschnittliche Wert für das Gesamttestosteron in dieser Gruppe (durchschnittlich 46 Jahre) mit 403 ng/dl deutlich niedriger, als es für Männer im Alter zwischen 45 und 54 Jahren laut einer typischen Studie der allgemeinen Bevölkerung mit Durchschnittswerten von 605 ng/dl üblich ist.

Eine der aktuellsten Studien beobachtete 278 nicht depressive männliche Veteranen in Seattle über 2 Jahre. Von diesen 278 Veteranen wurden 255 Männer als eugonadal und 23 Männer als hypogonadal eingestuft. Alle Männer waren 45 Jahre alt oder älter. Das Ergebnis wurde hauptsächlich anhand der Inzidenz und dem Zeitpunkt der Diagnose einer Depression ermittelt. Die Zweijahresinzidenz einer diagnostizierten depressiven Erkrankung betrug unter den hypogonadalen Männern 21,7% gegenüber 7,1% innerhalb der eugonadalen Kohorte. Hypogonadale Männern zeigten auch eine signifikant kürzere Dauer bis zur Diagnose der Depression (Shores et al. 2004).

Schließlich gibt es noch 2 Studien, die die Linderung sekundärer Symptome eines Hypogonadismus bei Aids-Patienten infolge Testosteronsubstitution untersuchten. Rabkin et al. (2000) randomisierten 70 Männer auf 2 Gruppen, von denen die eine 2-mal pro Woche für 6 Wochen Testosteron, die andere Placebo injiziert bekam. Darauf folgte eine 12-wöchige offene Erhaltungstherapie. Die Ansprechraten (»sehr deutlich verbessert«) betrugen für Patienten, die Testosteron erhielten 74%, gegenüber 19% für Patienten, die Placebo erhielten. Von den insgesamt 26 Männern, die mit einer depressiven Störung nach Achse I vor Beginn der Behandlung diagnostiziert wurden, berichteten 58% der mit Testosteron behandelten Patienten (11 von 19 Probanden) und 14% der mit Placebo behandelten Patienten (1 von 7 Probanden) über eine verbesserte Stimmungslage (Rabkin et al. 2000).

Grinspoon et al. (2000) verglichen die BDI-Werte von 52 hypogonadalen und 10 eugonadalen Männern mit dem Vollbild Aids und untersuchten anschließend in einer doppelblinden placebokontrollierten Studie den Effekt einer Testosteronsubstitution auf die Depressionswerte. Am Anfang der Studie zeigten hypogonadale Männer im Vergleich zu eugonadalen Männern signifikant erhöhte BDI-Werte (15,5±1,1 vs. 10,6±1,4). Es bestand ein signifikanter inverser Zusammenhang zwischen den BDI-Werten und dem Spiegel sowohl des freien Testosterons als auch des Gesamttestosterons. Unter den 39 Patienten, die die Studie komplett absolvierten, sank der durchschnittliche BDI-Wert nur in der Gruppe derjenigen Patienten signifikant, die Testosteron erhalten hatten (–5,8±1,3), nicht jedoch in der Gruppe, der Placebo verabreicht worden war (–2,7±1,3). Die Veränderungen der BDI-Werte standen in einem signifikanten Zusammenhang mit Veränderungen des Gewichts. Die Autoren vermuteten, dass Testosteron entweder einen direkten Effekt auf höhere Stimmungszentren ausübt oder die Stimmung indirekt hebt, infolge seines positiven Effekt auf Gewicht, Muskelmasse und Funktionszustand (Grinspoon et al. 2000).

Potenzielle Vorteile müssen gegenüber potenziellen Risiken einer Testosteronsubstitution abgewogen werden (Rhoden u. Morgentaler 2004). Bezüglich des Risikos der Entwicklung einer koronaren Herzkrankheit könnte Testosteron einen Effekt haben. Von der Anwendung oraler Präparate wird aufgrund ihrer beachtlichen Hepatotoxizität abgeraten. Testosteron scheint zudem die Erythropoese zu stimulieren, was theoretisch zu einer höheren Viskosität des Blutes und möglicherweise zu einer Verschlechterung vorhandener Gefäßerkrankungen älterer Menschen führen kann. Die Risiken einer gesteigerten Erythropoese scheinen für intramuskulär injiziertes Testosteron höher zu sein als für topisch appliziertes Testosteron.

Die Hauptsorge bezüglich der Testosteronbehandlung ist jedoch das potenziell gesteigerte Risiko einer benignen Prostatahyperplasie (BPH) oder eines Prostatakarzinoms. Bei der BPH vergrößert sich das Prostatavolumen während der Testosteronsubstitutionstherapie ungefähr auf die Größe, die dem Prostatavolumen eugonadaler Männer entspricht. Allerdings liegen keine zwingenden Beweise vor, dass Testosteron eine kausale Rolle bei der Entstehung eines Prostatakarzinoms einnimmt.

! Dennoch sollten Patienten, die eine Testosteronsubstitutionstherapie erhalten, sorgfältig überwacht werden. Dies beinhaltet eine regelmäßige Bestimmung der PSA-Werte und digitale rektale Untersuchungen.

Rhoden und Morgentaler (2004) führen in ihrer Übersicht genauere Leitlinien bezüglich des Monitorings zu Beginn und während einer Testosteronsubstitutionstherapie an.

23.2.4 Testosteronbehandlung bei Frauen

Der Begriff »weibliches Androgenmangelsyndrom« umschreibt eine Konstellation bestimmter körperlicher Symptome und Verhaltensmerkmale, deren Ursache in niedrigen Testosteronspiegeln vermutet wird. Die Symptome sind vermindertes Wohlbefinden bzw. eine dysphorische Grundstimmung, anhaltende unerklärte Erschöpfung, Veränderungen sexueller Funktionen einschließlich verminderter Libido, sexueller Empfänglichkeit und Freude. Zu weiteren möglichen Anzeichen und Symptomen zählen Abnahme der Knochendichte, verminderte Muskelkraft und Veränderungen von Wahrnehmung und Erinnerungsvermögen (Bachmann et al. 2002).

»Pathologische« Ursachen eines weiblichen Androgenmangels können ovariell bedingt sein (frühzeitiger Funktionsverlust der Ovarien, Turner-Syndrom, Oophorektomie), Folge einer primären Nebennierenrindeninsuffizienz oder Adrenalektomie sein, aus einer Fehlsteuerung der HPA-Achse (hypothalamic-pituitary adrenal axis) resultieren (Hypopituitarismus), systemische Ursachen haben (z. B. HIV-Erkrankung oder andere chronische Krankheiten) oder iatrogen (z. B. antiandrogene Wirkstoffe, orale Kontrazeptiva, Hormonsubstitutionstherapie) verursacht sein (Padero et al. 2002; Bachmann et al. 2002; Davison u. Davis 2003). Studien haben gezeigt, dass eine weibliche Testosteronsupplementierung mit einer Verbesserung der sexuellen Funktion und des Wohlbefindens von Frauen der Menopause oder Frauen mit einer NNR-Insuffizienz einhergeht (Padero et al. 2002). Es liegen nur begrenzt Informationen über den Effekt einer Testosteronverabreichung in Bezug auf weibliche Körperproportionen vor. Es gibt jedoch Hinweise darauf, dass eine Testosteronsubstitutionstherapie zu einem Anstieg magerer Körpermasse infolge einer Abnahme abdominalen und viszeralen Fettes führt (Padero et al. 2002; Rohr 2002).

Am anderen Ende des Spektrums haben Frauen, die an einem polyzystischen Ovarsyndrom (PCOS) leiden, chronisch erhöhte Werte an freiem Testosteron bei gleichzeitig erniedrigtem Progesteron- und Östradiolspiegel (Weiner et al. 2004). Des Weiteren wurden erhöhte Spiegel freien Testosterons bei Frauen mit prämenstruellem Syndrom und bei Frauen in der peripartalen Zeit beobachtet. Letzteres steht möglicherweise mit dem »Baby Blues« in Zusammenhang (Rohr 2002; Weiner et al. 2004).

Paradoxerweise stehen sowohl niedrige als auch hohe Testosteronspiegel mit Depressionen wie auch mit Wohlbefinden von Frauen in Verbindung (Rohr 2002). In einer Studie bei 75 Frauen in der Menopause (chirurgisch bedingt), die zusätzlich zu konjugiertem Pferdeöstrogen täglich Placebo, transdermales Testosteron in einer Dosierung von 150 µg oder transdermales Testosteron in einer Dosierung von 300 µg erhielten, führte die höhere Testosterondosis zu einer Verbesserung sexueller Funktionen und psychischen Wohlbefindens, wie mit Hilfe des Psychological General Well-Being Index festgestellt werden konnte (Shifren et al. 2000).

Regestein et al. (2001) nahmen 35 gesunde postmenopausale Frauen, die bereits eine Östrogensubstitutionstherapie erhielten, in eine randomisierte doppelblinde placebokontrollierte Studie mit Cross-over-Design auf und verglichen die Effekte von oralem Methyltestosteron und Placebo bezüglich der Ausprägung einer Anzahl neuropsychologischer Faktoren. Nur ein Faktor, nämlich ein Test zur komplexen Informationsverarbeitung, zeigte im Ergebnis eine signifikante Verbesserung nach zusätzlicher Testosterongabe. Andere Tests ermittelten die Ausprägung von Faktoren wie Ängstlichkeit, Depression, Somatisierung, menopausenspezifische Lebensqualität und die Beurteilung weiterer kognitiver Funktionen. Trotz großer Varianz in den Ergebnissen neutralisierten sich die korrigierten Gesamtergebnisse gegenseitig, sodass kein Nettotherapieeffekt resultierte (Regestein et al. 2001).

In einer weiteren randomisierten placebokontrollierten Studie mit Cross-over-Design untersuchten Goldstat et al. (2003) die Wirksamkeit einer transdermalen Testosteronbehandlung hinsichtlich Stimmung, Wohlbefinden und sexueller Funktionen unter 31 eugonadalen prämenopausalen Frauen mit geringer Libido. Deren Gesamttestosteronspiegel befanden sich im unteren Normalbereich. Wie in der oben beschriebenen Studie resultierte auch hier die Testosterontherapie in einer statistisch signifikanten Verbesserung der Werte, die sich aus dem Psychological General Well-Being Index und einer Skala zur Abschätzung der sexuellen Funktion zusammensetzen. Anhand des BDI und der depressionsbezogenen Subskala des Psychological General Well-Being Index konnte eine Verbesserung der Grundstimmung festgestellt werden; diese Effekte lagen dennoch knapp außerhalb des statistisch signifikanten Bereichs.

Wie bereits erwähnt, können erhöhte Testosteronspiegel auch mit affektiven Störungen bei Frauen in Zusammenhang gebracht werden. Weber et al. (2000) fanden heraus, dass eine Überaktivität der HPA-Achse einen häufigen Nebenbefund einer Major Depression darstellt (s. auch Goldstat et al. 2003). Beim Vergleich von 11 Frauen, die eine schwere depressive Symptomatik aufwiesen, mit 11 gesunden altersangepassten Frauen der Kontrollgruppe konnten sie bei den depressiven Frauen erhöhte Spiegel zirkulierenden Testosterons, Androstendions und Dihydrotestosterons ebenso wie signifikant höhere durchschnittliche Kortisol- und DHEA-Konzentrationen nachweisen. Die Plasmaspiegel von ACTH, LH, FSH und Östradiol waren zwischen Patienten und Gesunden ähnlich. Die Autoren stellten die Hypothese auf, dass eine supraadrenale Überstimulation der endokrinen Drüsen der NNR ursächlich für die erhöhten Testosteronkonzentrationen bei depressiven Frauen ist (Weber et al. 2000).

Schließlich konnte in einer Umfrage bei Frauen mit PCOS und weiblichen Kontrollpersonen festgestellt werden, dass Frauen mit PCOS akutere und länger anhaltende Symptomatiken durchmachen als Frauen, die normale Hormonspiegel aufweisen (Weiner et al. 2004).

Literatur

Amsterdam J, Garcia-Espana F, Fawcett J, Quitkin F, Reimherr F, Rosenbaum J, Beasley C (1999) Fluoxetine efficacy in menopausal women with and without estrogen replacement. J Affective Dis 55: 11–17

Bachmann G, Bancroft J, Braunstein G, Burger H, Davis S, Dennerstein L, Goldstein I, Guay A, Leiblum S, Lobo R, Notelovitz M, Rosen R, Sarrel P, Sherwin B, Simon J, Simpson E, Shifren J, Spark R, Traish A; Princeton (2002) Female androgen insufficiency: The Princeton Consensus Statement on definition, classification, and assessment. Fertil Steril 77: 660–665

Barrett-Connor E, von Muehlen DG, Kritz-Silverstein D (1999) Bioavailable testosterone and depressed mood in older men: The Rancho Bernardo Study. J Clin Endocrinol Metab 84: 573–577

Burt VK, Altshuler LL, und Rasgon N (1998) Depressive symptoms in the perimenopause prevalence, assessment, and guidelines for treatment. Harv Rev Psychiatry 6: 121–132.

Cohen LS, Soares CN, Poitras JR, Prouty J, Alexander AB, Shifren JL (2003) Short-term use of estradiol for depression in perimenopausal and postmenopausal women: A preliminary report. Am J Psychiatry 160: 1519–1522

Davison SK, Davis SR (2003) Androgens in women. J Steroid Biochem Mol Biol 85: 363–366

Feldman HA, Longcope C, Derby CA, Johannes CB, Araujo AB, Coviello AD, Bremner WJ, McKinlay JB (2002) Age trends in the level of serum testosterone and other hormones in middle-aged men: longitudinal results from the Massachusetts Male Aging Study. J Clin Endocrinol Metab 87: 589–598

Genazzani AR, Montelone P, Gambacciani M (2002) Hormonal influence on the central nervous system. Maturitas 43 [Suppl 1]: S11–S17

Goldstat R, Briganti E, Tran J, Wolfe R, Davis SR (2003) Transdermal testosterone therapy improves well-being, mood, and sexual function in premenopausal women. Menopause 10: 390–398

Grigoriadis S, Kennedy SH, Bagby RM (2003) A comparison of antidepressant response in younger and older women. J Clin Psychopharmacol 23: 405–407

Grinspoon S, Corcoran C, Stanley T, Baaj A, Basgoz N, Klibanski A (2000) Effects of hypogonadism and testosterone administration on depression indices in HIV-infected men. J Clin Endocrinol Metab 85: 60–65

Harman SM, Metter EJ, Tobin J, Pearson J, Blackman MR (2001) Longitudinal effects of aging on serum total and free testosterone levels in healthy men. J Clin Endocrinol Metab 86: 724–731

Holst JP, Soldin OP, Guo T, Soldins SJ (2004) Steroid hormones: relevanceand measurement in the clinical laboratory. Clin Lab Med 24: 105–118

Joffe H, Cohen LS (1998) Estrogen, serotonin, and mood disturbance: whereis the therapeutic bridge? Biol Psychiatry 44: 798–811

Klaiber EL, Broverman DM, Kobayashi Y (1979) Estrogen therapy for severe persistent depressions in women. Arch Gen Psychiatry 36: 550–554

Knochenhauer E, Azziz R (2001) Ovarian hormones and adrenal androgens during a woman's life span. J Am Acad Dermatol 45: S105–S115

Kornstein SG, Schatzberg AF, Thase ME, Yonkers KA, McCullough JP, Keitner GI, Gelenberg AJ, Davis SM, Harrison WM, Keller MB (2000) Gender differences in treatment response to sertraline versus imipramine in chronic depression. Am J Psychiatry 157: 1445–1452

Kugaya A, Epperson CN, Zoghbi S, van Dyck CH, Hou Y, Fujita M, Staley JK, Garg PK, Seibyl JP, Innis RB (2003) Increase in prefrontal cortex serotonin$_{2A}$ receptors following estrogen treatment in postmenopausal women. Am J Psychiatry 160: 1522–1524

Morley JE, Charlton E, Patrick P, Kaiser FE, Cadeau P, McCready D, Perry HM 3rd (2000) Validation of a screening questionnaire for androgen deficiency in aging males. Metabolism 49: 1239–1242

Oppenheim G (1984) A case of rapid mood cycling with estrogen: implications for therapy. J Clin Psychiatry 45: 34–35.

Padero MCM, Bhasin S, Friedman TC (2002) Androgen supplementation in older women: too much hype, not enough data. J Am Geriatr Soc 50: 1131–1140

Perry PJ, Yates WR, Williams RD, Andersen AE, McIndoe, JH, Lund BC, Holman TL (2002) Testosterone therapy in late-life major depression in males. J Clin Psychiatry 63: 1096–1101

Pope HG, Cohane GH, Kanayama G, Siegel AJ, Hudson JI (2003) Testosterone gel supplementation for men with refractory depression: A randomized, placebo-controlled trial. Am J Psychiatry 160: 105–111

Prange AJ, Wilson IC, Alltop LB (1972) Estrogen may well affect response to antidepressants. JAMA 219: 143–144

Rabkin JG, Wagner GJ, Rabkin R (2000) A double-blind, placebo-controlled trial of testosterone therapy for HIV-positive men with hypogonadal symptoms. Arch Gen Psychiatry 57: 141–147

Rasgon NL, Altshuler LL, Fairbanks LA, Dunkin JJ, Davtyan C, Elman S, Rapkin AJ (2002) Estrogen replacement therapy in the treatment of major depressive disorder in perimenopausal women. J Clin Psychiatry 63 [Suppl 7]: 45–48

Regestein QR, Friebely J, Shifren J, Schiff I (2001) Neuropsychological effects of methyltestosterone in women using

menopausal hormone replacement. J Women•s Health, Gender-Based Medicine 10: 671–676
Rhoden EL, Morgentaler A (2004) Risks of testosterone replacement therapy and recommendations for monitoring. N Engl J Med 350: 482–492
Rohr UD (2002) The impact of testosterone imbalance on depression and women•s health. Maturitas 41 [Suppl 1]: S25–S46
Schmidt PJ, Nieman L, Danaceau MA, Tobin MB, Roca CA, Murphy JH, Rubinow DR (2000) Estrogen replacement in perimenopause-related depression. A preliminary report. Am J Obset Gynecol 183: 414–420
Schneider LS, Small GW, Hamilton SH, Bystritsky A, Nemeroff CB, Meyers BS (1997) Estrogen replacement and response to fluoxetine in a multicenter geriatric depression trial. Am J Geriatr Psychiatry 5: 97–106
Schneider LS, Small GW, Clary CM (2001) Estrogen-replacement therapy and antidepressant response to sertraline in older depressed women. Am J Geriatr Psychiatry 9: 393–399
Seidman SN, Rabkin JG (1998) Testosterone replacement therapy for hypogonadal men with SSRI-refractory depression. J Aff Disord 48: 157–161
Seidman SN, Walsh BT (1999) Testosterone and depression in aging men. Am J Geriatr Psychiatry 7: 18–33
Seidman SN, Spatz E, Rizzo C, Roose SP (2001) Testosterone replacement therapy for hypogonadal men with major depressive disorder: A randomized, placebo-controlled clinical trial. J Clin Psychiatry 62: 406–412
Seidman SN, Araujo AB, Roose SP, Devanand DP, Xie S, Cooper TB, McKinlay JB (2002) Low testosterone levels in elderly men with dysthymic disorder. Am J Psychiatry 159: 456–459
Shapira B, Oppenheim G, Zohar J, Segal M, Malach D, Belmaker RH (1985) Lack of efficacy of estrogen supplementation to imipramine in resistant female depressives. Biol Psychiatry 20: 576–579
Shifren JL, Braunstein GD, Simon JA, Casson PR, Buster JE, Redmond GP, Burki RE, Ginsburg ES, Rosen RC, Leiblum SR, Caramelli KE, Mazer NA (2000) Transdermal testosterone treatment in women with impaired sexual function after oophorectomy. NEJM 343: 682–688
Shores MM, Sloan KL, Matsumoto AM, Moceri VM, Felker B, Kivlahan DR (2004) Increased incidence of diagnosed depressive illness in hypogonadal older men. Arch Gen Psychiatry 61: 162–167
Shors TJ, Leuner B (2003) Estrogen-mediated effects on depression andmemory formation in females. J Aff Disord 74: 85–96
Soares CN, Almeida OP, Joffe H, Cohen LS (2001) Efficacy of estradiol for the treatment of depressive disorders in perimenopausal women. Arch Gen Psychiatry 58: 529–534
Speroff L (2002) The periomenopause: Definitions, demography, and physiology. Obstet Gynecol Clin 29: 397–410
Stahl SM (1998) Basic psychopharmacology of antidepressants, Part 2: Estrogen as an adjunct to antidepressant treatment. J Clin Psychiatry 59 [Suppl 4]: 15–24
Stenchever (ed) (2001) Comprehensive gynecology, 4th edn. Mosby, St. Louis, p 90
Weber B, Lewicka S, Deuschle M, Colla M, Heuser I (2000) Testosterone, androstenedione and dihydrotestosterone concentrations are elevated in female patients with major depression. Psychoneuroendocrinology 25: 765–771
Williams KE, Casper RC (1998) Reproduction and its psychopathology. In: Casper RC (ed) Women•s Health: Hormones, Emotions, and Behavior. Cambridge University Press, pp 14–35
Weiner CL, Primeau M, Ehrmann DA (2004) Androgens and mood dysfunction in women: Comparison of women with polycystic ovarian syndrome to healthy controls. Psychosom Med 66: 356–362
Young RC, Moline M, Kleyman F (1997) Hormone replacment therapy and late-life mania. Am J Geriatr Psychiatry 5: 177–178
Zweifel JE, O•Brien WH (1997) A meta-analysis of the effect of hormone replacement therapy upon depressed mood. Psychoneuroendocrinology 22: 189–212

Augmentation mit Psychostimulanzien

B. Woggon

Bei lang anhaltenden bzw. chronischen Depressionen (>2 Jahre) steht häufig nicht die depressive Verstimmung, sondern die Antriebsminderung im Mittelpunkt der Symptomatik. Das Verhältnis von depressiver Verstimmung und Antriebsminderung bei solchen Depressionen lässt sich gut am Bild eines Eisberges erklären: Der kleine Teil, der aus dem Wasser herausragt, entspricht der depressiven Verstimmung, und das große, viel breitere Massiv unter Wasser entspricht der Antriebsminderung. Sie besteht häufig schon viele Jahre vor der Verstimmung und bleibt oft auch nach erfolgreicher Behandlung der Verstimmung noch Monate bis Jahre bestehen, wenn man sie nicht therapeutisch beeinflusst. Hat die Anwendung aktivierender Antidepressiva auch in Hochdosierung unter Plasmaspiegelkontrollen keinen Erfolg, so ist die Kombination mit Psychostimulanzien in vielen Fällen sehr hilfreich (Woggon 1999). Wegen des günstigen Nebenwirkungs- und Interaktionsprofils von Amphetamin und Methylphenidat kann man sie auch zu komplexen Kombinationsbehandlungen hinzufügen. Abhängigkeit ist bei der Behandlung von Depressionen und anderen affektiven Störungen äußerst selten.

24.1 Theoretischer Hintergrund

Lässt sich Antriebsmangel nicht durch aktivierende Antidepressiva erfolgreich behandeln, so kommen Substanzen in Frage, deren stimulierende Wirkung durch andere biochemische Mechanismen hervorgerufen wird. Die antriebssteigernde Wirkung aktivierender Antidepressiva beruht in der Regel auf einer Wiederaufnahmehemmung von Noradrenalin. Besonders gut lässt sich dies an den alten Trizyklika zeigen: Amitriptylin ist ein stark dämpfendes Antidepressivum, sein Metabolit Nortriptylin ist ein aktivierendes Antidepressivum. Die von Nortriptylin bewirkte Wiederaufnahmehemmung von Noradrenalin ist viel ausgeprägter. Bei Imipramin und Desimipramin ist der gleiche Unterschied vorhanden, aber weniger ausgeprägt, weil die Wirkung auf die Wiederaufnahmehemmung von Noradrenalin nicht ganz so verschieden ist wie bei Amitriptylin und Nortriptylin.

Zusätzlich zur unterschiedlich ausgeprägten Wiederaufnahmehemmung von Noradrenalin spielen natürlich noch andere Wirkungskomponenten eine Rolle. Deutlich wird dies an Maprotilin, das eine starke Wiederaufnahmehemmung von Noradrenalin bewirkt, gleichzeitig aber eine ausgeprägte Affinität zu Histaminrezeptoren hat. Die dadurch bedingte Sedierung ist so stark, dass die Substanz in der Regel dämpfend und nicht aktivierend wirkt. Reboxetin, das eine selektive Wiederaufnahmehemmung von Noradrenalin bewirkt, ist ein aktivierendes Antidepressivum. Noch stärker ist die aktivierende Wirkung von Bupropion, das die Wiederaufnahme von Noradrenalin und Dopamin hemmt.

Die Stimulanzien Amphetamin und Methylphenidat bewirken eine ausgeprägte Wiederaufnahmehemmung von Noradrenalin und Dopamin und sind dadurch besonders gut zur Behandlung der Antriebsminderung geeignet. Im Unterschied zu den Antidepressiva gelangen sie sehr schnell ins ZNS und entfalten ihre aktivierende Wirkung bei richtiger Dosierung schon nach der ersten Einnahme.

! Dieser Unterschied hinsichtlich des Wirkungseintritts ist von besonderer Bedeutung für die Behandlung von schwer depressiven Patienten, die durch eine rasch eintretende Aktivierung an Autonomie gewinnen.

24.2 Aktueller Kenntnisstand

Seit etwa 1930 wurden Amphetamine und später auch andere Stimulanzien, wie Methylphenidat und Pemolin, bei affektiven Störungen, Zwangsstörungen und Schizophrenie verwendet (Chiarello u. Cole 1987; Satel u. Nelson 1989). Methylphenidat wurde 1944 von Leandro Panizzon in den Forschungslaboratorien der ehemaligen CIBA in Basel synthetisiert und 1954 in der Schweiz und in Deutschland auf den Markt gebracht. 1956 kam es in den USA und 1979 in Kanada auf den Markt. In der Werbung wurde es als Psychotonikum dargestellt, »das ermuntert und belebt – mit

Maß und Ziel«. Als Indikationen wurden gesteigerte Ermüdbarkeit, depressive Verstimmungszustände und Rekonvaleszenz angegeben.

Wegen der Gefahr der Abhängigkeit werden Stimulanzien heute selten angewandt und gelten daher oft als gefährlich. Placebokontrollierte Studien haben keine antidepressive Wirkung belegen können. Kasuistische Erfahrungen an vielen depressiven Patienten zeigen jedoch nicht nur eine aktivierende, sondern auch eine stimmungsaufhellende Wirkung.

Chiarello und Cole haben 1987 die damals vorhandenen Untersuchungen zur Wirksamkeit von Stimulanzien bei verschiedenen psychiatrischen Erkrankungen zusammenfassend dargestellt. Die Studien genügen den heute geltenden methodischen Anforderungen nicht mehr. Die Autoren kamen zu dem Schluss, dass der Einsatz von Stimulanzien bei schwer ausgeprägten therapieresistenten Depressionen (TRD) sinnvoll sein kann. Sie heben hervor, dass schon nach kurzer Behandlung beurteilt werden kann, ob ein Stimulans wirkt oder nicht.

Interessant ist eine offene Studie, bei der 7 TRD-Patienten 20 mg Methylphenidat pro Tag zusätzlich zu Standarddosierungen von trizyklischen Antidepressiva erhielten: 5 Patienten zeigten eine ausgeprägte Besserung. Die Plasmaspiegel der Antidepressiva waren nach Zugabe von Methylphenidat deutlich erhöht (Wharton et al. 1971).

Dieses Ergebnis lässt sich bezüglich der Wirksamkeit der Kombination eines Antidepressivums mit Mehtylphenidat verschieden interpretieren. Die Wirksamkeit kann bedingt sein durch:
- Plasmaspiegelerhöhung des Antidepressivums,
- Wirkung von Methylphenidat selbst,
- Wirkung durch Kombination von 2 Substanzen mit verschiedener klinischer und pharmakologischer Wirkung,
- Augmentierung des Antidepressivums durch das Stimulans.

Von 65 Patienten mit TRD, die an der Züricher Universitätsklinik zusätzlich zu einem Antidepressivum mit Amphetamin oder Methylphenidat behandelt wurden, zeigten 38 (58%) eine deutliche Besserung. Besonders gut sprachen Energielosigkeit, psychomotorische Inaktivität, aber auch die Stimmung auf die Zusatzbehandlung mit Stimulanzien an (Stotz et al. 1999).

24.3 Praktische Durchführung

24.3.1 Indikationsstellung

In diesem Beitrag geht es primär um die Augmentierung von Antidepressiva mit Psychostimulanzien bei TRD. Die Ausführungen gelten aber auch für alle anderen Syndrome, die auf Antidepressiva allein nicht ansprechen, z. B. Angst- und Zwangserkrankungen, Anorexie und Bulimie sowie substanzbezogene und nicht substanzbezogene Suchtformen.

Stimulanzien wirken gegen vermindertes Bewusstsein. Sie können Orientierungs- und Gedächtnisstörungen bessern, sofern diese Folgen einer verminderten Vigilanz sind. Sie wirken gegen Konzentrationsstörungen, Störungen von Auffassung und intellektuellen Funktionen, Denkverarmung, Energiemangel, Müdigkeit, Ermüdbarkeit, Verlangsamung, vermehrten Schlaf, Zunahme von Appetit und Gewicht und können die Libido verbessern.

! Stimulanzien können demnach bei allen Erkrankungen mit den oben geschilderten Symptomen indiziert sein: Narkolepsie, Chronic-Fatigue-Syndrom, Aufmerksamkeitsdefizitsyndrom (scheinbar paradoxe Wirkung), Negativsymptomatik der Schizophrenie, Demenz, Zwangssymptomatik, gehemmte Depressionen (vor allem bei Therapieresistenz auf Antidepressiva), Übergewicht und Erschöpfungszustände in Ausnahmesituationen (Gebirge, Krieg). Stimulanzien eignen sich auch gut zur Unterstützung der Schlafentzugsbehandlung.

24.3.2 Zur Verfügung stehende Substanzen

Amphetamin. Dieses indirekte Sympathomimetikum bewirkt zentrale Stimulation, Anorexie, Vasokonstriktion und Hyperthermie. Es verursacht eine neuronale Freisetzung und Wiederaufnahmehemmung von Dopamin und Noradrenalin. Außerdem hat es eine schwache hemmende Wirkung auf die Monoaminoxidase, die nicht als klinisch relevant zu beurteilen ist. Das D-Isomer (Dexamin) ist sehr viel wirksamer als das L-Isomer.

Amphetamin ist stark lipophil, wird schnell aus dem Darm resorbiert und gelangt rasch ins Gehirn. Maximale Plasmaspiegel lassen sich 1–3 Stunden nach oraler Einnahme messen. Die Halbwertszeit beträgt etwa 12 Stunden. Es wird in der Leber metabolisiert und renal ausgeschieden.

Methylphenidat. Dieser Wirkstoff hat eine ähnliche Struktur wie Amphetamin und ähnliche pharmakologische Effekte. Seine stimulierende Wirkung ist milder als diejenige von Amphetamin. Methylphenidat wird rasch aus dem Darm resorbiert und gelangt schnell ins Gehirn. Maximale Plasmaspiegel werden 2 Stunden nach oraler Einnahme gemessen. Die Halbwertszeit beträgt 2 Stunden. Ein kleiner Teil wird in der Leber metabolisiert; es wird fast vollständig im Urin ausgeschieden.

Pemolin. Hierbei handelt es sich um ein sehr mildes zentrales Stimulans mit minimaler sympathomimetischer Aktivität, das nur eine geringe strukturelle Verwandtschaft mit Amphetamin hat. Es wirkt wahrscheinlich über Augmentierung der katecholaminergen Transmission, besonders durch Freisetzung von Dopamin. Maximale Plasmaspiegel werden 3 Stunden nach oraler Einnahme gemessen. Die Halbwertszeit beträgt 13 Stunden. Pemolin wird vorwiegend renal ausgeschieden. – In der Schweiz ist Pemolin nicht mehr im Handel, in Deutschland ist es erhältlich.

Modafinil. Seine vigilanzsteigernde Wirkung entfaltet Modafinil vermutlich über eine Potenzierung der zerebralen α_1-adrenergen Aktivität. Der genaue Wirkmechanismus ist dabei nicht bekannt. Ab 100 mg verändert sich das Verhältnis zwischen α- und -EEG-Aktivität als Zeichen der erhöhten Vigilanz. Eine wesentliche Wirkung auf das autonome Nervensystem besteht nicht. Maximale Plasmaspiegel von Modafinil werden nach 2–4 Stunden erreicht, die Halbwertzeit beträgt 10–12 Stunden.

Modafinil ist bisher in der Schweiz nur für die Behandlung der Narkolepsie zugelassen. Basierend auf den stimulierenden Eigenschaften der Substanz wird es aber zunehmend in allen für Stimulanzien bekannten Indikationen eingesetzt.

Es gibt kasuistische Mitteilungen über depressive Patienten, bei denen Modafinil als Augmentierung des Antidepressivums verwendet wurde. Die Ergebnisse wurden durch eine Multicenterstudie an 136 Patienten bestätigt, die eine Partialresponse auf eine 6-wöchige Behandlung mit einem Antidepressivum zeigten. Modafinil und Placebo wurden doppelblind hinzugefügt. Nach einer und nach 2 Wochen war Modafinil gegen Müdigkeit wirksamer als Placebo. Nach 6 Wochen war dieser Unterschied nicht mehr signifikant (DeBattista et al. 2003).

24.3.3 Dosierung

In der Regel werden Stimulanzien bei TRD nicht als Monotherapie, sondern in Kombination mit Antidepressiva und anderen augmentierenden Substanzen verwendet, z. B. Lithium und Schilddrüsenhormon. Als Substanz der ersten Wahl hat sich hier Methylphenidat durchgesetzt, vor allem da sein Einsatz aus der Kinder- und Jugendpsychiatrie bekannt ist.

Methylphenidat. Die Wirkung von Methylphenidat beginnt etwa nach 30 Minuten. Als erstes sollte die wirksame Einzeldosis bestimmt werden. So kann man z. B. mit je 5 mg Methylphenidat morgens und mittags beginnen und dann täglich um die gleiche Menge steigern, bis die wirksame Dosis gefunden ist, z. B. zweimal 15 mg oder zweimal 40 mg. Anschließend müssen die Patienten die Wirkungsdauer bestimmen. Das ist deshalb so wichtig, weil die Wirkung bei manchen Patienten nicht sanft abklingt, sondern abrupt abbricht. Das kann gefährlich sein, da der Patient dann schnell in die vorher bestehende Antriebsstörung oder Antriebslähmung hineinfallen kann. Ist die individuelle Wirkungsdauer sehr kurz, kann entweder auf die retardierte Form oder Dexamin umgestellt werden.

Die Wirkung von nicht retardiertem Methylphenidat flutet kräftiger an als die seiner retardierten Form und die von Dexamin. Deshalb ist für viele Patienten ein Kombinationspräparat günstig. Dabei sollte zunächst die Kombination von nicht retardiertem und retardiertem Methylphenidat vorgezogen werden, damit bei einer Gewöhnung auf Dexamin umgestellt werden kann.

Dexamin. Die erste Dosis Dexamin beträgt 2,5 mg morgens. Bei ausbleibender Wirkung kann die Dosis täglich um die gleiche Menge bis zu 15 mg erhöht werden. Entwickelt sich keine Wirkung, so kann man genau wie bei Methylphenidat vorgehen. Die nächste maximale Einzeldosis beträgt dann 20 oder 30 mg. Hält die Wirkung nicht lange genug an, wird diese Dosis mittags noch einmal appliziert.

Modafinil. Die Tagesdosis von Modafinil beträgt 200–400 mg pro Tag, die in der Regel auf 1–2 Tagesdosen während der ersten Tageshälfte verteilt werden.

Pemolin. Die Behandlung mit Pemolin sollte mit 20–40 mg morgens beginnen und kann um 10 mg pro Woche auf eine Tagesdosis von maximal 100 mg pro Tag erhöht werden.

24.3.4 Dauer und Kombinierbarkeit

Die **Behandlungsdauer** wird an den Besserungsverlauf angepasst. Es gibt Patienten, bei denen die Stimulanzienbehandlung nur wenige Wochen nötig ist, bei manchen sind es einige Monate, bei anderen Jahre. Entscheidendes Responsekriterium ist der Rückgang der Antriebsstörung. Ist das nicht der Fall, sollte versucht werden, die Besserung der Antriebsstörung durch Wechsel des Antidepressivums oder Kombination verschiedener Antidepressiva und anderer Substanzen zu beschleunigen.

Bei Patienten mit chronischen depressiven Syndromen ist es manchmal auch nach erfolgreicher Behandlung der anderen Symptome nicht möglich, eine residuale Antriebsstörung ganz zu beseitigen. Solche Patienten können dann das Stimulans als festen Bestandteil der Langzeitbehandlung einnehmen.

Die **Kombinierbarkeit** auch von Psychostimulanzien hängt wesentlich von ihrem Interaktionsprofil ab (◘ Tabelle 24.1).

24.3.5 Nebenwirkungen

Amphetamin und Methylphenidat. Beide Substanzen sind recht gut verträglich. Ein Absetzen wegen Nebenwirkungen ist im Vergleich zu Antidepressiva ausgesprochen selten. Bei Patienten mit vorbestehendem Bluthochdruck muss dieser anfänglich sorgfältig kontrolliert werden. Selten muss die Dosis des blutdrucksenkenden Präparates erhöht werden. Gleiches gilt bei vorbestehender Tachykardie. Bei älteren Patienten kann die appetithemmende Wirkung dosisbegrenzend sein. Mundtrockenheit und Tremor sind nicht selten. Reizbarkeit und Aggressivität sind Zeichen einer Überdosis.

Bei depressiven Patienten zeigt sich extrem selten ein Missbrauch. Jahrelange Anwendung ohne Abhängigkeitsentwicklung ist durchaus möglich. Tritt (selten) eine Gewöhnung ein, so kann ein anderes Stimulans verordnet werden; Methylphenidat und Dexamin zeigen keine Kreuztoleranz.

Wegen der Freisetzung von Noradrenalin und Dopamin können theoretisch stereotype Bewegungen und Tics ausgelöst werden. Dies ist aber nur bei Tierexperimenten beobachtet worden. Hyperthermie und pulmonale Hypertension sind seltene Nebenwirkungen, noch seltener sind kardiovaskulärer Schock und Schlaganfälle. Bei Nervosität kann die gleichzeitige Einnahme eines Benzodiazepins sinnvoll sein.

Schlafstörungen sind überraschend selten und können durch Verabreichung der letzten Dosis am Nachmittag oder Mittag vermieden werden. Bei Epilepsiekranken kann eine Dosiserhöhung des eingenommenen Antikonvulsivums nötig sein.

In vielen Lehrbüchern findet man den Hinweis, dass aktivierende Substanzen die Suizid-

Tabelle 24.1. Interaktionsprofil der Stimulanzien (Auswahl)

Substanz	Wechselwirkung
Dexamphetamin (Dexamin)	Verstärkt die initiale sympathomimetische Aktivität von Amantadin
	Mit MAOH adrenerge Krise möglich
	Kann den Abbau folgender Substanzen hemmen: Antikoagulanzien vom Cumarintyp, Antikonvulsiva (Phenobarbital, Primidon), Phenylbutazon, trizyklische Antidepressiva
Methylphenidat	Kann die Wirksamkeit aller Antidepressiva verstärken (Augmentierung)
	Gleiches gilt für die Wirkung von Clonidin auf Schlaf, Hyperaktivität und aggressives Verhalten bei Aufmerksamkeits-Hyperaktivitäts-Syndrom
	Kann zur Erhöhung des Phenytoinspiegels führen
	Antazida können die Resorption von Methylphenidat verschlechtern
	Neuroleptika können seinen Abbau hemmen
	Mit klassischen MAOH (Tranylcypromin) Gefahr einer hypertensiven adrenergen Krise
	Kontraindiziert während und bis 14 Tage nach Absetzen von irreversiblen MAOH
	Mit RIMA (Moclobemid) Blutdruckerhöhung möglich
Pemolin	Beeinträchtigt initiale sympathomimetische Aktivität von Amantadin
	Vermindert Metabolismus von Antikonvulsiva (Phenobarbital, Primidon)
	Mit MAOH adrenerge Krisen möglich
Modafinil	Interaktionen mit Substanzen, die über CYP3A4 metabolisiert werden, können nicht ausgeschlossen werden: orale Kontrazeptiva (keine Minipille!), Ciclosporin, Theophyllin
	Hemmt CYP2C19, dadurch Plasmaspiegelanstieg von über dieses Enzym metabolisierten Substanzen möglich: Diazepam, Phenytoin, Propranolol
	Einfluss auf CYP1A und CYP2D6 in therapeutischer Dosis gering
	Interaktion mit Substanzen, die durch CYP2C9 metabolisiert werden, ist nicht auszuschließen: Warfarin, Phenytoin
	Kombination mit dem Antihypertonikum Prazosin vermeiden

MAOH Monoaminoxidasehemmstoff **RIMA** reversibler Monoaminooxidasehemmstoff **CYP** Zytochrom P450

gefahr verstärken können. Diese Befürchtungen können wir aus unserer Praxis nicht bestätigen. Allerdings können bei abklingender Wirkung und hierunter wieder einsetzender Antriebsstörung Suizidgedanken provoziert werden. Deshalb ist es wichtig, dass die Patienten die Wirkungsdauer des eingenommenen Stimulans bestimmen, damit bei dem seltenen Phänomen des raschen Abbruchs der Wirkung (vor allem bei Methylphenidat) eine Substanz mit sanft abklingender Wirkung gegeben werden kann.

Pemolin. Hepatotoxische Effekte sind beschrieben. Das Abhängigkeitspotenzial ist allenfalls sehr schwach und konnte auch im Tiermodell nicht beobachtet werden.

Modafinil. Insgesamt zeigt es ein ähnliches Nebenwirkungsprofil wie die anderen Stimulanzien. Zusätzlich muss auf die Möglichkeit einer Eosinophilie und Leukopenie hingewiesen werden. Wegen der möglichen enzyminduzierenden Wirkung auf Zytochrom P-450(CYP)-3A4 kann es zu

Interaktionen mit einigen Kontrazeptiva (vor allem der sog. Minipille) kommen.

24.3.6 Maßnahmen bei Wirkungsverlust

Wechsel auf ein anderes Stimulans. Es gibt selten Patienten, bei denen die stimulierende Wirkung von Dexamphetamin oder Methylphenidat schon nach wenigen Wochen einer Gewöhnung unterliegt. Bei Gewöhnung ist ein Wechsel auf ein anderes Stimulans ohne Überlappung möglich. Bei der Dosierung der zweiten Substanz ist zu berücksichtigen, dass auf diese keine Gewöhnung vorliegt, also aus Vorsicht niedriger dosiert werden muss. Modafinil kann durch seine induzierende Wirkung auf CYP3A4 den eigenen Metabolismus induzieren, was bei Langzeiteinnahme zu einer Verminderung der Plasmakonzentration führen kann.

Behandlungsabbruch. Dank der recht kurzen Halbwertszeiten können Stimulanzien direkt abgesetzt werden.

24.4 Fazit

Die Kombination von Antidepressiva mit Stimulanzien ist eine unkomplizierte und schnell wirksame Behandlung. Therapieverfahren, die ein gewisses Maß an Eigenaktivität des Patienten voraussetzen, wie Schlafentzug, Verhaltenstherapie, Beschäftigungstherapie, Arbeitstherapie und Bewegungstherapie, können unter Stimulanzien oft besser durchgeführt werden. Bei noch berufstätigen Patienten können häufig Arbeitsunfähigkeit und Invalidität vermieden werden.

Literatur

Chiarello RJ, Cole JO (1987) The use of psychostimulants in general Psychiatry. A reconsideration. Arch Gen Psychiatry 44: 286–295

DeBattista C, Doghramji K, Menza MA, Rosenthal MH, Fieve RR; Modafinil in Depression Study Group (2003) Adjunct modafinil for the short-term treatment of fatigue and sleepiness in patients with major depressive disorder: a preliminary double-blind, placebo-controlled study. J Clin Psychiatry 64: 1057–1064

Satel SL, Nelson JC (1989) Stimulants in the treatment of depression: a critical overview. J Clin Psychiatry 50: 241–249

Stotz G, Woggon B, Angst J (1999) Psychostimulants in the therapy of treatment-resistant depression. Review of the literature and findings from a retrospective study in 65 depressed patients. Dialogues Clin Neuroscience 1/3: 165–174

Wharton RN, Perel JM, Dayton PG, Malitz S (1971) A potential clinical use for methylphenidate with tricyclic antidepressants. Am J Psychiatry 127: 1619–1625

Woggon B (1999) Niemand hilft mir! Behandlungsprotokolle angeblich unheilbarer psychiatrischer Patienten. Huber, Bern

Woggon B (2003) Therapieresistente Depression. Definition, Ursachen, Behandlungsmöglichkeiten. Ars Medici/Psychiatrie 3: 5–17

Dopaminagonisten

M.R. Lemke

25

In der Pathogenese und Behandlung depressiver Störungen hat Dopamin weit weniger Berücksichtigung als Serotonin und Noradrenalin gefunden. Es existieren jedoch präklinische und klinische Untersuchungen, die Hinweise auf eine Bedeutung von Dopamin bei der Entwicklung und Therapie von depressiven Störungen liefern. Neuere Antidepressiva wie Bupropion, Sertralin und Venlaflaxin wirken partiell als Inhibitoren der präsynaptischen Dopaminaufnahme. Untersuchungen bei Patienten mit M. Parkinson und Depression zeigen, dass der Dopamin-D_2/D_3-Agonist Pramipexol neben der Reduktion motorischer Symptome auch eine Verbesserung im Hinblick auf die Depression und Anhedonie bewirkt. Ein interessantes neues Indikationsgebiet könnte der Einsatz von Pramipexol als Add-on-Medikation in Kombination mit Antidepressiva und Stimmungsstabilisatoren bei therapieresistenten Depressionen sein, wofür erste kontrollierte Daten vorliegen.

25.1 Dopamin und Depression

In der Ätiologie der Depression spielt das mesolimbische dopaminerge Belohnungssystem eine wichtige Rolle (Ebert u. Lammers 1997). Hierbei handelt es sich um dopaminerge Neurone, die vom ventralen Tegmentum im Mittelhirn zum Großhirn aufsteigen und im Striatum, hier Nucleus accumbens, enden. Die Neurone projizieren außerdem über das mesokortikale System auf kortikale Areale, z. B. auf den präfrontalen Kortex. Diese Neurone spielen eine zentrale Rolle für Kognition, Motivation und Belohnungsfunktionen. Das Erleben von Freude und Genuss basiert auf der Intaktheit dieser dopaminerg vermittelten Belohnungsmechanismen (sog. Reward-Mechanismen) im limbischen System.

Nicht zuletzt wurde die Entstehung der Depression mit einer Störung des dopaminergen Verstärkersystems in Verbindung gebracht, weil depressive Stimmungslage und Antriebsreduktion Kardinalsymptome der Depression darstellen (Heinz 1999). Patienten mit melancholischer Depression und psychomotorischer Verlangsamung zeigten einen reduzierten Dopaminumsatz (Roy et al. 1992) und endokrinologisch eine verminderte Sensitivität zentraler Dopaminrezeptoren, was sich in Untersuchungen mittels funktioneller Bildgebung nicht in dieser Form darstellte (Heinz 1999). Klinisch konnte bei Patienten mit melancholischer Depression ein Zusammenhang zwischen Anhedonie und psychomotorischer Verlangsamung nachgewiesen werden (Lemke et al. 1999).

Neuere Untersuchungen deuten jedoch darauf hin, dass die Anhedonie nicht durch dopaminerge Mechanismen allein erklärt werden kann, sondern dass wahrscheinlich serotonerge und noradrenerge Systeme ebenfalls eine Rolle spielen (Schmidt et al. 2001; Juckel et al. 2003). Man geht davon aus, dass zwischen bestimmten monoaminergen Neurotransmittern und den verschiedenen psychisch-psychopathologischen Symptomen und Funktionen ein spezifischer Zusammenhang besteht, wobei es hier zu Überlappungen kommt (▪ Abb. 25.1) (Healy u. McMonagl 1997).

Für die Beteiligung der genannten dopaminergen Systeme an der Genese depressiver Störungen gibt es klinisch eine Reihe von Hinweisen:

- Bei der Behandlung mit dem Antihypertonikum Reserpin treten gehäuft depressive Symptome in Verbindung mit einer Entleerung der Dopaminspeicher auf. Diese Symptome sind häufiger mit psychomotorischer Verlangsamung verbunden als andere.
- Unter Therapie mit dopaminantagonistisch wirkenden Neuroleptika treten gehäuft depressive Symptome auf, oft verbunden mit einem Parkinson-Syndrom.
- Bei M. Parkinson treten depressive Symptome signifikant häufiger (ca. 45%) als bei anderen chronischen Erkrankungen auf (Lemke u. Ceballos-Baumann 2002), was in Zusammenhang gebracht wird mit dem Zelluntergang dopaminerger Neurone in der Substantia nigra, im limbischen System, in präfrontalen Projektionsbahnen und anderen Hirnarealen (Braak et al. 2000).

Es gibt Hinweise darauf, dass Depressions- und Angstsymptome auch als Erstmanifestation der Parkinson-Erkrankung vor der Manifestation

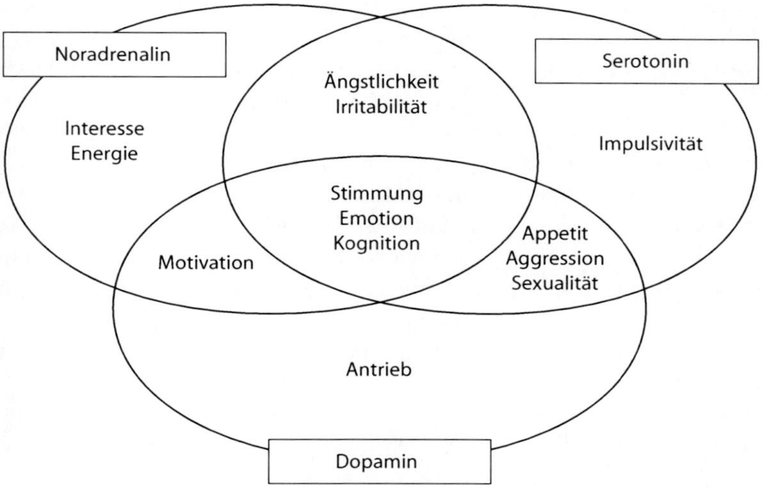

Abb. 25.1. Zusammenhang zwischen monoaminergen Neurotransmittern und psycho(patho)logischen Symptomen. (Mod. nach Healy u. McMonagl 1997)

neurologischer Symptome auftreten können. Retrospektiv angelegte Untersuchungen deuten darauf hin, dass affektive Symptome bei Patienten mit M. Parkinson möglicherweise viele Jahre vor der Manifestation motorischer Zeichen auftreten (Shiba et al. 2000). Derzeit ist es jedoch nicht möglich, die depressiven Patienten sicher zu identifizieren, die später einen M. Parkinson entwickeln, was durch methodisch aufwendige, prospektive Studien geklärt werden könnte.

Die Ähnlichkeiten des klinischen Bildes der Depression mit der Parkinson-Erkrankung deuten auf eine Beteiligung nigrostriataler dopaminerger Bahnen hin. Die Reversibilität der motorischen Symptome nach Remission der Depression lässt jedoch eher auf funktionelle als auf strukturelle Dysfunktionen in den Basalganglien schließen (Starkstein et al. 2001).

Befunde eigener Untersuchungen deuten ebenfalls darauf hin, dass motorische Symptome bei Patienten mit Depressionen im Rahmen affektiver Störungen häufiger als bei vergleichbaren gesunden Kontrollpersonen sind (Lemke et al. 1999, 2000, 2001; Raethjen et al. 2001). Bei der Analyse kinematischer Parameter des Ganges konnten wir in unserem Labor nachweisen, dass Patienten mit depressiven Störungen ähnliche Veränderungen hinsichtlich statischer und dynamischer Gangfunktionen aufweisen, wie dies bei Patienten mit Morbus Parkonson nachgewiesen wurde. Regulationsstörungen der Geschwindigkeitsmodulation, insbesondere der Zusammenhang zwischen Geschwindigkeit und Kadenz, deuten auf Dysfunktionen in den Basalganglien hin (Lemke et al. 2000).

Es scheint eine Subgruppe depressiver Patienten zu geben, deren klinisches Bild hauptsächlich durch die Beeinträchtigung exekutiver Funktionen wie Planung, Sequenzierung, Organisieren und Abstrahieren geprägt ist (Alexopoulos 2001). Dies betrifft ältere Patienten, bei denen vermehrt psychomotorische Verlangsamung, Apathie und Behinderungen im täglichen Leben auftreten. Für diese Gruppe werden in der Entstehung Störungen von striatofrontalen Projektionsbahnen und D_3-Rezeptoren, schlechteres Ansprechen auf Antidepressiva und eine höhere Tendenz zur Chronifizierung diskutiert. Neuere Ansätze in der Depressionstherapie mit neuen Dopaminagonisten, Acetycholinesterasehemmern und Opiatantagonisten/-agonisten könnten hier zum Einsatz kommen (Lemke 2004).

Daher könnten Dopaminagonisten besonders bei bestimmten Subgruppen depressiver Patienten wirksam sein, bei denen eine Dysfunktion dopaminerger striatofrontaler Projektionsbahnen vorliegt und die wie folgt charakterisiert sind (Alexopoulos 2001):

- **Beeinträchtigung exekutiver Funktionen wie Planen, Organisieren u. a.,**

- psychomotorische Verlangsamung,
- Apathie,
- schlechtes oder verzögertes Ansprechen auf Antidepressiva.

Pramipexol bei Morbus Parkinson. Depressionen bei Patienten mit M. Parkinson sind mit ca. 45% häufig, wobei viele Patienten das Kernsymptom der Anhedonie aufweisen (Lemke 2002; Lemke et al. 2004). Kontrollierte Studien zeigen antidepressive Effekte von Pramipexol (Rektorova et al. 2003), die in offenen Untersuchungen unter klinischen Routinebedingungen an großen Patientenkollektiven bestätigt werden konnten (Reichmann et al. 2002, 2003; Lemke et al. 2004). In diesen Untersuchungen wurde nachgewiesen, dass Depression und Anhedonie häufige Komplikationen beim M. Parkinson darstellen und dass Pramipexol neben der Therapie der motorischen Symptome auch Effekte auf Stimmung, Antrieb, Anhedonie und andere depressive Symptome hat.

25.2 Präklinische und klinische Befunde

Erste Befunde über die Beteiligung des dopaminergen Systems an der Depression waren Hinweise auf eine Beeinflussung der Selbststimulation durch das trizyklische Antidepressivum Desipramin (Ebert u. Lammers 1997). Tierexperimentell wurde in verschiedenen Modellen eine anxiolytische Wirkung von Ropinirol gezeigt (Rogers et al. 2000). In einem Tiermodell zur Untersuchung von chronischem, leichtem Stress konnten mit dem D_2/D_3-Agonisten Pramipexol ähnliche Effekte auf Belohnungsmechanismen wie mit konventionellen Antidepressiva nachgewiesen werden. Die Daten deuten darauf hin, dass insbesondere hinsichtlich antianhedonistischer Effekte ein schnellerer Wirkeintritt als bei konventionellen Antidepressiva bestehen könnte (Willner 1997). Bei der Aufhebung der stressinduzierten Anhedonie könnte besonders der Nucleus accumbens eine Rolle spielen. Die Dosierung war jedoch in diesen Studien so hoch, dass die Wirklatenz wegen unspezifischer Medikamenteneffekte nicht definitiv beurteilt werden konnte (Willner et al. 1994).

In einem anderen Tiermodell der Depression, dem Schwimmtest (»forced swimming test«), konnten an Ratten antidepressive Effekte von Pramipexol nachgewiesen werden (Maj et al. 1997). Pramipexol alleine reduzierte die Immobilitätszeit, die einen Parameter für antidepressive Wirkung darstellt. Die Komedikation mit Imipramin und Amitriptylin erzeugte einen stärkeren Effekt als jede Substanz alleine, allerdings war die lokomotorische Aktivität schwächer bei den Kombinationen.

L-Dopa selbst weist keine konsistente antidepressive Wirkung auf (Lees et al. 1977; Shaw et al. 1980; Allain et al. 2000).

Vor dem Hintergrund der Befunde der genannten präklinischen Untersuchungen zur antidepressiven Wirkung wurden Dopaminagonisten als Antidepressiva oder in der Augmentation bzw. Kombination zur Wirkungsverstärkung eines Antidepressivums eingesetzt. Die antidepressive Wirkung des Dopaminagonisten Bromocriptin wurde in 4 offenen Studien (n=56) und 3 kontrollierten Doppelblindstudien (n=125) untersucht. In den offenen Studien wurde eine Wirkung bei 57% der untersuchten Patienten nachgewiesen, in den kontrollierten Studien war die Wirkung vergleichbar der von Imipramin oder Amitriptylin (Bouras u. Bridges 1982).

Eine doppelblinde, placebokontrollierte Studie bei 40 chronisch depressiven, ambulant behandelten Patienten zeigte einen antidepressiven Effekt von Amantadin, der stärker als Placebo, aber schwächer als der von Amitriptylin war (Vale et al. 1971), – was aber in anderen Studien so nicht repliziert werden konnte. In den letzten Jahren hat Amantadin wegen seiner antiviralen Wirkung wieder vermehrt Aufmerksamkeit im Zusammenhang mit depressiven Störungen erhalten, die in Verbindung mit der Bornaviruskrankheit stehen könnten (Ferszt et al. 1999).

Pramipexol zeigte antidepressive Effekte in einer offenen Studie bei Patienten mit majorer Depression (n=26) nach einer Behandlungsdauer von 28 Tagen (Szegedi et al. 1997). In einer anderen offenen Studie wurde die Wirkung von Parmipexol, Fluoxetin und Placebo bei Patienten mit majorer Depression (n=174) verglichen, wobei Fluoxetin und Pramipexol signifikant besser wirkten als Placebo (Corrigan et al. 2000).

25.3 Einsatz bei therapieresistenter Depression

Beim Vorliegen einer Therapieresistenz werden üblicherweise zwei Antidepressiva unterschiedlichen Wirkspektrums kombiniert, oder es wird eine Augmentationstherapie durchgeführt. Als Augmentation bezeichnet man die Zugabe eines zweiten Medikamentes, das selbst kein Antidepressivum ist, aber die Wirkung des Antidepressivums optimiert (s. ► Kap. 17 ff.).

Die Therapie mit dopaminerg wirksamen Substanzen stellt eine interessante Strategie in der Behandlung therapieresistenter Depressionen dar. Da Dopaminagonisten wahrscheinlich auch selbst eine antidepressive Wirkung haben, sollte hier von einer Kombinations- statt von einer Augmentationstherapie gesprochen werden, was z. B. auch für die Kombination von Dopaminagonisten mit Stimmungsstabilisatoren gilt (Goldberg et al. 2004). Im Folgenden werden einige Untersuchungen zu dieser Einsatzmöglichkeit von Dopaminagonisten beschrieben.

In einer offenen Studie wurde Pergolid, ein 25-mal stärkerer Dopaminagonist als Bromocriptin, mit einer Dosis von 0,25–2 mg täglich bei Patienten mit unipolaren (n=16) und bipolaren (n=4) Depressionen eingesetzt, die auf einen Behandlungsversuch mit Fluoxetin, Trizyklika, Monoaminoxidase-Hemmstoffen (MAOH) oder Trazodon nicht respondiert hatten. Die Behandlung war bei 55% der Patienten wirksam. Als unerwünschte Wirkungen traten Übelkeit, Schwindel, Angstzustände und Manien auf (Bouckoms u. Mangini 1993).

Bislang nicht publizierte Daten geben Hinweise darauf, dass Amantadin (200–400 mg/Tag) einen therapeutischen Effekt auf SSRI-induzierte sexuelle Dysfunktionen haben könnte und dass Pramipexol (mittlere Dosis 0,84 mg/Tag) in der Augmentation von bzw. Kombination mit SSRI und Trizyklika bei uni- und bipolarer Depressionen (n=31) eingesetzt werden könnte (Fava 2000, 2001). Allerdings handelt es sich um nichtkontrollierte Studien bei relativ geringen Gruppengrößen.

Sporn et al. (2000) untersuchten retrospektiv anhand der Krankenakten von Patienten mit bipolaren (n=12) und unipolaren (n=20) Depressionen, die nicht auf antidepressive Therapie angesprochen und als Add-on-Medikation zusätzlich zu den Antidepressiva und Stimmungsstabilisatoren den Dopaminagonisten Pramipexol erhalten hatten. Als Indikator für das Ansprechen auf Pramipexol wurde die Clinical Global Impression Scale (CGI) eingesetzt. Pramipexol war bei einer mittleren Dosis von 0,7 mg/Tag und einer Behandlungsdauer von 24,4 Wochen bei 50% der Patienten mit bipolaren und 48% der mit unipolaren Depressionen wirksam; 8 Patienten beendeten die Behandlung wegen Unwirksamkeit und 4 Patienten wegen unerwünschter Arzneimittelwirkungen. Die vorliegenden Ergebnisse dieser retrospektiven, nicht kontrollierten, naturalistischen Fallserie bedürfen der Bestätigung unter kontrollierten Bedingungen, um weitere Schlussfolgerungen zu ziehen.

Perugi et al. (2001) untersuchten in einer offenen Studie 18 Patienten mit Bipolar-II-Depressionen, die mit konventionellen Antidepressiva und/oder Stimmungsstabilisatoren behandelt wurden und nicht auf die Medikation respondiert hatten. Eingesetzt wurden die nicht ergothaltigen neueren Dopaminagonisten Pramipexol und Ropinirol (◘ Tabelle 25.1). Als Response wurde eine Reduktion des CGI um mindestens einen Punktwert angesehen. Die mittlere Behandlungsdauer lag bei 17,6±0,78 Tagen (MW±SD) (Range 4–34). Die Dosis von Pramipexol betrug zum Endpunkt 1,23±0,32 mg/Tag (Range 0,75–1,50 mg/Tag) und von Ropinirol 2,97±0,99 mg/Tag (Range 1,50–5,00 mg/Tag). Ein Patient wurde ausgeschlossen, da sich die Symptomatik verschlechterte und Übelkeit und Agitation auftrat. 8 Patienten (44,4%), jeweils 4 mit Pramipexol und Ropinirol, wurden als Responder bewertet. Die Werte des CGI unterschieden sich bei Berücksichtigung aller Patienten signifikant zwischen Beginn und Ende der Untersuchung (5,33±0,7; 3,94±1,3). Die Autoren schlossen aus ihrer Untersuchung, dass Pra-

Tabelle 25.1. Untersuchungen zur antidepressiven Wirkung der neueren Dopaminagonisten Ropinirol und Pramipexol

Studie	Dopaminagonist	Design	Wirkungen
Willner et al. 1994	Pramipexol	Experimentell	Antianhedonistisch
Maj et al. 1997	Pramipexol	Experimentell	Antidepressiv
Szegedi et al. 1997	Pramipexol	Offen, prospektiv, n=26	Antidepressiv bei depressiven Störungen
Rogers et al. 2000	Ropinirol	Experimentell	Anxiolytisch
Corrigan et al. 2000	Pramipexol	Doppelblind, placebokontrolliert, n=174	Antidepressiv, besser als Placebo, vergleichbar mit Fluoxetin bei depressiven Störungen
Perugi et al. 2001	Pramipexol, Ropinirol	Offen, prospektiv, n=18	Antidepressiv bei Patienten mit therapiereresistenter Bipolar-II-Depression, Kombination
Ostow 2002	Pramipexol	Kasuistiken, n=22	Antidepressiv bei verschiedenen Formen der Depression
Rektorova et al. 2003	Pramipexol, Ropinirol	Offen, randomisiert, kontrolliert, n=41	Antidepressiv bei Patienten mit M. Parkinson
Reichmann et al. 2003	Pramipexol	Offen, prospektiv, n=657	Verbesserung motorischer Symptome und Depression bei Patienten mit M. Parkinson
Lemke et al. 2004	Pramipexol	Offen, prospektiv, n=657	Antidepressiv und antianhedonistisch bei Patienten mit M. Parkinson
Goldberg et al. 2004	Pramipexol	Doppelblind, randomisiert, placebokontrolliert, n=22	Antidepressiv bei Patienten mit therapieresistenter bipolarer Depression, Add-on zu Stimmungsstabilisatoren

mipexol und Ropinirol potenziell eine Rolle für die Augmentations- bzw. Kombinationsstrategien bei therapieresistenten Bipolar-II-Störungen spielen könnten.

Bei Patienten mit therapieresistenten bipolaren Depressionen wurde der neuere Dopaminagonist Pramipexol als Add-on-Therapie zu einer bestehenden Gabe von unterschiedlichen Stimmungsstabilisatoren (Valproat, Carbamazepin, Lamotrigin, Gabapentin) eingesetzt (Goldberg et al. 2004). Die Studie wurde randomisiert und doppelblind durchgeführt und die Wirkung von Pramipexol gegen Placebo kontrolliert. Bei den mit Pramipexol behandelten Patienten (n=12) sprachen mehr Patienten (67%) auf die Therapie an als in der Placebogruppe (n=10; 20%), und die Werte der Hamilton Depression Scale (HAMD) und der CGI waren signifikant stärker reduziert (Pramipexol: 48%, Placebo: 21%).

Pramipexol war gut verträglich. Bis auf einen Patienten, der unter Pramipexol eine Hypomanie entwickelte, wurde bei keinem Teilnehmer die Studie abgebrochen.

Die Ergebnisse sind vorläufig und sollten an größeren Populationen in randomisierten, kontrollierten Studien überprüft werden. Dennoch stellen sie bei der insgesamt geringen Anzahl kontrollierter Studien einen wichtigen Hinweis auf ein Indikationsgebiet für Pramipexol dar.

25.4 Fazit

Befunde aus der Pathophysiologie depressiver Störungen geben viele Hinweise auf die Beteiligung dopaminerger Mechanismen. Aufgrund von Ergebnissen präklinischer Studien an Tiermodellen für Angst, Depression und Anhedonie kann man davon ausgehen, dass insbesondere neuere Dopaminagonisten mit Wirkungen auf D_2/D_3-Rezeptoren eine antidepressive Wirkung aufweisen. Untersuchungen bei depressiven Patienten mit M. Parkinson zeigen neben der Wirkung auf motorische Symptome auch positive Effekte auf die Depression und Anhedonie. Die meisten Daten liegen diesbezüglich für den nicht ergothaltigen D_2/D_3-Agonisten Pramipexol vor. Für diese Substanz wurden in präklinischen und klinischen kontrollierten Studien bei bipolaren und unipolaren Depressionen antianhedonistische und antidepressive Wirkungen nachgewiesen.

Die Effektivität des Einsatzes von Dopaminagonisten und ihrer antidepressiven Wirkung könnte möglicherweise durch die Identifizierung bestimmter Subgruppen depressiver Patienten gesteigert werden, die besonders durch Anhedonie und die Beeinträchtigung exekutiver und motorischer Funktionen charakterisiert sind.

Literatur

Alexopoulos GS (2001) »The depression-executive dysfunction syndrome of late life«: a specific target for D3 agonists? Am J Geriatr Psychiatry 9: 22–29

Allain H, Destec A, Petit H, Patay M, Schuck S, Bentue-Ferrer D, Le Cavorzin P (2000) Five-year follow-up of early lisuride and levodopa combination therapy versus levodopa monotherapy in de novo Parkinson's disease. The French Lisuride Study Group. Eur Neurol 44: 22–30

Bouckoms A, Mangini L (1993) Pergolide: an antidepressant adjuvant for mood disorders? Psychopharmacol Bull 29: 207–211

Bouras N, Bridges PK (1982) Bromocriptine and depression. Curr Med Res Opin 8: 150–153

Braak H, Rub U, Braak E (2000) Neuroanatomie des Morbus Parkinson. Veränderungen des neuronalen Zytoskeletts in nur wenigen für den Krankheitsprozess empfänglichen Nervenzellen führen zur progredienten Zerstörung umschriebener Bereiche des limbischen Systems. Nervenarzt 71: 459–469

Corrigan MH, Denahan AQ, Wright CE, Ragual RJ, Evans DL (2000) Comparison of pramipexole, fluoxetine, and placebo in patients with major depression. Depress Anxiety 11: 58–65

Ebert D, Lammers CH (1997) Das zentrale dopaminerge System und die Depression. Nervenarzt 68: 545–555

Fava M (2000) New approaches to the treatment of refractory depression. J Clin Psychiatry 61(S1): 26–32

Fava M (2001) Augmentation and combination strategies in treatment-resistant depression. J Clin Psychiatry 62 (S18): 4–11

Ferszt R, Severus E, Bode L, Brehm M, Kühl K-P, Berzewski H, Ludwig H (1999) Activated borna virus disease in affective disorders. Pharmacopsychiatry 32: 93–98

Goldberg JF, Burdick KE, Endick CJ (2004) Preliminary randomized, double-blind, placebo-controlled trial of pramipexol added to mood stabilizers for treatment-resistant bipolar depression. Am J Psychiatry 161: 564–566

Healy D, McMonagle T (1997) The enhancement of social functioning as a therapeutic principle in the management of depression. J Psychopharmacol 11: S25–31

Heinz A (1999) Anhedonie – nosologieübergreifendes Korrelat einer Dysfunction des dopaminergen Verstärkungssystems? Nervenarzt 70: 391–8

Juckel G, Sass L, Heinz A (2003) Anhedonia, self-experience in schizophrenia and implications for treatment. Pharmacopsychiatry 36 [Suppl 3]: 76–80

Lees AJ, Shaw KM, Stern GM (1977) »Off period« dystonia and »on period« choreoathetosis in levodopa-treated patients with Parkinson's disease. Lancet 2: 1034

Lemke MR (1999) Motorische Phänomene der Depression. Nervenarzt 70: 600–612

Lemke MR (2002) Depression und Morbus Parkinson: Klinik, Diagnose, Therapie. Uni-Med, Bremen

Lemke MR (2004) Affektive Störungen. Thieme, Stuttgart

Lemke MR, Ceballos-Baumann AO (2002) Depression bei Parkinson-Patienten. Diagnostische, pharmakologische und psychotherapeutische Aspekte. Dtsch Ärztebl 99: A2625–2631

Lemke MR, Puhl P, Koethe N, Winkler T (1999) Psychomotor retardation and anhedonia in depression. Acta Psychiatr Scand 99: 252–256

Lemke MR, Wendorff T, Mieth B, Buhl K, Linnemann M (2000) Spatiotemporal gait patterns during over ground locomotion in major depression compared with healthy controls. J Psychiatr Res 34: 277–283

Lemke MR, Mieth B, Pleuse S, Spath C (2001) Motor behavior in depression: applications and limitations of actigraphic analyses. Psychiatr Prax 28: 219–225

Lemke MR, Brecht HM, Koester J, Kraus PH, Reichmann H (2005) Anhedonia, depression, and motor functioning in Parkinson's disease during treatment with pramipexole. J Neuropsychiat Clin Neurosci (im Druck)

Maj J, Rogoz Z, Skuza G, Kolodziejczyk K (1997) Antidepressant effects of pramipexole, a novel dopamine receptor agonist. J Neural Transm 104: 525–533

Ostow M (2002) Pramipexole for depression. Am J Psychiatry 159: 320–321

Perugi G, Toni C, Ruffolo G, Frare F, Akiskal H (2001) Adjunctive dopamine agonists in treatment-resistant bipolar II depression: an open case series. Pharmacopsychiatry 34: 137–141

Raethjen J, Lemke MR, Lindemann M, Wenzelburger R, Krack P, Deuschl G (2001) Amitriptyline enhances the central component of physiological tremor. J Neurol Neurosurg Psychiatry 70: 78–82

Reichmann H, Brecht HM, Kraus PH, Lemke MR (2002) Pramipexol bei der Parkinson-Krankheit. Nervenarzt 73: 745–750

Reichmann H, Brecht MH, Koster J, Kraus PH, Lemke MR (2003) Pramipexole in routine clinical practice: a prospective observational trial in Parkinson•s disease. CNS Drugs 17: 965–973

Rektorova I, Rektor I, Bares M, Dostál V, Ehler E (2003) Pramipexole and pergolide in the treatment of depression in Parkinson•s Disease: a national multcentre prospective randomised study. Eur J Neurol 10: 399–406

Rogers DC, Costall B, Domeney AM et al. (2000) Anxiolytic profile of ropinirole in the rat, mouse and common marmoset. Psychopharmacology (Berl) 151: 91–97

Roy A, Karoum F, Pollack S (1992) Marked reduction in indexes of dopamine metabolism among patients with depression who attempt suicide. Arch Gen Psychiatry 49: 447–450

Schmidt K, Nolte-Zenker B, Patzer J, Bauer M, Schmidt LG, Heinz A (2001) Psychpathological correlates of reduced dopamine receptor sensitivity in depression, schizophrenia, and opiate and alcohol dependence. Pharmacopsychiatry 34: 66–72

Shaw KM, Lees AJ, Stern GM (1980) The impact of treatment with levodopa on Parkinson•s disease. Q J Med. 49: 283–293

Shiba M, Bower JH, Maraganore DM, McDonnell SK, Peterson BJ, Ahlskog JE, Schaid DJ, Rocca WA (2000) Anxiety disorders and depressive disorders preceding Parkinson•s disease: a case-control study. Mov Disord 15: 669–677

Sporn J, Ghaemi SN, Sambur MR, Rankin MA, Recht J, Sachs GS, Rosenbaum JF, Fava M (2000) Pramipexole augmentation in the treatment of unipolar and bipolar depression: a retrospective chart review. Ann Clin Psychiatry 12: 137–140

Starkstein SE, Petracca G, Chemerinski E, Merello M (2001) Prevalence and correlates of parkinsonism in patients with primary depression. Neurology 57: 553–555

Szegedi A, Hillert A, Wetzel H, Klieser E, Gaebel W, Benkert O (1997) Pramipexole, a dopamine agonist, in major depression: antidepressant effects and tolerability in an open-label study with multiple doses. Clinical Neuropharmacology 20: 536–545

Vale S, Espejel MA, Dominguez JC (1971) Amantadine in depression. Lancet 21: 437

Willner P (1997) The mesolimbic dopamine system as a target or rapid antidepressant action. Int Clin Psychopharmacology 12 (S3): S7–S14

Willner P, Lappas S, Cheeta S, Muscat R (1994) Reversal of stress-induced anhedonia by the dopamine receptor agonist, pramipexole. Psychopharmacology (Berl) 115: 454–462

25

Bipolare Depressionen

T. Bschor, M. Bauer

Die Behandlung der bipolaren Depression ist wissenschaftlich schlechter abgesichert als die der unipolaren Depression. Häufig werden Therapiestrategien per Analogieschluss von der unipolaren auf die bipolare Depression übertragen. Dabei weisen bipolare Depressionen einige therapeutisch bedeutsame Besonderheiten auf. Die Wichtigste ist das Risiko einer Manieinduktion durch eine Antidepressivamedikation, wobei das Risiko bei trizyklischen Antidepressiva vermutlich höher ist als bei SSRI. Eine Antidepressivamedikation sollte nur bei paralleler Gabe eines Stimmungsstabilisierers erfolgen, wodurch das Risiko des Umschlagens der Depression in eine Manie gesenkt werden kann. Alternativ zu einer Antidepressiva-Stimmungsstabilisierer-Kombination kann eine leichte bis mittelgradige bipolare depressive Episode auch mit einem antidepressiv wirksamen Stimmungsstabilisierer in Monotherapie behandelt werden. Zur Vermeidung und Überwindung von Therapieresistenz sollte wie bei einer unipolaren Depression nach einem Therapiealgorithmus (Stufenplan) behandelt werden. Weitere Schritte eines Therapiealgorithmus für bipolare Depressionen sind Lithiumaugmentation, Wechsel auf ein Antidepressivum aus einer anderen Wirkklasse bei Fortführung des Stimmungsstabilisierers, Addition eines weiteren Stimmungsstabilisierers, L-Thyroxin-Hochdosisaugmentation und Elektrokrampftherapie (EKT). Die Wirksamkeit der EKT ist auch für bipolare Depressionen gut belegt. In der Erhaltungstherapie muss das Risiko eines frühen depressiven Rezidivs nach raschem Absetzen des Antidepressivums mit dem Risiko einer Manieinduktion bei längerer Fortführung des Antidepressivums individuell abgewogen werden.

26.1 Unterschiede zwischen uni- und bipolaren Depressionen

Als bipolare Depression wird eine depressive Episode bezeichnet, die im Rahmen einer bipolar affektiven Erkrankung auftritt. In der Therapieforschung wird erst in den letzten Jahren konsequent zwischen uni- und bipolaren Depressionen unterschieden. Hierbei ist die Behandlung der unipolaren Depression deutlich besser erforscht als die der bipolaren Depression, weshalb bei bipolaren Depressionen häufig Therapiemaßnahmen angewandt werden, auf deren Wirksamkeit und Sicherheit nur aus der unsystematischen klinischen Beobachtung oder in Analogie zu wissenschaftlichen Erkenntnissen bei der Behandlung unipolarer Depressionen geschlossen wird. Dies gilt in besonderem Maße für therapieresistente bipolare Depressionen, da bezüglich der Behandlung therapieresistenter Verläufe auch für die unipolaren Depressionen erhebliche Erkenntnisdefizite bestehen.

Weiter kompliziert wird die Datenlage durch die verschiedenen Verlaufstypen bipolarer affektiver Erkrankungen, insbesondere die Unterteilung in Bipolar-I- und Bipolar-II-Verläufe (Typ I mit voll ausgeprägten manischen Phasen, Typ II mit lediglich hypomanen Phasen neben den depressiven Episoden), die in vielen Untersuchungen nicht getrennt berücksichtigt wurden (Müller-Oerlinghausen et al. 2002). Werden für unipolare und für bipolare Depressionen spezifische Behandlungsrichtlinien aufgestellt, ist zu beachten, dass man es bei den als unipolar klassifizierten Depressionen immer zu einem Teil mit (noch) unerkannten bipolaren Depressionen zu tun haben wird, da sich eine rezidivierende affektive Erkrankung erst nach dem Auftreten der ersten (erkannten) manischen oder hypomanischen Episode als bipolar herausstellt.

Depressionen, die im Verlauf einer bipolaren affektiven Erkrankung auftreten, weisen jedoch einige bedeutsame Unterschiede zu unipolaren Depressionen auf, die Berücksichtigung bei der Behandlung finden müssen.

26.1.1 Krankheitsimmanente Unterschiede

- Frühere Erstmanifestation bipolar-affektiver Erkrankungen (Wittchen 2000);
- höheres Rezidivrisiko/höhere Episodenfrequenz bipolar-affektiver Erkrankungen (Marneros 1999, S. 168);

- ausgeglichenes Geschlechterverhältnis (bei unipolaren Depressionen sind dagegen Frauen doppelt so häufig betroffen wie Männer) (Wittchen 2000);
- häufigere Komorbidität mit Angsterkrankungen und mit Missbrauch oder Abhängigkeit von Alkohol oder anderen Suchtstoffen (Fogarty et al. 1994; Suppes et al. 2001);
- häufiger Suizidversuche (Coryell et al. 1987).

26.1.2 Behandlungsassoziierte Unterschiede

- Gefahr des Umschlagens in ein manisches Syndrom (»switch«). Bereits spontan besteht bei bipolaren Depressionen ein Risiko des Umschlagens, das unter antidepressiver Therapie erhöht ist (Manieinduktion durch antidepressive Behandlung, s. unten) (Altshuler et al. 1995).
- Gefahr der zyklischen Akzeleration durch antidepressive Behandlung: zunehmende Verkürzung der Zyklusdauer (Zeitspanne vom Beginn einer affektiven Phase bis zum Beginn der nächsten affektiven Phase), im ungünstigen Fall in schwer behandelbares Rapid Cycling mündend (4 oder mehr affektive Phasen in 12 Monaten) (Altshuler et al. 1995).
- Gefahr eines Übergangs der depressiven Symptomatik in einen Mischzustand (Dilsaver u. Swann 1995).
- Therapeutisches Dilemma in der Erhaltungstherapiephase (erstes halbes Jahr nach Remission unter Behandlung): Fortführen des Antidepressivums mit Risiko einer Manieinduktion vs. baldiges Absetzen des Antidepressivums mit dem Risiko eines depressiven Rezidivs (Altshuler et al. 2003b).
- Viele gängige Antidepressiva sind nur für unipolare Depressionen untersucht.
- Viele zur Behandlung kommende bipolar depressive Patienten sind bereits medikamentös vorbehandelt, z. B. mit einem Phasenprophylaktikum (sog. Durchbruchsepisode, «break through episode»).

Erkenntnisse aus der Behandlung unipolarer Depressionen können also nicht ohne weiteres auf die Behandlung bipolarer Depressionen übertragen werden. (Dies gilt nahe liegender Weise auch für die Behandlung therapieresistenter bipolarer Depressionen, s. 26.3.)

26.2 Behandlung der nichttherapieresistenten bipolaren Depression

Wie bei jeder Depressionsbehandlung werden auch bei der Therapie bipolarer Depressionen pharmakologische und nichtpharmakologische Verfahren kombiniert.

26.2.1 Pharmakologische Behandlung

Zur pharmakologischen Behandlung einer bipolaren Depression (Stufe 1, ◻ Abb. 26.1) kommen als Mittel der ersten Wahl Antidepressiva und die in die Kategorie Stimmungsstabilisierer («mood stabilizer») eingeordneten Pharmaka in Betracht (Zornberg u. Pope 1993; Möller u. Grunze 2000; Müller-Oerlinghausen et al. 2002).

Stimmungsstabilisierer

Unter dieser Bezeichnung werden häufig Lithium und verschiedene Antiepileptika zusammengefasst. Wegen des Risikos der Manieinduktion durch Antidepressiva wurde wiederholt argumentiert, dass eine bipolare Depression vorzugsweise allein mit einem Stimmungsstabilisierer behandelt werden sollte. Für Lithium, Carbamazepin und Lamotrigin gibt es Studien, die eine akut antidepressive Wirksamkeit zeigen.

Die meisten doppelblinden und kontrollierten Studien bezüglich dieser Indikation gibt es für **Lithium**. Nach Übersichtsarbeiten (Adli et al. 1998) und einer Metaanalyse (Souza u. Goodwin 1991) besteht kein Zweifel an der antidepressiven Wirkung von Lithium. Übereinstimmend wurde festgestellt, dass diese bei bipolaren Depressionen stärker ausgeprägt ist als bei unipolaren Depressionen (Goodwin et al. 1972;

Baron et al. 1975; Souza u. Goodwin 1991; Adli et al. 1998).

Für **Carbamazepin** gibt es neben unkontrollierten Untersuchungen (Matkowski u. Rybakowski 1992; Dilsaver et al. 1996) nur vereinzelte kontrollierte Studien. Nach einer metaanalytischen Auswertung von 1985 kann eine antidepressive Wirksamkeit von Carbamazepin jedoch als nachgewiesen angesehen werden (Strömgren u. Boller 1985). Für Valproat ist nur eine akut antimanische Wirkung überzeugend belegt (Grunze u. Walden 2000). Es kann daher nicht als Monotherapeutikum zur Behandlung einer bipolaren Depression empfohlen werden (Lambert 1984; Grunze et al. 2002a).

Lamotrigin, eine zunächst in der Epilepsiebehandlung eingesetzte, inzwischen für bestimmte Indikationen bei bipolarer Störung zugelassene Substanz, wird ebenfalls den Stimmungsstabilisierern zugeordnet. Diese Zuordnung ist aber umstritten, da der Begriff »Stimmungsstabilisierer« (»mood stabilizer«) nicht eindeutig definiert ist und von vielen Autoren von einer als Stimmungsstabilisierer zu bezeichnenden Substanz eine (akute und prophylaktische) Wirksamkeit sowohl gegen depressive als auch gegen manische Syndrome gefordert wird (Müller-Oerlinghausen et al. 2002; Bauer u. Mitchner 2004). Eine aktuelle US-amerikanische Übersichtsarbeit kommt zu dem Ergebnis, dass nur für Lithium ausreichend positive Studien vorliegen, um diese Klassifizierung zu rechtfertigen (Bauer u. Mitchner 2004).

Für Lamotrigin ist die Akutwirkung bei bipolarer Depression in einer größeren doppelblinden und placebokontrollierten Studie gezeigt worden (Calabrese et al. 1999). Daneben konnte in zwei doppelblinden randomisierten Studien auch ein rückfallprophylaktischer Schutz vor depressiven Rezidiven demonstriert werden, jedoch gibt es in diesen Studien keine überzeugenden Hinweise auf eine antimanische Wirkung (Bowden et al. 2003; Calabrese et al. 2003). Die klinische Wirkung entspricht daher nach dem gegenwärtigen Erkenntnisstand eher der eines Antidepressivums. Die Rate des Umschlagens in eine Manie lag in der zuerst genannten Studie für die besser antidepressiv wirksame Dosis von 200 mg/Tag bei 8% (Calabrese et al. 1999).

Überzeugende Hinweise aus größeren kontrollierten Studien auf eine antidepressive Wirksamkeit von klassischen **Neuroleptika** in der Akutbehandlung der bipolaren Depression liegen nicht vor (Zornberg u. Pope 1993). Sogenannte atypische Neuroleptika wurden in dieser Indikation bislang noch wenig untersucht, aber es liegen erste vielversprechende Befunde vor (Vieta et al. 2001). In einer großen doppelblinden und randomisierten Studie mit bipolar depressiven Patienten über 8 Wochen ergab sich, dass eine alleinige Olanzapinmedikation besser antidepressiv wirksam war als eine Placebogabe, und dass eine Fluoxetin-Olanzapin-Kombination wiederum eine bessere antidepressive Wirkung aufwies als die Olanzapinmonotherapie (Tohen et al. 2003). Die Häufigkeit eines Umschlagens der Depression in eine manische Symptomatik war in den beiden Medikationsgruppen nicht häufiger als in der Placebogruppe.

Bei wahnhafter oder anderweitig psychotischer Symptomatik ist bei der bipolaren Depression eine neuroleptische Komedikation im Sinne einer »Zwei-Zügel-Therapie« genauso indiziert wie bei einer unipolaren Depression (Zornberg u. Pope 1993; Grunze et al. 2002b). Da Patienten mit affektiven Störungen ein besonders hohes Risiko für extrapyramidal-motorische Nebenwirkungen aufweisen (Yassa et al. 1983), sind atypische Neuroleptika gegenüber den konventionellen (klassischen) Neuroleptika in dieser Indikation vorzugsweise einzusetzen.

In Anbetracht des geschilderten Erkenntnisstands wird daher von einem Teil der Übersichtsarbeiten bei einer unkomplizierten, leichten oder mittelgradigen bipolaren Depression eine Monotherapie mit einem antidepressiv wirksamen stimmungsstabilisierenden Medikament empfohlen (Sachs 1996). Wird der Patient bereits mit einem solchen Pharmakon behandelt, kann erwogen werden, zunächst die Dosis oder den Serumspiegel anzuheben (Nolen u. Bloemkolk 2000).

Antidepressiva

Im Vergleich zu unipolaren Depressionen besteht ein Mangel an gesicherter wissenschaftlicher Erkenntnis über die Wirksamkeit von Antidepressiva bei bipolaren Depressionen (Zornberg u. Pope

1993; Müller-Oerlinghausen et al. 2002). Während bei den Wirksamkeitsstudien für die älteren trizyklischen Antidepressiva (TZA) zumeist uni- und bipolar depressive Patienten ohne getrennte Subgruppenanalyse gemeinsam untersucht wurden, existieren für viele modernere Antidepressiva nur Wirksamkeitsstudien für unipolare Depressionen (Studien speziell zur Wirksamkeit bei bipolarer Depression fasst ◻ Tabelle 26.1 zusammen). Am besten ist Imipramin untersucht.

Auch wenn die Datenlage eher dünn ist, gibt es bei der synoptischen Zusammenschau und in einem großen retrospektiven Vergleich (Möller et al. 2001) weder überzeugende Gründe für die Annahme, dass Antidepressiva bei bipolaren Depressionen weniger wirksam seien als bei unipolaren, noch dass ein spezifisches Antidepressivum den anderen Antidepressiva in der Behandlung bipolarer Depressionen überlegen sei (Grunze et al. 2002a).

Das Risiko der Manieinduktion durch Antidepressiva wird häufig als Hauptproblem bei der Behandlung bipolarer Depressionen angesehen. Es besteht kein Zweifel, dass eine Behandlung mit Antidepressiva die Gefahr des Umschlagens einer bipolaren Depression in eine manische Phase erhöht (Altshuler et al. 1995). Das Risiko ist jedoch nicht für alle Antidepressivaklassen gleich.

Unter Placebobehandlung wird das Risiko des Umschlagens einer bipolaren Depression in eine Manie mit ca. 4% angegeben (Peet 1994), unter antidepressiver Medikation mit 4–35 % (Peet 1994; Benazzi 1997; Bottlender et al. 1998; Keck et al. 2003). Wird parallel zum Antidepressivum ein antimanisches Pharmakon wie Lithium, Carbamazepin oder Valproat gegeben, reduziert sich das Risiko der Manieinduktion (Bottlender et al. 2001). Trizyklische Antidepressiva schneiden beim Vergleich der Umschlagrisiken am schlechtesten ab (Boerlin et al. 1998). So errechneten Bottlender et al. (1998, 2001) in einer retrospektiven Auswertung von 158 stationären Patienten mit einer Depression im Rahmen einer Bipolar-I-Erkrankung ein Risiko für ein Umschlagen in eine Hypomanie oder Manie von 34% für Patienten, die mit TZA behandelt wurden, von 12% für eine SSRI-Behandlung und von 8% für eine Medikation mit einem Monoaminooxidase-Hemmstoff (MAOH). Bei Patienten mit TZA sank das Umschlagsrisiko auf weniger als die Hälfte, wenn sie gleichzeitig Lithium, Carbamazepin oder Valproinsäure erhielten. Eine große Metaanalyse von insgesamt 415 bipolar depressiven Patienten ergab, dass es bei 11,2% der mit einem TZA behandelten Patienten, aber nur bei 3,7% der SSRI-behandelten und 4,2% der placebobehandelten Patienten zu einem Umschlag in eine Manie kam (Peet 1994).

Fluoxetin hat als SSRI zwar eine niedrige Umschlagsrate, jedoch sollte bedacht werden, dass, falls es doch zu einem Übergang in eine manische Symptomatik kommt, der antidepressive Effekt aufgrund der sehr langen Halbwertszeit dieses Pharmakons trotz Absetzens noch über Wochen fort bestehen kann.

Für Venlafaxin wurden widersprüchlich höhere und gleich hohe Umschlagsraten wie unter einer SSRI-Behandlung berichtet (Amsterdam u. Garcia-Espana 2000; Vieta et al. 2002), während wiederholt niedrige Umschlagsraten für die MAOH Tranylcypromin und Moclobemid (Quitkin et al. 1981; Baumhackl et al. 1989; Himmelhoch et al. 1991; Silverstone 2001) sowie für das in Deutschland nur zur Raucherentwöhnung zugelassene Antidepressivum Bupropion ermittelt wurden (Sachs et al. 1994).

Bei Patienten mit einem langjährigen Verlauf einer bipolaren affektiven Erkrankung vom Typ II ist das Auslösen einer voll ausgeprägten manischen Phase, die dann eine Änderung der Diagnose zu einer Typ-I-Erkrankung bedeuten würde, kaum zu erwarten (relative Stabilität der diagnostischen Typen) (Judd et al. 2003). Sofern die anamnestischen hypomanen Phasen ohne relevante negative Konsequenzen waren, wird man also bei einem Patienten mit einem Bipolar-II-Verlauf dem Risiko des Umschlagens einer depressiven Phase unter Behandlung nicht das gleiche Gewicht beimessen wie bei einem Patienten mit Bipolar-I-Verlauf.

! Für die Behandlung der bipolaren Depression (insbesondere für Typ I) muss also empfohlen werden, Antidepressiva grundsätzlich nur bei gleichzeitig bestehender manieprophylaktischer Medikation (Lithium, Carbamazepin, Val-

Tabelle 26.1. Kontrollierte Studien zur Wirksamkeit von Antidepressiva bei bipolarer Depression (**HAMD** Hamilton Depression Scale)

Studie	Geprüfte Substanzen	Pat.-Zahl	Dauer (Wochen)	Ergebnis (%) Responder	Non-responder	Umschlag in Manie	Bemerkungen, Responsedefinition
Baumhackl et al. 1989	Imipramin (≤200 mg/Tag)	n=15	4	60	40	0	HAMD-Reduktion ≥50%
	Moclobemid (≤600 mg/Tag)	n=15		50	44	6	
Cohn et al. 1989	Imipramin (75–300 mg/Tag)	n=30	6	40	53	7	HAMD-Reduktion ≥50%
	Fluoxetin (20–80 mg/Tag)	n=30		60	40	0	
	Placebo	n=29		17	79	3	
Himmelhoch et al. 1991	Imipramin (50–300 mg/Tag)	n=28	6	36	46	18	HAMD-Reduktion ≥50%; keine Lithiumkomedikation erlaubt
	Tranylcypromin (10–60 mg/Tag)	n=28		75	14	11	
Sachs et al. 1994	Bupropion (358±62 mg/Tag)	n=9	8	56	33	11	HAMD-Reduktion ≥50%; alle Pat. erhielten parallel Lithium, Carbamazepin oder Valproat
	Desipramin (146±46 mg/Tag)	n=10		50	20	30	
Bauer et al. 1999	Paroxetin (20–40 mg/Tag)	n=19	6	77	33	1	HAMD-Reduktion ≥50%; alle Pat. erhielten parallel Lithium; in jeder Gruppe 1 Pat. mit schizoaffektiver Störung
	Amitriptylin (75–150 mg/Tag)	n=23		67	43	0	
Nemeroff et al. 2001	Paroxetin (20–50)	n=35	10	45	55	0	HAMD ≤7 Pkt.; alle Pat. erhielten parallel Lithium; keine signifikanten Unterschiede bezüglich Behandlungserfolg zwischen den 3 Gruppen
	Imipramin (50–300)	n=39		39	61	8	
	Placebo	n=43		35	65	2	
Silverstone 2001	Imipramin (150–250 mg/Tag)	n=75	8	53	36	11	HAMD-Reduktion ≥50% oder Endwert ≤10 Pkt.
	Moclobemid (450–750 mg/Tag)	n=81		46	50	4	

proat) zu verordnen (Goldberg 2000). Nimmt der Patient bereits ein antimanisches Pharmakon ein, sollte dies fortgeführt und ggf. in Dosis und Serumspiegel angepasst, andernfalls parallel zum Antidepressivum begonnen werden. Bezüglich des Einsatzes von TZA ist Zurückhaltung zu üben.

26.2.2 Nichtpharmakologische Behandlung

Kontrollierte Untersuchungen zur Wirksamkeit von **Psychotherapie** bei bipolaren affektiven Erkrankungen liegen für verschiedene Therapieverfahren vor (Übersicht bei Meyer u. Hautzinger 2003). Ziel ist zumeist jedoch eine Stabilisierung des Langzeitverlaufs. Keine Studie fokussiert explizit auf die Besserung einer bipolaren Depression. Aktuell zeigte eine methodisch anspruchsvolle Studie mit 120 remittierten bipolar affektiv kranken Teilnehmern, dass eine 21-wöchige Psychoedukation zu einer signifikanten Verringerung von affektiven Rezidiven im Vergleich zu unstrukturierten Gruppensitzungen zeitlich gleichen Umfangs führt (Colom et al. 2003). Zu einem ähnlichen Ergebnis kam eine weitere randomisierte Studie, in der die Familien der Betroffenen in die Psychoedukation mit einbezogen worden waren (Miklowitz et al. 2003). Eine andere prospektive und randomisierte Einjahresstudie bei Patienten mit bipolarer Erkrankung konnte ebenfalls kürzlich zeigen, dass eine kognitive Therapie, die zusätzlich zur Pharmakotherapie gegeben wurde, zu einer signifikanten Verringerung von affektiven Rezidiven führt (Lam et al. 2003).

Elektrokrampftherapie (EKT) ist eine hochwirksame antidepressive Behandlungsmethode (Fink 2001; ▶ Kap. 27), die auch bei bipolarer Depression effektiv ist (s. hierzu weiter unten).

Die gute Wirksamkeit der **Schlafentzugsbehandlung** beschränkt sich ebenfalls nicht auf unipolare Depressionen (Smeraldi et al. 1999). Vergleiche mit unipolar depressiven Patienten ergaben eine gleich gute (Riemann et al. 2002) oder bessere (Altshuler et al. 2003a) Wirksamkeit bei bipolar depressiven Patienten. Auch bei der Schlafentzugsbehandlung besteht ein Risiko für ein Umschlagen in eine Manie, sodass diese Behandlung bei bipolaren Patienten nur unter einer manieprophylaktischen Medikation mit Lithium, Carbamazepin oder Valproinsäure empfohlen wird. Colombo et al. (1999) beobachteten bei 4,8% von 206 mit Schlafentzug behandelten bipolar depressiven Patienten ein Umschlagen in eine manische und bei 5,8% in eine hypomane Symptomatik.

26.3 Behandlung der therapieresistenten bipolaren Depression

Führen die genannten Therapien nicht zu einer befriedigenden Besserung der depressiven Symptomatik, dann müssen weitere Behandlungsschritte folgen. Verschiedene Übersichtsarbeiten (Nolen u. Bloemkolk 2000; Erfurth et al. 2001; Grunze et al. 2002a; 2002b) schlagen hierfür geeignete Schemata oder Therapiealgorithmen vor, die in den Grundüberlegungen übereinstimmen und auch Grundlage der nachfolgenden Ausführungen sind. Die verschiedenen Behandlungsschritte in der Behandlung der einfachen und der therapieresistenten bipolaren Depression stellt ◘ Abb. 26.1 graphisch dar.

Therapieresistenz wird für die bipolare Depression nicht anders definiert als für depressive Einzelepisoden oder Depressionen im Verlauf unipolarer affektiver Erkrankungen (▶ Kap. 1). Ob Therapieresistenz bei bipolaren Depressionen häufiger oder seltener als bei unipolaren Depressionen vorkommt, ist gegenwärtig nicht sicher zu beantworten. Coryell et al. (1987, 1989) stellten in einer großen Langzeituntersuchung fest, dass depressive Episoden bei beiden Verlaufsformen im Mittel gleich lang andauern und mit gleicher Wahrscheinlichkeit remittieren. Angst und Preisig (1995) hingegen fanden eine kürzere Dauer von bipolaren Depressionen. Das Rezidivrisiko ist bei den bipolaren Erkrankungen jedoch höher als bei den unipolaren (Coryell et al. 1989; Angst u. Preisig 1995).

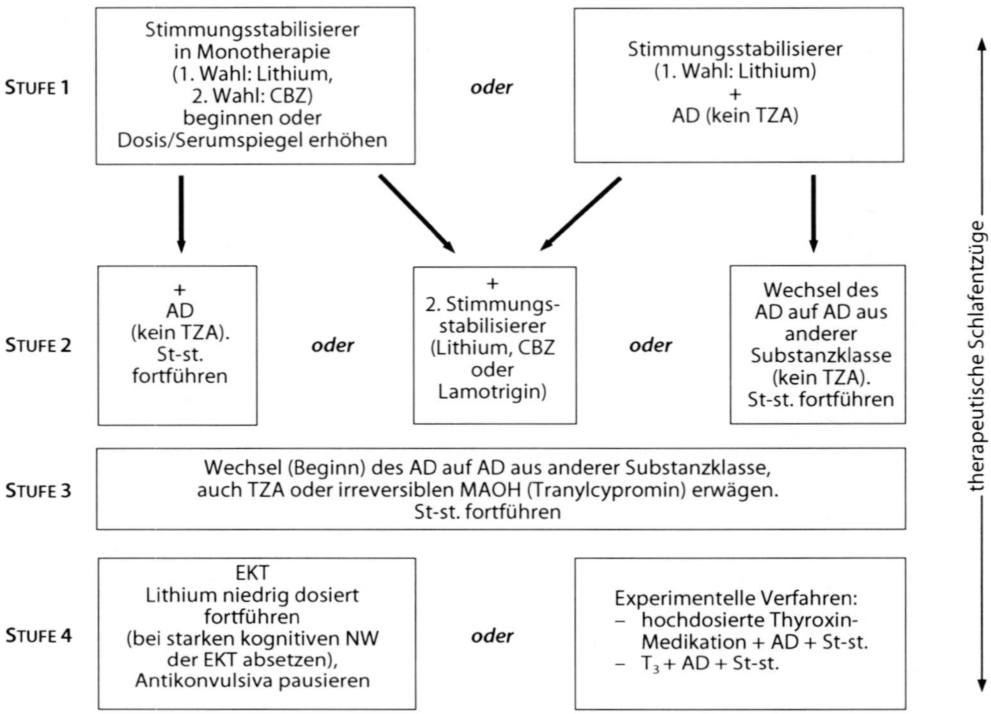

Abb. 26.1. Algorithmus für die Somatotherapie bipolarer Depressionen. Jede Stufe muss über einen Zeitraum, der ausreichend lange für die Beurteilung des Behandlungserfolgs ist, beibehalten werden. Für die meisten Stufen sind dies 4–6 Wochen. (**AD** Antidepressivum, **CBZ** Carbamazepin, **EKT** Elektrokrampftherapie, **MAOH** Monoaminooxidasehemmstoff, **St-st.** Stimmungsstabilisierer, **NW** Nebenwirkungen, T_3 Trijodthyronin, **TZA** trizyklisches Antidepressivum)

26.3.1 Stufe 1

Die Maßnahmen in dieser ersten Stufe entsprechen den unter 26.2.1 dargestellten Behandlungsmöglichkeiten.

26.3.2 Stufe 2

Spricht eine bipolare Depression nach einer ausreichend langen Behandlungsdauer (4–8 Wochen) auf eine initiale Therapie nicht an, kommen abhängig von der initialen Behandlung verschiedene Optionen zur weiteren Behandlung in Betracht (Nolen u. Bloemkolk 2000; Grunze et al. 2002a; 2002b; Nebe 2002; Altshuler et al. 2003a). Wurde gemäß der oben ausgeführten Überlegungen zunächst lediglich mit einem sog. Stimmungsstabilisierer in Monotherapie behandelt, liegt es bei Nonresponse nahe, ein Antidepressivum hinzuzufügen. Zum Schutz vor einem Umschlag in eine Manie sollte der bislang wirkungslose Stimmungsstabilisierer jedoch fortgeführt werden. Wegen des besonders hohen Risikos der Manieinduktion sollte an diesem Punkt der Behandlung eher kein TZA ausgewählt werden.

Alternativ zu einem Antidepressivum wird aber auch die Addition eines weiteren Medikaments aus der Gruppe der Stimmungsstabilisierer empfohlen (Altshuler et al. 2003a). Randomisierte Untersuchungen, die diese beiden Strategien vergleichen, liegen nicht vor. Young et al. (2000) gingen diesem Punkt bei einer etwas anderen Konstellation nach: Sie randomisierten 27 bipolar erkrankte Patienten, die trotz einer etablierten Phasenprophylaxe mit Lithium oder Valproinsäure eine depressive Episode entwickelt hatten (»Durchbruchsepisode«), bei Fortführung der bisherigen

Medikation doppelblind einer zusätzlichen Paroxetinmedikation oder aber der zusätzlichen Gabe des bislang nicht verordneten Stimmungsstabilisierers zu (bei lithiumbehandelten Patienten also Valproinsäure und umgekehrt). Unter beiden Therapiestrategien kam es zu einer gleich guten Besserung der Depression (Young et al. 2000).

Wurde hingegen von Beginn an eine Kombination aus einem stimmungsstabilisierenden Pharmakon und einem Antidepressivum gegeben, stehen im Falle des Therapieversagens ebenfalls mehrere Möglichkeiten zur weiteren Pharmakotherapie zur Verfügung. Analog zu einer üblichen Strategie bei unipolarer Depression kann das Antidepressivum unter Beibehaltung des antimanisch schützenden Stimmungsstabilisierers gewechselt werden, wobei sich aus grundsätzlichen Überlegungen heraus ein Wechsel auf ein Antidepressivum aus einer anderen Substanzklasse empfiehlt.

Lithiumaugmentation. Alternativ kann auch ein weiterer Stimmungsstabilisierer mit antidepressiven Eigenschaften addiert werden. Sofern der initiale Stimmungsstabilisierer nicht bereits Lithium ist, ist die zusätzliche Gabe von Lithium in besonderer Weise sinnvoll, da dies im genannten Fall methodisch dem Vorgehen der Lithiumaugmentation entspricht.

Die Wirksamkeit der Lithiumaugmentation wurde in mindestens 12 doppelblinden und placebokontrollierten Studien untersucht und ist die wissenschaftlich am besten belegte Therapiestrategie im Falle einer Nonresponse auf eine adäquat durchgeführte Pharmakotherapie mit einem Antidepressivum (Bauer et al. 2002; Bschor et al 2003b; ► Kap. 18). Man versteht unter Lithiumaugmentation die Addition von Lithium zu einer trotz ausreichender Dauer und Dosis nicht wirksamen Antidepressivabehandlung. Durch die Kombination mit Lithium kann aufgrund vermuteter pharmakologischer Interaktionen in vielen Fällen doch noch ein – häufig recht rasch einsetzendes – Ansprechen erzielt werden (Bauer et al. 2003a, c; Bschor et al 2003a).

Die Wirksamkeit der Lithiumaugmentation ist überwiegend für unipolare Depressionen belegt. Unter den 234 Patienten aus 9 placebokontrollierten, doppelblinden Studien, die in der Metaanalyse von Bauer und Döpfmer (1999) ausgewertet wurden, befanden sich lediglich 14 Patienten mit bipolarer Depression. Für bipolare Depressionen ist die Lithiumaugmentation also wissenschaftlich unzureichend untersucht. Rybakowski und Matkowski (1992) fanden unter den 51 Patienten ihrer Studie signifikant häufiger eine Response auf eine Lithiumaugmentation bei den 14 bipolar depressiven Patienten (zu 79%) als bei den unipolar depressiven (46%). In einer retrospektiven Untersuchung von wahnhaft-depressiven Patienten sprachen ebenfalls bipolar Depressive deutlich häufiger auf eine Lithiumaugmentation an als unipolar Depressive (Nelson u. Mazure 1986).

Zahlen zur Häufigkeit des Umschlagens einer bipolaren Depression in eine manische Episode unter Lithiumaugmentation sind nicht bekannt. Die gut ausgeprägten antimanischen und phasenprophylaktischen Eigenschaften von Lithium lassen jedoch eine Manieinduktion durch eine Lithiumaugmentation unwahrscheinlich erscheinen.

! Unter Abwägung der genannten Argumente ist eine Lithiumaugmentation bei noch nicht mit Lithium behandelten bipolar depressiven Patienten mit Nonresponse auf eine Antidepressivabehandlung zu empfehlen (Bschor et al. 2003).

26.3.3 Stufe 3

Kann auch mit diesen Therapieverfahren keine befriedigende Response erzielt werden, müssen konsequent weitere Behandlungsschritte verfolgt werden. Zeigt sich eine bipolare Depression über 2 Behandlungsschritte als therapieresistent, tritt die Sorge vor einem möglichen Umschlag in die Manie zunehmend in den Hintergrund, sodass auch Behandlungsmaßnahmen mit einem größeren Umschlagsrisiko in Betracht gezogen werden sollten. An diese Punkt ist daher auch die Gabe eines TZAs, z. B. des für die bipolare Depression besonders gut untersuchten Imipramins (◘ Tabelle 26.1), zu empfehlen. Nach einer sehr großen, systematischen Metaanalyse haben TZA bei stationär behandelten unipolar depressiven Patienten einen Wirksamkeitsvorteil gegenüber SSRI; für

Amitriptylin bestand dieser Vorteil auch unabhängig vom Behandlungssetting (ambulant oder stationär) (Anderson 2000).

Auch der irreversible MAOH Tranylcypromin, der bei Therapieresistenz eine besondere Wirksamkeit besitzt (▶ Kap. 16), ist an dieser Stelle ein sinnvolles Antidepressivum. Aufgrund der erforderlichen tyraminarmen Diät wird er nur als Mittel der zweiten Wahl angesehen. Auch bei bipolarer Depression zeigte Tranylcypromin eine Überlegenheit gegenüber einem TZA (Himmelhoch et al. 1991) und eine gute Wirksamkeit nach Nonresponse auf eine vorhergehende trizyklisch-antidepressive Medikation (Thase et al. 1992). Ein antimanisches Pharmakon (Lithium, Carbamazepin, Valproinsäure) sollte zur Verringerung des Umschlagrisikos fortgeführt werden.

26.3.4 Stufe 4

Elektrokrampftherapie. Bei anhaltender Nonresponse muss eine EKT in Betracht gezogen werden. Sie ist auch bei bipolarer Depression gut wirksam (Ciapparelli et al. 2001) und führt nach einer aktuellen großen Untersuchung (Daly et al. 2001) bei bipolarer Depression sogar schneller zum Erfolg als bei unipolarer. Obwohl die EKT auch sehr effektiv antimanisch wirksam ist (Black et al. 1987; Small et al. 1988; Mukherjee et al. 1994), kann sie in der antidepressiven Behandlung einen Umschlag in eine Manie auslösen. Für – nach früherer Terminologie – endogen depressive Patienten werden Raten von bis zu 12% genannt (Angst et al. 1992).

Daher sollte auch die EKT möglichst unter antimanisch wirksamer Medikation durchgeführt werden. Lithium kann während einer EKT weiter gegeben werden (Lippmann u. El-Mallakh 1994; Jha et al. 1996; Müller-Oerlinghausen 1997), jedoch muss mit einer höheren Rate an kognitiven Nebenwirkungen gerechnet werden (Small et al.1980; Small u. Millstein 1990). Die Fortführung der Antikonvulsiva Carbamazepin und Valproinsäure ist problematisch, da sie die Induzierbarkeit eines generalisierten Krampfanfalls verringern. Steht die EKT nicht zur Verfügung oder war sie wirkungslos, sind noch als experimentell zu bezeichnende Therapieverfahren in Betracht zu ziehen.

Experimentelle Verfahren. Unter den experimentellen Verfahren zur Behandlung therapieresistenter Depressionen ist besonders die hochdosierte (supraphysiologische) **L-Thyroxin-Therapie** (▶ Kap. 19) für bipolare Depressionen untersucht. In einer offenen Studie mit 17 schwer therapieresistenten depressiven Patienten respondierten 5 der 12 bipolaren Patienten innerhalb von 8 Wochen nach Beginn einer zusätzlichen L-Thyroxin-Hochdosismedikation (mittlere Tagesdosis: 482±72 µg) und ein sechster 12 Wochen nach Behandlungsbeginn. Manische Syndrome traten nicht auf (Bauer et al. 1998).

In einer anderen offenen Studie mit 10 weiblichen Patienten mit therapieresistenter bipolarer Depression kam es innerhalb von 7 Wochen unter einer durchschnittlichen Tagesdosis von 320 µg L-Thyroxin zu einer deutlichen Abnahme der depressiven Symptomatik, die sich auch in einer signifikanten Reduktion des Werts auf der Hamilton Depression Scale (HAMD) und im Beck-Depressionsinventar zeigte: 7 der 10 Frauen hatten einen abschließenden Wert von 7 oder weniger Punkten auf der HAMD und wurden als Vollresponder klassifiziert (Bauer et al. 2001). – In der rezidivprophylaktischen Behandlung bipolarer affektiver Erkrankungen kann hochdosiertes L-Thyroxin das Wiederauftreten sowohl depressiver als auch manischer Phasen verhindern (Übersicht bei Bauer et al. 2003b).

Diese Daten und die bisherige klinischen Erfahrungen bei therapieresistenten bipolaren Depressionen lassen vermuten, dass die hochdosierte L-Thyroxin-Behandlung nicht mit einem erhöhten Risiko des Umschlagens in eine Manie einhergeht. Zur praktischen Durchführung der hochdosierten Thyroxinbehandlung sei auf ▶ Kap. 19 verwiesen.

Auch das biologisch aktivere **Trijodthyronin** (T_3) wird bei therapieresistenten Depressionen eingesetzt (▶ Kap. 19), und auch für dieses Hormon liegen begrenzte Erfahrungen bei therapieresistenter bipolarer Depression vor. Goodwin et al. (1982) erzielten bei 6 von 8 bipolar depressiven Patienten, die auf eine Behandlung mit einem

TZA nicht angesprochen hatten, eine Response unter T_3. Eine manische Phase trat bei keinem der Patienten auf.

Die antidepressive Wirksamkeit der **Vagusnervstimulation** (▶ Kap. 42) wurde in einer offenen Studie mit insgesamt 60 therapieresistenten depressiven Patienten untersucht (Rush et al. 2000; Sackeim et al. 2001). Von den Studienteilnehmern zeigten 30,5% eine Response (definiert als eine mindestens 50%ige Reduktion des Wertes auf der HAMD innerhalb der 10-wöchigen Stimulationsphase) und 15,3% ein vollständiges Ansprechen (Endwert auf der HAMD von 10 oder weniger Punkten). Die Raten für Response und für vollständiges Ansprechen bei den 16 bipolar depressiven Patienten unterschieden sich mit 31% bzw. 6,3% nicht signifikant von der Gesamtgruppe (Sackeim et al. 2001).

In kontrollierten Studien zur **repititiven transkraniellen Magnetstimulation** (rTMS) bei therapieresistenter Depression wurden ausschließlich (Pascual-Leone et al. 1996; Grunhaus et al. 2003) oder nahezu ausschließlich (George et al. 1997; Speer et al. 2000) unipolar depressive Patienten untersucht oder keine Angaben zur Polarität gemacht (Berman et al. 2000), sodass Aussagen zur speziellen Wirksamkeit der rTMS bei bipolarer Depression derzeit noch nicht getroffen werden können.

26.3.5 Erhaltungstherapie

Der sich an eine erfolgreiche Akuttherapie anschließende Zeitraum von mindestens 6 Monaten wird Erhaltungstherapie genannt. In diesem Zeitraum ist das Rückfallrisiko besonders hoch, und ein Rückfall (»relapse«) wird in der Regel als Rückkehr der alten, nur vorübergehend durch die Medikation unterdrückten Krankheitsphase verstanden (Kupfer 1993). Für die Behandlung der unipolaren Depression sind in diesem Therapieabschnitt inzwischen recht einheitliche Behandlungsempfehlungen etabliert: Es wird eine unveränderte Fortführung der zur Remission führenden Medikation über einen Zeitraum von mindestens 6 Monaten empfohlen (Prien 1990; Thase u. Kupfer 1996; Bauer et al. 2000; Bauer et al. 2002).

Bei der bipolaren Depression sind die Empfehlungen für die Erhaltungstherapie weniger eindeutig. Hier stehen sich das Risiko des depressiven Rückfalls bei unzureichend langer Fortführung der Medikation und das Risiko der Manieinduktion unter Fortführung der antidepressiven Therapie gegenüber. Die Komplexität der Situation und die nur spärliche Datenlage erlauben keine einfachen, generalisierbaren Empfehlungen. Vielmehr müssen die Argumente für und gegen ein Fortführen des oder der Antidepressiva nach der Remission individuell abgewogen werden.

Therapieresistenz und die damit verbundenen besonderen und langwierigen Anstrengungen in der Behandlung werden bei bipolarer Depression zumeist ein Argument für die Fortführung der schließlich zur Remission führenden Medikation sein. Besondere Schwere oder besonders ausgeprägte negative Folgen der depressiven Symptomatik, wie z. B. soziale Schädigung oder Suizidalität, sind weitere Argumente für ein Beibehalten der antidepressiven Medikation. Bei einem langjährigen Bipolar-II-Verlauf ist das Auftreten einer voll ausgeprägten manischen Phase auch unter antidepressiver Therapie unwahrscheinlich (Judd et al. 2003), sodass hier ein Vorgehen analog zur Erhaltungstherapie der unipolaren Depression nahe liegt.

Gegenargumente sind häufige und oder sehr schwerwiegende manische Phasen in der Anamnese, insbesondere wenn sie unter antidepressiver Medikation auftraten, und Rapid Cycling. Bei Rapid-Cycling-Verläufen sollte generell auf Antidepressiva verzichtet werden. Die langfristige Gabe stimmungsstabilisierender Pharmaka mit sowohl antidepressiven als auch antimanischen Eigenschaften wie Lithium oder Carbamazepin hingegen wird in den meisten Fällen sinnvoll sein. Die genaue Beachtung subklinischer depressiver oder (hypo)manischer Symptome im Erhaltungstherapiezeitraum liefert weitere wertvolle Hinweise für die Entscheidung für oder gegen ein Fortführen der zur Remission führenden antidepressiven Medikation.

In einer aktuellen Einjahresbeobachtungsstudie mit 84 Patienten, die unter einer Kombinationsbehandlung aus Antidepressivum und Stimmungsstabilisierer von einer bipolaren Depression genesen waren, rezidivierten diejenigen Patienten, die innerhalb des ersten halben Jahres das Antidepressivum absetzten, deutlich schneller und häufiger depressiv als jene, die das Antidepressivum länger fortführten. Bei Letztgenannten kam es dennoch nicht zu häufigeren manischen Phasen im Nachbeobachtungszeitraum (Altshuler et al. 2003b).

26.4 Fazit

Die Behandlung bipolarer Depressionen ist wissenschaftlich weniger gut untersucht als die Behandlung der unipolaren Depression. Dennoch können auf der Basis der vorhandenen Studien sowie theoretischer und pharmakologischer Überlegungen Behandlungsempfehlungen im Sinne von Therapiealgorithmen auch für die bipolare Depression gegeben werden (◘ Abb. 26.1). Hierdurch kann, wie auch bei der unipolaren Depression, eine Vermeidung oder Überwindung von Therapieresistenz erreicht werden.

Literatur

Adli M, Bschor T, Canata B, Döpfmer S, Bauer M (1998) Lithium in der Behandlung der akuten Depression. Fortschr Neurolog Psychiatr 66: 435–441

Altshuler LL, Post RM, Leverich GS, Mikalauskas K, Rosoff A, Ackerman L (1995) Antidepressant-induced mania and cycle acceleration: a controversy revisited. Am J Psychiatry 152: 1130–1138

Altshuler LL, Frye MA, Gitlin MJ (2003a) Acceleration and augmentation strategies for treating bipolar depression. Biol Psychiatry. 53: 691–700

Altshuler L, Suppes T, Black D et al. (2003b) Impact of antidepressant discontinuation after acute bipolar depression remission on rates of depressive relapse at 1-year follow-up. Am J Psychiatry 160: 1252–1262

Amsterdam JD, Garcia-Espana F (2000) Venlafaxine monotherapy in women with bipolar II and unipolar major depression. J Affect Disord 59: 225–229

Anderson IM (2000) Selective serotonin reuptake inhibitors versus tricyclic antidepressants: a meta-analysis of efficacy and tolerability. J Affect Disord 58: 19–36

Angst J, Preisig M (1995) Course of a clinical cohort of unipolar, bipolar and schizoaffective patients. Results of a prospective study from 1959 to 1985. Schweiz Arch Neurol Psychiatr 146: 5–16

Angst J, Angst K, Baruffol I, Meinherz-Surbeck R (1992) ECT-induced and drug-induced hypomania. Convuls Ther 8: 179–185

Baron M, Gershon ES, Rudy V, Jonas WZ, Buchsbaum M (1975) Lithium carbonate response in depression. Prediction by unipolar/bipolar illness, average-evoked response, catechol-O-methyl transferase, and family history. Arch Gen Psychiatry 32: 1107–1111

Bauer M, Döpfmer S (1999) Lithium augmentation in treatment-resistant depression: meta-analysis of placebo-controlled studies. J Clin Psychopharmacol 20: 427–434

Bauer M, Hellweg R, Gräf KJ, Baumgartner A (1998) Treatment of refractory depression with high-dose thyroxine. Neuropsychopharmacology 18: 444–455

Bauer M, Zaninelli R, Müller-Oerlinghausen B, Meister W (1999) Paroxetine and amitriptyline augmentation of lithium in the treatment of major depression: a double-blind study. J Clin Psychopharmacol 19: 164–171

Bauer M, Bschor T, Kunz D, Berghöfer A, Ströhle S, Müller-Oerlinghausen B (2000) Double-blind, placebo-controlled trial of the use of lithium to augment antidepressant medication in continuation treatment of unipolar major depression. Am J Psychiatry 157: 1429–1435

Bauer M, London ED, Berman S, Mandelkern M, Frye M et al. (2001) Effects of supraphysiological levothyroxine (T4) on cerebral glucose metabolism in bipolar depression: Findings from a positron emission tomographic study (abstract). Bipolar Disord 3 [Suppl 1]: 25

Bauer M, Whybrow PC, Angst J, Versiani M, Moller HJ (2002) World Federation of Societies of Biological Psychiatry (WFSBP) Guidelines for biological treatment of unipolar depressive disorders, Part 1: Acute and continuation treatment of major depressive disorder. World J Biol Psychiatry 3: 5–43

Bauer M, Forsthoff A, Baethge C, Adli M, Berghöfer A, Döpfmer S, Bschor T (2003a) Lithium augmentation therapy in refractory depression – Update 2002. Eur Arch Psychiatry Clin Neurosci 253: 132–139

Bauer M, Adli M, Bschor T, Heinz A, Rasgon N, Frye M, Grunze H, Kupka R, Whybrow PC (2003b) Clinical Applications of levothyroxine in refractory mood disorders. Clin Approach Bipol Dis 2: 49–56

Bauer M, Adli M, Baethge C, Berghöfer A, Sasse J, Bschor T (2003c) Lithium augmentation therapy in refractory depression: Clinical evidence and neurobiological mechanisms. Can J Psychiatry 48: 440–446

Bauer MS, Mitchner L (2004) What is a »mood stabilizer«? An evidence-based response. Am J Psychiatry 161: 3–18

Baumhackl U, Biziere K, Fischbach R, Geretsegger C, Hebenstreit G, Radmayr E, Stabl M (1989) Efficacy and tolerability of moclobemide compared with imipramine in depressive disorder (DSM-III): An Austrian double-blind, multicentre study. Br J Psychiatry [Suppl Oct]: 78–83

Benazzi F (1997) Antidepressant-associated hypomania in outpatient depression: A 203-case study in private practice. J Affect Disord 46: 73–77

Berman RM, Narasimhan M, Sanacora G, Miano AP, Hoffman RE, Hu XS, Charney DS, Boutros NN (2000) A randomized clinical trial of repetitive transcranial magnetic stimulation in the treatment of major depression. Biol Psychiatry 47: 332–337

Black DW, Winokur G, Nasrallah A (1987) Treatment of mania: a naturalistic study of electroconvulsive therapy versus lithium in 438 patients. J Clin Psychiatry 48: 132–139

Boerlin HL, Gitlin MJ, Zoellner LA, Hammen CL (1998) Bipolar depression and antidepressant-induced mania: a naturalistic study. J Clin Psychiatry 59: 374–379

Bottlender R, Rudolf D, Strauss A, Möller HJ (1998) Antidepressant-associated maniform states in acute treatment of patients with bipolar-I depression. Eur Arch Psychiatry Clin Neurosci 248: 296–300

Bottlender R, Rudolf D, Strauss A, Möller HJ (2001) Mood-stabilizers reduce the risk of developing antidepressant-induced maniform states in acute treatment of bipolar I depressed patients. J Affect Disord 63: 79–83

Bowden CL, Calabrese JR, Sachs G et al. (2003) A placebo-controlled 18-month trial of lamotrigine and lithium maintenance treatment in recently manic or hypomanic patients with bipolar I disorder. Arch Gen Psychiatry 60: 392–400

Bschor T, Lewitzka U, Bauer M (2003a) Lithiumaugmentation zur Behandlung der bipolaren Depression. Psychoneuro 29: 392–399

Bschor T, Lewitzka U, Sasse J, Adli M, Köberle U, Bauer M (2003b) Lithium augmentation in treatment-resistant depression: clinical evidence, serotonergic and endocrine mechanisms. Pharmacopsychiatry 36 [Suppl 3]: 230–234

Calabrese JR, Bowden CL, Sachs GS et al. (1999) A double-blind placebo-controlled study of lamotrigine monotherapy in outpatients with bipolar I depression. J Clin Psychiatry 60: 79–88

Calabrese JR, Bowden CL, Akthar S et al. (2003) Lamotrigine: evidence for mood stabilization in bipolar I depression [Abstract]. Bipolar Disord 3 [Suppl 1]: 29

Ciapparelli A, Dell•Osso L, Tundo A, Pini S, Chiavacci MC, Di Sacco I, Cassano GB (2001) Electroconvulsive therapy in medication-nonresponsive patients with mixed mania and bipolar depression. J Clin Psychiatry 62: 552–555

Cohn JB, Collins G, Ashbrook E, Wernicke JF (1989) A comparison of fluoxetine imipramine and placebo in patients with bipolar depressive disorder. Int Clin Psychopharmacol 4: 313–322

Colom F, Vieta E, Martinez-Aran A et al. (2003) A randomized trial on the efficacy of group psychoeducation in the prophylaxis of recurrences in bipolar patients whose disease is in remission. Arch Gen Psychiatry 60: 402–407

Colombo C, Benedetti F, Barbini B, Campori E, Smeraldi E (1999) Rate of switch from depression into mania after therapeutic sleep deprivation in bipolar depression. Psychiatry Res 86: 267–270

Coryell W, Andreasen NC, Endicott J, Keller M (1987) The significance of past mania or hypomania in the course and outcome of major depression. Am J Psychiatry 144: 309–315

Coryell W, Keller M, Endicott J, Andreasen N, Clayton P, Hirschfeld R (1989) Bipolar II illness: course and outcome over a five-year period. Psychol Med 19: 129–141

Daly JJ, Prudic J, Devanand DP, Nobler MS, Lisanby SH, Peyser S, Roose SP, Sackeim HA (2001) ECT in bipolar and unipolar depression: differences in speed of response. Bipolar Disord 3: 95–104

Dilsaver SC, Swann AC (1995) Mixed mania: apparent induction by a tricyclic antidepressant in five consecutively treated patients with bipolar depression. Biol Psychiatry 37: 60–62

Dilsaver SC, Swann SC, Chen YW, Shoaib A, Joe B, Krajewski KJ, Gruber N, Tsai Y (1996) Treatment of bipolar depression with carbamazepine: results of an open study. Biol Psychiatry 40: 935–937

Erfurth A, Michael N, Arolz V (2001) Therapie der bipolaren Depression. Nervenheilkunde 20 [Suppl 2]: 7–10

Fink M (2001) Electroconvulsive therapy in medication-resistant depression. In: Amsterdam JD, Hornig M, Nierenberg AA (eds) Treatment-resistant mood disorders. Cambridge University Press, pp 223–238

Fogarty F, Russell JM, Newman SC, Bland RC (1994) Epidemiology of psychiatric disorders in Edmonton. Mania. Acta Psychiatr Scand Suppl 376: 16–23

George MS, Wassermann EM, Kimbrell TA et al. (1997) Mood improvement following daily left prefrontal repetitive transcranial magnetic stimulation in patients with depression: A placebo-controlled crossover trial. Am J Psychiatry 154: 1752–1756

Goldberg JF (2000) Treatment guidelines: Current and future management of bipolar disorder. J Clin Psychiatry 61 [Suppl 13]: 12–18

Goodwin FK, Murphy DL, Dunner DL, Bunney WE Jr (1972) Lithium response in unipolar versus bipolar depression. Am J Psychiatry 129: 44–47

Goodwin FK, Prange AJ Jr, Post RM, Muscettola G, Lipton MA (1982) Potentiation of antidepressant effects by L-triiodothyronine in tricyclic nonresponders. Am J Psychiatry 139: 34–38

Grunhaus L, Schreiber S, Dolberg OT, Polak D, Dannon PN (2003) A randomized controlled comparison of electroconvulsive therapy and repetitive transcranial magnetic stimulation in severe and resistant nonpsychotic major depression. Biol Psychiatry 53: 324–331

Grunze H, Walden J (2000) Valproat bei manisch-depressiven Erkrankungen. Thieme, Stuttgart

Grunze H, Kasper S, Goodwin G et al. (2002a) World Federation of Societies of Biological Psychiatry (WFSBP) guidelines for biological treatment of bipolar disorders. Part I: Treatment of bipolar depression. World J Biol Psychiatry 3: 115–124

Grunze H, Walden J, Dittmann S et al. (2002b) Psychopharmakotherapie bipolarer affektiver Erkrankungen. Nervenarzt 73: 4–17

Himmelhoch JM, Thase ME, Mallinger AG, Houck P (1991) Tranylcypromine versus imipramine in anergic bipolar depression. Am J Psychiatry 148: 910–916

Jha AK, Stein GS, Fenwick P (1996) Negative interaction between lithium and electroconvulsive therapy–a case-control study. Br J Psychiatry 168: 241–243

Judd LL, Akiskal HS, Schettler PJ et al. (2003) A prospective investigation of the natural history of the long-term weekly symptomatic status of bipolar II disorder. Arch Gen Psychiatry 60: 61–69

Keck PE Jr, Nelson EB, McElroy SL (2003) Advances in the pharmacologic treatment of bipolar depression. Biol Psychiatry 53: 671–679

Kupfer DJ (1993) Management of recurrent depression. J Clin Psychiatry 54 [Suppl 2]: 29–33

Lam DH, Watkins ER, Hayward P, Bright J, Wright K, Kerr N, Parr-Davis G, Sham P (2003) A randomized controlled study of cognitive therapy for relapse prevention for bipolar affective disorder: outcome of the first year. Arch Gen Psychiatry 60: 145–152

Lambert PA (1984) Acute and prophylactic therapies of patients with affective disorders using valpromide (dipropylacetamide). In: Emrich HE, Okuma T, Müller AA (eds) Anticonvulsants in affective disorders. Elsevier, Amsterdam, pp 33–44

Lippmann SB, El-Mallakh R (1994) Can electroconvulsive therapy be given during lithium treatment. Lithium 5: 205–209

Maneros A (1999) Handbuch der unipolaren Erkrankungen. Thieme, Stuttgart

Matkowski K, Rybakowski J (1992) Carbamazepine in the treatment of depressive syndromes. Psychiatr Pol 26: 251–258

Meyer TD, Hautzinger M (2003) Psychoedukation und Psychotherapie bei bipolaren affektiven Störungen. In: Deutsche Gesellschaft für Bipolare Störungen e. V. (Hrsg) Weißbuch bipolare Störungen in Deutschland. ConferencePoint, Hamburg, S 251–306

Miklowitz DJ, George EL, Richards JA, Simoneau TL, Suddath RL (2003) A randomized study of family-focused psychoeducation and pharmacotherapy in the outpatient management of bipolar disorder. Arch Gen Psychiatry 60: 904–912

Möller HJ, Grunze H (2000) Have some guidelines for the treatment of acute bipolar depression gone too far in the restriction of antidepressants? Eur Arch Psychiatry Clin Neurosci 250: 57–68

Möller HJ, Bottlender R, Grunze H, Strauss A, Wittmann J (2001) Are antidepressants less effective in the acute treatment of bipolar I compared to unipolar depression? J Affect Disord 67: 141–146

Mukherjee S, Sackeim HA, Schnur DB (1994) Electroconvulsive therapy of acute manic episodes: a review of 50 years· experience. Am J Psychiatry 151: 169–176

Müller-Oerlinghausen B (1997) Unerwünschte Wechselwirkungen von Lithiumsalzen mit anderen Arzneimitteln. In: Müller-Oerlinghausen B, Greil W, Berghöfer A (Hrsg) Die Lithiumtherapie. Springer, Berlin Heidelberg New York Tokio, S 446–455

Müller-Oerlinghausen B, Berghöfer A, Bauer M (2002) Bipolar disorder. Lancet 359: 241–247

Nebe J (2002) Therapie der bipolaren Depression. Krankenhauspsychiatrie 13 (Sonderheft 1): 38–43

Nelson JC, Mazure CM (1986) Lithium augmentation in psychotic depression refractory to combined drug treatment. Am J Psychiatry 143: 363–366

Nemeroff CB, Evans DL, Gyulai L et al. (2001) Double-blind, placebo-controlled comparison of imipramine and paroxetine in the treatment of bipolar depression. Am J Psychiatry 158: 906–912

Nolen WA, Bloemkolk D (2000) Treatment of bipolar depression, a review of the literature and a suggestion for an algorithm. Neuropsychobiology 42 [Suppl 1]: 11–17

Pascual-Leone A, Catala MD, Pascual-Leone Pascual A (1996) Lateralized effect of rapid-rate transcranial magnetic stimulation of the prefrontal cortex on mood. Neurology 46: 499–502

Peet M (1994) Induction of mania with selective serotonin reuptake inhibitors and tricyclic antidepressants. Br J Psychiatry 164: 549–550

Prien RF (1990) Efficacy of continuation drug therapy of depression and anxiety: Issues and methodologies. J Clin Psychopharmacol 10 [Suppl 3]: 86–90

Quitkin FM, Kane J, Rifkin A, Ramos-Lorenzi JR, Nayak DV (1981) Prophylactic lithium carbonate with and without imipramine for bipolar 1 patients. A double-blind study. Arch Gen Psychiatry 38: 902–907

Riemann D, Voderholzer U, Berger M (2002) Sleep and sleep-wake manipulations in bipolar depression. Neuropsychobiology 45 [Suppl 1]: 7–12

Rush AJ, George MS, Sackeim HA et al. (2000) Vagus nerve stimulation (VNS) for treatment-resistant depressions: a multicenter study. Biol Psychiatry 47: 276–286

Rybakowski J, Matkowski K (1992) Adding lithium to antidepressant therapy: factors related to therapeutic potentiation. Eur Neuropsychopharmacol 2: 161–165

Sachs GS, Lafer B, Stoll AL, Banov M, Thibault AB, Tohen M, Rosenbaum JF (1994) A double-blind trial of bupropion versus desipramine for bipolar depression. J Clin Psychiatry 55: 391–393

Sachs GS (1996) Bipolar mood disorder: practical strategies for acute and maintenance phase treatment. J Clin Psychopharmacol 16 [Suppl 1]: 32–47

Sackeim HA, Rush AJ, George MS, Marangell LB et al. (2001) Vagus nerve stimulation (VNS) for treatment-resistant depression: efficacy, side effects, and predictors of outcome. Neuropsychopharmacology 25: 713–728

Silverstone T (2001) Moclobemide vs. imipramine in bipolar depression: a multicentre double-blind clinical trial. Acta Psychiatr Scand 104: 104–109

Small JG, Kellams JJ, Milstein V, Small IF (1980) Complications with electroconvulsive treatment combined with lithium. Biol Psychiatry 15: 103–112

Small JG, Klapper MH, Kellams JJ, Miller MJ, Milstein V, Sharpley PH, Small IF (1988) Electroconvulsive treatment compared with lithium in the management of manic states. Arch Gen Psychiatry 45: 727–732

Small JG, Millstein V (1990) Lithium interactions: lithium and electroconvulsive therapy. J Clin Psychopharmacol 10: 346–350

Smeraldi E, Benedetti F, Barbini B, Campori E, Colombo C (1999) Sustained antidepressant effect of sleep deprivation combined with pindolol in bipolar depression. A placebo-controlled trial. Neuropsychopharmacology 20: 380–385

Souza FG, Goodwin GM (1991) Lithium treatment and prophylaxis in unipolar depression: a meta-analysis. Br J Psychiatry 158: 666–675

Speer AM, Kimbrell TA, Wassermann EM, Repella JD, Willis MW, Herscovitch P, Post RM (2000) Opposite effects of high and low frequency rTMS on regional brain activity in depressed patients. Biol Psychiatry 48: 1133–1141

Strömgren LS, Boller S (1985) Carbamazepine in treatment and prophylaxis of manic-depressive disorder. Psychiatr Dev 3: 349–367

Suppes T, Leverich GS, Keck PE et al. (2001) The Stanley Foundation Bipolar Treatment Outcome Network. II. Demographics and illness characteristics of the first 261 patients. J Affect Disord 67: 45–59

Thase ME, Kupfer DJ (1996) Recent developments in the pharmacotherapy of mood disorders. J Consult Clin Psychol 64: 646–659

Thase ME, Mallinger AG, McKnight D, Himmelhoch JM (1992) Treatment of imipramine-resistant recurrent depression, IV: A double-blind crossover study of tranylcypromine for anergic bipolar depression. Am J Psychiatry 149: 195–198

Tohen M, Vieta E, Calabrese J et al. (2003) Efficacy of olanzapine and olanzapine-fluoxetine combination in the treatment of bipolar I depression. Arch Gen Psychiatry 60: 1079–1088

Vieta E, Goikolea JM, Corbella B et al. (2001) Risperidone safety and efficacy in the treatment of bipolar and schizoaffective disorders: results from a 6-month multicenter open study. J Clin Psychiatry 62: 818–825

Vieta E, Martinez-Aran A, Goikolea JM, Torrent C, Colom F, Benabarre A, Reinares M (2002) A randomized trial comparing paroxetine and venlafaxine in the treatment of bipolar depressed patients taking mood stabilizers. J Clin Psychiatry 63: 508–512

Wittchen HU (2000) Epidemiologie affektiver Störungen. In: Helmchen H, Henn F, Lauter H, Sartorius N (Hrsg) Psychiatrie der Gegenwart. Springer, Berlin Heidelberg New York Tokio, S 357–372

Yassa R, Ghadirian AM, Schwartz G (1983) Prevalence of tardive dyskinesia in affective disorder patients. J Clin Psychiatry 44: 410–412

Young LT, Joffe RT, Robb JC, MacQueen GM, Marriott M, Patelis-Siotis I (2000) Double-blind comparison of addition of a second mood stabilizer versus an antidepressant to an initial mood stabilizer for treatment of patients with bipolar depression. Am J Psychiatry 157: 124–126

Zornberg GL, Pope HG Jr (1993) Treatment of depression in bipolar disorder: new directions for research. J Clin Psychopharmacol 13: 397–408

Nichtpharmakologische Behandlungsmöglichkeiten

Elektrokrampftherapie

H.W. Folkerts, D.Eser, T.C. Baghai

Das Hauptindikationsgebiet der Elektrokrampftherapie (auch Elektrokonvulsionstherapie, im Folgenden kurz »EKT« genannt) sind sog. therapieresistente (pharmakotherapieresistente) Depressionen. Die Wirksamkeit der EKT bei pharmakotherapieresistenten Depressionen liegt zwischen 50 und 75% in Abhängigkeit vom Grad der Therapieresistenz. Sie nimmt – im Gegensatz zu anderen Behandlungsformen – mit steigendem Alter nicht ab. Durch eine individuelle auf den einzelnen Patienten bezogene Durchführung der EKT kann die Wirksamkeit verbessert und die Verträglichkeit gesteigert werden. Nach Beendigung der EKT-Serie bedarf es einer (medikamentösen) Erhaltungstherapie, wobei in vielen Fällen Kombinationen zwischen Antidepressiva und sog. Mood-Stabilizern erforderlich sind. Bei einzelnen Patienten besteht auch die Indikation zu einer Erhaltungs-EKT-Serie (in Kombination mit Pharmakotherapie).

27.1 Behandlungshäufigkeit

Die EKT hat in den letzten Jahren international sowie auch national wieder an klinischer Bedeutung gewonnen (Fink 2001a). So stieg die Anzahl der in den USA behandelten Patienten von ca. 33.000 im Jahr 1980 auf ca. 100.000 Patienten im Jahr 2000. In Deutschland war ebenfalls eine leichte Zunahme des EKT-Einsatzes zwischen 1992 und 1994 (von 895 auf 1050, im Mittel wurden 985 Patienten pro Jahr behandelt) zu verzeichnen (Müller et al. 1998).

Die gleiche Beobachtung konnte an der Klinik für Psychiatrie und Psychotherapie der Universität München gemacht werden. In den Jahren 1995 bis 2002 fand eine Verdoppelung der mit einer EKT behandelten Patientenzahlen statt, hierbei ist allerdings die selektivere Zuweisung von Patienten aus Krankenhäusern der Region zu berücksichtigen. Im Jahr 2002 wurden z. B. 4,34% aller stationären psychiatrischen Patienten mit einer EKT behandelt, eine Rate, die allerdings immer noch deutlich unter der in nordeuropäischen Ländern berichteten liegt.

In Österreich wird die EKT ebenfalls seltener eingesetzt. An der Wiener Universitätsklinik erhielten 2,87% der stationären Patienten zwischen 1994 und 1995 eine EKT (Tauscher et al. 1997; Frey et al. 2001b).

Genaue Zahlen für ganz Deutschland sind nicht bekannt. Die Anzahl der in Deutschland mit EKT behandelten Patienten dürfte aber ebenfalls leicht gestiegen sein; die Anzahl wird vorsichtig mit ca. 1500–2000 Patienten/Jahr geschätzt.

Die Gründe für den Anstieg der mit EKT behandelten Patienten sind vielfältig. Ein wichtiger Aspekt diesbezüglich ist, dass es trotz aller Fortschritte der Pharmakotherapie als auch der Psychotherapie nach wie vor einen, wenn auch begrenzten, Anteil an Patienten gibt, die von den bekannten übrigen Therapiemaßnahmen nicht profitieren und bei denen die Elektrokrampftherapie dann dringlich zu erwägen ist. Die EKT stellt bei richtiger Indikation die am schnellsten und häufigsten wirksame Therapieform dar; dies gilt in besonderem Maße für therapieresistente, vor allem pharmakotherapieresistente Depressionen (Folkerts 1999, 2000; American Psychiatric Association 2001; Abrams 2002a).

27.2 Wirkmechanismen

Eine umfassende Erklärung der Wirkmechanismen der EKT ist bei heutigem Wissenstand nach wie vor nicht möglich und daher Gegenstand intensiver Forschung (Fink 2001a; Wahlund u. von Rosen 2003; Scharfetter et al. 2004). Dies ist jedoch nicht verwunderlich, wenn man bedenkt, dass es bisher kein umfassendes neurobiologisches Erklärungsmodell der depressiven, manischen und katatonen Syndrome gibt. Es wurden allerdings zahlreiche Modelle zum antidepressiven und antikatatonen Wirkmechanismus der EKT entwickelt.

Gesichert ist die Modulation der Neurotransmitterfreisetzung von Dopamin, Serotonin und Noradrenalin durch EKT (Fochtmann 1994; Wahlund u. von Rosen 2003). Zudem kommt es zu Veränderungen von Rezeptoren der Neurotransmitter (β-Rezeptoren 5-HT_2-Rezeptoren, 5-HT_{1A}-Rezeptoren, NMDA-Rezeptoren) (Newman et al.

1998; Rosen et al. 2003). Allerdings sind die bisher publizierten Befunde teilweise widersprüchlich. Es gab z. B. Berichte sowohl über eine erhöhte (Mann 1998; Newmann et al. 1998) als auch über eine verminderte Aktivität der präsynaptischen 5-HT_{1A}-Rezeptoren nach EKT (Gur et al. 2002). Neuere Befunde im Tiermodell weisen auch auf eine Erhöhung der Aktivität von 5-HT_3-Rezeptoren nach einer EKT-Behandlung hin (Ishihara u. Sasa 2001).

Es gibt Hinweise, dass EKT den im Rahmen der Depression gestörten kortikalen Glutamat-Glutamin-Metabolismus normalisiert (Pfleiderer et al. 2003). Beschrieben ist eine Zunahme von neurotrophen Faktoren: brain derived neurotrophic factor (BDNF), neurotrophin-3 (NT-3), nerv growth factor (NGF), glial cell derived neurotrophic factor (GDNF), fibroblast growth factor 2 (FGF_2). Tierexperimentell konnte ähnlich wie nach einer antidepressiven Pharmakotherapie auch nach einer EKT-Serie als Zeichen einer vermehrten Proteinproduktion eine Induktion der Messenger-Ribonukleinsäure (mRNA) für BDNF (Nibuya et al. 1995) sowie für NGF und FGF_2 vor allem im frontalen Kortex gezeigt werden (Kondratyev et al. 2001). Zusätzlich wurden Veränderungen im Bereich der Gene bzw. der Transkriptionsfaktoren (Altar et al. 2004) beschrieben. Weiterhin gibt es aus den letzten Jahren neue Erkenntnisse zur Neuroplastizität im Hippocampus mit einer Moosfasersprossung und Befunden zur Neurogenese (»Geburt neuer Neurone«). Insbesondere diese Befunde verdienen Beachtung. Falls es sich bestätigen würde, dass durch EKT (nicht aber durch andere Behandlungen wie durch Psychopharmaka) neue Neurone entstehen, wäre dies von besonderer Bedeutung.

Auch konnte mit SPECT-Untersuchungen (Single-Photon-Emissions-Computertomographie) festgestellt werden, dass die Blutperfusion (CBF, cerebral blood flow) im rechten Temporallappen und beidseits im parietalen Kortex nach EKT bei Patienten mit majorer Depression zunahm (Mervaala et al. 2001). Es wurde gezeigt, dass der CBF nach einem generalisierten Anfall zunächst ansteigt; die Erhöhung der Krampfschwelle ist dann jedoch mit einer Erniedrigung des zerebralen Blutflusses assoziiert (Duncan 1992). Vor allem bei unilateraler Stimulusapplikation rechts wurde der Therapieerfolg der EKT mit dem Ausmaß der Änderung der Krampfschwelle im Verlauf der EKT-Serie assoziiert (Sackeim 1999). Dieser antikonvulsive Effekt der EKT wird auf die Erhöhung der GABAergen Neurotransmission zurückgeführt. Eine reduzierte kortikale GABA-Konzentration bei depressiven Patienten konnte durch EKT erhöht werden (Mervaala et al. 2001; Sanacora et al. 2003). Nicht der Krampfanfall selbst, sondern die postiktale Suppression bzw. die inhibitorische Gegenregulation des Gehirns spielt möglicherweise für die therapeutische Wirkung der EKT mit eine Rolle.

Schließlich ist auch der Einfluss der EKT auf verschiedene Hormonsysteme, z. B. auf die Hypothalamus-Hypophysen-Nebennieren-(HPA-)Achse, und der Zusammenhang zum therapeutischen Ansprechen noch nicht abschließend geklärt. Durch eine EKT werden zunächst akut die ACTH- und Kortisolsekretion erhöht, im weiteren Verlauf einer Behandlungsserie kommt es dann aber zu einer Downregulierung der HPA-Achse.

Eine umfangreiche Darstellung des aktuellen Wissensstands ist bei Scharfetter et al. (2004) zu finden. Eine abschließende Bewertung, welche der oben genannten Wirkprinzipien (einzeln oder auch in Kombination miteinander) tatsächlich für die nachweisbare Wirkung der EKT von Bedeutung sind, steht aber noch aus.

27.3 Stimulusdosierung

Es ist nicht einfach, die Beziehung zwischen der Stimulusdosierung und dem therapeutischen Ergebnis zu beschreiben. Es ist zudem zu berücksichtigen, dass die Stimulusdosierung durch die Wahl der Stimulusparameter (Zeit, Frequenz, Pulsweite) erheblich beeinflusst wird. Zudem ergeben sich nach der heutigen Literaturlage Beziehungen zwischen Stimulusdosierung und Elektrodenplatzierung (höhere Dosierungen werden bei unilateraler EKT benötigt, um eine der bilateralen Stimulation vergleichbare therapeutische Effizienz zu erreichen). Aus diesem Grund erscheint es sinnvoll, die Effekte der Stimulusdosierung unter Berücksichtigung der Behandlungsparameter (uni- vs. bilateral) getrennt zu diskutieren.

27.3.1 Stimulusdosierung bei unilateraler EKT

Nach einer Übersicht von Abrams (2002b) sind die Responseraten bei unilateraler EKT in hohem Maße davon abhängig, ob mit ausreichender Energie bzw. Ladung stimuliert wurde. Die Studienergebnisse (◘ Tabelle 27.1) belegen, dass es einen starken und konsistenten Zusammenhang zwischen Dosis und Effizienz gibt: Bessere und schnellere Ergebnisse bei unilateraler EKT werden durch höhere Stimulusdosierungen erreicht. Zumindest nach dieser Zusammenstellung gibt es einen Sprung in der Effizienz zwischen einer mittleren Dosierung von 195 mC und 378 mC. Keine Studie mit einem mittleren Dosisbereich von 195 mC (oder niedriger) zeigte eine Responserate von mehr als 65%. Hingegen war bei allen Studien im höheren Dosisbereich (>378 mC) eine Responserate von mindestens 65% zu erreichen gewesen. Es ergibt sich sehr eindeutig, dass bei unilateraler Stimulation eine mittlere Dosierung im Bereich zwischen 378 und 500 mC eine hohe Responsequote bedingt. Bemerkenswert erscheint auch die Tatsache, dass in diesem höheren Dosisbereich im Mittel weniger Einzelbehandlungen notwendig waren als im niedrigeren Dosisbereich. Hierfür sehen auch andere Autoren entsprechende Hinweise (Ottosson 1960; Pettinati et al. 1994; McCall und Farah 1995).

Es könnte kritisch gegen eine »Hochdosisstrategie« eingewandt werden, dass möglicherweise eine unnötig hohe Stimulusenergie das therapeutische Ergebnis evtl. doch verschlechtern könnte und dass kognitive Nebenwirkungen wieder zunehmen könnten. Abrams (2002b) meint dazu, dass hohe fixierte Dosierungen praktisch in jedem Fall einer krampfschwellengeleiteten Dosierungsstrategie vom Ergebnis ebenbürtig, wenn nicht sogar überlegen seien.

Es gibt nur wenige Studien, die die klinische Effektivität von unterschiedlichen Dosierungsstrategien prospektiv untersuchen. In der Studie von McCall und Farah (1995) an älteren Patienten (mittleres Alter: 76 Jahre) zeigten die Patienten mit einer Hochdosisstrategie (403 mC, festgelegte Dosis) eine schnellere und ausgeprägtere Besserung als die Patienten, die mit dem 2,25fachen der Krampfschwelle behandelt wurden (mittlere Dosis 151 mC). Dabei waren die Krampfzeiten bei der Hochdosisgruppe kürzer und die EEG-Veränderungen (»regularity«) ausgeprägter als in der Vergleichsgruppe. Trotz der fast dreimal so hohen Dosierung (s. oben) waren keine signifikanten Unterschiede bei kognitiven Parametern festzustellen. – In einer Nachfolgeuntersuchung

◘ **Tabelle 27.1.** Beziehung zwischen Dosis und Response bei unilateraler EKT. (Mod. nach Abrams 2002b)

Studie	Dosis [mC]	Response (%)	Mittl. EKT-Anzahl	Dos.-Methode
Sackeim et al. 1993	86	17	9	1[a]
Sackeim et al. 1987a–c	113	28	9	1[a]
McCall u. Farah 1995[c]	151	65	8	2,25[a]
Sackeim et al. 2000	139	35	10	1,5[a]
Sackeim et al. 2000	195	45	9	2,5[a]
Abrams et al. 1991	378	65	6	Fixed high dose
McCall et al. 2000	403	67	6	Fixed high dose
Sackeim et al. 2000	441	80	8	6[a]
Pettinati et al. 1990	476	89	6	Altersabhängig
Folkerts 1999	396	85	8	EEG[b]

[a] Titrationsabhängige Dosierung (n-fach oberhalb der Krampfschwelle).
[b] Unter Berücksichtigung von EEG-Parametern.
[c] Verbesserung.

(McCall et al. 2000) wurden wesentliche Ergebnisse bestätigt: Nach 6 EKT-Behandlungen erreichten bereits 67% der Hochdosisgruppe und nur 39% der mit dem 2,25fachen der Krampfschwelle behandelten Patienten die Responsekriterien.

Kognitive Effekte der Hochdosis-EKT (unilateral). Zahlreiche Autoren äußern die Befürchtung, dass hohe und ultrahohe Dosierungen die Wahrscheinlichkeit des Auftretens von kognitiven Störungen deutlich steigern könnten (u. a. Sackeim et al. 1991; Beale et al. 1994a). Es soll hier kurz festgehalten werden, dass zum Teil auch unabhängig von verschiedenen relevanten Parametern (Elektrodenplatzierung, Stimulusform wie z. B. Sinuswellenstimulation oder Kurzpulstechnik, Dosierung) ein großer Teil der Patienten seine kognitiven Funktionen als unverändert oder sogar verbessert erlebt (Übersicht bei Abrams 2002b).

Prudic et al. (2000) kamen zum Schluss, dass die EKT-bedingte Besserung der Depression vermutlich auch für die gute Bewertung der kognitiven Funktionen durch die Patienten nach Ende der EKT verantwortlich seien. Diese Einschätzung gilt sogar für Patienten, die in früheren Zeiten mit Sinuswellentechnik und mit zum Teil sehr viel höheren Dosierungen, als den mit heutiger Kurzpulstechnik üblichen, behandelt wurden.

In der Studie von McCall et al. (2000) wurden umfangreiche kognitive Tests durchgeführt: anterograde, retrograde Amnesie, globaler kognitiver Status (bei Behandlungsbeginn und 1–2 Tage nach Ende der Serie). Es handelt sich bei dieser Studie um die einzige Untersuchung, in der kognitive Funktionen bei einer fixierten Hochdosisstrategie und bei der Dosierung anhand der Krampfschwelle (2,25fach) verglichen werden. Es zeigte sich, dass in der Hochdosisgruppe (403 mC) signifikant weniger autobiographische Daten erinnert wurden als in der Krampfschwellengruppe (2,25fach; mittlere Dosis 136 mC). Zwar fiel der Score der Mini-Mental State Examination (MMSE) um 2,6 Punkte mehr als in der Vergleichsgruppe, blieb aber in der Hochdosisgruppe gleichwohl im Normbereich (26,7 zu 23,4 Punkte verglichen mit 25,7 zu 25,0 Punkte). Die Reorientierungszeiten waren in der Hochdosisgruppe nach der ersten EKT nicht länger. Nach der zweiten EKT hingegen gab es einen Unterschied zu Lasten der Hochdosisgruppe. Insgesamt zeigten sich jedoch nur geringfügige Unterschiede zuungunsten der Hochdosisgruppe. Zudem muss bei der Bewertung dieser Ergebnisse berücksichtigt werden, dass immer mehr Autoren die Behandlung bei der an der Krampfschwelle orientierten EKT mittlerweile nicht mehr in dem Bereich der 2,25 oder 2,5fachen Krampfschwelle, sondern im Bereich der 6fachen Krampfschwelle empfehlen. Wäre die hier diskutierte Arbeit von McCall et al. (2000) mit einer 6fachen Krampfschwelle durchgeführt worden, dann wäre die mittlere Dosis auch schon 363 mC gewesen. Es ist davon auszugehen, dass dann zwischen den Gruppen mit Stimulusdosierungen von 403 mC und 363 mC wohl keinerlei Unterschiede hinsichtlich kognitiver Funktionen erkennbar gewesen wären.

Sackeim et al. (1993, 2000) haben als einzige verschiedene Dosisstrategien bei der unilateralen EKT (unterschiedliche Multiplikatoren der Krampfschwelle) hinsichtlich kognitiver Funktionen geprüft. In ihrer Studie von 1993 wurde jeweils eine Gruppe mit dem 1,5fachen und eine andere Gruppe mit dem 2,5fachen der Krampfschwelle behandelt. In der höher dosierten Gruppe fanden sich keine signifikanten Unterschiede bezüglich des Erinnerns von autobiographischem Material. Im Übrigen bleibt erneut festzuhalten, dass die im Jahr 1993 als hohe Dosierung geltende Entsprechung der 2,5fachen Krampfschwelle mittlerweile eher am unteren Rand der Empfehlungen der American Psychiatric Association (2001) liegt. In der neueren Untersuchung von Sackeim et al. (2000) wurden 3 verschiedene Dosierungsstufen eingesetzt: niedrig (132 mC), moderat (173 mC) und hochdosiert (441 mC). Es zeigten sich schlechtere Ergebnisse für die Hochdosisgruppe bei 2 von 25 kognitiven Parametern; hingegen waren diese Unterschiede 2 Monate nach EKT nicht mehr erkennbar.

Insgesamt lässt sich festhalten, dass es aufgrund der vorgestellten Studien (Sackeim et al. 1993, 2000; McCall et al. 2000) keinerlei wissenschaftlich begründbare Hinweise für unverantwortliche Risiken bezüglich kognitiver Störungen bei hochdosierter unilateraler EKT gibt.

27.3.2 Stimulusdosierung bei bilateraler EKT

Die Beziehung zwischen Stimulusdosierung und therapeutischem Ergebnis bei bilateraler EKT ist anders als bei unilateraler EKT (◘ Tabelle 27.2): Das klinische Ergebnis ist deutlich weniger von der Dosis abhängig als bei unilateraler EKT. Selbst bei sehr niedriger Dosisstrategie werden unter Verwendung der bilateralen EKT Responseraten von mindestens 50% erreicht. Insgesamt kann die Responsequote bei heute üblicher Dosierungsstrategie im Bereich zwischen 70 –90% angegeben werden. Bilaterale EKT ist in Hinblick auf das therapeutische Ergebnis damit sehr viel weniger dosisabhängig als unilaterale EKT.

27.4 Indikationen

Die Indikationsstellung zur EKT stützt sich auf zahlreiche und eindeutige Wirksamkeitsnachweise. Für die Auswahl der Patienten zur Behandlung im Rahmen einer EKT sind die diagnostische Zuordnung, die Schwere der Symptomatik, die Behandlungsvorgeschichte sowie die Abwägung zwischen Nutzen und Risiken unter Berücksichtigung anderer Behandlungsoptionen von maßgeblicher Bedeutung. Am häufigsten wird die EKT eingesetzt, wenn andere Behandlungen, insbesondere antidepressive Psychopharmakatherapien, keinen Erfolg gebracht haben. Dies entspricht auch den Empfehlungen der DGPPN (2000) sowie den Fachgesellschaften vieler anderer Länder.

Besondere Schwere der depressiven Symptomatik, insbesondere ausgeprägte Suizidalität, eine rasche Verschlechterung des körperlichen Zustandes, ein depressiver Stupor sowie Chronizität der depressiven Symptomatik bzw. der Grad der Therapieresistenz können weitere Anhaltspunkte zur raschen Indikationsstellung sein. Frühere positive Erfahrungen mit EKT sowie der ausdrückliche Wunsch des Patienten nach EKT können ebenfalls die Indikationsstellung zur EKT zusätzlich begünstigen.

Ebenfalls ist die EKT indiziert, sofern (in seltenen Fällen) Kontraindikationen für eine medikamentöse Behandlung bestehen, z. B. im ersten Trimenon der Schwangerschaft (Schüle u. Kapfhammer 2004).

Grundsätzliche Aspekte zur EKT-Indikationsstellung
- Notwendigkeit für eine schnelle definitive Verbesserung aufgrund der Schwere der psychiatrischen Erkrankung
- Die Risiken der EKT sind geringer als die anderer Behandlungen
- Aus der Vorgeschichte ist ein schlechtes Ansprechen auf einschlägige Psychopharmaka (Pharmakotherapieresistenz) oder ein gutes Ansprechen auf EKT bekannt
- Unverträglichkeit oder erhebliche, nicht tolerable unerwünschte Arzneimittelwirkungen (UAW)

◘ **Tabelle 27.2.** Beziehung zwischen Dosis und Response bei bilateraler EKT. (Mod. nach Abrams 2002b)

Studie	Dosis [mC]	Response (%)	Verbesserung (%)	Mittl. EKT-Anzahl	Dosierungsmethode
Letemendia et al. 1993	148		56	11,5	1[a]
Sackeim et al. 1987a, b, c	192	70	71	9,4	1[a]
Lerer et al. 1995	212		70	9,9	1,5[a]
Sackeim et al. 1993	321	70	66	10,6	1[a]
Bailine et al. 2000	235		82	5,4	1,5[a]
Abrams et al. 1991	378	78		79	Fixed high dose
Sackeim et al. 2000	441	80		8,3	2,5[a]

[a] Titrationsabhängige Dosierung (n-fach oberhalb der Krampfschwelle).

Bei depressiven Erkrankungen mit mittelschwerer bis schwerer depressiver ICD-10-Symptomatik (F31.3/F31.4/F31.5/F32.1/F32.2/F32.3/F 33.1/F33.2/F 33.3) ist die EKT bei folgenden Zuständen als Option zu prüfen:

- wahnhafte Depression,
- akut bedrohliche Depression (insbesondere ausgeprägte Suizidalität),
- postpartale Depression,
- pharmakotherapieresistente Depression.

27.5 Studienergebnisse zur Wirksamkeit

27.5.1 Depressive und therapieresistente depressive Erkrankungen

Die Wirksamkeit der EKT bei depressiven Syndromen ist durch eine Vielzahl von Studien gut belegt (Fink 2000). Erhalten bislang unbehandelte Patienten, die das Kriterium der Pharmakotherapieresistenz nicht erfüllen, eine EKT als Therapie der ersten Wahl, dann beträgt die Ansprechrate ca. 80–90% (Prudic et al. 1990, 1996). Bei therapieresistenten Depressionen (zahlenmäßig die häufigste Indikation zur EKT) werden die Ansprechraten meist mit 50–75% angegeben (Prudic et al. 1996; Sackeim et al. 2000) und erreichen, wie aus einer Übersichtsarbeit von Dietzfelbinger et al. (1990) ersichtlich ist, teilweise sogar 100%. In einer Untersuchung von DeCarolis (1964) wurden bei wenigen antidepressivaresistenten Patienten, die auf eine 4-wöchige Imipramintherapie nicht respondiert hatten, EKT-Ansprechraten zwischen 83 und 85% festgestellt (Abrams 1997a).

In einer Metaanalyse (UK ECT Review Group 2003) wurde eine signifikante Überlegenheit der (Verum-)EKT gegenüber einer simulierten EKT (n=256) nachgewiesen. Des Weiteren zeigte sich an 1144 Patienten eine signifikante Überlegenheit der EKT gegenüber der Pharmakotherapie. Bilaterale EKT erschien in der Wirksamkeit besser gegenüber unilateraler EKT. Allerdings konnten bei der Metaanalyse Studien, die eine besonders gute Wirksamkeit der unilateralen Hochdosis-EKT gezeigt hatten, nicht in ausreichendem Maße berücksichtigt werden (Sackeim et al. 1993). Die Untersuchung der UK ECT Review Group ist von besonderer Bedeutung, da hier auch mit zeitgemäßer Analysemethodik die Überlegenheit der EKT im Gegensatz zur antidepressiven Pharmakotherapie nachgewiesen wird.

Im Übrigen sei darauf verwiesen, dass nur in sehr wenigen älteren Studien die Überlegenheit der EKT gegenüber einer Pharmakotherapie mit trizyklischen Antidepressiva (TZA) nicht nachgewiesen werden konnte (Gangadhar et al. 1982). Hierbei muss jedoch die Art der EKT-Durchführung diskutiert werden, da in früheren Studien vor allem bei unilateraler EKT häufig eher zu niedrige Stimulationsintensitäten gewählt wurden. In den meisten Therapieschemata wird die EKT erst am Ende des Behandlungsweges als Therapieoption erwähnt; dies mag dem therapeutischen Handeln vieler Ärzte entsprechen. Es bleibt aber zu diskutieren, ob die EKT wegen ihrer hohen Effizienz bei therapieresistenten Depressionen im Ablauf einer Behandlungsepisode nicht doch schon wesentlich früher eingesetzt werden sollte. Auch gibt es Befunde, die wegen des raschen Wirkungseintritts für einen frühen Einsatz der EKT sprechen (Husein et al. 2004). Insbesondere auch das im Vergleich zur alleinigen Pharmakotherapie deutlich reduzierte Risiko des Suizids ist in diesem Zusammenhang zu erwähnen (0,8% bei EKT-Patienten vs. 4,2% bei Patienten unter Pharmakotherapie; Fink 2001b).

In einer eigenen randomisierten Studie bei therapieresistenten Depressionen (Folkerts 1999) waren Patienten entweder erstmalig mit einem SSRI (Paroxetin, mittlere Enddosierung 42 mg/die) oder aber mit EKT (unilaterale Stimulation der nicht dominanten Hemisphäre, moderne Kurzpulstechnik, bifrontomastoidales EEG-Monitoring) behandelt worden. Im Ergebnis zeigte sich an dieser hochselektierten Gruppe therapieresistenter depressiver Patienten mit im Durchschnitt knapp 5 Behandlungszyklen eine Responsequote der EKT (n=21) von 71%. Hingegen betrug die Responsequote der 4-wöchigen Paroxetinbehandlung (n=18) lediglich 28%. Von den 13 Paroxetin-Nonrespondern wurden anschließend 7 mit EKT behandelt, ausnahmslos mit gutem Erfolg (Responsekriterium: Reduktion des Gesamtscores in der Hamilton Depression Rating Scale mindestens 50%). Somit ergab sich eine Gesamtresponsequote von 78,5%.

Kontrollierte Studien einer EKT im Vergleich zu modernen Antidepressiva, die durch einen dualen Wirkmechanismus gerade bei schweren und ggf. auch bei bis dahin therapieresistenten Depressionen eingesetzt werden, wie z. B. Mirtazapin oder Venlafaxin, gibt es bislang nicht.

Auch der Zeitablauf einer pharmakologischen antidepressiven Therapie unterscheidet sich vom Verlauf einer EKT-Behandlungsserie. Üblicherweise verstreichen ca. 4–6 Wochen, bis bei gutem Ansprechen auf eine Pharmakotherapie eine vollständige Remission erreicht ist (► Kap. 11, 14 und 15). Im Gegensatz dazu benötigt man bei Durchführung einer EKT, vor allem bei frühzeitigem Einsatz bei noch nicht therapieresistenter Depression, 8–9 Behandlungen (Sackheim et al. 1993; Prudic et al. 1996) bis zum Erreichen einer ausreichenden Remission. Dies entspricht bei 3 Behandlungssitzungen pro Woche einem Zeitraum von bis zu 3 Wochen. Somit ist bei Durchführung einer EKT im Vergleich zu einer pharmakologischen Therapie mit einem schnelleren Ansprechen zu rechnen (Nobler et al. 1997). Allerdings ist bei den Patienten mit antidepressivaresistenter Depression meist von deutlich längeren Zeiten bis zu einer vollständigen Remission auszugehen.

27.5.2 Spezielle Subtypen depressiver Erkrankungen

Wahnhafte Depression. Bei wahnhafter Depression besteht u. U. eine Indikation erster Wahl für die EKT insbesondere zur raschen Abwendung von suizidaler Gefährdung. Die Effektivität der EKT wird bei wahnhafter Depression mit bis zu 90% angegeben. In der prospektiven randomisierten Studie von Petrides et al. (2001) zeigten 77 wahnhaft Depressive im Vergleich mit 176 nichtwahnhaften Patienten unter bilateraler Stimulation (50% über der Krampfschwelle) einen rascheren Wirkungseintritt. Die Wirkung der EKT lässt sich dabei durch die Kombination mit Neuroleptika noch steigern (Buchan et al. 1992; Coryell 1998; Wheeler Vega et al. 2000; Eschweiler et al. 2003).

Bipolare Störung. Ob eine depressive Episode im Rahmen einer bipolaren Störung oder im Rahmen einer monopolaren Depression aufgetreten ist, scheint für die Effektivität der EKT keine wesentliche Rolle zu spielen (American Psychiatric Association 2000, 2001), allerdings kann es bei bipolaren Störungen oft schneller zu einer klinischen Besserung kommen (Daly et al. 2001). Zu beachten ist jedoch – wie bei anderen effizienten antidepressiven Therapieverfahren bipolarer Depressionen – ein erhöhtes »Switchrisiko« mit einem möglichen Stimmungsumschlag in ein hypomanes oder manisches Syndrom (Angst et al. 1992; Yatham et al. 1997). Das Umschlagen in eine Manie oder Hypomanie kommt aber nur selten vor (ca. 3%).

Das weitere Vorgehen ist zum Teil umstritten, zumeist wird der Abstand zwischen den einzelnen Behandlungen dann zunächst vergrößert. Es kann allerdings, im Gegensatz zu einer antidepressiven Pharmakotherapie, die Behandlungsserie auch unverändert fortgesetzt werden, da dann die antimanische Wirksamkeit der EKT zum tragen kommt. Außerdem kann es klinisch sinnvoll sein, durch eine Kombinationstherapie mit Lithiumsalzen das Switchrisiko zu senken (DeQuardo u. Tandon 1988). Auch bei bipolaren Störungen mit Rapid-Cyling-Verlauf kann die EKT eingesetzt werden.

Postpartale Depression. Bei schweren postpartalen Depressionen kann die EKT primär indiziert sein (Folkerts 1997, 1999; American Psychiatric Association 2001; Fink 2001b; Eschweiler et al. 2003; Schüle u. Kapfhammer 2004).

Dysthymie. Eine »neurotische Depression« oder eine reine Dysthymie nach aktueller Nomenklatur (World Health Organization 1992; American Psychiatric Association 1994) spricht nicht auf eine EKT an (American Psychiatric Association 2001). Allerdings ist bei Vorliegen der Kriterien einer depressiven Episode oder einer rezidivierenden depressiven Störung (F32–F33) eine Dysthymie in der Vorgeschichte kein negativer Prädiktor für das Ansprechen auf die Behandlung (American Psychiatric Association 2001).

Therapieresistente Zwangsstörung. Bei Patienten mit einer therapieresistenten Zwangsstörung kann man vor allem dann ein Ansprechen auf eine EKT erwarten, wenn gleichzeitig zu Zwangssymptomen eine starke affektive Komponente der Erkrankung vorliegt (Casey u. Davis 1994; Beale et al. 1995). Allerdings wurden auch gute Erfolge der EKT in der Erhaltungstherapie einer Zwangsstörung berichtet (Rabheru u. Persad 1997). Patienten, die unter einer »sekundären Depression« als Folge einer organischen Erkrankung leiden, sprechen generell auf rein symptomatische biologische Therapieformen, zu denen auch die EKT zählt, schlechter an als Patienten mit einer »primären Depression«, d. h. einer depressiven Episode oder einer rezidivierenden depressiven Störung (Bibb u. Guze 1972; Coryell et al. 1985; Zorumski et al. 1986; Black et al. 1988, 1993). Allerdings scheint die Durchführung einer EKT bei Patienten mit einem Zustand nach einem Schlaganfall (»poststroke depression«) insgesamt eine relativ gute Effektivität zu besitzen (Murray et al. 1986; Allman u. Hawton 1987; Krystal u. Coffey 1997).

Depressive Syndrome im Rahmen anderer Erkrankungen. Es gibt hierzu einzelne Berichte über den erfolgreichen Einsatz der EKT; hierzu zählen depressive Syndrome bei Parkinson-Patienten, bei postschizophrenen Depressionen, bei Epilepsiepatienten mit schweren depressiven Störungen, bei progressiver supranukleärer Parese, bei Patienten mit Tourette-Syndrom und bei Depressionen im Rahmen von Multisystematrophien (Folkerts 1997, 1999; American Psychiatric Association 2001; Fink 2001b; Lisanby 2001; Eschweiler et al. 2003).

Mit Skepsis und Zurückhaltung sollte die Durchführung der EKT bei Patienten mit depressiver Symptomatik und gleichzeitiger Borderline-Persönlichkeitsstörung gehandhabt werden. Patienten mit einer komorbiden Persönlichkeitsstörung, welche die diagnostischen Kriterien einer depressiven Episode oder einer rezidivierenden depressiven Störung erfüllen, sollte die EKT aber nicht generell vorenthalten werden (American Psychiatric Association 2001). Allerdings muss mit einer deutlich verringerten Ansprechrate gerechnet werden. In Einzelfallberichten zeigte sich zwar eine Besserung der depressiven Symptomatik, aber erwartungsgemäß eine unveränderte Problematik hinsichtlich der Persönlichkeitsstruktur (Sareen et al. 2000; DeBattista u. Mueller 2001).

27.5.3 Besondere Patientengruppen

Bei **Jugendlichen** wird die EKT in eher seltenen Fällen angewandt bei Katatonien, therapieresistenten akuten schizophrenen bzw. schizoaffektiven Psychosen und bei schweren pharmakotherapieresistenten depressiven Störungen. Wissenschaftliche Untersuchungen zur EKT bei dieser Patientengruppe sind im Vergleich zu den Therapiealternativen spärlich (Baldwin u. Jones 1998). Die Indikation zur EKT sollte zwischen Erwachsenen- und Kinder-/Jugendpsychiater konsiliarisch diskutiert werden (Folkerts 1997; Cohen 2003; Eschweiler et al. 2003). Die in der Regel sehr niedrige Krampfschwelle muss bei der EKT-Durchführung bedacht werden (**Cave:** prolongierte Krampfanfälle).

Bei **älteren Patienten** zeigt die EKT insgesamt gute Erfolge (bei den vorgenannten Indikationen). Obwohl wenig Daten aus kontrollierten Studien für diese Patientengruppe vorliegen, kann EKT auf der Basis von eine Vielzahl von offenen Studien als durchweg sicher und wirksam angesehen werden (Wurff et al. 2003). Wegen der oft im Alter ansteigenden Krampfschwelle bedarf es in vielen Fällen einer höheren Stimulusdosierung, um therapeutisch adäquate Krampfanfälle auszulösen. Kognitive Funktion sollten regelmäßig geprüft werden; evtl. sollten statt üblicherweise 3 nur 2 Behandlungen pro Woche erfolgen. Die Effektivität lässt im Alter im Gegensatz zu anderen Therapieformen nicht nach; einzelne Autoren (O'Connor et al. 2001) berichten über eine 10–20% höhere Ansprechrate als bei jüngeren Patienten.

Bei **Schwangerschaft** wird meist ein Monitoring des Fetus zumindest vor und nach der EKT-Behandlung mit Überwachung des fetalen Herzschlages empfohlen (Remick u. Maurice 1978; Ferrill et al. 1992; Miller 1994). Eine vorübergehende, geringgradige Verlangsamung des fetalen Herzschlages stellt keine absolute Kontraindikation für weitere EKT-Sitzungen dar, sollte aber durch geeignete Maßnahmen beseitigt werden (Schüle u. Kapfhammer 2004). Die American Psychiatric Association (2001) empfiehlt ab der 14.–16. Schwangerschaftswoche ein Monitoring des fetalen Herzschlags vor und nach jeder Behandlungssitzung. Medizinische Einrichtungen, welche die EKT bei schwangeren Frauen anwenden wollen, sollten über die Möglichkeit verfügen, auf geburtshilfliche oder neonatale Notfallsituationen in angemessener Weise reagieren und auf eine entsprechende Spezialabteilung rasch zurückgreifen zu können (Schüle u. Kapfhammer 2004). Zudem sollte eine gynäkologische Mitbehandlung und Kontrolle erfolgen. Die Besonderheiten der Narkose (erhöhtes Aspirationsrisiko!) sind zu beachten (Folkerts 1997, 1999; American Psychiatric Association 2001; Fink 2001b; Schüle u. Kapfhammer 2004).

Auch bei der **Kombination von depressiven und demenziellen Syndromen** kann die EKT indiziert sein. Neben Einzelfallberichten existiert eine größere retrospektive Studie an 35 Patienten mit Demenz, die wegen depressiver Symptome mit EKT behandelt wurden (Rao u. Lyketsos 2000). Die EKT war auch bei dieser speziellen Population als effektive Behandlungsmaßnahme anzusehen. Es waren im Mittel jedoch mehr Behandlungen als bei nichtdementen Patienten notwendig; zudem kam es erwartungsgemäß häufiger zu postiktaler Verwirrtheitszuständen. Wegen der erhöhten Inzidenz von kognitiven Störungen ist hier ebenfalls zu erwägen, statt 3 nur 2 wöchentliche Behandlungen pro Woche durchzuführen.

Bei **Patienten mit geistiger Behinderung** ist grundsätzlich bei bestehender klinischer Indikation die EKT ohne Einschränkungen durchführbar (Folkerts 1997). Aus der sehr beschränkten Datenlage ergeben sich Hinweise zu einer Wirksamkeit und einem Nebenwirkungsprofil, die der Situation bei allgemeinpsychiatrischen Patienten vergleichbar sind (Waarde et al. 2001). Die besonderen ethischen und rechtlichen Belange sind allerdings zu beachten, wie z. B. die Notwendigkeit der spezifischen Aufklärung von Patienten und Betreuern.

27.6 Kontraindikationen

Es sind zwar heutzutage keine **absoluten** Kontraindikationen mehr bekannt, gleichwohl kann das Risiko bei der EKT unter bestimmten Umständen in besonderer Weise erhöht sein. Hierbei handelt es sich vor allem um dekompensierte kardiale oder pulmonale Erkrankungen, um Stoffwechselerkrankungen oder um schwere neurologische Erkrankungen (Folkerts 1997, 1999, American Psychiatric Association 2001, Fink 2001b). Bei solchen Patienten ist eine kritische Überprüfung der Indikation mit individueller Nutzen-Risiko-Analyse notwendig. Maßnahmen zur Risikoverminderung müssen – sofern die Indikation zur EKT bestätigt wird und soweit möglich – ergriffen werden (Agelink et al. 2004).

Zustände mit sehr hohem oder deutlich erhöhtem Risiko bei Durchführung der EKT

- Weniger als 3 Monate zurückliegender Myokardinfarkt
- Dekompensierte Herzinsuffizienz
- Schwere Herzklappenveränderung
- Instabile Angina pectoris
- Hochgradige Herzrhythmusstörungen
- Aortenaneurysma
- Dekompensierte Niereninsuffizienz
- Entgleister Diabetes mellitus
- Schwere andere Stoffwechselstörung
- Schwere pulmonale Erkrankungen, insbesondere asthmatische Erkrankungen
- Akuter Glaukomanfall
- Weniger als 4 Wochen zurückliegender zerebraler Insult
- Intrazerebrale Druckerhöhung
- Große intrazerebrale Raumforderung, insbesondere bei Begleitödem
- Akute Bein- bzw. Beckenvenenthrombose
- Phäochromozytom

Gravidität, Herzschrittmacher und höheres Alter sind **keine** generellen Kontraindikationen.

27.7 Risiken und Nebenwirkungen

27.7.1 Mortalität

Die lege artis durchgeführte EKT ist eine der sichersten Behandlungsverfahren in Narkose überhaupt. Die Mortalitätsrate bei Durchführung einer EKT (Kramer 1999; Shiwach et al. 2001; Abrams 2002a) wird mit 1:50.000 Behandlungen angegeben. Bei 1:10.000 Patienten kann es zu schwerwiegenden und potenziell lebensbedrohlichen Komplikationen kommen (American Psychiatric Association 2001). Damit liegt die Rate nicht höher als das allgemeine Narkoserisiko bei kleineren operativen Eingriffen und niedriger als das Mortalitätsrisiko bei Geburten (Abrams 1997a, b, 2002a).

Den seltenen Todesfällen lagen hauptsächlich kardiovaskuläre Komplikationen bei kardial vorgeschädigten Patienten zu Grunde. Daher muss eine ausreichend lange Überwachungsphase (insbesondere EKG-Monitoring) nach der EKT gewährleistet sein.

27.7.2 Verschiedene leichtere und schwerer wiegende Nebenwirkungen

Es können verlängerte Krampfanfälle bis hin zum Status epilepticus auftreten (Scott u. Riddle 1989; Rao et al. 1993). Derart verlängerte Krampfanfälle werden jedoch gemäß der klinisch üblichen antikonvulsiven Therapie behandelt und damit beendet. Dass auch behandlungsbedürftige nonkonvulsive Anfälle auftreten können zeigt, wie wichtig ein therapiebegleitendes EEG-Monitoring ist (Rao et al. 1993; Grogan et al. 1995).

Weitere mögliche, in der Regel jedoch nicht schwerwiegende Nebenwirkungen sind rasch reversible Kopfschmerzen, Übelkeit, Erbrechen und Muskelkater.

Bei bis zu 45% der Patienten treten postiktale Kopfschmerzen auf, die mit den üblichen Schmerzmitteln Acetylsalicylsäure oder Paracetamol meist gut behandelt werden können. Bei Patienten mit positiver Migräneanamnese kann es zu stärkeren Kopfschmerzen nach einer Therapiesitzung kommen. Hier haben sich Triptane, z. B. Sumatriptan oral oder als Nasenspray appliziert, therapeutisch bewährt. Eine nach Narkosen selten auftretende Übelkeit kann mit Metoclopramid gut behandelt werden. Ein früher von den Patienten häufiger nach der Behandlung beklagter Muskelschmerz ähnlich eines »Muskelkaters« war auf die Durchführung der Therapie ohne Muskelrelaxation zurückzuführen und wird nur noch in seltenen Ausnahmefällen und in deutlich abgeschwächter Form beobachtet, da eine suffiziente pharmakologische Muskelrelaxation heute klinischer Standard ist.

Bei Patienten, die unter einer bipolaren affektiven Störung leiden, kann es durch eine EKT zu einem Umschlagen des Affekts in eine Hypomanie (Angst et al. 1992) oder ein manisches Syndrom kommen (»Switch« in die Manie) (Andrade et al. 1987; Devanand et al. 1988). Diese unerwünschte Wirkung kann im Rahmen einer EKT wie bei jedem anderen hochwirksamen antidepressiven Therapieverfahren auch auftreten (Solomon et al. 1990). In Einzelfällen mit diesbezüglich erhöhtem Risiko kann eine Lithiumbegleitbehandlung diese Komplikation verhindern helfen (Solomon et al. 1990).

Durch Sicherstellung einer Nahrungs- und Tabakabstinenz mindestens 6 Stunden vor EKT und durch eine gute Muskelrelaxation ist das Risiko einer Aspiration zu vermeiden. Bei ausreichender und sachgerecht durchgeführter Muskelrelaxation können keine Knochenbrüche oder Luxationen auftreten. Auch zur Verhinderung von Zahn- und Mundverletzungen ist eine ausreichende Muskelrelaxierung sowie die Verwendung eines Zahnschutzes (Mullkompresse oder Beißkeil) notwendig. Der Zahnstatus sollte vor Beginn der EKT-Serie geprüft werden (Folkerts 1997, 1999; American Psychiatric Association 2001; Fink 2001b; Povlsen 2003).

27.7.3 Kognitive Störungen

Strukturelle Hirnschäden sind nach lege artis durchgeführter EKT nicht zu erwarten. Auch aus prospektiven magnetresonanz- und computertomographischen Untersuchungen (Devanand et al.

1994) sowie aus Untersuchungen von Neurodestruktionsmarkern in Kombination mit bildgebenden Verfahren (Agelink et al. 2001) ergeben sich keine Hinweise auf strukturelle Veränderungen nach EKT.

Unerwünschte Wirkungen einer EKT können vorübergehende kognitive Störungen bei ca. einem Drittel der Patienten sein (American Psychiatric Association 2001; Waarde u. Stek 2001). Hierbei können ein postiktales delirantes Syndrom mit verlängerter postiktaler Orientierungsphase oder auch Störungen der Merkfähigkeit auftreten, letztere meist in Form einer anterograden Amnesie oder in einer retrograden Amnesie. Davon können wiederum Effekte auf das autobiographische Langzeitgedächtnis (Lisanby et al. 2000) unterschieden werden. Anterograde Gedächtnisstörungen bilden sich in der Regel rasch, oft nach Stunden, spätestens nach 4 Wochen zurück. Retrograde Amnesien können u. U. auch länger persistieren. Es gibt Hinweise für einen Zeitgradienten in der Form, dass jünger zurückliegende Erinnerungen stärker betroffen sind als länger zurückliegende Ereignisse.

Im Einzelfall kann es sehr schwierig sein, mögliche kognitive Wirkungen einer EKT von Symptomen der Grunderkrankung Depression zu unterscheiden, da hier viele Parallelen beobachtet werden können (Devanand et al. 1995; Brodaty et al. 2001). Es ist daher nicht selten, dass Patienten nach einer EKT-Serie und nach klinischer Besserung der depressiven Symptomatik über eine deutliche Verbesserung kognitiver Funktionen berichten (Calev et al. 1991).

Zudem ist das Risiko kognitiver Störungen bei der heute üblichen Form der EKT mit Kurzpulsstimulationstechnik deutlich geringer als bei der früher verwendeten alten Sinuswellentechnik. Durch die Verwendung der unilateralen Stimulation lässt sich das Risiko kognitiver Störungen im Vergleich zur bilateralen Stimulation ebenso reduzieren.

Risikofaktoren für kognitive Störungen sind die steigende Anzahl der Behandlungen, die Höhe der Stimulusintensität, Sinuswellentechnik statt Kurzpulstechnik, bilaterale Stimulation statt unilateraler Stimulation, das Alter der Patienten, hirnorganische Erkrankungen, die Komedikation (Lithium, Benzodiazepine) sowie die Dosis des Narkotikums (Folkerts 1997, 1999; American Psychiatric Association 2001; Fink 2001b).

Es gibt bislang auch international keine eindeutigen und klinisch praktikablen Empfehlungen, wie der kognitive Status vor und nach EKT zu prüfen ist. Am häufigsten verwendet wird der Mini-Mental-Test (MMSE); andere Tests neben der regelmäßigen klinischen Untersuchung sind ebenso möglich. Der EKT-anwendende Arzt sollte sich in geeigneter Form ggf. unter Zuhilfenahme von Testverfahren einen Überblick über die kognitiven Funktionen verschaffen (Geretsegger 2004). Im Falle des Auftretens von kognitiven Einschränkungen sollten die Behandlungsparameter wie Frequenz der Behandlung, Stimulusenergie, Stimulationsort (bilaterale Stimulation?) usw. überprüft werden. Versuchsweise können Acetylcholinesterasehemmer eingesetzt werden, um rascher eine Rückbildung von kognitiven Störungen zu erreichen.

Allenfalls extrem selten muss eine EKT-Serie wegen ausgeprägter kognitiver Störungen unterbrochen oder abgebrochen werden. In solchen Fällen ist ein nichtkonvulsiver Status auszuschließen (EEG, Benzodiazepingabe).

27.8 Praktische Durchführung

27.8.1 Elektrodenplatzierung

Die Abwägung, ob eine unilaterale oder bilaterale Stimulation durchgeführt werden soll, bedarf einer eingehenden Nutzen-Risiko-Analyse. Die unilaterale Stimulation auf der nichtdominanten Hemisphäre (D Elia u. Raotma 1975) ist im Regelfall bei annähernd gleich guter Wirksamkeit (Sackeim et al. 1993) mit einem geringeren Risiko von kognitiven Einschränkungen sowohl während der postiktalen Reorientierungsphase als auch hinsichtlich der Rate an vorübergehenden Störungen des Kurzzeitgedächtnisses verbunden. Im Allgemeinen wird dabei eine Stimulationselektrode rechts temporal, die andere rechts hochparietal platziert: Die erste Elektrode wird temporal ca. 1 cm über dem Mittelpunkt einer gedachten Linie zwischen dem äußeren Augenwinkel und dem

Meatus acusticus externus angebracht. Die zweite befindet sich in ca. 12–13 cm Abstand von der ersten lateral des Vertex um ca. 2–3 cm gleichseitig nach lateral verschoben.

Für eine gut wirksame und verträgliche unilaterale EKT ist es allerdings essenziell, eine ausreichende und deutlich überschwellige Stimulusintensität zu wählen (s. unten).

Bei Schwer- und Schwerstkranken kann die bilaterale Stimulation als erste Wahl indiziert sein, da die Effektivität (auch unter dem Aspekt der Schnelligkeit des Wirkungseintritts) häufig höher ist und auch eine raschere Besserung zu erwarten ist (Sackeim et al. 1993; Abrams 2000).

Inwieweit andere Stimuluselektrodenplatzierungen wie die bifrontale Stimulation bzw. atypische Elektrodenpositionen (z. B. die bifrontale oder die links anteriore, rechts temporale Position, »LART«) von Vorteil im Hinblick auf kognitive Nebenwirkungen gegenüber der bilateralen Stimulation sind, ist zurzeit noch Gegenstand der wissenschaftlichen Diskussion. Die Replikation von Untersuchungen, die eine gleich gute Verträglichkeit bei besserer Wirksamkeit der frontotemporalen bilateralen Elektrodenposition belegen konnten (Lawson et al. 1990; Letemendia et al. 1993), steht noch aus.

Ein gängiges Modell eines EKT-Geräts ist in ▪ Abb. 27.1 dargestellt.

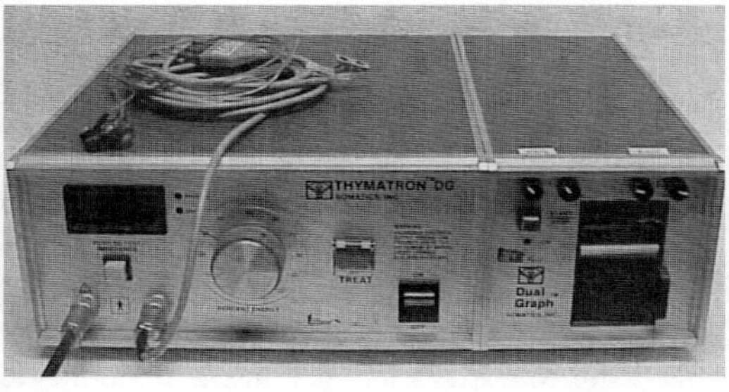

▪ **Abb. 27.1.** Gängiges EKT-Gerät (Thymatron DG) mit EEG-Schreiber (**rechts**)

27.8.2 Stimulusdosierung

Bedeutung der individuellen Krampfschwelle für den therapeutischen Erfolg

Lange Zeit galt die Maxime, dass die bei der EKT verwendete Stimulusenergie so niedrig wie möglich gewählt werden solle, da mit höherer Stimulusenergie die Effektivität der EKT nicht zu steigern sei und zudem die Inzidenz von kognitiven Nebenwirkungen steige. Von diesen Überlegungen geht auch die Empfehlung aus, eine Anfallslänge von (mindestens) 25–30 Sekunden anzustreben; längere Anfallsdauern wurden mit der möglichen Zunahme von kognitiven Störungen in Verbindung gebracht.

Mittlerweile hat sich der Erkenntnisstand erheblich verändert. Viele Arbeitsgruppen (Übersicht bei American Psychiatric Association 2001; Abrams 2002) haben die Krampfschwelle systematisch untersucht und Beziehungen zwischen dem Überschreiten der Krampfschwelle (insbesondere bei unilateraler EKT) und dem therapeutischen Ergebnis herzustellen versucht. Dabei werden zunehmend immer höhere Dosierungen (absolut und in Beziehung zur Krampfschwelle) empfohlen.

Zur Ermittlung der individuellen Krampfschwelle ist die Methode der empirischen Titration der Stimulationsenergie bei der ersten EKT empfohlen worden (Sackeim et al. 1993, McCall et al. 2000, Sackeim et al. 2000, Frey et al. 2001a). Hierzu dient ein Stufenschema (z. B. Folkerts 1997, 1999, ▪ Tabelle 27.3). Die Stimulation erfolgt mit sukzessiv gesteigerten Stimuli, bis ein Krampfanfall von mindestens 25 Sekunden (peripher) bzw. 30 Sekunden im EEG (American Psychiatric Association 2001) erreicht wird.

Von den verschiedenen Arbeitsgruppen wurden recht unterschiedliche mittlere Krampfschwellen bei unilateraler EKT bestimmt. Die Werte reichen von 13 mC bis 113 mC und können um ein Vielfaches (6- bis 50fach) variieren (Coffey et al. 1995b; Boylan et al. 2000). Es gilt zu berücksichtigen, dass die Krampfschwelle kein biologisch definierter Wert ist (Abrams 2002b) und bei einer größeren Anzahl von Patienten wegen des indirekt antikonvulsiven Effekts der EKT im

Tabelle 27.3. Beispiel eines Schemas zur Ermittlung der Krampfschwelle. (Nach Folkerts 1997, 1999)

Stimuluslevel	Frequenz [Hz]	Dauer [s]	Ladungsabgabe[a] [mC]	Strom [A]	Prozent der max. Energie
1 (Patienten <19 Jahre)	30	0,47	25,2	0,9	5
2 (Patienten zwischen 19 und 65 Jahren)	30	0,93	50,4	0,9	10
3 (Patienten >65 Jahre)	30	1,40	75,5	0,9	15
4	30	2,33	126,0	0,9	25
5	50	2,24	201,6	0,9	40
6	70	2,40	302,4	0,9	60

Ladungsabgabe (Millicoulomb) = Frequenz (Hertz) × 2 × Stimulationsdauer (Sekunden) × Pulsbreite (Sekunden) × Strom (Ampere). Die Steigerung der Ladungsabgabe zwischen den einzelnen Stufen des Titrationsschemas beträgt ungefähr 50%. Beginn der Stimulation bei der ersten EKT abhängig vom Alter in den Stufen 1–3; falls nicht ausreichend, Wahl der jeweils nächsthöheren Stufe. Als Krampfschwelle wird das arithmetische Mittel zwischen der vorangegangenen (insuffizienten) Stimulation und der Stimulusenergie, die einen mindestens 25 Sekunden dauernden Krampfanfall zur Folge hatte, definiert.

Verlauf der Serie erheblich ansteigt. Dabei ist die Bestimmung der Krampfschwelle von zahlreichen Parametern (u. a. Alter, Geschlecht, Elektrodenposition, Stimulusparameter, Definition der Anfallsdauer, als auch vom Stufenschema selbst) abhängig. Selbst bei Verwendung von identischen Parametern (EKT-Gerät, Stufenschema, Stimulusparameter) können zum Teil erheblich unterschiedliche Ergebnisse erzielt werden (Boylan et al. 2000). Nach Abrams (2002b) ist abgesehen von besonderen Umständen sowohl für unilaterale als auch für bilaterale EKT mit einer interindividuellen Variabilität von etwa 200% zu rechnen.

Gleichwohl empfiehlt die American Psychiatric Association (2001) die Verwendung der Krampfschwelle als Richtschnur zur EKT-Dosierung. Abrams (2002b) wendet dagegen ein, dass es keine eindeutige Beziehung zwischen Anfallsdauer und Krampfschwelle einerseits und klinischer Verbesserung andererseits gibt. So gibt es keine gesicherte Datenbasis für das Kriterium, bei Bestimmung der Krampfschwelle einen 30 Sekunden (EEG) andauernden Krampfanfall auszulösen. Es ist nicht bekannt, welche Ergebnisse zu erzielen wären, wenn die Forderung lauten würde, bei Bestimmung der Krampfschwelle einen Krampfanfall von nur 10 Sekunden oder aber von 60 Sekunden auszulösen. Vorerst muss man davon ausgehen, dass es keine Korrelation zwischen Anfallsdauer und klinischem Ergebnis gibt.

Sackeim et al. (2000) postulierten, dass höhere Dosierungen bezogen auf die Krampfschwelle auch bessere therapeutische Ergebnisse zur Folge haben. In ihrer Untersuchung zeigte sich allerdings keine Überlegenheit der Dosierung mit dem 2,5fachen gegenüber dem 1,5fachen der Krampfschwelle. Stattdessen ergaben sich für beide Dosierungsstrategien Responsequoten von nur 30–35%. Lediglich bei sehr viel höheren Dosierungen erreichte diese Arbeitsgruppe bei unilateraler EKT gute und akzeptable Remissionsquoten (und dann auch identisch mit bilateraler EKT).

Zusammenfassend ist festzustellen, dass die Titrationsmethode zur Bestimmung der Krampfschwelle geeignet ist, die niedrigst mögliche Dosierung zur Auslösung eines (zumeist nur eingeschränkt generalisierten) Krampfanfalls zu bestimmen. Ihre letztendliche Bedeutung für die weitere Stimulusdosierung bleibt weiteren Untersuchungen vorbehalten.

Wahl der Stimulationsdosis im klinischen Alltag

Die Stimulusdosierung richtet sich nach der Maxime, einerseits einen therapeutisch adäquaten Krampfanfall auszulösen und andererseits mögliche kognitive Nebenwirkungen zu vermeiden. Nach wie vor ist es nicht gelungen, die therapeutische Wirksamkeit des einzelnen durch die EKT ausgelösten Krampfanfalls exakt zu prädizieren.

Als Mindeststandard wird ein Krampfanfall von 25 Sekunden motorischer Krampfaktivität am abgestauten Arm (oder Fuß) bzw. 30 Sekunden Krampfaktivität im EEG angestrebt. Es gibt daneben zahlreiche verschiedene Möglichkeiten des Vorgehens. Im Folgenden sollen nur die verschiedenen Möglichkeiten erwähnt werden; für Einzelheiten sei auf die Fachliteratur verwiesen (Folkerts 1997, 1999; American Psychiatric Association 2001; Fink 2001b; Eschweiler et al. 2003; Baghai et al. 2004).

Mögliche Strategien zur Wahl der Stimulusdosierung

- Altersbezogene Stimulation (feste Relation zwischen Alter und Stimulationsenergie; Abrams 2002b)
- Titrationsmethode (Ermittlung der individuellen Krampfschwelle und anschließende Stimulation mit einem Mehrfachen der individuellen Krampfschwelle (z. B. 2,5- bis 5fache Krampfschwelle)
- EEG-Monitoring (Beurteilung der Anfallsqualität durch verschiedene EEG-Parameter, wie z. B. Amplituden und Frequenz, um ein ausreichendes Überschreiten der Krampfschwelle sicherzustellen)
- Hochdosis (Beginn mit einer Hochdosisstimulation und anschließendem sukzessivem Absenken der Stimulationsenergie unter Kontrolle von EEG-Parametern)
- Fixdosisstimulation, z. B. mit 75% der Gerätenennleistung eines Thymatron-Stimulationsgeräts (378 mC) (Kellner 2001)

27.8.3 Anfallsdauer und therapeutischer Erfolg

Die Anfallsdauer verändert sich oft im Verlauf einer EKT-Behandlungsserie; dabei gibt es Berichte sowohl über Verkürzungen der Anfallsdauer (Sackeim et al. 1993; Abrams 2002a) als auch – wenn auch seltener – über Verlängerungen der Anfallszeiten (Scott u. Boddy 2000). Sehr oft wird von einer Beziehung zwischen Steigerung der Krampfschwelle und Verkürzung der Krampfanfälle berichtet (Übersicht bei Abrams 2002a); es ist vermutlich aber doch eher von einer Dissoziation auszugehen (Scott u. Boddy 2000). Selbst wenn man bei einer Gruppe von Patienten eine Korrelation zwischen steigender Krampfschwelle und sinkender Anfallsdauer beobachtet, so trifft diese Beziehung eben nur für einen Teil (oft nur ca. 50%) der Patienten zu (Coffey et al. 1995a).

Die meisten Studien kommen zu dem Ergebnis, dass es keine positive Beziehung zwischen Anfallsdauer und therapeutischem Ergebnis gibt (Nobler et al. 1993; McCall u. Farah 1995; Shapira et al. 1996). Auch in eigenen Untersuchungen (Folkerts 1999) ergaben sich keine Hinweise dafür. Es gibt aus der jüngeren Vergangenheit lediglich eine Studie (Delva et al. 2001), die einen positiven Zusammenhang zwischen steigender Anfallsdauer und therapeutischem Ergebnis beschreibt. Die Autoren fanden bei den Respondern um ein Drittel längere Anfallszeiten als bei den Nonrespondern (unilaterale EKT rechts, Kurzpulstechnik). Auch bei genauer Analyse der Studie ist nicht ohne weiteres ersichtlich, wodurch dieses Ergebnis zustande gekommen ist, das im Gegensatz zu einer Vielzahl anderer Studien steht. Nach heutigem Kenntnisstand ist davon auszugehen, dass – abgesehen von einer schwer definierbaren unteren Zeitgrenze (Konvention bzw. Empfehlung: Krampfaktivität 25 s am abgestauten Arm, 30 s im EEG) – eher ein Zusammenhang zwischen kürzeren Krampfanfällen und einem besseren therapeutischem Ergebnis besteht.

! Dies wird durch die Beobachtung unterstützt, dass es eine inverse Beziehung zwischen Stimulusdosierung und Anfallsdauer gibt (Shapira et al. 1996, Frey et al. 2001a, Abrams 2002b): Je höher die Dosierung, desto kürzer ist der Krampfanfall.

27.8.4 Augmentation der Krampfauslösung

In seltenen Fällen kann die maximale Stimulusdosierung nicht ausreichen, um einen Krampf auszulösen. Es sind eine Reihe von Interventionen beschrieben, die die Krampfschwelle senken können, darunter Modifikationen der Anästhesie, wie Hyperventilation oder Gabe von Etomidat oder Ketamin. Die Senkung der Krampfschwelle kann, wenn dies klinisch erforderlich ist, auch die Verwendung geringerer Stimulationsdosierungen ermöglichen (Übersicht bei Datto et al. 2002).

Der Nachweis einer tatsächlichen Steigerung der Behandlungseffizienz durch die Gabe von Koffein, das nachweislich die Krampfdauer verlängert (McCall et al. 1993), ist in kontrollierten Untersuchungen bislang noch nicht gelungen (Rosenquist et al. 1994). Andererseits kann die Wahrscheinlichkeit von kardialen Rhythmusstörungen durch eine intravenöse Gabe von Koffein erhöht werden (Beale et al. 1994b). Daher kann derzeit die Gabe von Koffein nicht allgemein empfohlen werden, obwohl auch Berichte über eine komplikationsfreie Anwendung vorliegen (Kelsey u. Grossberg 1995).

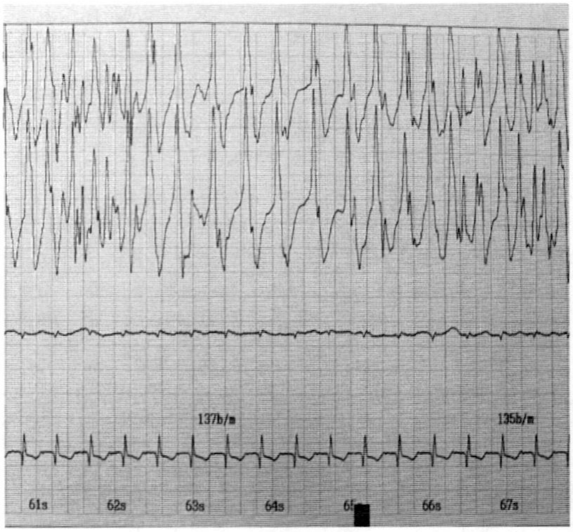

Abb. 27.2. Hochorganisierte, bilateral-symmetrische hochamplitudige iktale Krampfaktivität (Spike-Wave-Phase), hier Ausschnitt der 61.–67. Sekunde, unilaterale EKT.

27.8.5 EEG als Qualitätsmarker

Es gibt mittlerweile einen weitgehenden Konsens dahingehend, dass eine klinisch wirksame »adäquate« Stimulusdosierung sich im EEG mit hochorganisierter, symmetrischer hochgespannter iktaler EEG-Aktivität abbildet (Abb. 27.2).

Des Weiteren gibt es mittlerweile gute Belege dafür, dass verschiedene, von den EKT-Geräten ermittelte Parameter ebenfalls zur Steuerung der Behandlung eingesetzt werden können, wie der Anfallskonkordanzindex, der Konvulsionsenergieindex und insbesondere der postiktale Unterdrückungsindex (Folkerts 1996; American Psychiatric Association 2001; Abrams 2002a; Folkerts 2004).

- Der **Anfallskonkordanzindex** bezeichnet die Konkordanz zwischen Korrelaten des generalisierten Krampfanfalls in EEG und EMG als Maß für die intrazerebrale Krampfgeneralisierung (Swartz et al. 1994). Ein Bereich zwischen 0% und 100% ist möglich. Bei Werten unter 51% sollte eine Restimulation in Betracht gezogen werden (Berninger 2000)
- Der **Konvulsionsenergieindex** ist das Produkt aus der mittleren integrierten iktalen EEG-Amplitude und der Konvulsionsdauer als Maß für die Intensität der iktalen Antwort auf die Elektrostimulation (Weiner 1991). Bei einem Konvulsionsenergieindex unter 550 sollte die Restimulation in Erwägung gezogen werden (Berninger 2000).
- Der **postiktale Suppressionsindex** zeigt, wie schnell und vollständig die EEG-Amplitude unmittelbar nach dem Ende der Konvulsionen abflacht. Eine Korrelation zwischen der Wahrscheinlichkeit des klinischen Ansprechens auf die Behandlung und dem berechneten Index wurde gezeigt (Suppes et al. 1996). Werte zwischen 0% und 100% sind möglich. Ideale Werte nach einer Behandlung finden sich im Bereich zwischen 80 und 100%, bei einem Wert unter 80% wird zur Nachstimulation geraten (Weiner et al. 1991; Nobler et al. 1993).

27.8.6 Kombination mit Psychopharmakotherapie

Antidepressiva

Die fortgesetzte Gabe von psychotropen Substanzen während der EKT ist auf der Basis einer individuellen Nutzen-Risiko-Analyse möglich und in vielen Fällen geboten (Übersicht bei Naguib u. Koorn 2002). Bei pharmakoresistenten Depressionen bietet die EKT-Serie jedoch die Chance für eine Medikamentenpause. Zur häufigsten Situation der Durchführung der EKT bei den sog. pharmakoresistenten Depressionen empfiehlt sich dementsprechend (soweit klinisch möglich) das bislang eingesetzte Antidepressivum abzusetzen, um dann während der EKT-Behandlungsserie (vorzugsweise im letzten Drittel) mit einer Substanz einer anderen Wirkstoffklasse zu beginnen.

Gleichwohl ist auch eine durchgehende Begleitbehandlung mit Antidepressiva in der Regel sicher möglich. Im Einzelfall könnten sich gerade bei Patienten, die unter einer pharmakotherapieresistenten Depression leiden, durch die Kombinationstherapie Vorteile hinsichtlich eines rascheren Ansprechens auf die Akuttherapie und einer verringerten Rückfallwahrscheinlichkeit nach Beendigung der EKT-Behandlungsserie ergeben (American Psychiatric Association 2001).

Bei den tri- und tetrazyklischen Antidepressiva ist insbesondere bei älteren Patienten die Gefahr eines Delirs gegeben, auch kann es zu verstärkten kognitiven Nebenwirkungen kommen. Im Allgemeinen wird die Kombination einer EKT mit TZA, wenn die üblichen therapeutischen Dosierungen eingehalten werden (Nelson u. Benjamin 1989), jedoch als sicher eingeschätzt. Viele ältere Publikationen von Sicherheitsdaten zur Kombination einer EKT mit einer Pharmakotherapie waren jedoch meist anekdotische Berichte oder wiesen methodische Mängel auf (Pritchett et al. 1993). Im Zweifelsfall sollte die Dosis der TZA während der EKT-Serie (beispielsweise Amitriptylin) auf 75–100 mg täglich reduziert werden.

Serotonin-Wiederaufnahmehemmer (SSRI) können die Krampfschwelle senken; dies ist bei der Stimulusdosierung zu berücksichtigen.

Bei gleichzeitiger Gabe von Monoaminooxidasehemmern (MAOH) während einer EKT-Serie traten keine Komplikationen auf (El Ganzouri et al. 1985). Es wird postuliert, dass früher geäußerte Bedenken hinsichtlich dieser Kombinationstherapie wohl überschätzt wurden (Freese 1985). Trotzdem ist gerade nach einer Neueinstellung auf MAOH aufgrund noch nicht ausreichender Adaptationsvorgänge besondere Vorsicht geboten (Naguib u. Koorn 2002). Bei den irreversiblen MAOH besteht die Gefahr einer hypertonen Krise. Eine absolute Kontraindikation besteht jedoch nicht (American Psychiatric Association 2001), sofern eine Abstimmung mit dem Anästhesisten über diese Begleitmedikation erfolgt.

Die Kombination mit den neueren Substanzen Mirtazapin und Venlafaxin ist in der Regel ebenfalls ohne Probleme möglich, wobei von sehr hohen Dosierungen beider Substanzen während der EKT-Serie abgeraten wird. Im Vergleich der Raten an unerwünschten Wirkungen war eine Kombinationstherapie mit Venlafaxin der Kombination mit TZA gleichwertig (Bernardo et al. 2000). Allerdings traten in einer anderen Untersuchung bei Venalfaxindosierungen über 300 mg/Tag in Kombination mit einer Propofolnarkose häufiger kurzzeitige Asystolien und kurze bradykarde Rhythmusstörungen auf. Bei Kombination mit Venlafaxin wird daher die Unterschreitung dieser kritischen Dosierung empfohlen. Patienten, die niedrigere Dosierungen erhielten, zeigten in derselben Untersuchung kein erhöhtes Risiko für kardiale Nebenwirkungen (Gonzalez-Pinto et al. 2002).

Neuroleptika

Die Kombination der EKT mit Neuroleptika ist im Allgemeinen gut verträglich (Folkerts 1997; Kupchik 2000). Sowohl mit klassischen als auch mit atypischen Neuroleptika ist die Durchführung der EKT in der Regel sicher, wobei jedoch besonders hohe Dosierungen zu vermeiden sind. Zu bedenken ist, dass die meisten Neuroleptika die Krampfschwelle senken können. Dies gilt in besonderem Maße für Clozapin und Zotepin. Trotzdem wurde in Kasuistiken (Bhatia et al. 1998) und Fallserien (Benatov et al. 1996) über eine gut wirksame und sichere Clozapinbehandlung während einer EKT-Serie berichtet.

Niedrig potente Neuroleptika eignen sich zur Sedierung ängstlicher oder unruhiger Patienten. Abzuraten ist von Neuroleptika mit ausgeprägten anticholinergen bzw. blutdrucksenkenden Eigenschaften (wie z. B. Levomepromazin).

Benzodiazepine

! Die Kombination mit Benzodiazepinen ist nach Möglichkeit wegen der explizit antikonvulsiven Eigenschaften zu vermeiden. Benzodiazepine können einen dosisabhängigen negativen Einfluss auf die Wirksamkeit einer unilateralen EKT haben (Pettinati et al. 1990; Greenberg u. Pettinati 1993; Jha u. Stein 1996).

Gegebenenfalls muss aber im Sinne eines Kompromisses zu Beginn der EKT-Behandlung bis zum Eintritt einer klinischen Besserung doch eine (niedrig dosierte) Begleitmedikation mit einem Benzodiazepin toleriert werden.

Die Gabe von Benzodiazepinen mit kürzerer Halbwertszeit ohne aktive Metaboliten kann bei stark agitierten Patienten ohne negativen Einfluss auf die Behandlung empfohlen werden (American Psychiatric Association 2001). Aus Gründen der Verbesserung der therapeutischen Wirkung der EKT wird jedoch eher die Umstellung auf ein niedrig potentes Neuroleptikum (s. oben) angeraten. Benzodiazepine werden jedoch u. U. benötigt bei Unterbrechung eines ggf. auftretenden prolongierten Krampfanfalls.

Lithium

Die Kombination mit Lithium ist im Regelfall möglich, obwohl seit langem bekannt ist, dass eine Lithiumtherapie das Anästhesierisiko erhöhen kann (Jephcott u. Kerry 1974), weil es zu einer Verlängerung der neuromuskulären Blockade bei Verwendung des Muskelrelaxans Suxamethonium (nicht jedoch bei Pancuronium) führt (Hill et al. 1976, 1977; Reimherr et al. 1977). Auch wurden in vielen Fallberichten und Fallserien prolongierte Krampfanfälle und delirante Syndrome als mögliche Komplikationen dieser Kombinationstherapie beobachtet (Hoenig u. Chaulk 1977; Mandel et al. 1980; Small et al. 1980; Stromgren et al. 1980; Weiner et al. 1980a, b; Standish-Barry et al. 1985; Ahmed u. Stein 1987; El Mallakh 1988; Penney et al. 1990; Small u. Milstein 1990; Conway u. Nelson 2001). Da in Fallberichten über eine komplikationslose Kombinationstherapie sowohl in der Akuttherapie (Lippmann u. Tao 1993) als auch während einer Erhaltungs-EKT bei unipolarer (Stewart 2000) und bipolarer (Gupta et al. 1998) Depression berichtet wurde, besagt die allgemeine Empfehlung jedoch trotzdem, bei Patienten mit vorbestehender Lithiummedikation zur Phasenprophylaxe die Medikation – auch unter dem Aspekt eines möglichen Wirkungsverlustes nach vorübergehendem Absetzen – während der EKT-Serie beizubehalten. Um mögliche neurotoxische Nebenwirkungen zu vermeiden, empfiehlt es sich, den Serumspiegel während der EKT-Serie auf ca. 0,4 mmol/l abzusenken. Dieses Vorgehen entspricht den aktuellen Empfehlung der American Psychiatric Association (2001).

Antikonvulsiva

Die Durchführung einer EKT kann durch Antikonvulsiva negativ beeinflusst werden (Sackeim et al. 1991; American Psychiatric Association 2001; Naguib u. Koorn 2002). Antikonvulsiva, die aus psychiatrischer Indikation zur Phasenprophylaxe verordnet werden, sollten darum vor Beginn der EKT-Serie aufgrund ihrer primär antikonvulsiven Eigenschaften ausgeschlichen oder zumindest in der Dosis deutlich reduziert werden (zumindest am Abend vor EKT). Einzelfälle einer Kombinierbarkeit einer antikonvulsiven Medikation beispielsweise mit Lamotrigin (Aarre u. Bugge 2002), Valproat (Pearlman u. Obedian 1995) oder Carbamazepin (Zarate et al. 1997) wurden jedoch publiziert.

Kalziumantagonisten

Kalziumantagonisten sollten mit Vorsicht eingesetzt werden, da es unter EKT zu kardiovaskulären Zwischenfällen kommen kann (Naguib u. Koorn 2002). Grundsätzlich sollte der Anästhesist unerwarteten Reaktionen infolge von Interaktionen der Narkosemittel, Psychopharmaka, eventueller internistischer Begleitmedikation und EKT gegenüber wachsam sein.

27.8.7 Behandlungshäufigkeit und -dauer

Frequenz der EKT-Behandlung

In der Regel wird die EKT 2- bis 3-mal pro Woche durchgeführt. Es gibt Hinweise für ein langsameres Ansprechen auf die Therapie bei einer verringerten Rate kognitiver Nebenwirkungen bei 2 Behandlungssitzungen pro Woche (Shapira 1991; Lerer 1995; Shapira 1998). Bei Schwerstkranken (z. B. ausgeprägte Suizidalität, wahnhafte Depression) können bei erhöhtem Risiko kognitiver Nebenwirkungen zunächst auch tägliche Behandlungen, wie sie beispielsweise auch bei der Behandlung katatoner Syndrome sinnvoll sind, durchgeführt werden. Grundsätzlich gilt, dass bei Auftreten von kognitiven Nebenwirkungen die Behandlungsfrequenz bzw. ggf. auch die Fortsetzung der Serie an sich überprüft werden muss. Sehr häufig wird das Intervall zwischen den einzelnen Behandlungen zum Ende der Serie vergrößert, wobei in vielen Fällen dann mit der Pharmakotherapie (falls sie nicht fortgesetzt wurde) begonnen wird.

Anzahl der EKT-Behandlungen

In der Regel werden in Abhängigkeit vom klinischen Ergebnis und der Verträglichkeit 6–12 Behandlungen in einer Serie durchgeführt. Bei den meisten Patienten ist spätestens nach der 10. Behandlung ein gutes Ansprechen auf die Therapie sichtbar (Segman et al. 1995). Im Einzelfall sind aber auch längere Serien möglich (bis 20 einzelne Behandlungen), sofern klinisch noch eine Besserungstendenz erkennbar ist und keine Nebenwirkungen zu verzeichnen sind. Die Serie wird so lange fortgesetzt, bis keine weitere Besserung mehr zu beobachten ist. Falls keine oder keine wesentliche Besserung auftritt, sollte die EKT-Serie spätestens nach der 15. Behandlung (oder wenn eine Stagnation der Befundverbesserung über 2–3 Behandlungen festzustellen ist) beendet werden. Es wird empfohlen, nach 6–10 Behandlungen eine klinische Reevaluation der Behandlungstechnik, ggf. mit Umstellung der Stimulationsbedingungen, durchzuführen (American Psychiatric Association 2001). Falls eine klinische Indikation besteht und eine entsprechende Einverständniserklärung des Patienten vorliegt, kann ggf. auch eine zweite, in seltenen Fällen auch eine dritte EKT-Serie während einer Indexphase notwendig werden.

Fortsetzungs- und Erhaltungs-EKT

Mit der Fortsetzungs-EKT ist die Behandlung nach Remission über maximal 6 Monate und mit der Erhaltungs-EKT die Rezidivprophylaxe über den 6-Monats-Zeitraum hinaus gemeint. Hierbei werden einzelne EKT-Behandlungen im Abstand von zumeist 2–6 Wochen über den oben genannten Zeitraum durchgeführt. Eine grundsätzliche Indikation zu einer Fortsetzungs- bzw. Erhaltungs-EKT liegt dann vor, wenn der Patient im Rahmen einer EKT-Serie eine Remission erreichte und andere Versuche, die Symptomatik zu stabilisieren, nicht erfolgreich waren.

Manchmal wird die Fortsetzungs- bzw. Erhaltungs-EKT ambulant – eine entsprechende Compliance der Patienten (und der Angehörigen) vorausgesetzt – durchgeführt. Meist jedoch findet die Therapie aus Sicherheitsgründen aufgrund der postiktal erforderlichen Überwachung zumindest unter teilstationären, manchmal auch unter vollstationären Bedingungen statt. Die Lokalisation der EKT (unilateral vs. bilateral) und die Häufigkeit der Behandlungen sollten von der bisherigen Anamnese abhängig gemacht werden. Die wirksame Lokalisation der Stimulation sollte beibehalten werden und die Behandlungsintervalle sollten maximal so groß sein, dass wenn überhaupt nur geringe Symptome vor der nächsten EKT auftreten. Es ist wichtig, die Patienten jedes Mal einer kurzen körperlichen Untersuchung zu unterziehen und regelmäßig den psychischen Befund einschließlich kognitiver Funktionen zu prüfen.

Die Frequenz der Behandlungen kann sehr individuell gehandhabt werden. Viele Fortsetzungsbehandlungen beginnen im Wochenabstand mit sukzessiver Verlängerung der Intervalle in Abhängigkeit vom Zustand des Patienten. Bei interkurrenten Verschlechterungen muss der Abstand zwischen den einzelnen Behandlungen wieder verkürzt werden. Die Überwachung der ambulant behandelten Patienten obliegt dem behandelnden Psychiater, ggf. in Abstimmung mit dem Anästhesisten. Bei ambulanter Durchführung ist die genaue Abstimmung mit den Angehörigen (auch hinsichtlich des Transports) notwendig, da der Patient in keinem Fall nach der Behandlung selbst am Straßenverkehr teilnehmen darf.

27.9 Rückfallverhütung nach erfolgreicher EKT

Die typischen mit EKT behandelten Patienten sind schwer depressiv erkrankt, therapieresistent gegenüber verschiedenen Medikamenten, haben eine lange Erkrankungsphase und bereits mehrere depressive Episoden erlitten. Ohne weitere Behandlung beträgt das Rückfallrisiko selbst bei nicht medikamentös therapieresistenten Patienten mindestens 50%, je nach Selektionsgrad (z. B. wahnhafte Depression) ist das Rückfallrisiko ohne weitere medikamentöse Rückfallprophylaxe noch höher (Bourgon u. Kellner 2000). Prädiktor für einen Rückfall war auf klinischer Ebene beispielsweise eine frühere Pharmakotherapieresistenz (Shapira et al. 1995). Die meisten Rezidive treten innerhalb der ersten 6 Monate nach der Behandlung auf (Bourgon u. Kellner 2000; Wijkstra et al. 2000). Selbstverständlich sollten alle Patienten auch nach einer durch EKT bewirkten Remission, genauso wie nach einer Remission durch Psychopharmaka, über einen ausreichend langen Zeitraum pharmakologisch weiterbehandelt werden.

Es liegen bislang aber nur eingeschränkte wissenschaftliche Daten dafür vor, was als optimale Möglichkeit der Rezidivprophylaxe nach erfolgreicher EKT einzusetzen ist. Angesichts der Tatsache, dass es sich bei therapieresistenten bzw. pharmakotherapieresistenten depressiven Patienten um eine schon hoch selektierte Gruppe handelt, muss neben der Fortsetzung mit einem geeigneten Antidepressivum auch die Frage der Phasenprophylaxe dringlich geprüft werden.

Welche Substanzen sich in besonderer Weise eignen, ist noch Gegenstand der wissenschaftlichen Forschung. Während in einer älteren Untersuchung kein Unterschied zwischen den Rückfallraten nach einer trizyklischen antidepressiven Monotherapie und einer Lithiummonotherapie nach EKT gefunden werden konnte (Perry u. Tsuang 1979), zeigte eine spätere Studie relativ hohe Rückfallraten innerhalb von 6 Monaten trotz Lithiumtherapie nach EKT (Shapira et al. 1995). Kürzlich wurde belegt, dass eine antidepressive Monotherapie nach erfolgreicher EKT hinsichtlich der rezidivprophylaktischen Wirkung im ersten Jahr nach Beendigung der EKT-Serie vor allem bei zuvor als pharmakotherapieresistent eingestuften Depressionen einer Kombinationstherapie mit Lithiumsalzen klar unterlegen war (Sackeim et al. 2001).

Neben der medikamentösen Erhaltungstherapie ist auch die Indikation einer geeigneten Kombination mit wirksamen psychotherapeutischen Behandlungsverfahren, wie z. B. der interpersonellen Psychotherapie (▶ Kap. 31) oder der kognitiv-behaviouralen Psychotherapie bzw. der kognitiven Verhaltenstherapie (▶ Kap. 32) zu prüfen. Zumindest bedarf es einer ambulanten psychiatrischen Behandlung und Führung der Patienten.

27.10 Fazit

Zurzeit sind bei den aufgezeigten Indikationen noch keine gesicherten Alternativen zur EKT verfügbar. Weiterentwicklungen der EKT betreffen vor allem die Untersuchung alternativer Elektrodenplatzierungen und die Optimierung von Parametern der Stimulusabgabe und -intensität. Von besonderem Interesse ist die gezieltere Applikation von Stimuli und die zielgerichtete Auslösung von Krampfanfällen. Dieses soll zukünftig durch die Magnetokonvulsionstherapie (MST) ermöglicht werden, eine noch in der Entwicklung befindliche Alternative (Lisanby et al. 2003; ▶ Kap. 43), die derzeit jedoch die technischen Voraussetzungen zur gezielteren Hirnstimulation noch nicht erfüllt und zudem noch keinen klinischen Wirksamkeitsnachweis bei der Behandlung depressiver Krankheitsbilder erbrachte. Weitere Methoden, die evtl. in der Zukunft neben der EKT eine Rolle spielen könnten, sind die transkranielle repetitive Magnetstimulation (▶ Kap. 28), die Vagusnervstimulation (▶ Kap. 42) und die Tiefenhirnstimulation (▶ Kap. 43).

Jedoch steht derzeit trotz einiger gemeinsamer Mechanismen dieser Alternativen (Bolwig 2003) die Überlegenheit der EKT nicht in Frage, und es ist auch nicht abzusehen, dass die EKT hiervon abgelöst werden könnte.

Literatur

Aarre TF, Bugge P (2002) ECT for patients taking lamotrigine. Eur Psychiatry 17 [Suppl 1]: 135

Abrams R (1997a) Electroconvulsive therapy. Oxford University Press

Abrams R (1997b) The mortality rate with ECT. Convuls Ther 13: 125–127

Abrams R (2000) Electroconvulsive therapy requires higher dosage levels: Food and Drug Administration action is required. Arch Gen Psychiatry 57: 445–446

Abrams R (2002a) Electroconvulsive therapy, 4th edn. Oxford University Press

Abrams R (2002b) Stimulus titration and ECT dosing. J ECT 18: 3–9

Abrams R, Swartz CM, Vedak C (1991) Antidepressant effects of high dose right unilateral electroconvulsive therapy. Arch Gen Psychiatry 48: 746–748

Agelink MW, Andrich J, Postert T, Wurzinger U, Zeit T, Klotz P, Przuntek H (2001) Relation between electroconvulsive therapy, cognitive side effects, neuron specific enolase, and protein S-100. J Neurol Neurosurg Psychiatry 71: 394–396

Agelink MM, Dittert S, Wetterling T (2004) Sicherheitsrichtlinien für die Elektrokonvulsionstherapie bei Patienten mit speziellen internistischen und geriatrischen Risiken. In: Baghai TC, Frey R, Kasper S (Hrsg) Elektrokonvulsionstherapie – Klinische und wissenschaftliche Aspekte. Springer, Wien New York, S 261–285

Ahmed SK, Stein GS (1987) Negative interaction between lithium and ECT. Br J Psychiatry 151: 419–420

Allman P, Hawton K (1987) ECT for post-stroke depression: Beta blockade to modify rise in blood pressure. Convuls Ther 3: 218–221

Altar CA, Laeng P, Jurata LW et al.(2004) Electroconvulsive seizures regulate gene expression of distinct neurotrophic signaling pathways. J Neurosci 24: 2667–2677

American Psychiatric Association (1994) Diagnostic and Statistical Manual of Mental Disorders (DSM-IV). Washington DC

American Psychiatric Association (2000) Practice guideline for the treatment of patients with major depressive disorder (revision). Am J Psychiatry 157: 1–45

American Psychiatric Association (2001) The practice of electroconvulsive therapy: recommendations for treatment, training, and privileging. A Task Force Report of the American Psychiatric Association, 2nd edn. Washington DC

Andrade C, Gangadhar BN, Channabasavanna SM (1997) Mania associated with electroconvulsive therapy. J Clin Psychiatry 48: 303–304

Angst J, Angst K, Baruffol I, Meinherz-Surbeck R (1992) ECT-induced and drug-induced hypomania. Convuls Ther 8: 179–185

Baghai TC, Frey R, Möller HJ (2004) Die Technik der Elektrokonvulsionstherapie – Durchführung im klinischen Alltag. In: Baghai TC, Frey R, Kasper S (Hrsg) Elektrokonvulsionstherapie – Klinische und wissenschaftliche Aspekte. Springer, Wien New York, S 196–238

Bailine SH, Rifkin A, Kayne E, Selzer JA, Vital-Herne J, Blieka M, Pollack S (2000) Comparison of bifrontal and bitemporal ECT for major depression. Am J Psychiatry 157: 121–123

Baldwin S, Jones Y (1998) Is electroconvulsive therapy unsuitable for children and adolescents? Adolescence 33: 645–655

Beale MD, Kellner CH, Pritchett JT, Bernstein HJ, Burns CM, Knapp R (1994a) Stimulus dose titration in ECT: a 2-year clinical experience. Convuls Ther 10: 171–176

Beale MD, Pritchett JT, Kellner CH (1994b) Supraventricular tachycardia in a patient receiving ECT, clozapine, and caffeine. Convuls Ther 10: 228–231

Beale MD, Kellner CH, Pritchett JT, Burns CM (1995) ECT for OCD. J Clin Psychiatry 56: 81–82

Benatov R, Sirota P, Megged S (1996) Neuroleptic-resistant schizophrenia treated with clozapine and ECT. Convuls Ther 12: 117–121

Bernardo M, Navarro V, Salva J, Arrufat FJ, Baeza I (2000) Seizure activity and safety in combined treatment with venlafaxine and ECT: a pilot study. J ECT 16: 38–42

Berninger F (2000) Thymatron – IV Beschreibung und Bedienungsanleitung. Fred Berninger Importe OHG, Taufkirchen, Lake Bluff

Bhatia SC, Bhatia SK, Gupta S (1998) Concurrent administration of clozapine and ECT: a successful therapeutic strategy for a patient with treatment-resistant schizophrenia. J ECT 14: 280–283

Bibb RC, Guze SB (1972) Hysteria (Briquet's syndrome) in a psychiatric hospital: the significance of secondary depression. Am J Psychiatry 129: 224–228

Black DW, Bell S, Hulbert J, Nasrallah A (1988) The importance of Axis II in patients with major depression. A controlled study. J Affect Disord 14: 115–122

Black DW, Winokur G, Nasrallah A (1993) A multivariate analysis of the experience of 423 depressed inpatients treated with electroconvulsive therapy. Convuls Ther 9: 112–120

Bolwig TG (2003) Putative common pathways in therapeutic brain stimulation for affective disorders. CNS Spectr 8: 490–495

Bourgon LN, Kellner CH (2000) Relapse of depression after ECT: a review. J ECT 16: 19–31

Boylan LS, Haskett RF, Mulsant BH, Greenberg RM, Prudic J, Spicknall K, Lisanby SH, Sackeim HA (2000) Determinants of seizure threshold in ECT: benzodiazepine use, anesthetic dosage, and other factors. J ECT 16: 3–18

Brodaty H, Berle D, Hickie I, Mason C (2001) »Side effects« of ECT are mainly depressive phenomena and are independent of age. J Affect Disord 66: 237–245

Buchan H, Johnstone E, McPherson K, Palmer RL, Crow TJ, Brandon S (1992) Who benefits from electroconvulsive therapy? Combined results of the Leicester and Northwick Park trials. Br J Psychiatry 160: 355–359

Calev A, Nigal D, Shapira B, Tubi N, Chazan S, Ben Yehuda Y, Kugelmass S, Lerer B (1991) Early and long-term effects of electroconvulsive therapy and depression on memory and other cognitive functions. J Nerv Ment Dis 179: 526–533

Casey DA, Davis MH (1994) Obsessive-compulsive disorder responsive to electroconvulsive therapy in an elderly woman. South Med J 87: 862–864

Coffey CE, Lucke J, Weiner RD, Krystal AD, Aque M (1995a) Seizure threshold in electroconvulsive therapy: II: The anticonvulsant effect of ECT. Biol Psychiatry 37: 777–788

Coffey CE, Lucke J, Weiner RD, Krystal AD, Aque M (1995b) Seizure threshold in electroconvulsive therapy: I. Initial seizure threshold. Biol Psychiatry 37: 713–720

Cohen D (2003) ECT in the adolescence. Eur Child Adolesc Psychiatry 9: 1–6

Conway CR, Nelson LA (2001) The combined use of bupropion, lithium, and venlafaxine during ECT: a case of prolonged seizure activity. J ECT 17: 216–218

Coryell W (1998) The treatment of psychotic depression. J Clin Psychiatry 59: 122–127

Coryell W, Pfohl B, Zimmerman M (1985) Outcome following electroconvulsive therapy: A comparison of primary and secondary depression. Convuls Ther 1: 10–14

Daly JJ, Prudic J, Devanand DP, Nobler MS, Lisanby SH, Peyser S, Roose SP, Sackeim HA (2001) ECT in bipolar and unipolar depression: differences in speed of response. Bip Disord 3: 95–104

Datto C, Rai AK, Ilivicky HJ, Caroff SN (2002) Augmentation of seizure induction in electroconvulsive therapy: a clinical reappraisal. J ECT 18: 118–125

DeBattista C, Mueller K (2001) Is ECT effective for the depressed patients with comorbid borderline personality disorder? J ECT 17: 91–98

Decarolis V, Giberti F, Roccatagliata G, Rossi R, Venuti G (1964) [Imipramine and electroshock in the therapy of depressions: clinico-statistical analysis of the results in 437 cases]. Sist Nerv 16: 29–42

D•Elia G, Raotma H (1975) Is unilateral ECT less effective than bilateral ECT? Br J Psychiatry 126: 83–89

Delva NJ, Brunet D, Hawken ER, Kesteven RM, Lawson JS, Lywood DW, Rodenburg M, Waldron JJ (2001) Characteristics of responders and nonresponders to brief-pulse right unilateral ECT in a controlled clinical trial. J ECT 17: 118–123

DeQuardo JR, Tandon R (1988) Concurrent lithium therapy prevents ECT-induced switch to mania. J Clin Psychiatry 49: 167–168

DGPPN: Deutsche Gesellschaft für Psychiatrie, Psychotherapie und Nervenheilkunde (Hrsg) (2000) Behandlungsleitlinie Affektive Erkrankungen, Bd 5. Steinkopff, Darmstadt

Devanand DP, Sackeim HA, Decina P, Prudic J (1988) The development of mania and organic euphoria during ECT. J Clin Psychiatry 49: 69–71

Devanand DP, Dwork AJ, Hutchinson ER, Bolwig TG, Sackeim HA (1994) Does ECT alter brain structure? Am J Psychiatry 151: 957–970

Devanand DP, Fitzsimons L, Prudic J, Sackeim HA (1995) Subjective side effects during electroconvulsive therapy. Convuls Ther 11: 232–240

Dietzfelbinger T, Möller HJ, Steinmeier EM, Fimmers R (1990) Elektrokrampftherapie als ultima ratio bei Antidepressiva-Nonrespondern. In: Möller HJ (Hrsg) Therapieresistenz unter Antidepressiva-Behandlung.Springer, Berlin Heidelberg New York Tokio, pp 176–185

Duncan R (1992) Epilepsy, cerebral blood flow, and cerebral metabolic rate. Cerebrovasc Brain Metab Rev 4: 105–121

El Ganzouri AR, Ivankovich AD, Braverman B, McCarthy R (1985) Monoamine oxidase inhibitors: should they be discontinued preoperatively? Anesth Analg 64: 592–596

El Mallakh RS (1988) Complications of concurrent lithium and electroconvulsive therapy: a review of clinical material and theoretical considerations. Biol Psychiatry 23: 595–601

Eschweiler GW, Wild B, Bartels M (2003) Elektromagnetische Therapien in der Psychiatrie. Steinkopff, Darmstadt

Ferrill MJ, Kehoe WA, Jacisin JJ (1992) ECT During Pregnancy: Physiologic and Pharmacologic Considerations. Convuls Ther 8: 186–200

Fink M (2000) ECT has proven effectivity in treating depression. Nature 403: 826

Fink M (2001a) Convulsive therapy: a review of the first 55 years. J Affect Disord 63: 1–15

Fink M (2001b) Elektroschock – Restoring the mind. Oxford University Press

Fochtmann LJ (1994) Animal studies of electroconvulsive therapy: foundations for future research. Psychopharmacol Bull 30: 321–444

Folkerts H (1996) The ictal EEG as a marker for the efficacy of ECT. Eur Arch Psychiatr Clin Neurosci 246: 155–164

Folkerts H (1997) Elektrokrampftherapie – ein praktischer Leitfaden für die Klinik. Enke, Stuttgart

Folkerts H (1999) Elektrokrampftherapie – Monitoring, Effektivität und pathischer Aspekt. Steinkopff, Darmstadt (Monographien aus dem Gesamtgebiet der Psychiatrie)

Folkerts H (2000) EKT bei depressiven Erkrankungen. Ther Umsch 57: 90–94

Folkerts H (2004) Wissenschaftliche Untersuchungen zur Steigerung von Effizienz und Verträglichkeit der Elektrokonvulsionstherapie. In: Baghai TC, Frey R, Kasper S (Hrsg) Elektrokonvulsionstherapie – Klinische und wissenschaftliche Aspekte. Springer, Wien New York, S 69–86

Freese KJ (1985) Can patients safely undergo electroconvulsive therapy while receiving monoamine oxidase inhibitors? Convuls Ther 1: 190–194

Frey R, Heiden A, Scharfetter J, Schreinzer D, Blasbichler T, Tauscher J, Felleiter P, Kasper S (2001a) Inverse relation between stimulus intensity and seizure duration: implications for treatment procedures. J ECT 17: 102–108

Frey R, Schreinzer D, Heiden A, Kasper S (2001b) Einsatz der Elektrokrampftherapie in der Psychiatrie. Nervenarzt 72: 661–676

Gangadhar BN, Kapur RL, Kalyanasundaram S (1982) Comparison of electroconvulsive therapy with imipramine in endogenous depression: a double blind study. Br J Psychiatry 141: 367–71

Geretsegger C, Schäfer M, Kathmann N (2004) Auswirkung einer Elektrokonvulsionstherapie auf Kognitive Funktionen. In: Baghai TC, Frey R, Kasper S (Hrsg) Elektrokonvulsionstherapie – Klinische und wissenschaftliche Aspekte. Springer, Wien New York, S 239–260

Gonzalez-Pinto A, Gutierrez M, Gonzalez N, Elizagarate E, Perez De Heredia JL, Mico JA (2002) Efficacy and safety of venlafaxine-ECT combination in treatment-resistant depression. J Neuropsychiatry Clin Neurosci 14: 206–209

Greenberg RM, Pettinati HM (1993) Benzodiazepines and electroconvulsive therapy. Convuls Ther 9: 262–273

Grogan R, Wagner DR, Sullivan T, Labar D (1995) Generalized nonconvulsive status epilepticus after electroconvulsive therapy. Convuls Ther 11: 51–56

Gupta S, Austin R, Devanand DP (1998) Lithium and maintenance electroconvulsive therapy. J ECT 14: 241–244

Gur E, Dremencov E, Garcia F, Van de Kar LD, Lerer B, Newman ME (2002) Functional effects of chronic electroconvulsive shock on serotonergic 5-HT(1A) and 5-HT(1B) receptor activity in rat hippocampus and hypothalamus. Brain Res 952: 52–60

Hill GE, Wong KC, Hodges MR (1976) Potentiation of succinylcholine neuromuscular blockade by lithium carbonate. Anesthesiol 44: 439–442

Hill GE, Wong KC, Hodges MR (1977) Lithium carbonate and neuromuscular blocking agents. Anesthesiol 46: 122–126

Hoenig J, Chaulk R (1977) Delirium associated with lithium therapy and electroconvulsive therapy. Can Med Assoc J 116: 837–838

Husain MM, Rush AJ, Fink MD et al. (2004) Speed of response and remission in major depressive disorder with acute electroconvulsive therapy (ECT): a Consortium for Research in ECT (CORE) report. J Clin Psychiatry 65: 485–491

Ishihara K, Sasa M (2001) Potentiation of 5-HT(3) receptor functions in the hippocampal CA1 region of rats following repeated electroconvulsive shock treatments. Neurosci Lett 307: 37–40

Jephcott G, Kerry RJ (1974) Lithium: an anaesthetic risk. Br J Anaesth 46: 389–390

Jha A, Stein G (1996) Decreased efficacy of combined benzodiazepines and unilateral ECT in treatment of depression. Acta Psychiatr Scand 94: 101–104

Kellner CH (2001) Towards the modal ECT treatment. J ECT 17: 1–2

Kelsey MC, Grossberg GT (1995) Safety and efficacy of caffeine-augmented ECT in elderly depressives: a retrospective study. J Geriatr Psychiatry Neurol 8: 168–172

Kondratyev A, Ved R, Gale K (2001) The effects of repeated minimal electroconvulsive shock exposure on levels of mRNA encoding fibroblast growth factor-2 and nerve growth factor in limbic regions. Neuroscience 114: 411–416

Kramer BA (1999) Use of ECT in California, revisited: 1984–1994. J ECT 15: 245–251

Krystal AD, Coffey CE (1997) Neuropsychiatric considerations in the use of electroconvulsive therapy. J. Neuropsychiatry Clin Neurosci 9: 283–292

Kupchik M (2000) Combined ECT-clozapine therapy. Clin Neuropharm 23: 14–16

Lawson JS, Inglis J, Delva NJ, Rodenburg M, Waldron JJ, Letemendia FJ (1990) Electrode placement in ECT: cognitive effects. Psychol Med 20: 335–344

Lerer B, Shapira B, Calev A, Tubi N, Drexler H, Kindler S, Lidsky D, Schwartz JE (1995) Antidepressant and cognitive effects of twice- versus three-times-weekly ECT. Am J Psychiatry 152: 564–570

Letemendia JF, Delva NJ, Rodenberg M, Lawson JS, Inglis J, Waldron JJ, Lywood DW (1993) Therapeutic avantage of bifrontal electrode placement in ECT. Psychol Med 23: 349–360

Lippmann SB, Tao CA (1993) Electroconvulsive therapy and lithium: Safe and effective treatment. Convuls Ther 9: 54–57

Lisanby SH (2001) ECT in treatment of status epilepticus. J ECT 17: 210–215

Lisanby SH, Maddox JH, Prudic J, Devanand DP, Sackeim HA (2000) The effects of electroconvulsive therapy on memory of autobiographical and public events. Arch Gen Psychiatry 57: 581–590

Lisanby SH, Morales O, Payne N, Kwon E, Fitzsimons L, Luber B, Nobler MS, Sackeim HA (2003) New developments in electroconvulsive therapy and magnetic seizure therapy. CNS Spectr 8: 529–536

Mandel MR, Madsen J, Miller AL, Baldessarini RJ (1980) Intoxication associated with lithium and ECT. Am J Psychiatry 137: 1107–1109

Mann JJ (1998) Neurobiological correlates of the antidepressant action of electroconvulsive therapy. J ECT 14: 172–180

McCall WV, Farah BA (1995) Greater ictal EEG regularity during RUL ECT is associated with greater treatment efficacy. Convuls Ther 11: 69–75

McCall WV, Reid S, Rosenquist P, Foreman A, Kiesow-Webb N (1993) A reappraisal of the role of caffeine in ECT. Am J Psychiatry 150: 1543–1545

McCall WV, Reboussin DM, Weiner RD, Sackeim HA (2000) Titrated moderately suprathreshold vs. fixed high-dose right unilateral electroconvulsive therapy: acute antidepressant and cognitive effects. Arch Gen Psych 57: 438–444

Mervaala E, Kononen M, Fohr J et al. (2001) SPECT and neuropsychological performance in severe depression treated with ECT. J Affect Disord 66: 47–58

Miller LJ (1994) Use of electroconvulsive therapy during pregnancy. Hosp Comm Psychiatry 45: 444–450

Müller U, Klimke A, Jänner M, Gaebel W (1998) Die Elektrokrampftherapie in psychiatrischen Kliniken der Bundesrepublik Deutschland 1995. Nervenarzt 69: 15–26

Murray GB, Shea V, Conn DK (1986) Electroconvulsive therapy for poststroke depression. J Clin Psychiatry 47: 258–260

Naguib M, Koorn R (2002) Interactions between psychotropics, anaesthetics and electroconvulsive therapy: implications for drug choice and patient management. CNS Drugs 16: 229–247

Nelson JP, Benjamin L (1989) Efficacy and safety of combined ECT and tricyclic antidepressant drugs in the treatment of depressed geriatric patients. Convuls Ther 5: 321–329

Newman ME, Gur E, Shapira B, Lerer B (1998) Neurochemical mechanisms of action of ECS: evidence from in vivo studies. J ECT 14: 153–171

Nibuya M, Morinobu S, Duman RS (1995) Regulation of BDNF and trkB mRNA in rat brain by chronic electroconvulsive seizure and antidepressant drug treatments. J Neurosi 15: 7539–7547

Nobler MS, Sackeim HA, Moeller JR, Prudic J, Petkova E, Waternaux C (1997) Quantifying the speed of symptomatic improvement with electroconvulsive therapy: comparison of alternative statistical methods. Convuls Ther 13: 208–221

Nobler MS, Sackeim HA, Solomou M, Luber B, Devanand DP, Prudic J (1993) EEG manifestations during ECT: effects of electrode placement and stimulus intensity. Biol Psychiatry 34: 321–330

O•Connor MK, Knapp R, Husain M et al. (2001) The influence of age on the response of major depression to ECT: a C.O.R.E. Report. Am J Geriatr Psychiatry 9: 382–390

Ottosson JO (1960) Effect of lidocaine on the seizure discharge in electroconvulsive therapy. Acta Psychiatr Scand Suppl 145: 7–32

Pearlman C, Obedian E (1995) ECT-valproic acid interaction. Gen Hosp Psychiatry 17: 456–457

Penney JF, Dinwiddie SH, Zorumski CF, Wetzel RD (1990) Concurrent and close temporal administration of lithium and ECT. Convuls Ther 6: 139–145

Perry P, Tsuang MT (1979) Treatment of unipolar depression following electroconvulsive therapy. Relapse rate comparisons between lithium and tricyclics therapies following ECT. J Affect Disord 1: 123–129

Petrides G, Fink M, Husain MM et al. (2001) ECT remission rates in psychotic versus nonpsychotic depressed patients: a report from CORE. J ECT 17: 244–253

Pettinati HM, Stephens RN, Willis KM, Robin S (1990) Evidence of less improvement in depression in patients taking benzodiazepine during unilateral ECT. Am J Psychiatry 147: 1029–1035

Pettinati HM, Tamburello BA, Ruetsch CR, Kaplan FN (1994) Patients attitudes towards ECT. Psychopharmacol Bull 30: 471–475

Pfleiderer B, Michael N, Erfurth A et al. (2003) Effective electroconvulsive therapy reverses glutamate/glutamine deficit in the left anterior cingulum of unipolar depressed patients. Psychiatry Res 122: 185–192

Povlsen UJ (2003) Non-convulsive status epilepticus after ECT. J ECT 19: 164–169

Pritchett JT, Bernstein HJ, Kellner CH (1993) Combined ECT and antidepressant drug therapy. Convuls Ther 9: 256–261

Prudic J, Sackeim HA, Devanand DP (1990) Medication resistance and clinical response to electroconvulsive therapy. Psychiatry Res 31: 287–296

Prudic J, Haskett RF, Mulsant B et al. (1996) Resistance to antidepressant medications and short-term clinical response to ECT. Am J Psychiatry 153: 985–992

Prudic J, Peyser S, Sackeim HA (2000) Subjective memory complaints: a review of patient self-assessment of memory after electroconvulsive therapy. J ECT 16: 121–132

Rabheru K, Persad E (1997) A review of continuation and maintenance electroconvulsive therapy. Can J Psychiatry 42: 476–484

Rao V, Lyketsos CG (2000) The benefits and risks of ECT for patients with primary dementia who suffer from depression. Int J Geriatr Psychiatry 15: 729–735

Rao KM, Gangadhar BN, Janakiramaiah N (1993) Nonconvulsive status epilepticus after the ninth electroconvulsive therapy. Convuls Ther 9: 128–129

Reimherr FW, Hodges MR, Hill GE, Wong KC (1977) Prolongation of muscle relaxant effects by lithium carbonate. Am J Psychiatry 134: 205–206

Remick RA, Maurice WL (1978) ECT in pregnancy. Am J Psychiatry 135: 761–762

Rosen Y, Reznik I, Sluvis A, Kaplan D, Mester R (2003) The significance of the nitric oxide in electro-convulsive therapy: a proposed neurophysiological mechanism. Med Hypotheses 60: 424–429

Rosenquist PB, McCall WV, Farah A, Reboussin DM (1994) Effects of caffeine pretreatment on measures of seizure impact. Convuls Ther 10: 181–185

Sackeim HA (1999) The anticonvulsant hypothesis of the mechanisms of action of ECT: current status. J ECT 15: 5–26

Sackeim HA, Decina P, Kanzler M, Kerr B, Malitz S (1987a) Effects of electrode placement on the efficacy of titrated, low-dose ECT. Am J Psychiatry 144: 1449–1455

Sackeim HA, Decina P, Portnoy S, Neeley P, Malitz S (1987b) Studies of dosage, seizure threshold, and seizure duration in ECT. Biol Psychiatry 22: 249–268

Sackeim HA, Decina P, Prohovnik I, Malitz S (1987c) Seizure threshold in electroconvulsive therapy: effects of sex, age, electrode placement and number of treatments. Arch Gen Psychiatry 44: 355–360

Sackeim HA, Devanand DP, Prudic J (1991) Stimulus intensity, seizure threshold and seizure duration: impact on the efficacy and safety of ECT. Psychiatric Clin North Am 14: 803–844

Sackeim HA, Prudic J, Devanand DP et al. (1993) Effects of stimulus intensity and electrode placement on the efficacy and cognitive effects of electroconvulsive therapy. N Engl J Med 328: 839–846

Sackeim HA, Prudic J, Devanand DP et al. (2000) A prospective, randomized, double-blind comparison of bilateral and right unilateral electroconvulsive therapy at different stimulus intensities. Arch Gen Psychiatry 57: 425–434

Sackeim HA, Haskett RF, Mulsant BH et al. (2001) Continuation pharmacotherapy in the prevention of relapse following electroconvulsive therapy: a randomized controlled trial. JAMA 285: 1299–1307

Sanacora G, Mason GF, Rothman DL et al. (2003) Increased cortical GABA concentrations in depressed patients receiving ECT. Am J Psychiatry 160: 577–579

Sareen J, Enns MW, Guertin JE (2000) The impact of clinically diagnosed personality disorders on acute and one-year outcomes of electroconvulsive therapy. J ECT 16: 43–51

Scharfetter J, Frey R, Kasper S (2004) Biologische Grundlagen der Elektrokonvulsionstherapie In: Baghai TC, Frey R, Kasper S (Hrsg) Elektrokonvulsionstherapie – Klinische und wissenschaftliche Aspekte. Springer, Wien New York, S 87–105

Schüle C, Kapfhammer HP (2004) Elektrokonvulsionstherapie während Schwangerschaft und Wochenbett In: Baghai TC, Frey R, Kasper S (Hrsg) Elektrokonvulsionstherapie – Klinische und wissenschaftliche Aspekte. Springer, Wien New York, S 305–340

Scott AI, Riddle W (1989) Status epilepticus after electroconvulsive therapy. Br J Psychiatry 155: 119–121

Scott AIF, Boddy H (2000) The effect of repeated bilateral ECT on seizure threshold. J ECT 16: 244–2251

Segman RH, Shapira B, Gorfine M, Lerer B (1995) Onset and time course of antidepressant action: psychopharmacological implications of a controlled trial of electroconvulsive therapy. Psychopharmacol (Berl) 119: 440–448

Shapira B, Calev A, Lerer B (1991) Optimal use of electroconvulsive therapy: choosing a treatment schedule. Psychiatr Clin North Am 14: 935–946

Shapira B, Gorfine M, Lerer B (1995) A prospective study of lithium continuation therapy in depressed patients who have responded to electroconvulsive therapy. Convuls Ther 11: 80–85

Shapira B, Lidsky D, Gorfine M, Lerer B (1996) ECT and resistant depression: clinical implications of seizure threshold J Clin Psychiatry 57: 328–336

Shapira B, Tubi N, Drexler H, Lidsky D, Calev A, Lerer B (1998) Cost and benefit in the choice of ECT schedule. Twice versus three times weekly ECT. Br J Psychiatry 172: 44–48

Shiwach RS, Reid WH, Carmody TJ (2001) An analysis of reported deaths following electroconvulsive therapy in Texas, 1993–1998. Psychiatr Serv 52: 1095–1097

Small JG, Milstein V (1990) Lithium interactions: lithium and electroconvulsive therapy. J Clin Psychopharmacol 10: 346–350

Small JG, Kellams JJ, Milstein V, Small IF (1980) Complications with electroconvulsive treatment combined with lithium. Biol Psychiatry 15: 103–112

Solomon RL, Rich CL, Darko DF (1990) Antidepressant treatment and the occurrence of mania in bipolar patients admitted for depression. J Affect Disord 18: 253–257

Standish-Barry HM, Deacon V, Snaith RP (1985) The relationship of concurrent benzodiazepine administration to seizure duration in ECT. Acta Psychiatr Scand 71: 269–271

Stewart JT (2000) Lithium and maintenance ECT. J ECT 16: 300–301

Stromgren LS, Dahl J, Fjeldborg N, Thomsen A (1980) Factors influencing seizure duration and number of seizures applied in unilateral electroconvulsive therapy. Anaesthetics and benzodiazepines. Acta Psychiatr Scand 62: 158–165

Suppes T, Webb A, Carmody T et al. (1996) Is postictal electrical silence a predictor of response to electroconvulsive therapy? J Affect Disord 41: 55–58

Swartz CM, Abrams R, Rasmussen K, Pavel J, Zorumski CF, Srinivasaraghavan J (1994) Computer automated versus visually determined electroencephalographic and electromyographic seizure duration. Convuls Ther 10: 165–170

Tauscher J, Neumeister A, Fischer P, Frey R, Kasper S (1997) Elektrokrampftherapie in der klinischen Praxis. Nervenarzt 68: 410–416

UK ECT Review Group (2003) Efficacy and safety of electroconvulsive therapy in depressive disorders: a systematic review and meta-analysis. Lancet 361: 799–808

Waarde JA van, Stek ML (2001) [Electroconvulsive therapy effective and safe in 55 patients aged 56 years and older with mood disorders and physical comorbidity.] Ned Tijdschr Geneeskd 145: 1693–1697

Waarde JA van, Stolker JJ, van der Mast RC (2001) ECT in mental retardation: a review. J ECT 17: 236–243

Wahlund B, von Rosen D (2003) ECT of major depressed patients in relation to biological and clinical variables: a brief overview. Neuropsychopharmacol 28 [Suppl 1]: S21–26

Weiner RD, Volow MR, Gianturco DT, Cavenar JO Jr (1980a) Seizures terminable and interminable with ECT. Am J Psychiatry 137: 1416–1418

Weiner RD, Whanger AD, Erwin CW, Wilson WP (1980b) Prolonged confusional state and EEG seizure activity following concurrent ECT and lithium use. Am J Psychiatry 137: 1452–1453

Weiner RD, Coffey CE, Krystal AD (1991) The monitoring and management of electrically induced seizures. Psychiatr Clin North Am 14: 845–869

Wheeler Vega JA, Mortimer AM, Tyson PJ (2000) Somatic treatment of psychotic depression: review and recommendations for practice. J Clin Psychopharmacol 20: 504–519

Wijkstra J, Nolen WA, Algra A, van Vliet IM, Kahn RS (2000) Relapse prevention in major depressive disorder after successful ECT: a literature review and a naturalistic case series. Acta Psychiatr Scand 102: 454–460

World Health Organization (1992) The ICD-10 Classification of Mental and Behavioural Disorders. Clinical Descriptions and Diagnostic Guidelines. Geneva, Switzerland

Wurff FB van, Stek ML, Hoogendijk WJ, Beekman AT (2003) The efficacy and safety of ECT in depressed older adults: a literature review. Int J Geriatr Psychiatry 18: 894–904

Yatham LN, Kusumakar V, Parikh SV, Haslam DR, Matte R, Sharma V, Kennedy S (1997) Bipolar depression: treatment options. Can J Psychiatry 42 [Suppl 2]: 87S-91S

Zarate CA Jr, Tohen M, Baraibar G (1997) Combined valproate or carbamazepine and electroconvulsive therapy. Ann Clin Psychiatry 9: 19–25

Zorumski CF, Rutherford JL, Burke WJ, Reich T (1986) ECT in primary and secondary depression. J Clin Psychiatry 47: 298–300

Repetitive transkranielle Magnetstimulation

F. Padberg, G. Juckel

Die repetitive transkranielle Magnetstimulation (rTMS) ist ein biophysikalisches Therapieverfahren zur nichtinvasiven elektromagnetischen Stimulation kortikaler Hirnregionen. In der psychiatrischen Therapieforschung wird in der Regel eine rTMS des präfrontalen Kortex eingesetzt. Die kortikale Stimulation bewirkt dabei am Stimulationsort und – transsynaptisch vermittelt – in relevanten subkortikalen Regionen zerebrale Funktionsveränderungen, die mittels funktionell bildgebender Verfahren nachgewiesen wurden. Präklinische Studien ergaben neben serotoninmodulierenden vor allem dopaminerge Effekte sowie eine Abschwächung der stressinduzierten Aktivierung des Hypothalamus-Hypophysen-Nebennierenrinden-Systems. Die Behandlungsmodalitäten sind im Vergleich zur Elektrokrampftherapie (EKT) wenig entwickelt. Der grundsätzliche Vorteil ist jedoch die Erzeugung eines fokal präziseren Stromflusses und damit die Möglichkeit, pathophysiologisch relevante Hirnregionen ohne den Umweg des generalisierten Krampfanfalls transsynaptisch zu erreichen. Eine Vielzahl kleiner, offener Studien, 15 randomisierte, kontrollierte Studien und 3 Metaanalysen belegen die antidepressive Wirksamkeit von rTMS. Ein Review der Cochrane Collaboration beurteilt die Evidenz zurückhaltend. Die rTMS ist bei Einhalten der entsprechend definierten Sicherheitsrichtlinien ein sicheres und gut verträgliches Verfahren. Wesentliche Nebenwirkungen sind vorübergehende Kopfschmerzen. Ausschlusskriterien sind Metallimplantate oder anamnestisch Krampfanfälle.

Eine der rTMS nahestehende Therapiemethode ist die Magnetokonvulsionstherapie (MST), mit einer im Vergleich zur EKT besser lokalisierbaren und dosierbaren Anfallsstimulation. Die MST befindet sich in der Entwicklung und wurde bislang bei wenigen Patienten eingesetzt.

Zukünftige Forschungsschwerpunkte bei rTMS sind die systematische Evaluation verschiedener Stimulationsparameter und Stimulationsorte, die Durchführung von placebokontrollierten Studien mit optimierten Verblindungsbedingungen sowie die Abgrenzung der Indikation zur Durchführung der rTMS.

28.1 Vorbemerkungen

Wesentliche Ziele der Antidepressivaforschung sind die Steigerung der initialen Ansprechraten, die Verkürzung der üblichen Latenzzeit von ca. 2–3 Wochen bis zum Eintritt der antidepressiven Wirkung, die Behandlung therapieresistenter Zustandsbilder und die Prophylaxe gegen ein Wiederauftreten depressiver Symptome. In den letzten Jahren haben diese Ziele im Bereich der pharmakologischen Forschung zur Entwicklung neuer Wirkprinzipien geführt, z. B. Substanz-P-Antagonisten oder CRH-Rezeptor-Antagonisten (Holsboer 1999; Lieb et al. 2000). Auch nichtpharmakologische Ansätze wurden entwickelt und intensiver untersucht wie u. a. die Wachtherapie, kombiniert mit Schlafphasenvorverlagerung (▶ Kap. 29), die Vagusnervstimulation (VNS) (▶ Kap. 42) und die rTMS (George et al. 1999; Lisanby u. Sackeim 2000; Wassermann u. Lisanby 2001; Padberg u. Möller 2003).

Im Rahmen zahlreicher Pilotstudien wurden frühzeitig mögliche therapeutische Effekte der rTMS bei verschiedenen neurologischen und psychiatrischen Erkrankungen untersucht. Den Untersuchungen lag hierbei die Vorstellung einer gezielten Stimulation kortikosubkortikaler Regelkreise zugrunde, die bei verschiedenen psychiatrischen Erkrankungen in funktionell bildgebenden Untersuchungen Veränderungen der regionalen Hirnaktivität zeigen (◻ Abb. 28.1a, b). Die ersten therapeutischen Anwendungen in der Psychiatrie bezogen sich dabei auf depressive Patienten (Höflich et al. 1993). Die bekannteste Studie zur rTMS bei Depressionen wurde 1996 in der Zeitschrift Lancet publiziert (Pascual-Leone et al. 1996b). Aufgrund der in dieser Studie beschriebenen hohen Effektivität in einem kleinen, therapieresistenten Patientenkollektiv waren die Erwartungen an die neue Technologie sehr hoch, obgleich nur eine kurze Entwicklungszeit seit der Erstbeschreibung der rTMS-Anwendung bei Depressionen (Höflich et al. 1993) vergangen war. Die rTMS wurde deshalb rasch als neue, »sanfte« Alternative zur Elektrokrampftherapie (EKT) gesehen, d. h. dem antidepressiven Behandlungsverfahren mit der höchsten bekannten Effektivität.

Es ist deshalb nicht wirklich überraschend, dass die hohen Erwartungen an die rTMS bislang eher enttäuscht wurden und noch eine längere Entwicklungszeit zur Methodenoptimierung erforderlich zu sein scheint, bevor die rTMS in die breitere klinische Anwendung gelangen kann. Entsprechend wurde in einem Konsensustreffen der Arbeitsgemeinschaft TMS in der Psychiatrie die bisherige Datenlage zur therapeutischen Anwendung bei Depressionen als durchaus vielversprechend, jedoch ein Einsatz der rTMS in der klinischen Behandlungspraxis als verfrüht angesehen (Hajak et al. 2004).

28.2 Technische Grundlagen

Die TMS ist ein biophysikalischen Verfahren, das erstmals 1985 von Barker et al. zur nicht invasiven Elektromagnetstimulation des motorischen Kortex beim Menschen angewandt wurde. Die Wirkung beruht auf Mechanismen der elektromagnetischen Induktion. Ein einzelner Impuls resultiert aus dem Fließen eines elektrischen Stromes von bis zu 10.000 Ampere in einer runden oder 8-förmigen Spule innerhalb von üblicherweise 200–400 μs (Kammer et al. 2001). Durch diesen Stromfluss baut sich ein Magnetfeld von bis zu 2 Tesla um die Spule auf (Jalinous 1991; Ilmoniemi et al. 1999). Das zeitlich rasch veränderliche Magnetfeld führt wiederum zur Depolarisation kortikaler Neurone. Die Stärke des Magnetfeldes verringert sich exponenziell mit zunehmendem Abstand von der Spule, wodurch die direkte neurophysiologische Wirkung vor allem den Kortex betrifft. Eine Serie aufeinander folgender Stimuli wird als repetitive TMS (rTMS) bezeichnet, wobei eine Stimulation mit Frequenzen von bis zu 100 Hz technisch möglich ist. In der Therapie psychischer Störungen werden vor allem Regionen des präfrontalen Kortex stimuliert (◘ Abb. 28.1c, d).

Die rTMS kann in Abhängigkeit von den angewandten Stimulationsparametern und den stimulierten Regionen (Rothwell et al. 1991) sowohl exzitatorische als auch inhibitorische Nettoeffekte besitzen. Diese Effekte können über die Stimulation hinaus anhalten, wobei die Dauer bislang nicht genau untersucht worden ist. Die persistierenden klinischen Effekte werden u. a. auf Mechanismen zurückgeführt, die einer sog. Long Term Potentia-

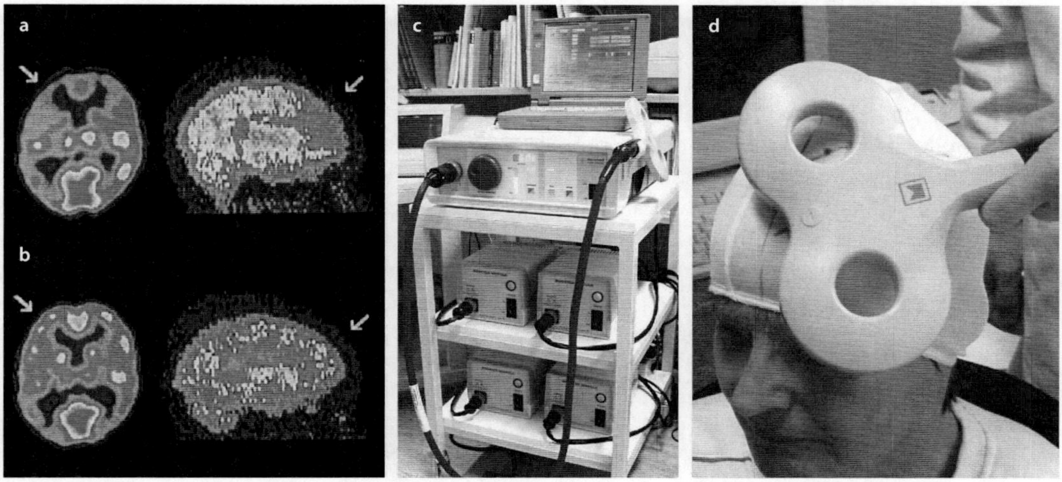

◘ **Abb. 28.1.** **a** Minderung des regionalen zerebralen Glukosemetabolismus in frontalen Regionen (**Pfeile**) bei depressiven Störungen in der ^{18}FDG-Positronenemissionstomographie (mod. nach Baxter et al. 1989). **b** Nach Behandlung mit Antidepressiva normalisiert sich dieser Befund weitgehend (**Pfeile**). **c** Magnetstimulator (Magstim Super Rapid) mit 8-förmiger Spule. **d** rTMS des präfrontalen Kortex. Die Stimulationsspule wird üblicherweise über dem linken dorsolateralen präfrontalen Kortex plaziert. Eine Behandlungsserie besteht aus täglichen Einzelbehandlungen (500–2000 Stimuli/Tag) über 2–4 Wochen (Siehe auch Farbtafel am Ende des Buches)

tion (LTP) entsprechen könnten, d. h. einem in der neurophysiologischen Grundlagenforschung beobachteten Potenzierungseffekt auf zellulärer Ebene (Wang et al.1996).

Die Wirkung der rTMS wird technisch durch das Stimulationsprotokoll bestimmt. Die »Dosierung« setzt sich hierbei nicht nur – wie bei einem Medikament – aus der verabreichten Menge, sondern aus einer großen Anzahl unterschiedlicher Stimulationsparameter zusammen (z. B. Frequenz, Intensität, Stimulationsort, Gesamtzahl der Stimuli, Behandlungsdauer etc.), die letztlich alle einen Einfluss auf den möglichen antidepressiven Effekt haben können. Die genauen Dosis-Wirkungs-Beziehungen sind für die meisten dieser Variablen bislang nicht bekannt.

28.3 Tier- und humanexperimentelle Grundlagenbefunde

28.3.1 Verhaltenseffekte

Im Porsolt-Schwimmtest, einem Verhaltensmodell der Depression, korreliert die Entwicklung aktiver Stressbewältigungsstrategien positiv mit der klinischen antidepressiven Wirksamkeit eines Medikaments (Lucki 1997). Gleichermaßen zeigten Ratten, die mit rTMS (20 Hz) frontaler Hirnregionen behandelt wurden, im Gegensatz zu scheinbehandelten Kontrolltieren ein ausgeprägt aktives Stressbewältigungsverhalten im Schwimmtest (Keck et al. 2000a, 2001b). Ähnliche Effekte waren auch nach rTMS größerer Hirnareale beschrieben worden (Fleischmann et al. 1995). In weiteren Untersuchungen konnte gezeigt werden, dass in verschiedenen Verhaltenstests wie dem »elevated plus-maze« und dem »social interaction test« die chronische rTMS (20 Hz) frontaler Hirnregionen keinen Einfluss auf das Angstverhalten der untersuchten Tiere hatte (Keck et al. 2000a, 2001b). Darüber hinaus führt eine Behandlung mit rTMS zu einer Zunahme apomorphininduzierter Stereotypien als Indikator für eine veränderte dopaminerge Neurotransmission (Fleischmann et al. 1995). Diesbezüglich zeigt die rTMS im Tiermodell ähnlich antidepressive Effekte wie die EKT (Belmaker u. Grisaru 1998).

28.3.2 Neurotransmission

Eine Stimulation des präfrontalen Kortex führt transsynaptisch zu einer Aktivierung dopaminerger Neurone im Mesenzephalon sowie noradrenerger und serotonerger Neurone im Hirnstamm. Juckel et al. (1999) konnten zeigen, dass eine elektrische Stimulation des präfrontalen Kortex über Mikroelektroden bei Ratten zur Freisetzung von Serotonin im Hippocampus und der Amygdala führte. Demgegenüber wurde eine Serotoninfreisetzung in diesen Regionen in den meisten Studien nach frontaler rTMS nicht gefunden (Ben-Shachar et al. 1999; Keck et al. 2000b, 2002). Eine kürzlich publizierte In-vivo-Mikrodialyseuntersuchung von Kanno et al. (2003) zeigte jedoch eine rTMS-assoziierte Serotoninfreisetzung im präfrontalen Kortex bei Ratten.

Für eine Modulation des serotonergen Systems durch rTMS sprechen weiterhin eine Zunahme der 5-HT_{1A}-Bindungsstellen in verschiedenen frontalen Hirnregionen (Kole et al. 1999), eine Down-Regulation des 5-HT_{2A}-Rezeptors in frontalem Kortex und Striatum (Ben-Shachar et al. 1997) sowie ein TMS-assoziierter Abfall der 5-HT_{1A} und 5-HT_{1B}-Autorezeptorsensitivität (Gur et al. 2000; Gur et al. 2004). Einige diese Befunde ähneln nach EKT oder anderen antidepressiven Verfahren beobachteten Veränderungen (Zis et al. 1992; Gur et al. 1997; Gur et al. 2000; Post u. Keck 2001).

Zudem konnte in tierexperimentellen Studien ein deutlicher Effekt der mit 20 Hz applizierten rTMS auf die dopaminerge Neurotransmission gezeigt werden. So fand man in Hippocampus, Striatum und Nucleus accumbens septi von Ratten unter Anwendung von In-vivo-Mikrodialyseverfahren eine selektive Stimulation der Dopaminfreisetzung nach rTMS-Behandlung (Keck et al. 2000b; Keck et al. 2002; Kanno et al. 2004). Dieser Effekt ist am wahrscheinlichsten über eine Aktivierung frontaler Projektionen zu dopaminergen Neuronenpopulationen der Area ventralis tegmentalis und der Substantia nigra verursacht, die wiederum als mesolimbisches und mesostriatales System u. a. zum Hippocampus, Striatum und Nucleus accumbens projizieren. Ebenso kommt es nach EKT zu einem Anstieg von Dopamin im Striatum und im frontalen Kortex (McGarvey et al. 1993; Zis et al. 1992).

28.3.3 Neuroendokrine Effekte

Zahlreiche tierexperimentelle Untersuchungen zeigten eine abgeschwächte Hormonantwort auf Stress nach Langzeitbehandlung mit verschiedenen Antidepressiva (Reul et al. 1993, 1994). Vor dem Hintergrund, dass eine Reihe antidepressiv wirksamer Substanzen eine Suppression der Hypothalamus-Hypophysen-Achsen-(HPA-)Aktivität bewirkt, wurden diese Effekte auf das HPA-System zunehmend als wesentliche Eigenschaft bei Antidepressiva angesehen (Holsboer u. Barden 1996). Keck et al. (2000a, 2001b) konnten wiederholt zeigen, dass eine rTMS über frontalen Hirnregionen zu einer Abschwächung stressinduzierter HPA-Aktivität führt.

In diesem Zusammenhang ist möglicherweise die kontinuierliche Abnahme der Vasopressinfreisetzung im Nucleus paraventricularis des Hypothalamus nach akuter frontaler rTMS zu sehen, da das Neuropeptid Vasopressin eine wesentliche Rolle in der Enthemmung der HPA-Aktivität bei depressiven Erkrankungen spielt (Keck et al. 2000b, c). – In einer neueren Untersuchung konnte der dämpfende Effekt auf das Stresshormonsystem in einem »Social-Defeat-Paradigma« (chronischer psychosozialer Stress) repliziert werden (Czéh et al. 2002).

28.3.4 Modulation von Stimmung und Emotion

Da man bei einzelnen Patienten und gesunden Probanden in Single-Pulse-Untersuchungen deutliche Stimmungsveränderungen festgestellt hatte, wurde zunehmend der Einfluss der rTMS auf Stimmung und Emotion bei gesunden Probanden untersucht. Drei Pilotstudien konnten vorübergehende Effekte der rTMS über dem dorsolateralen präfrontalen Kortex auf die Stimmung von Probanden zeigen (George et al. 1996; Pascual-Leone 1996a; Dearing 1997). In allen Studien wurde das sog. Stimmungsvalenzmodell (valence model of mood) zugrunde gelegt, bei dem angenommen wird, dass positive Affekte über die linke und negative Affekte über die rechte Gehirnhemisphäre vermittelt werden (George et al. 1997). Allerdings basierten die beobachteten Veränderungen lediglich auf Selbstbeurteilungsskalen. Neuere Untersuchungen konnten solch klar lateralisierte Effekte nicht nachweisen (Cohrs et al. 1998; Nedjat u. Folkerts 1999; Mosimann et al. 2000; Grisaru et al. 2001; Padberg et al. 2001; Jenkins et al. 2002).

Die Hypothese lateralisierter Stimmungseffekte durch die rTMS erhärtete sich somit nicht. Die beobachteten Stimmungsveränderungen variierten bei den einzelnen Probanden z. T. erheblich von kaum messbaren Stimmungsveränderungen bis hin zu hypomanen Zuständen bei einzelnen Versuchspersonen (Nedjat u. Folkerts 1999). Letztlich ist unklar, inwieweit diese Veränderungen auf funktionelle Effekte der rTMS-Behandlung zurückzuführen sind oder eher durch den suggestiven Charakter dieser Experimente erklärt werden können.

Schließlich wurden unterschiedlichste Effekte der präfrontalen rTMS auf die Mimikanalyse, das EEG und neuroendokrine Parameter wie z. B. TSH-Konzentrationen bei diesen Studien gezeigt (George et al. 1996; Cohrs et al. 1998; Cohrs et al. 2001; Padberg et al. 2001; Schutter et al. 2001).

28.3.5 Funktionelle Bildgebung

Bereits frühe Studien zeigten, dass eine rTMS über dem visuellen oder dem motorischen Kortex dosisabhängig periphere Effekte in den entsprechend mit dem Gehirn verbundenen Regionen besitzt. Jüngere Studien ergaben, dass eine rTMS über dem präfrontalen Kortex sowohl am Ort der Stimulation als auch in verschiedenen entfernten Regionen die Gehirnaktivität modulieren kann, z. B. im anterioren Gyrus cinguli und anderen Regionen des limbischen Systems (Teneback et al. 1999; Paus et al. 2001; Shajahan et al. 2002). Diese Befunde unterstützen die Hypothese, dass eine präfrontale rTMS auch die bei Depressionen beobachteten Aktivitätsveränderungen in frontozingulären Regelkreisen günstig beeinflussen könnte (Baxter et al. 1989; s. auch Review bei Drevets

2000). Strafella et al. (2001) zeigten zudem, dass eine rTMS über dem präfrontalen Kortex zu einer Verminderung der Raclopridbindung führt, die aus einer Zunahme der Freisetzung von endogenem Dopamin im dorsalen Nucleus caudatus bei gesunden Probanden resultiert. Man vermutet, dass die Dopaminfreisetzung entweder durch direkte Stimulation von kortikofugalen Axonen oder durch eine Reduktion GABA-vermittelter intrakortikaler Inhibition verursacht ist.

28.4 Klinische Studien

28.4.1 Offene Pilotstudien

In den 90er Jahren begann eine Reihe von Arbeitsgruppen, vor allem die Arbeitsgruppen von Möller et al. in Bonn, gleichzeitig die möglichen antidepressiven Effekte der rTMS zu untersuchen (Höflich et al. 1993; Grisaru et al. 1994; George et al. 1995; Kolbinger et al. 1995; Conca et al. 1996). In diesen frühen Studien wurden überwiegend Einzelpulsstimulatoren mit Frequenzen von weniger als 0,3 Hz und ringförmige Spulen verwendet (Höflich et al. 1993; Grisaru et al. 1994; Kolbinger et al. 1995; Conca et al. 1996). Die Behandlungsdauer war in der Regel kurz (5 Tage), und lediglich eine dieser Studien war placebokontrolliert (Kolbinger et al. 1995). Zur Kontrolle der antidepressiven Effekte wählten diese Untersucher eine überschwellige und eine unterschwellige Behandlungsbedingung.

In der Mehrzahl der Pilotstudien konnten antidepressive Effekte der rTMS nachgewiesen werden, wenngleich die Effektgrößen variierten und z. T. nur sehr gering waren. George et al. (1995) zeigten bei 6 therapieresistent depressiven Patienten eine Reduktion des Scores auf der Hamilton Depression Rating Scale (HAMD) um 26% nach einer rTMS über 5 Tage, wobei sich bei 2 Patienten eine deutliche Besserung der depressiven Symptome einstellte.

In die bisher größten offenen Studie wurden 56 Patienten eingeschlossen: Figiel et al. (1998) benutzten hierbei einen neuartigen Stimulator mit einer Eisenmantelspule und zeigten Responseraten von 42% nach 5 rTMS-Behandlungssitzungen.

Weitere Studien ergaben eine kontinuierliche klinische Besserung von 30–41% mit Responseraten bis zu 42% nach zweiwöchiger rTMS-Behandlung (Triggs et al. 1999; Padberg et al. 2002b).

28.4.2 Studien zu neurobiologischen Effekten

Einige der durchgeführten Studien hatten nicht nur die Erforschung der möglichen antidepressiven Effekte, sondern auch die Untersuchung des Wirkmechanismus der rTMS zum Ziel. Vor dem Hintergrund, dass eine Dysfunktion der HPA-Achse sowie der Hypothalamus-Hypophysen-Schilddrüsen-Achse für die Pathophysiologie depressiver Erkrankungen eine wesentliche Rolle zu spielen scheinen (Keck u. Holsboer 2001), wurde von einer Reihe von Arbeitsgruppen zunächst der Effekt auf die genannten Hormonsysteme untersucht. So zeigte Pridmore eine Normalisierung des Dexamethason-Suppressionstests (DST) nach rTMS-Behandlung bei depressiven Patienten (Pridmore 1999; Reid u. Pridmore 2001). Allerdings erhielten diese Patienten gleichzeitig eine medikamentöse Behandlung. Dieser Befund bestätigte sich auch bei medikamentenfreien Patienten, wobei die Normalisierung des DST-Status an die Verbesserung der klinischen Symptomatik gekoppelt war.

Im Gegensatz hierzu konnten keine Effekte einer rTMS-Behandlung auf die CRH-induzierte ACTH- und Kortisolantwort im kombinierten Dexamethasonsuppressions-CRH-Test gezeigt werden (CRH: corticotropin releasing hormone, ACTH: adrenocorticotropic hormone) (Zwanzger et al. 2002).

Szuba et al (2001) untersuchten, ob eine einzelne rTMS-Behandlung Effekte auf TSH-Freisetzung und Stimmung hat. Im Vergleich zu einer Placebobehandlung kam es unter einer Verum-rTMS-Behandlung zu einem Anstieg von TSH bei gleichzeitiger Stimmungsverbesserung.

Ein möglicherweise weiterer Unterschied der rTMS zu einer antidepressiven Pharmakotherapie liegt in den Effekten auf neuroaktive Steroide, die mit dem GABA-Rezeptor-Komplex interagieren. Während vor allem serotonerge Antidepressiva die Plasmakonzentrationen neuroaktiver Steroide beeinflussen, die bei depressiven Patienten verändert sein können, fanden sich vergleichbare Effekte unter rTMS nicht (Padberg et al. 2002c).

Ein anderer Forschungsschwerpunkt lag in der Kombination von bildgebenden Verfahren und rTMS, zum einen zur Identifizierung möglicher Prädiktoren für eine klinische Response (Kimbrell et al. 1999), zum anderen zur Visualisierung rTMS-induzierter Veränderungen des regionalen zerebralen Stoffwechsels und Blutflusses (Teneback et al. 1999; Eschweiler et al. 2000; Speer et al. 2001). Es konnte gezeigt werden, dass Patienten, die einen reduzierten Metabolismus in der 18-Fluor-Deoxyglukose-Positronenemissionstomographie (^{18}FDG-PET) aufwiesen, besser auf eine rTMS mit 10–20 Hz ansprachen, während Patienten mit einem Hypermetabolismus eher auf eine niederfrequente rTMS-Behandlung mit 1 Hz ansprachen (Kimbrell et al. 1999). Sollten sich diese Ergebnisse bestätigen, wäre dies von hoher Relevanz für eine mögliche Prädiktion der Therapieresponse bei einzelnen Patienten.

28.4.3 Kontrollierte klinische Studien zur Wirksamkeit bei Major Depression

Multizentrische klinische Studien an Patientenzahlen von über 100 Patienten, wie sie für den Nachweis der antidepressiven Wirksamkeit und für die Zulassung von neuen Antidepressiva üblich sind, liegen bislang zur rTMS nicht vor. Dies hat u. a. mit fehlenden systematischen Entwicklungsprogrammen zu tun, wie sie in der pharmakologischen Forschung seit langem etabliert sind und dort eine schrittweise präklinische und klinische Entwicklung aussichtsreicher Wirkprinzipien von tierexperimentellen Untersuchungen zu Phase-III-Studien ermöglichen.

Über 85 Publikationen zur Wirkung der rTMS als möglicher antidepressiver Behandlungsform wurden bisher veröffentlicht, über 15 dieser Untersuchungen erfüllen dabei die Kriterien von randomisierten kontrollierten Studien zur Aufnahme in eine Metaanalyse (◘ Abb. 28.2) (Burt et al. 2002; Kozel u. George 2002; Gershon et al. 2003;

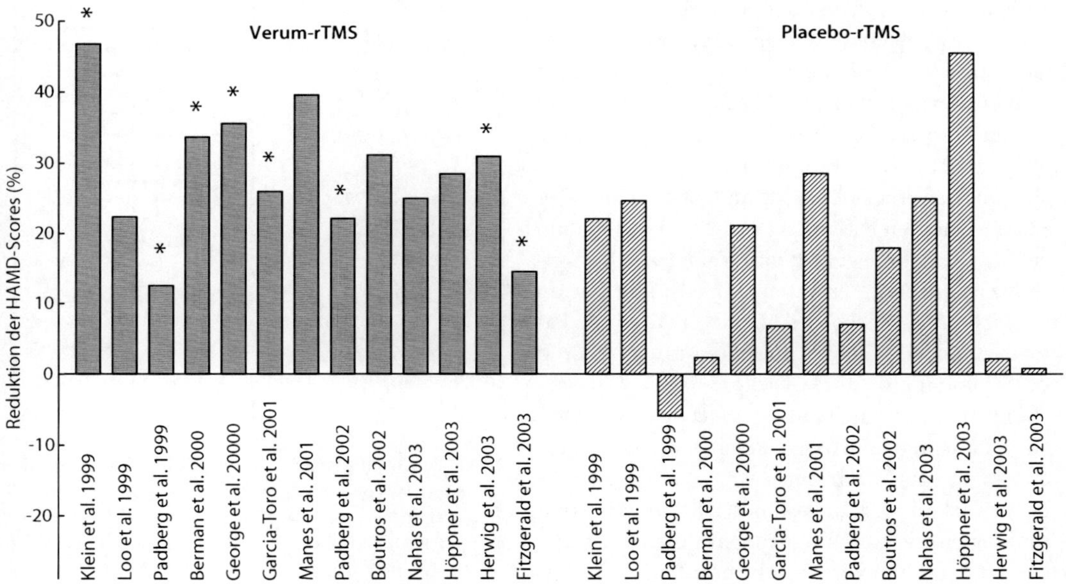

◘ **Abb. 28.2.** Übersicht über kontrollierte klinische Studien mit parallelen Gruppen zur Wirksamkeit der rTMS bei Major Depression. Dargestellt ist die Veränderung der HAMD-Scores für Verum- und Placebo-rTMS nach Behandlung. Bei Studien mit 2 Verumgruppen ist die mittlere Reduktion der HAMD-Werte dargestellt. (Die **Sterne** kennzeichnen eine signifikante Überlegenheit der Verum- im Vergleich zur Placebo-rTMS)

Martin et al. 2003). Die große Mehrzahl der klinischen Studien zeigte signifikante antidepressive Effekte im Vergleich zu einer nicht oder schwach aktiven »Schein-« oder »Sham-Stimulation«, die in den meisten Studien als Placebokontrolle eingesetzt wurde.

Die meisten Befunde sprechen für eine antidepressive Wirksamkeit einer rTMS mit 10–20 Hz über dem linken dorsolateralen präfrontalen Kortex (Berman et al. 2000; George et al. 2000; Padberg et al. 2002b; Fitzgerald et al. 2003). Zwei kontrollierte Studien zeigten positive Effekte einer 1-Hz-rTMS über dem rechten präfrontalen Kortex (Klein et al. 1999; Fitzgerald et al. 2003). Die Effektgrößen waren hierbei im Durchschnitt moderat und bezogen sich zumeist auf einen zweiwöchigen Zeitraum (Martin et al. 2003; Padberg u. Möller 2003).

In den meisten Studien wurde eine begleitende Pharmakotherapie mit Antidepressiva zugelassen und die rTMS somit als Add-on-Behandlung untersucht (Padberg u. Möller 2003). Zudem variierten die Studien z. T. erheblich hinsichtlich der behandelten Patientenkollektive: Die Mehrzahl der Autoren untersuchte die Wirksamkeit der rTMS bei Patienten, die keine oder nur eine unzureichende Besserung auf vorausgegangene antidepressive Behandlungen gezeigt hatten (Pascual-Leone et al. 1996b; George et al. 1997; Padberg et al. 1999; Berman et al. 2000; Eschweiler et al. 2000; Garcia-Toro et al. 2001; Manes et al. 2001; Padberg et al. 2002b). Nur wenige Autoren beschäftigen sich mit der Frage der Wirksamkeit bei nicht therapieresistenten Patienten (Klein et al. 1999b; Loo et al. 1999; George et al. 2000). Verständlicherweise lagen die Responseraten sowohl unter Verum als auch unter Placebo bei therapieresistenten Patienten niedriger und schwankten mit dem Grad der Therapieresistenz, wie dies auch in Untersuchungen anderer Behandlungsverfahren in ähnlichen Patientenkollektiven gesehen wurde (Sackeim et al. 2001). Daneben ist möglicherweise die große Variation der angewandten Stimulationsparameter eine weitere Erklärung für die Variabilität der Effektgrößen von Verum- und Placebobedingungen. Wenige Studien verglichen den Einfluss verschiedener Stimulationsparameter auf die antidepressive Wirksamkeit im Sinne von Dosisfindungsstudien (Pascual-Leone et al. 1996a, b; Padberg et al. 1999, 2002b; George et al. 2000; Fitzgerald et al. 2003).

Bereits 4 Metaanalysen der vorliegenden kontrollierten klinischen Studien zur rTMS-Behandlung bei Depressionen wurden bislang veröffentlicht (Burt et al. 2002; Kozel u. George 2002; Gershon et al. 2003; Martin et al. 2003). Die 4 Analysen überschnitten sich in der Mehrzahl der ausgewählten Studien, wenngleich auch unpublizierte Ergebnisse und Ergebnisse aus Studien, die noch im Druck waren, berücksichtigt wurden. Burt et al. (2002) berechneten die Effektgrößen über alle randomisierten kontrollierten Studien, ohne zwischen einzelnen Behandlungsbedingungen zu unterscheiden. Sie kamen zu der Schlussfolgerung, dass der Gesamteffekt statistisch signifikant ist und die antidepressive Wirksamkeit der rTMS somit durch die aktuelle Studienlage unterstützt wird (◘ Abb. 28.3). Die zweite Analyse im

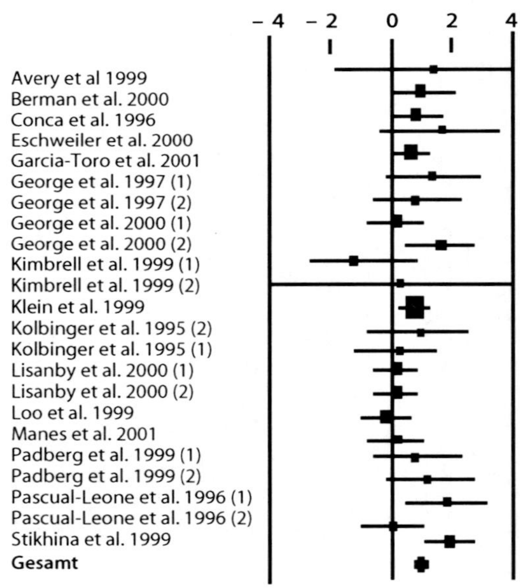

◘ **Abb. 28.3.** Effektstärke (d) und 95%-Konfidenzintervall für randomisierte kontrollierte Studien zur rTMS in der Behandlung depressiver Störungen; Ergebnisse einer Metaanalyse (mod. nach Burt et al. 2002). Die Effektstärke ist wiedergegeben als Differenz zwischen dem Mittelwert des therapeutischen Effekts der Gruppe geteilt durch die gepoolte Standardabweichung. Die Größe der Quadratsymbole ist proportional zur Größe der Behandlungsgruppe. Die Effektstärke der Gesamtgruppe ist als Kreuzsymbol angegeben und insgesamt moderat

Rahmen eines Cochrane-Reviews (Martin et al. 2003) betrachtete die einzelnen rTMS-Bedingungen (nach Stimulationsort und Frequenz unterschieden) in separaten Analysen als getrennte Behandlungsmodi und kam zu einer weniger positiven Schlussfolgerung. Die Autoren konnten signifikante Placebo-Verum-Unterschiede lediglich für eine hochfrequente rTMS des linken und für eine niedrigfrequente des rechten dorsolateralen präfrontalen Kortex nach 2 Wochen Behandlung (aber nicht zu anderen Zeitpunkten) finden. Die Schlussfolgerung dieser Analyse war, dass es noch keine deutliche Evidenz für eine antidepressive Wirksamkeit der rTMS gibt, obwohl diese Möglichkeit angesichts der kleinen Gruppengrößen auch nicht ausgeschlossen ist (Martin et al. 2003).

28.4.4 Vergleichsstudien mit EKT

In Anbetracht der Tatsache, dass es sich sowohl bei der rTMS als auch bei EKT um Hirnstimulationsverfahren handelt, und vor dem Hintergrund positiver Befunde der ersten Cross-over-Studie bei psychotischer Depression dachte man zunächst, die rTMS könne in Zukunft möglicherweise die EKT in der Behandlung der Depression ablösen (Pascual-Leone et al. 1996b). Der grundsätzliche Wirkmechanismus ist jedoch anders, und die Behandlungsmodalitäten bei der rTMS sind gegenüber der EKT, die ein über Jahrzehnte etabliertes Behandlungsverfahren darstellt, vergleichsweise noch wenig entwickelt. Beiden Therapieverfahren gemeinsam ist jedoch die Depolarisation von Neuronenpopulationen mittels elektrischen Stromes. Aufgrund der hohen Impedanz des knöchernen Schädels sowie der umgebenden Weichteile wird direkt applizierter Strom jedoch stark abgeschwächt und verliert an fokaler Präzision. Bei der EKT muss daher eine relativ höhere Energie angewandt werden, um relevante Hirnregionen überhaupt erreichen zu können.

! Bei der rTMS hingegen wird das elektrische Feld über ein zeitlich wechselndes Magnetfeld, das durch Kopfhaut und Schädelknochen keinerlei Abschwächung erfährt, transkraniell induziert (Faraday sches Prinzip). Hierüber ist prinzipiell die Erzeugung eines fokal präziseren Stromflusses möglich, und die TMS eröffnet somit die Möglichkeit, über die Aktivierung entsprechender Projektionen pathophysiologisch relevante Hirnregionen – ohne den »Umweg« des generalisierten Krampfanfalls – transsynaptisch zu erreichen (Post u. Keck 2001).

Nach derzeitigem Kenntnisstand gibt es präklinischen Studien zufolge sowohl Überlappungen als auch Unterschiede in den neurobiologischen Befunden zu EKT und rTMS (Übersicht bei Post u. Keck 2001).

Obwohl die Effektgrößen der rTMS bei therapieresistenten Patienten gering sind und die antidepressiven Effekte der EKT bei diesen Patienten bekanntermaßen sehr ausgeprägt sind, haben zahlreiche Forschergruppen beide Verfahren auch direkt verglichen (Grunhaus et al. 2000; Pridmore 2000; Janicak et al. 2002; Grunhaus et al. 2003). In einer Parallelstudie mit 32 Patienten, die entweder EKT oder rTMS erhielten, zeigten Pridmore et al. (2000), dass Patienten nach TMS zwar weniger gebessert waren, was die Reduktion im HAMD-Score anbetraf, jedoch gleiche Remissionsraten aufwiesen wie Patienten nach unilateraler EKT (69%). Ähnliche Befunde wurden von Grunhaus et al. (2000) berichtet, die 40 Patienten in einem offenen Design untersuchten. Eine rTMS über 4 Wochen war zwar weniger wirksam als die EKT in der Gesamtgruppe, jedoch erwiesen sich beide Verfahren als gleich wirksam in der Subgruppe der nichtpsychotischen Patienten (n=20).

Die Arbeitsgruppe konnte diese Ergebnisse in einer späteren Vergleichsuntersuchung mit verblindeten »Ratern« replizieren: 40 nichtpsychotisch depressive Patienten wurden randomisiert entweder mit EKT oder rTMS behandelt. Nach der EKT-Behandlung konnten 12 Patienten als Responder und 6 als Remitter identifiziert werden, nach rTMS-Behandlung respondierten 11 Patienten und remittierten 6 Patienten (Grunhaus et al. 2003).

Eine andere Arbeitsgruppe untersuchte 25 depressive Patienten nach rTMS (10–20 Behandlungen, 10 Hz, 110% MT) oder bitemporaler EKT (4–12 Behandlungen). In dieser Studie zeigten sich keine signifikanten Unterschiede in den Outcome-Variablen beider Gruppen (z. B. Reduktion von 55% in der HAMD nach rTMS vs. 64% nach EKT) (Janicak et al. 2002).

Eine Übersicht über die Studien zum Vergleich von EKT und rTMS gibt ◘ Tabelle 28.1.

Obwohl die Ergebnisse z. T. vielversprechend sind, muss berücksichtigt werden, dass eine Verblindung bei diesen Untersuchungen im Vergleich zu Medikamentenstudien schwierig ist. Die Ergebnisse sollten dementsprechend mit Vorsicht interpretiert werden. Weitere Studien müssen durchgeführt werden, um eine fundierte Erkenntnisse zu gewinnen, inwieweit eine subkonvulsive rTMS möglicherweise eine Behandlung mit EKT ersetzen kann.

28.5 Magnetokonvulsionstherapie

Eine der rTMS nahe stehende Behandlungsmethode ist die Magnetokonvulsionstherapie (Magnetic Seizure Therapy, MST), die in letzter Zeit als andere mögliche alternative Behandlungsform zur EKT diskutiert wird. Im Gegensatz zur subkonvulsiven rTMS wird bei der MST – in der Absicht einen generalisierten Krampfanfall zu induzieren – eine wesentlich höhere Intensität angewandt, die weit oberhalb der individuellen motorischen Schwelle liegt. Die MST bietet im vergleich zur EKT die Möglichkeit einer besser lokalisierbaren und dosierbaren Anfallsstimulation.

Zur MST wurden Untersuchungen an Primaten durchgeführt. Im Rahmen erster Studien wurden bisher etwa 20 Patienten behandelt. Bei Behandlung der Patienten konnte in allen Fällen durch einen starken Einzelimpuls ein Krampfanfall ausgelöst werden. Die beschriebenen subjektiven Nebenwirkungen waren wesentlich geringer ausgeprägt als nach der EKT und die Patienten erlangten ihre Orientierung und Aufmerksamkeit schneller wieder. Auch bezüglich der retrograden Amnesie schnitten die Patienten nach MST besser ab als nach EKT. Möglicherweise ist diese bessere Verträglichkeit auf die fokalere Anwendbarkeit und bessere Dosierbarkeit zurückzuführen (Lisanby et al. 2001a, b; Lisanby 2002, 2003).

Bevor Aussagen zu Nutzen und Nebenwirkungen der Magnetokonvulsivtherapie getroffen werden können, müssen erste offene Studien abgewartet werden. Da der physiologische Wirkmechanismus der EKT noch nicht eindeutig geklärt ist, scheint die MST außerdem ein vielversprechendes Instrument zur weiteren Erforschung funktioneller zerebraler Regelkreise zu sein, die für die konvulsiven und antidepressiven Wirkungen der EKT verantwortlich sind.

28.6 Sicherheitsaspekte

In tierexperimentellen Studien verursacht die Anwendung der rTMS auch bei Langzeitanwendung keine kognitiven Einschränkungen oder morphologischen Veränderungen im ZNS (Post u. Keck 2001). Stattdessen konnte gezeigt werden, dass die rTMS möglicherweise neuroprotektive Wirkung hat (Post et al. 1999; Müller u. Keck 2002). Auf der Grundlage umfangreicher klinischer Erfahrungen kann festgestellt werden, dass die rTMS ein sehr sicheres und gut verträgliches Behandlungsverfahren darstellt, wenn die Behandlung im Rahmen der entsprechend definierten Sicherheitsrichtlinien durchgeführt wird (Wassermann 1998). Eine MR-Untersuchung zeigte, dass eine 10-tägige rTMS-Behandlung über dem präfrontalen Kortex zu keinerlei strukturellen Veränderungen des Gehirns führt (Nahas et al. 2000). Eine andere Studie zeigte weder eine Verschlechterung des neuropsychologischen Leistungsprofils noch signifikante Veränderungen der Hörschwelle oder EEG-Veränderungen nach 2–4 Wochen rTMS-Behandlung (Loo et al. 2001).

Kognitive Störungen, wie sie nach EKT-Behandlung mitunter beobachtet werden, treten nach einer rTMS-Behandlung nicht auf (Padberg et al. 1999; Loo et al. 2001; Speer et al. 2001). An wesentlichen Nebenwirkungen wurden lediglich vorübergehende Kopfschmerzen genannt.

Auf Ausschlusskriterien wie beispielsweise Metallimplantate (Herzschrittmacher, Insulinpumpen etc.) oder Krampfanfälle in der Vorgeschichte muss geachtet werden. Jedoch wurden auch psychiatrische Nebenwirkungen beobachtet: in zwei Fällen ein Umschlagen von der Depressi-

Tabelle 28.1. Klinische Studien zum Vergleich von rTMS and EKT bei Major Depression. Die Unterschiede in der Reduktion der HAMD-Werte zwischen den rTMS- und EKT-Gruppen waren statistisch nicht signifikant. (Mod. nach Burt et al. 2002)

Studie	Behandlungsgruppen	Design	n	Alter (Jahre)	Diagnose	Therapie-resistenz	Begleit-medikation	HAMD-Reduktion (%)
Grunhaus et al. 2000	rTMS (10 Hz, LDK, 90% MT)	Parallel, randomlsiert	20	58,4	MD (21 psychotisch)	5	Clonazepam (1–2 mg/d)	40,3
	EKT (12 RUL, 8 RUL und BL)		20	63,6		10	Verschiedene	60,6
Pridmore et al. 2000	rTMS (20 Hz, LDK, 100% MT)	Parallel, randomisiert	16	44,0	26 MD, 6 BP	Alle	Verschiedene	55,6
	EKT (RUL)		16	41,5				66,4
Janicak et al. 2002	rTMS (10 Hz, LDK, 110% MT)	Parallel, randomisiert	14	42,9	10 MD, 4 BP (3 psychotisch)	Alle	Minimale Bedarfs-medikation	55
	EKT (BL)		11	42,7	7 MD, 4 BP (6 psychotisch)			64
Grunhaus et al. 2003	rTMS (10 Hz, LDK, 90% MT)	Parallel, randomisiert	20	57,6	MD (nicht psychotisch)	Alle	Lorazepam (bis 3 mg/Tag)	45,5
	EKT (13 RUL, 7 RUL und BL)		20	61,4				48,2

BL bilateral, **BP** bipolare Störung, **LDK** linker dorsolateraler präfrontaler Kortex, **MD** Major Depression, **MT** Stimulationsintensität bezogen auf die individuelle motorische Schwelle (motor threshold), **RUL** rechts unilateral.

on in die Manie bei bipolaren Patienten (Dolberg et al. 2001; Ella et al. 2002) und in einem Fall neu auftretende psychotische Symptome nach rTMS (Zwanzger et al. 2002).

28.7 Prädiktion des Ansprechens auf rTMS

28.7.1 Bildgebungsstudien

Basierend auf den Befunden funktioneller und reversibler Hypoaktivität verschiedener Hirnregionen bei der Depression (Baxter et al. 1989) wurde zunächst untersucht, ob sich aufgrund bestimmter Aktivitätsmuster in bestimmten Kortexregionen möglicherweise das klinische Ansprechen auf eine rTMS-Behandlung vorhersagen lässt. Kimbrell et al. (1999) zeigten im Rahmen einer Untersuchung mit FDG-PET, dass Patienten mit kortikalem Hypometabolismus besser auf eine 10- oder 20-Hz-rTMS ansprachen, während Patienten mit Hypermetabolismus eher von einer niederfrequenten 1-Hz-rTMS profitierten. Diese Befunde unterstützen die Hypothese differenzieller Effekte von nieder- und hochfrequenter Therapie auf die kortikale Hirnaktivität (Post et al. 1997). Eine Replikation der Befunde in weiteren Untersuchungen ist jedoch erforderlich.

Eine ^{99}Tc-Bicisat-SPECT-Untersuchung beschäftige sich mit der Frage der Durchblutung vor und nach 10 Behandlungen einer 10-Hz-rTMS bei depressiven Patienten in einem kontrollierten Design (Teneback et al. 1999). Hierbei zeigten zu Beginn der Studie spätere Responder (6 von 13 Patienten) eine herabgesetzte Durchblutung im inferioren Teil des Frontallappens im Vergleich zu späteren Nonrespondern, die sich im Behandlungsverlauf normalisierte.

Darüber hinaus wurde kürzlich entdeckt, dass noch ein weiterer Faktor im Hinblick auf das therapeutische Ansprechen beachtet werden sollte: So wurde eine Abschwächung der rTMS-Wirksamkeit in Verbindung mit einer Zunahme des Spule-Kortex-Abstandes gezeigt (Kozel et al. 2000; Mosimann et al. 2002). Normalerweise erfolgt die Anpassung der Stimulationsintensität an die individuelle motorische Schwelle, die wiederum vom Abstand zwischen Spule und darunterliegendem Kortex abhängig ist (McConnell et al. 2001). Jedoch kann beispielsweise eine ausgeprägte Frontalatrophie (z. B. bei lang dauernden depressiven Erkrankungen oder höherem Alter) dazu führen, dass eine vergleichsweise zu geringe Stimulationsintensität appliziert wird, da deren Festlegung über dem in diesem Falle nicht atrophierten motorischen Kortex erfolgte. Somit stellt eine präfrontale Atrophie einen negativen Prädiktor für die rTMS-Therapieresponse dar. Entsprechend könnte evtl. eine Anpassung der Stimulationsintensität sinnvoll sein (Nahas et al. 2001; Padberg et al. 2002b).

28.7.2 Neurophysiologische und neuropsychologische Variablen

Zur Ermittlung möglicher Prädiktoren für die Therapieresponse werden derzeit eine Reihe von neuropsychologischen und neurophysiologischen Variablen untersucht. Eschweiler et al. (2000) beobachteten, dass der Therapieeffekt bei Behandlung des linken präfrontalen Kortex von der Rechenleistung und von visokonstruktiven Fähigkeiten abhängig war, die möglicherweise mit der Funktion des dorsolateralen präfrontalen Kortex verknüpft sind. Schiffer et al. (2002) untersuchten kürzlich, ob die emotionale Response auf eine laterale Stimulation des Gesichtsfelds die klinische Response vorhersagt. Man fand heraus, dass 20 Patienten, die eine deutliche Besserung bei Stimulation des rechten Gesichtsfelds bemerkten, eine Reduktion des HAMD-Gesamtscores um 42% aufwiesen. Demgegenüber nahm der Gesamtscore bei 15 Patienten nur um 11% ab (Schiffer et al. 2002). Sollten sich die Ergebnisse in Replikationsstudien bestätigen, würden sich entsprechende Untersuchungen zur Identifikation möglicher Therapieresponder eignen.

28.7.3 Klinische Parameter

Im Rahmen zahlreicher Studien wurde versucht, die Prädiktion der Therapieresponse auf rTMS an klinischen Variablen festzumachen. So wurde mehrfach festgestellt, dass ältere Patienten schlechter auf rTMS ansprechen (Figiel et al. 1998; Manes et al. 2001; Mosimann et al. 2002). Die schlechtere Response wurde durch die im Alter zunehmende Frontalhirnatrophie erklärt, welche die Atrophie anderer kortikaler Areale, z. B. die des motorischen Kortex, deutlich übersteigt. Demzufolge sind in diesem Fall wahrscheinlich höhere Stimulationsintensitäten notwendig, um den Abfall des Magnetfeldes aufgrund des größeren Spulen-Kortex-Abstands zu kompensieren. Studien mit höheren Stimulationsintensitäten werden derzeit bei älteren Patienten durchgeführt.

Im Weiteren konnte gezeigt werden, dass Patienten mit psychotischer Depression schlechter auf rTMS ansprachen. Entsprechend zählt eine psychotische Symptomatik bei Depression zu den negativen Prädiktoren einer Response auf rTMS. Während Pascual-Leone et al. (1996b) ausgeprägte antidepressive Effekte bei Patienten mit psychotischer Depression beschrieben, erwies sich die rTMS in nachfolgende Studien gerade bei dieser Patientengruppe als weniger wirksam (Figiel et al. 1998; Grunhaus et al. 2000).

Andere klinische Symptome scheinen weniger klar mit der Response auf rTMS assoziiert zu sein. So wurde Angst als möglicher positiver Prädiktor vermutet (Eschweiler et al. 2001). Diese Befunde konnten jedoch durch andere Gruppen nicht bestätigt werden (George et al. 2000). Auch könnte das Ansprechen auf andere antidepressive Verfahren die rTMS-Response vorhersagen, wenn der Response bei einer Subgruppe von Patienten ein gemeinsamer pathophysiologischer Mechanismus zugrunde liegt.

Die Untersuchung der Response auf unterschiedliche Behandlungsverfahren könnte daher auch bei der Aufklärung des Wirkmechanismus helfen. Bisher wurden ausschließlich nichtpharmakologische Interventionen wie EKT oder Schlafentzug mit rTMS verglichen. EKT-Nonresponder sprechen ebenso auf rTMS schlecht an. Ein entsprechend niedrigeres Ansprechen auf EKT wird bei den Patienten beschrieben, die vorher auf eine rTMS-Behandlung nicht respondierten (Dannon u. Grunhaus 2001). Allerdings sprechen rTMS-Nonresponder noch eher auf eine EKT an als umgekehrt.

In einer anderen Studie wurde kürzlich das Ansprechen auf eine Schlafentzugsbehandlung und rTMS untersucht (Padberg et al. 2002a). Hierbei wurde gezeigt, dass Schlafentzugsresponder weniger auf rTMS ansprechen. Schlafentzugsresponder zeigen eine veränderte präfrontale Aktivität mit Hypermetabolismus im Bereich des anterioren Cingulums, die sich nach Schlafentzug normalisiert (Wu et al. 1999). Im Gegensatz dazu scheint eine hochfrequente rTMS zu einer Zunahme der Hirnaktivität in diesen Bereichen zu führen. Schlafentzug und rTMS scheinen somit z. T. gegensätzliche Effekte auf die präfrontale Aktivität zu besitzen.

Die gezeigte inverse Korrelation zwischen Response auf rTMS und Schlafentzug bestätigt wahrscheinlich die Beobachtung, dass Patienten mit bestimmten präfrontalen Aktivitätsmustern auf eine hochfrequente rTMS-Behandlung ansprechen (Speer et al. 2000). Zum jetzigen Zeitpunkt scheinen das Vorhandensein psychotischer Symptome sowie eine EKT-Nonresponse geeignet zu sein, um im klinischen Alltag Patienten mit geringerer Ansprechwahrscheinlichkeit auf rTMS zu identifizieren.

28.8 Offene Fragen und Fazit

Neben Fragen des Studiendesigns und der Fallzahlgrößen müssen insbesondere methodische Schwierigkeiten bei den hier referierten Studien berücksichtigt werden, die spezifisch für die TMS sind.

- Bis heute fand keine wirklich systematische Evaluation der verschiedenen Stimulationsparameter im Hinblick auf deren mögliche Bedeutung für therapeutische Effekte der rTMS statt. Dosis-Wirkungs-Beziehungen sind deshalb bislang praktisch nicht etabliert. Obwohl tierexperimentelle Modelle theoretisch eine gute Möglichkeit bieten, solche Dosis-Wirkungs-Beziehungen zu erarbeiten, wurden die vorhandenen Tiermodelle für diese Fragestellung bislang wenig genutzt. Da die in der überwiegenden Mehrzahl der klinischen Studien nachgewiesene antidepressive Wirksamkeit der rTMS auf der Stimulation frontaler Kortexregionen beruht, ist die Induktion analoger Stromdichteverhältnisse im Tiermodell Grundvoraussetzung für die Charakterisierung der zugrunde liegenden neurobiologischen Mechanismen. Die Möglichkeit der selektiven Stimulation frontaler Hirnregionen im Rattengehirn war lange Zeit umstritten, konnte jedoch durch Adaptierung der physikalischen Stimulationsparameter sowie speziell konstruierte Stimulationsspulen realisiert werden.

- Ein weiteres Problem ist die Bestimmung des Stimulationsortes. Während die exakte Spulenpositionierung über dem motorischen Kortex einfach nach funktionellen Kriterien (motorisch evozierte Potenziale, MEP) möglich ist, gibt es für den dorsolateralen präfrontalen Kortex keine vergleichbar objektive Methode zur Positionsbestimmung. In der Regel wird die Position des dorsolateralen präfrontalen Kortex in klinischen Studien auf den primären motorischen Kortex bezogen (»Standardvorgehen«: Verschiebung der Spule vom motorischen Stimulationsareal in Parasagittalebene um 5 cm in anteriorer Richtung). Entsprechend ergibt sich eine bemerkenswerte Variabilität der präfrontalen Spulenpositionen mit Positionierung über dem Gyrus frontalis medius, wobei der Spulenmittelpunkt jedoch nicht immer über dem dorsolateralen präfrontalen Kortex im engeren Sinne liegt (Herwig et al. 2001). Inwieweit Unterschiede im individuellen Ansprechen auf eine rTMS-Behandlung mit Abweichungen vom Stimulationsort zusammenhängen, ist nicht bekannt.
- Zum Nachweis von Therapieeffekten sind üblicherweise Placebokontrollen erforderlich. Für manche Verfahren ist eine solche Kontrollmöglichkeit nicht verfügbar, z. B. für Schlafentzug oder EKT. In der TMS-Forschung wurde die sog. Sham-Bedingung etabliert, um einen Placebovergleich zu ermöglichen: Hierbei wird die Stimulationsspule in der Regel gekippt, d. h. die Spule wird über der Schädeloberfläche angewinkelt, wobei eine Seite die Schädeloberfläche berührt. Allerdings zeigte sich, dass auch unter dieser Bedingung eine schwache Kortexstimulation erfolgt, z. B. wenn die Spule um 45° oder 90° gekippt wird (Loo et al. 2000; Lisanby et al. 2001a; Padberg et al. 2002b). Somit kann grundsätzlich nicht ausgeschlossen werden, dass auch eine solche »Placebo«-Stimulation Einfluss auf die Kortex-Aktivität hat. Zudem ist es den Patienten zumeist möglich, zwischen rTMS und Sham-rTMS zu unterscheiden, da sie je nach Bedingung sowohl Stimulationsartefakte als auch akustische Artefakte unterschiedlich erleben. Zur Verbesserung der Bedingungen in kontrollierten Studien ist daher eine Weiterentwicklung der sog. Sham-Bedingung dringend erforderlich.
- Schließlich ist auch die Durchführung einer Doppelblindstudie schwierig, da der Arzt in der Regel über die Stimulationsbedingungen Bescheid weiß. Deshalb wird in der Regel ein »Pseudodoppelblind-Design« durchgeführt, bei dem zwar der behandelnde Arzt, nicht jedoch der »Rater« über die Behandlungsbedingungen informiert ist. Einige Forschergruppen versuchten bereits die Problematik dadurch zu umgehen, dass Sham-Spulen eingesetzt wurden, die zwar inaktiv, ansonsten aber nicht von herkömmlichen Spulen zu unterscheiden sind. Zum Teil wurden auch Spulen, Stative und Sichtschutz eingesetzt.
- In den Anfängen der TMS-Forschung wurden insbesondere pharmakotherapieresistente Patienten behandelt, da gerade für diese Patienten neue Therapieverfahren entwickelt werden müssen. Auf der Grundlage der bisherigen klinischen Daten scheint die rTMS sowohl als Add-on-Therapie als auch als Monotherapie in der Behandlung therapieresistenter Depressionen eine gewisse Wirksamkeit zu besitzen. Jedoch sind auch andere Indikationen denkbar: Eine Primärbehandlung als Mono- oder Add-on-Therapie, um das Ansprechen auf Antidepressiva zu beschleunigen, als Ersatz für einzelne EKT-Behandlungen und zur Reduktion der Gesamtzahl der EKT-Behandlungen sowie zur Langzeiterhaltungstherapie analog dem Konzept der Erhaltungs-EKT.

Um hinsichtlich der Wirkung der rTMS bei depressiven Erkrankungen ausreichend Erkenntnisse zu gewinnen, sind große kontrollierte Multicenterstudien (analog den Phase-II- und -III-Prüfungen in der Entwicklung antidepressiver Pharmaka) notwendig. Darüber hinaus müssen verschiedene spezifische Indikationen untersucht werden, insbesondere die Anwendung als frühe Add-on-Behandlung zur Beschleunigung der Wirkung antidepressiver Medikamente und zur Vergrößerung der Responseraten. Da die Ergebnisse der Mikrodialysestudien bezüglich der antidepressiven Wirksamkeit der mit 20 Hz durchgeführten rTMS auf eine Stimulierung des mesolimbischen dopaminergen Systems hinweisen, könnte die Identifizierung und Behandlung von spezifischen Patientensubgruppen mit Hinweisen auf ein vorliegendes dopaminerges Defizit zu Behandlungsergebnissen führen, die über die bislang beschriebenen deutlich hinausgehen. Zudem sollten systematische Follow-up-Untersuchungen erfolgen, um die Stabilität der antidepressiven Effekte nach rTMS zu untersuchen und wirksame Formen der Erhaltungstherapie zu etablieren.

Danksagung. Die Forschergruppe an der Psychiatrischen Klinik der Universität München wurde vom Bundesministerium für Bildung und Forschung im Rahmen des Förderschwerpunktes »Kompetenznetze in der Medizin« (Depression und Suizidalität, Subprojekt 6.5.), durch die Medizinische Fakultät der Ludwig-Maximilians-Universität München (Förderprogramm für Forschung und Lehre) und die Deutsche Forschungsgemeinschaft (DFG, PA 936/1-1) unterstützt.

Literatur

Barker AT, Jalinous R, Freeston IL (1985) Noninvasive magnetic stimulation of human motor cortex. Lancet II: 1106–1107

Baxter LR Jr, Schwartz JM, Phelps ME et al. (1989) Reduction of prefrontal cortex glucose metabolism common to three types of depression. Arch Gen Psychiatry 46: 243–250

Belmaker RH, Grisaru N (1998) Magnetic stimulation of the brain in animal depression models responsive to ECS. J ECT 14: 194–205

Ben-Shachar D, Belmaker RH, Grisaru N, Klein E (1997) Transcranial magnetic stimulation induces alterations in brain monoamines. J Neural Transm 104: 191–197

Ben-Shachar D, Gazawi H, Riboyad-Levin J, Klein E (1999) Chronic repetitive transcranial magnetic stimulation alters beta-adrenergic and 5-HT2 receptor characteristics in rat brain. Brain Res 816: 78–83

Berger M, Vollmann J, Hohagen F, Konig A, Lohner H, Voderholzer U, Riemann D (1997) Sleep deprivation combined with consecutive sleep phase advance as a fast-acting therapy in depression: an open pilot trial in medicated and unmedicated patients. Am J Psychiatry 154: 870–872

Berman RM, Narasimhan M, Sanacora G, Miano AP, Hoffman RE, Hu XS, Charney DS, Boutros NN (2000) A randomized clinical trial of repetitive transcranial magnetic stimulation in the treatment of major depression. Biol Psychiatry 47: 332–337

Burt T, Lisanby SH, Sackeim HA (2002) Neuropsychiatric applications of transcranial magnetic stimulation: a meta analysis. Int J Neuropsychopharmacol 5: 73–103

Cohrs S, Tergau F, Riech S, Kastner S, Paulus W, Ziemann U, Ruther E, Hajak G (1998) High-frequency repetitive transcranial magnetic stimulation delays rapid eye movement sleep. Neuroreport 9: 3439–3443

Cohrs S, Tergau F, Korn J, Becker W, Hajak G (2001) Suprathreshold repetitive transcranial magnetic stimulation elevates thyroid-stimulating hormone in healthy male subjects. J Nerv Ment Dis 189: 393–397

Conca A, Koppi S, Konig P, Swoboda E, Krecke N (1996) Transcranial magnetic stimulation: a novel antidepressive strategy? Neuropsychobiol 34: 204–207

Czéh B, Welt T, Fischer AK et al. (2002) Chronic psychosocial stress and concomitant repetitive transcranial magnetic stimulation: Effects on stress hormone levels and adult hippocampal neurogenesis. Biol Psychiatry 52: 1057–1065

Dannon PN, Grunhaus L (2001) Effect of electroconvulsive therapy in repetitive transcranial magnetic stimulation non-responder MDD patients: a preliminary study. Int J Neuropsychopharmacol 4: 265–268

Dearing Martin J (1997) Mood effects of prefrontal repetitive high-frequency TMS in healthy volunteers. CNS Spectrums 2: 53–68

Dolberg OT, Schreiber S, Grunhaus L (2001) Transcranial magnetic stimulation-induced switch into mania: a report of two cases. Biol Psychiatry 49: 468–470

Drevets WC (2000) Functional anatomical abnormalities in limbic and prefrontal cortical structures in major depression. Prog Brain Res 126: 413–431

Ella R, Zwanzger P, Stampfer R, Preuss U, Müller-Siecheneder F, Möller HJ, Padberg F (2002) Switch to mania after slow rTMS of the right prefrontal cortex. J Clin Psychiatry 63: 249

Eschweiler GW, Plewnia C, Bartels M (2001) Welche depressiven Patienten profitieren von präfrontaler transkranieller Magnetstimulation (rTMS)? Fortschr Neurol Psychiatr 69: 402–409

Eschweiler GW, Wegerer C, Schlotter W, Spandl C, Stevens A, Bartels M, Buchkremer G (2000) Left prefrontal activation predicts therapeutic effects of repetitive transcranial magnetic stimulation (rTMS) in major depression. Psychiatry Res 99: 161–72

Figiel G, Epstein C, McDonald W, Amazon-Leece J, Figiel L, Saldivia A, Glover S (1998) The use of rapid-rate transcranial magnetic stimulation (rTMS) in refractory depressed patients. J Neuropsychiatry Clin Neurosci 10: 20–25

Fitzgerald PB, Brown TL, Marston NA, Daskalakis ZJ, De Castella A, Kulkarni J (2003) Transcranial magnetic stimulation in the treatment of depression: a double-blind, placebo-controlled trial. Arch Gen Psychiatry 60: 1002–1008

Fleischmann A, Prolov K, Abarbanel J, Belmaker RH (1995) The effect of transcranial magnetic stimulation of rat brain on behavioral models of depression. Brain Research 699: 130–132

Garcia-Toro M, Mayol A, Arnillas H et al. (2001) Modest adjunctive benefit with transcranial magnetic stimulation in medication-resistant depression. J Affect Disord 64: 271–275

George MS, Wassermann EM, Williams WA et al. (1995) Daily left prefrontal repetitive transcranial magnetic stimulation (rTMS) improves mood in depression. Neuroreport 6: 1–6

George MS, Wassermann EM, Williams WA et al. (1996) Changes in mood and hormone levels after rapid-rate transcranial magnetic stimulation (rTMS) of the prefrontal cortex. J Neuropsychiatry Clin Neurosci 8: 172–180

George MS, Wassermann EM, Kimbrell TA et al. (1997) Mood improvement following daily left prefrontal repetitive transcranial magnetic stimulation in patients with depression: A placebo-controlled crossover trial. Am J Psychiatry 154: 1752–1756

George MS, Lisanby SH, Sackeim HA (1999) Transcranial magnetic stimulation. Arch Gen Psychiatry 56: 300–311

George MS, Nahas Z, Molloy M et al. (2000) A controlled trial of daily left prefrontal cortex TMS for treating depression. Biol Psychiatry 48: 962–970

Gershon AA, Dannon PN, Grunhaus L (2003) Transcranial magnetic stimulation in the treatment of depression. Am J Psychiatry 160: 835–845

Grisaru N, Bruno R, Pridmore S (2001) Effect on the emotions of healthy individuals of slow repetitive transcranial magnetic stimulation applied to the prefrontal cortex. J ECT 17: 184–189

Grisaru N, Yarovslavsky U, Abarbanel J, Lamberg T, Belmaker RH (1994) Transcranial magnetic stimulation in depression and schizophrenia. Neuropsychopharmacology 4: 287–288

Grunhaus L, Dannon PN, Schreiber S, Dolberg OH, Amiaz R, Ziv R, Lefkifker E (2000) Repetitive transcranial magnetic stimulation is as effective as electroconvulsive therapy in the treatment of nondelusional major depressive disorder: an open study. Biol Psychiatry 47: 314–324

Grunhaus L, Schreiber S, Dolberg OT, Polak D, Dannon PN (2003) A randomized controlled comparison of electroconvulsive therapy and repetitive transcranial magnetic stimulation in severe and resistant nonpsychotic major depression. Biol Psychiatry 53: 324–331

Gur E, Lerer B, Newman ME (1997) Chronic electroconvulsive shock and 5-HT autoreceptor activity in rat brain: an in vivo microdialysis study. J Neural Transm 104: 795–804

Gur E, Lerer B, Dremencov E, Newman ME (2000) Chronic repetitive transcranial magnetic stimulation induces subsensitivity of presynaptic serotonergic autoreceptor activity in rat brain. Neuroreport 11: 2925–2929

Gur E, Lerer B, Van De Kar LD, Newman ME (2004) Chronic rTMS induces subsensitivity of post-synaptic 5-HT1A receptors in rat hypothalamus. Int J Neuropsychopharmacol (Mar): 1–6 (epub)

Hajak G, Padberg F, Herwig U, Eschweiler G, Cohrs S, Langguth B, Eichhammer P (2004) Repetitive transkranielle Magnetstimulation – Konsensus zum therapeutischen Einsatz bei psychiatrischen Erkrankungen. Nervenheilkunde in press

Herwig U, Padberg F, Unger J, Spitzer M, Schonfeldt-Lecuona C (2001) Transcranial magnetic stimulation in therapy studies: examination of the reliability of »standard« coil positioning by neuronavigation. Biol Psychiatry 50: 58–61

Höflich G, Kasper S, Hufnagel A, Ruhrmann S, Möller HJ (1993) Application of transcranial magnetic stimulation in treatment of drug-resistant major depression. Hum Psychopharmacol 8: 361–365

Holsboer F (1999) The rationale for corticotropin-releasing hormone receptor (CRH-R) antagonists to treat depression and anxiety. J Psychiatr Res 33: 181–214

Holsboer F, Barden N (1996) Antidepressants and hypothalamic-pituitary-adrenocortical regulation. Endocr Rev 17: 187–205

Ilmoniemi RJ, Ruohonen J, Karhu J (1999) Transcranial magnetic stimulation–a new tool for functional imaging of the brain. Crit Rev Biomed Eng 27: 241–284

Jalinous R (1991) Technical and practical aspects of magnetic nerve stimulation. J Clin Neurophysiol 8: 10–25

Janicak PG, Dowd SM, Martis B et al. (2002) Repetitive transcranial magnetic stimulation versus electroconvulsive therapy for major depression: Preliminary results of a randomized trial. Biol Psychiatry 51: 659–667

Jenkins J, Shajahan PM, Lappin JM, Ebmeier KP (2002) Right and left prefrontal transcranial magnetic stimulation at 1 Hz does not affect mood in healthy volunteers. BMC Psychiatry 2: 1

Juckel G, Mendlin A, Jacobs BL (1999) Electrical stimulation of rat medial prefrontal cortex enhances forebrain serotonin output: implications for electroconvulsive therapy and transcranial magnetic stimulation in depression. Neuropsychopharmacology 21: 391–398

Kammer T, Beck S, Thielscher A, Laubis-Herrmann U, Topka H (2001) Motor thresholds in humans: a transcranial magnetic stimulation study comparing different pulse waveforms, current directions and stimulator types. Clin Neurophysiol 112: 250–258

Kanno M, Matsumoto M, Togashi H, Yoshioka M, Mano Y (2003) Effects of acute repetitive transcranial magnetic stimulation on extracellular serotonin concentration in the rat prefrontal cortex. J Pharmacol Sci 93: 451–457

Kanno M, Matsumoto M, Togashi H, Yoshioka M, Mano Y (2004) Effects of acute repetitive transcranial magnetic stimulation on dopamine release in the rat dorsolateral striatum. J Neurol Sci 217: 73–81

Keck ME, Engelmann M, Müller MB et al. (2000a) Repetitive transcranial magnetic stimulation induces active coping strategies and attenuates the neuroendocrine stress response in rats. J Psychiatr Res 34: 265–276

Keck ME, Hatzinger M, Wotjak CT, Holsboer F, Landgraf R, Neumann ID (2000b) Ageing alters intrahypothalamic release patterns of vasopressin and oxytocin in rats. Eur J Neuroscience 12: 1487–1494

Keck ME, Sillaber I, Ebner K et al. (2000c) Acute transcranial magnetic stimulation of frontal brain regions selectively modulates the release of vasopressin, biogenic amines and amino acids in the rat brain. Eur J Neurosci 12: 3713–3720

Keck ME, Holsboer F (2001a) Hyperactivity of CRH neuronal circuits as a target for therapeutic interventions in affective disorders. Peptides 22: 835–844

Keck ME, Welt T, Post A et al. (2001b) Neuroendocrine and behavioral effects of repetitive transcranial magnetic stimulation in a psychopathological animal model are suggestive of antidepressant-like effects. Neuropsychopharmacol 24: 337–349

Keck ME, Welt T, Erhardt A, Müller MB, Toschi N, Holsboer F, Sillaber I (2002) Repetitive transcranial magnetic stimulation increases the release of dopamine in the mesolimbic and mesostriatal system. Neuropharmacology 43: 101–109

Kimbrell TA, Little JT, Dunn RT et al. (1999) Frequency dependence of antidepressant response to left prefrontal repetitive transcranial magnetic stimulation (rTMS) as a function of baseline cerebral glucose metabolism. Biol Psychiatry 46: 1603–1613

Klein E, Kolsky Y, Puyerovsky M, Koren D, Chistyakov A, Feinsod M (1999a) Right prefrontal slow repetitive transcranial magnetic stimulation in schizophrenia: a double-blind sham-controlled pilot study. Biol Psychiatry 46: 1451–1454

Klein E, Kreinin I, Chistyakov A et al. (1999b) Therapeutic efficacy of right prefrontal slow repetitive transcranial magnetic stimulation in major depression. Arch Gen Psychiatry 56: 315–320

Kolbinger HM, Höflich G, Hufnagel A, Möller HJ, Kasper S (1995) Transcranial magnetic stimulation (TMS) in the treatment of major depression – a pilot study. Hum Psychopharmacol 10: 305–310

Kole MH, Fuchs E, Ziemann U, Paulus W, Ebert U (1999) Changes in 5-HT1A and NMDA binding sites by a single rapid transcranial magnetic stimulation procedure in rats. Brain Res 826: 309–312

Kozel FA, Nahas Z, DeBrux C et al. (2000) How coil-cortex distance relates to age, motor threshold, and antidepressant response to repetitive transcranial magnetic stimulation. J Neuropsychiatry Clin Neurosci 12: 376–384

Kozel FA, George MS (2002) Meta-Analysis of left prefrontal repetitive transcranial magnetic stimulation (rTMS) to treat depression. J Psychiatric Pract 8: 270–275

Lieb K, Fiebich B, Berger M (2000) Substanz P-Rezepor-Antagonisten als neues antidepressives und anxiolytisches Wirkprinzip? Nervenarzt 71: 758–761

Lisanby SH (2002) Update on magentic seizure therpie: a novel form of convulsive therapie. J ECT 18: 182–188

Lisanby SH (2003) Focal brain stimulation with repetitive transcranial magnetic stimulation (rTMS): implications for the neural circuitry of depression. Psychol Med 33: 7–13

Lisanby SH, Sackeim HA (2000) TMS in major depression. In: George MS, Belmaker RH (eds) Transcranial magnetic stimulation in neuropsychiatry. American Psychiatric Press, Washington DC, pp 185–200

Lisanby SH, Gutman D, Luber B, Schroeder C, Sackeim HA (2001a) Sham TMS: intracerebral measurement of the induced electrical field and the induction of motor-evoked potentials. Biol Psychiatry 49: 460–463

Lisanby SH, Luber B, Sackeim HA, Finck AD, Schroeder C (2001b) Deliberate seizure induction with repetitive transcranial magnetic stimulation in nonhuman primates. Arch Gen Psychiatry 58: 199–200

Loo C, Mitchell P, Sachdev P, McDarmont B, Parker G, Gandevia S (1999) Double-blind controlled investigation of transcranial magnetic stimulation for the treatment of resistant major depression. Am J Psychiatry 156: 946–948

Loo CK, Taylor JL, Gandevia SC, McDarmont BN, Mitchell PB, Sachdev PS (2000) Transcranial magnetic stimulation (TMS) in controlled treatment studies: are some »sham« forms active? Biol Psychiatry 47: 325–331

Loo CK, Sachdev PS, Elsayed H et al. (2001) Effects of a 2- to 4-week course of repetitive transcranial magnetic stimulation (rTMS) on neuropsychological functioning, electroencephalogram and auditory threshold in depressed patients. Biol Psychiatry 49: 615–623

Lucki I (1997) The forced swimming test as a model for core and component behavioural effects of antidepressant drugs. Behav Pharmacol 8: 523–532

Manes F, Jorge R, Morcuende M, Yamada T, Paradiso S, Robinson RG (2001) A controlled study of repetitive transcranial magnetic stimulation as a treatment of depression in the elderly. Int Psychogeriatr 13: 225–231

Martin JL, Barbanoj MJ, Schlaepfer TE, Clos S, Perez V, Kulisevsky J (2003) Transcranial magnetic timulation for the treatment of depression: systematic review and meta-analysis. Br J Psychiatry 182: 480–491

McConnell KA, Nahas Z, Shastri A, Lorberbaum JP, Kozel FA, Bohning DE, George MS (2001) The transcranial magnetic stimulation motor threshold depends on the distance from coil to underlying cortex: a replication in healthy adults comparing two methods of assessing the distance to cortex. Biol Psychiatry 49: 454–459

McGarvey KA, Zis AP, Brown EE, Nomikos GG, Fibiger HC (1993) ECS-induced dopamine release: effects of electrode placement, anticonvulsant treatment, and stimulus intensity. Biol Psychiatry 34: 152–157

Mosimann U, Marré SC, Werlen S, Schmitt W, Hess CW, Fisch HU, Schlaepfer TE (2002) Antidepressant effects of repetitive transcranial magnetic stimulation in the elderly – Correlation between effect size and coil-cortex distance. Arch Gen Psychiatry 59: 560–561

Mosimann UP, Rihs TA, Engeler J, Fisch H, Schlaepfer TE (2000) Mood effects of repetitive transcranial magnetic stimulation of left prefrontal cortex in healthy volunteers. Psychiatry Res 94: 251–256

Müller MB, Keck ME (2002) Genetically engineered mice for studies of stress-related clinical conditions. J Psychiatr Res 36: 53–76

Nahas Z, DeBrux C, Chandler V, Lorberbaum JP, Speer AM, Molloy MA, Liberatos C, Risch SC, George MS (2000) Lack of significant changes on magnetic resonance scans before and after 2 weeks of daily left prefrontal repetitive transcranial magnetic stimulation for depression. J ECT 16: 380–390

Nahas Z, Lomarev M, Roberts DR (2001) Unilateral left prefrontal transcranial magnetic stimulation (TMS) produces intensity-dependent bilateral effects as measured by interleaved BOLD fMRI. Biol Psychiatry 50: 712–720

Nedjat S, Folkerts HW (1999) Induction of a reversible state of hypomania by rapid-rate transcranial magnetic stimulation over the left prefrontal cortex. J ECT 15: 166–168

Padberg F, Möller HJ (2003) Repetitive transcranial magnetic stimulation : does it have potential in the treatment of depression? CNS Drugs 17: 383–403

Padberg F, Zwanzger P, Thoma H, Kathmann N, Haag C, Greenberg BD, Hampel H, Möller HJ (1999) Repetitive transcranial magnetic stimulation (rTMS) in pharmacotherapy-refractory major depression: comparative study of fast, slow and sham rTMS. Psychiatry Res 88: 163–171

Padberg F, Juckel G, Präßl A, Zwanzger P, Mavrogiorgou P, Hegerl U, Hampel H, Möller H (2001) Facial expressions and mood after transcranial magnetic stimulation of the prefrontal cortex. J Neuropsychiatry Clin Neurosci 13: 206–212

Padberg F, Schüle C, Zwanzger P, Baghai T, Ella R, Mikhaiel P, Hampel H, Möller HJ, Rupprecht R (2002a) Relation between responses to repetitive transcranial magnetic stimulation and partial sleep deprivation in major depression. J Psychiatr Res 36: 131–135

Padberg F, Zwanzger P, Keck ME, Kathmann N, Mikhaiel P, Ella R, Rupprecht P, Thoma H, Hampel H, Toschi N, Möller HJ (2002b) Repetitive transcranial magnetic stimulation (rTMS) in major depression: Relation between efficacy and stimulation intensity. Neuropsychopharmacology 27: 638–645

Padberg F, di Michele F, Zwanzger P et al. (2002c) Plasma concentrations of neuroactive steroids before and after repetitive transcranial magnetic stimulation (rTMS) in major depression. Neuropsychopharmacology 27: 874–878

Pascual-Leone A, Catalá MD, Pascual-Leone Pascual A (1996a) Lateralized effect of rapid-rate transcranial magnetic stimulation of the prefrontal cortex on mood. Neurology 46: 499–502

Pascual-Leone A, Rubio B, Pallardo F, Catala MD (1996b) Rapid-rate transcranial magnetic stimulation of left dorsolateral prefrontal cortex in drug-resistant depression. Lancet 348: 233–237

Paus T, Castro-Alamancos MA, Petrides M (2001) Cortico-cortical connectivity of the human mid-dorsolateral frontal cortex and its modulation by repetitive transcranial magnetic stimulation. Eur J Neurosci 14: 1405–1411

Post A, Keck ME (2001) Transcranial magnetic stimulation as a therapeutic tool in psychiatry: what do we know about the neurobiological mechanisms? J Psychiatr Res 35: 193–215

Post RM, Kimbrell T, Frye M, George M, McCann U, Little J, Dunn R, Li H, Weiss SRB (1997) Implications of kindling and quenching for the possible frequency dependence of rTMS. CNS Spectrums 2: 54–60

Post A, Muller MB, Engelmann M, Keck ME (1999) Repetitive transcranial magnetic stimulation in rats: evidence for a neuroprotective effect in vitro and in vivo. Eur J Neurosci 11: 3247–3254

Pridmore S (1999) Rapid transcranial magnetic stimulation (rTMS) and normalisation of the dexamethasone suppression test (DST). Psychiatry Clin Neurosci 53: 33–37

Pridmore S (2000) Substitution of rapid transcranial magnetic stimulation treatments for electroconvulsive therapy treatments in a course of electroconvulsive therapy. Depress Anxiety 12: 118–123

Pridmore S, Bruno R, Turnier-Shea Y, Reid P, Rybak M (2000) Comparison of unlimited numbers of rapid transcranial magnetic stimulation (rTMS) and ECT treatment sessions in major depressive episode. Int J Neuropsychopharmacol 3: 129–134

Reid P, Pridmore S (2001) Improvement in chronic pain with transcranila magnetic stimulation. Aust NZ J Psychiatry 35: 252

Reul JM, Stec I, Soder M, Holsboer F (1993) Chronic treatment of rats with the antidepressant amitriptyline attenuates the activity of the hypothalamic-pituitary-adrenocortical system. Endocrinology 133: 312–320

Reul JM, Labeur MS, Grigoriadis DE, De Souza EB, Holsboer F (1994) Hypothalamic-pituitary-adrenocortical axis changes in the rat after long-term treatment with the reversible monoamine oxidase-A inhibitor moclobemide. Neuroendocrinology 60: 509–519

Rothwell JC, Thompson PD, Day BL, Boyd S, Marsden CD (1991) Stimulation of the human motor cortex through the scalp. Exp Physiol 78: 159–200

Sackeim HA, Rush AJ, George MS et al. (2001) Vagus nerve stimulation (VNS) for treatment-resistant depression: efficacy, side effects, and predictors of outcome. Neuropsychopharmacol 25: 713–728

Schiffer F, Stinchfield Z, Pascual-Leone A (2002) Prediction of clinical response to transcranial magnetic stimulation for depression by baseline lateral visual-field stimulation. Neuropsychiatry Neuropsychol Behav Neurol 15: 18–27

Schutter DJ, van Honk J, d•Alfonso AA, Postma A, de Haan EH (2001) Effects of slow rTMS at the right dorsolateral prefrontal cortex on EEG asymmetry and mood. Neuroreport 12: 445–447

Shajahan PM, Glabus MF, Steele JD, Doris AB, Anderson K, Jenkins JA, Gooding PA, Ebmeier KP (2002) Left dorso-lateral repetitive transcranial magnetic stimulation affects cortical excitability and functional connectivity, but does not impair cognition in major depression. Neuro-Psychopharmacol Biol Psychiatry 26: 945–954

Speer AM, Kimbrell TA, Wassermann EM, D Repella J, Willis MW, Herscovitch P, Post RM (2000) Opposite effects of high and low frequency rTMS on regional brain activity in depressed patients. Biol Psychiatry 48: 1133–1141

Speer AM, Repella JD, Figueras S, Deminan NK, Kimbrell TA, Wasserman EM, Post RM (2001) Lack of adverse cognitive effects on 1 Hz and 20 Hz repetitive transcranial magnetic stimulation at 100% of motor threshold over left prefrontal cortex in depression. J ECT 17: 259–263

Strafella AP, Paus T, Barrett J, Dagher A (2001) Repetitive transcranial magnetic stimulation of the human prefrontal cortex induces dopamine release in the caudate nucleus. J Neurosci 21: RC157

Szuba M, O•Reardon JP, Rai AS et al. (2001) Acute mood and TSH effects of transcranial magnetic stimulation in major depression. Biol Psychiatry 50: 22–27

Teneback CC, Nahas Z, Speer AM et al. (1999) Changes in prefrontal cortex and paralimbic activity in depression following two weeks of daily left prefrontal TMS. J Neuropsychiatry Clin Neurosci 11: 426–435

Triggs WJ, McCoy KJ, Greer R et al. (1999) Effects of left frontal transcranial magnetic stimulation on depressed mood, cognition, and corticomotor threshold. Biol Psychiatry 45: 1440–1446

Wang H, Wang X, Scheich H (1996) LTD and LTP induced by transcranial magnetic stimulation on cortico-spinal and cortico-cortical excitability (abstract). Neuroreport 7: 521–525

Wassermann EM (1998) Risk and safety of repetitive transcranial magnetic stimulation: report and suggested guidelines from the International Workshop on the Safety of Repetitive Transcranial Magnetic Stimulation, June 5–7, 1996. Electroenceph Clin Neurophysiol 1998: 1–16

Wassermann EM, Lisanby SH (2001) Therapeutic application of repetitive transcranial magnetic stimulation: a review. Clin Neurophysiol 112: 1367–1377

Wu J, Buchsbaum MS, Gillin JC et al. (1999) Prediction of antidepressant effects of sleep deprivation by metabolic rates in the ventral anterior cingulate and medial prefrontal cortex. Am J Psychiatry 156: 1149–1158

Zis AP, Nomikos GG, Brown EE, Damsma G, Fibiger HC (1992) Neurochemical effects of electrically and chemically induced seizures: an in vivo microdialysis study in the rat hippocampus. Neuropsychopharmacol 7: 189–195

Zwanzger P, Ella R, Keck ME, Rupprecht R, Padberg F (2002) Occurrence of delusions during repetitive transcranial magnetic stimulation (rTMS) in major depression. Biol Psychiatry 51: 602–603

Schlafentzug und Schlafphasenvorverlagerung

D. Riemann, U. Voderholzer, M. Berger

Kompletter Schlafentzug allein oder kombiniert mit anschließender Schlafphasenvorverlagerung kann bei majorer Depression und insbesondere auch bei therapieresistenten Verläufen erfolgreich durchgeführt werden. Partielle Schlafentzüge sind nur bei Durchführung in der zweiten Nachthälfte wirksam. Etwa 50–60% der Patienten erfahren dadurch sehr schnell eine Stimmungsverbesserung. Mehr als 80% der Patienten zeigen jedoch nach der nächsten durchschlafenen Nacht einen Rückfall in die Depression. Durch Schlafphasenvorverlagerung nach erfolgreichem Schlafentzug kann dieser therapeutische Effekt über einen längeren Zeitraum (ca. 1 Woche) stabilisiert werden. Patienten mit einem Morgentief sprechen signifikant besser auf einen Schlafentzug an als Patienten ohne Tagesschwankungen. Patienten mit bekanntem Krampfleiden, Suizidalität oder Wahnsymptomatik sollten nicht mit Schlafentzug behandelt werden. Die antidepressive Pharmakotherapie sollte parallel weitergeführt werden, die Gabe sedierender Antidepressiva sollte jedoch vor dem Schlafentzug auf den Nachmittag vorverlegt oder die Dosis reduziert werden.

29.1 Allgemeine Grundlagen

Schlafentzug allein oder in Kombination mit anschließender Schlafphasenvorverlagerung wird in deutschsprachigen Ländern an vielen Kliniken als zusätzliches Therapieverfahren bei Patienten mit depressiven Störungen neben medikamentöser und psychotherapeutischer Behandlung eingesetzt. Das Therapieverfahren kann unabhängig von der Schwere der Erkrankung angewendet werden, solange Patienten zu einem Schlafentzug motiviert sind und keine psychotische oder akut suizidale Begleitsymptomatik bzw. ein Krampfleiden besteht. Das Ansprechen auf diese Behandlungsmethode ist unabhängig von der aktuellen Phasenlänge sowie von der Gesamterkrankungsdauer.

Ein Vorteil des Schlafentzugs ist, dass Patienten sehr schnell, d. h. sozusagen »über Nacht«, eine Stimmungsverbesserung erleben. Die oft sehr vielschichtige Symptomatik der Depression kann durch einen Schlafentzug auf verschiedenen Ebenen, wie z. B. Schlafstörungen, Konzentration, Antrieb oder Selbstwertgefühl, gebessert werden. Dass Schlafentzug bei Patienten mit Melancholie antidepressiv wirken kann, ist bereits seit den 60er Jahren dokumentiert (Schulte 1966). Bedingt durch die häufige Stimmungsverschlechterung am zweiten Tag nach dem Schlafentzug wurde dieses Verfahren jedoch nicht regelhaft in der Behandlung depressiver Patienten angewendet, weil diese Stimmungsschwankungen von depressiven Patienten als belastend erlebt werden können. Nach erfolgreichem Schlafentzug erleben mehr als 80% medikamentös unbehandelter Patienten nach der nächsten durchschlafenen Nacht wieder einen Rückfall in die Depression (Übersicht bei Wu u. Bunney 1990).

! Schlafentzug ist jedoch trotz der beschriebenen Problematik nahezu die einzige Therapiemöglichkeit, die bei depressiven Patienten innerhalb weniger Stunden eine signifikante Verbesserung nicht nur der Stimmung, sondern auch anderer Symptome wie etwa Konzentrationsstörungen, Antriebs- und Hoffungslosigkeit bewirken kann.

Seit den 70er Jahren bis heute sind deswegen Schlafentzug und Schlaf wichtige Themen in der Depressionsforschung (Übersicht bei Riemann et al. 2001).

Fragestellungen, die sich aus den oben aufgeführten Beobachtungen ergaben, waren zum einen, den Einfluss zirkadianer Rhythmen für den Effekt des Schlafentzugs besser zu verstehen, die Bedeutung von Schlaf für die Stimmungsverschlechterung genauer zu untersuchen, und zum anderen die Frage, wie der stimmungsaufhellende Effekt des Schlafentzugs für längere Zeiträume stabilisiert werden kann.

Dass die zirkadiane Rhythmik für die Depression eine wesentliche Bedeutung hat, ergibt sich schon allein aus den von Patienten oft beschriebenen Tagesschwankungen der Stimmung. Während sich die Stimmung am Nachmittag und Abend aufhellt, leiden Patienten nach dem Nachtschlaf häufig unter besonders stark ausgeprägten Stimmungstiefs. Patienten mit einem Morgentief sprechen signifikant besser auf einen Schlafentzug an als Patienten ohne entsprechende Stimmungsschwankungen. Außerdem zeigte sich bei partiellen Schlafentzügen, dass für den Therapieerfolg der Zeitpunkt der Schlafrestriktion ausschlaggebend ist. Schilgen et al. berichteten 1976, dass sich auch ein partieller Schlafentzug in der zweiten Nachthälfte ab 1.30 Uhr positiv auf die Stimmung auswirken kann. Schlafentzug in der ersten Nachthälfte mit Schlaf von 1.30 Uhr bis 7.00 Uhr war weitaus weniger wirksam (Götze u. Tölle 1981). Wenn auch partielle Schlafentzüge im Vergleich zu kompletten Schlafentzügen von den Patienten als weniger anstrengend angesehen werden, ist das Problem des unmittelbaren Rückfalls nach der nächsten durchschlafenen Nacht jedoch auch bei diesem Procedere vorhanden.

Bei dem Versuch der Stimmungsstabilisierung über einen längeren Zeitraum verlagerten Wehr et al. (1979) die Schlafzeit um 6 Stunden vor (»phase advance«), und konnten damit bei 4 depressiven Patienten einen deutlichen antidepressiven Effekt erzielen. Bei weiterhin vorgezogener Schlafzeit konnte die Stimmung für ca. 2 Wochen stabilisiert werden. Souêtre et al. (1991) kamen in einer Übersicht zu dem Ergebnis, dass von weltweit bis dahin 20 mit diesem Therapieverfahren behandelten Patienten 75% auf eine 2- bis 3-wöchige Schlafphasenvorverlagerung positiv reagierten. Eine Etablierung des normalen Schlaf-Wach-Rhythmus führte jedoch fast regelhaft wieder zu einem Rückfall in die Depression. Aufgrund seiner Aufwendigkeit und der mangelhaften Stabilität des antidepressiven Effekts konnte sich dieses Verfahren in der Depressionstherapie nicht etablieren.

Schon Schulte (1971) ging so weit anzunehmen, dass »in Eingriffen in den 24-Stunden-Rhythmus die wichtigsten Entstehungsbedingungen und Auslösefaktoren für Zyklothymien zu suchen sind«. Untersucht wurden später insbesondere Körpertemperatur, Kortisol, REM-Schlaf und andere zirkadian verlaufende biologische Funktionen (Wehr u. Wirz-Justice 1981).

Nach Wehr et al. (1979) basiert die antidepressive Wirksamkeit der Schlafphasenvorverlagerung auf der Restituierung einer »normalen« Phasenbeziehung zwischen Schlaf-Wach-Rhythmus und den übrigen biologischen Rhythmen. Die Hypothese, dass verschiedene biologische Rhythmen bei depressiven Patienten im Sinne einer Phasenvorverlagerung verschoben sind, konnte in späteren Studien jedoch nicht eindeutig bestätigt werden (Van den Hoofdakker u. Beersma 1985). Darüber hinaus weisen auch verschiedene Neurotransmitter zirkadiane Schwankungen auf (s. unter 29.2).

Klinisch ist häufig die Beobachtung zu machen, dass schon kurze Schlafepisoden über Tag (engl. naps) nach einem erfolgreichen Schlafentzug die Stimmung der Patienten wieder deutlich verschlechtern, was auch empirisch dokumentiert wurde (Knowles et al. 1979; Roy-Byrne et al. 1984). Diese Beobachtung führte zu weiteren systematischen Untersuchungen solcher »Naps«, wobei sich zeigte, dass schon eine Schlafdauer von 90 Sekunden ausreichend sein kann, um eine entsprechende Stimmungsverschlechterung zu provozieren (Wiegand et al. 1987; Dressing et al. 1992; Riemann et al. 1993; Wiegand et al. 1993).

Wiegand et al. (1993) fanden eine Abhängigkeit der Stimmungsverschlechterung von der Tageszeit: Während Schlafepisoden am Morgen in der Hälfte aller Fälle die Stimmung wieder deutlich verschlechterten – unabhängig davon, ob REM-Schlaf auftrat oder nicht –, hatten Naps am Nachmittag kaum eine depressionsintensivierende Potenz.

Die genannten Befunde zu den Effekten von Schlafentzug einerseits und zum Einfluss von Schlaf auf Depressivität andererseits führten zu der Hypothese, dass Schlaf bei Depression seine Erholungsfunktion verloren hat und evtl. sogar depressionsverstärkend wirken kann (Berger u. Riemann 1993; Riemann et al. 1994a, 2001).

Mittlerweile konnte durch eine Vielzahl von Studien die Wirksamkeit von Schlafentzug bei Depressionen belegt werden (Übersichten: Gillin 1983; Wu u. Bunney 1990; Kuhs u. Tölle 1991). Insgesamt zeigte sich, dass 60% der Patienten, die an einer melancholischen Depression erkrankt waren, mit einer deutlichen Stimmungsverbesserung am Morgen nach der durchwachten Nacht reagierten. Der partielle Schlafentzug in der zweiten Nachthälfte ab ca. 1.30 Uhr unterscheidet sich dabei nicht wesentlich von einem vollständigen Schlafentzug.

Der therapeutische Effekt des Schlafentzugs sei von psychologischen Faktoren wie der Qualität der Arzt-Patient-Beziehung oder der Erwartungshaltung des Patienten unabhängig (Buddeberg u. Dittrich 1978).

29.2 Theoretische Modelle

Nach Borbély (1982) spielen zwei verschiedene Prozesse bei der Schlafregulation eine wichtige Rolle: Zum einen Prozess C, ein zirkadian gesteuerter Prozess, zum anderen Prozess S, der in Abhängigkeit zur vorangegangenen Wachzeit steht (◘ Abb. 29.1).

REM-Schlaf wird nach diesem Modell durch Prozess C abgebildet, weil das Vorkommen von REM-Schlaf ebenfalls eine starke zirkadiane Rhythmik, unabhängig von vorangegangenen Wachphasen, aufweist. Prozess S ist dagegen eine Funktion von Schlafen und Wachen, die sich während des Schlafs exponential abbaut und durch die Slow-Wave-Aktivität (SWS) im Schlaf-EEG reflektiert wird. Borbély geht davon aus, dass sowohl die Körpertemperatur als auch Prozess C durch den gleichen zirkadianen Oszillator kontrolliert werden.

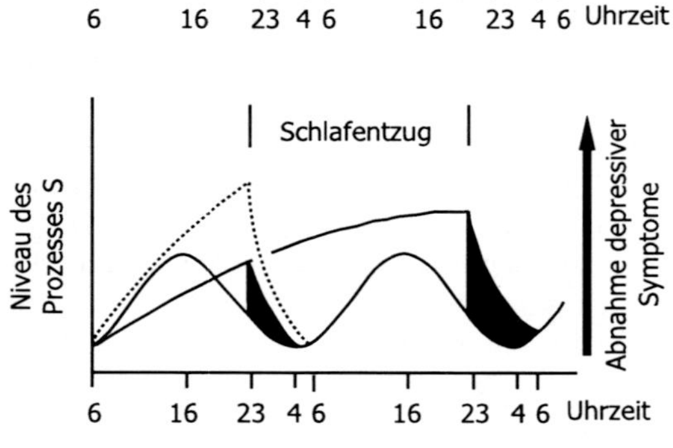

◘ **Abb. 29.1.** Zwei-Prozess-Modell von Schlafentzug und Depression nach Borbély (1982)

Bei einer Depression postulieren Borbély und Wirz-Justice (1982) im Zwei-Prozess-Modell ein vermindertes Ansteigen von Prozess S während des Tages. Durch einen Schlafentzug könne Prozess S weiter angehoben werden, was in der Folge zur Stimmungsverbesserung führe. Polysomnographisch ist nach diesem Modell ein erhöhter SWS-Anteil in der ersten Nacht nach Schlafentzug zu erwarten, der sich jedoch in den folgenden Nächten rasch normalisieren sollte; bei erneutem depressivem Stimmungseinbruch wäre mit verminderten SWS-Anteilen zu rechnen. Der REM-Schlaf müsse insbesondere einer zirkardianen Rhythmik folgen, weswegen nach diesem Modell von einer REM-Schlaf-Reduktion bei einer Schlafphasenvorverlagerung zu rechnen wäre.

Seit Mitte der 70er Jahre ist außerdem bekannt, dass die Aktivität des noradrenergen Systems mit dem Wechsel von Non-REM-Schlaf zu REM-Schlaf deutlich abnimmt. Die Aktivität im cholinergen Netzwerk des ZNS steigt dagegen beim Übergang von Non-REM-Schlaf zu REM-Schlaf deutlich an (Hobson et al. 1976; Hobson u. Steriade 1986). Während eines nächtlichen Non-REM/REM-Zyklus ergibt sich damit eine sinusförmige gegenläufige Schwingung in der Aktivität der beiden Transmittersysteme im ZNS (◘ Abb. 29.2).

Weitere Hinweise eines solchen Ungleichgewichts der Neurotransmitter zeigen sich auch in Studien aus dem Bereich der Bildgebung. Eine spezifische Aktivitätszunahme der zerebralen Glukosemetabolisation beim Übergang von Non-REM-Schlaf zu REM-Schlaf konnte im Bereich des Gyrus cinguli, der in besonders hohem Maße cholinerge Afferenzen besitzt, in PET-Studien bei gesunden Probanden nachgewiesen werden. Depressive Responder auf Schlafentzug hatten einen signifikant höheren Glukoseumsatz als Nonresponder, wobei sich der Hypermetabolismus durch einen totalen Schlafentzug vollständig zurückbildete (Wu et al. 1992). Ähnliche Ergebnisse konnten mit der SPECT-Technik gewonnen werden (Ebert et al. 1994). Diese Befunde unterstützen die Annahme einer pathophysiologisch relevanten cholinergen Hyperaktivität in der Depression, die durch Schlafentzug reduziert wird und schon 1972 durch Janowsky et al. formuliert wurde.

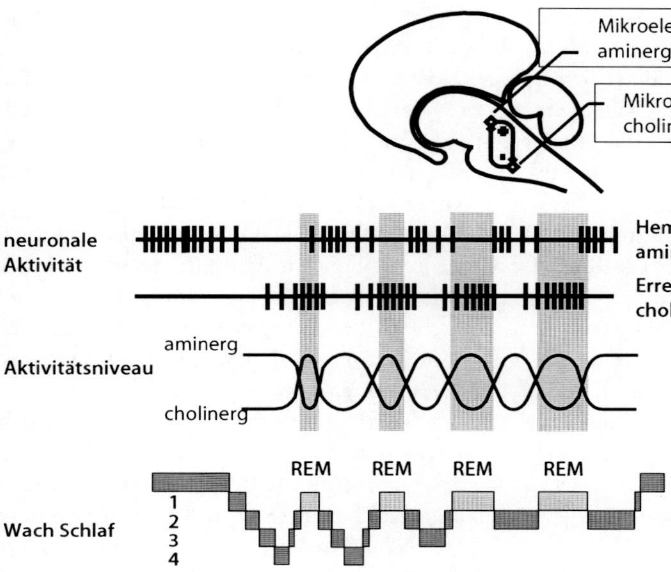

Abb. 29.2. REM-Schlaf-Regulation nach McCarley und Hobson (McCarley 1982)

In Erweiterung dieser Hypothese zeigen diese beiden Systeme, wie schon in Bezug auf die verschiedenen Schlafstadien erläutert, eine ultradiane Rhythmik (Wirz-Justice et al. 1980). Der stimmungsstabilisierende Effekt einer Schlafphasenvorverlagerung wurde durch eine zusätzliche zirkadiane Rhythmik erklärt, wobei (REM-)Schlaf in der vulnerablen Phase, in der das cholinerge System durch seine Aktiviertheit leichter zusätzlich stimulierbar wäre, vermieden wird.

Die Hypothese einer Dominanz des cholinergen Systems in der Depression konnte auch durch psychopharmakologische Untersuchungen gefestigt werden. Sowohl tierexperimentell als auch durch Humanexperimente konnte überzeugend nachgewiesen werden, dass die Gaben von Cholinesterasehemmern bzw. cholinergen Agonisten bei gesunden Probanden eine Vorverlagerung von REM-Schlaf bewirkt (Übersicht bei Riemann et al. 2001). Eine darüber hinausgehende noch stärkere Induktion von REM-Schlaf wurde im Vergleich hierzu bei depressiven Patienten beobachtet (Gillin et al. 1982; Berger et al. 1989, Gillin et al. 1991; Riemann et al. 1994b). Cholinesterasehemmer führen außerdem zu einer Erhöhung der REM-Dichte. Des Weiteren kommt es nach Gabe von Biperiden und Bornaprin, zwei Muskarinrezeptorantagonisten, zu einer Abnahme von REM-Schlaf und einer Verlängerung der REM-Latenz (Hohagen et al. 1994). Diese Befunde stützen weiterhin das cholinerg-aminerge Imbalancemodell depressiver Erkrankungen.

Die beschriebene cholinerg-aminerge Imbalanzhypothese mit Überwiegen des cholinergen Systems sowie die Aktivierung des cholinergen Netzwerkes durch REM-Schlaf, wodurch das Ungleichgewicht der Transmittersysteme verstärkt wird, könnten erklären, warum ein totaler Schlafentzug bzw. ein Schlafentzug in der zweiten Nachthälfte stimmungsaufhellend wirkt. Unterstrichen wird diese Hypothese auch dadurch, dass selektiver REM-Schlafentzug durch Wecken alleine ebenfalls antidepressiv wirkt (Vogel et al. 1980; Vogel 1983).

In Zusammenhang mit dem zirkadianen Modell wird verständlich, warum Schlaf in Abhängigkeit zur Tageszeit einen unterschiedlich stark depressiogenen Effekt haben müsste. Wiegand et al. (1993) untersuchten zu dieser Fragestellung Kurzschlafepisoden zu unterschiedlichen Tageszeiten. Untersucht werden sollte dabei insbesondere, ob bereits kurze Schlafphasen während des Tages den antidepressiven Effekt einer Schlafentzugsbehandlung aufheben können und das Auftreten von REM-Schlaf den depressiogenen Effekt verstärkt. Außerdem sollte geprüft werden, ob der Tageszeitpunkt, zu dem geschlafen wird, einen Einfluss auf die depressionsintensivierende Wirkung besitzt. Gemessen wurden der Effekt der Schlaflänge und -struktur, das Auftreten von REM-Schlaf oder Tiefschlaf während der Naps sowie der Einfluss des Zeitpunktes des Kurzschlafs auf die depressive Symptomatik. Die Ergebnisse sind in ◘ Abb. 29.3 dargestellt.

Es zeigte sich, dass die gemessenen Parameter der Schlaflänge und Schlafarchitektur keinen Einfluss auf das Auftreten von Stimmungsverschlechterungen hatten. Jedoch waren Naps am frühen Morgen deutlich stärker depressiogen als am Mittag. Bei Kurzschlafepisoden um 9.00 Uhr trat die Stimmungsverschlechterung fast regelmäßig auf und war unabhängig von REM-Schlaf während dieses Naps. Mittags ließ sich ein Zusammenhang zwischen dem Auftreten von REM-Schlaf und der Stimmungsverschlechterung feststellen. Stimmungseinbrüche wurden seltener beobachtet als nach Naps am Morgen. Nachmittags fehlte ein depressiogener Effekt fast vollständig. Auch das Auftreten von REM-Schlaf konnte zu diesem Zeitpunkt die Stimmung nicht mehr negativ beeinflussen. – Bei dieser Studie zeigt sich eine deutliche zirkadiane Komponente mit einem depressiogenen Effekt von Schlaf am Vormittag, wenn das cholinerge System besonders aktiv ist und damit zu einer Akzentuierung der Depression beitragen kann. Nachmittags ist das cholinerge System so abgeschwächt, dass auch bei Auftreten von REM-Schlaf das cholinerge System nur unwesentlich stimuliert werden kann, womit der Schlaf seine »depressiogene« Komponente verliert.

Andere Modelle der Schlafentzugswirkung betonen die Ähnlichkeit des Schlafentzugseffekts bei Depressionen mit dem Effekt von Psychostimulanzien. Ebert und Berger (1998) postulierten, dass Schlafentzug seine Wirkung primär über eine Stimulation der dopaminergen Neurotransmission entfalte.

Van Calker und Berger (1993) fokussierten in einer Übersicht auf den Neuromodulator Adenosin, der eine wichtige Rolle in der Schlafregulation spielt. Danach bewirkt Schlafentzug eine Erhöhung der Adenosinkonzentration im ZNS sowie eine Up-Regulation der Adenosin-A1-Rezeptoren, was zu einer verstärkten Hemmung der cholinergen Neurone führt, die für die Hemmung der SWS-Aktivität verantwortlich sind (Berger et al. 2003).

Weitere Hypothesen zielen auf zirkadiane Rhythmik, »clock genes« und Effekte auf die Genexpression ab, die dem Schlafentzug zugeschrieben werden (s. z. B. Wirz-Justice u. van den Hoofdakker 1999; Bunney u. Bunney 2000). Payne et al. (2002) gehen z. B. davon aus, dass Schlafentzug zu einer schnellen Up-Regulation plastizitätsrelevanter Gene führt, wobei dieser Effekt über noradrenerge Neurotransmission mediiert werden soll. Die-

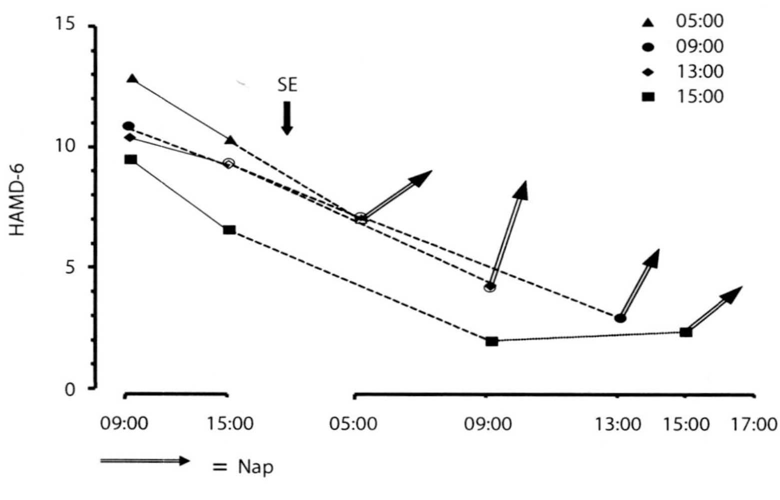

◘ **Abb. 29.3.** Stimmungsveränderung (Hamilton Depression Rating Scale, HAMD-6-Item-Version) durch Naps nach Schlafentzug (**SE**) in Abhängigkeit der Tageszeit und Dauer. Positive Delta-HAMD-Werte entsprechen einer Verschlechterung

selben Gene würden auch durch die chronische Gabe von Antidepressiva upreguliert werden.

29.3 Studien zur Phase-Advance-Strategie

In ◘ Tabelle 29.1 sind alle bisher durchgeführten Studien, die eine Schlafphasenvorverlagerung (phase advance) alleine oder in Kombination mit Schlafentzug durchgeführt haben, aufgelistet.

Wehr et al. (1979), Sack et al. (1985) sowie Van den Hoofdakker und Beersma (1988) behandelten kleine Stichproben von Patienten in offenen Pilotstudien alleine mit einer Phasenvorverschiebung des Schlafs von 5–6 Stunden und konnten zeigen, dass zwischen 75 und 100% der Patienten durch diese Strategie gebessert werden konnten. Souêtre et al. (1987) kombinierten erstmals partiellen Schlafentzug mit einer anschließenden Phasenvorverlagerung des Schlafs um 5 Stunden und wiesen damit nach, dass 80% der Patienten stabilisiert werden konnten.

In kontrollierter Form wurden vor allen Dingen von unserer Arbeitsgruppe Studien zum Effekt der kombinierten Schlafentzugs- und Schlafphasenvorverschiebung publiziert (Design ◘ Abb. 29.4).

Vollmann und Berger (1993) wiesen in einer ersten Pilotstudie nach, dass etwa 2 Drittel der Patienten, die auf den Schlafentzug angesprochen hatten, durch die anschließende Schlafphasenverschiebung für einen Zeitraum von einer Woche in ihrer positiven Stimmung stabilisiert werden konnten. In einer Folgestudie konnte dieses Ergebnis bestätigt werden, wobei zusätzlich gezeigt wurde, dass der Effekt unabhängig von einer gleichzeitig durchgeführten medikamentösen Behandlung war (Berger et al. 1997). In einer kontrollierten Studie verglichen wir den Effekt mit einer Schlafphasenvorverlagerung nach

◘ Tabelle 29.1. Überblick über Studien zur Phase-Advance-(PA-)Therapie bei depressiven Patienten

Studie	n	Medikation	Design	Ergebnis/Response
Wehr et al. 1979	4	Alle unmediziert	PA, 6 h	3 Pat. gebessert
Van den Hoofdakker u. Beersma 1988	7	2 von 7 mediziert	PA, 6 h	3 Pat. gebessert
Sack et al. 1985	4	Alle mediziert	PA, 5 h	4 Pat. gebessert
Souetre et al. 1987	5	Alle unmediziert	PSE+PA, 5 h	5 PSE+, 4 von 5 stabilisiert
Vollmann u. Berger 1993	17	13 von 17 mediziert	SE+PA, 6 h	11 von 17 Pat. stabilisiert SE+, 5 von 9 Pat. stabilisiert SE–, 6 von 8 Pat. stabilisiert
Berger et al. 1997	33 (nur SE+)	17 von 33 mediziert	SE+PA, 6 h	20 von 33 Pat. stabilisiert
Albert et al. 1998	40	Alle mediziert	SE+PA, 6 h	14 von 40 Pat. stabilisiert SE+, 12 von 19 Pat. stabilisiert SE–, 2 von 21 Pat. stabilisiert
Riemann et al. 1999	20 (nur SE+)	Alle unmediziert	SE+PA, 6 h	15 von 20 Pat. stabilisiert
Benedetti et al. 2001	30	14 unmediziert, 16 Li	SE+PA, 6 h	13 von 30 Pat. stabilisiert
Voderholzer et al. 2003	25	Alle mediziert	PSE/SE+PA, 6 h	17 von 25 Pat. stabilisiert

PSE Partieller Schlafentzug, **SE** Schlafentzug, **SE+** Schlafentzugsresponder, **SE–** Schlafentzugsnonresponder.

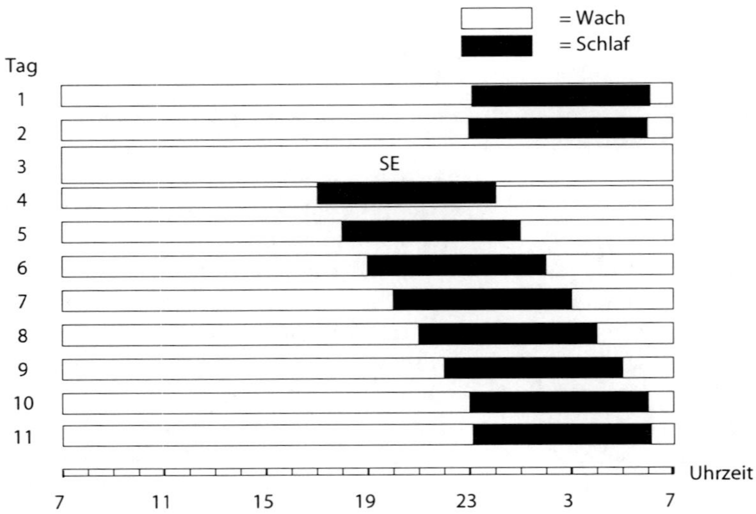

■ **Abb. 29.4.** Design der Schlafphasenvorverlagerung (**SE** Schlafentzug)

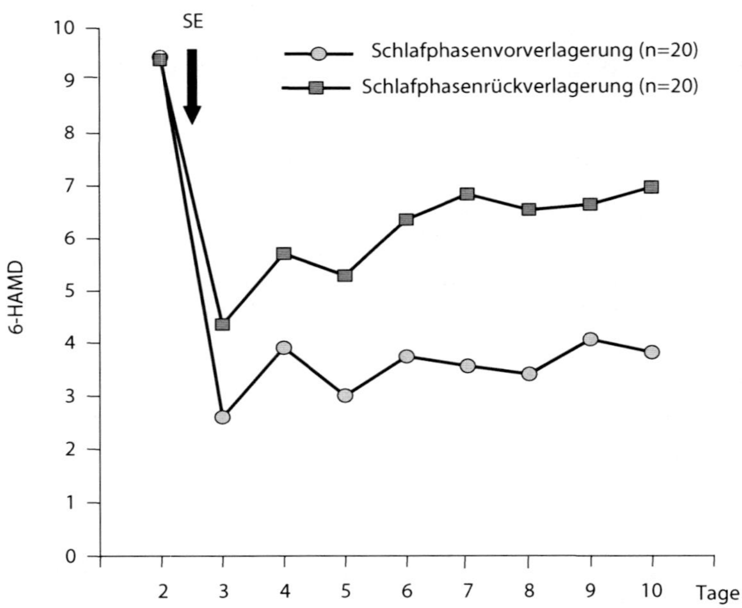

■ **Abb. 29.5.** Effekte einer Schlafphasenvorverlagerung gegenüber einer Schlafphasenrückverlagerung auf die Psychopathologie bei 20 Patienten in jeder Gruppe (dargestellt sind Mittelwerte und Standardabweichungen; **SE** Schlafentzug)

Schlafentzug mit einer Schlafphasenrückverlagerung, die keinen Effekt auf die Stimmung haben sollte (Riemann et al. 1999). Dabei konnten wir eine Überlegenheit der Schlafphasenvorverlagerung gegenüber der -rückverlagerung nachweisen (■ Abb. 29.5). Es konnten 15 von 20 Patienten, die auf den Schlafentzug angesprochen hatten und in der Phase-Advance-Gruppe behandelt wurden, über eine Woche in ihrem gebesserten Stimmungszustand stabilisiert werden.

Diese Ergebnisse wurden von der Arbeitsgruppe von Benedetti et al. (2001) bestätigt. In einer neuen Studie konnten wir darüber hinaus belegen, dass auch eine Verkürzung der Schlafphasenverschiebung auf 3 Nächte einen positiven Effekt auf die Stimmung von Patienten mit einer Depression hat (Voderholzer et al. 2003).

29.4 Praktische Durchführung

Schlafentzug mit anschließender Schlafphasenvorverlagerung kann bei majorer Depression erfolgreich durchgeführt werden. Einen positiven Prädiktor stellen ausgeprägte Tagesschwankungen dar. Auch unter Medikation ist ein schneller stimmungsaufhellender Effekt zu erwarten.

Das Therapieschema (◘ Abb. 29.4) ist auf jeder gewöhnlichen psychiatrischen Station durchführbar und wurde von der Mehrheit der untersuchten Patienten ohne Probleme akzeptiert. Wesentliche unerwünschte Nebenwirkungen waren nicht beobachtbar. Patienten mit bekannten Krampfleiden oder einer wahnhaften Depression sowie suizidale Patienten sollten nicht mit Schlafentzug behandelt werden. Es kann unter Schlafentzug bei entsprechend vorbelasteten Patienten zu zerebralen Krampfanfällen und einer Verschlechterung der wahnhaften Symptomatik kommen.

Wir empfehlen, bei begleitender sedierender antidepressiver Medikation die Abenddosis mindestens zu halbieren und auf den Nachmittag vorzuverlegen, bei stark sedierender Wirkung zu vierteln. Am Tag nach dem totalen Schlafentzug kann die Medikation um 16 Uhr, eine Stunde vor der Zubettgehzeit, verabreicht werden. Nicht sedierende Antidepressiva können unverändert weitergegeben werden.

29.5 Fazit

Für den Schlafentzug gilt – wie durch mehrere Übersichten demonstriert werden konnte –, dass etwa 50–60% aller Patienten mit einer majoren Depression, die sich einem Schlafentzug unterziehen, positiv auf das Verfahren ansprechen (siehe z. B. Wu u. Bunney 1990). Nachteilig an dem Schlafentzug allein ist jedoch, dass etwa 80% der Patienten nach der nächsten schlafenden Nacht wieder einen Rückfall in die Depression erleiden, was die klinische Wertigkeit des Verfahrens deutlich abschwächt.

Wir haben uns in den letzten Jahren intensiv damit befasst, ob es möglich ist, durch eine anschließende Schlafphasenvorverlagerung den Effekt des Schlafentzugs über längere Zeit damit zu konservieren. Wie oben dargestellt, ist Schlafphasenvorverlagerung alleine auch antidepressiv wirksam, wobei die Kombination mit Schlafentzug jedoch unseres Erachtens vorzuziehen ist, da dadurch ein initial schnellerer Effekt auf die Stimmung erreicht wird. Insgesamt erlauben die in ◘ Tabelle 29.1 aufgeführten Studien den Rückschluss, dass durch eine Schlafphasenverschiebung für einen Zeitraum von einer Woche oder kürzer etwa 50–70% der Patienten in ihrer Stimmungslage für diesen Zeitraum stabilisiert werden können.

Für unsere Patientenkollektive war der Therapieerfolg unabhängig von der Länge der Gesamterkrankungsdauer sowie der aktuellen Phasenlänge, weswegen diese Therapie auch für Patienten mit lang andauernden und bisher therapieresistenten depressiven Phasen indiziert ist.

Darüber hinaus war ebenfalls kein Einfluss von Alter oder Alter bei Ersterkrankung auf den Therapieerfolg nachweisbar.

Die Nap-Studien (Wiegand et al. 1987, 1993; Dressing et al. 1992; Riemann et al. 1993) zeigen, dass Schlaf vor allem in den Morgenstunden depressiogen wirkt, und die Schlafphasenvorverlagerung unterstützt die Hypothese, dass eine Vermeidung von Schlaf in dieser Zeit Rückfälle nach erfolgreichem totalem Schlafentzug verhindert. Mit unseren Daten wird die These von Wehr et al. (1979) weiter belegt, die besagt, dass durch ein Vermeiden von Schlaf während einer »kritischen Phase« die Stimmung stabilisiert werden kann.

Literatur

Albert R, Merz A, Schubert J, Ebert D (1998) Schlafentzug und anschließende Schlafphasenvorverlagerung stabilisiert den positiven Schafentzugseffekt bei depressiven Episoden. Nervenarzt 69: 66–69

Benedetti F, Barbini B, Campori E, Fulgosi MC, Colombo C (2001) Sleep phase advance and lithium to sustain the antidepressant effect of total sleep deprivation in bipolar depression: new findings supporting the internal coincidence model? J Psychiatr Res 35: 323–329

Berger M, Riemann D (1993) Sleep in depression – an overview. J Sleep Res 2: 211–223

Berger M, Riemann D, Höchli D, Spiegel R (1989) The cholinergic REM-sleep-induction test with RS 86: State- or traitmarker of depression? Arch Gen Psychiat 46: 421–428

Berger M, Vollmann J, Hohagen F, König A, Lohner H, Voderholzer U, Riemann D (1997) Sleep deprivation combined with consecutive sleep phase advance as a fast-acting therapy in depression: An open pilot trial in medicated and unmedicated patients. Am J Psychiatry 154: 870–872

Berger M, van Calker D, Riemann D (2003) Sleep and manipulations of the sleep-wake rhythm in depression. Acta Psychiatr Scand Suppl 418: 83–91

Borbély AA (1982) A two process model of sleep regulation. Hum Neurobiol 1: 195–204

Borbély AA, Wirz-Justice A (1982) Sleep, sleep deprivation and depression. Hum Neurobiol 1: 205–210

Buddeberg D, Dittrich A (1978) Psychologische Aspekte des Schlafentzugs. Arch Psychiat Nervenkr 22: 249–261

Bunney WE, Bunney BG (2000) Molecular clock genes in man and lower animals: Possible implications for circadian abnormalities in depression. Neuropsychopharmacology 22: 335–345

Dressing H, Riemann D, Gann H, Berger M (1992) The effect of biperiden on nap sleep after sleep deprivation in depressed patients. Neuropsychopharmacology 7: 1–5

Ebert D, Berger M (1998) Neurobiological similarities in antidepressant sleep deprivation and psychostimulant use: a psychostimulant theory of antidepressant sleep deprivation. Psychopharmacology 140: 1–10

Ebert D, Feistel H, Barocka A, Kaschka W (1994) Increased limbic blood flow and total sleep deprivation in major depression with melancholia. Psych Res Neurol 55: 101–109

Gillin JC (1983) The sleep therapies of depression. Prog Neuropsychopharmacol Biol Psychiatry 7: 351–364

Gillin JC, Sitaram N, Mendelson WB (1982) Acetylcholine, sleep and depression. Hum Neurobiol 1: 211–219

Gillin JC, Sutton L, Ruiz C (1991) The cholinergic REM induction test with arecholine in depression. Arch Gen Psychiatry 48: 264–270

Götze U, Tölle R (1981) Antidepressive Wirkung des Schlafentzugs während der 1. Hälfte der Nacht. Psychiatr Clin (Basel) 14: 129–149

Hobson JA, Steriade M (1986) Neuronal basis of behavioural state control. In: Mountcastle VB, Bloom FE, Geiger SR (eds) Intrinsic regulatory systems of the brain. Handbook of physiology, vol 4. Am Physiol Soc, Bethesda, pp 701–823

Hobson JA, McCarly RW, McKenna TM (1976) Cellular evidence bearing on the pontine brainstem hypotheses of desynchronized sleep control. Prog Neurobiol 6: 280

Hohagen F, Lis S, Riemann D, Krieger S, Meyer C, Fritsch-Montero R, Grunze H, Berger M (1994) Influence of biperiden and bornaprine on sleep in healthy subjects. Neuropsychopharmacology 11: 29–32

Janowsky D, El-Yousef M, Davis J, Scherke H (1972) A cholinergic-adrenergic hypothesis of mania and depression. Lancet 2: 632–635

Knowles B, Southmayd SE, Delva N, MacLean AW, Cairns J, Letemendia FJ (1979) Five variations of sleep deprivation in a depressed woman. Br J Psychiatry 135: 403–410

Kuhs H, Tölle R (1991) Sleep deprivation therapy. Biol Psychiatry 29: 1129–1148

McCarley RW (1982) REM sleep an depression: common neurobiological control mechanisms. Am J Psychiatry 139: 565–570

Payne JL, Quiroz JA, Zarate CA, Manji HK (2002) Timing is everything: Does the robust upregulation of noradrenergically regulated plasticity genes underlie the rapid antidepressant effects of sleep deprivation? Biol Psychiatry 52: 921–926

Riemann D, Wiegand M, Lauer C, Berger M (1993) Naps after total sleep deprivation in depressed patients. Are they depressiogenic? Psychiatry Res 94: 109–120

Riemann D, Schnitzler M, Hohagen F, Berger M (1994a) Depression und Schlaf – der gegenwärtige Forschungsstand. Fortschr Neurol Psychiat 62: 458–478

Riemann D, Hohagen F, Bahro M, Berger M (1994b) Sleep in depression: the influence of age, gender and diagnostic subtype on baseline sleep and the cholinergic REM induction test with RS 86. Eur Arch Psychiatry Clin Neurosci 243: 279–290

Riemann D, König A, Hohagen F, Kiemen A, Voderholzer U, Backhaus J, Bunz J, Wesiack B, Hermle L, Berger M (1999) How to preserve the antidepressive effect of sleep deprivation: A comparison of sleep phase advance and sleep phase delay. Eur Arch Psychiatry Clin Neurosci 249: 231–237

Riemann D, Berger M, Voderholzer U (2001) Sleep and depression – results from psychobiological studies: an overview. Biol Psychiatry 57: 67–103

Roy-Byrne PR, Uhde TW, Post RM (1984) Antidepressant effects of one night's sleep deprivation: Clinical and theoretical implications In: Post RM, Ballenger JC (eds) Neurobiology of the mood disorders. Williams & Wilkins, Baltimore, pp 817–835

Sack DA, Nurnberger J, Rosenthal NE, Ashburn E, Wehr TA (1985) Potentiation of antidepressant medications by phase advance of the sleep-wake cycle. Am J Psychiatry 142: 606–608

Schilgen B, Bischofs W, Blaszkiewicz F, Bremer W, Rudolf GA, Tölle R (1976) Total and partial sleep deprevation in the treatment of depression: preliminary communication. Arzneimittelforschung 26: 1171–1173

Schulte W (1966) Kombinierte Psycho- und Pharmakotherapie bei Melancholikern. In: Kranz H, Petrilowitsch N (Hrsg) Probleme der pharmakopsychiatrischen Kombinations- und Langzeitbehandlung. Karger, Basel

Schulte W (1971) Zum Problem der Provokation und Kupierung von melancholischen Phasen. Schweiz Arch Neurol Neurochir Psychiatrie 109: 427–435

Souêtre E, Salvati E, Pringuey D, Plasse Y, Savelli M, Darcourt G (1987) Antidepressant effects of the sleep/wake cycle phase advance. Preliminary report. J Affect Disord 12: 41–46

Souêtre E, Salvati E, Candito M, Dacourt G (1991) Biological clocks in depression: Phaseshift experiments revisited. Eur Psychiatry 6: 21–29

Van Calker D, Berger M (1993) Possible role of adenosine receptors in psychiatric diseases. Drug Develop Res 28: 354–358

Van den Hoofdakker RW, Beersma DGM (1985) On the explanation of short REM latencies in depression. Psychiatry Res 16: 155–163

Van den Hoofdakker RH, Beersma DGM (1988) On the contribution of sleep wake physiology to the explanation and the treatment of depression. Acta Psychiatr Scand Suppl 341: 53–71

Voderholzer U, Weske G, Schärer L, Riemann D, Giedke H, Schwärzler F, Berger M, Wiegand M (2003) Does a 3 days phase advance of the sleep period stabilize the antidepressant response to sleep deprivation? A pilot study. Eur Arch Psychiatry Clin Neurosci 253: 68–72

Vogel G (1983) REM sleep deprivation and depression. In: Chase M, Weitzmann ED (eds) Sleep disorders. MTP, Lancaster, pp 393–400

Vogel GW, Vogel F, McAbee RS, Thurmond AJ (1980) Improvement of depression by REM sleep deprivation. Arch Gen Psychiatry 37: 247–253

Vollmann J, Berger M (1993) Sleep deprivation with consecutive sleep phase ad- vance therapy in patients with major depression: a pilot study. Biol Psychiatry 33: 54–57

Wehr TA, Wirz-Justice A, Goodwin FK, Duncan W, Gillin JC (1979) Phase advance of the circadian sleep-wake cycle as an antidepressant. Science 206: 710–713

Wehr TA, Wirz-Justice A (1981) Internal coincidence model for sleep deprivation and depression. In: Sleep 1980, 5th Eur. Congr. Sleep Res., Amsterdam 1980. Karger, Basel, pp 26–33

Wiegand M, Berger M, Zulley J, Lauer C, von Zerssen D (1987) The influence of daytime naps on the therapeutic effect of sleep deprivation. Biol Psychiatry 22: 389–392

Wiegand M, Riemann D, Schreiber W, Lauer CHJ, Berger M (1993) Effect of morning and afternoon naps on mood after total sleep deprivation in patients with major depression. Biol Psychiatry 33: 467–476

Wirz-Justice A, van den Hoofdakker RH (1999) Sleep deprivation in depression: What do we know, where do we go? Biol Psychiatry 46: 445–453

Wirz-Justice A, Kafka M, Naber D, Wehr TA (1980) Circadian rhythms in rat brain alpha- and beta-adrenergic receptors are modified by chronic imipramine. Life Science 27: 341–347

Wu JC, Bunney WE (1990) The biological basis of an antidepressant response to sleep deprivation and relapse: review and hypothesis. Am J Psychiatry 147: 14–21

Wu JC, Gillin JC, Buchsbaum MS, Hershey T, Johnson JC, Bunney WE (1992) Effect of sleep deprivation on brain metabolism of depressed patients. Am J Psychiat 149: 538–543

Lichttherapie

A. Mackert, B. Steinacher

Haupteinsatzgebiet der Lichttherapie ist die saisonal abhängige Depression (SAD). Bei nicht saisonal ausgeprägten Depressionen sollte Lichttherapie aufgrund der nur mäßigen Wirksamkeit nicht als Therapie der ersten Wahl erfolgen, bietet sich aber als unterstützende Maßnahme an. Bei nicht saisonalen therapieresistenten Depressionen kann die Lichttherapie nicht als eine vollwertige adäquate Therapiemaßnahme im Rahmen einer Gesamtstrategie oder eines Algorithmus gewertet werden.

Bei der SAD kommt es zu regelmäßig wiederkehrenden depressiven Phasen in den Herbst- und Wintermonaten, die den Schweregrad einer Major Depression erreichen. Neben den klassischen Zeichen einer Depression sind atypische Symptome wie Hypersomnie bei vermehrter Müdigkeit am Tage, Heißhunger auf Kohlenhydrate und Gewichtszunahme vorhanden.

Es werden verschiedene pathophysiologische Hypothesen als Ursache der SAD diskutiert: verlängerte Melatoninsekretion bei Verkürzung der Photoperiode im Herbst und Winter, Phasenverzögerung der tageszeitlichen Rhythmen, verminderte Empfindlichkeit von retinalen Photorezeptoren sowie Dysbalance verschiedener Transmittersysteme.

Lichttherapie stellt bei SAD-Patienten eine effektive Behandlungsform dar. Die Exposition sollte bei einer Lichtintensität von 2500 Lux 2 Stunden täglich betragen, bei 10.000 Lux genügen 30–40 Minuten. Zwischen 60 und 85% aller SAD-Patienten sprechen auf die Lichtbehandlung an, die Besserung tritt meist innerhalb einer Woche ein. Nebenwirkungen sind unter Lichttherapie selten. Bis zu 40% aller SAD-Patienten respondieren nicht oder nur unzureichend auf Lichttherapie. An medikamentösen Alternativen bieten sich insbesondere Antidepressiva mit serotonergem Wirkungsprofil an.

30.1 Saisonal abhängige Depressionen

Saisonal bedingte Veränderungen von Stimmung und Antrieb sind seit der Antike bekannt. In neuerer Zeit konnten erstmals Lewy et al. (1982) bei einem über 30 Jahre regelmäßig in den Wintermonaten depressiv erkrankten 63-jährigen Mann eine rasche Remission durch eine 10-tägige Behandlung mit hellem Licht bewirken. Gestützt auf chronobiologische Erkenntnisse durch das Studium von jahreszeitlichen und zirkadianen Rhythmen bei Tier und Mensch wurde deutlich, dass helles Licht mit einer Intensität von mehr als 2500 Lux die biologische Uhr beeinflussen kann. Deshalb bestand die berechtigte Hoffnung, Patienten mit Winterdepressionen durch die Exposition mit hellem Licht wirkungsvoll behandeln zu können. Die Effektivität von Lichttherapie konnte durch verschiedene Forschungsgruppen in nahezu 70 Studien an mehreren hundert Patienten nachgewiesen werden (z. B. Rosenthal et al. 1984, 1985, 1986; Wehr et al. 1986, 1987; Wirz-Justice et al. 1986; Lewy et al. 1987; Eastman et al. 1992, 1998; Terman et al. 1998, 2001; Lam u. Levitt 1999; Thompson et al. 1999; Avery et al. 2001a; Levitt et al. 2002).

Bei der saisonal abhängigen Depression (SAD), auch Winterdepression oder Major Depression mit saisonaler Verlaufsform genannt, kommt es zu regelmäßig wiederkehrenden depressiven Phasen im Herbst und Winter, die den Schweregrad einer Major Depression erreichen. Nach DSM-IV, das im Unterschied zu ICD-10 die Diagnose der SAD zulässt, müssen Beginn und Ende einer Episode regelmäßig in dieselbe Jahreszeit fallen und mindestens zwei Episoden einer Major Depression aufeinander folgen. Bei langjährigen depressiven Verläufen müssen die jahreszeitlich abhängigen Episoden deutlich überwiegen – jahreszeitlich auftretende psychosoziale Belastungen sind gesondert zu berücksichtigen und berechtigen nicht zur Diagnose einer SAD. Diese recht eng gefasste Definition nach DSM-IV wurde wegen ihrer beschränkten praktischen Eignung mehrfach kritisiert, weswegen in vielen Studien die von Rosenthal et al. (1984) modifizierten Kriterien berücksichtigt wurden: Beginn und Ende von depressiven Phasen sollen regelmäßig zur selben Jahreszeit auftreten und mindestens eine Episode muss die Kriterien einer Major Depression erfüllen.

Bei Patienten mit SAD kommt es neben den klassischen Zeichen einer Depression häufig zu atypischen Symptomen. Sie schlafen oft bis in die Mittagsstunden, fühlen sich dennoch nicht erholt und leiden unter Müdigkeit. Etwa 70% der Patienten klagen über vermehrten Appetit verbunden mit Heißhunger auf Kohlenhydrate, ohne Lust am Essen zu empfinden. Als Folge kommt es häufig zu Gewichtszunahme.

Nahezu 75% der in den Studien erfassten Patienten mit SAD sind weiblich, somit liegt der Anteil an betroffenen Frauen noch höher als bei der klassischen Depression. Weiterhin sind die Patienten meist jünger – die Erkrankung tritt häufig bereits im frühen Erwachsenenalter auf. Etwa 10% aller SAD-Patienten befanden sich bereits in stationärer Behandlung.

Leichter ausgeprägte saisonale Depressionen, die den Kriterien einer SAD nach DSM-IV nicht genügen, werden als subsyndromale Depression (SSAD) beschrieben (Kasper et al. 1989). Bei dieser Unterform ist die depressive Verstimmung weniger ausgeprägt, das jahreszeitliche Auftreten sowie die atypischen Symptome sind jedoch wie bei der SAD vorhanden. Lichttherapie stellt auch hier eine geeignete Behandlungsmethode dar (Avery et al. 2001b).

Therapeutische Erfolge konnten mit dieser Behandlungsform auch bei depressiven Frauen in der Schwangerschaft erzielt werden (Oren et al. 2002); sie stellt deshalb, zumindest bei leichteren Verläufen, eine Alternative zur eingeschränkten Antidepressivaverordnung dar. Von nächtlicher Schichtarbeit weiß man außerdem, dass sich insbesondere kognitive Leistungen unter hellem Licht verbessern (Boyce et al. 1997).

30.1.1 Epidemiologie

Die Lebenszeitprävalenz der SAD wird in den USA mit 6,1% angegeben, sie liegt für die subsyndromale Form mit 14,3% deutlich höher. Somit leiden insgesamt rund 36 Millionen Amerikaner an jahreszeitlich abhängigen depressiven Symptomen (Rosenthal 1989). Die saisonal bedingten Beschwerden nehmen mit dem Breitengrad des Wohnorts zu: Je nördlicher gelegen, desto höher sind die Prävalenzraten (Rosen et al. 1990; Magnusson 2000). So wurde in Finnland für die SAD eine Prävalenz von 9,5%, für die SSAD von 18,4% ermittelt (Saarijärvi et al. 1999). In Alaska klagen 28,3% aller befragten Menschen über saisonal bedingte depressive Symptome (Hellekson 1989). Die Prävalenzrate im nordöstlichen Teil von Schottland liegt dagegen mit 3,5% recht niedrig (Eagles et al. 1998, 1999). Jedoch sind für die Häufigkeit des Auftretens von saisonal bedingten depressiven Beschwerden nicht nur die jeweils vorhandenen externen Lichtverhältnisse maßgebend, sondern vor allem das individuelle Verhalten. Menschen, die sich im Winter insbesondere bei Sonnenschein häufig im Freien aufhalten, leiden seltener an depressiven Symptomen (Wirz-Justice et al. 1996).

30.1.2 Pathophysiologie

Hinsichtlich der Pathophysiologie der SAD sowie der Wirkmechanismen der Lichttherapie wurden verschiedene Hypothesen aufgestellt.

Frühe Arbeiten gehen bei SAD-Patienten von einer Verkürzung der Photoperiode im Herbst und Winter mit entsprechend verlängerter Melatoninsekretion als Ursache der depressiven Beschwerden aus (Rosenthal et al. 1986; Thompson et al. 1990; Checkley et al. 1993). Somit könnte durch eine künstliche Verlängerung des Tages durch Lichttherapie am Morgen oder Abend und der daraus resultierenden Verkürzung der nächtlichen Melatoninsekretion ein antidepressiver Effekt erreicht werden. Jedoch ist auch Licht am Mittag oder zu einem andereren Zeitintervall therapeutisch wirksam, ohne dass es zu einer Suppression von Melatonin kommt (Jacobsen et al. 1987; Wirz-Justice u. Andersen 1990; Wirz-Justice et al. 1993). Außerdem führt die Gabe von Melatonin zu keiner Verstärkung der depressiven Symptome (Oren u. Rosenthal 1992).

Nachdem der zentrale Stellenwert von Melatonin in der Pathophysiologie der SAD nicht bestätigt werden konnte, geriet auch die Hypothese einer Phasenverschiebung im Sinne einer Phasenverzögerung (phase delay) zunehmend unter Kritik (Eastman et al. 1993; Thalen et al. 1995; Wirz-Justice et al. 1995; Thompson et al. 1997). Danach sollte bei SAD ausschließlich Lichttherapie am Morgen effektiv sein, um durch die Lichtgabe eine Phasenvorverschiebung und damit Regulierung des verzögert arbeitenden Zeitgebers zu bewirken (Lewy et al. 1987). Jedoch konnten Skwerer et al. (1988) keine Phasenverzögerung von SAD-Patienten nachweisen, und zudem wirkt Licht zu verschiedenen Zeitpunkten des Tages antidepressiv (Blehar u. Lewy 1990).

Die Annahme einer verminderten Empfindlichkeit von retinalen Photorezeptoren bei SAD-Patienten und der daraus resultierenden suboptimalen Aufnahme von Licht (Remé et al. 1990) konnte bislang ebenso wenig wie die konträre Hypothese einer Hypersensitivität retinaler Photorezeptoren (Beersma 1990) bewiesen werden. Nach Wehr et al. (1987) führt allein die verminderte Lichtmenge im Herbst und Winter, sobald sie unter eine kritische Schwelle sinkt, zu den depressiven Symptomen der SAD. Diese Theorie wird durch den generell positiven Effekt von hellem Licht bei SAD-Patienten gestützt.

Neuere Untersuchungen weisen auf eine Dysbalance der Transmitterfunktionen bei SAD-Patienten hin. Wenngleich aufgrund der Heterogenität der zentralen Neurotransmission mehrere Transmitter betroffen sein dürften, kommt dem serotonergen System bei SAD-Patienten besondere Bedeutung zu und dürfte den Heißhunger auf Kohlenhydrate als versuchte Kompensation des reduzierten zentralen Serotonins (5-HT) erklären (Rosenthal et al. 1987). Die zentrale 5-HT- und Tryptophankonzentration weist beim Menschen saisonale Schwankungen mit Tiefpunkt im Winter auf (Brewerton 1989; Maes et al. 1995). Bei SAD-Patienten fällt außerdem im Vergleich zu gesunden Kontrollpersonen eine reduzierte Serotonintransporterdichte im Hypothalamus und Thalamus auf (Willeit et al. 2000). Remittierte Patienten mit SAD reagieren auf künstliches Absenken der zentralen Tryptophankonzentration mit erneuter Zunahme der depressiven Beschwerden (Lam et al. 1996; Neumeister et al. 1997; 1998).

Ebenso konnte eine Dysfunktion des katecholaminergen Systems nachgewiesen werden (Rudorfer et al. 1993; Neumeister et al. 1998). In einer ersten Arbeit finden sich vage Hinweise auf eine Beeinträchtigung des immunologischen Systems bei Patienten mit SAD (Stastny et al. 2003).

30.2 Lichttherapeutische Behandlung

30.2.1 Praktische Durchführung

Die ersten lichttherapeutischen Geräte waren überwiegend mit »Vollspektrum«-Leuchtstoffröhren bestückt. Da der UV-Anteil für die Wirksamkeit von Lichttherapie nicht relevant und zudem gesundheitsschädlich ist, werden heute weitgehend fluoreszierende Leuchtstoffröhren mit »full-spectrum bright light«, also mit hellem weißem Licht ohne UV-Komponente, eingesetzt. Um einen antidepressiven Effekt bei SAD-Patienten zu gewährleisten, müssen Lichtstärken von mindestens 2500 Lux erreicht werden. Am häufigsten werden tragbare Tischgeräte mit vertikal angeordneten Leuchtstoffröhren eingesetzt, welche je nach Abstand zu den Augen zwischen 2500 und 10.000 Lux an Lichtintensität erreichen. In Arztpraxen und Krankenhäusern werden oft Lichtzimmer mit Lampenbestückung an den Wänden und an der Decke angeboten, um auch bei Gruppenbehandlungen eine ausreichende Helligkeit zu gewährleisten.

Die Exposition mit hellem Licht von mindestens 2500 Lux sollte bei SAD-Patienten täglich 2 Stunden betragen, bei einer Lichtintensität von 10.000 Lux genügen bereits 30–40 Minuten (Terman et al. 1989, 1990; Magnusson u. Kristbjarnarson 1991). Somit scheint ein Zusammenhang zwischen Dauer, Dosis und klinischer Wirksamkeit zu bestehen. Die Besserung erfolgt meist schon nach 4–5 Tagen, also rascher als bei Patienten mit klassischer Depression unter Einnahme von Antidepressiva.

30.2.2 Effektivität

Lichttherapie erwies sich anhand der meisten Untersuchungen als effektive Behandlungsmethode der saisonalen Depression, allerdings dürfte der Placeboeffekt als hoch einzuschätzen sein (Wileman et al. 2001). Nach 2 Behandlungswochen respondieren studienabhängig zwischen 60 und 85% aller SAD-Patienten (Lam u. Levitt 1999), wobei als Responsekriterium in der Regel eine Abnahme der

Scores in der Hamilton Depression Scale (HAMD) um die Hälfte oder mehr gilt. Responder auf Lichttherapie haben eine höhere positive Erwartungshaltung als Nonresponder (Terman et al. 1996). Bei mehrwöchiger Lichttherapie kann es auch nach zwei und mehr Wochen noch zu einem Ansprechen kommen, die stärkste Wirkung wird jedoch in den ersten beiden Behandlungswochen erreicht (Bauer et al. 1994; Ruhrmann et al. 1998). Ein positiver Behandlungseffekt bereits nach der ersten Lichtexposition dient als Prädiktor für einen erfolgreichen weiteren Therapieverlauf (Sher et al. 2001).

Gestützt auf die Annahme, dass die lichttherapeutische Wirkung auf einer künstlichen Verlängerung des Tages beruhe, wurde Lichttherapie in den frühen Studien jeweils morgens und abends angeboten (Rosenthal et al. 1984, 1985). Da insbesondere berufstätige Menschen mit zwei Sitzungen pro Tag oft zeitlich überfordert sind, wird Lichttherapie in den letzten Jahren meist nur am Morgen oder Abend durchgeführt. Während die meisten Untersuchungen einen besseren Behandlungserfolg am Morgen nachwiesen (Lewy et al. 1987, 1998; Avery et al. 1990, 1991; Dam et al. 1998; Eastman et al. 1998; Terman et al. 1998, 2001; Magnusson 2000), fanden wenige Studien keinen Unterschied zwischen morgendlicher und abendlicher Lichtexposition (Meesters et al. 1993; Wirz-Justice et al. 1993; Lafer et al. 1994). Keine Studie konnte jedoch eine Überlegenheit der Lichttherapie am Abend nachweisen.

! Wie eine Metaanalyse aller früheren Studien ergab, remittieren bei Lichttherapie am Morgen 53%, am Mittag 32% und am Abend 51% der jeweils erfassten Patienten mit SAD (Terman et. al. 1989). Diese Ergebnisse konnten in einer späteren Cochrane-Metaanalyse tendenziell bestätigt werden (Thompson et al. 1999). Die leichte Überlegenheit von Lichttherapie am Morgen könnte am ehesten die Hypothese einer Phasenverzögerung als Ursache der SAD stützen.

30.2.3 Nebenwirkungen und Kontraindikationen

Ernsthafte Nebenwirkungen sind unter Lichttherapie selten. Gelegentlich klagen Patienten über das Gefühl leicht gereizter Augen, Verschwommensehen, Kopfschmerzen, Gereiztheit und Schlaflosigkeit bei Behandlung am späten Abend. Diese Erscheinungen klingen meist wenige Tage nach Beginn der Lichtgabe spontan ab. Bei Patienten mit einer bipolaren Verlaufsform kann Lichttherapie hypomane Zustände, selten eine manische Phase auslösen (Chan et al. 1994; Labbate et al. 1994). Deshalb sollten Patienten mit einer bipolaren Erkrankung auch unter Lichtbehandlung regelmäßig ärztlich begleitet werden.

! Entzündungen von Uvea und Glaskörper, Glaukome, Katarakte und Erkrankungen des N. opticus stellen meist eine relative Kontraindikation dar. Generell ist deswegen vor Lichttherapie eine augenärztliche Untersuchung zu empfehlen, und bei entsprechenden Problemen sind Nutzen und mögliche Gefährdung abzuwägen. Bei einer Kombination von Licht- und Pharmakotherapie mit photosensibilisierenden Medikamenten ist eine regelmäßige augenärztliche Konsultation obligat.

In drei bekannten Fällen kam es zu Suizidalität kurz nach Beginn einer Lichtbehandlung (Praschak-Rieder et al. 1997; Kripke 1998).

30.3 Lichttherapie bei nicht saisonal ausgeprägten Depressionen

Verglichen mit der Vielzahl an Studien zur Effektivität von Lichttherapie bei Patienten mit saisonaler Depression wurde die Frage eines möglichen therapeutischen Einflusses von hellem Licht bei nicht jahreszeitlich abhängigen Depressionen nur in geringerem Umfang untersucht. In einer eigenen Studie (Mackert et al. 1991) erhielten 42 stationäre Patienten mit einer nonsaisonalen Major Depression randomisiert entweder helles Licht über 2500 Lux oder eine Placebobehandlung mit rotem Dim Light (50 Lux). Die Lichttherapie wurde täglich zwischen 7.20 und 9.20 Uhr über eine Woche durchgeführt. Als Instrumente zur Fremdbeurteilung wurden die HAMD, die Clinical Global Impression Scale (CGI) sowie das AMDP-System (Baumann u. Stieglitz 1983) angewandt, die Selbstbeurteilung wurde mit Hilfe einer visuellen Analogskala (Aitken 1969) sowie der Depressivitätsskala und Beschwerdeliste (von Zerssen 1986) erfasst. Zu Beginn der Behandlung wurden die Patienten nach ihrer Erwartungshaltung befragt – es ergaben sich keine Unterschiede zwischen den beiden Subgruppen mit hellem und biologisch inaktivem rotem Licht. Die statistische Auswertung erfolgte durch eine zweifaktorielle Varianzanalyse (»Gruppe« und »Tag der Behandlung«) mit Messwiederholung.

Es ergab sich keine Überlegenheit von hellem Licht gegenüber der Placebobehandlung. Anhand der Responsedefinition – Abnahme des HAMD-Scores um mindestens 50% – befanden sich in der Gruppe mit hellem Licht lediglich 4, in der Placebogruppe 3 Responder. Der mittlere HAMD-Score fiel in der Gruppe mit hellem Licht von 19,5±4,1 auf 15,3±5,0 und in der Gruppe mit Placebolicht von 19,1±4,2 auf 17,3±6,2; dieser Befund ist statistisch nicht signifikant. Auch in den Skalen zur Selbstbeurteilung fand sich kein signifikanter Unterschied zwischen den beiden Gruppen.

Um mögliche Zusammenhänge zwischen einer veränderten Melatoninsekretion bzw. serotonergen Aktivierung und Wirksamkeit unter Lichttherapie zu prüfen, wurden bei 39 der 42 Patienten Tagesprofile von Melatonin und Serotonin im Blut vor und nach der siebentägigen Behandlung mit hellem bzw. Placebolicht untersucht und die Ergebnisse mit einer Kontrollgruppe von 14 gesunden Probanden verglichen, die ebenfalls randomisiert einer Behandlung mit hellem Licht bzw. Dim Light zugeteilt wurden (Rao et al. 1992). Die zirkadianen Melatoninprofile konnten durch die Lichtbehandlung sowohl bei Patienten als auch bei gesunden Probanden kaum beeinflusst werden. Dagegen kam es bei Patienten und Probanden gleichermaßen zu einer signifikanten Erhöhung der Serotoninkonzentration im Blut – dieser Effekt trat unter hellem und rotem Licht in gleichem Ausmaß ein. Offensichtlich wird der Serotoninmetabolismus nicht primär durch biologisch aktives Licht, sondern durch unspezifische Effekte wie Erwartungshaltung und Setting beeinflusst.

Gestützt auf die eigenen Ergebnisse (Mackert et al. 1991) stellt Lichttherapie bei Patienten mit einer nicht jahreszeitlich abhängigen Depression somit keine generell geeignete Behandlungsform dar. Passend dazu wurde in den meisten Studien bei nonsaisonal Depressiven kein oder ein allenfalls geringer therapeutischer Effekt unter hellem Licht erzielt (Kripke 1981; Kripke et al. 1983, 1987, 1992; Yerevanian 1986; Stinson u. Thompson 1990; Delito et al. 1991; Hill et al. 1998; Fritzsche et al. 2001). In einer kontrollierten Arbeit wird jedoch die therapeutische Überlegenheit von hellem Licht gegenüber Placebolicht bereits nach einer zweistündigen Behandlung am Morgen über eine Woche beschrieben (Yamada et al. 1995).

Die bisherigen Studien sind aufgrund unterschiedlicher klinischer Variablen wie Schwere der Erkrankung, täglicher und gesamter Behandlungsdauer der Lichttherapie, Lichtintensität und Zeitpunkt der Lichtexposition am Morgen oder Abend nur schwer zu vergleichen, zudem differieren die Responsekriterien erheblich (Levitt et al. 2002). Da in den meisten Arbeiten Lichttherapie in den frühen Morgenstunden verabreicht wurde, könnte die leichte klinische Besserung nach Kripke et al. (1983) auch als Folge eines partiellen Schlafentzugs verstanden werden.

Die Behandlung einer schweren Depression ohne jahreszeitliche Abhängigkeit ließe sich möglicherweise durch längere Behandlungszeiträume und höhere Lichtdosen optimieren (Yamada et al. 1995). So konnten Dietzel et al. (1986) bei 10 nicht saisonal Depressiven eine deutliche Besserung von Schlaf und Stimmungslage nach einer eintägigen Lichtbehandlung über 6 Stunden erreichen. Bei Patienten mit einer bipolaren affektiven Erkrankung und »rapid cycling« scheint Lichttherapie am Mittag erfolgreich zu sein (Leibenluft et al. 1995).

Es fehlen jedoch weitere kontrollierte Studien über die Zusammenhänge von Therapieerfolg und Behandlungsdauer sowie Lichtintensität bei Depressiven mit nichtsaisonaler Ausprägung. Erst danach dürfte sich entscheiden, ob Lichttherapie bei dieser depressiven Patientengruppe überhaupt eine effektive Behandlungsform darstellt.

30.4 Pharmakotherapeutische Alternativen bei SAD-Patienten

Wenngleich Lichttherapie bei SAD-Patienten als recht einfach durchführbare und effektive Behandlungsmethode gilt, ist sie nicht ausnahmslos anwendbar. Berufstätigen Patienten bereitet eine zweistündige Behandlung am Morgen zeitliche Probleme, und am Abend wird die Behandlung von manchen Forschergruppen als vermindert effizient beschrieben. Insbesondere ältere und erheblich depressive Patienten klagen während der Lichttherapie häufig über Unruhe und brechen die Behandlung vorzeitig ab. Zwar kann durch eine höhere Lichtintensität die Anwendungsdauer verkürzt werden, in der praktischen Durchführung mit 10.000 Lux klagen jedoch viele Patienten über Augenreizungen sowie unangenehme Helligkeit und beenden die Therapie ebenfalls vorzeitig. Eine Änderung der Lebensgewohnheiten, wie z. B. für ausgedehnte Spaziergänge bei Sonnenlicht im Winter notwendig, gelingt beruflich stark beanspruchten SAD-Patienten nur selten, sodass eine pharmakologische Unterstützung oft die einzige Möglichkeit darstellt.

In Anbetracht der komplexen zentralen Transmission ist die Beteiligung von mehreren Überträgerstoffen an der Pathophysiologie der SAD recht wahrscheinlich. Aufgrund der oben dargestellten Hypothese einer Aktivierung des serotonergen Transmittersystems unter Lichttherapie kommt den serotonerg stimulierenden Substanzen eine besondere Bedeutung zu (Yatham et al. 1997; Neumeister et al. 1998). So werden die bei SAD beeinträchtigten vegetativen Funktionen wie Appetit und Schlafverhalten durch das serotonerge System beeinflusst. Insbesondere der fast immer vorhandene Heißhunger auf Kohlenhydrate dürfte als Kompensation des erniedrigten zentralen Serotonins bei SAD auftreten. Außerdem wirkt die antriebssteigernde Komponente der oft ausgeprägten Energie- und Antriebsminderung entgegen.

Auch bei Gesunden ließen sich jahreszeitliche Schwankungen des zentralen serotonergen Systems nachweisen. So ist die saisonalen Schwankungen unterworfene 5-HT-Konzentration im Hypothalamus in den Herbst- und Wintermonaten am geringsten (Brewerton 1989; Lacoste u. Wirz-Justice 1989). Vergleichbare Fluktuationen finden sich auch bei der 5-HT-Vorstufe Tryptophan, erfasst über den Plasmaspiegel (Maes et al. 1995). Wie bereits erwähnt, konnte bei Patienten mit einer saisonalen Depression eine reduzierte Transporterdichte von Serotonin im Hypothalamus und Thalamus nachgewiesen werden (Willeit et al. 2000). Remittierte SAD-Patienten reagieren außerdem auf eine Tryptophandepletion, also kurzzeitige Reduktion der zentralen Tryptophanaktivität, häufig mit einem Wiederauftreten der depressiven Symptomatik (Delgado et al. 1990; Lam et al. 1996).

Bislang wurden bei SAD-Patienten L-Tryptophan, Fenfluramin, Fluoxetin und Citalopram mit positivem Behandlungserfolg angewandt. McGrath et al. (1990) verglichen in einem Cross-over-Design die Wirkung von Licht (2500 Lux, verabreicht über 2 Stunden am Abend) mit L-Tryptophan und gegen Placebo, verabreicht über je eine Woche. Der therapeutische Effekt war bei Lichtexposition und L-Tryptophan nahezu gleich ausgeprägt und besser als in der Placebogruppe. Ghadirian et al. (1998) fanden ebenfalls keinen Unterschied in der Wirksamkeit von hellem Licht und Tryptophan. Eine Schwäche beider Studien liegt in den kleinen Stichproben.

Ebenfalls anhand eines Cross-over-Designs verglichen O'Rourke et al. (1989) den Behandlungserfolg von d-Fenfluramin, das sowohl durch vermehrte 5-HT-Freisetzung als auch über Wiederaufnahmehemmung eine zentrale Serotoninerhöhung bewirkt, gegen Placebo. Die Patienten wurden damit über jeweils 4 Wochen behandelt. Unter der Therapie mit d-Fenfluramin kam es im Vergleich zu Placebo zu einer eindrucksvollen Besserung sowohl der typischen wie der atypischen depressiven Symptome (Abnahme in der Hamilton-Depressionsskala von 72% vs. 22%), wobei sich die atypischen Symptome wie Hypersomnie, Appetitzunahme und Heißhunger auf Kohlenhydrate lediglich in der Verum-, nicht jedoch in der Placebogruppe zurückbildeten.

In einer multizentrisch durchgeführten Studie (Lam et al. 1995) erhielten 78 SAD-Patienten über 5 Wochen Dauer entweder 20 mg Fluoxetin pro

Tag oder Placebo. In der Verumgruppe lag die Remissionsrate, definiert als 50%iger Abfall der Depressionsscores gegenüber Behandlungsbeginn, bei 59% und in der Placebogruppe bei 34%, allerdings war der Unterschied nicht statistisch signifikant. Es bestand eine positive Korrelation zwischen dem Schweregrad der Depression und der Response auf Fluoxetin.

In einer Studie an 186 ambulanten SAD-Patienten (Moscovitch et al. 2004) konnte die signifikante Überlegenheit von Sertralin (Dosierung zwischen 50 und 200 mg/Tag) gegenüber Placebo anhand der HAMD und der CGI nachgewiesen werden. Nach der achtwöchigen Behandlung besserten sich unter Sertralin insbesondere die atypischen depressiven Symptome.

Nach Ruhrmann et al. (1998) ist der Erfolg von Lichttherapie über 4 Wochen mit einer gleichdauernden Einnahme von Fluoxetin (20 mg/Tag) bei SAD-Patienten vergleichbar, allerdings kommt es unter hellem Licht zu einer rascheren Response und im Vergleich zur Fluoxetineinnahme zu geringeren Nebenwirkungen.

Anhand einer Kasuistik fanden Wirz-Justice et al. (1992) eine annährend gleich gute Wirksamkeit von Citalopram verglichen mit Lichttherapie: Eine Patientin mit einer saisonalen Depression wurde während der Winterzeit jährlich wechselnd über eine Woche mit hellem Licht bzw. sechswöchig mit Citalopram behandelt. Unter beiden Behandlungsarten kam es zu einer ausreichenden Besserung, wobei der therapeutische Effekt von Lichttherapie wesentlich rascher einsetzte.

Basierend auf der Hypothese einer Dysfunktion im katecholaminergen System als Auslöser einer saisonalen Depression untersuchten Dilsaver et al. (1990) in einer offenen Studie die Wirksamkeit von Tranylcypromin. Bei 14 SAD-Patienten kam es unter 20–40 mg Tranylcypromin pro Tag zu einer deutlichen Besserung. Im folgenden Winter erhielten 8 Patienten nochmals Tranylcypromin, nachdem das Präparat während der Sommermonate abgesetzt wurde. Erneut konnte ein antidepressiver Effekt erzielt werden.

In einer doppelblind angelegten Studie verglichen Partonen und Lönnqvist (1996) bei 32 SAD-Patienten die Wirksamkeit von Moclobemid (300–450 mg/Tag) mit Fluoxetin (bis 40 mg/Tag). Bei 79% der Patienten kam es zu einem Behandlungserfolg, unabhängig davon, ob Moclobemid oder Fluoxetin verabreicht wurde.

In einer kontrollierten Studie von Martinez et al. (1994) wurde ein möglicher Augmentierungseffekt von Lichttherapie unter laufender Johanniskrautmedikation bei SAD untersucht. Von 20 mit Johanniskraut behandelten Patienten erhielten 10 zusätzlich helles Licht, die anderen 10 Patienten biologisch unwirksames Dim Light. Bezüglich des Behandlungserfolgs ergab sich zwischen den beiden Untergruppen kein Unterschied.

Wenig Beachtung in der zur Lichttherapie alternativen medikamentösen Behandlung fanden bislang die klassischen Antidepressiva. In der bereits oben zitierten Studie von Dilsaver et al. (1990) wurden 8 SAD-Patienten pro Tag mit 200 mg Desipramin behandelt. Nur bei einem Patienten kam es zu einer anhaltenden Besserung, die übrigen erkrankten nach spätestens 4 Monaten erneut.

Da tri- und tetrazyklische Antidepressiva in aller Regel eine Steigerung des Appetits mit nachfolgender Gewichtszunahme bewirken, bei vielen SAD-Patienten jedoch diese atypischen Symptome ein krankheitsbedingtes Problem darstellen, können klassische Antidepressiva zur optimalen Behandlung einer saisonalen Depression nicht empfohlen werden.

Arbeiten über einen Eingriff in den Melatoninstoffwechsel basieren auf der Hypothese, dass die saisonale Depression auf einer Verkürzung der Photoperiode im Herbst und Winter und einer resultierenden verlängerten Melatoninsekretion beruhe. In einer doppelblind durchgeführten Studie an 19 SAD-Patienten wurden entweder der β-Blocker Atenolol, der wiederum eine Suppression des nächtlichen Melatonins bewirkt, oder Placebo verabreicht (Rosenthal et al. 1988). Atenolol war der Placebobehandlung nicht überlegen. Schlager (1994) konnte durch die Gabe des β-Blockers Propranolol keine bessere antidepressive Wirkung als unter Placebo erreichen, allerdings kam es in der Untergruppe der mit Propranolol behandelten SAD-Patienten in der Verlaufsbeobachtung zu weniger Rezidiven. Auch unter Vitamin B_{12}, das die durch Lichtexposition verursachte Suppression der nächtlichen Melatoninsekretion verstärkt, konnte kein Unterschied zu Placebo gefunden werden (Oren et al. 1994b). Somit scheint dem Hormon Melatonin in der Pathophysiologie der saisonalen Depression ein wesentlich geringerer Stellenwert als zunächst vermutet (Rosenthal et al. 1986) zuzukommen.

Unter der Annahme eines dopaminergen Defizits als Ursache der SAD untersuchten Oren et al. (1994a) einen möglichen antidepressiven Effekt von Dopaminagonisten. Bei 50 SAD-Patienten wurde zunächst eine zweiwöchige Wash-out-Phase durchgeführt, anschließend erhielten 24 Patienten über zwei weitere Wochen eine Kombination von Carbidopa und Levodopa bzw. Placebo. Sowohl in der Verum- als auch Placebogruppe konnte zwar anhand der HAMD ein antidepressiver Effekt erfasst werden, allerdings fand sich zwischen den Gruppen kein signifikanter Unterschied. Somit können die Ergebnisse dieser Studie die Hypothese einer dopaminergen Dysfunktion als Ursache der SAD nicht bestätigen.

Studien zur Frage eines antidepressiven Effekts unter Reboxetin (Kasper 1999), Mirtazapin (Heßelmann et al. 1999) sowie Alprazolam (Teicher u. Glod 1990) sind aufgrund der recht kleinen Stichproben nur bedingt aussagefähig.

30.5 Therapieresistenz und Rezidivneigung

Bis zu 40% aller mit hellem Licht behandelten SAD-Patienten respondieren nicht oder nur unzureichend (Terman et al. 1989). Kommt es z. B. nach einer siebentägigen Lichtexposition mit 2500 Lux über jeweils 2 Stunden am Abend zu keinem gewünschten Erfolg, sollte die Behandlung zunächst über eine weitere Woche mit 2 Stunden Licht am Morgen fortgeführt werden. Alternativ kann die Lichtintensität auf 10.000 Lux für zunächst 30 Minuten, bei Nichtansprechen auf 60 Minuten, vorzugsweise am Morgen, gesteigert werden (Terman et al. 1990, 1998). Bei Unruhe oder hypomanischen Symptomen muss die Beleuchtungsdauer und -intensität allerdings wieder reduziert werden. Selten reagieren Nonresponder auf Lichtexposition am Morgen positiv auf eine Behandlung in den Abendstunden, sodass vor dem Abbruch auch diese Möglichkeit geprüft werden sollte. Während in den meisten Studien ein maximaler Behandlungseffekt nach 1–2 Wochen beobachtet wurde, kann es durchaus nach 3- und 4-wöchiger Lichttherapie zu einem Ansprechen kommen. Spätestens nach einmonatiger frustraner Lichttherapie ist eine medikamentöse antidepressive Behandlungsalternative zu empfehlen, dabei sollten Antidepressiva möglichst überlappend zur Lichttherapie aufdosiert werden. Wie bereits oben dargestellt, versprechen selektiv serotonerg wirksame Präparate den größten Behandlungserfolg.

Ähnlich wie beim therapeutischen Schlafentzug ist die Rezidivrate nach Beendigung einer Lichttherapie recht hoch – in den meisten Studien wurde eine Latenz von 1–2 Wochen beobachtet (Terman et al. 1994). Viele SAD-Patienten erkennen Anzeichen für einen drohenden Rückfall und führen die Lichttherapie fort. Können die Patienten den zeitlichen Aufwand leisten und treten keine oder nur geringfügige Nebenwirkungen auf, sollte Lichttherapie bei bekannter Rezidivneigung über die gesamten Wintermonate erfolgen. Erfahrene Patienten kommen dann nur sporadisch zur ambulanten Vorstellung und führen die Behandlung vor einem Lichtgerät zu Hause durch. SAD-Patienten müssen auf einen möglichst hohen Anteil an natürlichem Sonnenlicht, z. B. durch regelmäßige und ausgedehnte Spaziergänge am Morgen, achten (Beauchemin u. Hays 1996; Wirz-Justice et al. 1996; Guillemette et al. 1998; Benedetti et al. 2001). Bei Menschen mit einer subsyndromalen saisonalen Depression kann helles Licht am Arbeitsplatz symptommindernd sein (Avery et al. 2001b).

Über den langfristigen therapeutischen Nutzen von Lichttherapie liegen nur wenige kontrollierte Untersuchungen vor. Offensichtlich kommt es jedoch zu keinem sinkenden Behandlungserfolg und keiner Zunahme von Nebenwirkungen in der Anwendung über mehrere Jahre (Oren et al. 1991; Gallin et al. 1995).

30.6 Eigene Erfahrungen

In der Abteilung für Psychiatrie und Psychotherapie der Kliniken im Theodor-Wenzel-Werk Berlin wurde bereits Anfang 1997 ein spezieller Lichttherapieraum für die stationäre und ambulante Behandlung von Patienten mit saisonaler Depression geschaffen. An eine Wandfläche von ca. 7 qm wurden 20 vertikal angeordnete fluoreszierende Lichtröhren montiert, die helles Licht mit einer Lichtintensität von 10.000 Lux, gemessen unmittelbar vor der Lichtwand, erzeugen. Im Lichtraum sind während der Therapiezeiten meist mehrere SAD-Patienten anwesend. Sie sitzen halbkreisförmig in bequemen Stühlen vor der Lichtwand (◘ Abb. 30.1). Da die Beleuchtungsstärke quadratisch im Abstand von der Emissionsquelle abnimmt, müssen die Patienten innerhalb eines definierten Radius sitzen, um eine minimale Lichtintensität von 2500 Lux nicht zu unterschreiten. Sie können während der Lichttherapie Handarbeiten durchführen oder lesen, meistens unterhalten sie sich und tauschen häufig Erfahrungen über ihre Winterdepression und deren adäquate Behandlung aus. Die Patienten werden aufgefordert, in zeitlichen Abständen von etwa einer Minute über jeweils 10 Sekunden direkt auf die Lichtwand zu schauen. Das Pflegepersonal der Station dokumentiert ihre Anwesenheit, weist neue Patienten im Lichtraum ein und kommt während der Behandlung regelmäßig vorbei.

Wir bieten Lichttherapie an jedem Wochentag entweder über 2 Stunden am Morgen oder Abend an, wobei berufstätige Menschen überwiegend abends erscheinen. Die Patienten werden meist über nervenärztliche Praxen an unsere Institutsambulanz überwiesen und können nach Bestätigung einer ausgeprägten oder subsyndromalen saisonalen Depression unverzüglich mit der Lichtbehandlung beginnen. Nach einer Behandlung über 7 Tage wird in einem ärztlichen Gespräch überprüft, ob bereits eine ausreichende Besserung vorliegt bzw. über eine weitere Woche mit Licht behandelt werden sollte. Danach fällt die Entscheidung, ob alternativ bzw. ergänzend eine antidepressive Medikation erfolgt.

Wir kennen einige Patienten, die bereits prophylaktisch jeweils ab Oktober mit der Lichttherapie beginnen, um eine erneute Manifestation zu verhindern. Erfahrene Menschen schätzen meist recht gut ein, wann sie mit Lichttherapie beginnen müssen und diese beenden können. Somit handeln viele Patienten mit einer saisonalen Depressionen überwiegend selbstverantwortlich. Auch nach den eigenen Erfahrungen kommt es bei Lichttherapie über viele Jahre zu keiner Reduktion in der Wirksamkeit. Die Patienten beenden die Lichttherapie normalerweise im Zeitraum zwischen Mitte Feb-

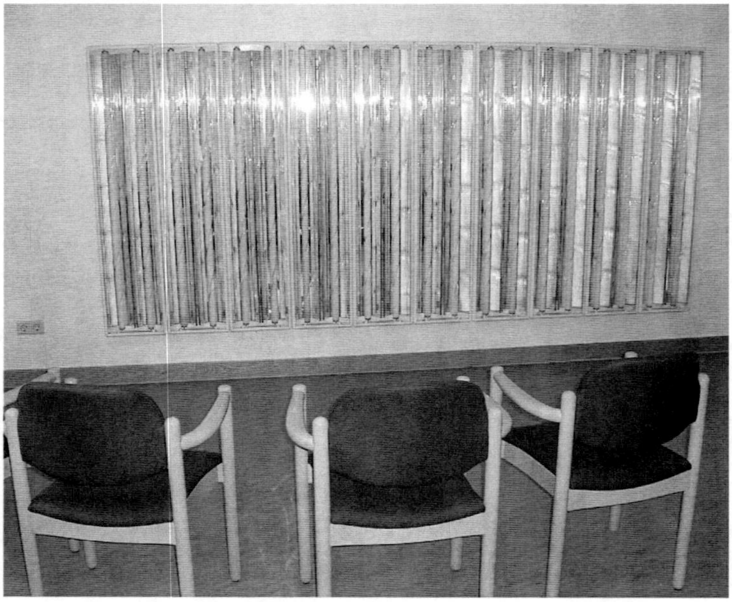

◘ **Abb. 30.1.** Lichttherapieeinrichtung der Abteilung für Psychiatrie und Psychotherapie, Kliniken im Theodor-Wenzel-Werk Berlin

ruar und Anfang März. Viele erwähnen die meist gute Verträglichkeit von Lichttherapie und erleben diese Therapie als angenehm.

Hinsichtlich des Behandlungserfolges scheint auch bei uns die Erwartungshaltung der Patienten von entscheidender Bedeutung zu sein. Lichttherapie passt offenbar sehr gut zum Wunsch der Bevölkerung, Medikation möglichst zu vermeiden und stattdessen alternative Behandlungsformen zu versuchen. Häufig ist parallel zur Lichttherapie eine begleitende psychotherapeutische Betreuung für einen umfassenden Behandlungserfolg von entscheidender Bedeutung. Wenngleich dazu keine kontrollierten Untersuchungen vorliegen, profitieren die Patienten nach unseren eigenen Erfahrungen von tiefenpsychologisch fundierten und verhaltenstherapeutischen Verfahren in etwa gleichem Ausmaß.

Literatur

Aitken RCB (1969) Measuring of feelings using visual analogue scales. Proc Royal Soc Med 62: 989–993

Avery DH, Khan A, Dager SR, Cox GB, Dunner DL (1990) Bright light treatment of winter depression: morning versus evening light. Acta Psychiatr Scand 82: 335–338

Avery DH, Khan A, Dager SR, Cohen S, Cox GB, Dunner DL (1991) Morning or evening bright light treatment of winter depression? The significance of hypersomnia. Biol Psychiatry 29: 117–126

Avery DH, Eder DN, Bolte MA, Hellekson CJ, Dunner DL, Vitiello MV, Prinz PN (2001a) Dawn simulation and bright light in the treatment of SAD: a controlled study. Biol Psychiatry 50: 205–216

Avery DH, Kizer D, Bolte MA, Hellekson C (2001b) Bright light therapy of subsyndromal seasonal affective disorder in the workplace: morning vs. afternoon exposure. Acta Psychiatr Scand 103: 267–274

Bauer MS, Kurtz JW, Rubin LB, Marcus JG (1994) Mood and behavioral effects of four-week light treatment in winter depressives and controls. J Psychiatr Res 28: 135–145

Baumann U, Stieglitz RD (1983) Testmanual zum AMDP-System. Arbeitsgemeinschaft für Methodik und Dokumentation in der Psychiatrie (AMDP). Springer, Berlin Heidelberg New York

Beauchemin KM, Hays P (1996) Sunny hospital rooms expedite recovery from severe and refractory depressions. J Affect Disord 40: 49–51

Beersma D (1990) Do winter depressives experience summer nights in winter? Arch Gen Psychiatr 47: 879–880

Benedetti F, Colombo C, Barbini B, Campori E, Smeraldi E (2001) Morning sunlight reduces length of hospitalization in bipolar depression. J Affect Disord 62: 221–223

Blehar MC, Lewy AJ (1990) Seasonal mood disorders: consensus and controversy. Psychopharmacol Bull 26: 465–530

Boyce P, Beckstead J, Eklund N, Strobel R, Rea M (1997) Lighting the graveyard shift: the influence of a daylight-stimulating skylight on the task performance and mood of night-shift workers. Lighting Res Technol 29: 105–134

Brewerton TD (1989) Seasonal variation of serotonin function in humans: research and clinical implications. Ann Clin Psychiatry 1: 153–164

Chan PK, Lam RW, Perry KF (1994) Mania precipitated by light therapy for patients with SAD. J Clin Psychiatry 55: 454

Checkley SA, Murphy DG, Abbas M, Marks M, Winton F, Palazidou E, Murphy DM, Franey C, Arendt J (1993) Melatonin rhythms in seasonal affective disorder. Br J Psychiatry 163: 332–337

Dam H, Jakobsen K, Mellerup E (1998) Prevalence of winter depression in Denmark. Acta Psychiatr Scand 97: 1–4

Delgado PL, Charney DS, Price LH, Aghajanian GK, Landis H, Henninger GR (1990) Serotonin function and the mechanism of antidepressant action: reversal of antidepressant-induced remission by rapid depletion of plasma tryptophan. Arch Gen Psychiatr 47: 411–418

Delito JA, Moline M, Pollak C, Martin LY, Maremanni I (1991) Effects of phototherapy on non-seasonal unipolar and bipolar depressive spectrum disorders. J Affect Disord 23: 231–237

Dietzel M, Saletu B, Lesch OM, Sieghardt W, Schjerve M (1986) Light treatment in depressive illness. Eur Neurol 25 [Suppl]: 93–103

Dilsaver SC, Del Medico VJ, Quadri A, Jaeckle RS (1990) Pharmacological responsiveness of winter depression. Psychopharmacol Bull 26: 303–309

Eagles JM, Naji SA, Gray DA, Christie J, Beattie JA (1998) Seasonal affective disorder among primary care consulters in January: prevalence and month by month consultation pattern. J Affect Disord 49: 1–8

Eagles JM, Wileman SM, Cameron IM, Howie FL, Lawton K, Gray DA, Andrew JE, Naji SA (1999) Seasonal affective disorder among primary care attenders and a community sample in Aberdeen. Br J Psychiatr 175: 472–475

Eastman CI, Lahmeyer HW, Watell LG, Good GD, Young MA (1992) A placebo-controlled trial of light treatment for winter depression. J Affect Disord 26: 211–222

Eastman CI, Gallo LC, Lahmeyer HW, Fogg LF (1993) The circadian rhythm of temperature during light treatment for winter depression. Biol Psychiatr 34: 210–220

Eastman CI, Young MA, Fogg LF, Liu L, Meaden PM (1998) Bright light treatment of winter depression: a placebo-controlled trial. Arch Gen Psychiatry 55: 883–889

Fritzsche M, Heller R, Hill H, Kick H (2001) Sleep deprivation as a predictor of response to light therapy in major depression. J Affect Disord 62: 207–215

Gallin PF, Terman M, Reme CE, Rafferty B, Terman JS, Burde RM (1995) Ophthalmologic examination of patients with seasonal affective disorder, before and after bright light therapy. Am J Ophthalmology 119: 202–210

Ghadirian AM, Murphy BEP, Gendron MJ (1998) Efficacy of light versus tryptophan therapy in seasonal affective disorder. J Affect Disord 50: 23–27

Guillemette J, Hebert M, Paquet J, Dumont M (1998) Natural bright light exposure in the summer and winter in subjects with and without complaint of seasonal mood variations. Biol Psychiatry 44: 622–628

Hellekson C (1989) Phenomenology of seasonal affective disorder: an Alaskan perspective. In: Rosenthal N, Blehar M (eds) Seasonal affective disorders and phototherapy. Guilford, New York, pp 33–45

Heßelmann B, Habeler A, Praschak-Rieder N, Willeit M, Neumeister A, Kasper S (1999) Mirtazapine in seasonal affective disorder (SAD): a preliminary report. Hum Psychopharmacol 14: 59–62

Hill H, Batt C, Meier S, Weisbrod M, Kick H (1998) Light-therapy treatment and affective disorder with and without seasonality: biological markers. Germ J Psychiatry 1: 41–52

Jacobsen FM, Wehr TA, Skwerer RA, Sack DA, Rosenthal NE (1987) Morning versus midday phototherapy of seasonal affective disorder. Am J Psychiatry 144: 1301–1305

Kasper S (1999) Treatment benefits of reboxetine. Int J Psychiatry Clin Pract 3: 3–8

Kasper S, Rogers LBS, Yancey A, Schulz PM, Skwerer RG, Rosenthal NE (1989) Phototherapy in individuals with and without subsyndromal seasonal affective disorder. Arch Gen Psychiatry 46: 837–844

Kripke DF (1981) Photoperiodic mechanisms for depression and its treatment. In: Perris C, Struwe G, Jansson B (eds) Biological Psychiatry. Elsevier, Amsterdam, pp 1249–1252

Kripke DF (1998) Light treatment for nonseasonal depression: speed, efficacy, and combined treatment. J Affect Disord 49: 109–117

Kripke DF, Risch SC, Janowsky DS (1983) Bright white light alleviates depression. Psychiatry Res 10: 105–112

Kripke DF, Gillin JC, Mullaney DJ, Risch SC, Janowsky DS (1987) Treatment of major depressive disorders by bright white light for 5 days. In: Halaris A (ed) Chronobiology and psychiatric disorders. Elsevier, Amsterdam, pp 207–218

Kripke DF, Mullaney DJ, Klauber Mr, Risch SG, Gillin JC (1992) Controlled trial of bright light for nonseasonal major depressive disorder. Biol Psychiatry 31: 119–134

Labbate LA, Lafer B, Thibault A, Sachs GS (1994) Side effects induced by bright light treatment for seasonal affective disorder. J Clin Psychiatry 55: 189–191

Lacoste V, Wirz-Justice A (1989) Seasonal variation in normal subjects: an update of variables current in depression research. In: Rosenthal NE, Blehar MC (eds) Seasonal affective disorder and phototherapy. Guilford, New York, pp 167–229

Lafer B, Sachs GS, Labbate LA, Thibault A, Rosenbaum JF (1994) Phototherapy for seasonal affective disorder: a blind comparison of three different schedules. Am J Psychiatry 1081–1083

Lam RW, Gorman CP, Michalon M et al. (1995) A multi-center, placebo-controlled study of fluoxetine in seasonal affective disorder. Am J Psychiatry 152: 1765–1770

Lam RW, Levitt AJ (eds) (1999) Canadian consensus guidelines for the treatment of seasonal affective disorder. Clinical and Academic Publishing, Vancouver

Lam RW, Zis AP, Grewal A, Delgado PL, Charney DS, Krystal JH (1996) Effects of rapid tryptophan depletion in patients with seasonal affective disorder in remission after light therapy. Arch Gen Psychiatry 53: 41–44

Leibenluft E, Turner EH, Feldmann-Naim S, Schwartz PJ, Wehr TA, Rosenthal NE (1995) Light therapy in patients with rapid cycling bipolar disorder: preliminary results. Psychopharmacol Bull 31: 705–710

Levitt AJ, Lam RW, Levitan R (2002) A comparison of open treatment of seasonal major and minor depression with light therapy. J Affect Disord 71: 243–248

Lewy AJ, Kern HA, Rosenthal NE, Wehr TA (1982) Bright artificial light treatment of a manic-depressive patient with a seasonal mood cycle. Am J Psychiatry 139: 1496–1498

Lewy AJ, Sack RL, Miller S, Hoban TM (1987) Antidepressant and circadian phase-shifting effects of light. Science 235: 352–354

Lewy AJ, Bauer VK, Cutler NL, Sack RL, Ahmed S, Thomas KH, Blood ML, Jackson JM (1998) Morning vs. evening light treatment of patients with winter depression. Arch Gen Psychiatry 55: 890–896

Mackert A, Volz HP, Stieglitz RD, Müller-Oerlinghausen B (1991) Phototherapy in nonseasonal depression. Biol Psychiatry 30: 257–268

Maes M, Scharpe S, Verherk R et al. (1995) Seasonal variation in plasma L-tryptophan availability in healthy volunteers: relationships to violent suicide occurrence. Arch Gen Psychiatry 52: 937–946

Magnusson A (2000) An overview of epidemiological studies on seasonal affective disorder. Acta Psychiatr Scand 101: 176–184

Magnussen A, Kristbjarnarson H (1991) Treatment of seasonal affective disorder with high-intensity light. A phototherapy study with an Icelandic group of patients. J Affect Disord 21: 141–147

Martinez B, Kasper S, Ruhrmann S, Möller HL (1994) Hypericum in the treatment of seasonal affective disorder. J Geriatr Psychiatry Neurol 7: 29–33

McGrath RE, Buckwald B, Resnick EV (1990) The effect of L-tryptophan on seasonal affective disorder. J Clin Psychiatry 51: 162–163

Meesters Y, Jansen JH, Lambers PA, Bouhuys AL, Beersma DG, Van den Hoofdakker RH (1993) Morning and evening light treatment of seasonal affective disorder: response, relapse and prediction. J Affect Disord 28: 165–177

Moscovitch A, Blashko CA, Eagles JM, Darcourt G, Thompson C, Kasper S, Lane RM (2004) A placebo-controlled study of sertraline in the treatment of outpatients with seasonal affective disorder. Psychopharmacology 171: 390–397

Neumeister A, Praschak-Rieder N, Heßelmann B, Rao ML, Glück J, Kasper S (1997) Effects of tryptophan depletion on drug-free patients with seasonal affective disorder during a stable response to bright light therapy. Arch Gen Psychiatry 54: 133–138

Neumeister A, Turner EH, Matthews JR, et al. (1998) Effects of tryptophan depletion vs. catecholamine depletion in patients with seasonal affective disorder in remission with light therapy. Arch Gen Psychiatry 55: 524–530

O•Rourke D, Wurtman JJ, Wurtman RJ, Chebli R, Gleason R (1989) Treatment of seasonal affective disorder with d-fenfluramine. J Clin Psychiatry 50: 343–347

Oren DA, Rosenthal NE (1992) Seasonal affective disorders. In: Paykel ES (ed) Handbook of affective disorders, 2nd edn. Guilford Churchill Livingstone, London, pp 551–567

Oren DA, Shannon NJ, Carpenter CJ, Rosenthal NE (1991) Usage patterns of phototherapy in seasonal affective disorder. Compr Psychiatry 32: 147–152

Oren DA, Mould DE, Schwartz PJ, Wehr TA, Rosenthal NE (1994a) A controlled trial of levodopa plus carbidopa in the treatment of winter seasonal affective disorder: A test of the dopamine hypothesis. J Clin Psychopharmacol 41: 93–99

Oren DA, Teicher MH, Schwartz PJ et al. (1994b) A controlled trial of cyanocobalamin (vitamin B12) in the treatment of winter seasonal affective disorder. J Affect Disord 32: 197–200

Oren DA, Wisner KL, Spinelli M, Epperson CN, Peindl KS, Terman JS, Terman M (2002) An open trial of morning light therapy for treatment of antepartum depression. Am J Psychiatry 159: 666–669

Partonen T, Lönnqvist J (1996) Moclobemid and fluoxetine in the treatment of seasonal affective disorder. J Affect Disord 41: 93–99

Praschak-Rieder N, Neumeister A, Hesselmann B, Willeit M, Barnas C, Kasper S (1997) Suicidal tendencies as a complication of light therapy for seasonal affective disorder: a report of three cases. J Clin Psychiatry 58: 389–92

Rao ML, Müller-Oerlinghausen B, Mackert A, Strebel B, Stieglitz RD, Volz HP (1992) Blood serotonin, serum melatonin and light therapy in healthy subjects and in patients with nonseasonal depression. Acta Psychiatr Scand 86: 127–132

Remé C, Terman M, Wirz-Justice A (1990) Are deficient retinal photoreceptor renewal mechanisms involved in the pathogenesis of winter depression? Arch Gen Psychiat 47: 878–879

Rosen LN, Targum SD, Terman M et al. (1990) Prevalence of seasonal affective disorder at four latitudes. Psychiatry Res 31: 131–44

Rosenthal NE (1989) Seasons of the mind. Bantam, New York

Rosenthal NE, Sack DA, Gillin JC, Lewy AJ, Goodwin FK (1984) Seasonal affective disorder: a description of the syndrome and preliminary findings with light therapy. Arch Gen Psychiatry 41: 72–80

Rosenthal NE, Sack DA, Carpenter CJ, Parry BL, Mendelson WB, Wehr TA (1985) Antidepressant effects of light in seasonal affective disorder. Am J Psychiatry 142: 163–170

Rosenthal NE, Sack DA, Jacobsen FM, James SP, Parry BL, Arendt J, Tamarkin L, Wehr TA (1986) Melatonin in seasonal affective disorder and phototherapy. J Neural Transm 21 [Suppl]: 257–267

Rosenthal NE, Genhart M, Jacobsen FM, Skwerer RG, Wehr TA (1987) Disturbances of appetite and weight regulation in seasonal affective disorder. Ann NY Acad Sci 499: 216–230

Rosenthal NE, Jacobsen FM, Sack DA, Arendt J, James SP, Parry BL, Wehr TA (1988) Atenolol in seasonal affective disorder: a test of the melatonin hypothesis. Am J Psychiatry 145: 52–56

Rudorfer MV, Skwerer RG, Rosenthal NE (1993) Biogenic amines in seasonal affective disorder: Effects of the light therapy. Psychiatry Res 46: 19–28

Ruhrmann S, Kasper S, Hawellek B, Martinez B, Höflich G, Nickelsen T, Möller HJ (1998) Effects of fluoxetine versus bright light in the treatment of seasonal affective disorder. Psychol Med 28: 923–933

Saarijärvi S, Lauerma H, Helenius H, Saarilehto S (1999) Seasonal affective disorders among rural Finns and Lapps. Acta Psychiatr Scand 99: 95–101

Schlager DS (1994) Early-morning administration of short-acting ß-blockers for treatment of winter depression. Am J Psychiatry 151: 1383–1385

Sher L, Matthews JR, Turner EH, Postolache TT, Katz KS, Rosenthal NE (2001) Early response to light therapy partially predicts long-term antidepressant effects in patients with seasonal affective disorder. J Psychiatry Neurosci 26(4): 336–338

Skwerer RG, Jacobsen FM, Duncan CC et al. (1988) Neurobiology of seasonal affective disorder and phototherapy. J Biol Rhythms 3: 135–145

Stastny J, Konstantinidis A, Schwarz MJ, Rosenthal NE, Vitouch O, Kasper S, Neumeister A (2003) Effects of tryptophan depletion and catecholamine depletion on immune parameters in patients with seasonal affective disorder in remission with light therapy. Biol Psychiatry 53: 332–337

Stinson D, Thompson C (1990) Clinical experience with phototherapy. J Affect Disord 18: 129–135

Teicher MH, Glod CA (1990) Seasonal affective disorder: rapid resolution by low-dose alprazolam. Psychopharmacol Bull 26: 37–42

Terman M, Terman JS, Quitkin FM, McGrath PJ, Stewart JW, Rafferty B (1989) Light therapy for seasonal affective disorder. A review of efficacy. Neuropsychopharmacology 2: 1–22

Terman JS, Terman M, Schlager D, Rafferty B, Rosofsky M, Link MJ, Gallin PF, Quitkin FM (1990) Efficacy of brief, intense light exposure for treatment of winter depression. Psychopharmacol Bull 26: 3–11

Terman JS, Terman M, Amira L (1994) One-week light treatment of winter depression near its onset: The time course of relapse. Depression 2: 20–31

Terman M, Amira L, Terman JS, Ross DC (1996) Predictors of response and nonresponse to light treatment for winter depression. Am J Psychiatry 153: 1423–1429

Terman M, Terman JS, Ross DC (1998) A controlled trial of timed bright light and negative air ionization for treatment of winter depression. Arch Gen Psychiatry 55: 875–882

Terman JS, Terman M, Lo ES, Cooper TB (2001) Circadian time of morning light administration and therapeutic response in winter depression. Arch Gen Psychiatry 58: 69–75

Thalen BE, Kjellman BF, Morkrid L, Wisom R, Wetterberg L (1995) Light treatment in seasonal and nonseasonal depression. Acta Psychiatr Scand 91: 352–360

Thompson C, Stinson D, Smith A (1990) Seasonal affective disorder and season-dependent abnormalities of melatonin suppression by light. Lancet 336: 703–706

Thompson C, Childs PA, Martin NJ, Rodin I, Smythe PJ (1997) Effects of morning phototherapy on circadian markers in seasonal affective disorder. Br J Psychiatry 170: 431–435

Thompson C, Rodin I, Birtwhistle J (1999) Light therapy for seasonal and nonseasonal affective disorder: a Cochrane meta-analysis. Soc Light Treatment Biol Rhythms Abstracts 11: 11

Wehr TA, Jacobsen FM, Sack DA, Arendt J, Tamarkin L, Rosenthal NE (1986) Phototherapy of seasonal affective disorder. Arch Gen Psychiatry 870–875

Wehr T, Sack D, Rosenthal N (1987) Importance of timing and duration of phototherapy. Arch Gen Psychiatr 44: 921–923

Wileman SM, Eagles JM, Andrew JE, Howie FL, Cameron IM, McCormack K, Naji SA (2001) Light therapy for seasonal affective disorder in primary care. Br J Psychiatry 178: 311–316

Willeit M, Praschak-Rieder N, Neumeister A et al. (2000) [123I]-beta-CIT SPECT imaging shows reduced brain serotonin transporter availability in drug-free depressed patients with seasonal affective disorder. Biol Psychiatry 47: 482–489

Wirz-Justice A, Andersen JL (1990) Morning light exposure for the treatment of winter depression: the one true light therapy? Psychopharmacol Bull 26: 511–520

Wirz-Justice A, Bucheli B, Graw P, Kielholz P, Fisch HU, Woggon B (1986) Light treatment of seasonal affective disorder in Switzerland. Acta Psychiatr Scand 74: 193–204

Wirz-Justice A, van der Velde P, Bucher A, Nil R (1992) Comparison of light treatment with citalopram in winter depression: a longitudinal single case study. Int Clin Psychopharmacol 7: 109–116

Wirz-Justice A, Graw P, Kräuchi K et al. (1993) Light therapy in seasonal affective disorder is independent of time of day or circadian phase. Arch Gen Psychiat 50: 929–937

Wirz-Justice A, Kräuchi K, Brunner DP et al. (1995) Circadian rhythms and sleep regulation in seasonal affective disorder. Acta Neuropsychiatrica 7: 41–43

Wirz-Justice A, Graw P, Kräuchi K et al. (1996) 'Natural• light treatment of seasonal affective disorder. J Affect Disord 37: 109–120

Yamada N, Martin-Iverson MT, Daimon K, Tsujimoto T, Takahashi S (1995) Clinical and chronobiological effects of light therapy on nonseasonal affective disorders. Biol Psychiatry 37: 866–873

Yatham LN, Lam RW, Zis AP (1997) Growth hormone response to sumatriptan (5-HT1D agonist) challenge in seasonal affective disorder: effects of light therapy. Biol Psychiatry 42: 24–29

Yerevanian BI, Anderson JL, Grota LJ, Bray M (1986) Effects of bright incandescent light on seasonal and non-seasonal major depressive disorder. Psychiatr Res 18: 355–364

Zerssen D von (1986) Clinical selfrating scales (CSRS) of the Munich psychiatric information system (PSYCHIS München). In: Sartorius N, Ban TA (eds) Assessment of depression. Springer, Berlin Heidelberg New York Tokio

Interpersonelle Psychotherapie

P. Dykierek, E. Schramm

Länger andauernde Depressionen gehen mit einer deutlichen Beeinträchtigung der psychosozialen Rollenerfüllung einher und stellen eine hohe Belastung für die Gesundheitssysteme dar. Trotz intensiver pharmakotherapeutischer und psychotherapeutischer Behandlungen nimmt ein relativ hoher Prozentsatz depressiver Störungen einen chronischen Verlauf. Im Folgenden werden verschiedene interpersonelle Psychotherapieansätze vorgestellt, die auf Patientengruppen zugeschnitten sind, die auf bisherige Behandlungen nicht angesprochen haben oder als chronifiziert depressiv gelten. Ein gemeinsames Merkmal aller Ansätze ist, dass sie Depressionen in einen interpersonellen Kontext setzen und den Patienten eine aktive Krankenrolle zuweisen.

31.1 Vorbemerkungen

Therapieresistente und chronifizierte Depressionen führen zu einer deutlichen Beeinträchtigung des sozialen Leistungsniveaus und gelten als schwer zu behandeln. Wolfersdorf und Heindl (2003) fordern in ihrem Buch **Chronische Depressionen**, dass die Therapieziele nicht nur auf Symptomreduktion und Verhaltensänderung beschränkt sein sollten, sondern dass das gesamte Lebensumfeld des Patienten miteinbezogen werden müsse. Nach Ansicht der Autoren wird der Anteil Schwerstdepressiver (20 von 100 Personen definiert als chronifiziert, therapieresistent) aufgrund der vorliegenden Daten nicht abnehmen. Interpersonelle Psychotherapieansätze sind unter diesem Gesichtspunkt für die sehr heterogene Gruppe besonders geeignet, da sie Depressionen in einen psychosozialen Kontext setzen. Es sind allerdings Modifikationen notwendig, die sich auf die Zeitdauer (z. B. interpersonelle Psychotherapie als Erhaltungstherapie) oder auf den Behandlungsrahmen (z. B. stationär, Einsatz additiver Therapieelemente, wie z. B. Gruppentherapie, soziotherapeutische Maßnahmen) beziehen (Übersicht bei Dykierek u. Schramm 2004).

Da (länger andauernde) Depressionen außerdem zur Auslösung und/oder Aufrechterhaltung interpersoneller Probleme führen können, sind interpersonelle Therapieansätze auch für Patienten geeignet, für die kein auslösender interpersoneller Problembereich identifiziert werden konnte bzw. bei denen sich aufgrund der Chronizität keine bedingenden Faktoren mehr rekonstruieren lassen.

Selbst Patienten, die einseitig an einem biologischen Krankheitsmodell orientiert sind, kann ein interpersoneller Ansatz (wie z. B. interpersonelle Psychotherapie) helfen, einen angemesseneren Umgang mit ihren Symptomen zu finden (im Rahmen des sog. Symptommanagements), mehr Verantwortung für die Erkrankung zu übernehmen und passive Heilungserwartungen abzubauen.

Im Folgenden erfolgt zunächst eine Kurzbeschreibung der interpersonellen Psychotherapie (IPT), bevor verschiedene IPT-Modifikationen beschrieben werden. Diese sind konzepiert für unipolar schwer Depressive und Nonresponder (stationäre IPT, IPT-S), für dysthyme Patienten (IPT-D) und für Patienten mit rezidivierenden depressiven Episoden (ambulante IPT Erhaltungstherapie, IPT-M). Bei allen Verfahren werden Depressionen in einen interpersonellen Kontext gesetzt; das Verstehen und Bearbeiten dieses Kontextes wird als entscheidend für die Remission und Prävention eines Rückfalls betrachtet.

Im Anschluss daran werden zwei neuere Psychotherapieverfahren vorgestellt, die ebenfalls einen interpersonellen Fokus haben und auf die Behandlung von Depressiven zugeschnitten sind, die auf die herkömmlichen pharmakotherapeutischen und psychotherapeutischen Behandlungen nicht angesprochen haben (McCullough 2000; Smith Benjamin 2003). Obwohl beide Ansätze aus sehr unterschiedlichen Therapieschulen stammen (Benjamin sieht sich in der Tradition des Objekt-Beziehungs-Theoretikers Sullivan, McCullough ist dem kognitiv-behavioralen Ansatz verpflichtet), betonen beide Autoren die Selbstverantwortung des Patienten sowie die Notwendigkeit (lerngeschichtlich erworbene), maladaptive Denk- und Verhaltensschemata zu erkennen und zu verändern. Da diese beiden Verfahren im deutschsprachigen Raum noch relativ unbekannt sind, werden sie anhand konkreter Beispiele verdeutlicht.

Tabelle 31.1. Indikation und Zeitrahmen von IPT-Ansätzen

Therapieverfahren	Fokus/Ziele	Indikation/Setting	Zeitrahmen
IPT	Bearbeitung von depressionsassoziierten Problembereichen	Leicht-, mittelgradige und schwer unipolar Depressive, ambulant	14–16 Sitzungen, einmal pro Woche 50 min
IPT-S	Symptommanagement, Bearbeitung von depressionsassoziierten Problembereichen	Mittelgradig- bis schwer unipolar Depressive, Therapieresistente, stationär	14–16 Sitzungen, 2- bis 3-mal pro Woche, plus 2 Gruppensitzungen
IPT-M	Arbeit an Problembereichen, Rückfallprophylaxe	Teil- oder vollremittierte Depressive, Patienten mit rezidivierenden depressiven Episoden	Niederfrequente Sitzungen (einmal pro Monat) über 3 Jahre
IPT-D	Verringerung chronischer interpersoneller Konflikte, Aufgabe der Dysthymie als soziale Rolle	Ambulante dysthyme Patienten, »Double Depression«	14–16 Sitzungen, einmal pro Woche
IRT	Identifikation und Veränderung maladaptiver Interaktionsmuster	Chronifizierte Depressive und Nonresponder mit anderen psychiatrischen Störungen	Langzeittherapie, 2–4 Jahre
CBASP	Verdeutlichung der Konsequenzen depressiven Verhaltens und Interpretationen, Analyse der therapeutischen Beziehung	Chronifizierte Depressive, dysthyme Patienten, Depressive mit zusätzlicher Persönlichkeitsstörung, »Double Depression«	16 Sitzungen, 1-mal pro Woche

CBASP Cognitive Behavioral-Analysis System of Psychotherapy, **IPT** interpersonelle Psychotherapie, **IPT-D** IPT bei Dythymie, **IPT-M** Maintenance-(Erhaltungs-)IPT, **IPT-S** stationäre IPT, **IRT** Interpersonal Reconstructive Therapy.

Indikation und Zeitrahmen aller genannten Therapieansätze sind in Tabelle 31.1 dargestellt.

31.2 Allgemeine Grundlagen

Bei der IPT handelt es sich ursprünglich um eine ausschließlich zur Behandlung unipolarer Depressionen entwickelte Kurzeittherapie. Sie wurde in den 60er Jahren von Klerman und Weissman und ihrer Arbeitsgruppe für ein umfassendes Forschungsprojekt entwickelt und später in einem Manual strukturiert beschrieben (Klerman et al. 1984). Der theoretische Hintergrund basiert auf Arbeiten der neoanalytisch orientierten interpersonellen Schule um Sullivan (1953) und auf Erkenntnissen der Bindungsforschung (Bowlby 1969; Ainsworth et al. 1978). Konzeptionell steht die IPT zwischen psychodynamischen Ansätzen und Verhaltenstherapie. Der Behandlungsfokus liegt auf dem Zusammenhang zwischen depressiver Symptomatik und akuten aber auch langfristigen interpersonellen bzw. psychosozialen Belastungsfaktoren. Da bei diesem Ansatz Depressionen in einem medizinischen Krankheitsmodell konzeptualisiert werden, findet die Kombination mit antidepressiver Medikation im Manual (deutsche Version: Schramm 1998) besondere Berücksichtigung. Trotz ihres relativ »jungen Alters« ist die IPT in den USA relativ umfassend untersucht und weist nach Grawe et al. (1994) eine überdurchschnittliche Effektstärke auf. Ihre Wirksamkeit ist sowohl für die Akut- als auch Erhaltungstherapie sowie für die Rezidivprophylaxe depressiver Störungen empirisch belegt.

In ihrer ursprünglichen Form für ambulante unipolar Depressive liegt der Fokus auf gegenwärtigen zwischenmenschlichen Beziehungen, was mit dem Kurzzeitcharakter der Therapie (i. d. R. 12–16 Sitzungen) und der Einschätzung, in dieser begrenzten Zeit Persönlichkeitsmerkmale nicht nachhaltig beeinflussen zu können, begründet wird. Aus vier vorgegebenen und depressionsassoziierten Problembereichen (Trauer, Konflikte, Rollenwechsel, Einsamkeit) sollen höchstens zwei Problembereiche ausgewählt werden, die am meisten zur Entwicklung der depressiven Indexepisode beigetragen haben. Dem Patienten soll in nicht konfrontativer Weise geholfen werden, Zusammenhänge zwischen seinen Beschwerden und interpersonellen Problemen zu erkennen.

Für Patienten mit länger andauernden Depressionen (z. B. Dysthymie, chronische Verläufen) sowie Patienten mit rezidivierenden Depressionen wurden Modifikationen entwickelt, die eine detailliertere Würdigung der individuellen Beziehungserfahrung erlauben. Der Analyse von Bindungsstilen und ihre Bedeutung für die Bearbeitung des Problembereichs kommt dabei eine besondere Rolle zu (Dykierek u. Schramm 2004).

31.3 IPT für stationär behandlungsbedürftige Depressive (IPT-S)

Bei dieser Form der interpersonellen Psychotherapie wird die IPT-Einzeltherapie um gruppentherapeutische Interventionen sowie um die gezielte Integration des gesamten Behandlungsteams erweitert. Die IPT-S ist auf ca. 15 IPT-Einzelsitzungen angelegt, die möglichst hochfrequent (2- bis 3-mal wöchentlich) von einem ärztlichen oder psychologischen Therapeuten durchgeführt werden (◘ Abb. 31.1). Dieser Modus bezieht sich auf ein am Freiburger Universitätsklinikum (Abt. für Psychiatrie und Psychotherapie) durchgeführtes Forschungsprojekt. Andere Varianten dieses Vorgehens sind vorstellbar, dies betrifft insbesondere die Auswahl und das »Timing« einzelner Therapiemodule und die Rolle der einzelnen Berufsgruppen (z. B. Pflegepersonal).

Einige der Einzelsitzungen sollten unter Einbezug der Angehörigen stattfinden, da diese einen wichtigen Beitrag zum Verständnis der psychosozialen Belastungen eines Patienten beitragen können. Darüber hinaus soll durch eine angemessene Aufklärung über Depression (auch über chronische Depressionen) eine Stigmatisierung und Überforderung (»er/sie müsse sich einfach

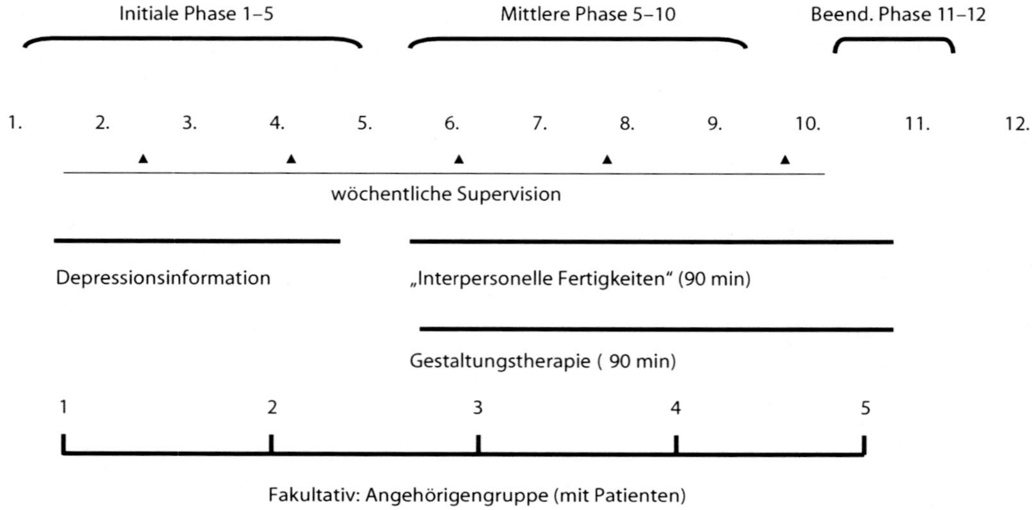

◘ **Abb. 31.1.** Pilotstudie: IPT-S zur Akutbehandlung depressiver Patienten (Behandlungsablauf)

mehr zusammenreißen«) des Patienten verhindert werden. Eine weitere Funktion der Einzelsitzungen – in Abgrenzung zu den Gruppentherapien – besteht in der emotionalen Bearbeitung des Problemfokus. Dabei steht die Klärung und Kommunikation von Gefühlen sowie die Selbstoffenbarung (self-disclosure) des Patienten im Vordergrund. In regelmäßig stattfindenden Bezugspflegegesprächen werden mit dem Patienten Bewältigungsstrategien für aktuell auftretende depressive Beschwerden, wie z. B. Antriebslosigkeit, Grübeln, Hoffnungslosigkeit (sog. Symptommanagement), sowie Strategien zu Verbesserung der interpersonellen Kompetenzen erarbeitet und erprobt.

Um die Einzeltherapie unter ökonomischen Gesichtspunkten zu optimieren, wurden verschiedene Elemente der IPT (z. B. Informationsvermittlung, Aufbau interpersoneller Fertigkeiten) in die Gruppentherapie »ausgelagert«. Die »Depressions-Informationsgruppe« findet über zwei ca. 50 minütige Sitzungen statt und beginnt in der ersten Behandlungswoche. Ein Ziel der Gruppe besteht in der Aufklärung über affektive Störungen und den verbesserten Umgang mit dieser Erkrankung. Die (halboffene) Gruppe »Interpersonelle Fertigkeiten« (IPF) besteht aus sechs 90-minütigen Sitzungen und setzt ein, nachdem der zu bearbeitende Problemfokus festgelegt worden ist. Die jeweiligen Problembereiche werden in je 2–3 Sitzungen umfassenden Modulen durchgegangen. Themen aus der Einzeltherapie (wie z. B. Aufbau günstiger Kommunikation beim Problembereich »Konflikte«) werden im Gruppensetting auf eine Handlungsebene gebracht. Eine aktive Mitarbeit der Patienten, die auch die Durchführung von »Hausaufgaben« impliziert, wird angestrebt. Dieses eher übungs- und ressourcenorientierte Vorgehen soll den Patienten helfen, sich interpersonelle Fertigkeiten und Bewältigungsstrategien für den individuell relevanten IPT-Problembereich anzueignen. Die Gestaltungstherapie (»Kommunikation gestalten«) ist ebenfalls auf das Konzept der IPT zugeschnitten und arbeitet im Gruppenformat an den vier IPT-Problembereichen mit gestalterischen Mitteln. Das gesamte Behandlungsteam erhält mindestens einmal wöchentlich Supervision, um die Qualität und Koordination der durchgeführten Therapien zu gewährleisten.

Der Sozialdienst erstellt bereits bei der Aufnahme für jeden Patienten eine Sozialanamnese, die eine individuelle Planung der psychiatrischen Rehabilitation (z. B. Wiedereingliederungsversuch) erleichtern soll. Erfasst werden die berufliche und familiäre Situation, aber auch Finanzen, Wohnsituation, Freizeit und soziale Kontakte. Gerade Patienten, die krankheitsbedingt defizitäre Lebensbedingungen haben, können durch konkrete Hilfestellungen (z. B. bei der Job- oder Wohnungssuche) ihre psychosoziale Lage erheblich verbessern.

Indikation. Stationäre behandlungsbedürftige, i. d. R. schwer Depressive, die auf bisherige Vorbehandlungen nicht angesprochen haben und deren Depression in einer Verbindung mit interpersonellen Belastungen steht.

Wirksamkeit. Im Rahmen eines Forschungsprojektes wurde erstmalig überprüft, ob das stationäre IPT-Konzept supportiven psychiatrischen Gesprächen, auch Clinical Management (CM) genannt, überlegen ist. Beide Bedingungen wurden mit einer medikamentösen Standardbehandlung kombiniert. Neben kurz- und langfristigen Behandlungserfolgen sollten auch der Einfluss von psychotherapeutischen Wirkfaktoren (nach Grawe) und der Manualtreue (adherence) untersucht werden. Erste Ergebnisse (Schramm et al. 2005) weisen auf eine Überlegenheit der IPT-S nach 5 Wochen und im Follow-up (nach 3 Monaten) hin und sprechen gegen die weitverbreitete Annahme, dass Psychotherapie in der Akutphase der Depression nicht indiziert sei. Eine zuvor durchgeführte Pilotstudie erbrachte ebenfalls ermutigende Ergebnisse (Schramm et al. 2004).

31.4 Erhaltungs- (oder Maintenance-)Therapie (IPT-M)

Die IPT-M stellt eine der wichtigsten Modifikationen dar, da sie gezielt zur Rezidivprophylaxe wiederkehrender Depressionen konzipiert worden ist. Sie ist für Patienten vorgesehen, die bereits von der depressiven Indexepisode remittiert sind, ist aber auch für Patienten geeignet, die »nur« teilremittiert sind und nach wie vor unter depressionsaufrechterhaltenden zwischenmenschlichen Belastungen (z. B. Trennungskonflikt) leiden. Die Behandlungslänge ist in der Studie von Frank et al. (1990) auf 3 Jahre geplant gewesen, vorausgesetzt der Patient erlebt in dieser Zeit keine erneute Depressionsphase.

Das Hauptziel der IPT-M besteht darin, den Remissionszustand zu erhalten und die Vulnerabilität für zukünftige Episoden zu reduzieren. Bei teilremittierten Patienten werden eine Reduzierung der verbleibenden Symptomatik und eine Verbesserung des sozialen Leistungsniveaus angestrebt. Die IPT-Problembereiche Trauer, Rollenwechsel, Konflikte, Einsamkeit/Isolation werden prinzipiell beibehalten. Die Anzahl der in der Therapie bearbeiteten Problembereiche kann größer sein, auch können diese häufiger wechseln. Darüber hinaus wird bei der IPT-M die Frequenz der Behandlungssitzungen verändert: In der Regel wird mit 14-tägigen Behandlungsabständen begonnen, die bald auf monatliche ausgedehnt werden. Aufgrund der längeren Behandlungsdauer ist zu erwarten, dass auch überdauernde interpersonelle Verhaltensmuster und Persönlichkeitszüge eine Veränderung erfahren.

31

Indikation. Teil- oder vollremittierte Depressive mit anhaltenden psychosozialen Belastungen und/oder mehrfachen depressiven Episoden.

Wirksamkeit. In einer Untersuchung von Frank und ihrer Arbeitsgruppe in Pittsburgh wurde der Effekt der IPT als sog. Erhaltungstherapie bei rezidivierenden Depressionen über einen Zeitraum von 3 Jahren überprüft (Frank et al. 1990). In dieser ebenfalls groß angelegten Studie zeigte sich auch bei sehr niedrig »dosierter« IPT-Maintenance ein positiver Effekt. Patienten, die nach Remission einer depressiven Episode über einen Zeitraum von 3 Jahren einmal monatlich eine IPT-M-Behandlungssitzung erhielten, zeigten signifikant weniger Rückfälle bzw. Wiedererkrankungen als Patienten unter Placebobedingungen (»Clinical Management« plus Placebo). Die Kombinationstherapie IPT plus Imipramin erwies sich gegenüber der antidepressiven Monotherapie allerdings nicht überlegen. Eine 1999 erschienene Studie an älteren Patienten zeigte dagegen eine Überlegenheit einer Kombinationstherapie aus IPT-M und Nortriptylin im Vergleich zu den beiden Monotherapien (IPT plus Placebo, Nortriptylin plus Clinical Management), vermutlich weil wegen des bei dieser Patientengruppe deutlich höheren Wiedererkrankungsrisikos und dem geringer ausgeprägten Ansprechen auf medikamentöse Prophylaxe der »Deckeneffekt« abgeschwächt war (Reynolds et al. 1999). Die Autoren betonen aber auch, dass ältere Menschen von einer Vielzahl von psychosozialen Belastungen (vor allem multiplen Verlusterlebnissen) betroffen sind und von daher von (niederfrequenter) Psychotherapie in Kombination mit Antidepressiva besonders gut profitieren.

31.5 IPT bei Dysthymie (IPT-D)

Bei der Version der IPT für dysthyme Patienten (Mason et al. 1993) wird auf die Identifikation eines bestimmten, mit der Depression in engem Zusammenhang stehenden interpersonellen Belastungsfaktors verzichtet. Diese Kurzzeittherapie ist vor allem für Patienten geeignet, die sich als »chronisch depressiv« erleben und von bisherigen Behandlungsversuchen nicht ausreichend profitiert haben. Die Patienten sollen durch die Behandlung erkennen, welche der von ihnen als persönlichkeitsbedingt angesehenen Aspekte (z. B. Antriebslosigkeit) in Wirklichkeit von der chronisch depressiven Symptomatik bestimmt werden und veränderbar sind.

In dieser Kurzzeittherapie (13–16 Sitzungen) wird Dysthymie als eine Störung (sog. Medical Model) betrachtet, die das Verhalten und die Identität der Patienten nachhaltig beeinflusst. Patienten sollen von daher nicht ihre Persönlichkeit, sondern lang anhaltende Wahrnehmungs- und Verhaltensmuster modifizieren sowie chronische interpersonelle Konflikte verringern. Das Erinnern von Phasen oder Bereichen, in denen der Patient sich als kompetent und funktionstüchtig erlebt hat, soll helfen, die kognitiven Verzerrungen zu relativieren und das Selbstbild und Selbstwertgefühl des Patienten zu verbessern.

Die lang anhaltende depressive Symptomatik wird als relativ vertraute, wenn auch unfreiwillige »soziale Rolle« per se definiert. Von ihr nimmt der Patient während der Behandlung im Sinne eines Rollenwechsels Abschied und bereitet sich und seine soziale Umgebung auf die neue Rolle eines Gesunden vor. Generell soll in nicht konfrontativer Weise geholfen werden, einen Zusammenhang zwischen depressiven Beschwerden und interpersonellen Problemen zu erkennen. Eine begleitende Pharmakobehandlung wird gemäß dem medizinischen Krankheitsmodell unterstützt.

Wirksamkeit. Wider Erwarten konnte in zwei offenen Pilotstudien bei »lebenslang« chronisch dysthymen Patienten nach 16 Sitzungen eine Verbesserung der Depression festgestellt werden. Von 16 Pilotpatienten remittierten 11, bei keinem trat eine Verschlechterung ein (Markowitz 1994). Vorläufige Ergebnisse eines randomisierten Vergleichs zwischen IPT-D, »Brief Supportive Therapy«, SSRI sowie IPT-D plus SSRI erbrachten in allen Bedingungen deutliche Verbesserungen, jedoch keine signifikanten Unterschiede zwischen den Gruppen (Markowitz 2003).

In einer weiteren kontrollierten Studie von Browne et al. (2002) zeigte sich ebenfalls keine Überlegenheit der IPT gegenüber Clinical Management plus Sertralin, auch bei der Kombinationstherapie (IPT plus Sertralin) lag die Responderrate nach 6 Monaten mit 57% unter derjenigen der Pharmakotherapie (60,2%) und deutlich über der IPT-Monotherapie (46,6%). Diese Tendenz zeigte sich auch im 2-Jahres-Follow-up. Ein Nachteil dieser Studie ist, dass die Standard-IPT und nicht die Modifikation für dysthyme Patienten (IPT-D) eingesetzt wurde. Auch waren die »Therapiedosierungen« sehr ungleich: IPT wurde im Durchschnitt 10-mal eine Stunde lang durchgeführt, Sertralin dagegen für die Dauer der gesamten Studie (d. h. 2 Jahre) verabreicht. Nach Markowitz (2003) hätte eine größere Dosierungsäquivalenz oder die Durchführung einer für Dysthyme adaptierten IPT-Erhaltungstherapie zu einem faireren Vergleich »IPT versus Sertralin« geführt.

Hervorzuheben ist, dass Patienten, die mit IPT (allein und in Kombination) behandelt wurden, nach 6 Monaten und in der Follow-up-Phase wesentlich weniger allgemeine Gesundheitskosten und Kosten für soziale Dienste als Patienten ohne psychotherapeutische Begleitbehandlung verursachten.

> **!** **Die Kombinationstherapie für die Behandlung der Dysthymie wird als Therapie der ersten Wahl betrachtet.**

31.6 Interpersonal Reconstructive Therapy (IRT)

Das von Smith Benjamin (2003) entwickelte Langzeitverfahren ist nicht speziell auf Depressionen zugeschnitten, sondern auf Patienten, die unabhängig von ihrer Diagnose nicht auf die herkömmlichen pharmakotherapeutischen und/oder psychotherapeutischen Behandlungsmöglichkeiten angesprochen haben. Die IRT beinhaltet keine neuen Behandlungstechniken, sondern einen Psychotherapie-Algorithmus, der vor allem einen psychosozialen und interpersonellen Schwerpunkt setzt. Das von Smith Benjamin konzipierte SASB-Modell der »structural analysis of social behavior« (strukturelle Analyse sozialen Verhaltens) bietet eine operationalisierte Beschreibung interpersoneller Muster und ihrer Auswirkungen auf das Selbstkonzept. Es ist ein empirisch erprobtes Modell sozialer Interaktionen, das auf drei orthogonalen Dimensionen aufbaut (Fokus auf andere, Fokus auf das Selbst, introjizierter Fokus). Das SASB-Modell soll helfen, entscheidende Aspekte des Psychotherapieprozesses zu erfassen. Man geht davon aus, dass die Grundelemente der Psychotherapie aus den Achsen »interpersoneller Fokus«, »Freundlichkeit – Feindseligkeit« und »Abhängigkeit/Kontrolle – Autonomiegewährung« entstehen (nähere Beschreibung bei Smith Benjamin 2001).

Nach Smith Benjamin weisen Patienten mit chronifizierten psychischen Störungen interpersonelle und intrapsychische »habits« auf, die sie in ihrer Kindheit mit bedeutsamen Bezugspersonen erworben haben. Schon Sullivan (1953) formulierte die Hypothese, dass das Selbstkonzept direkt aus interpersonellen Erfahrungen mit wichtigen

Bezugspersonen entstehe. Auch Bowlby (1969) betonte, dass frühe Beziehungen Kindern ein internalisiertes Modell der Beziehungserfahrung verschafften, das einen bedeutsamen Einfluss auf die spätere Entwicklung hat. Der Zusammenhang zwischen gegenwärtigen maladaptiven Mustern und den internalisierten Repräsentationen wichtiger Bezugspersonen wird nach Smith Benjamin durch »Copy-Prozesse« hergestellt. So versuchen Individuen

- »so zu sein, wie er oder sie (i. d. R. die Eltern)«;
- »sich so zu verhalten, als ob er oder sie noch präsent sind oder sie noch unter deren Kontrolle stehen«;
- »mit sich selbst so umzugehen, wie sie von wichtigen frühen Bezugspersonen behandelt worden sind«.

Ein wichtiges Therapieziel besteht daher in der Identifikation und Veränderung maladaptiver Muster. Das Vorgehen wird für Patienten verständlich erklärt: »Therapy starts with learning to recognize your patterns, where they came from and what they are for. Once you see that clearly, you can make a decision about whether to change and begin learning new and better patterns.«

31

! In 5 Arbeitsschritten wird der Patient ermutigt, seine maladaptiven Muster zu erkennen und zu verändern:

1. **Zusammenarbeit mit dem Therapeuten fördern (Collaboration);**
2. **verstehen, welche Muster vorhanden sind, wo sie herkommen und wofür sie da sind;**
3. **maladaptive Muster blockieren;**
4. **den Willen zur Veränderung stärken;**
5. **neue Muster erlernen.**

Der Therapeut bewahrt im gesamten Therapieverlauf eine empathische Grundhaltung, wobei der »Growth Collaborator« (der Verbündete in Sachen Wachstum) im Patienten mehr Unterstützung erfährt als der »Regressive Loyalist« (der regressive Verbündete). Relevante zwischenmenschliche Ereignisse des Patienten werden im Hinblick darauf analysiert, was sie bei ihm ausgelöst haben, wie er reagiert hat und inwieweit sie das Selbstkonzept beeinflusst haben. Dabei wird sowohl die kognitive und die affektive als auch die Verhaltensebene exploriert – ein Vorgehen, das auch in der Verhaltenstherapie von zentraler Bedeutung ist.

Smith Benjamin betont in ihrem Ansatz, dass es nicht die Aufgabe des Therapeuten ist, den Patienten zu ändern, und auch nicht Aufgabe des Patienten ist, den Therapeuten zufriedenzustellen. Vorrangiges Ziel sei vielmehr, im Therapieprozess Bedingungen zu schaffen, die eine Einstellungs- oder Verhaltensänderung auf Seiten des Patienten ermöglichen, wobei der Patient entscheiden kann, ob er dies wirklich möchte oder nicht. Das folgende Verbatimprotokoll verdeutlicht diese Denkweise.

Fallbeispiel 1: Zusammenarbeit fördern (Smith Benjamin 2001)

Shirley: You must be frustrated with me.
Therapist: Why should I be frustrated with you?
Shirley: Because you are trying to help me change, and here I go doing the »same old, same old« again. I don•t think I can do this therapy thing.
Therapist: You feel that I am going to be frustrated and angry if you don•t succeed in changing?
Shirley: Well, yes. Won•t you?
Therapist: Not angry. And I am not frustrated. Those words suggest that I am trying to make you do something, and you are not cooperating. But I am only trying to help you make it better for youself. If you can•t or you won•t that is sad. It is a loss. It is a loss for you, and I would feel grief about the continuation of pain and all the lost opportunities. Right now, it makes me sad to see you hurt yourself this way. I wish we could find a way to make this be the last time this problem comes up.

Indikation. Patienten mit lang andauernder Krankheitsgeschichte, die sich trotz intensiver Pharmako- und Psychotherapie als therapieresistent erwiesen haben.

Wirksamkeit. Die IRT ist bisher in keiner kontrollierten Studie überprüft worden. Smith Benjamin berichtet von einer kleinen unveröffentlichten Pilotstudie (Dauer der Therapien: 4 Monate bis 2,5 Jahre), in der eine signifikante Reduktion der Symptome (SCL-90) sowie der weiteren Krankenhausaufenthalte erzielt werden konnte. Die Autorin sieht ihren Therapieansatz in erster Linie als Praxisleitfaden für Psychotherapeuten, die Strategien im Umgang mit »schwierigen Patienten« und »hoffnungslosen Fällen« erlernen möchten.

31.7 Cognitive Behavioral Analysis System of Psychotherapy (CBASP)

Diese Kurzzeitpsychotherapie (ca. 16 Sitzungen) vereinbart Ideen der kognitiven Verhaltenstherapie (KVT) sowie der IPT und wurde von McCullough (2000) speziell zur Behandlung von chronisch Depressiven (definiert als chronische majore Depression, Dysthymie, Double Depression) entwickelt. Die wichtigsten Merkmale lassen sich wie folgt beschreiben:

- Depressionen werden in einer Person-Umwelt-Perspektive gesehen.
- Ermutigung depressiver Patienten zu formalem Denken (im Sinne der Entwicklungspsychologie Piagets), zum Einsatz angemessener Problemlösestrategien und zum Abbau der Selbstzentriertheit durch Förderung von Empathie.
- Einsatz negativer Verstärkung zur Verbesserung der Therapiemotivation.
- Verdeutlichung und anschließendes Lösen der interpersonellen Probleme durch sog. Situationsanalysen.
- Gegenüberstellung des Therapeutenverhaltens und des Verhaltens von wichtigen Bezugspersonen des Patienten durch sog. Interpersonal Discrimination Exercise (IDE).

Die CBASP ist wesentlich strukturierter und direktiver als die IPT und fokussiert auch auf die interpersonellen Interaktionen zum Therapeuten. Der Therapeut muss dabei der Versuchung widerstehen, für den Patienten die Arbeit zu übernehmen. Zu vermeiden sind »Take-over-Strategien« wie z. B. »Es wird schon wieder werden, sie werden wieder ganz gesund werden.« Ein Hauptziel besteht darin, dass chronisch Depressive die Konsequenzen ihres Verhaltens erkennen und Problemlösestrategien für ihre psychosozialen Probleme erlernen. Maladaptive Interpretationen (wie z. B. globalisierend, selbstbeschuldigend, gedankenlesend oder wunschdenkend) sollen vom Patienten mit Hilfe der Situationsanalyse selbst erkannt und korrigiert werden. Diese dysfunktionalen Denkmuster wurden schon von Beck et al. (1979) beschrieben. Im CASBP-Ansatz werden sie in einen interpersonellen Kontext gesetzt: Die interpersonellen Konsequenzen werden herausgearbeitet (»if this, than that«) und es wird eine ausführliche Beziehungsanalyse erhoben (»The Significant Other History«), die den Einfluss dieser Bezugspersonen auf das Denken und Verhalten des Patienten klären soll. Beispielfragen:

- »Wie war es für Sie in der Anwesenheit dieses Menschen aufzuwachsen?
- Wie hat diese Person ihr weiteres Leben beeinflusst?«

Durch die Situationsanalyse (SA) sollen irrelevante oder ungenaue Interpretationen zwischenmenschlicher Ereignisse (wie z. B.: »Ich glaube, ich werde nie fähig sein, jemanden wirklich nahe zu kommen«) auch für den Patienten nachvollziehbarer werden.

Fallbeispiel 2

Frau M, eine Mitte 40-jährige Künstlerin, äußert, dass sie schon immer depressiv gewesen sei. Seit einer sich zuspitzenden Ehekrise vor ca. 5 Jahren seien die Depressionen immer schlimmer geworden. Intensive pharmakotherapeutische und psychotherapeutische Behandlungsversuche sowie eine EKT-Behandlung hätten zu keiner wesentlichen Besserung beigetragen. Auch nach der mittlerweile erfolgten Trennung von ihrem Mann ginge es ihr nicht besser, sie sei chronisch suizidal, nur die Sorge um die Tochter halte sie davon ab, sich etwas anzutun. Auf der Station zeigte sich die Patientin verschlossen, vermied fast jeglichen Kontakt zu anderen Patienten.

Die Patientin wurde über das therapeutische Vorgehen in Anlehnung an McCullough informiert und erklärte sich mit einem weiteren psychotherapeutischen Behandlungsversuch einverstanden.

Die Situationsanalysen ergaben, dass die Patientin praktisch nie das gewünschte Ziel für soziale Interaktionen erzielte und dies mit ihrem Anderssein und der langjährigen Depression begründete, die ihr das Interesse an ihrer Umwelt vollkommen genommen habe. Mithilfe der SA-Technik gelang der Patienten, sich ihrer maladaptiven Muster (vor allem Gedankenlesen, Generalisierung) bewusster zu werden und deren Konsequenzen für ihre Beziehungsgestaltung (auch im stationären Rahmen) zu erkennen. Ein Konflikt mit einer Zimmernachbarin wurde von der Patientin folgendermaßen beschrieben:

1. Beschreiben Sie, was in der Situation passierte.
   »Immerwährendes Knallen der Zimmertür durch Nachbarin.«
2. Beschreiben Sie Ihre Interpretation, von dem was passierte.
   »Keine Aufmerksamkeit, kein Akzeptieren des anderen, Frechheit, Rücksichtslosigkeit.«
3. Beschreiben Sie, was sie in der Situation taten.
   »Wütend (innerlich), versuche alles zurückzuhalten und sage zum wiederholten Male nichts.«
4. Was war der tatsächliche Ausgang der Situation?
   »Nachbarin knallt weiterhin die Tür zu, erinnert mich sehr an Situationen zu Hause mit meinem Mann, Rücksichtslosigkeit, nur an sich selbst denkend.«
5. Was war der gewünschte Ausgang?
   »Mitpatientin soll mehr Rücksicht nehmen.«
6. Bekamen Sie, was sie wollten? Wenn nein, was hätten Sie tun müssen?
   »Nein; ich hätte reagieren müssen, meine Wünsche erklären müssen.«

Dieses Beispiel zeigt das Dilemma, in dem sich viele (chronisch) Depressive befinden. Interpretationen zwischenmenschlicher Interaktionen werden häufig nicht in einem räumlichen und zeitlichen Zusammenhang gesehen, sondern kognitiv verzerrt. Im Fallbeispiel neigt die Patientin zu einem ausgeprägten Gedankenlesen. Dieses Muster hat in der Ehe dazu geführt, dass sie extrem viel in ihren Mann »hineininterpretierte«, sich resigniert zurückzog und »alles als sinnlos« betrachtete. Mangelnde interpersonelle Fertigkeiten (z. B. soziale Kompetenz, Selbstöffnungs- und Zuhörerfertigkeiten) haben dabei das Erreichen von realistischen interpersonellen Zielen (hier: Klärung eines Konfliktes) erschwert. Die Analyse und Lösung »einfacher« Konflikte kann chronische Patienten ermutigen, auch für komplexe Problembereiche (z. B. Ehekonflikt, soziale Isolierung) adäquatere Problemlösungen, zu finden. So gelang es der Patientin im weiteren Verlauf der Therapie ihre interpersonellen Kompetenzen erheblich zu verbessern; Suizidalität und depressives Rückzugsverhalten standen nicht mehr im Vordergrund.

Ein weiterer Therapiebaustein besteht in der Gegenüberstellung des Therapeutenverhaltens und des Verhaltens von wichtigen Bezugspersonen (Interpersonal Discrimination Exercise, IDE). Durch die Thematisierung der therapeutischen Beziehung soll empathisches Verhalten des Patienten verstärkt und feindseliges bzw. aggressives Verhalten (z. B. »Die Therapie bringt nichts, es wird einem ja sowieso nicht geholfen«) »verstanden« und abgebaut werden.

Fallbeispiel 3: Abbau von Selbstzentriertheit, Förderung von empathischem Verhalten (McCullough 2000)

Patient: You look like you are tired today.
Therapist: What gave you that idea?
Patient: It•s the look in your face, in your eyes. You seem like you are worn out.
Therapist: You read me right, and I appreciate your taking note of my fatigue. It•s been a long day. But I•ve got to tell you something. Hearing you say that has just given me a shot of energy.
Patient: What do you mean?
Therapist: Yor are expanding your horizons by becoming aware of my feelings. A fantastic change in you!
Patient: You•re right. And I•m becoming aware of a lot of things in other people that I never observed before.

Feindseliges Verhalten (z. B. »diese Therapie ist reinste Zeitverschwendung!«) wird als Warnsignal interpretiert. Entweder der Patient hat sich nicht wirklich auf die Therapie eingelassen oder er ist sich der interpersonellen Konsequenzen seines Verhaltens nicht bewusst. Aufgabe des Therapeuten ist daher, den Patienten auf sein ungünstiges Kommunikationsverhalten hinzuweisen. Die Intervention sollte so gewählt werden, dass der Patient emotional mehr involviert wird und sich der Tragweite seines Verhaltens bewusst wird; Beipiel: »Why do you want to make me feel frustrated and upset with you?

Indikation. Patienten mit chronischer majorer Depression, Dysthymie, Double Depression, die

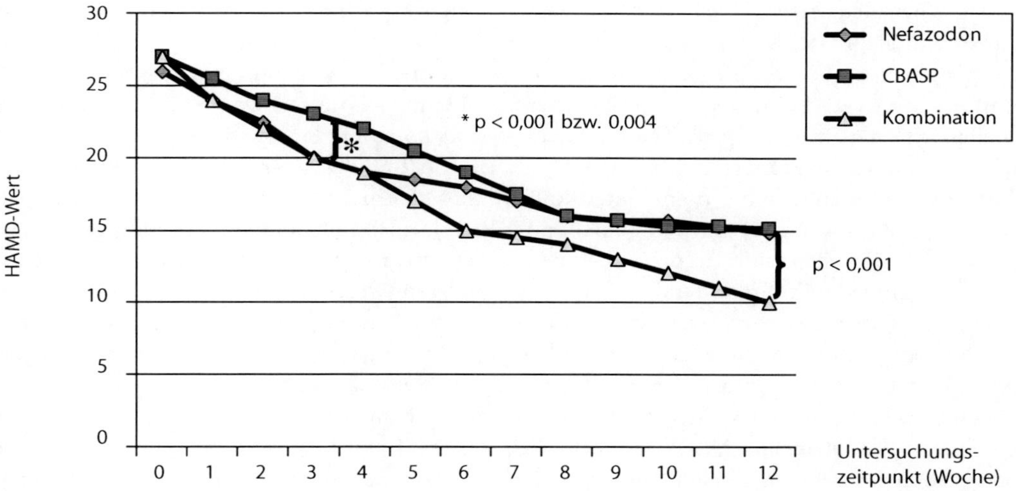

Anzahl der Patienten	0	1	2	3	4	6	8	10	12	
	220	202	195	194	188	181	164	160	153	Nefazodon
	216	180	190	185	190	174	168	166	156	CBASP
	226	210	212	206	201	197	184	182	173	Kombination

◘ **Abb. 31.2.** Akutbehandlung chronischer Depressionen mit Nefazodon, CBASP und Kombinationstherapie. (Nach Keller et al. 2000)

sich trotz intensiver Pharmako- und Psychotherapie als therapieresistent erwiesen haben.

Wirksamkeit. In der kontrollierten Studie von Keller et al. (2000) (◘ Abb. 31.2) waren insgesamt 681 ambulante Patienten mit chronifizierter majorer Depression (durchschnittliche Episodendauer: 8 Jahre) und Dysthymie (durchschnittliche Dauer: 24,2 Jahre) eingeschlossen. Über 50% des Patientenkollektivs hatte die Diagnose einer zusätzlichen Persönlichkeitsstörung sowie vorangegangene Behandlungsversuche mit Antidepressiva und Psychotherapie hinter sich. Nach 12 Wochen Behandlungsdauer ergaben sich für die Intent-to-treat-Stichprobe folgende Responderquoten:
- Nefazodon: 48%,
- CBASP: 48%,
- Nefazodon plus CBASP: 73%.

Diese Ergebnisse sind als äußerst ermutigend einzuschätzen und weisen darauf hin, dass die Kombinationstherapie bei chronischen Depressionen eine erfolgversprechende Perspektive darstellt. Zu erwähnen ist, dass das Medikament Nefazodon mittlerweile nicht mehr zugelassen ist.

31.8 Fazit

Die Behandlung unipolarer Depressionen galt bis in die 80er Jahre als Domäne pharmakologischer Therapie. Mit dem Wandel der klassifikatorischen Konzepte (DSM-III, ICD-10) veränderte sich jedoch auch die starre theoretische Zuordnung zu pharmakologischen oder psychotherapeutischen Konzepten. Zahlreiche Therapievergleichsstudien, die in den letzten 25 Jahren durchgeführt wurden, zeigten, dass sich »unkomplizierte« depressive Störungen mittels spezifischer psychologischer Therapien ebenfalls effektiv behandeln lassen.

Allerdings nimmt, trotz intensiver Pharmako- und Psychotherapie, ein nicht geringer Prozentsatz depressiver Störungen einen chronischen Verlauf. Diese Patientengruppe ist für den Kliniker eine Herausforderung, da sie sich als chronisch hoffnungslos und insuffizient erlebt, wenig Vertrauen in eine (erneute) Behandlung hat und zu eher defizitären Bewältigungsstrategien neigt. Aufgrund der lang andauernden Krankenrolle hat sich oftmals eine depressiv geprägte Informationsverarbeitung sowie ein interpersoneller Stil entwickelt, der durch Passivität, Vermeidung und Selbstzentrierung geprägt ist und Kliniker zur Einnahme einer dominanten Rolle »verführt«. Selbst wenn Letzteres mit einem positiven Ziel verbunden ist, kann diese therapeutische Haltung dazu führen, dass Patienten in »passiv-klagsamer Heilungserwartung« verharren und wenig Verantwortung für ihre Erkrankung übernehmen. Insofern ist es auch nicht verwunderlich, dass in den hier aufgeführten Psychotherapieanätzen eine aktive Krankenrolle hervorgehoben wird. McCullough (2000) vertritt sogar eine extreme Verantwortlichkeit: »Chronically depressed patients are ultimately responsible for their depression.«

Alleinige Psychotherapie hat sich bei dieser Patientengruppe jedoch nicht als ausreichend erwiesen. Die Kombination aus Pharmakotherapie und spezifischer Psychotherapie zeigte die besten Resultate.

Als prädisponierende Faktoren für therapieresistente Depressionen gelten Entwicklungs- und Persönlichkeitsaspekte sowie psychosoziale Belastungen. Vorangegangene, insuffiziente Pharmakotherapien sowie organische Faktoren sind ebenfalls zu berücksichtigen (s. die entsprechenden Beiträge in diesem Buch). Wie bei den meisten psychischen Störungen ist von einem multifaktoriellen Bedingungsmodell auszugehen, wobei dem interpersonellen Kontext ein besonderer Stellenwert beizumessen ist, der in einem multimodalen Behandlungskonzept nicht vernachlässigt werden darf.

Die hier dargestellten interpersonellen Psychotherapieansätze können in Kombination mit pharmakotherapeutischen Maßnahmen einen wichtigen Beitrag zur Behandlung von Nonrespondern und zur Rehabilitation chronisch depressiver Patienten leisten. Wirksamkeitsnachweise liegen für die IPT-S, die IPT-M, die IPT-D als Kombinationstherapie und die CBASP vor. Die IRT ist zwar noch in keiner kontrollierten Studie überprüft worden, bietet jedoch hilfreiche Strategien und Gesprächsführungstechniken im Umgang mit »schwierigen Patienten« bzw. schwierigen Therapiesituationen.

Um die Chancen für eine längerfristige Rehabilitation chronisch Depressiver zu verbessern, sind kombinierte Behandlungsprogramme (wie z. B. IPT-S plus Pharmakotherapie oder CBASP plus Pharmakotherapie) zu fordern. Diese können je nach Indikation und in Abhängigkeit vom Schweregrad der Erkrankung stationär und/oder ambulant durchgeführt werden.

Alle hier dargestellten Ansätze sollten Patienten ermutigen, sich aktiv mit den psychosozialen Aspekten ihrer Erkrankung auseinander zu setzen, d. h. maladaptive Denk- und Verhaltensmuster im Hinblick auf ihre interpersonellen Konsequenzen zu überprüfen und mittel- bis längerfristig zu verändern. Parallel dazu sind sozialtherapeutische Maßnahmen nötig, um die »Spätfolgen« der Erkrankung (z. B. Arbeitslosigkeit, Berentung, soziale Isolation) abzumildern und die Chancen für eine Reintegration in soziale Bezugssysteme zu erhöhen.

Literatur

Ainsworth MD, Blehar M, Waters E, Wall S (1978) Patterns of attachment: A psychological study of the strange situation. Lawrence Erlbaum, Hillsdale/NJ

Beck AT, Rush JA, Shaw BF, Emery G (1979) Cognitive therapy of depression. Guilford, New York

Bowlby J (1969) Attachment. Basis Books, New York

Browne G, Steiner M, Roberts J et al. (2002) Sertraline and/or interpersonal psychotherapy for patients with dysthymic disorder in primary care: 6-month comparison with longitudinal 2-year follow-up of effectiveness and costs. J Affect Disord 68: 317–330

Dykierek P, Schramm E (2004) Interpersonelle Psychotherapie. In: Rössler W (Hrsg) Psychiatrische Rehabilitation. Springer, Berlin Heidelberg New York Tokio, S 275–289

Frank E, Kupfer DJ, Perel JM et al. (1990) Three-year outcomes for maintenance therapies in recurrent depression. Arch Gen Psychiatry 47: 1093–1099

Grawe K, Donati R, Bernauer F (1994) Psychotherapie im Wandel. Von der Konfession zur Profession. Hogrefe, Göttingen

Keller MB, McCullough JP, Klein DN et al. (2000) A comparison of nefazedone, the cognitive behavioral-analysis system of psychotherapy, and their combination for the treatment of chronic depression. N Engl J Med 342: 1462–1470

Klerman GL, Weissman MM, Rounsaville B, Chevron E (1984) Interpersonal psychotherapy of depression. Basic Books, New York

Markowitz JC (1994) Psychotherapy of dysthymia. Am J Psychiatry 151: 1114–1121

Markowitz JC (2003) Interpersonal psychotherapy for chronic depression. J Clin Psychol 59: 847–858

Mason BJ, Markowitz JC, Klerman GL (1993) IPT for dysthymic disorders. In: Klerman GL, Weisman MM (eds) New applications of interpersonal therapy. American Psychiatric Press, Washington DC, pp 225–264

McCullough JP (2000) Treatment for chronic Depression. Guliford, New York

Reynolds CF 3rd, Miller MD, Pasternak RE et al. (1999) Treatment of bereavement-related major depressive episodes in later life: a controlled study of acute and continuation treatment with nortriptyline and interpersonal psychotherapy. Am J Psychiatry 156: 202–208

Schramm E (1998) Interpersonelle Psychotherapie. Schattauer, Stuttgart

Schramm E, van Calker D, Berger M (2004) Efficacy and therapeutic factors of interpersonal psychotherapy for depressed inpatients – results of a pilot study. Psychother Psychosom Med Psychol 54: 65–72

Schramm E, van Calker D, Dykierek P et al. (2005) A randomized controlled study of Interpersonal Psychotherapy for severely depressed, hospitalized patients: short-term efficacy. In Vorbereitung

Smith Benjamin L (2001) Interpersonelle Diagnose und Behandlung von Persönlichkeitsstörungen. CIP-Medien, München

Smith Benjamin L (2003) Interpersonal Reconstructive Therapy. Guildford, New York

Sullivan HS (1953) The interpersonal theory of psychiatry. Norton, New York

Wolfersdorf M, Heindl A (2003) Chronische Depression. Papst, Lengrich

Kognitive Verhaltenstherapie

M. Hautzinger

Unter kognitiver Verhaltenstherapie (VT) versteht man einen problemzentrierten, strukturierten, psychologischen Behandlungsansatz, der bezogen auf Depressionen 4 Schwerpunkte verfolgt: Überwindung der Inaktivität, Verbesserung des Sozial-, Kommunikations- und Interaktionsverhaltens, Korrektur der dysfunktionalen Einstellungen und Aufbau eines Bewältigungs- und Problemlöserepertoires. Zahlreiche empirische Untersuchungen demonstrieren, dass mit der kognitiven VT eine erfolgreiche psychotherapeutische Behandlung für unipolare Depressionen (ohne Melancholie) vorliegt, die einer traditionellen trizyklischen Antidepressivatherapie durchaus gleichwertig ist. In einer eigenen Untersuchung an 115 unipolaren, endogen-depressiven Patienten konnte durch die Anwendung der kognitiven VT zusätzlich zur Pharmakotherapie längerfristig eine weiterreichende Wirkung, d. h. weniger depressive Symptomatik und weniger Behandlungsabbrecher, erzielt werden. Die kognitive VT sollte bei chronifizierten Depressionen mit einer Pharmakotherapie kombiniert werden und ist ggf. über ein Jahr hinaus durchzuführen. Spezielle Aspekte sind hierbei die Erarbeitung von Toleranz gegenüber depressiven Beschwerden, die Complianceförderung, die Vorbereitung auf Krisen und auf das langfristige Verbleiben von Einschränkungen durch depressive Symptome.

32.1 Kognitiv-verhaltenstheoretisches Verständnis von Depressionen

Die verstärkungstheoretischen (Lewinsohn 1974; Coyne 1976) und kognitionspsychologischen Hypothesen (Beck 1974; Seligman 1975) bilden den produktiven Hintergrund erweiterter, multifaktorieller psychologischer Modellvorstellungen der Depressionsgenese (Hautzinger 1996; Hautzinger u. DeJong-Meyer 2003) und der Depressionstherapie (Hautzinger 2003).

Verstärkungstheoretische Annahmen lauten:

- Eine geringe Rate (verhaltenskontingenter) positiver Verstärkung (Mangel an positiven Erfahrungen und ein Überwiegen negativer Erfahrungen) wirkt auslösend für depressives Verhalten.
- Eine geringe Rate positiver Verstärkung (Löschungsbedingungen) hält eine Depression aufrecht und wirkt zusätzlich reduzierend auf die Verhaltensrate.
- Die Gesamtmenge positiver Verstärkung ist abhängig von dem Umfang potenziell verstärkender Ereignisse und Aktivitäten (welche wiederum beeinflusst werden von der Lerngeschichte, dem Alter, dem Geschlecht usw.), dem Umfang erreichbarer Verstärker, dem Verstärkerrepertoire und den Fähigkeiten, Verhalten zu zeigen, das verstärkt werden kann.
- Depressives Verhalten wird zusätzlich aufrechterhalten durch die kurzfristig wirksamen Hilfsangebote, Sympathie und Anteilnahme.
- Depressives Verhalten darf so als aktives Verhalten gesehen werden, das nicht nur kurzfristig Unterstützung und Zuwendung provoziert, sondern in Ermangelung entsprechender Handlungsalternativen und durch gestörte Kommunikationsformen wird es längerfristig immer wieder negativ verstärkt.

Entsprechend diesen Überlegungen ist die Förderung von angenehmen Aktivitäten im Rahmen einer Psychotherapie der Depression sinnvoll und hilfreich, weil ein entsprechendes Aktivitätsniveau das Ausmaß potenzieller positiver Verstärker erhöht, weil Depressive viel Zeit mit passiven Verhaltenweisen (wie Grübeln, Vor-sich-Hinstarren) verbringen, die keinen positiven Verstärkerwert besitzen, weil ein Zusammenhang zwischen Aktivitätsrate, der Art der Aktivitäten und der Stimmung besteht und weil depressive Patienten dazu neigen, ihre Aktivitätsrate gering einzuschätzen und Stimmungsunterschiede nur schwer wahrnehmen.

Der Aufbau sozialer und interaktioneller Kompetenzen ergibt sich ebenfalls aus der verhaltenstheoretischen Vorstellung und ist sinnvoll, weil depressiven Patienten oft die Fähigkeit fehlt, sich in sozialen Situationen angemessen und für den Interaktionspartner verstärkend zu verhalten, weil Depressive oft ungünstige Interaktionsstile und Kommunikationsinhalte entwickeln und deren Wirkung nicht angemessen wahrnehmen, negative Gefühle nicht offen oder ungeschickt zum Ausdruck bringen und weil mittel- und längerfristig positives und förderliches soziales Kontaktverhalten fehlt.

Die Annahmen der kognitionspsychologischen Modelle lauten:

- Grundlage einer depressiven Entwicklung ist eine kognitive Störung, wobei das Denken Depressiver einseitig, willkürlich, selektiv, übertrieben negativ ist.
- Auslöser für diese kognitiven Störungen sind negative Erfahrungen, Verluste, Nichtkontrolle und sozialisationsbedingte Vorgaben.
- Diese Schemata werden durch belastende Situationen aktiviert und im Sinne einer nach »unten gerichteten Spirale« verstärkt.
- Da diese kognitiven Prozesse sehr automatisiert sind und durch zugrunde liegende, verfestigte, negativ zweifelnde, generalisierte Überzeugungssysteme gesteuert werden, sind die Abläufe sehr beharrlich und andauernd.

Die Bearbeitung und Veränderung von automatischen Gedanken und Einstellungen ergibt sich daraus und ist notwendig, da depressive Patienten zu kognitiven Verzerrungen, falschen Attributionen und fehlerhaften Wahrnehmungen neigen, weil ein Zusammenhang zwischen Gedanken, Gefühlen und Handlungen besteht, weil Depressive die Tendenz haben, ihre Gedanken bereits als Tatsachen zu betrachten, ohne sie an der Realität zu überprüfen, und weil es neben der auf Selbstabwertung zielenden kognitiven Prozesse auch noch andere Selbstkontrollprinzipen, wie z. B. Selbstverstärkung gibt.

Aktuelle Weiterentwicklungen psychologischer Vorstellungen zur Depressionsgenese gehen über diese zu einfachen Hypothesen hinaus und integrieren verschiedene psychische und soziale Prozesse, die aufgrund von Forschungsbefunden Bestätigung fanden (Hautzinger 1991, 1996) und einen Begründungsrahmen für erfolgreiche kognitiv-verhaltenstherapeutische Maßnahmen abgeben.

Für eine kognitiv-verhaltenstherapeutische Behandlung depressiver Störungen lässt sich folglich eine Heuristik ableiten, die in den theoretischen Ätiologiekonzepten begründet ist und für die therapeutischen Maßnahmen den Handlungsrahmen liefert. Depressionen werden demnach sowohl durch gedankliche (kognitive) Prozesse als auch durch Defizite und den Verlust von Verstärkern (Aktivitätsrate, Fertigkeiten, Belastungen) bedingt. Die Häufung unangenehmer Ereignisse oder die Folge unangemessenen Verhaltens beeinflussen dabei kognitive Strukturen ebenso, wie negative Einstellungen und Erwartungen ihrerseits Auswirkungen auf die Aktivitätsrate eines Patienten, sein soziales Handeln und das Ausmaß positiver Erfahrungen haben. Entsprechend setzt VT an Fertigkeiten, den Sozialkontakten, der Aktivitätsrate und Tagesstruktur und den Kognitionen an.

32.2 Kognitiv-verhaltenstherapeutisches Vorgehen

Unter kognitiver VT versteht man einen problemzentrierten, strukturierten, psychologischen Behandlungsansatz, der bezogen auf Depressionen folgende Schwerpunkte verfolgt:

- Überwindung der Inaktivität bzw. einseitigen, belastenden Aktivität;
- Verbesserung des Sozial-, Kommunikations- und Interaktionsverhaltens sowie der sozialen Kontaktstruktur;
- Erkennen, Überprüfen und Korrigieren dysfunktionaler Einstellungen und Überzeugungen;
- Aufbau eines Bewältigungs- und Problemlöserepertoires für zukünftige Krisen.

In der Regel ist eine kognitive VT bei Depressionen zwischen 25 und 40 Sitzungen lang (meist in Einzelsitzungen, doch zunehmend auch in Gruppen) (Hautzinger 1994) und nimmt sich zunächst der Passivität, dem Rückzug und der Lust- bzw. Antriebslosigkeit der depressiven Patienten an. Je nach Problemlage des Patienten schließen sich die kognitiven oder die auf das soziale Verhalten bezogenen Interventionselemente an. Obgleich eine Reihe von Techniken und Hausaufgaben eingesetzt werden, folgt das Vorgehen keinem von vorneherein festliegenden Therapieplan, sondern es soll individuell angepasst und für den Patienten persönlich überzeugend vorgestellt und durchgeführt werden. Das Vorgehen, die Methoden, die Materialien, die Übungen und vor allem die Interaktionsweisen, die Voraussetzungen und die Beziehungsgestaltung sind ausführlicher als hier möglich in Hautzinger (2003), Beck et al. (1997) und als Einzelverfahren in Linden und Hautzinger (2004) dargestellt.

32.2.1 Rahmenbedingungen und Basiselemente

Mag kognitive VT auf den ersten Blick wie eine Ansammlung von Techniken erscheinen, die in einem stark strukturierten Rahmen das Vorgehen bestimmen, so darf nicht übersehen werden, dass dieser kognitive, problemzentrierte Ansatz nur auf dem Hintergrund grundlegender therapeutischer Verhaltensweisen zur Wirkung kommen kann. Grundlegend für einen kognitiven Verhaltenstherapeuten sind daher Echtheit und Aufrichtigkeit, Empathie und Verständnis, Akzeptanz und Wärme sowie fachliche Kompetenz und professionell-entspanntes Verhalten in der Interaktion. Therapeut und Patient arbeiten zusammen an der Lösung bestimmter Probleme. Dazu strukturiert der Therapeut den therapeutischen Rahmen und den Inhalt der Sitzungszeit. Wesentlich ist, dass es gelingt, konkrete, depressionsrelevante, bearbeitbare Problembereiche herauszuarbeiten. Wiederholt fasst er zusammen, lenkt das Gespräch auf zentrale Aspekte und Probleme, gibt Rückmeldungen und achtet darauf, dass Übungen, Hausaufgaben und konkrete Schritte in der Realität die Sitzung bzw. ein Thema beschließen. Beim Arbeiten an kognitiven Mustern verwirklicht der Therapeut den sog. »sokratischen Fragestil« (auch »geleitetes Entdecken« genannt), eine Interaktionsform, die aus gelenkten, offenen Fragen besteht, um den Patienten selbst dazu zu bringen, Widersprüche und seinen Überzeugungen zuwiderlaufende Erfahrungen zu berichten, zu erkennen und zuzulassen. Dadurch werden Patienten dazu gebracht, selbständig alternative Sichtweisen und Lösungswege zu überlegen und für eine nachfolgende Prüfung, Erprobung und Einübung bereit zu haben.

Zu den Grundfertigkeiten eines Therapeuten im Umgang mit depressiven Patienten gehört es auch, die aktuelle Lage, die Leistungs- und Belastungsfähigkeit eines Patienten einschätzen zu können und alle therapeutischen Schritte darauf abzustimmen. Zu Beginn der therapeutischen Arbeit, aber auch in Krisen und verstärkt depressiven Phasen während der Therapie haben »beruhigende Versicherungen« und aktuelle Entlastung und kurzfristige Vorgaben ihren Sinn und ihre Berechtigung.

32.2.2 Positive Erfahrungen, Aktivitätsaufbau, Strukturierung

Mit zu den ersten therapeutischen Maßnahmen bei depressiven Patienten gehört es, auf der konkreten Handlungsebene erste Versuche der Aktivierung zu starten, um damit früh positive Erfahrungen und Verstärkung zu erreichen. Beim Aktivitätsaufbau geht es einerseits um die Steigerung bzw. den Wiederaufbau positiver Erfahrungen und Aktivitäten, andererseits um die Reduktion eines Übermaßes an negativen, belastenden Erfahrungen. Wichtigstes Instrument dabei ist der Wochen- und Tagesplan. Wird der Patient in einer Anfangsphase gebeten, in Form einer täglichen Selbstbeobachtung (Wochenplan) der Aktivitäten und Ereignisse dieses Protokoll auszufüllen, so dient es später auch dazu die Tage zu strukturieren und Aktivitäten zu planen. Eine Liste persönlicher Verstärker und angenehmer Aktivitäten hilft in dieser Phase, genügend Ideen und Anregungen für diese allmähliche, sukzessive Steigerung der Aktivitäten verfügbar zu haben.

Mit positiven Aktivitäten werden Tätigkeiten bezeichnet, die vom Patienten als angenehm erlebt werden. Dabei kann es sich sowohl um aktiv initiierte Tätigkeiten als auch um Ereignisse handeln, die in verschiedenen Bereichen des indivi-

32

duellen Lebens wie Beruf, Freizeit und Alltag vorkommen. Wichtig ist die Unterscheidung von Aktivitäten, die als neutral oder unangenehm erlebt werden (Typ A), die aber aus den verschiedensten Gründen ausgeführt werden müssen und Aktivitäten, die als angenehm und schön erlebt werden (Typ B), doch nicht zu den Pflichten zählen. Im täglichen Leben kann man nicht nur Aktivitäten ausführen, die man positiv erlebt. Deshalb muss bei der Tages- und Wochenplanung auf die Ausgewogenheit der beiden Aktivitätsarten geachtet werden. Je mehr es gelingt, positive Aktivitäten regelmäßig in den Tagesablauf einzubauen, desto besser fühlt sich der Patient. Diese verbesserte Stimmung steigert dann wiederum die Bereitschaft, aktiver zu sein. Dieser Zusammenhang muss zunächst über Selbstbeobachtungen erkannt und als Wirkmechanismus verstanden werden.

Die Ziele dieses Teils der Therapie sind:

- Erfassen von Ereignissen und Aktivitäten, die Verstärkerwert haben;
- Rückmeldung darüber, dass es bei einem bestimmten Patienten zwar eine Reihe potenziell angenehmer Aktivitäten gibt, er diese aber nicht nutzt;
- Erkennen des wechselseitigen Einflusses von Aktivitäten und Befinden;
- geplante und abgestufte Heranführung an angenehme Aktivitäten;
- Identifizieren und Kontrollieren depressionsfördernder Verhaltensweisen und Aktivitätsmuster;
- Vermittlung von Fertigkeiten zur Aufrechterhaltung eines ausgeglichenen Aktivitätsniveaus.

Konkret werden die vom Patienten ausgefüllten »Wochenpläne« nach dem Zusammenhang von Handeln (Aktivitäten, Ereignissen) und Fühlen (Befinden, Stimmung) Stunde für Stunde eines bzw. mehrerer Tage ausgewertet. Daraus erwächst dann das Verständnis, dass es zwischen Befinden und Aktivitäten einen Zusammenhang gibt, der für therapeutische Zwecke genutzt werden kann. Getragen von der Idee, dass es leichter möglich ist, das eigene Tun und die Menge angenehmer Aktivitäten als direkt die Gefühle zu beeinflussen, geht es dann darum, eine ganz persönliche Liste angenehmer Aktivitäten zu erarbeiten. Gelingt es, eine derart persönliche Verstärkerliste zu erstellen, dann mündet die Therapie in eine Phase des aktiven Planens und Umsetzens der dort enthaltenen angenehmen Aktivitäten in den Alltag. Dazu werden meist wieder Wochenpläne als Strukturierungshilfe verwendet. Wichtig ist, gestuft und angepasst an die Lage des Patienten vorzugehen und das Aktivitätsniveau allmählich auszuweiten.

Häufiges Hindernis bei dem Aktivitätsaufbau sind die Aktivitäten, wie Pflichten, Routinen und Aufgaben, die getan werden müssen oder von denen Patienten meinen, sie werden von ihnen verlangt. Erst eine Reduzierung dieser Typ-A-Aktivitäten erlaubt Raum für angenehme, die Stimmung positiv beeinflussende Aktivitäten.

Therapeutische Mittel sind:

- Stimuluskontrolle (Kontrolle und Beeinflussung von Auslösereizen);
- kognitive Interventionen (Regeln und Gewohnheiten hinterfragen, neue Einstellungen erproben);
- Einbezug des Sozialpartners und der Familie (deren Unterstützung einholen, Veränderung von Abläufen und Erwartungen);
- detaillierte Tages- und Wochenplanung, um über diese Art vertraglicher Verpflichtung neue Erfahrungen zu machen.

32.2.3 Kompetenzen, instrumentelle Fertigkeiten, Interaktionsverhalten

Die sozialen Beziehungen sind bei depressiven Patienten häufig belastet. Soziale Kontakte sind verkümmert, soziales Verhalten ist gehemmt und reduziert. Bei vielen Patienten reicht allein die Behebung der Depression nicht aus, um dieses Brachliegen der sozialen Interaktionen und Interaktionsfähigkeiten zu überwinden. Der Aufbau und die Verbesserung von sozialer Sicherheit, Kontaktverhalten, Kommunikationsfertigkeiten und Fertigkeiten zur partnerschaftlichen Problembewältigung gehören daher mit zu einer erfolgversprechenden kognitiven VT.

Die wesentlichen Mittel dabei sind:
- Verhaltensbeobachtungen;
- Rollenspiele und Verhaltensübungen zur Verbesserung der sozialen Wahrnehmung, Aufbau sozialer Fertigkeiten und selbstsicheres Verhalten;
- Einbeziehung des Partners und der Familie;
- Steigerung interpersonaler Aktivitäten während der Woche (Planung, Verwirklichung, gestuftes Vorgehen) zur Mehrung sozialer Kontakte;
- Kommunikationsübungen mit dem Partner;
- Umgang mit sozialen Belastungen (kognitive Methoden).

Konkret werden dabei Übungen aus dem Selbstsicherheitstraining zum Durchsetzen, zum Neinsagen, zum Gefühleausdrücken, zum Kritiküben, zum Wünsche-und-Bedürfnisse-Äußern, zum Lobausdrücken durchgeführt. Ideal sind derartige Übungen in einer Gruppe mit Videounterstützung abzuhalten. Ausgangspunkt sind die sozial problematischen Situationen des Patienten, die zu nachspielbaren Szenen reduziert werden. Der Patient spielt sich meist selbst, während Therapeut bzw. Gruppenmitglieder die Interaktionspersonen darstellen. Um komplexere Verhaltensalternativen aufzubauen, ist auch Modellvorgabe und Rollentausch (Patient spielt den Interaktionspartner, Therapeut übernimmt Rolle des Patienten) angezeigt. Die Rollenspiele sind zunächst sehr kurz. Rückmeldungen erfolgen konstruktiv mit der Betonung des korrekten bzw. sozial kompetenten Verhaltens. Veränderungswünsche beziehen sich auf konkrete Bewegungen, Äußerungen, Gestik und Mimik. Die Übungen werden mehrfach wiederholt, bis die Patienten neue, kompetentere Verhaltensweisen übernehmen konnten.

Bei Partnerschaftsproblemen bieten sich Übungen zur Verbesserung der Interaktion und Kommunikation an. Dazu ist die Einbeziehung der Familie bzw. des Partners erforderlich. Zunächst geht es um richtiges zuhören, paraphrasieren, anerkennen, loben, verwöhnen, gemeinsame Aktivitäten, Wünsche ausdrucken, erst danach um kritisieren.

32

! Insbesondere bei chronifizierten Fällen ist die Einbeziehung des Lebenspartners bzw. der ganzen Familie notwendig. Ohne diese Erweiterung sind meist keine therapeutischen Erfolge möglich.

Zur Steigerung sozialer Kontakte lassen sich Methoden einsetzen, wie sie bereits bei dem Thema Aktivitätsaufbau angesprochen wurden. In den Listen angenehmer Aktivitäten sind i. d. R. zahlreiche soziale Ereignisse enthalten, die nun besonders beachtet werden können. Wichtig bei dieser Therapiephase ist die Bereitschaft zum Experimentieren und Ausprobieren. Dazu müssen die Patienten auf die Kontaktsituationen vorbereitet werden (ideal sind Rollenspiele und kognitive Methoden). Erwartungshaltungen, Ziele und heimliche Wünsche sollten ausgesprochen und in der Therapie hinsichtlich der Erreichbarkeit besprochen und bezüglich der Frage, wie hilfreich derartige Kognitionen sind, bearbeitet werden. Die Vorbereitung auf wiederholte Misserfolge und Enttäuschungen sind unerlässlich.

32.2.4 Kognitive Therapieelemente

Das Denken depressiver Personen läßt sich beschreiben als global, eindimensional, absolutistisch, invariant, irreversibel, bewertend und kategorial. Nichtdepressives »reifes« Denken ist dagegen mehrdimensional, nicht wertend, relativierend, variabel, reversibel, spezifisch und konkret. Eine solche Person ordnet Erklärungen nicht in »Schwarz-weiß-Kategorien« ein oder erstellt »Charakterdiagnosen«, sondern legt menschlichen Erfahrungen und den Ursachen für Ereignisse ein Kontinuum zugrunde und erstellt »Verhaltensdiagnosen«. Ziel einer Depressionstherapie, die an diesen kognitiven Strukturen ansetzt, muss es daher sein, den Patienten dabei zu helfen, das depressiv-unreife Denken in ein differenziertes, reiferes Denken zu verändern. Als kognitive Fehler lassen sich Übergeneralisierungen, selektive Abstraktionen, Personalisierungen, dichotomes Denken, »Sollte-Tyranneien«, emotionales Begründen, Magnifizieren des Negativen benennen. Diese Fehler verzerren in systematischer, der

Wirklichkeit widersprechender Weise die Wahrnehmungen, das Erinnern, die Verarbeitung und die Erwartung eines Menschen (Beck et al. 1997).

Kognitive Elemente der VT zielen darauf, die fehlerhaften, verzerrten und nicht realitätsangemessenen Gedanken, Bewertungen, Schlussfolgerungen, Ursachenzuschreibungen und Überzeugungen zu erkennen, beobachten zu lassen, ihren Realitätsgehalt zu testen und letztlich zu verändern. Diese Therapie ist daher immer problemorientiert, konkret und spezifisch. Es geht niemals darum, dem Patienten etwas auszureden und per Argumentation ihn eines Besseren zu belehren, sondern durch die Kooperationen zwischen Patient und Therapeut Probleme zu identifizieren, die individuellen Blockaden zu erkennen, Alternativen dazu zusammenzutragen und zu prüfen sowie diese auszuprobieren.

Vorbereitend hierfür ist eine verständliche und an den persönlichen Erfahrungen des Patienten ansetzende Information und Erklärung dessen, was Kognitionen sind, welche Rolle sie spielen und welche Auswirkungen sie für das emotionale Erleben und Verhalten haben. Grundsätzlich falsch ist es, dem Patienten unterstellen zu wollen, daß er falsch oder irrational denkt. Stattdessen wird versucht, die Art und Weise des Denkens in ganz konkreten Zusammenhängen zu erkennen, die Verbindung des Denkens zu den Gefühlen und körperlichen Symptomen herauszufinden und immer wieder die Adäquatheit und den Realitätsgehalt der Gedanken zu hinterfragen bzw. zu testen.

Der erste Schritt zur Bearbeitung kognitiver Prozesse ist daher die Entdeckung, das Beobachten und Protokollieren von automatischen Gedanken in relevanten und zentralen Problembereichen. Ausgangspunkt dabei sind die Empfindungen, Gefühle und Stimmungen, auch Beschwerden in einem konkreten Zusammenhang, etwa einer Situation oder einer Sensation, also internen und externen Auslösern. Der Patient soll sich die auslösende Sache nochmals genau vorstellen und sich an seine Gefühle erinnern. Während dies geschieht, bittet der Therapeut den Patienten, alles zu äußern, was ihm zu dieser Vorstellung einfällt, durch den Kopf geht, bildhaft erscheint. Bevorzugt benutzt der Therapeut für das Festhalten dieser Kognitionen das »Protokoll negativer Gedanken«, das aus 5 Spalten besteht.

Protokoll negativer Gedanken

- Auslösender Reiz, Situation
- Gefühle, Empfindungen
- Automatische Gedanken
- Alternative, angemessene Gedanken
- Erneutes Gefühlsurteil aufgrund der alternativen, angemessenen automatischen Gedanken.

Das anfängliche Beobachten und Protokollieren automatischer Gedanken füllt die ersten 3 Spalten dieses Arbeitsblattes. Patient und Therapeut lernen auf diese Weise zu erkennen und zu benennen, welche automatischen Gedanken, welche kognitiven Fehler und immer wiederkehrenden Themen im Zusammenhang mit bestimmten Auslösern auftreten.

Eine Vielzahl von kognitiven Techniken ist vorgeschlagen worden, um die so zu Tage tretenden automatischen Gedanken und Themen, später auch die Grundüberzeugungen zu beeinflussen. Grundlage all dieser Strategien ist immer das gelenkte Fragen des sokratischen Interaktionsstils.

Wesentliche Methoden für die Änderung kognitiver Muster sind: Überprüfung und Realitätsteste, experimentieren, Reattribuierung, kognitives Neubenennen, Alternativen finden, Rollentausch, Kriterien prüfen, Was-ist-wenn-Technik, übertreiben, entkatastrophisieren, Vorteile und Nachteile sammeln usw. Der Prozess der Änderung kognitiver Muster ist meist ein langsamer, mit vielen Rückschlägen. Die alten, gewohnten Denkmuster greifen vor allem in belastenden, kritischen Situationen rascher und determinieren das emotionale Erleben. Die neuen Einstellungen und Denkweisen müssen geübt und wiederholt angewandt werden, bevor daraus neue automatische Gedanken bzw. Grundüberzeugungen werden.

Nachdem automatische Gedanken erkannt und zusammengetragen wurden, geht es darum, dieses kognitive Material einzeln zu bearbeiten und systematisch zu hinterfragen. Dazu wird vom Therapeuten die Grundhaltung eines unterstützenden, bemühten und freundlichen »Forschers« und nicht die neutral-distanzierte, fragende Haltung eines »Polizisten« verlangt. Es geht dabei zunächst darum, mit dem Patienten alle nur möglichen Informationen zu der entsprechenden Situation und der Entwicklung dahin zusammenzutragen sowie mit den Methoden »Alternative Sichtweisen«, »Rollentausch«, »Vorteile und Nachteile sammeln« usw. kognitive Dissonanz zu erzeugen. Weiterhin werden so Ziele konkretisiert und Wege zu den Zielen spezifiziert. Dadurch wird i. d. R. deutlich, was genau die Probleme sind, in welchen Bereichen Lösungsstrategien und Fertigkeiten fehlen bzw. wie Patienten sich selbst mit ihren Überzeugungen im Weg stehen. Konkrete Übungen, Planungen und Hausaufgaben z. B. mittels des Wochenplans, Interaktionsaufgaben oder des Protokolls negativer Gedanken (erweitert um Spalte 4), helfen dann diese Lücken und Blockaden zu überwinden.

32.3 Wirksamkeit und Indikation

Inzwischen liegen zahlreiche empirische Untersuchungen zur Wirksamkeit der kognitiven VT bei depressiven Erkrankungen vor (Hautzinger 1993, 2003; Hollon et al. 1993; Markowitz 1994; Persons et al. 1996; Thase et al. 1997). Zusammen mit anderen verhaltenstherapeutischen Arbeiten demonstrieren diese Resultate überzeugend, dass mit der kognitiven VT eine erfolgreiche psychotherapeutische Behandlung für unipolare Depressionen (ohne Melancholie) vorliegt, die einer traditionellen trizyklischen Antidepressivatherapie durchaus gleichwertig ist.

Eine eigene Vergleichsstudie (Hautzinger uund deJong-Meyer 1996) verglich Amitriptylin (150 mg/d) und kognitive VT alleine oder in Kombination mit dem Pharmakon bei unipolar depressiven Patienten (DSM-III-R-Kriterien majore Depression bzw. Dysthymie). Insgesamt wurden 191 derart diagnostizierte depressive Patienten aufgenommen. Die Studienbehandlungen gingen über 8 Wochen bei dreimal wöchentlichen Therapeutenkontakten, wobei die VT jeweils einstündig war und die ärztlich unterstützenden Gespräche bei der Pharmakotherapie jeweils 20–30 Minuten dauerten. Die Nachuntersuchung erfolgte ein Jahr nach Abschluss der Therapien. Die Veränderungen und der Verlauf wurden auf verschiedenen Ebenen und mittels verschiedenster Methoden gemessen. Alle Behandlungsbedingungen reduzieren die depressive Symptomatik über die Behandlungszeit auch klinisch signifikant, wobei die nach den 8 Wochen erreichten Endwerte im Vergleich zur internationalen Literatur mit z. T. doppelt so langen Behandlungszeiträumen um 2–3 Punktwerte höher liegen. Das Behandlungssetting spielt keine Rolle, sowohl ambulante als auch stationäre Patienten profitieren von allen Behandlungen gleich gut, lediglich sind die stationär behandelten Patienten schwerer depressiv beeinträchtigt und bleiben dies auch bei Behandlungsende. Am Ende der Einjahreskatamnese konnten in den Bedingungen, in denen kognitive VT zum Einsatz kam, die Erfolge gehalten, ja z. T. sogar weiter verbessert werden, während die Amitriptylingruppe (ergänzt durch die unterstützenden Gespräche) sich wieder verschlechterte. Zieht man die Quote der die Behandlung abbrechenden Patienten als Erfolgskriterium heran, dann liegen die Zahlen bei den mit kognitiver VT behandelten Patienten deutlich günstiger. Auch die Responderrate (Anzahl klinisch relevant gebesserter Patienten, operationalisiert durch das Kriterium im BDI und im HAMD unter 10 Punkte) wird durch die kognitive VT signifikant günstiger und erreicht zur Einjahreskatamnese knapp 60%, während durch Amitriptylin weniger als 35% erreicht werden.

Schrader (1994) zeichnet anhand seiner Nachuntersuchungen an 69 chronisch depressiven Patienten [Dauer der Depression im Mittel 10,5 (SD 9,1) Jahre] bezüglich der Veränderungsmöglichkeit dennoch ein eher »pessimistisches« Bild. Die depressiven Symptome können zwar zum Abklingen (Besserung auf Selbst- und Fremdbeurteilungen) gebracht werden, doch die Persönlichkeitseigenschaften (Neurotizismus, Introversion) und die negativen kognitiven Verarbeitungsmuster erweisen sich als wenig beeinflussbar und recht stabil. Der Autor vermutet, dass man der chronischen Depression gerechter wird, wenn man sie als eine Persönlichkeitsstörung (»trait«) und weniger als eine reine affektive Störung betrachtet.

In einer weiteren Studie (Hautzinger u. de-Jong-Meyer 1996) überprüften wir an 155 ambulanten und stationären Patienten die Frage, ob bei diesen endogen-depressiven unipolaren Störungen (DSM-III-R »majore Depression mit Melancholie« bzw. ICD-9 »endogene Depression«) die zusätzliche Anwendung von kognitiver VT eine bessere und weiter reichende Wirkung erzielt, als die Anwendung der Antidepressivatherapie (ergänzt um regelmäßige, unterstützende Gespräche) allein. Längerfristig (bei der Einjahreskatamnese) waren in der Gruppe, die über 8 Wochen zusätzlich verhaltenstherapeutisch behandelt wurde, deutlich weniger depressive Symptomatik, höhere Raten weiterhin gebesserter Patienten und weniger Behandlungsabbrecher zu verzeichnen.

Der Frage welche Bedeutung Psychotherapie bei schweren Formen depressiver Störungen hat, ging eine Metaanalyse (Thase et al. 1997) nach. Die Autoren reanalysierten vier multizentrische, große kontrollierte Therapiestudien dahingehend, ob bei schweren, i. d. R. chronischen Depressionen die psychotherapeutische Behandlung im Vergleich zur Kombination mit Antidepressiva ausreichend wirksam ist. Die Befunde zeigen, dass die Therapie mit Antidepressiva und kognitiver VT kurz- und längerfristig die besten Ergebnisse liefert.

Keller et al. (Keller et al. 2000) verglichen die sog. »Cognitive Behavioural Analysis System of Psychotherapy« (CBASP; s. auch unter 31.7) mit dem Antidepressivum Nefazodan und der Kombination aus CBASP und Nefazodan. Es wurden explizit nur Patienten mit einer chronischen Depression (seit Jahren bestehende Störung mit mindestens aktuell mittelschwerer Symptomatik) aufgenommen und über 12 Wochen in dieser multizentrischen Studie behandelt. Die CBASP ist eine Form der Psychotherapie, die speziell für die schwer zu behandelnden, chronischen Patienten entwickelt wurde. Sie greift weniger stark auf kognitive Interventionen zurück als auf die verhaltenstherapeutischen Elemente der individuellen Problemanalyse, der Verhaltensänderung durch Aktivierung, Alltagsstrukturierung und wiederholte, intensive Übungen. Von den 519 Patienten, die eine der 3 Behandlungen beendeten, erzielten 55% unter Nefazodon, 52% unter CBASP, doch beachtliche 85% in der Kombinationsbehandlung eine Symptomreduktion und Remission. Durch die Verabreichung des Medikaments erfolgte die Symptomreduktion rascher und frühzeitiger, wenngleich letztlich nicht stärker als unter CBASP. Die Autoren heben die hohe Akzeptanz und die signifikant höhere Erfolgsrate der Kombinationsbehandlung ausdrücklich hervor.

32.4 Merkmale einer wirksamen Psychotherapie bei chronifizierten Depressionen

Die Wirkmechanismen der erfolgreichen verhaltenstherapeutischen Depressionsbehandlung sind noch weitgehend unbekannt. Wir gehen davon aus, dass behandlungsresistente und chronische Depressionen ein heterogenes Geschehen darstellen auf das psychosoziale Faktoren wesentlich Einfluss nehmen (Thase u. Howland 1994).

Aus den dargestellten spärlichen Ergebnissen und klinischen Eindrücken lassen sich folgende Aspekte einer wirksamen Psychotherapie – insbesondere bei chronifizierten Depressionen – herausarbeiten (Thase et al. 2001; Hautzinger 2003). Diese Überlegungen decken sich mit früheren Empfehlungen (Thase u. Howland 1994), deren empirische Überprüfung unverändert aussteht. Entsprechend kommt den folgenden Empfehlungen gegenwärtig bestenfalls der Status »klinische Erfahrung« zu.

1. Begründungen geben: Therapeuten sollten ein überzeugendes Modell zum Verständnis der depressiven Erkrankung vermitteln, in dem der jeweilige Patient sich wiederfindet und woraus sich die kognitiv-verhaltenstherapeutischen Strategien herleiten lassen (z. B. zum Zusammenhang von Verhalten, Denken und Fühlen). Dies erfordert einen patientenzentrierten, aktiven, strukturierten Therapeuten.
2. Toleranz entwickeln: Durch Erklärungen und beruhigende Versicherungen sollte bei den

Patienten Geduld, Verständnis und Frustrationstoleranz für depressive Beschwerden entwickelt werden (z. B. trotz Schlaflosigkeit etwas tun, Ablenkungen von trüben Gedanken).
3. Strukturiertheit des Vorgehens: Das therapeutische Vorgehen sollte konkret, strukturiert, problemlöseorientiert und dennoch flexibel sein.
4. Kooperatives Arbeitsbündnis: Kooperation und Mitarbeit des Patienten sind von Anfang an zu fördern, z. B. durch Rollenspiele, Realitätstesten, Ausprobieren, Übungen zwischen den Sitzungen, Hausaufgaben.
5. Problemorientierung: Diese Depressionstherapie ist dem Problemlösemodell verpflichtet, d. h., nicht die Depression wird behandelt, sondern konkrete Probleme, die mit der Depression verbunden sind oder dahin geführt haben. Die Lösungswege liegen nicht von vorneherein fest, und bezüglich der erlaubten Lösungswege gibt es keine Tabus. Vielmehr werden kreative Therapeuten verlangt.
6. Aktivierung: Schwerpunkt der therapeutischen Arbeit liegt auf der Förderung (eigener) Aktivität des Patienten (insbesondere angenehmer, sozialer Aktivitäten).
7. Veränderung von Kognitionen: Erlernen von Selbstkontrolle über negative, dysfunktionale Gedanken und Überzeugungen (z. B. Selbstbeobachtung, Zusammenhänge erkennen, Alternativen erarbeiten, Erprobung neuer Gedanken, Erfahrungen sammeln mit den neuen Gedanken und differenzierteren, flexibleren Überzeugungen).
8. Kompetenzerweiterung: Der Fokus liegt auf dem Aufbau von Fertigkeiten und Kompetenzen, um Schwierigkeiten und Defizite zu überwinden, verbunden mit der Steigerung der Selbstwirksamkeitsüberzeugung.
9. Partner einbeziehen: Dies impliziert den Einbezug der Lebenspartner und Familie, um auch dort zu Verhaltensänderungen beizutragen. Oft entwickeln sich diese Behandlungsphasen zu Familien- bzw. Paartherapien.
10. Längere Behandlungszeit: Insgesamt ist die Behandlungszeit bei chronifizierten Depressionen deutlich zu verlängern. Zu empfehlen sind anfangs recht dichte und häufige therapeutische Kontakte, die erst allmählich ausgedünnt werden können. Eine therapeutische Begleitung über ein Jahr hinaus ist dabei nicht ungewöhnlich.
11. Kombinierte Behandlung: Die Kombination mit Antidepressiva ist insbesondere bei chronifizierten Depressionen angezeigt und sinnvoll. Dabei ist auch die medikamentöse Therapie langfristig anzulegen. Die VT hat, gerade angesichts der bescheideneren Erfolgsaussichten und verlängerten Wirklatenz, zur Comlianceförderung beizutragen.
12. Vorbereitung auf Krisen: Depressionen haben ein hohes Wiederauftretensrisiko. Die Vorbereitung auf Belastungen, Krisen, schlechte Phasen, Verschlechterungen und Rückfälle ist notwendig und sollte zu konkreten Absprachen für Maßnahmen führen.
13. Leben mit Einschränkungen: Bei bereits chronifizierten Depressionen ist es aufrichtig und notwendig die Patienten darauf hinzuweisen, dass ein gewisses Ausmaß an depressiven Einschränkungen (im Antrieb oder im Denken) erhalten bleibt – es gilt sich damit einzurichten und diese Veränderungen anzunehmen.

32

Literatur

Beck AT (1974) The development of depression. A cognitive model. In: Friedman RF, Katz MM (eds) The psychology of depression. Wiley & Sons, New York

Beck AT, Rush AJ, Shaw BF, Emery G (1997) Kognitive Therapie der Depression, 4. Aufl. Psychologie Verlags Union, Weinheim

Coyne JC (1976) Toward an interactional description of depression. Psychiatry 39: 28–40

Hautzinger M (1991) Perspektiven für ein psychologisches Konzept der Depression. In: Mundt C, Fiedler P, Lang H, Kraus A (Hrsg) Depressionskonzepte heute. Springer, Berlin Heidelberg New York Tokio

Hautzinger M (1993) Kognitive Verhaltenstherapie und Pharmakotherapie im Vergleich. Verhaltenstherapie 3: 26–34

Hautzinger M (1994) Verhaltenstherapie bei Depressionen. Röttger-Schneider, München-Hochgehren

Hautzinger M (1996) Affektive Störungen. In: Hahlweg K, Ehlers A (Hrsg) Klinisch-psychologische Störungen und ihre Behandlung. Hogrefe, Göttingen (Enzyklopädie der Psychologie, Bd 2 der Serie Klinische Psychologie)

Hautzinger M (2003) Kognitive Verhaltenstherapie bei Depressionen, 6. Aufl. Psychologie Verlags Union, Weinheim

Hautzinger M, deJong-Meyer R (1996) Wirksamkeit psychologischer Behandlungen bei Depressionen. Z Klin Psychol 25: 79–160

Hautzinger M, deJong-Meyer R (2003) Depressionen. In: Reinecker H (Hrsg) Lehrbuch der klinischen Psychologie. Modelle psychischer Störungen (2. Auflage). Hogrefe, Göttingen

Hollon SD, Shelton RC, Davis DD (1993) Cognitive therapy for depression: conceptual issues and clinical efficacy. J Consult Clin Psychol 61: 270–275

Keller MB, McCullough JP, Klein DN et al. (2000) A comparison of nefazodone, the cognitive behavioural analysis system of psychotherapy, and their combination for the treatment of chronic depression. N Engl J Med 342: 1462–1470

Lewinsohn PM (1974) A behavioral approach to depression. In: Friedman RJ, Katz MM (eds) The psychology of depression. Wiley & Sons, New York

Linden M, Hautzinger M (2004) Verhaltenstherapie Manual, 4. Auflage. Springer, Berlin Heidelberg New York Tokio

Markowitz JC (1994) Psychotherapy of dysthymia. Am J Psychiatr 151: 1114–1121

Persons JB, Thase ME, Crits-Christoph P (1996) The role of psychotherapy in the treatment of depression. Arch Gen Psychiatry 53: 283–290

Schrader G (1994) Chronic depression: State or trait? J Nerv Ment Disease 182: 552–555

Seligman MEP (1975) Learned helplessness. Freeman, San Fransico

Thase ME, Howland RH (1994) Refractory depression: Relevance of psychosocial factors and therapies. Psychiatr Ann 24: 232–240

Thase ME, Simons AD, Reynolds CF (1996) Abnormal electroencephalographic sleep profiles in major depression. Arch Gen Psychiatry 53: 99–108

Thase ME, Greenhouse JB, Frank E (1997) Treatment of major depression with psychotherapy or psychotherapy-pharmacotherapy combinations. Arch Gen Psychiatry 5: 1009–1015

Thase ME, Friedman ES, Howland RH (2001) Management of treatment resistant depression: Psychotherapeutic perspectives. J Clin Psychiatry 62: 18–24

Psychosoziale Faktoren

M. Wolfersdorf, A. Heindl, B. Schuh, J. Kornacher, U. Rupprecht, F. Keller

Das Fehlen sozialer Unterstützung und sozialer Bindungen ist besonders mit Therapieresistenz verbunden. Daneben sind auch vorausgehende und interkurrente Stress-Situationen durch belastende Lebensereignisse bedeutsam. Die Behandlung therapieresistenter bzw. chronischer depressiver Erkrankungen hat sich auf folgende Ziele auszurichten:

- stabile psychopharmakologische Symptomminimierung und Verschlechterungsprophylaxe,
- eine unter psychotherapeutisch-sozialpsychiatrischer Begleitung/Behandlung erworbene neue Lebenskonzeption.

Die langfristige Begleitung ist gekennzeichnet durch Regelmäßigkeit, Kontinuität, Verlässlichkeit, bei Bedarf Krisenintervention und praktische Unterstützung. Die Behandlung therapieresistenter chronisch-depressiver Kranker bedarf schulenübergreifender Überlegungen und Kompetenz sowie der Supervision und Selbsterfahrung.

33.1 Auswirkungen von Therapieresistenz auf das psychosoziale Funktionsniveau

Eine Fülle von wissenschaftlicher Evidenz aus der seit den 60er Jahren aktiven »Life-Event-Forschung« belegt eindeutig, dass Lebensereignisse als Stressoren eine große Bedeutung für Ausbruch und Verlauf von Depressionen haben. Die pathologische Bedeutung von Lebensereignissen ist aus heutiger Sicht jedoch in ein multidimensionales Entstehungskonzept mit weiteren wichtigen Faktoren wie genetischer Disposition, Persönlichkeitsfaktoren und kognitivem Verarbeitungsstil einzuordnen (Kendler et al. 2000; Mundt et al. 2000; Tennant 2002). Untersuchungen zur Bedeutung psychosozialer Faktoren für Therapieresistenz und Chronifizierung depressiver Störungen hingegen sind vergleichsweise selten (neuere deutsche Übersichten: Wolfersdorf et al. 1990; Mundt 1996; Ruppe 1996; Keller 1997; Wolfersdorf u. Heindl 2003).

Die unvollständige Remission und das Vorhandensein von Residualsymptomen sind mit einer Beeinträchtigung im psychosozialen Funktionieren und der Lebensqualität assoziiert (Keller 2003). Dabei sind verschiedene Teilbereiche betroffen: die allgemeine psychosoziale Anpassungsfähigkeit, die Lebensqualität, die Arbeitsfähigkeit, interpersonelle Kontakte und die körperliche Gesundheit (Miller et al. 1998). Die funktionellen Beeinträchtigungen führen neben den direkten Krankheitskosten (ambulante und stationäre Therapiemaßnahmen) durch eine höhere Rate an Arbeitslosigkeit und Fehlzeiten am Arbeitsplatz (indirekte Kosten) zu höheren gesundheitsökonomischen Kosten (Simon et al. 2000).

Eigene Untersuchungen bei chronisch depressiv kranken Patienten zeigten, dass diese in der 6-Jahres-Katamnese am Ende signifikant weniger Partnerschaften bzw. Freunde und Bekannte hatten, signifikant häufiger allein lebten und keinen Kontakt zu ihren Kindern hatten, signifikant schlechter mit Verwandtschaft und sozialen Kontakten zurecht kamen und im Vergleich zu einer symptomfreien und auch im Vergleich zu einer Gruppe mit rezidivierendem Verlauf signifikant unzufriedener mit den eigenen Freizeitaktivitäten, dem sozialen Status und dem Management der aktuellen Lebenssituation waren (Ruppe 1996; Wolfersdorf et al. 1998).

33.2 Psychosoziale Risikofaktoren für Therapieresistenz und Chronifizierung

Bagby et al. (2002) diskutieren mehrere Faktoren, die eine Vorhersage des Therapieansprechens erlauben. Neben klinischen Indikatoren wie Beginn und Schwere der Depression, kognitive Beeinträchtigung, frühes Nichtansprechen auf Antidepressiva und komorbide Angststörung wird der Grad der sozialen Unterstützung als sehr wichtig herausgestellt. So zeigte sich, dass das Zusammenleben mit einem Partner, längere freundschaftliche Kontakte, ein höherer Bildungsgrad und eine höhere Lebensqualität prädiktiv für ein besseres Therapieansprechen waren (Hirschfeld et al. 1998). Das Fehlen von täglicher Unterstützung durch einen Partner war assoziiert mit einer inkompletten Remission (Ezquiaga et al. 1998). Zusätzlich gibt es Hinweise, dass nicht Persönlichkeitsstörungen, wohl aber bestimmte Persönlichkeitsdimensionen das Therapieansprechen beeinflussen: Novelty Seeking (Spontanität), Harm Avoidance (ängstliche Risikovermeidung) und Reward Dependence (Belohnungsabhängigkeit) waren für mindestens 35% der Varianz verantwortlich. Ein schlechterer Behandlungserfolg war assoziiert mit hoher Reward Dependence und Harm Avoidance, während hohes Novelty Seeking eher für einen besseren Verlauf sprach (Joyce et al. 1994; Paykel et al. 1995).

Mundt (1998) nannte eine asthenische Persönlichkeitsstruktur und einen komplementären Beziehungs- und einen eingeengten Interaktionsstil zusammen mit belastenden Lebensereignissen und geringer sozialer Unterstützung als Faktoren für unbefriedigende Verläufe.

Die Anzahl von sozialen Beziehungen scheint ein stärkerer Prädiktor für den Depressionsverlauf zu sein als Lebensereignisse (Wildes et al. 2002); letztere zeigen sich jedoch ebenfalls als bedeutsam. In der neueren deutschsprachigen Literatur konnte Keller (1997) die Auswirkungen belastender Lebensereignisse im vorstationären Feld und während stationärer Behandlung sowie die Bedeutung der Entlasssymptomatik für den weiteren Verlauf aufzeigen. Sowohl vorausgehende und interkurrente Stress-Situationen, mehr als zwei solcher Ereignisse, und chronische Schwierigkeiten waren mit einem schlechteren Therapieverlauf assoziiert (Hammen et al. 1988; Lehmann et al. 1988; Monroe et al. 1992; Nolen-Hoeksema et al. 1994; Prince et al. 1998; Mundt et al. 2000) und der Behandlungserfolg nach 4 Jahren konnte durch schon vorher bestehende gesundheitliche Störungen und Familienkonflikte vorhergesagt werden (Swindle et al. 1989). Auch belastende Ereignisse in der frühen Kindheit und Jugend führen zu einer gestörten Stressadaptation und damit zu einer erhöhten Erkrankungshäufigkeit, einem früheren Beginn sowie einem schlechteren Verlauf der Depression (Heim und Nemeroff 2001).

In der 6-Jahres-Katamnese (Ruppe 1996; Wolfersdorf et al. 1998) findet sich kein Zusammenhang zwischen beruflicher Situation und weiterem Depressionsverlauf, auch kein erhöhtes Chronifizierungsrisiko für Frauen, jedoch ein ungünstigerer Verlauf und eine Neigung zu chronischen Verläufen bei fehlender Partnerschaft und bei älteren Menschen. Chronifizierung und Therapieresistenz waren für Patienten dann zu erwarten, wenn sie alleine lebten, wenn sie bereits im jüngeren Alter unter 25 Lebensjahren erstmals erkrankten und damit bereits eine längere Krankheitsdauer aufwiesen, wenn es sich zum Zeitpunkt der Indexepisode bereits um eine wiederholte Erkrankung und eine wiederholte stationäre Aufnahme handelte und wenn sie bisher länger stationär behandelt werden mussten, Angststörungen das Erkrankungsbild komplizierten sowie zum Zeitpunkt der Entlassung in der Selbstbeurteilung (Beck-Depressionsinventar) insgesamt schlechtere Entlasswerte vorlagen.

Faktoren, die den kurz- bzw. langfristigen Verlauf einer Depression beein ussen

- Bisheriger Verlauf
- Adäquate Erhaltungstherapie, Rezidiv- bzw. Verschlechterungsprophylaxe (Psycho- und Pharmakotherapie)
- Adäquate Therapie körperlicher Erkrankungen
- Adäquate Therapie psychiatrischer Komorbidität
- Stabiles bzw. stabilisiertes Selbstwertgefühl
- Vorhandensein einer positiv erlebten Partnerschaft
- Vorhandensein einer unterstützenden Beziehung
- Unterstützung im sozialen Umfeld
- Bewältigung objektiv gegebener Belastungen im Arbeits- und Wohnbereich bzw. Hilfe dabei
- Entlastung im familiären Bereich (Mehrfachbelastungen durch Kinder, Haushalt, Beruf)

▼

- Erwerb sozialer Kompetenz
- Reduktion (soweit vorhersehbar) von negativen Lebensereignissen
- Veränderung von depressiven/depressiogenen Denkschemata bzw. Neubewertung von Person, Leistung, Situation

33.3 Psychosoziale Faktoren im klinischen Alltag

Aus der Literatur (z. B. Brown u. Harris 1978; 1986, Paykel u. Tanner 1976; Katschnig u. Nutzinger 1988) ist die Bedeutung von Lebensereignissen und Belastungen vor, während und nach Therapie bekannt.

Die Wirkung vorhergehender Behandlungsversuche wird unter anderem negativ beeinflusst durch eine schlechte therapeutische Beziehung zwischen Arzt und Patient, wenig soziale Unterstützung des Patienten, Stress (wobei hier die Funktionsfähigkeit persönlicher Stressbewältigungsstrategien entscheidender zu sein scheint als das absolute Stressausmaß), chronisch schlechte Lebensumstände und kognitive und persönlichkeitsbezogene Faktoren (Reno u. Halaris 1990; Thase et al. 2001).

Im klinischen Alltag können bei der Behandlung therapieresistenter und chronisch kranker depressiver Patienten psychosoziale Faktoren günstig beeinflusst werden. Dabei sollten die Etablierung einer tragfähigen therapeutischen Beziehung zwischen Patienten und behandelndem Team, die regelmäßige Evaluierung der den Patienten unterstützenden sozialen Netzwerke und Hilfestellungen bei der Aufnahme und Pflege neuer Beziehungen, die Einbeziehung von Angehörigen in die Gespräche, eine psychotherapeutische Behandlung mit kognitiv-verhaltenstherapeutischer Ausrichtung und ein neuropsychologisches Training im Vordergrund stehen.

33.4 Therapeutische Aspekte

! Grundprinzip der Behandlung therapieresistenter bzw. chronisch depressiver Patienten ist

1. **die Kombination von psychopharmakologisch-biologischen, psychotherapeutisch-psychoedukativen und sozialarbeiterisch-psychosozialen Verfahren von Anfang an – also in Fortsetzung der Akuttherapie;**
2. **die Notwendigkeit einer langfristigen, d. h. mehrjährigen Behandlung, die streckenweise den Charakter von Begleitung und sozialpsychiatrischem Management des aktuellen Lebens annimmt.**

Unter psychotherapeutisch-psychosozialen Aspekten treten (zumindest nach unserer Auffassung) schulmäßige Therapieziele wie »Symptomreduktion«, »Konfliktbearbeitung« oder »biographische Arbeit« in den Hintergrund bzw. werden dann wichtig, wenn sich sozusagen die Gelegenheit ergibt, diese aufzugreifen und zu bearbeiten. Die Therapieziele der akuten Depressionsbehandlung – Verringerung von Symptomatik und Leidensdruck, Wiedererlangung der Arbeitsfähigkeit, Lebens- und Beziehungsfähigkeit, Vermeidung von Suizidgefährdung, Verbesserung von Schuld- und Trauerfähigkeit, Einsichtsfähigkeit in depressionsfördernde Aspekte – werden ergänzt durch Früherkennung von Verschlechterungen vorhandener Symptomatik, Entwicklung der Person (Förderung von Einsichtsfähigkeit, Autonomie, Leidensfähigkeit, aber auch Humor etc.) und einer neuen Lebenskonzeption unter Einbeziehung der Familie oder der Partnerschaft und vor dem Hintergrund eines gemeinsamen Krankheitskonzeptes mit einer langfristigen Perspektive (◘ Tabelle 33.1). Es geht dabei also um den Wechsel von »immer wieder Akuttherapie« zu einer »Langzeitbegleitung« (Wolfersdorf u. Heindl 2003), mit einer konstanten Psychopharmakotherapie, einer pharmakologischen Verschlechterungsprophylaxe, einer möglicherweise niederfrequenten differenziellen Psychotherapie in Zusammenhang mit einer wechselnden Methodik (Wechsel von Krisenintervention zu z. B. verhaltenstherapeutischen Aspekten, Einbeziehung der

Tabelle 33.1. Langzeittherapie bei Depression

A. Therapieprinzipien	Neues Krankheits- (evtl. Behinderungs-)Konzept Neue Lebenskonzeption Einbeziehung des Arbeitsfeldes Stärkung des Selbstmanagements Gemeindepsychiatrische Anbindung
B. Psychotherapie	Begleitende psychotherapeutische Gespräche (z. B. stützend, beziehungsorientiert, belastungsklärend) in regelmäßigem Rhythmus (oft niederfrequent) Methodische Psychotherapie nach entsprechenden Vorgaben der Methode Regelmäßige Einbeziehung der Angehörigen Psychoedukation hinsichtlich Krankheit und Bewältigung
C. Soziotherapie	Nach Lebens- und Belastungssituation, Arbeitssituation Beachtung und aktive Einbeziehung der Altersaspekte Tagesstrukturierung, evtl. Tagesstätte Selbsthilfegruppe für Depressive Gemeindeangebote, z. B. sozialpsychiatrische Dienste, psychoziale Beratungsstelle, Arbeitsberatung, Kirchengemeinde u. a. einbeziehen Betreuung über psychiatrische Institutsambulanzen (bei Versorgungslücken)

Familie und Angehörigen in eine streckenweise tiefenpsychologisch orientierte Einzelpsychotherapie u. Ä.), kombiniert mit Angehörigenarbeit, Einbindung in eine Selbsthilfegruppe für depressiv kranke Menschen sowie unter Nutzung der gegebenen soziotherapeutischen Möglichkeiten im Lebensfeld, im gemeindepsychiatrischen Verbund (Tabelle 33.1).

Alle therapeutischen Aspekte müssen vor dem Hintergrund einer langfristigen Begleitung des Patienten gesehen werden. Dabei ist zweitrangig, welche psychotherapeutische Schule diese langfristige Begleitung gewährleistet. Folgende Faktoren sind dabei essenziell:

- der bisherige Verlauf (biologische Faktoren),
- ein stabiles Selbstwertgefühl,
- subjektiv erlebte Unterstützung im sozialen Umfeld und in der Partnerschaft (soziale Unterstützung),
- die Fähigkeit zur Bewältigung objektiv gegebener Belastungen im Lebens-, Arbeits-, Beziehungs- und Wohnbereich,
- das Vorhandensein sozialer Kompetenz,
- die positive Bewertung von Lebensereignissen (psychodynamisch-psychosoziale Faktoren),
- eine adäquate Psychopharmakotherapie,
- eine adäquate Behandlung somatischer Komorbidität (erneut biologisch-psychopharmakologische Faktoren).

Dabei ist jede Form von Psychotherapie keiner Psychotherapie oder einer Wartegruppe insgesamt überlegen und auch modifizierte tiefenpsychologisch fundierte Psychotherapie (Luborsky et al. 1996) hilfreich. Die Kombination von Psychotherapie und Pharmakotherapie ist der jeweiligen Monotherapie überlegen, wie Keller et al. (2000) bei der Kombination einer modifizierten kognitiven Verhaltenstherapie mit einem bzw. ohne ein Antidepressivum zeigen konnten.

Trivedi und Kleiber (2001) haben einen Algorithmus zur Verhinderung von Chronifizierung und Therapieresistenz vorgeschlagen, bei dem jede pharmakologische Stufe mit Psychotherapie, Psychoedukation und Soziotherapie kombiniert wird.

Vor dem Hintergrund klinischer Erfahrung haben Wolfersdorf und Heindl (2003) den in Abb. 33.1 skizzierten »Chronifizierungs- und Wiedererkrankungskreis« formuliert: Das Hauptziel der Intervention/Therapie zur Vermeidung von Chronifizierung oder Wiedererkrankung muss die Erfahrung neuer affektiver und kogni-

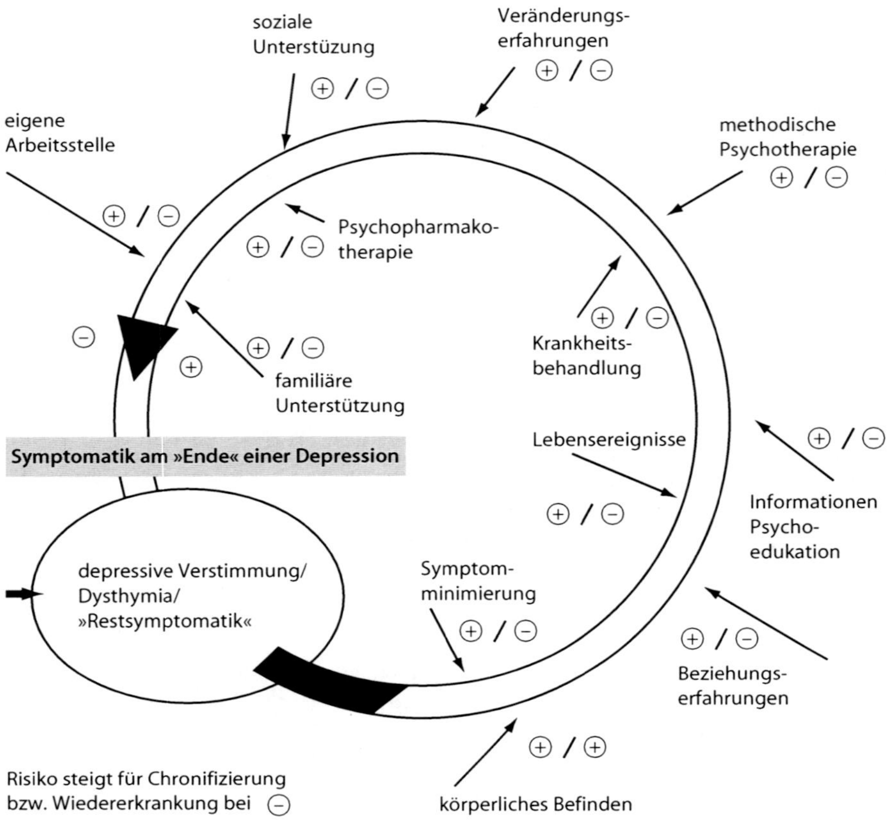

Abb. 33.1. Chronifizierungs- und Wiedererkrankungskreis aus klinischer Sicht

tiver Besetzungen von Lebensereignissen und -bedingungen sein, wie z. B. Hilflosigkeitseinstellung, persistierendes Krankheitsgefühl, andauerndes Insuffizienzgefühl, chronische negative Erwartungen und andauernde negative Selbstbewertung. Der Patient erlernt »Es ist möglich« zum Austausch gegen »Es ändert sich sowieso nichts«. Zur Erreichung dieses Zieles ist »alles erlaubt, was hilft«.

So führt Symptomminimierung durch verbesserte Antidepressivatherapie (z. B. durch Drugmonitoring angepasst) zu einer besseren psychischen Befindlichkeit und reduziert dadurch die aus der Literatur bekannte Erfahrung, dass bei schlechten Werten in der Selbsteinschätzung das Verschlechterungsrisiko signifikant erhöht ist. Ein derartiger Ansatz ist schulenübergreifend, denn bei der therapieresistenten bzw. chronifizierten Depression stehen Stabilisierung der Symptomatik auf dem bestmöglichen Niveau durch optimale Psychopharmakotherapie mit den geringsten Nebenwirkungen und hoher sozialer Akzeptanz durch den Patienten, psychopharmakologische Verschlechterungsprophylaxe, kontinuierliche und regelmäßige psychotherapeutisch-psychoedukative und sozialpsychiatrische Begleitung des Patienten, Angehörigen- und Familienarbeit, Integration des Betroffenen in eine Selbsthilfegruppe und Einbindung in das soziale Netzwerk seiner Gemeinde im Vordergrund. (Anmerkung: Leider deckt sich diese Konzeption, die ja der psychotherapeutisch-sozialpsychiatrischen Realität in den Kliniken wie auch im niedergelassenen Bereich entspricht, nicht mit den von der sog. »Richtlinien-Psychotherapie« vorgegebenen Regeln – wenngleich sie Kompetenz und den flexiblen Einsatz in unterschiedlichen psychotherapeutischen und sozialpsychiatrischen Methodiken erfordert, also ein hochkomplexes Therapieangebot für den Patienten ist.)

33.5 Arbeitsfähigkeit, Rehabilitation, vorzeitige Berentung

In der Therapie chronischer Depressionen haben sich Arzt und Patient auf eine im engeren Wortsinn »langfristige Behandlung« einzurichten, deren Ziele eine Symptomminimierung auf lange Sicht, dann aber Lebensbewältigung, Entwicklung eines neuen Lebenskonzepts sowie immer wieder auch akute praktische Unterstützung sind. In einem derartigen Verlauf kommt es immer wieder zu Fragen der Beurteilung von Arbeitsfähigkeit bzw. der Notwendigkeit vorzeitiger Berentung bei Depression. Dabei haben sich vor dem Hintergrund der eigenen klinischen Erfahrungen die in der ◘ Tabelle 33.2 aufgelisteten Überlegungen bewährt.

◘ Tabelle 33.2. Phasen einer Depressionsbehandlung unter Aspekten der Arbeitsfähigkeit

Stadium der Depression	Beschreibung	Belastbarkeit
Beginnende Depression	Schlafstörung, Lustlosigkeit, Rückzug Kognitive Einengung	Abnehmende Belastbarkeit bzw. Leistungsfähigkeit, oft schuldhaft erlebt vom Patienten
Tiefe Depression	Vollbild einer depressiven Episode Diagnostik, Therapie	Nicht arbeitsfähig, Krankschreibung; aus Belastung nehmen; meist hier Diagnostik/Therapiebeginn
Akuttherapie	Phase der Symptombehandlung Dauer 4–6 Wochen (wenn unkompliziert)	Nicht arbeitsfähig bzw. nicht belastbar (psychisch, physisch), braucht aber Aktivierung und Tagesstruktur
Phase der Belastungserprobung	Voraussetzung: stabile Symptombesserung Stufenweise Erprobung Dauer 4–6 Wochen pro Erprobungssteigerung	Hier körperliche/psychische Belastung durch stundenweises Arbeiten, Wochenendbelastung daheim durch Beurlaubung
Entlassung	Restsymptomatik Rückfall- bzw. Verschlechterungsrisiko (im ersten Jahr nach Entlassung/Episode am höchsten)	Noch Krankschreibung wegen notwendiger Anpassung; bei stat. Therapie keine »Kur« anschließend, erst Wiederaufnahme der Arbeit; Stabilisierungskur nach 6 Monaten
»Ende« einer akuten Depression	Wenn 8 Wochen stabile Symptombesserung Auch unter Belastung	Weitere Therapie und Rezidivprophylaxe nötig
Arbeitsbeginn	Gestuft Mit psychiatrisch-psychotherapeutischer und sozialpädagogischer Begleitung/Therapie ca. 3–6 Monate	Hilfen im Haushalt, am Arbeitsplatz; positive Verstärkung

Arbeitsfähigkeit. Bezüglich der Beurteilung von Leistungsfähigkeit ist grundsätzlich davon auszugehen, dass Depressive eher zu Dissimulation (starkes forderndes Über-Ich, Angewiesensein auf Fremdverstärkung und -anerkennung), selten zu Aggravation neigen und üblicherweise glaubhaft sind. Unterforderung wäre, da entwertend erlebt (»Keiner traut mir etwas zu«), ebenso schädlich wie Überforderung (»150% sein wollen«). Anforderung und positive Verstärkung sind notwendig. Dabei ist zu berücksichtigen, dass die Depression im Prinzip eine den Patienten lebenslang begleitende Erkrankung ist und dass mit jeder depressiven Episode die Belastbarkeit des depressiv Kranken im Sinne von »Narbenbildung« abnimmt. Dies bedeutet, dass inadäquate oder unzureichende Behandlung sowie Überforderung des Depressiven jeweils zur Symptomverschlechterung, zu Rezidiven und zur Chronifizierung führen.

In der akuten Depression ist die Symptomatik Hinweis für Leistungsunfähigkeit und führt zur Krankschreibung: Art, Anzahl und Ausprägung der Symptomatik; je mehr Symptome desto höherer Schweregrad, desto leistungsunfähiger; subjektives Insuffizienzerleben und objektive (beobachtbare) rasche Erschöpfbarkeit; ausgeprägtes Grübeln mit thematischer Einengung, Denkhemmung, depressiogene Merk-, Konzentrations- und Gedächtnisstörungen; ausgeprägte Tagesschwankungen, chronische Schlafstörungen, depressiver Wahn; all dies sind akute Symptome, die zu Leistungs- und Arbeitsunfähigkeit führen.

Für die Beurteilung von längerfristiger Arbeitsfähigkeit bei Depression sind klinische Kriterien, Ergebnisse einer ergotherapeutischen Leistungsdiagnostik sowie die Erfahrungen einer gestuften Belastung im Arbeitsversuch sinnvoll. Dabei sind auch Therapieaspekte mit zu beachten, z. B. sedierende Wirkung von Medikation oder kognitive Störungen.

Rehabilitation. Die Arbeit mit dem chronisch kranken Patienten über den kurativen Bereich hinaus auch an den Krankheitsauswirkungen auf die Alltagsaktivitäten und die Teilhabe am beruflichen und gesellschaftlichen Leben ist Inhalt der Rehabilitation nach modernem Verständnis. Heute geht es nicht mehr nur um die Reintegration des Patienten in das Erwerbsleben, sondern auch um die Verhütung von Chronifizierung, die Linderung chronischer Beschwerden oder die Verhinderung von Pflegebedürftigkeit.

Neben der oben beschriebenen Arbeit mit dem Patienten an der Krankheitsbewältigung, dem Umgang mit der Medikation und ihren Nebenwirkungen spielt bei Patienten mit therapieresistenter Depression, drohendem oder bereits bestehendem chronischen Verlauf auch der Versuch einer beruflichen und sozialen Rehabilitation eine Rolle. Der Versuch einer Rehabilitation ist aus sozialrechtlicher Sicht zunächst immer der Berentung oder Gewährung von Pflegemaßnahmen vorzuziehen. Die übliche Trennung von medizinischer, beruflicher und sozialer Rehabilitation ist bei chronisch depressiven Patienten zeitlich und konzeptionell eigentlich nicht sinnvoll, da die Bereiche weit ineinandergreifen (Übersicht bei Weig 2002).

Grundsatz der Rehabilitation nach dem Sozialgesetzbuch (SGB IX) ist das Vorziehen ambulanter Rehabilitationsmaßnahmen vor stationären Maßnahmen. Gerade bei depressiven Patienten ist eine wohnortnahe, ambulante oder teilstationäre Rehabilitation sinnvoll, denn so können Angehörige mit einbezogen und Erlerntes im Alltag sofort umgesetzt werden. Die stationäre Aufnahme sollte wenn möglich vermieden werden, denn sie führt dazu, dass Patienten sich weiter isolieren, Kompetenzen verlieren und gesunde Anteile reduziert werden. Die Rückkehr in das häusliche Milieu ist nach Abschluss einer stationären Rehabilitationsmaßnahme zusätzlich erschwert.

Die berufliche Rehabilitation hat die Wiedereingliederung des Patienten in das Erwerbsleben zum Ziel. Die Rückkehr an den Arbeitsplatz, insbesondere, wenn der Patient lernen muss, mit bleibender Symptomatik zu leben, ist häufig außerordentlich schwierig und mit Angst besetzt. Eine Möglichkeit, die berufliche Reintegration vorzubereiten, ist die sog. Arbeitsplatzerprobung. Patienten »erproben« eine umschriebene berufliche Tätigkeit innerhalb der Rehabilitationsmaßnahme und erhalten dabei Unterstützung durch Sozialpädagogen oder andere Therapeuten. Die Arbeitserprobung gibt dem Patienten die Möglichkeit, Angst bewältigen zu lernen, Kompetenzen aufzubauen und ein höheres Selbstwertgefühl zurückzugewinnen.

Eine weitere Möglichkeit ist die stufenweise Wiedereingliederung in den Arbeitsprozess. Hierbei kehrt der Patient zunächst z. B. 2 Stunden täglich, dann je nach Erfolg der Belastungserprobung zunehmend mehr Stunden täglich an seinen Arbeitsplatz zurück. Die Kosten der Maßnahme trägt der Leistungsträger der Rehabilitation, nicht der Arbeitgeber. Nach erfolgreichem Abschluss der Maßnahme kann der Patient nach Wochen oder Monaten schließlich wieder mit voller wöchentlicher Arbeitszeit tätig sein.

Das Rehabilitations- und Schwerbehindertenrecht ist seit dem Jahr 2000 im Sozialgesetzbuch IX neu kodifiziert, wodurch sich der Zugang der Betroffenen zu Rehabilitationsleistungen erheblich gebessert und das Leistungsspektrum weiter verändert hat. Rehabilitationsleistungen werden durch den Versicherten selbst entweder direkt beim Leistungsträger oder bei einer der wohnortnahen Servicestellen für Rehabilitation beantragt. Chronisch depressive Patienten benötigen hier ungleich mehr Unterstützung durch ihren Behandler als andere Betroffene. Das Angebot an Rehabilitationsleistungen ist aber ohne Zweifel für psychische Störungen noch lückenhaft und benötigt eine bedarfsgerechte Weiterentwicklung.

Berentung. Wenn sich die Leistungsfähigkeit eines Patienten mit Maßnahmen der Rehabilitation nicht dauerhaft stabilisieren lässt bzw. sich keine dem reduzierten Leistungsniveau angepasste berufliche Perspektive findet, kann die vorzeitige Berentung auch zu einer Entlastung des Patienten führen.

Mögliche Kriterien für eine vorzeitige Berentung/Pensionierung
- Zwei und mehr längere (>2–3 Monate) depressive Episoden mit Krankschreibung und evtl. stationärer Behandlung in 2 Jahren
- Deutliche Restsymptomatik mit Therapieresistenz und Chronifizierung, länger als 1 Jahr ohne eindeutige Unterbrechung
- Rasche erneute Dekompensation bei üblicher Belastung (Haushalt, Schule, Arbeitserprobung u. Ä.)
- Die Arbeitssituation ist ein konkreter Belastungsfaktor und nicht veränderbar

33.6 Selbsthilfegruppen

Ein wichtiges Moment in der Rehabilitation ist der Wiederaufbau sozialer Strukturen, die häufig als Folge der chronischen Erkrankung zerbrochen sind. Die chronische Symptomatik hat zu Rückzug aus dem sozialen Leben und zu Isolation geführt. Eine wesentliche Unterstützung in der sozialen Rehabilitation können Selbsthilfegruppen sein. Darüber hinaus können die Patienten von der Erfahrung anderer Betroffener sehr profitieren. Sie lernen, dass sie mit ihrem Erleben und ihren Symptomen nicht allein sind. Die gleiche Problemstellung der Patienten in der Gruppe und das Fehlen von Hierarchien (wie im Arzt-Patient-Verhältnis) erleichtert es, wieder Kontakte zu knüpfen.

Die Nationale Kontakt- und Informationsstelle zur Anregung und Unterstützung von Selbsthilfegruppen (NAKOS, Wilmersdorfer Str. 39, 10627 Berlin, www.nakos.de ist Ansprechpartner, wenn es um die Vermittlung von Kontakten und die Vernetzung von Informationen geht. Sie wird von der Deutschen Arbeitsgemeinschaft Selbsthilfegruppen e. V. (DAG SHG) getragen und hilft Betroffenen, eine geeignete Gruppe zu finden sowie bei allen Aktivitäten zur Neugründung einer Selbsthilfegruppe. Auch die Kassenärztliche Bundesvereinigung sowie einige Kassenärztliche Vereinigungen auf regionaler Ebene haben sog. Kooperationsberatungsstellen für Selbsthilfegruppen und Ärzte eingerichtet (Kooperationsstelle für Selbsthilfeorganisationen der KBV, Herbert-Lewin-Str. 3, 50931 Köln).

Literatur

Bagby RM, Ryder AG, Cristi C (2002) Psychosocial and clinical predictors of response to pharmacotherapy for depression. Rev Psychiatr Neurosci 27: 250–257

Brown GW, Harris T (1978) Social origins of depression: a study of psychiatric disorders in women. Tavistock, London

Brown GW, Harris T (1986) Establishing causal links: the Bedford College studies of depression. In: Katschnig H (ed) Life events and psychiatric disorders: controversial issues. Cambridge University Press, pp 107–187

Ezquiaga E, Garcia A, Bravo F, Pallares T (1989) Factors associated with outcome in major depression: a 6-month prospective study. Soc Psychiatry Psychiatr Epidemiol 33: 552–557

Hammen C, Adrian C, Hiroto D (1988) A longitudinal test of the attributional vulnerability model in children at risk for depression. Br J Clin Psychol 27: 37–46

Heim C, Nemeroff CB (2001) The role of childhood trauma in the neurobiology of mood and anxiety disorders: preclinical and clinical studies. Biol Psychiatry 49: 1023–39

Hirschfeld RM, Russel JM, Delgado PL, Fawcett J, Friedman RA, Harrison WM et al. (1998) Predictors of response to acute treatment of chronic and double depression with sertraline or imipramine. J Clin Psychiatry 59: 669–675

Joyce PR, Mulder RT, Cloninger CR (1994) Temperament predicts clomipramine and desipramine response in major depression. J Affect Disord 30: 35–46

Katschnig H, Nutzinger DO (1988) Psychosocial aspects of course and outcome in depressive illnes. In: Helgason T, Daly RJ (eds) Depressive illness. Prediction of course and outcome. Springer, Berlin Heidelberg New York Tokio, pp 63–89

Keller F (1997) Belastende Lebensereignisse und der Verlauf von Depressionen. Waxmann, Münster

Keller MB (2003) Past, present, and future directions of defining optimal treatment outcome in depression: remission and beyond. JAMA 289: 3152–3160

Keller MB, McCullongh JP, Klein DN et al. (2000) A comparison of nefazodon, a cognitive behavioral analysis system of psychotherapy, and their combination for the treatment of chronic depression. N Engl J Med 342: 1462–1470

Kendler KS, Thornton LM, Gardner CO (2000) Stressful life events and previous episodes in the etiology of major depression in women: an evaluation of the »kindling« hypothesis. Am J Psychiatr 157: 1243–1251

Lehmann H, Fenton F, Deutsch M, Feldman S, Engelsmann F (1988) An 11-year follow up study of 110 depressed patients. Acta Psychiatr Scand 78: 57–65

Luborsky I, Digner I, Cacciola J, Barber JP, Moras K, Schmidt K, De-Rubeis RJ (1996) Factors in outcomes of short-term dynamic psychotherapy for chronic versus non-chronic major depression. J Psychotherapy 5: 152–159

Miller IW, Keitner GI, Schatzberg AF et al. (1998) The treatment of chronic depression, part 3: psychosocial functioning before and after treatment with sertraline or imipramine. J Clin Psychiatry 59: 608–619

Monroe SM, Simons AD, Thase ME (1992) Social factors and the psychobiology of depression: relations between life stress and rapid eye movement sleep latency. J Abnorm Psychol 101: 528–537

Mundt C (1996) Psychotherapy of depressive disorders: on theoretical background and practice relevance. Nervenarzt 67: 183–197

Mundt C (1998) Psychopathologische und psychosoziale Frühindikationen depressiver Erkrankungen. In: Klosterkötter J (Hrsg) Frühdiagnostik und Frühbehandlung psychischer Störungen. Springer, Berlin Heidelberg New York Tokio, S 171–181

Mundt C, Reck C, Backenstrass M, Kronmuller K, Fiedler P (2000) Reconfirming the role of life events for the timing of depressive episodes. A two-year prospective follow-up study. J Affect Disord 59: 23–30

Mundt C, Reck C, Backenstrass M, Kronmüller K, Fiedler P (2000) Reconfiming the role of life events for the timing of depressive episodes. A two-year prospective follow-up study. J Aff Disord 59: 23–30

Nolen-Hoeksema S, Parker L, Larson J (1994) Ruminative coping with depressed mood following loss. J Personality Social Psychol 76: 92–104

Paykel ES, Ramana R, Cooper Z, Hayhurst H, Kerr J, Barocka A (1995) Residual symptoms after partial remission. An important outcome in depression. Psychol Med 25: 1171–1180

Paykel ES, Tanner J (1976) Life events, depressive relapse and maintenance treatment. Psycho Med 6: 481–485

Prince M, Harwood R, Thomas A, Mann A (1998) Prospective population-based cohort study of the effects of disablement and social milieu on the onset and maintenance of late-life depression. The Gospel Oak project VII. Psychol Med 28: 337–350

Reno RM, Halaris (1990) The relationship between life stress and depression in an endogenous sample. Comp Psychiatry 31: 25–33

Ruppe A (1996) Langzeitverlauf von Depressionen. Ergebnisse einer prospektiven 6-Jahreskatamnese. Roderer, Regensburg

Simon GE, Revicki D, Heiligenstein J et al. (2000) Recovery from depression, work productivity and health care costs among primary care patients. Gen Hosp Psychiatry 22: 153–162

Swindle R, Cronkite R, Moos R (1989) Life stressors, social resources, coping, and the 4-year course of unipolar depression. J Abnorm Psychol 98: 468–477

Tennant C (2002) Life events, stress, and depression: A review of recent findings. Aust NZ J Psychiatr 36: 173–182

Thase ME, Friedman ES, Howland RH (2001) Management of treatment-resistant depression: psychotherapeutic perspectives. J Clin Psychiatry 62: 18–24

Trivedi MH, Kleiber BA (2001) Algorithm for the treatment of chronic depression. J Clin Psychiatry 62 [Suppl 6]: 22–29

Weig W (2002) Psychiatrische Rehabilitation. In: Möller HJ, Laux G, Kapfhammer HP (Hrsg) Psychiatrie und Psychotherapie. Springer, Berlin Heidelberg New York Tokio

Wildes JE, Harkness KL, Simons AD (2002) Life events, number of social relationships, and twelf-month naturalistic course of major depression in a community sample of women. Depress Anxiety 16: 104–113

Wolfersdorf M, Heindl A (2003) Chronische Depression. Pabst, Gütersloh

Wolfersdorf M, Keller F, Ruppe A, Zimmermann U, Grünewald I, König F (1998) Prävention bei depressiven Störungen – psychosoziale Aspekte in der Primär-, Sekundär- und Tertiärprävention. In: Klosterkötter J (Hrsg) Frühdiagnostik und Frühbehandlung psychischer Störungen. Springer, Berlin Heidelberg New York Tokio, S 185–203

Wolfersdorf M, Keller F, Steiner B, Hautzinger M, Hole G (1990) Psychosoziale Faktoren als Risiko für Therapieresistenz auf Antidepressiva. In: Möller H-J (Hrsg) Therapieresistenz unter Antidepressiva-Behandlung. Springer, Berlin Heidelberg New York Tokio, S 191–215

Strategien im Gesamtbehandlungsplan

Algorithmusgestützte Behandlung

A.J. Rush

In diesem Kapitel werden die Therapiepläne, Leitlinien (Guidelines) und Algorithmen erörtert, die für die Behandlung der Major Depression (MDD) zur Verfügung stehen. Darüber hinaus werden die Probleme, die mit der Entwicklung, Implementierung und Evaluierung von Leitlinien und Algorithmen einhergehen, diskutiert. Das Texas Medication Algorithm Project (TMAP) evaluiert die Wirksamkeit einer leitliniengestützten Behandlung in der klinischen Praxis. Die Sequenced Treatment Alternatives to Relieve Depression Study (STAR*D-Studie) soll verschiedene Therapiestrategien bei Nonresponse auf eine oder mehrere vorausgegangene Behandlungsversuche prospektiv evaluieren.

34.1 Vorbemerkungen

Die überwältigende Anzahl neuer Antidepressiva und potenzieller Medikamentenkombinationen seit Ende der 80er Jahre hat dazu geführt, dass die Behandlung einer Depression komplexer geworden ist. Darüber hinaus unterscheiden sich klinische Vorgehensweisen in der Anwendung der zur Verfügung stehenden Therapieoptionen enorm, ein Phänomen, das nicht nur aus der Depressionsbehandlung (Kramer et al. 2000; Ornstein et al. 2000), sondern auch aus der Allgemeinmedizin bekannt ist (Wennberg u. Gittelshon 1973; Wennberg 1984; Wennberg et al.1987; Perrin et al. 1989; Andersen u. Mooney 1990). Mit dem Ziel, die Behandlungsqualität zu verbessern, die Therapieerfolgsrate zu steigern und die hohe Variabilität in der klinischen Praxis zu verringern, wurden sowohl für den Bereich der Primärversorgung (»Primary Care«, Depression Guideline Panel 1993a, b) als auch für die fachärztliche psychiatrische Versorgung (American Psychiatric Association 1993, 2000; Hirschfeld et al. 1997; American Academy of Child and Adolescent Psychiatry 1998; Trivedi et al. 1998; Ballenger 1999; Crismon et al. 1999; Anderson et al. 2000; Altshuler et al. 2001; Canadian Psychiatric Association 2001; Reesal u. Lam 2001; Bauer et al. 2001, 2002a, b) Leitlinien zur Depressionsbehandlung verfasst.

Die Behandlung von Patienten, bei denen ein erster Therapieversuch nicht zur erwünschten Remission führt, bedeutet für das Gesundheitswesen eine kaum zu überschätzende Herausforderung. Es gibt nur sehr wenige randomisierte kontrollierte Studien, die Therapiestrategien bei Depressionen vergleichen, die auf eine initiale antidepressive Therapie nicht remittieren. Deshalb basieren klinische Therapieleitlinien, die einen zweiten oder dritten Behandlungsschritt empfehlen, zu einem großen Teil auf klinischem Konsens oder offenen, nicht kontrollierten Studien (Thase u. Rush 1995; Crismon et al. 1999; Rosenbaum et al. 2001; Rush u. Ryan 2002). In der Realität jedoch wird in den wenigsten praktischen Leitlinien ein präziser nächster Handlungsschritt oder eine bestimmte Therapiesequenz vorgeschlagen (American Psychiatric Association 1993; Depression Guidelines Panel 1993a, b). Wissenschaftliche Evidenz für die wirksamsten und spezifischsten Therapieschritte bei therapieresistenter Depression könnten zu besseren klinischen Ergebnissen und einer Senkung der Behandlungskosten führen (Gilbert et al. 1998; Rush et al. 1999a, b).

In den vergangenen Jahren wurde damit begonnen, den klinischen Effekt und die gesundheitsökonomische Bedeutung der Einführung von Therapieleitlinien zur Depressionsbehandlung prospektiv für die Primärversorgung (Katon et al. 1995, 1996, 1997, 1999; Unützer et al. 2002) sowie für die fachärztlich-psychiatrische Versorgung (Rush et al. 1999a, b; 2003b; Adli et al. 2003; Trivedi et al. 2004b) zu evaluieren. Daneben wurden nur wenige kontrollierte Vergleichsstudien zu Therapieoptionen bei Patienten durchgeführt, bei denen eine vorausgegange antidepressive Therapie zu keinem ausreichenden Ansprechen bzw. Remission geführt hat. Diese Untersuchungen schließen kleinere randomisierte Studien zu therapieresistenten Depressionen (z. B. Shelton et al. 2001) und größere multizentrische Studien wie STAR*D (Fava et al. 2003; Rush et al. 2004a) bzw. das Berliner Algorithmusprojekt (► Kap. 35) ein.

34.2 Therapieleitlinien und -algorithmen

34.2.1 Definition

In den meisten Lehrbüchern werden Therapiestrategien vermittelt, die sich auf spezifische Störungen beziehen. Sie basieren sowohl auf Evidenz wie auch auf klinischer Erfahrung. Allerdings werden nur selten Ausmaß und Art der wissenschaftlichen Evidenz genannt, die eine entsprechende Behandlungsmethode rechtfertigen. Selten werden Therapiestrategien miteinander verglichen oder einander gegenübergestellt. Auf Taktiken (z. B. Dosis oder Dauer der Behandlungsversuche) oder Sequenzen spezifischer Therapien, die eine optimale Durchführung der einzelnen Strategien gewährleisten sollen, wird in der Regel nicht näher eingegangen.

Therapieleitlinien (Guidelines) gelten als »offizielle Anweisungen oder Strategien größerer Organisationen o. ä. für die Behandlung oder exakte Handhabung besonderer klinischer Probleme« (Woolf 1990). Sie sollen Ärzte im klinischen Entscheidungsprozess unterstützen. Die Entstehung solcher Leitlinien spiegelt die zunehmende Bedeutung der evidenzbasierten Medizin wider (Haynes et al. 1977; Sackett u. Rosenberg 1995; Rosenberg u. Sackett 1996; Sackett 1997).

Therapieleitlinien lassen sich auf der Basis unterschiedlicher Variablen evaluieren (Institute of Medicine 1990; Clinton et al. 1994). Die Validität ist dabei von der Qualität der wissenschaftlichen und klinischen Evidenz abhängig, die einer Leitlinie zugrunde liegen. Ihre Reliabilität und Reproduzierbarkeit bezieht sich auf die Wahrscheinlichkeit, dass verschiedene Expertengruppen bei Anwendung derselben Evidenz die gleichen Leitlinien formulieren. Die klinische Anwendbarkeit hängt von der jeweiligen Patientenpopulation ab. Die klinische Flexibilität korreliert mit der Möglichkeit zur Anpassung der Behandlungsstrategien an individuelle Patientengegebenheiten. Weiterer Parameter ist die Eindeutigkeit der Therapieempfehlungen.

Andere Kriterien ergeben sich aus folgenden Fragen:

- Gab es einen »multidisziplinären« Entstehungsprozess, d. h. wurden verschiedene Zielgruppen (Ärzte, Patienten, Angehörige, Kostenträger, etc.) beteiligt?
- Ist der Entstehungsprozess einer Leitlinie transparent und klar dokumentiert?
- Sind zukünftige Überarbeitungen eingeplant?
- Wurde die Leitlinie einer prospektiven wissenschaftlichen Evaluierung unterzogen?

Während Therapieleitlinien in der Regel bestimmte Therapiestrategien und deren wissenschaftliche Evidenz bezüglich Wirksamkeit, unerwünschte Wirkungen und Verträglichkeit umfassen, machen sie keine genauen Angaben zur Reihenfolge der Behandlungsschritte. Die wissenschaftliche Beweisführung hinkt dabei häufig hinterher oder lässt sich nicht ohne weiteres in den klinischen Alltag übertragen. Beispiele für Leitlinien der Depressionsbehandlung sind die Empfehlungen der American Psychiatric Association (1993, 1994, 1997, 2000), der Agency for Health Care Policy and Research (Depression Guideline Panel 1993a, b) und die der World Federation of Societies of Biological Psychiatry (Bauer et al. 2002a, b).

Leitlinien basieren auf Studien an großen Stichproben, daher können sie auch nur gruppenbasierte Empfehlungen aussprechen. Die meisten randomisierten kontrollierten Studien beispielsweise werden für die behördliche Zulassung einer Substanz durchgeführt. Obwohl solche Untersuchungen Sicherheit, Nebenwirkungsspektrum und Wirksamkeit verschiedener Behandlungen umfassen, bieten sie kaum klare und detaillierte Evidenz, wann man eine Behandlung individueller Patienten beginnt oder wie man sie optimal realisiert. Um eine optimale Versorgung für den einzelnen Patienten festzulegen, müssen Ärzte Leitlinienempfehlungen jeweils an die klinische Situation anpassen oder sogar explizit von ihnen abweichen. So erst kann eine im Gruppeneffekt sinnvoll erscheinende Therapie in die für den individuellen Patienten optimale Behandlung transformiert werden (s. Rush u. Prien 1995).

Therapiealgorithmen, Entscheidungspfade und Protokolle zum Krankheitsmanagment sind spezifischer als Leitlinien, weil sie häufig eine sequenzielle Abfolge von Therapieschritten vorgeben. Algorithmen unterstützen somit den klinischen Entscheidungsprozess, sollen ihn aber gleichzeitig nicht einengen (Jobson 1997; Kasper u. Jobson 1997; Trivedi et al. 1998). Oft geben Algorithmen genaue Strategien (welche Behandlung, welche Rang- oder Reihenfolge?) und Taktiken (wie soll eine Behandlungsstrategie ausgeführt werden?) einer Behandlung vor. Therapiealgorithmen beinhalten oft ein Fließschema, das den Behandlungsablauf festlegt und den klinischen Status der Patienten sowie das Ansprechen auf die bisherige Therapie berücksichtigt. Sie verbinden somit wissenschaftliche Evidenz mit dem individuellen klinischen Urteil. Ähnlich wie die bereits erwähnten Leitlinien können Algorithmen nur gruppenbasierte Empfehlungen aussprechen. Für eine optimale Behandlung muss der Kliniker erfahren genug sein, um die algorithmusgestützten Anweisungen an den einzelnen Patienten anzupassen. Da Algorithmen noch spezifischer als Leitlinienempfehlungen sind, stellt die individuelle Anpassung noch größere Anforderungen an den Anwender und seine klinische Erfahrung, damit eine sichere und exakte Anpassung der Anweisungen gewährleistet werden kann.

34.2.2 Grundprinzipien und Limitierungen

Algorithmen und Leitlinien bezwecken die Optimierung klinischer Entscheidungsprozesse. Dies wiederum soll bessere klinische Resultate ermöglichen und damit eine effizientere Ressourcennutzung garantieren.

34

! Im Wesentlichen hofft man von Algorithmen und Leitlinien
- **einen schnelleren Wirkbeginn,**
- **eine vollständigere Response (Symptomreduktion, funktionelle Wiederherstellung),**
- **eine geringerere Nebenwirkungsbelastung,**
- **eine besserere Compliance.**

Leitlinien oder Algorithmen sollen eine einheitliche Therapie unter verschiedenen Rahmenbedingungen und Behandlern fördern. Das Ziel ist dabei eine ausreichend lange und adäquate Ausreizung der angewandten Therapiestrategien, sodass das Ansprechverhalten des Patienten sicher beurteilt werden kann. Nonresponse hat eine Änderung der Therapiestrategie zur Folge. Gut implementierte Algorithmen sind mit kritischen Entscheidungszeitpunkten versehen, die das Therapieziel definieren, das durch die jeweilige Behandlung erreicht werden soll. Wenn neue Therapien zur Verfügung stehen, können sie an verschiedenen Positionen des Algorithmus eingefügt werden, damit ihre optimale Position evaluiert werden kann.

Bezüglich administrativer Gesichtspunkte könnten Algorithmen dazu verhelfen, begrenzte Ressourcen optimal zu nutzen (d. h. die Effizienz der Therapie zu verbessern) und Kosten kalkulierbarer zu machen. Algorithmen können weiterhin Aussagen darüber liefern, welche Kosten den jeweiligen Behandlungen oder bestimmten klinischen Ergebnissen zuzuordnen sind. Wird einer entsprechenden Behandlung, die bereits für eine bestimmte Position einer Behandlungssequenz etabliert ist, eine neue Therapie gegenübergestellt, kann ein eventueller Kostenvorteil gegenüber der bisher an dieser Position verwendeten Therapie beurteilt werden.

Algorithmen und Leitlinien bergen aber auch Risiken. Therapieempfehlungen in Algorithmen können beispielsweise sachlich falsch sein. Es kann sein, dass die Behandlung, trotz positiver randomisierter Studien oder klinischem Konsens, bei einer repräsentativen Stichprobe zu keinem besseren Resultat führen würde, besonders wenn wissenschaftliche Informationslücken vorliegen. Anders ausgedrückt gelten Leitlinienempfehlungen angesichts der Heterogenität der Depression nur für manche und nicht für alle Patientengruppen. Zudem können Behandlungsempfehlungen zu einer Kostensteigerung führen, unabhängig davon, ob sie bessere klinische Ergebnisse zur Folge haben oder nicht (Institute of Medicine 1990). Letztlich gibt es keine randomisierten Studien, die Leitlinien oder Algorithmen untereinander vergleichen.

34.2.3 Entwicklungsgrundlagen

Synthese der Evidenz

Es steht eine Vielfalt an Methoden zur Entwicklung von Leitlinien oder Algorithmen zur Verfü-

gung (Gilbert et al. 1998). Diese Methoden unterscheiden sich durch folgende Faktoren:
- Wie ist die Auswahl der Thematik?
- Wer beteiligt sich an der Algorithmenentwicklung?
- Wie wird die Qualität der vorhandenen wissenschaftlichen Literatur eingeschätzt?
- Wie werden Lücken der wissenschaftlichen Evidenz »ausgefüllt«, wenn Daten fehlen?
- Wird bzw. wie wird klinisches Expertenurteil angewandt?
- Wie wird ein Konsens gebildet?
- Wie werden klinische Wirksamkeit und Kosten gegeneinander gewichtet?

Im Wesentlichen lassen sich 4 Methoden zur Entwicklung von Algorithmen und Leitlinien unterscheiden (Woolf 1990, 1991):
1. formloser Konsens,
2. formaler Konsens,
3. evidenzbasierte Leitlinienentwicklung,
4. explizite Leitlinienentwicklung.

Formloser Konsens setzt sich aus Ergebnissen offener Diskussionen eines Expertenausschusses zusammen. Diese subjektiven und pauschalen Beurteilungen können jedoch von unterschiedlicher Qualität sein (Eddy 1992a).

Ein formaler Konsensprozess wird oft von den National Institutes of Health (NIH) angewandt. Solche Konsensentwicklungsprozesse beginnen mit einer Präsentation der Evidenz durch die beteiligten Experten, gefolgt von einem Treffen eines vorher festgelegten Gremiums, das die Leitlinien in einer geschlossenen Versammlung erstellen soll. Die entsprechenden initialen Leitlinienempfehlungen werden dann üblicherweise einer dem Gremium gleichrangigen Gruppe vorgestellt, die weitere, allerdings kleinere Leitlinienanpassungen vorschlagen darf.

Evidenzbasierte Leitlinien wenden typischerweise a priori erstellte Regeln zur Abstufung der Leitlinienempfehlungen auf der Basis der Qualität ihrer Evidenz an. Hierbei wird meist eine systematische Kategorisierung der Evidenzsicherheit verwendet. Beste wissenschaftliche Evidenz (Level A) setzt normalerweise mindestens eine oder zwei randomisierte kontrollierte Studien voraus. Mäßige Evidenz (Level B) basiert oft auf offenen Vergleichsstudien oder konsekutiven Fallserien. Geringe Evidenz (Level C) beruht im wesentlichen auf Fallberichten oder klinischem Konsens (Institute of Medicine 1990; Depression Guideline Panel 1993a).

Formen von expliziter Leitlinienentwicklung wurden von Eddy (1990a–c, 1992b) beschrieben. Diese Leitlinien sind genauer, indem sie Vor- und Nachteile sowie Kostenaspekte gegeneinander abwägen und daraus die Wahrscheinlichkeit des Erreichens eines bestimmten klinischen Ergebnisses einschätzen. Dieses Verfahren wird allerdings vielfach als zu kompliziert und zeitaufwendig angesehen.

Sicherheit und Anwendbarkeit der Evidenz

Wie oben erwähnt, treffen Empfehlungen von Leitlinien oder Algorithmen für manche Patienten zu, während sie wiederum für andere Patienten unpassend sind. Eine bestimmte Behandlung mag beispielsweise für Patienten mit minimaler internistischer Komorbidität wirksam und ungefährlich sein, während Studien über die Wirksamkeit und Sicherheit derselben Behandlung bei depressiven Patienten unmittelbar nach einem Myokardinfarkt nicht vorliegen. Also muss der Kliniker – trotz der in Leitlinien (z. B. Institute of Medicine 2003) typischerweise angeführten Sicherheit der Evidenz – die Anwendbarkeit der Evidenz auf den jeweiligen Patienten prüfen. Trizyklische Antidepressiva (TZA) sind beispielsweise für die Behandlung der Major Depression (MDD) sehr wirksam, gleichzeitig aber in der Behandlung einer atypischen Depression weniger gut wirksam als Monoaminoxidase-Hemmstoffe (MAOH) (Quitkin et al. 1988, 1993; Thase et al. 1992, 1995). Also scheint eine Empfehlung für die Behandlung von Patienten mit typischer MDD durch verschiedene TZA vor einer Anwendung von MAOH am sinnvollsten. Unterschiede in Diagnostik- und Therapieabläufen, sowie Unterschiede in der jeweils untersuchten Stichprobe stellen weitere Limitierungen in der Anwendbarkeit im klinischen Alltag dar.

Grundannahmen und mögliche Spannungsfelder

Es ist entscheidend, die Grundannahmen und Wertehierachien explizit zu benennen, auf deren Grundlage die Zusammensetzung, Spezifizierung und Revisionen von Empfehlungen sowohl in Leitlinien als auch in Algorithmen beruhen (Cook u. Giacomini 1999; Shaneyfelt et al. 1999). Ein Algorithmus kann beispielsweise verschiedene Therapiestufen empfehlen – beginnend mit der einfachsten und am wenigsten komplizierten Behandlung, auf die anschließend komplexere Strategien oder Kombinationstherapien folgen, sofern der Patient nicht ausreichend auf die jeweils vorausgegangene Therapiestufe angesprochen hat. Alternativ dazu könnte man Algorithmen nach einem anderen Prinzip erstellen. Man könnte etwa mit der kostengünstigsten Therapie beginnen, unabhängig von der unmittelbaren Sicherheit des Arzneimittels oder den Gesamtbehandlungskosten über einen längeren Zeitraum. Im Folgenden sind die Prinzipien aufgeführt, die dem Texas Medication Algorithm Project zugrunde liegen (Rush et al. 1998; 1999a, b; Chiles et al. 1999; Crismon et al. 1999; Dennehy u. Suppes 1999; Miller et al. 1999).

- Es werden ausschließlich Behandlungsoptionen mit nachgewiesener Wirksamkeit empfohlen.
- Wo wissenschaftliche Daten nicht verfügbar sind, wird ausschließlich Expertenkonsens verwendet.
- Einbeziehung von Ärzten, Patienten, Angehörigen, Fürsprechern, Administratoren und anderen Entscheidungsträgern in die Algorithmenentwicklung.
- Wenn Behandlungen bezüglich ihrer Sicherheit und Wirksamkeit ähnlich sind, kann der Patient eine Präferenz äußern, mit dem Ziel, hierdurch eine Complianceoptimierung zu erreichen.
- Wann immer möglich, sollten Ärzte die Wahl zwischen medizinisch äquivalenten Behandlungen haben.
- Zu kritischen Entscheidungszeitpunkten wird die klinische Symptomatik standardisiert erhoben, um den Erfolg eines jeweiligen Therapieschrittes zu bestimmen.

Es gibt typische Spannungsfelder, mit denen Entwickler von Leitlinien oder Algorithmen häufig konfrontiert werden.

Spannungsfelder der Leitlinienentwicklung

- Nomothetische Evidenz (Gruppe) versus ideographische Entscheidungen (Individuum)
- Klinischer Konsens versus wissenschaftliche Evidenz
- Allgemeine versus spezifische Empfehlungen
- Störungsspezifische versus praxisorientierte Empfehlungen
- Bedeutung von Patientenpräferenzen
- Empfohlene versus erstattungsfähige Behandlung
- Kostenorientiertes versus ergebnisorientiertes Verfahren

34.2.4 Probleme bei der Implementierung

Eine sorgfältige Implementierung der Leitlinien oder Algorithmen setzt häufig eine substanzielle Anpassung der Abläufe in der Praxis voraus. Solche Anpassungen müssen der Tatsache gerecht werden, dass Depressionen typischerweise ein chronisches oder rezidivierendes Krankheitsbild darstellen, während die Versorgungsstrukturen in der allgmeinmedizinischen, aber auch psychiatrischen Versorgung eher auf akute Krankheitsbilder ausgerichtet sind.

Programme zur Handhabung chronischer Störungen umfassen 4 entscheidende Grundbestandteile:

- Wesensmerkmale der Therapiegestaltung,
- Patientenaufklärung,
- Expertenbetreuung (also leitlinienbasierte Betreuung),
- Informationssysteme (Katon et al. 1997; Gilbert et al. 1998; Von Korff et al. 1998; Rush et al. 1999a, b).

Zu den Wesensmerkmalen der Therapiegestaltung zählen klare Terminabsprachen, Patientenerinnerungen an Termine, ein standardisiertes Vorgehen bei verpassten Terminen und die Vorgabe der genauen Funktionen der verschiedenen Leistungserbringer, die Teil einer multidisziplinären Arbeitsgruppe sind. Die Patientenaufklärung umfasst die Bereitstellung von Informationen bezüglich des Krankheitsbildes und der Behandlungsmöglichkeiten, Etablierung realistischer Erwartungen bezüglich möglicher Behandlungserfolge, Trainieren von Fähigkeiten in Bezug auf Selbstmanagement und Verhaltensmodifizierungen, Maximierung des sozialen Rückhalts und vor allem die Etablierung einer langfristigen Arzt-Patienten-Beziehung. Expertenbetreuung beinhaltet eine entsprechende Ausbildung sowie Entscheidungshilfen und Beratung für den behandelnden Arzt. Informationssysteme dienen dazu, Ärzte und Patienten gleichermaßen mit Erinnerungen und Feedback zu versorgen. Hierzu gehört z. B. ein einfacher Ergebnisparameter zur Beurteilung des Behandlungserfolgs, der rechtzeitige Anpassungen des Therapieablaufs ermöglicht. Ein schneller und einfacher Zugang zu neuen Forschungsergebnissen, die Therapieentscheidungen beeinflussen könnten, ebenso wie ein besseres System zur Minimierung des Dokumentationsaufwands werden die Effizienz und möglicherweise auch die Wirksamkeit der Behandlungen verbessern. Andererseits können sich Defizite in einem oder mehrerer dieser kritischen Parameter nachteilig auf das Behandlungsergebnis auswirken.

Zu Implementierung und Einsatz auch exzellenter, evidenzbasierter, plausibler und überschauberer Leitlinien zur Depressionsbehandlung sind »adäquates Befolgen« und »adäquates Abweichen« gleichermaßen erforderlich. Die optimale Anpassung der Algorithmen oder Leitlinien an einen bestimmten Patienten verlangt sowohl vom behandlenden Arzt als auch von der Leitlinie Flexibilität. Ein Algorithmus kann beispielsweise empfehlen, die Therapiestrategie im Falle eines ungenügenden Ansprechens nach 6 Wochen zu wechseln (z. B. Crismon et al. 1999). Bei manchen chronischeren, schwereren oder therapieresistenteren Depressionen mag allerdings eine Behandlung von 6 Wochen nicht ausreichend sein, um einen Erfolg der entsprechenden Therapie zu beurteilen. Deshalb sollte ein für solche Patienten eventuell verzögerter Zeitpunkt der Entscheidung zu einem Therapiewechsel berücksichtigt werden. Somit sind umfangreiches Wissen zur Implementierung, Anpassung, aber auch Abweichung von einer Leitlinienempfehlung erforderlich.

Auch die Patienten selbst können z. B. durch mangelnde Kooperativität die Implementierung bzw. Umsetzung von Algorithmen behindern. Aufklärung und Information über das zu behandelnde Krankheitsbild, zu Behandlungsoptionen und zu den zu erwartenden Resultaten der einzelnen Behandlungen (z. B. Toprac et al. 2000) können Patienten ermöglichen, an ihrer Behandlung mitzuwirken. Patienten und Ärzte sollten dabei auf die Möglichkeit vorbereitet sein, dass 2, 3 oder mehr verschiedene Behandlungsversuche nötig sein können, bis eine ausreichend wirksame und gut verträgliche Therapie gefunden wird. Die Aufklärung des Patienten kann zu besseren klinischen Resultaten und weniger Frustration im Behandlungsverlauf führen (Review s. Basco u. Rush 1995).

Leitlinien und Algorithmen bedürfen regelmäßiger Aktualisierung. Die American Psychiatric Association beispielsweise hat ihre Richtlinien für die Behandlung der MDD überarbeitet (1993, 2000). Überarbeitungen sollten häufig genug durchgeführt werden, um sicherzustellen, dass die entsprechenden Leitlinien oder Algorithmen den aktuellen Stand wissenschaftlicher Evidenz widerspiegeln, gleichzeitig aber nicht zu oft, um unnötige Konfusion der Ärzte etwa infolge unwichtiger und nicht substanzieller oder nicht ausreichend evidenzbasierter Veränderungen zu vermeiden. Das heißt, dass die Verfügbarkeit neuer Behandlungsmethoden oder neuer fehlerfreier wissenschaftlicher Informationen eine Revision der Leitlinien begründet. Überarbeitungen sollten auf den Abläufen und Annahmen der vorherigen Leitlinien beruhen, es sei denn, Abweichungen hiervon werden explizit genannt.

34.3 Definition des Therapieziels

Die Wahrscheinlichkeit, mit der Remission (bzw. Response) erreicht werden kann und die Dauer bis zum Erreichen von Remission (bzw. Response), aber auch die Stabilität einmal erreichter Remission (Nierenberg et al. 1994) hängen von unterschiedlichen Faktoren ab. Hierzu gehören Art, Dosis und Dauer der Behandlung, Schwere der Symptomatik vor der Behandlung (Tedlow et al. 1998), Ausmaß evtl. vorhandener Therapieresistenz (Sackeim et al. 2001) und Chronizität (Fava et al. 1997; Keller et al. 1998, 2000) und das gleichzeitige Vorhandensein von Komorbiditäten bzw. Bedingungen der Achsen I, II oder III (Achse I: Fava et al. 1997; Achse II: Ezquiaga et al. 1999, Viinamaki et al. 2002; Achse III: Keitner et al. 1991, 1992, Iosifescu et al. 2003), das Niveau der psychosozialen Unterstützung und der bisherige Verlauf der Erkrankung. Diese Faktoren müssen bei der Definition des Therapieziels bzw. bei Festlegen der Zeitpunkte, an denen der Therapieerfolg evaluiert wird, berücksichtigt werden. Hier besteht noch ein erhebliches Defizit in den gegenwärtigen Leitlinien und Algorithmen. Allerdings findet man in Algorithmen im Gegensatz zu Leitlinien häufiger Kommentare zum Stellenwert der genannten Faktoren.

34.4 Wirksamkeit von leitlinien- und algorithmusgestützter Depressionsbehandlung

34.4.1 Studien aus dem primärärztlichen Versorgungsbereich

34

Katon et al. (1995) verglichen erstmals eine leitliniengestützte Depressionsbehandlung mit der üblichen Behandlung. Die Studie basierte auf den Leitlinien der Agency for Health Care Policy and Research für die Major Depression ohne psychotische Symptome (Depression Guideline Panel 1993b). Neben der leitliniengestützen Behandlung wurde ein intensiviertes Versorgungsprinzip verfolgt. Hierzu gehörte spezielles Personal, das den Behandlungserfolg der Patienten einschätzte, der erleichterte Zugang zu psychiatrischer Konsultation sowie entsprechendes Personal, das den Hausarzt bei der Umsetzung der Therapieleitlinien unterstützte (Katon et al. 1999, 2002). Diese Studie zeigte einen Behandlungsvorteil für die Gruppe, die leitliniengestützt und nach dem intensivierten Versorgungsprinzip behandelt wurde.

Eine neuere Studie konnte zeigen, dass eine derart intensivierte Behandlung besser aufgeklärte Patienten und regelmäßigere und häufigere Psychiaterkontakte zur Folge hatte (Katon et al. 2002). Der Anteil der Patienten, die im Rahmen der intensivierten leitliniengestützten Behandlung compliant blieben, war höher als in der konventionell behandelten Gruppe. Die Patienten der Indexgruppe zeigte einen deutlicheren Rückgang depressiver Symptome. Die Wahrscheinlichkeit, nach 3 und 6 Monaten Remission zu erreichen, war in der Indexgruppe zudem größer. Außerdem wurde ein kontinuierlicher Rückgang der depressiven Symptomatik über die Beobachtungsdauer von 28 Monaten in der Gruppe mittelschwer depressiver Patienten beobachtet. In der Gruppe der schwer Kranken zeigte sich ein solcher Effekt erst nach 6 und 12 Monaten. Die Indexgruppe hatte dabei keine höheren Behandlungskosten.

Diese positiven Ergebnisse wurden von einer erst kürzlich abgeschlossenen Multicenterstudie (Improving Mood-Promoting Access to Collaborative Treatment [IMPACT]; Unützer et al. 2002) bestätigt. Die Studie verglich in einer gerontopsychiatrischen ambulanten Stichprobe mit Major Depression ein intensiviertes Behandllungsmanagement nach einem Stufenplanalgorithmus in der primärärztlichen Versorgung (n=906) mit der konventionellen Behandlung (n=895). Die Indexgruppe wurde von einem Studienmitarbeiter (»Depression Care Specialist«) begleitet, der das Screening der Patienten vornahm, in der Diagnostik und in regelmäßigen Erfolgsmessungen anhand des Patienten-Health-Questionnaire (PHQ) (Kroenke et al. 2001) assistierte, die Patientencompliance kontrollierte, Patientenaufklärungen durchführte und ausgewählten Patienten ein Problemlösetraining (Nezu et al. 1989) anbot. Die Pharmakotherapie basierte auf einem dreistufigen Algorithmus in Anlehnung an die gängigen Leitlinien (American Psychiatric Association 2000) und Algorithmen (z. B. Crismon et al. 1999) zur Depressionsbehandlung. Nach 12 Monaten zeigten 45% der Interventionspatienten eine Response im Vergleich zu 19% der Patienten in der Kontrollgruppe. Die Patienten der Interventionsgruppe waren zufriedener mit ihrer Therapie, zeigten eine geringere Symptomausprägung und ein höheres Funktionsniveau sowie eine höhere Lebensqualität. Die Nettomehrkosten betrugen 550 $ pro Patient und Jahr.

34.4.2 Studien aus dem psychiatrischen Versorgungsbereich

Texas Medication Algorithm Project

Weitere Evidenz für den Vorteil algorithmusgestützter Therapie im Vergleich zur konventionellen Behandlung stammt aus dem Texas Medication Algorithm Project (TMAP) (Rush et al. 2003b; Suppes et al. 2003; Trivedi et al. 2004a).

TMAP ist die erste Studie, die ein Behandlungsmanagementprogramm mit Algorithmen für die Pharmakotherapie ambulanter Patienten mit Schizophrenie, bipolaren Störungen oder Major Depression evaluiert. Die Intervention umfasste die Therapiealgorithmen selbst (Crismon et al. 1999; Miller et al. 1999; Suppes et al. 2001, 2003; Miller et al. 2004; Trivedi et al. 2004a) sowie regelmäßige und systematische Beurteilung der Symptome und Nebenwirkungen, ein Aufklärungsprogramm für Patienten und Angehörige (Toprac et al. 2000) und die Bereitstellung von Studienkoordinatoren, die regelmäßige Visiten und Nachbeobachtungen sowie das Aufklärungsprogramm durchführten und für die Anleitung der behandelnden Ärzte bezüglich der Implementierung der Algorithmen sorgten. Der Behandlungserfolg nach jedem Therapieschritt wurde bei Patienten mit Depression anhand des IDS-C_{30} (30-Item Inventory of Depressive Symptomatology) als Fremd-(IDS-C_{30})- und Selbsrating (IDS-SR_{30}) gemessen (Rush et al. 1986, 1996, 2000; Trivedi et al. 2004b).

Für Patienten mit Major Depression umfasste das Studiendesign einen gematchen Klinikvergleich, wobei 4 Kliniken eine Algorithmustherapie (ALGO) durchführten, 6 Kliniken eine konventionelle Therapie (»treatment as usual«, TAU) und 4 Kliniken bezüglich Major Depression konventionelle Therapie (und gleichzeitig für Patienten mit Schizophrenie oder bipolaren Störungen eine Behandlung nach Algorithmus) anboten. Insgesamt erhielten 175 auswertbare Patienten mit Major Depression eine algorithmusgestützte Behandlung und 175 Patienten eine konventionelle Behandlung (mit oder ohne Algorithmustherapie für andere Erkrankungen).

Die untersuchten Patienten waren durchschnittlich 41 Jahre alt. Die meisten Patienten waren weiblich (80%), davon waren 18% afroamerikanischer, 27% hispanischer und 52% kaukasischer Abstammung. Annähernd 2 Drittel verfügten über einen Bildungsstand von Highschool-Abschluss oder höher, ein Drittel war geschieden, 28% verheiratet und 20% alleinstehend. Es waren 83% der untersuchten Patienten arbeitslos und über 40% erhielten öffentliche finanzielle Unterstützung in irgendeiner Form. Insgesamt litten 18% an einer Depression mit psychotischen Symptomen (für die ein separater Algorithmus angewandt wurde), etwa 60% an einer oder mehreren somatischen Komorbiditäten und mehr als ein Drittel an einer aktueller Drogen- oder Alkoholerkrankung.

Untersuchungsergebnisse wurden alle 3 Monate über einen Zeitraum von 12 Monaten durch nicht verblindete Studienmitarbeiter gesammelt, wobei die Studienmitarbeiter selbst nicht an der Behandlung beteiligt waren. Die Ergebnisse beinhalteten den IDS-C_{30}, den IDS-SR_{30}, den SF-12 (12-item short form health survey; Ware et al. 1996) und einen Fragebogen zur Abschätzung der Nebenwirkungen.

Anhand hierarchischer linearer Modelle (HLM) (Bryk u. Raudenbush 1992) wurde der Einfluss algorithmusgestützter Therapie auf den Behandlungserfolg analysiert (Kashner et al. 2002, 2003). Nach 3, 6, 9 und 12 Monaten waren jeweils 100%, 99,5%, 83,2% und 75,9% auswertbar.

Der primäre Parameter zur Bemessung des Behandlungserfolgs, der IDS-C_{30}, zeigte einen signifikanten Rückgang depressiver Symptome nach 3 Monaten in beiden Gruppen (ALGO und TAU), wobei ALGO (n=175) zu einer größeren Reduktion führte als TAU (n=175). Diese Überlegenheit von ALGO persistierte über die darauffolgenden 9 Monate. Ein ähnliches Ergebnis mit sogar noch größeren Unterschieden zwischen ALGO und

TAU zeigte sich in der Auswertung der Selbstbeurteilungsskala IDS-SR_{30} (Rush et al. 1996, 2000; Trivedi et al. 2004b) (◘ Abb. 34.1).

Die Unterschiede zwischen ALGO und TAU erwiesen sich sowohl klinisch als auch statistisch als signifikant. Bei der Follow-up-Untersuchung der Studienteilnehmer (Rush et al. 2004b) zeigte die LOCF-Analyse (Last Observation Carried Forward) nach 12 Monaten eine Response bei 19,4% der TAU-Patienten und bei 26,4% der ALGO-Patienten. Eine Remission nach 12 Monaten war dennoch eher selten (TAU: 7,8%; ALGO: 11%).

Außer einer kürzeren Krankheitsdauer (Trend) und dem Vorhandensein eines Arbeitsverhältnisses zu Behandlungsbeginn zeigten sich keine relevanten Prädiktoren für ein besseres Ansprechen nach 12 Monaten in der ALGO-Gruppe.

Zusätzlich legen bisher noch nicht publizierte Daten die Vermutung nahe, dass eine mangelhafte Befolgung der Algorithmusvorgaben mit schlechteren klinischen Resultaten einhergeht. Besonders das Ausbleiben einer Dosissteigerung oder eines Strategiewechsels (z. B. Medikamentenwechsel oder Augmentation) zu den vorgesehenen Zeitpunkten zeigte einen Zusammenhang mit einem schlechteren Behandlungsergebnis.

Insgesamt lagen die Raten für Response und Remission deutlich unter den Werten, die von üblichen placebokontrollierten (8-wöchigen) Wirksamkeitsstudien bei unkomplizierten und nicht therapieresistenten ambulanten Patienten erwartet werden können. Mögliche Ursachen hierfür sind Ausmaß und Schwere somatischer Komorbiditäten, die schwierigen sozialen Faktoren der untersuchten Patientengruppe und die hohe Rate an Missbrauchs- und Abhängigkeitserkrankungen.

Berliner Algorithmusprojekt

Bei dem Berliner Algorithmusprojekt (► Kap. 35) handelt es sich um ein in 3 Phasen gegliedertes Projekt, das Therapiealgorithmen für depressive stationär-psychiatrisch behandelte Patienten evaluiert. Die erste Phase bestand in der Beurteilung der Effektivität, Praktikabilität und Ak-

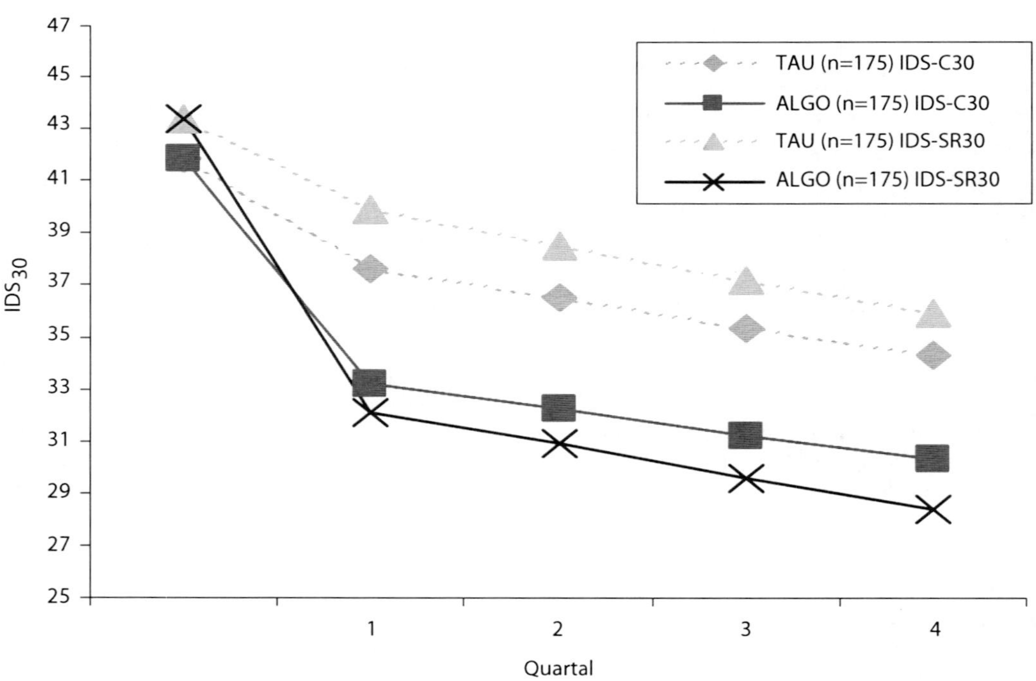

◘ **Abb. 34.1.** Angepasste Hauptsymptome aller 350 Studienteilnehmer (IDS-C_{30} und IDS-SR_{30}). **ALGO** Algorithmustherapie, **TAU** treatment as usual. (Nach Trivedi et al. 2004b)

zeptanz eines Stufenplanalgorithmus (»Standardized Stepwise Drug Treatment Regimen«, SSTR) über 2 Jahre (Linden et al. 1994; Adli et al. 2002). Bei eher mäßiger Akzeptanz zeigte sich eine als gut bewertete Effektivität der algorithmusgestützten Therapie.

Phase 2 bestand aus einer randomisierten kontrollierten monozentrischen Studie, die einen Stufenplanalgorithmus der Depressionsbehandlung mit der üblichen Standardbehandlung nach freier Arztentscheidung (TAU) vergleicht (Bauer et al. 2001; Adli et al. 2003). Die Behandlung nach Stufenplan führte im Vergleich zu TAU zu einer höheren Remissionswahrscheinlichkeit (HR=2,0; p=0,004) und zu signifikant weniger Strategiewechseln und Polypharmazie als in der Kontrollgruppe.

Die Phase 3 ist die nationale multizentrische randomisierte kontrollierte Studie, die zwei verschiedene Algorithmen mit der üblichen Standardbehandlung vergleicht.

STAR*D

Die STAR*D-Studie (»Sequenced Treatment Alternatives to Relieve Depression«; www.star-d.org) hat das Ziel, prospektiv zu bestimmen, welche Therapie unter mehreren Alternativen die effektivste für ambulante Patienten mit nichtpsychotischer Major Depression ist, die bisher nur unbefriedigend auf eine eine oder evtl. mehrere Behandlungsversuche angesprochen haben (Fava et al. 2003; Rush et al. 2004a). Diese laufende US-amerikansiche Multicenterstudie, die vom National Institute of Mental Health gefördert wird, wird in psychiatrischen und primärärztlichen Einrichtungen sowohl im privaten wie im öffentlichen Sektor realisiert. An dieser Studie nehmen über 4000 Patienten teil. Erste Ergebnisse werden zwischen Mai und Dezember 2005 erwartet. Die Ein- und Ausschlusskriterien zeigt ◘ Tabelle 34.1.

Die Studienpatienten beginnen ihre initiale Therapie (Level 1) mit Citalopram (CIT), einem selektiven Serotonin-Wiederaufnahmehemmer (SSRI). Patienten, die eine ausreichende Response (Reduktion der Symptomatik bei Studienbeginn um mindestens 50%) auf CIT aufweisen, treten in die 12-monatige naturalistische Follow-up-Phase ein. Die Therapieresponse wird mittels dem QIDS-C_{16} (16-Item Quick Inventory of Depressive Symptomatology – Clinican Rated) bestimmt (Rush et al. 2000, 2003a; Trivedi et al. 2004b). Nonresponder sowie Responder, die keine Remission (QIDS-C_{16} <5) erreicht haben, können in die zweite Stufe (Level 2) eintreten.

Der nächste Schritt (Level 2) vergleicht die Wirksamkeit 7 verschiedener Therapiestrategien. Es stehen 4 Switchoptionen (Venlafaxin [VEN-XR], Sertralin [SER], Bupropion [BUP-SR] und kognitive Therapie [CT]) sowie 3 Augmentationsstrategien (CT, BUP-SR, oder Buspiron [BUS] zusätzlich zu CIT) zur Auswahl (◘ Abb. 34.2). Die Patienten, die in Level 2 Remission (QIDS-C_{16} <5) oder Response (>50% Reduktion auf der QIDS-C_{16} im Vergleich zur Baseline) erreichen, treten in die 12-monatige naturalistische Follow-up-Phase ein. Patienten, die nicht auf CIT (Level 1) und CT (egal ob als Augmentation oder Switchoption in Level 2 eingesetzt) remittieren, treten in Level 2A ein, in dem eine Randomisierung der Patienten auf eine von zwei Switchoptionen erfolgt (BUP-SR oder VEN-XR). Level 2A gewährleistet, dass alle Teilnehmer, die in Level 3 eintreten, zuvor mit zwei verschiedenen Antidepressiva behandelt worden sind. Die Patienten, die zumindest eine Response in Level 2A gezeigt haben, können in die 12-monatige Follow-up-Phase eintreten, während die Patienten, die keine Remission aufweisen, in Level 3 eintreten können.

In Level 3 erfolgt ebenfalls eine Randomisierung, um die relative Wirksamkeit von zwei Switchoptionen (Mirtazapin [MRT] oder Nortriptylin [NTP]) und von zwei Augmentationsoptionen (Lithium [Li] oder Schilddrüsenhormon [THY]) zu vergleichen. Patienten die zumindest eine Response auf die Behandlung in Level 3 zeigen, können in die Follow-up-Phase eintreten, die übrigen Patienten treten in Level 4 ein. Level 4 vergleicht die Wirksamkeit zweier Switchoptionen (Tranylcypromin [TCP] oder die Kombination MRT+VEN). Patienten die zumindest eine Response auf Level 4 zeigen, treten in die Follow-up-Phase ein. Die Patienten, die auch in Level 4 keine Response zeigen, verlassen die Studie und werden klinisch weiterbehandelt.

Die Patienten selbst können durch Akzeptieren bestimmter Strategien und Auswahl bestimm-

Tabelle 34.1. Einschluss- und Ausschlusskriterien von STAR*D. (Nach Rush et al. 2004a)

Einschlusskriterien	
1.	Alter zwischen 18 und 75 Jahren
2.	Schriftliche Einverständniserklärung
3.	HAMD-17 >14
4.	Major Depression ohne psychotische Symptome, Einzelepisode oder rezidivierend (DSM-IV)
Ausschlusskriterien	
1.	Diagnose einer bipolaren Störung in der Vorgeschichte des Patienten (Typ I, Typ II, nicht anderweitig spezifiziert)
2.	Diagnose einer Schizophrenie, schizoaffektiven Störung oder nicht anderweitig spezifizierten psychotischen Störung in der Vorgeschichte des Patienten
3.	Aktuelle Anorexie oder Bulimie
4.	Aktuelle Primärdiagnose einer Zwangsstörung
5.	Eindeutige Unverträglichkeit oder mangelhafte bisherige Wirksamkeit bezüglich mindestens eines adäquaten Behandlungsversuchs mit eines der im Protokoll vorgesehenen Medikamente (in der gegenwärtigen MDD-Episode)
6.	Mangelhaftes Ansprechen der gegenwärtigen Episode auf eine adäquat durchgeführte SSRI-Behandlung (Citalopram, Fluoxetin, Paroxetin und Sertralin)
7.	Bereits länger als 7 Tage andauernde Einnahme von Citalopram
8.	Nichtansprechen auf 16 oder mehr bereits stattgefundene Kognitive-VT-Sitzungen (in der gegenwärtigen Episode)
9.	Nichtansprechen auf ≥7 Elektrokrampfbehandlungen (in der gegenwärtigen Episode)
10.	Internistische oder sonstige medizinische Ursachen, die eine Kontraindikation für eine Level-1- oder Level-2-Behandlung darstellen
11.	Gegenwärtige Medikation, die für eine Level-1- oder Level-2-Behandlung eine Kontraindikation darstellt
12.	Akute stationäre Behandlungsbedürftigkeit zum Drogen- oder Alkoholentzug
13.	Akute voll- oder teilstationäre Behandlungsbedürftigkeit aufgrund einer psychiatrischen Erkrankung
14.	Indikation zur Behandlung mit Antipsychotika oder Mood Stabilizer
15.	Schwangerschaft oder Frauen mit Kinderwunsch innerhalb der folgenden 6 Monate

ter Optionen einen Einfluss auf die Therapie ausüben. In Level 3 beispielsweise können Patienten beide Switchoptionen ausschließen, sodass nur eine Randomisierung zu den beiden Augmentationsoptionen stattfindet. Umgekehrt können sie auch beide Augmentationsbehandlungen ausschließen, sodass sie nur zu einer der zwei Switchoptionen randomisiert werden können. Gleichermaßen wird in den anderen Stufen verfahren. Statistische Analysen, die dieses Design betreffen, werden an anderer Stelle detailliert beschrieben (Lavori et al. 2001; Rush et al. 2004a).

Der Gesamtscore in der 17-Item-Hamilton-Depression Scale (HAMD-17; Hamilton 1960, 1967) ist der primäre Outcomeparameter und wird am Ende eines Levels durch unabhängige Interviewer telefonisch ermittelt. Die Interviewer sind bezüglich der Therapie, der ein Patient zugeteilt ist, blind. Remission wird als ein HAMD-17-Score <8 definiert. Weitere sekundäre Outcomeparameter sind der IDS-C_{30}, vom Patienten selbst berichtete depressive Symptome, das globale Funktionsniveau, die Belastung durch Nebenwirkungen, die Lebensqualität, das Inanspruchnahmeverhalten im Gesundheitssystem und die Patientenzufriedenheit. Diese Parameter werden durch ein interaktives, sprachgesteuertes Telefonsystem ermittelt (Mundt 1997).

Die genannten Therapiestrategien innerhalb der verschiedenen Levels wurden so gewählt, um übliche Behandlungsstrategien bzw. pharmakologische Entscheidungen (Fava et al. 2003) zu evalu-

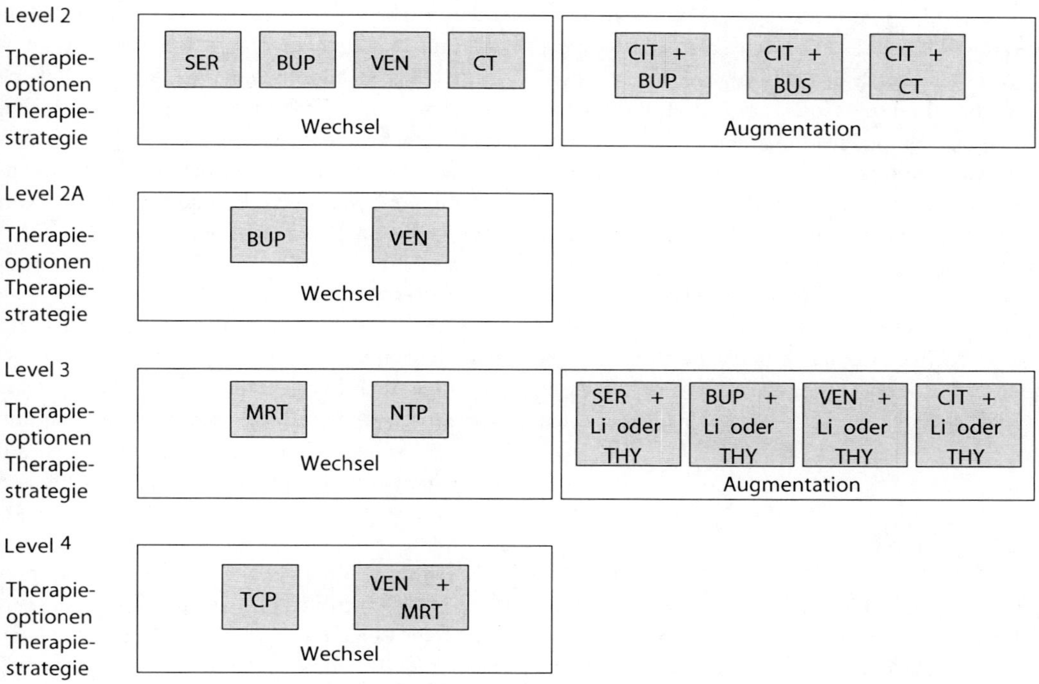

Abb. 34.2. STAR*D-Behandlungsstrategien/-substrategien und Optionen. **SER** Sertralin, **BUP** Bupropion, **VEN** Venlafaxin, **CT** Kognitive Verhaltenstherapie, **CIT** Citalopram, **BUS** Buspiron, **MRT** Mirtazapin, **NTP** Nortriptylin, **TCP** Tranylcypromin, **Li** Lithiumaugmentation, **THY** Schilddrüsenhormonaugmentation. (Nach Rush et al. 2004a)

ieren. Gegenwärtig basieren Daten darüber, welche Folgebehandlung zu bevorzugen ist, wenn ein initialer Behandlungsversuch mit einem SSRI nicht ausreichend wirksam sein sollte, fast vollständig auf offenen Studien (Rosenbaum et al. 2001). Die Switchoptionen in Level 2 wurden so ausgesucht, dass ein Switch innerhalb derselben Klasse (SER) mit einem Switch zu einer Substanz unterschiedlichen Wirkprofils (BUP-SR) verglichen werden kann. Außerdem sollte dadurch ein selektiv agierendes Medikament (SER) mit einem dual agierenden Medikament (VEN-XR) verglichen werden. Schließlich wurde für Level 2 noch kognitive Verhaltenstherapie angeboten, um diese bezüglich ihrer Wirksamkeit mit entsprechenden medikamentösen Therapien in Level 2 zu vergleichen.

Patienten, die eine Unverträglichkeitsreaktionen aufweisen oder trotz ausreichender Dosierungen kein ausreichendes Ansprechen zeigen (<15% Scorereduktion nach Woche 6 oder <25% nach Woche 9), können in die nächste Behandlungsstufe eintreten, während Patienten mit Remission nach einer Stufe in die Follow-up-Phase eintreten. Liegt Response, jedoch keine Remission vor, so ist es möglich, in die Follow-up-Phase überzugehen. Allerdings wird den Patienten zunächst empfohlen, in die nächste Stufe einzutreten.

Die Patienten werden zu den Zeitpunkten Woche 0, 2, 4, 6, 9 und 12 untersucht (Abweichung von +6 Tagen möglich). Im Bedarfsfall können zusätzliche Zwischenvisiten vereinbart werden. Response oder Remission muss sich in 2 Folgevisiten bestätigen.

Termine für die kognitive Verhaltenstherapie werden in den Wochen 1–4 zweimal wöchentlich, für weitere 8 Wochen einmal wöchentlich angeboten. Patienten, die vor der 12. Woche (16 Termine) an mindestens 3 aufeinanderfolgenden wöchentlichen Terminen Remission zeigen, können direkt in die Follow-up-Phase übergehen, ohne alle 16 Termine absolviert zu haben.

Während der naturalistischen Follow-up-Phase werden klinische Untersuchungen alle 2–3 Monate durchgeführt. Die Patienten werden in dieser Phase dazu motiviert, die in der Akutphase wirksame Behandlung beizubehalten.

STAR*D untersucht auch die Inanspruchnahme von Dienstleistungen des Gesundheitswesens. Hierbei werden direkte Gesundheitskosten als Nutzung psychiatrischer und weiterer medizinischer Maßnahmen sowie »indirekte« Kosten, gemessen an der Produktivität auf dem Arbeitsmarkt (Vorliegen eines Arbeitsverhältnisses, gearbeitete Stunden, Einkommen), ermittelt (Rice et al. 1985; Stoudemire et al. 1986; Rice u. Miller 1993; Rice 1999).

34.5 Fazit

Es ist möglich, evidenzbasierte Leitlinien und Algorithmen für die Behandlung der Major Depression zu entwickeln. Diese Algorithmen scheinen nach bisheriger Kenntnislage zu einem besseren klinischen Ergebnis zu führen als die übliche Standardbehandlung. Zur adäquaten Implementierung dieser Leitlinien und Algorithmen gehört die regelmäßige Befundbeurteilung, die Voraussetzung für eine rationale Entscheidung bezüglich einer eventuellen Änderung der Therapiestrategie ist. Darüber hinaus können für die Umsetzung eines Managements chronischer Krankheitsverläufe Anpassungen im Vorgehen notwendig sein, um die Compliance zu fördern und das Behandlungsergebnis zu optimieren.

Algorithmen und Leitlinien können zu einer Steigerung der Behandlungskosten führen; sie können allerdings die Gesamtkosten (indirekten Kosten) senken, indem sie die Produktivität erhöhen, Arbeitsunfähigkeitszeiten reduzieren oder sogar Leben verlängern.

Zusätzliche Kosten-Effizienz- und Kosten-Nutzen-Studien sind nötig, um festzustellen, ob evtl. höhere Behandlungskosten infolge Algorithmenanwendung gerechtfertigt sind.

Leitlinien und Algorithmen werden erst seit kurzem wissenschaftlich untersucht. Viele Fragen bleiben offen. Ist ein bestimmter Algorithmus bei bestimmten Subtypen depressiver Erkrankungen anderen überlegen? Gibt es einen Behandlungszeitpunkt, an dem man mit hoher Wahrscheinlichkeit davon ausgehen kann, dass zusätzliche Änderungen der Therapiestrategie keinen weiteren Erfolg bringen? Welche Rolle spielt Psychotherapie für medikamentös behandelte depressive Patienten? Kann eine Psychotherapie die Notwendigkeit einer Langzeitmedikation für Patienten mit chronisch oder rezidivierend verlaufenden Depressionen reduzieren?

Klar ist, dass es erheblich an Evidenz aus randomisierten, kontrollierten Studien mangelt, die die Frage nach der geeigneten Folgestrategie bei Nonresponse auf eine oder zwei initiale Therapieversuche beantworten. Um diese Datenlücken mit überschaubarem Kostenaufwand zu schließen, erscheint die Evaluation von Algorithmen durch Gesundheitssysteme oder klinische Forschungsnetzwerke sinnvoll. In solchem Rahmen werden randomisierte kontrollierte Studien benötigt, die verschiedene Behandlungsstrategien bei nicht ausreichender Response auf die ersten zwei Therapiestufen vergleichen. Weiterhin ist zu hoffen, dass durch Fortschritte auf dem Gebiet der Pharmakogenetik zukünftig spezifischere und validere Therapieempfehlungen ausgesprochen werden können.

Literatur

Adli M, Berghofer A, Linden M, Helmchen H, Muller-Oerlinghausen B, Mackert A, Stamm T, Bauer M (2002) Effectiveness and feasibility of a standardized stepwise drug treatment regimen algorithm for inpatients with depressive disorders: results of a 2-year observational algorithm study. J Clin Psychiatry 63: 782–790

Adli M, Rush AJ, Moller HJ, Bauer M (2003) Algorithms for optimizing the treatment of depression: making the right decision at the right time. Pharmacopsychiatry 36 [Suppl 3]: 222–229

Altshuler LL, Cohen LS, Moline ML, Kahn DA, Carpenter D, Docherty JP, Expert Consensus Panel for Depression in Women (2001) The Expert Consensus Guideline Series. Treatment of depression in women. Postgrad Med 111 (Special Issue): 1–107

American Academy of Child and Adolescent Psychiatry (1998) Practice parameters for the assessment and treatment of children and adolescents with depressive disorders. J Am Acad Child Adolesc Psychiatry 37 [Suppl 10]: 63S–83S

American Psychiatric Assocation (1993) Practice guideline for major depressive disorder in adults. Am J Psychiatry 150 [Suppl 4]: 1–26

American Psychiatric Association (1994) Practice guideline for the treatment of patients with bipolar disorder. Am J Psychiatry 151 [Suppl 12]: 1–36

American Psychiatric Association (1997) Practice guideline for the treatment of patients with schizophrenia. Am J Psychiatry 154 [Suppl 4]: 1–63

American Psychiatric Association (2000) Practice guideline for the treatment of patients with major depressive disorder (revision). Am J Psychiatry 157 [Suppl 4]: 1–45

Andersen TF, Mooney G (eds) (1990) The challenge of medical practice variations. Macmillan, London

Anderson IM, Nutt DJ, Deakin JFW (2000) Evidence-based guidelines for treating depressive disorders with antidepressants: A revision of the 1993 British Association for Psychopharmacology guidelines. J Psychopharmacol 14: 3–20

Ballenger JC (1999) Clinical guidelines for establishing remission in patients with depression and anxiety. J Clin Psychiatry 60 [Suppl 22]: 29–34

Basco MR, Rush AJ (1995) Compliance with pharmacotherapy in mood disorders. Psychiatr Ann 25: 269–270, 278–279

Bauer M, Adli M, Kiesslinger U, Neu P, Smolka M, Linden M (2001) Algorithm-guided treatment vs. treatment as usual: randomized trial in inpatients with depression [abstract]. 154th Annual Meeting, American Psychiatric Association, May 5–10, New Orleans

Bauer M, Whybrow PC, Angst J, Versiani M, Moller HJ (2002a) World Federation of Societies of Biological Psychiatry (WFSBP) Guidelines for biological treatment of unipolar depressive disorders, part 1: Acute and continuation treatment of major depressive disorder. World J Biol Psychiatr 3: 5–43

Bauer M, Whybrow PC, Angst J, Versiani M, Moller HJ (2002b) WFSBP Task Force on Treatment Guidelines for Unipolar Depressive Disorders: World Federation of Societies of Biological Psychiatry (WFSBP) guidelines for biological treatment of unipolar depressive disorders, part 2: Maintenance treatment of major depressive disorder and treatment of chronic depressive disorders and subthreshold depressions. World J Biol Psychiatr 3: 69–86

Bryk AS, Raudenbush SW (1992) Hierarchical linear models: applications and data analysis methods. Advanced quantitative techniques in the social sciences, vol 1. SAGE Publications, Newbury Park/CA

Canadian Psychiatric Association (2001) Clinical Guidelines for the Treatment of Depressive Disorders. Can J Psychiatry 46 [Suppl 1]: 13–90

Chiles JA, Miller AL, Crismon ML, Rush AJ, Krasnoff AS, Shon SS (1999) The Texas Medication Algorithm Project: development and implementation of the schizophrenia algorithm. Psychiatr Serv 50: 69–74

Clinton JJ, McCormick K, Besteman J (1994) Enhancing clinical practice. The role of practice guidelines. Am Psychol 49: 30–33

Cook D, Giacomini M (1999) The trials and tribulations of clinical practice guidelines. JAMA 281: 1950–1951

Crismon ML, Trivedi M, Pigott TA et al. (1999) The Texas Medication Algorithm Project: report of the Texas Consensus Conference Panel on Medication Treatment of Major Depressive Disorder. J Clin Psychiatry 60: 142–156

Dennehy EB, Suppes T (1999) Medication algorithms for bipolar disorder. J Pract Psychiatr Behav Health 5: 142–152

Depression Guideline Panel (1993a) Clinical practice guideline, no 5. Depression in primary care, vol 1: detection and diagnosis. Rockville/MD: U.S. Department of Health and Human Services, Public Health Service, Agency for Health Care Policy and Research. AHCPR publication no 93-0550

Depression Guideline Panel (1993b) Clinical practice guideline, no 5. Depression in primary care, vol 2: Treatment of major depression. Rockville, MD: U.S. Department of Health and Human Services, Public Health Service, Agency for Health Care Policy and Research. AHCPR publication no 93-0551

Eddy DM (1990a) Guidelines for policy statements: The explicit approach. JAMA 263: 2239–2240

Eddy DM (1990b) Practice policies – What are they? JAMA 263: 877–880

Eddy DM (1990c) Practice policies – Where do they come from? JAMA 263: 1265–1275

Eddy DM (1992a) A manual for assessing health practices and designing practice policies. American College of Physicians, Philadelphia

Eddy DM (1992b) Clinical decision making: from theory to practice. Applying cost-effectiveness analysis. The inside story. JAMA 268: 2575–2582

Ezquiaga E, Garcia A, Pallares T, Bravo MF (1999) Psychosocial predictors of outcome in major depression: a prospective 12-month study. J Affect Disord 52: 209–216

Fava M, Uebelacker LA, Alpert JE, Nierenberg AA, Pava JA, Rosenbaum JF (1997) Major depressive subtypes and treatment response. Biol Psychiatry 42: 568–576

Fava M, Rush AJ, Trivedi MH et al. (2003) Background and rationale for the sequenced treatment alternatives to relieve depression (STAR*D) study. Psychiatr Clin North Am 26: 457–494

Gilbert DA, Altshuler KZ, Rago WV, Shon SP, Crismon ML, Toprac MG, Rush AJ (1998) Texas Medication Algorithm Project: Definitions, rationale and methods to develop medication algorithms. J Clin Psychiatry 59: 345–351

Hamilton M (1960) A rating scale for depression. J Neurol Neurosurg Psychiatry 23: 56–62

Hamilton M (1967) Development of a rating scale for primary depressive illness. Br J Soc Clin Psychol 6: 278–296

Haynes RB, Taylor DW, Sackett DL (1977) Compliance in health care. Johns Hopkins University Press, Baltimore

Hirschfeld RM, Keller MB, Panico S, Arons BS et al. (1997) The National Depressive and Manic-Depressive Association consensus statement on the undertreatment of depression. JAMA 277: 333–340

Institute of Medicine Committee on Quality of Health Care in America (2003) Crossing the quality chasm: a new health system for the 21st century. National Academy Press, Washington DC

Institute of Medicine Committee to Advise the Public Health Service on Clinical Practice Guidelines (1990) In: Field MJ, Lohr KN (eds) Clinical practice guidelines. Directions for a new program. National Academy Press, Washington DC

Iosifescu DV, Nierenberg AA, Alpert JE, Smith M, Bitran S, Dording C, Fava M (2003) The impact of medical comorbidity on acute treatment in major depressive disorder. Am J Psychiatry 160: 2122–2127

Jobson K (1997) International Psychopharmacology Algorithm Project: Algorithms in psychopharmacology. Int J Psychiatry Clin Pract 1 [Suppl 1]: S3–S4

Kashner TM, Rosenheck R, Campinell AB et al. (2002) Impact of work therapy on health status among homeless, substance dependent veterans: A randomized controlled trial. Arch Gen Psychiatry 59: 938–944

Kashner TM, Rush AJ, Suris A, Biggs MM, Gajewski VL, Hooker DJ, Shoaf T, Altshuler KZ (2003) Impact of structured clinical interviews on physicians• practices in community mental health settings. Psychiatr Serv 54: 712–718

Kasper S, Jobson K (1997) First European Meeting for Algorithms on the Psychopharmacology of Psychiatric Disorders. Int J Psychiatr Clin Pract 1 [Suppl 1]: S1

Katon W, Von Korff M, Lin E, Walker E, Simon GE, Bush T, Robinson P, Russo J (1995) Collaborative management to achieve treatment guidelines. Impact on depression in primary care. JAMA 273: 1026–1031

Katon W, Robinson P, Von Korff M, Lin E, Bush T, Ludman E, Simon G, Walker E (1996) A multifaceted intervention to improve treatment of depression in primary care. Arch Gen Psychiatry 53: 924–932

Katon W, Von Korff M, Lin E, Unutzer J, Simon G, Walker E, Ludman E, Bush T (1997) Population-based care of depression: effective disease management strategies to decrease prevalence. Gen Hosp Psychiatry 19: 169–178

Katon W, von Korff M, Lin E, Simon G, Walker E, Unützer J, Bush T, Russo J, Ludman E (1999) Stepped collaborative care for primary care patients with persistent symptoms of depression. Arch Gen Psychiatr 56: 1109–1115

Katon W, Russo J, Frank E, Barrett J, Williams JW Jr, Oxman T, Sullivan M, Cornell J (2002) Predictors of nonresponse to treatment in primary care patients with dysthymia. Gen Hosp Psychiatry 24: 20–27

Keitner GI, Ryan CE, Miller IW, Kohn R, Epstein NB (1991) 12-month outcome of patients with major depression and comorbid psychiatric or medical illness (compound depression). Am J Psychiatry 148: 345–350

Keitner GI, Ryan CE, Miller IW, Norman WH (1992) Recovery and major depression: factors associated with twelve-month outcome. Am J Psychiatry 149: 93–99

Keller MB, Gelenberg AJ, Hirschfeld RM et al. (1998) The treatment of chronic depression, part 2: a double-blind, randomized trial of sertraline and imipramine. J Clin Psychiatry 59: 598–607

Keller MB, McCullough JP, Klein DN et al. (2000) A comparison of nefazodone, the cognitive behavioral-analysis system of psychotherapy, and their combination for the treatment of chronic depression. N Engl J Med 342: 1462–1470

Kramer TL, Daniels AS, Zieman GL, Williams C, Dewan NA (2000) Psychiatric practice variations in the diagnosis and treatment of major depression. Psychiatr Serv 51: 336–340

Kroenke K, Spitzer RL, Williams JBW (2001) The PHQ-9. Validity of a brief depression severity measure. J Gen Intern Med 16: 606–613

Lavori PW, Rush AJ, Wisniewski SR et al. (2001) Strengthening clinical effectiveness trials: Equipoise-stratified randomization. Biol Psychiatry 50: 792–801

Linden M, Helmchen H, Mackert A, Müller-Oerlinghausen B (1994) Structure and feasibility of a standardized stepwise drug treatment regimen (SSTR) for depressed inpatients. Pharmacopsychiatry 27 [Suppl 1]: 51–53

Miller AL, Chiles JA, Chiles JK, Crismon ML, Rush AJ, Shon SP (1999) The Texas Medication Algorithm Project (TMAP) schizophrenia algorithms. J Clin Psychiatry 60: 649–657

Miller AL, Hall CS, Buchanan RW et al. (2004) The Texas Medication Algorithm Project. Antipsychotic algorithm for schizophrenia: 2003 update. J Clin Psychiatry 65: 500–508

Mundt J (1997) Interactive voice response systems in clinical research and treatment. Psychiatric Serv 48: 611–623

Nezu AM, Nezu CM, Perri MG (1989) Problem-Solving Therapy for Depression: Theory, Research, and Clinical Guidelines. Wiley & Sons, New York

Nierenberg AA, Feighner JP, Rudolph R, Cole JO, Sullivan JL (1994) Venlafaxine for treatment-resistant unipolar depression. J Clin Psychopharmacol 14: 419–423

Ornstein S, Stuart G, Jenkins R (2000) Depression diagnoses and antidepressant use in primary care practices: a study from the Practice Partner Research Network (PPRNet). J Fam Pract 49: 68–72

Perrin JM, Homer CJ, Berwick DM, Woolf AD, Freeman JL, Wennberg JE (1989) Variations in rates of hospitalization of children in three urban communities. N Engl J Med 320: 1183–1187

Quitkin FM, Stewart JW, McGrath PJ, Tricamo E, Rabkin JG, Ocepek-Welikson K, Nunes E, Harrison W, Klein DF (1993) Columbia atypical depression. A subgroup of depressives with better response to MAOI than to tricyclic antidepressants or placebo. Br J Psychiatry [Suppl 21]: 30–34

Quitkin FM, Stewart JW, McGrath PJ et al. (1988) Phenelzine versus imipramine in the treatment of probable atypical depression: defining syndrome boundaries of selective MAOI responders. Am J Psychiatry 145: 306–311

Reesal RT, Lam RW (2001) CANMAT Depression Work Group: Clinical guidelines for the treatment of depressive disorders. II. Principles of management. Can J Psychiatry 46 [Suppl 1]: 21S–28S

Rice DP (1999) Economic burden of mental disorders in the United States. TEN (The Economics of Neuroscience) 1: 40–44

Rice DP, Miller LS (1993) Economic burden of affective disorders. In: Hu T-W, Rupp A (eds) Advances in health eco-

nomics and health services research, vol 14. JAI Press, Greenwich/CT
Rice DP, Hodgson TA, Kapstein AN (1985) The economic costs of illness: A replication and update. Health Care Fin Rev 7: 61–80
Rosenbaum JF, Fava M, Nierenberg AA, Sachs GS (2001) Treatment-resistant mood disorders. In Gabbard GO (ed) Treatments of psychiatric disorders, 3rd edn. American Psychiatric Press, Washington DC, pp 1307–1384
Rosenberg WM, Sackett DL (1996) On the need for evidence-based medicine. Therapie 51: 212–217
Rush AJ, Prien R (1995) From scientific knowledge to the clinical practice of psychopharmacology: Can the gap be bridged? Psychopharmacol Bull 31: 7–20
Rush AJ, Ryan ND (2002) Current and emerging therapeutics for depression. In: Charney DS, Coyle JT, Davis KL, Nemeroff CB (eds) Neuropsychopharmacology. The Fifth Generation of Progress. Lippincott Williams & Wilkins, Baltimore, pp 1081–1096
Rush AJ, Giles DE, Schlesser MA, Fulton CL, Weissenburger J, Burns C (1986) The Inventory for Depressive Symptomatology (IDS): Preliminary findings. Psychiatry Res 18: 65–87
Rush AJ, Gullion CM, Basco MR, Jarrett RB, Trivedi MH (1996) The Inventory of Depressive Symptomatology (IDS): Psychometric properties. Psychol Med 26: 477–486
Rush AJ, Crismon ML, Toprac MG, Trivedi MH, Rago WV, Shon S, Altshuler KZ (1998) Consensus guidelines in the treatment of major depressive disorder. J Clin Psychiatry 59 [Suppl 20]: 73–84
Rush AJ, Crismon ML, Toprac MG et al. (1999a) Implementing guidelines and systems of care: Experiences with the Texas Medication Algorithm Project (TMAP). J Pract Psychiatr Behav Health 5: 75–86
Rush AJ, Rago WV, Crismon ML et al. (1999b) Medication treatment for the severely and persistently ill: the Texas medication algorithm project. J Clin Psychiat 60: 284–291
Rush AJ, Carmody T, Reimitz PE (2000) The Inventory of Depressive Symptomatology (IDS): Clinician (IDS-C) and self-report (IDS-SR) ratings of depressive symptoms. Int J Methods Psychiatric Res 9: 45–59
Rush AJ, Crismon ML, Kashner TM et al. (2003a) Texas Medication Algorithm Project, phase 3 (TMAP-3): rationale and study design. J Clin Psychiatry 64: 357–369
Rush AJ, Trivedi MH, Ibrahim HM et al. (2003b) The 16-item Quick Inventory of Depressive Symptomatology (QIDS) Clinician Rating (QIDS-C) and Self-Report (QIDS-SR): A psychometric evaluation in patients with chronic major depression. Biol Psychiatr 54: 573–583
Rush AJ, Fava M, Wisniewski SR et al. (2004a) Sequenced treatment alternatives to relieve depression (STAR*D): rationale and design. Control Clin Trials 25: 119–142
Rush AJ, Trivedi M, Carmody TJ, Biggs MM, Shores-Wilson K, Ibrahim H, Crismon ML (2004b) One-year clinical outcomes of depressed public sector outpatients: a benchmark for subsequent studies. Biol Psychiatry 56: 46–53
Sackeim HA, Keilp JG, Rush AJ et al. (2001) The effects of vagus nerve stimulation on cognitive performance in patients with treatment-resistant depression. Neuropsychiat Neuropsychol Behav Neurol 14: 53–62
Sackett DL (1997) Evidence-Based Medicine. How to Practice and Teach EBM. Churchill Livingstone, New York
Sackett DL, Rosenberg WM (1995) The need for evidence-based medicine. J Royal Soc Med 88: 620–624
Shaneyfelt TM, Mayo-Smith MF, Rothwangle J (1999) Are guidelines following guidelines? The methodological quality of clinical practice guidelines in the peer-reviewed medical literature. JAMA 281: 1900–1905
Shelton RC, Tollefson GD, Tohen M et al. (2001) A novel augmentation strategy for treating resistant major depression. Am J Psychiatry 158: 131–134
Stoudemire A, Frank R, Hedemark N, Kamlet M, Blazer D (1986) The economic burden of depression. Gen Hosp Psychiatry 8: 387–394
Suppes T, Swann AC, Dennehy EB et al. (2001) Texas Medication Algorithm Project: development and feasibility testing of a treatment algorithm for patients with bipolar disorder. J Clin Psychiatry 62: 439–447
Suppes T, Rush AJ, Dennehy EB et al. (2003) Texas Medication Algorithm Project, phase 3 (TMAP-3): clinical results for patients with a history of mania. J Clin Psychiatry 64: 370–382
Tedlow J, Fava M, Uebelacker L, Nierenberg AA, Alpert JE, Rosenbaum J (1998) Outcome definitions and predictors in depression. Psychother Psychosom 67: 266–270
Thase ME, Rush AJ (1995) Treatment-resistant depression. In: Bloom FE, Kupfer DJ (eds) Psychopharmacology: fourth generation of progress. Raven, New York, pp 1081–1097
Thase ME, Frank E, Mallinger AG, Hamer T, Kupfer DJ (1992) Treatment of imipramine-resistant recurrent depression, III: Efficacy of monoamine oxidase inhibitors. J Clin Psychiatry 53: 5–11
Thase ME, Trivedi MH, Rush AJ (1995) MAOIs in the contemporary treatment of depression. Neuropsychopharmacology 12: 185–219
Toprac MG, Rush AJ, Conner TM, Crismon ML, Dees M, Hopkins C, Rowe V, Shon SP (2000) The Texas Medication Algorithm Project Patient and Family Education Program: a consumer-guided initiative. J Clin Psychiatry 61: 477–486
Trivedi MH, DeBattista C, Fawcett J, Nelson C, Osser DN, Stein D, Jobson K (1998) Developing treatment algorithms for unipolar depression in cyberspace: International Psychopharmacology Algorithm Project (IPAP). Psychopharmacol Bull 34: 355–359
Trivedi MH, Rush AJ, Crismon ML et al. (2004a) Texas Medication Algorithm Project (TMAP): Clinical results for patients with major depressive disorder. Arch Gen Psychiat 61: 669–680
Trivedi MH, Rush AJ, Ibrahim HM et al. (2004b) The Inventory of Depressive Symptomatology, Clinician Rating (IDS-C) and Self-Report (IDS-SR), and the Quick Inventory of Depressive Symptomatology, Clinician Rating (QIDS-C) and Self-Report (QIDS-SR) in public sector patients with mood disorders, a psychometric evaluation. Psychol Med 34: 73–82

Unützer J, Katon W, Callahan CM et al. (2002) Collaborative care management of late-life depression in the primary care setting: a randomized controlled trial. JAMA 288: 2836–2845

Viinamaki H, Hintikka J, Tanskanen A et al. (2002) Partial remission in major depression: a two-phase; 12-month prospective study. Nord J Psychiatry 56: 33–37

Von Korff M, Katon W, Bush T, Lin EH, Simon GE, Saunders K, Ludman E, Walker E, Unutzer J (1998) Treatment costs, cost offset, and cost-effectiveness of collaborative management of depression. Psychosom Med 60: 143–149

Ware JE, Kosinski M, Keller SD (1996) A 12-item short form health survey (SF-12): construction of scales and preliminary tests of reliability and validity. Med Care 34: 220–233

Wennberg JE (1984) Dealing with medical practice variations: a proposal for action. Health Aff (Millwood) 3: 6–32

Wennberg JE, Gittelshon A (1973) Small-area variation in health care delivery. Science 182: 1102–1108

Wennberg JE, Freeman JL, Culp WJ (1987) Are hospital services rationed in New Haven or over-utilised in Boston? Lancet 1: 1185–1189

Woolf SH (1991) Manual for Clinical Practice Guideline Development. Agency for Health Care Policy and Research, Rockville/MD, AHCPR Publication 91-0007

Woolf SH (1990) Practice guidelines: A new reality in medicine, I: Recent developments. Arch Intern Med 150: 1811–1818

Algorithmusgestützte Behandlung stationärer Patienten: das Berliner Algorithmusprojekt

M. Adli, K. Wiethoff, T.C. Baghai, M. Bauer

Die junge Disziplin der Algorithmusforschung hat in den letzten Jahren gezeigt, dass Therapiealgorithmen Mittel zur Optimierung der Behandlung depressiver Erkrankungen sind. Sie stellen wichtige Werkzeuge zur Vermeidung und Überwindung therapieresistenter Depression dar. Therapiealgorithmen sind explizite Behandlungsprotokolle, die standardisierte Handlungsanweisungen für therapeutische Entscheidungen, die Diagnosestellung, Definition des Therapieziels, Definition der Kontrollinstrumente und Kontrolle des Therapieerfolgs in einem zeitlich festgelegten Rahmen enthalten.

Ziel des Berliner Algorithmusprojekts ist die Evaluierung algorithmusgestützter Depressionsbehandlung im Vergleich zur üblichen Therapie nach freier Arztentscheidung. Darüber hinaus werden verschiedene Folgestrategien bei Patienten, die nicht adäquat auf eine initiale antidepressive Monotherapie angesprochen haben, miteinander verglichen. Vorläufige Ergebnisse zeigen, dass die Remissionswahrscheinlichkeit bei algorithmusgestützter Behandlung zunimmt und legen eine Lithiumaugmentation bei Nonresponse auf eine initiale Antidepressiva-Monotherapie nahe.

35.1 Vorbemerkungen

Therapieresistente depressive Störungen stellen trotz zunehmender Behandlungsmöglichkeiten und der Entwicklung neuer antidepressiver Substanzen in den letzten 20 Jahren nach wie vor ein signifikantes Problem in der klinischen Praxis dar (Helmchen 1979; Nolen u. Haffmans 1989; Nierenberg u. Amsterdam 1990; Rush 1997; AHCPR 1999; Möller 2004). Tatsächlich lässt sich gerade in akademischen Zentren eine relative Zunahme von Patienten beobachten, die nicht adäquat auf antidepressive Medikamente in Monotherapie oder Kombinationsbehandlung ansprechen (Frye et al. 2000; Bauer et al. 2002).

Als eine der Kardinalursachen für mangelnde Therapieresponse wird eine unstrukturierte und unsystematische Behandlung angesehen. Hierzu zählen in erster Linie eine wahllose Aneinanderreihung von Therapieversuchen, inadäquate Dosierung der Medikamente, eine zu kurze Behandlungsdauer oder eine inadäquate Anwendung der verfügbaren Behandlungsmöglichkeiten. Die Therapiestrategien, die in den verfügbaren Leitlinien zur Behandlung nichttherapieresistenter sowie therapieresistenter Depression empfohlen werden, basieren im Allgemeinen auf Evidenz aus randomisierten, kontrollierten Studien.

Jedoch besteht ein erhebliches Defizit an Evidenz, was die optimale Abfolge und/oder Kombination von medikamentösen Therapiestrategien angeht (Fava et al. 2003). Die heutigen Guidelines und Therapiealgorithmen beruhen hauptsächlich auf konsensbasierten Behandlungsprotokollen, deren Einzelschritte evidenzbasiert sind (Bauer et al. 2002; Bauer 2005). Die empfohlene Abfolge von bestimmten Therapieschritten basiert, ebenso wie ihre Algorithmen zur Entscheidungsfindung, nicht auf Evidenz, die aus kontrollierten, klinischen Studien stammt, sondern auf Expertenkonsens. Deshalb haben die Algorithmusstudien, die in diesem und in ► Kap. 34 besprochen werden, zum Ziel, die Durchführbarkeit, Akzeptanz, Wirksamkeit sowie die gesundheitsökonomische Relevanz von algorithmusgestützten Therapieprozessen unter randomisierten und kontrollierten klinischen Bedingungen zu bewerten.

Zur Frage der vergleichenden Wirksamkeit von Strategien oder verschiedener Medikamente bei nicht ausreichendem Erfolg einer initialen adäquat durchgeführten antidepressiven Monotherapie gibt es bislang kaum Daten (► Kap. 34). Bei unzureichendem Ansprechen auf ein Antidepressivum bestehen grundsätzlich drei pharmakotherapeutische Möglichkeiten des weiteren Vorgehens:

1. Hochdosierung des Antidepressivums,
2. Umsetzen auf ein Antidepressivum mit einem anderen pharmakologischen Wirkprofil,
3. Einsatz eines Augmentationsverfahrens bzw. Kombinationsverfahrens.

Welches Vorgehen vorzuziehen ist, kann derzeit mangels entsprechender kontrollierter Studien nicht sicher beantwortet werden (Thase u. Rush 1997; Nelson 1998). Sowohl beim erstgenannten Verfahren als auch bei der Augmentation mit Lithium werden Responseraten von etwa 50–60% genannt (Nelson 1998; Bauer u. Döpfmer 1999). Für einen Wechsel des Antidepressivums (»Umsetzen«) spricht, dass eine Monotherapie grundsätzlich risiko- und nebenwirkungsärmer sowie kostensparender als eine Kombinationsbehandlung ist; der Nachteil liegt in der 2- bis 3-wöchigen Wirklatenz aller auf dem Markt befindlichen Antidepressiva.

Die Vorteile der Augmentationsverfahren liegen im oft rascheren Wirkungseintritt sowie im Vermeiden einer Symptomexazerbation nach Absetzen des initialen Antidepressivums. Der relativ hohe Anteil an sog. Schnellrespondern (ca. 25%) innerhalb weniger Tage (Montigny 1994), hohe Responseraten (bis zu 60%) und die generell gute Verträglichkeit lassen die Augmentation mit Lithium als Strategie der ersten Wahl nach initialer Nonresponse auf ein Antidepressivum sinnvoll erscheinen (Bauer u. Döpfmer 1999; Bauer et al. 2003).

35.2 Definition von Therapiealgorithmen

Kapitel 34 gewährt einen umfassenden Überblick über die Definition und die Unterschiede zwischen Therapiealgorithmen und Leitlinien. Kurzgefasst sind Therapiealgorithmen Protokolle mit einem hohen Grad an Spezifität und Standardisierung, wohingegen Therapieleitfäden allgemeine Empfehlungen bieten, die die Sicherheit und Wirksamkeit verschiedener Behandlungsmöglichkeiten zusammenfassen, ohne dabei spezifische Taktiken oder spezielle Behandlungspfade vorzugeben (Adli et al. 2003). Die Annahme hinter der Entwicklung von systematischen Behandlungsansätzen ist, dass die Minimierung der Varianz in der Therapieführung und ein optimierter Einsatz der zur Verfügung stehenden Therapiestrategien die Prozessqualität der Behandlung verbessert. Folgen sind bessere Behandlungsergebnisse und Vermeidung therapieresistenter Verläufe bei gleichzeitig steigender Kosteneffizienz der Behandlung, wenn hierdurch direkte und indirekte Krankheitskosten abnehmen (Rush et al. 1999).

! Therapiealgorithmen geben den medizinischen Entscheidungen während eines Behandlungsfalles einen einheitlichen und standardisierten Rahmen, der es verschiedenen Ärzten, die denselben Patienten behandeln, ermöglicht, eine aufeinander abgestimmte Therapie zu bieten und rechtzeitige sowie angemessene medizinische Entscheidungen zu treffen.

Die algorithmusgeleitete Behandlung soll klinische Ergebnisse verbessern und ein Mindestmaß an zuvor festgelegter Versorgungsqualität sichern (Rush et al. 2003). Therapiealgorithmen bieten auch die Möglichkeit, individuelle Behandlungsverläufe an einem festgelegten Standard zu messen, um z. B. das Ausmaß von Therapieresistenz eines einzelnen Patienten zu bestimmen. Darüber hinaus können Algorithmen einen standardisierten Referenzrahmen für gesundheitsökonomische Kalkulationen bieten.

Ein Hauptelement von Therapiealgorithmen stellt die Definition eines Behandlungsziels dar. Unvollständige Remission aus einer depressiven Episode führt im Gegensatz zu vollständiger Remission häufiger zu einem chronischen und einschränkenden Verlauf bei einzelnen Patienten (Paykel et al. 1995, 1999; Judd et al. 1998). Zusätzlich zum Leiden der Patienten und ihrer Familien verursacht ein chronischer Krankheitsverlauf beträchtliche Kosten im Gesundheitssystem (Klerman u. Weissman 1992; Mintz et al. 1992; Greenberg et al. 1993). Daher ist das Ziel algorithmusgestützter Depressionsbehandlung, das Erreichen vollständiger Remission im Gegensatz zum bloßen »Ansprechen« (Response: Verringerung der Symptome um mindestens 50%), wie es in den meisten klinischen Studien üblich ist.

Leitfäden und Therapiealgorithmen gewinnen heute zunehmend an Bedeutung, zum einen im Hinblick auf die wachsende Zahl von Therapieoptionen und Behandlungsmodalitäten, zum anderen im Hinblick auf den ökonomischen Druck, eine kosteneffiziente Versorgung zu bieten. Obwohl zahlreiche Leitfäden zur antidepressiven Behandlung hauptsächlich durch Fachverbände Eingang in die klinische Praxis gefunden haben, gibt es bislang kaum Evidenz, die die Überlegenheit eines algorithmus- oder leitliniengestützten Vorgehens über die übliche Behandlung nach freier Arztentscheidung belegt (Adli et al. 2003).

35.3 Das Berliner Algorithmusprojekt

Das Berliner Algorithmusprojekt ist ein dreiphasiges Projekt, das algorithmusgestützte Therapien für stationäre Patienten mit depressiven Störungen evaluiert.

Phase 1

Phase 1 war eine offene Anwendungsbeobachtung über 2 Jahre, um die Effektivität, Durchführbarkeit und Akzeptanz eines standardisierten Stufenplans (»Standardized Stepwise Drug Treatment Regimen«, SSTR) der antidepressiven Therapie zu beurteilen (Linden et al. 1994; Adli et al. 2002). Der Stufenplan wurde im Expertenkonsensusverfahren an der Psychiatrischen Klinik der Freien Universität Berlin entwickelt. Diese erste Stufenplanversion wurde 1990 in den klinischen Bereich eingeführt und spiegelt den Kenntnisstand zu diesem Zeitpunkt sowie die individuelle klinische Erfahrung der Konsensusgruppenmitglieder wider. Der Stufenplan bestand aus bis zu 5 aufeinander folgenden Schritten (◘ Abb. 35.1):

Schritt 0: Absetzen der vorherigen (nicht ausreichend wirksamen) Medikation;
Schritt 1: Antidepressiva-Monotherapie, einschließlich Hochdosisbehandlung in Abhängigkeit von der Verträglichkeit;
Schritt 2: Lithiumaugmentation;
Schritt 3: irreversibler Monoaminoxidase-Hemmstoff (MAOH);
Schritt 4: Elektrokonvulsionstherapie.

Das Hauptmerkmal des Stufenplanalgorithmus ist eine schrittweise Änderung der Medikation,

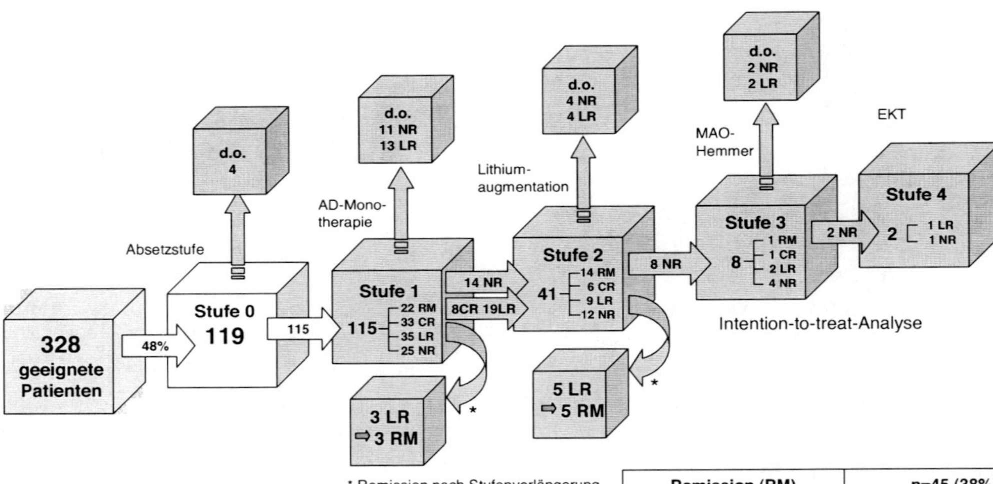

Remission (RM) BRMS ≤ 5	n=45 (38%) ⌝ 72%
Response (CR) ΔBRMS ≥ 50%	n=40 (34%) ⌟
Low Response (LR) ΔBRMS = 26-49%	n=18 (15%)
Nonresponse (NR) ΔBRMS ≤ 25%	n=16 (13%)
Drop-outs (d.o.)	n = 40 (34%)

◘ **Abb. 35.1.** Berliner Algorithmusprojekt, Phase 1. Anwendungsbeobachtung, Übersicht der Rekrutierungen, Anzahl der Responder und Studienabbrecher (Drop-outs) während der unterschiedlichen Stufen des Stufenplans. **AD** Antidepressiva, **BRMS** Bech-Rafaelsen Melancholia Scale, **EKT** Elektrokonvulsionstherapie

basierend auf den Ergebnissen einer standardisierten Befunderhebung mit Hilfe der Bech-Rafaelsen-Melancholieskala (BRMS; Bech u. Rafaelsen 1986) am Ende jeder Behandlungsstufe. Von den 248 Patienten, die während der dreijährigen Rekrutierungsperiode die Einschlusskriterien erfüllten, wurden 119 (48%) in die Studie aufgenommen, was auf eine moderate Akzeptanz des Therapiealgorithmus bei den damals »algorithmusunerfahrenen« Ärzten hinweist (Adli et al. 2002). Insgesamt erreichten 38% der rekrutierten Patienten (Intention-to-treat-Stichprobe) Remission (BRMS-Wert <5), weitere 34% erreichten das »klassische« Responsekriterium (Reduktion des BRMS-Wert >50%), 15% erreichten eine Teilresponse (ΔBRMS-Wert 26%–49%) und 13% sprachen nicht auf die Behandlung an. Die Gesamtresponserate (Patienten mit Vollremission und »klassischer« Response) auf die Stufenplanbehandlung betrug 72% in der Intention-to-treat-Stichprobe.

Die Responserate war bei Patienten, die in die Studie aufgenommen waren, damit vergleichsweise hoch. Bei 21 Patienten (18%) kam es zu Protokollabweichungen aufgrund von Nonresponse, bei 19 Patienten (16%) zu Abweichungen aufgrund von Teilresponse (Adli et al. 2002).

Phase 2

Phase 2 (Berliner Stufenplanstudie, 1997–2000) war eine randomisierte kontrollierte monozentrische Studie, um Therapieerfolg und Therapieprozess eines Stufenplanalgorithmus (SSTR) mit der konventionellen Standardbehandlung nach freier Arztentscheidung ("treatment as usual", TAU) in der Behandlung von stationären Patienten mit unipolarer und bipolarer Depression zu untersuchen (Adli et al. 2001; Bauer et al. 2001). Der Stufenplan bestand in dieser Projektphase aus einer Abfolge von bis zu 10 Behandlungsschritten, die jeweils bei Nichtansprechen auf die vorherige Stufe sequenziell durchlaufen wurden (◘ Abb. 35.2). Das Ansprechen auf die jeweilige Therapiestufe wurde 14-tägig zu kritischen Entscheidungszeitpunkten mittels der BRMS untersucht.

Von 160 geeigneten Patienten wurden 148 Patienten in die Studie aufgenommen und gleichmäßig in beide Studiengruppen randomisiert (SSTR: n=74, TAU: n=74). Die Survivalanalyse (Intention-to-treat-Stichprobe) zeigte für SSTR eine doppelt so hohe Wahrscheinlichkeit, in einem festgelegten Zeitraum Remission zu erreichen, als für TAU (Hazard-Ratio: 2,0; p=0,004) (Bauer et al., eingereicht). Die Einhaltung des SSTR führte zu einem besseren Therapieergebnis (BRMS-Wert) bei Patienten, die die Studie zu Ende führten: SSTR: 5,4 (n=41), TAU 9,5 (n=62); p<0,01). Die Analyse von ausschließlich remittierten Patienten aus SSTR (n=40) und TAU (n=29) zeigte signifikant weniger Strategiewechsel (SSTR: 1,0, TAU: 2,9; p<0,01) und weniger häufige Anwendung von Vielfachmedikation (parallele oder aufeinander folgende Kombination von unterschiedlichen Psychopharmaka) (SSTR: 1,8 Medikamente, TAU: 3,0 Medikamente; p<0,01). Gleichzeitig war der SSTR mit einer signifikant höheren Drop-out-Rate assoziiert (SSTR: 45%, TAU: 16%). Hauptursachen war hier »ärztliche Noncompliance« (Verstöße gegen die Algorithmusregeln, 33%) sowie das Auftreten unerwünschter Arzneimittelwirkungen (24%).

Phase 3

Phase 3 (Algorithmusstudie) ist eine multizentrische, randomisierte, kontrollierte Studie (Laufzeit 1999–2005), um die Wirksamkeit und Effizienz von zwei unterschiedlichen Therapiealgorithmen bei stationären Patienten mit unipolarer Depression mit der konventionellen Standardbehandlung nach freier Arztentscheidung (TAU) zu vergleichen. Die Studie wird im Rahmen des vom Bundesministerium für Bildung und Forschung unterstützten Kompetenznetzes Depression durchgeführt (◘ Abb. 35.3, 35.4). Algorithmus I basiert auf dem Berliner Stufenplan (SSTR). Algorithmus II ist ein computerisiertes Dokumentations- und Expertensystem (CDES) (http://www.kompetenznetz-depression.de). Drei Behandlungsgruppen innerhalb des SSTR vergleichen verschiedene Folgestrategien (1. Lithiumaugmentation, 2. Dosiserhöhung, 3. Wechsel des Antidepressivums) bei Patienten, die nicht ausreichend auf eine initiale vierwöchige Antidepressiva-Monotherapie in mittlerer Dosis (entsprechend 150 mg Imipraminäquivalent) ansprechen. Obwohl die Wirksamkeit der Lithiumaugmentation (► Kap. 18) bei Nonre-

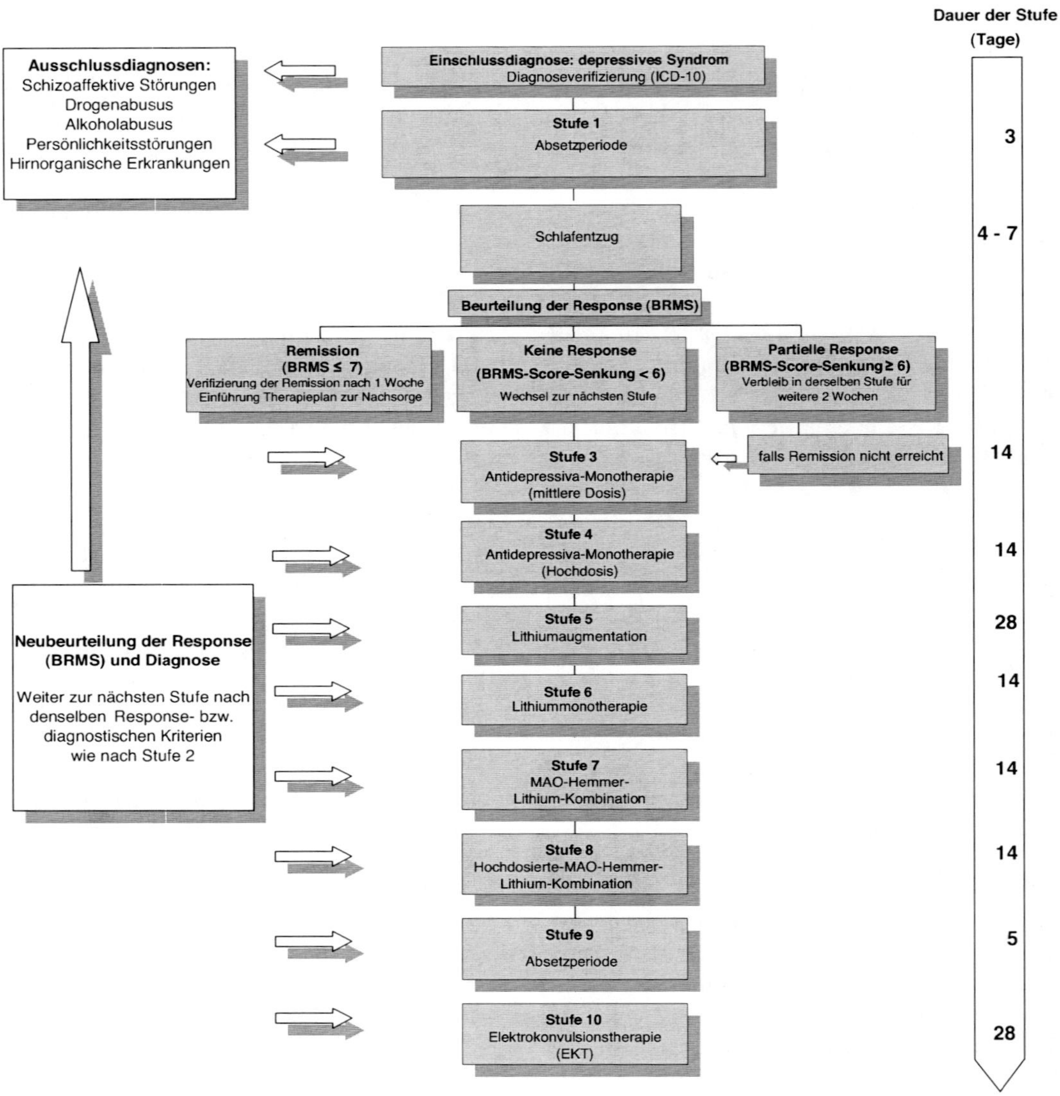

Abb. 35.2. Berliner Algorithmusprojekt, Phase 2. Randomisierte kontrollierte klinische Studie zum Vergleich des Berliner Stufenplanes (»Standardized Stepwise Drug Treatment Regimen«, SSTR) mit dem üblichen Vorgehen nach freier Arztentscheidung (»treatment as usual«, TAU). **BRMS** Bech-Rafaelsen Melancholia Scale

sponse auf eine initiale Antidepressiva-Monotherapie auf der Basis mehrerer placebokontrollierter Studien und einer Metaanalyse (Bauer u. Döpfmer 1999) als sehr gut belegt angesehen werden kann, gibt es kaum Daten zum Vergleich dieser Strategie mit anderen ebenso evidenzbasierten Folgestrategien wie Dosissteigerung und Medikamentenwechsel. Gängige Empfehlungen beruhen bislang weitgehend auf theoretischen Überlegungen und Expertenkonsens.

Während ein Stufenplanverfahren ein weitgehend schematisches Vorgehen darstellt, das die individuellen Besonderheiten der Patienten wenig berücksichtigt, kann mit Hilfe eines therapiebezogenen computerisierten Dokumentations- und Expertensystems ein solcher Entschei-

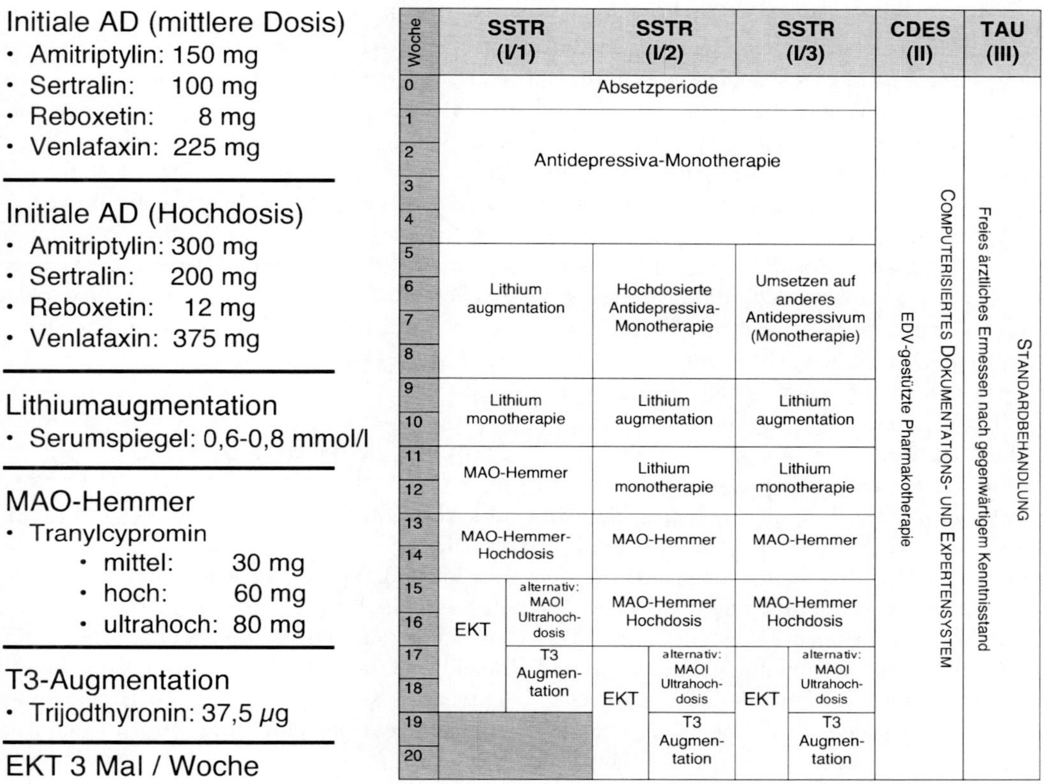

Abb. 35.3. Berliner Algorithmusprojekt, Phase 3. Algorithmusstudie des Kompetenznetzes Depression. **SSTR** Standardized Stepwise Drug Treatment Regimen (Berliner Stufenplan), **CDES** Computerized Documentation and Expert System, **TAU** treatment as usual; **AD** Antidepressiva, **EKT** Elektrokonvulsionstherapie, **MAOH** Monoaminoxidase-Hemmstoff, **T3** Trijodthyronin

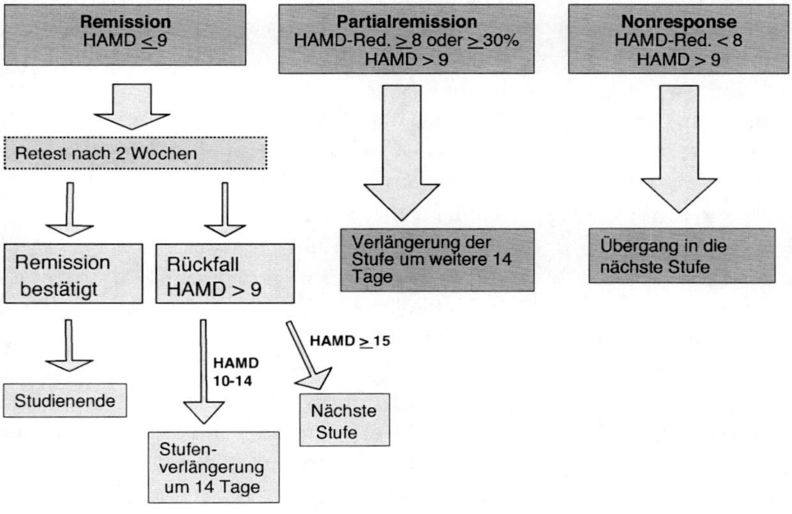

Abb. 35.4. Algorithmusgestützte Entscheidungsfindung zu kritischen Entscheidungspunkten nach jeder Behandlungsstufe. **HAMD** Hamilton Depression Scale

dungsprozess stärker aufgrund der Behandlungsvorgeschichte des jeweiligen Patienten individualisiert werden. Beim CDES handelt es sich um eine Datenbank, in die Informationen zu Anamnese, Risikofaktoren und Vorbehandlung für jeden Patienten als Stammdaten eingehen. Zusätzlich kommen in 14-tägigen Abständen Verlaufsinformationen hinzu, die den klinischen Status sowie die Informationen zu den verabreichten Antidepressiva enthalten. Ein über einen Algorithmus hieran verknüpftes Expertensystem setzt die Individualdaten mit einer Wahrscheinlichkeitsmatrix aus einem aus 650 Behandlungsfällen gewonnenen und entsprechend aufbereiteten Datenpool ins Verhältnis (Faltermaier-Temizel et al. 1997). Die Wahrscheinlichkeit des therapeutischen Ansprechens auf eine bestimmte Strategie wird hierbei prospektiv berechnet. Bei Ausbleiben eines ausreichenden Erfolges kann der Algorithmus, in Abhängigkeit von der Dauer der bisherigen Behandlung, in direktem Vergleich zu den genannten Behandlungs- und Verlaufsdaten zu einem frühestmöglichen Zeitpunkt eine Veränderung der Pharmakotherapie vorschlagen. Im Rahmen der in der Datenbank erfassten Patientendaten werden unter Berücksichtigung von Verträglichkeitsparametern »günstige« Medikamente und Kombinationstherapien vorgeschlagen, und es wird auf »ungünstige« Substanzen, die aufgrund bisheriger Therapieresistenz, Unverträglichkeit oder Kontraindikationen nicht gegeben werden sollen, hingewiesen. Hieraus ergibt sich in der Folge ein Behandlungsvorschlag.

Das CDES bietet eine mehr auf den einzelnen Patienten abgestimmte algorithmusgestützte Behandlungsweise auf Kosten einer weniger standardisierten und expliziten Praxis. Hierdurch können verschiedene Grade von Standardisierung (z. B. hochspezifizierte gegenüber individueller Behandlung) der Therapiealgorithmen miteinander verglichen werden.

Die Phase 3 des Projekts begann 1999. Die Rekrutierungsphase an sechs akademischen psychiatrischen Kliniken und an vier außeruniversitären psychiatrischen Einrichtungen wird im Juni 2005 abgeschlossen. Das Ziel ist es, insgesamt 450 Patienten in die Studie aufzunehmen.

Bis 1. Juni 2004 waren 380 Patienten rekrutiert. Von 351 zu diesem Zeitpunkt auswertbaren Fällen befanden sich 66 aktiv im Protokoll, 114 Patienten beendeten das Protokoll vorzeitig. Von 171 Completern waren 158 remittiert (Gesamtscore in der HAMD-21 <9) (110 mit Bestätigungsrating nach einer Woche, 48 ohne Bestätigungsrating). Die Remissionsrate betrug insgesamt 56,2% (Intention-to-treat-Ansatz). Mit 66,7% erreichten mehr Patienten als erwartet in Studiengruppe I/1 (Lithiumaugmentation) Remission. Der Unterschied erreichte zum Zeitpunkt der Zwischenauswertung einen deutlichen Trend, jedoch keine statistische Signifikanz (^{2}=3,399; p=0,065).

35.4 TMAP und STAR*D

Das **Texas Medication Algorithm Project** (TMAP) evaluiert systematische Therapiealgorithmen für die Behandlung von Patienten mit schizophrenen und bipolaren Erkrankungen sowie für Patienten mit Major Depression. Kapitel 34 bietet eine detaillierte Darstellung des Konzepts und der Ergebnisse dieses bislang größten kontrollierten Algorithmusprojekts für den vorwiegend ambulanten Sektor.

Das algorithmusgestützte Vorgehen in TMAP bei Major Depression führte zu statistisch und klinisch signifikant besseren Ergebnissen als TAU beim ersten Zwischenuntersuchungszeitpunkt nach 3 Monaten und blieb auch nach 12 Monaten während vierteljährlicher Follow-up-Untersuchungen konstant (Trivedi et al. 2004). Explorative Analysen zeigten, dass die algorithmusgestützt behandelte Patientengruppe der Kontrollgruppe besonders bei schwer und schwerst erkrankten Patienten überlegen war.

Bei den **Sequenced Treatment Alternatives to Relieve Depression** (STAR*D; http://www.star-d.org) handelt es sich um eine NIMH-unterstützte US-amerikanische Multicenterstudie. Kapitel 34 gibt auch hierzu ausführliche Informationen über die Hypothesen, Konzepte und Methodik. STAR*D bewertet prospektiv sequenzielle Therapiestrategien in der Depressionsbehandlung und vergleicht insbesondere Strategien bei Patienten, die auf eine initiale Therapie mit selektiven Serotonin-Wiederaufnahmehemmern (SSRI) nicht ausreichend angesprochen haben (Fava et al. 2003;

Rush et al. 2004; Wisniewski et al. 2004). Patienten ohne ein adäquates Ansprechen auf diese initiale Monotherapie werden randomisiert einer von vier Folgestrategien zugewiesen: Wechsel des Medikaments innerhalb oder zwischen den Wirkstoffgruppen sowie drei verschiedene Augmentationsmöglichkeiten. Outcomevariablen sind Symptome, Funktion, Beeinträchtigung durch Nebenwirkungen, Lebensqualität, Behandlungskosten und Zufriedenheit der Teilnehmer.

35.5 Weitere Algorithmusprojekte

Drei weitere randomisierte kontrollierte Studien an großen Stichproben konnten den Vorteil eines systematischen und standardisierten Managements von Patienten mit depressiven Erkrankungen im Vergleich zur konventionellen Versorgung im primärärztlichen bzw. hausärztlichen Bereich zeigen. Die zwei Studien von Katon et al. (1995, 1999, 2002) umfassten im wesentlichen ein multidimensionales Patientenmanagement. Die Studie von Unützer et al. (2002) umfasste neben einer strukturierten Patientenführung die Anwendung eines pharmakotherapeutischen Stufenplans. Die Studien werden in ► Kap. 34 ausführlich referiert.

Flint und Rifat (1996) berichteten über eine gerontopsychiatrische Patientengruppe mit Major Depression, deren Behandlung einer systematischen sequenziellen Vorgehensweise folgte. In ihrer Stichprobe sprachen 67% auf eine Nortriptylinmonotherapie, gefolgt von einer Lithiumaugmentation bei Nonrespondern auf Nortriptylin, an (HAMD-17 <10). Die Gesamtansprechrate lag bei 84% im Intention-to-treat-Ansatz.

Hawley et al. (1998) berichteten über die Evaluierung eines Therapiealgorithmus bei 117 ambulanten Patienten mit Major Depression (DSM-IIIR). Der Algorithmus bestand aus vier sechswöchigen Behandlungsphasen. Der Therapieerfolg wurde zu kritischen Entscheidungspunkten mit der Montgomery Asberg Depression Rating Scale (MADRS) bestimmt. Insgesamt erreichten 35 Patienten (30%) ein vollständiges Ansprechen (MADRS <11 oder Δ MADRS >67%), während 12 Patienten (10%) trotz Einhaltung des Behandlungsplans keine Remission zeigten und 70 (60%) die Studie abbrachen. Die Autoren fanden ein hohes Maß an Praktikabilität ihres Protokolls bei Patienten mit depressiven Störungen trotz der relativen großen Zahl von Drop-outs.

35.6 Fazit

Therapiealgorithmen in der Psychiatrie, vor allem in der Depressionsbehandlung, haben in den vergangenen Jahren zunehmend an Bedeutung gewonnen. Die wachsende Belastung durch depressive Erkrankungen (Murray u. Lopez 1997), die gleichzeitig steigende Zahl von Therapieoptionen und die zunehmende Notwendigkeit, die Gesundheitskosten zu minimieren, tragen wesentlich hierzu bei. Die Algorithmusforschung hat sich dabei als junge Subdisziplin in der klinischen Forschungslandschaft entwickelt. Mehrere Großprojekte evaluieren Wirksamkeit, gesundheitsökonomische sowie praktische Aspekte algorithmusgestützter Therapie (Adli et al. 2003). Die adäquate Behandlung einer depressiven Episode dauert oft mehrere Monate, häufig sogar länger. Diese langen Behandlungszeiträume lassen systematische und transparente Behandlungspläne notwendig erscheinen, die den Patienten durch verschiedene ambulante und stationäre Behandlungseinrichtungen begleiten und damit z. B. stationäre Liegezeiten verkürzen können.

Die bisher vorliegenden Studien zeigen den Nutzen systematischer Therapiealgorithmen in der Depressionsbehandlung in Bezug auf das Therapieergebnis, die Qualität der Behandlung, gesundheitsökonomische Parameter und die Zufriedenheit der Patienten.

Therapiealgorithmen und -leitlinien bergen, wenn sie mangelhaft angewendet werden, auch Risiken (Linden 2004). Beispiele hierfür sind schlecht entwickelte Algorithmen etwa aufgrund fehlender oder mangelnder Evidenzbasiertheit, Probleme bei der Umsetzbarkeit in den klinischen Alltag, Expertenbias in der Formulierung der Algorithmen oder eine falsche Anwendung (Rush et al. 1999).

Aber trotz der möglichen Risiken verspricht die Einführung systematischer Therapiealgorithmen eine Optimierung der Behandlungsqualität. Selbst in den Fällen, in denen ein Therapiealgorithmus als unpassend eingeschätzt wird oder von Algorithmusvorgaben abgewichen wird, entsteht durch die Notwendigkeit der Entwicklung expliziter Alternativstrategien ein kohärenter medizinischer Entscheidungsprozess, der zur Qualitätssicherung in der Behandlung beitragen kann (Linden et al. 1994). Von entscheidender Bedeutung ist dabei die umfassende Instruktion der behandelnden Ärzte, den Anwendern von Therapiealgorithmen. Der anwendende Arzt muss in der Umsetzung eines Therapiealgorithmus im klinischen Alltag die standardisierten Behandlungsvorgaben mit den individuellen Bedürfnissen des Patienten in Einklang bringen. Folglich ist es einerseits wichtig, die Wirksamkeit bestimmter Substanzen oder Behandlungsstrategien in unterschiedlichen Therapiestadien und damit für die Implementierung in die aufeinander folgenden Behandlungsphasen eines Algorithmus zu bewerten, wie dies bei STAR*D oder der Berliner Algorithmusstudie (Berliner Algorithmusprojekt, Phase 3) angestrebt wird. Ebenso wichtig ist es andererseits, den klinischen Nutzen der Anwendung von Therapiealgorithmen zu evaluieren, wie es bei TMAP und der Berliner Stufenplanstudie (Berliner Algorithmusprojekt, Phase 2) erfolgt ist. Die Zielsetzungen – verbesserte Versorgungsqualität, bessere Behandlungsergebnisse und eine optimierte Kosteneffizienz – können nur erreicht werden, wenn Wirksamkeit und Effektivität einer leitlinien- oder algorithmusgestützten Behandlung empirisch belegt sind (Linden et al. 1994; Adli et al. 2002).

Die derzeitigen Algorithmusprojekte für die Behandlung depressiver Erkrankungen haben einerseits das Ziel, die Wirksamkeit algorithmusgestützter Behandlung zu bewerten und andererseits Strategiesequenzen innerhalb eines speziellen Therapiealgorithmus zu evaluieren.

Danksagung. Die Phase 3 des Berliner Algorithmusprojekts wird im Rahmen des Kompetenznetz Depression vom Bundesministerium für Bildung und Forschung sowie durch zusätzliche Unterstützung der Firmen Pharmacia, Pfizer Deutschland, Janssen-Cilag und Lilly Deutschland gefördert. Phase 2 des Berliner Algorithmusprojekts wurde unterstützt durch Janssen-Cilag, Wyeth Pharma und Lilly Deutschland.

Literatur

Adli M, Kießlinger U, Linden M, Neu P, Smolka M, Bauer M (2001) Evaluation of a systematic treatment algorithm for depressive disorders: How effective are the different treatment steps? A randomized controlled study by the Berlin Algorithm Study Group (abstract). 154th Annual Meeting, American Psychiatric Association, May 5–10, 2001, New Orleans, USA

Adli M, Berghöfer A, Linden M, Helmchen H, Müller-Oerlinghausen B, Mackert A, Stamm T, Bauer M (2002) Effectiveness and feasibility of a standardized stepwise drug treatment algorithm for inpatients with depressive disorders – results of a two-year observational study. J Clin Psychiatr 63: 782–790

Adli M, Rush AJ, Möller H-J, Bauer M (2003) Algorithms for optimizing the treatment of depression: making the right decision at the right time. Pharmacopsychiatry 36 [Suppl 3]: 222–229

Agency for Health Care Policy and Research (AHCPR) (1999) Treatment of depression – newer pharmacotherapies. Summary, evidence report/ Technology Assessment No 7. AHCPR pub. No 99-0580. Rockville/MD

Bauer M (2005) Leitlinien und Therapiealgorithmen in der Behandlung depressiver Störungen. Psychopharmakotherapie, im Druck)

Bauer M, Döpfmer S (1999) Lithium augmentation in treatment-resistant depression – a meta-analysis of placebo-controlled studies. J Clin Psychopharmacol 19: 427–434

Bauer M, Adli M, Kiesslinger U, Neu P, Smolka M, Linden M (2001) Algorithm-guided treatment vs. treatment as usual: randomized trial in inpatients with depression (abstract). 154th Annual Meeting, American Psychiatric Association, May 5–10, 2001, New Orleans, USA

Bauer M, Whybrow PC, Angst J, Versiani M, Möller HJ (2002) World Federation of Societies of Biological Psychiatry (WFSBP) Guidelines for biological treatment of unipolar depressive disorders, Part 1: acute and continuation treatment of major depressive disorder. World J Biol Psychiatr 3: 5–43

Bauer M, Adli M, Baethge C, Berghöfer A, Sasse J, Heinz A, Bschor T (2003) Lithium augmentation therapy in refractory depression: clinical evidence and neurobiological mechanisms. Can J Psychiatr 48: 440–446

Bauer M, Linden M, Smolka MN, Kiesslinger U, Neu P, Adli M (eingereicht) Effectiveness of an algorithm-guided treatment regimen compared to treatment as usual: a randomized controlled study of inpatients with depression.

Bech P, Rafaelsen OJ (1986) The melancholia scale: development, consistency, validity and utility. In: Sartorius N, Ban

TA (eds) Assessment of Depression. Springer, Berlin Heidelberg New York Tokio, pp 259–269

Faltermaier-Temizel M, Laakmann G, Baghai T, Kuhn K (1997) Prädiktive Faktoren für den Therapieerfolg beim depressiven Syndrom. Nervenarzt 68: 62–66

Fava M, Rush AJ, Trivedi MH et al. (2003) Background and rationale for the sequenced treatment alternatives to relieve depression (STAR*D) study. Psychiatr Clin North Am 26: 457–494

Flint AJ, Rifat SL (1996) The effect of sequential antidepressant treatment on geriatric depression. J Affect Disord 36: 95–105

Frye MA, Ketter TA, Leverich GS, Huggins T, Lantz C, Denicoff KD, Post RM (2000) The increasing use of polypharmacotherapy for refractory mood disorders: 22 years of study. J Clin Psychiatry 61: 9–15

Greenberg PE, Stiglin LE, Finkelstein SN, Berndt ER (1993) The economic burden of depression in 1990. J Clin Psychiatry 54: 405–418

Hawley CJ, Pattinson HA, Quick SJ, Echlin D, Smith V, McPhee S, Sivakumaran T (1998) A protocol for the pharmacologic treatment of major depression. A field test of a potential prototype. J Affect Disord 47: 87–96

Helmchen H (1979) Current trends of research on antidepressive treatment and prophylaxis. Compr Psychiatry 20: 201–214

Judd LL, Akiskal HS, Maser JD et al. (1998) A prospective 12-year study of subsyndromal and syndromal depressive symptoms in unipolar major depressive disorders. Arch Gen Psychiatr 55: 694–700

Katon W, Von Korff M, Lin E, Walker E, Simon GE, Bush T, Robinson P, Russo J (1995) Collaborative management to achieve treatment guidelines. Impact on depression in primary care. JAMA 273: 1026–1031

Katon W, von Korff M, Lin E, Simon G, Walker E, Unützer J, Bush T, Russo J, Ludman E (1999) Stepped collaborative care for primary care patients with persistent symptoms of depression. Arch Gen Psychiatry 56: 1109–1115

Katon W, Russo J, von Korff M, Lin E, Simon G, Bush T, Ludman E, Walker E (2002) Long-term effects of a collaborative care intervention in persistently depressed primay care patients. J Gen Intern Med 17: 741–748

Klerman GL, Weissman MM (1992) The course, morbidity, and costs of depression. Arch Gen Psychiatr 49: 831–834

Linden M (2004) Der Einfluss von Leitlinien, Standards und ökonomischen Vorgaben auf medizinische Entscheidungsprozesse. ZäFQ 98: 200–205

Linden M, Helmchen H, Mackert A, Müller-Oerlinghausen B (1994) Structure and feasibility of a standardized stepwise drug treatment regimen (SSTR) for depressed inpatients. Pharmacopsychiatr 27 [Suppl]: 51–53

Mintz J, Mintz LI, Arruda MJ, Hwang SS (1992) Treatments of depression and functional capacity to work. Arch Gen Psychiatry 49: 761–768

Möller HJ (2004) Therapieresistenz auf Antidepressiva: Definition, Häufigkeit, Prädiktoren und Interventionsmöglichkeiten. Nervenarzt 75: 499–517

Montigny C de (1994) Lithium addition in refractory depression. In: Nolen WA, Zohar J, Roose SP, Amsterdam JD (eds) Refractory depression: current strategies and future directions. Wiley & Sons, London, pp 47–57

Murray CJL, Lopez AD (1997) Global mortality, disability, and the contribution of risk factors: Global Burden of Disease Study. Lancet 349: 1436–1442

Nelson JC (1998) Treatment of antidepressant nonresponders: augmentation or switch? J Clin Psychiatry 59 [Suppl 15]: 35–41

Nierenberg AA, Amsterdam JD (1990) Treatment-resistant depression: definition and treatment approaches. J Clin Psychiatry 51 [Suppl 6]: 39–47

Nolen WA, Haffmans J (1989) Treatment of resistant depression. Review on the efficacy of various biological treatments, specifically in major depression resistant to cyclic antidepressants. Int Clin Psychopharmacol 4: 217–228

Paykel ES, Scott J, Teasdale JD et al. (1999) Prevention of relapse in residual depression by cognitive therapy. A controlled trial. Arch Gen Psychiat 56: 829–835

Paykel ES, Ramana R, Cooper Z, Hayhurst H, Kerr J, Barocka A (1995) Residual symptoms after partial remission: an important outcome in depression. Psychol Med 25: 1171–1180

Rush AJ (1997) Preface. In: Rush AJ (ed) Mood Disorders. Systematic Medication Management. Karger, Basel (Mod Probl Pharmacopsychiatry, vol 25)

Rush AJ, Rago WV, Crismon ML et al. (1999) Medication treatment for the severely and persistently ill: the Texas medication algorithm project. J Clin Psychiatry 60: 284–291

Rush AJ, Crismon ML, Kashner TM et al. (2003) Texas Medication Algorithm Project, Phase 3 (TMAP-3): Rationale and Study Design. J Clin Psychiatry 64: 357–369

Rush AJ, Fava M, Wisniewski SR et al. (2004) Sequenced treatment alternatives to relieve depression (STAR*D): rationale and design. Control Clin Trials 25: 119–142

Thase ME, Rush AJ (1997) When at first you don•t succeed: sequential strategies for antidepressant nonresponders. J Clin Psychiatry 58 [Suppl 13]: 23–29

Trivedi MH, Rush AJ, Crismon ML et al. (2004) Texas Medication Algorithm Project (TMAP): Clinical results for patients with major depressive disorder. Arch Gen Psychiatry 61: 669–680

Unützer J, Katon W, Callahan CM et al. (2002) Collaborative care management of late-life depression in the primary care setting: a randomized controlled trial. JAMA 288: 2836–2845

Wisniewski SR, Stegman D, Trivedi M et al. (2004) Methods of testing feasibility for sequenced treatment alternatives to relieve depression (STAR*D). J Psychiat Res 38: 241–248

Langzeitbehandlung und Suizidprävention bei rezidivierenden unipolaren Depressionen

T. Bschor, W. Felber

»Depressionen sind gutartige Erkrankungen. Aufgrund ihres phasenhaften Verlaufs sind sie selbstlimitierend und enden mit einer Restitutio ad integrum.« Erkrankte und Behandler wissen, dass sich depressive Erkrankungen im klinischen Alltag häufig nicht an diese Lehrbuchvorgaben halten und empfinden diese Aussage möglicherweise sogar als Provokation. Es gibt in erster Linie 3 Faktoren, die dazu führen, dass depressive Erkrankungen auch langfristig beeinträchtigend, bedrohlich und eine therapeutische Herausforderung sein können:

- der chronifizierende und therapieresistente Verlauf bei einem Teil der Patienten mit depressiven Erkrankungen,
- die Rezidivneigung,
- die Suizidalität.

Während sich die übrigen Kapitel dieses Buches vorwiegend mit dem ersten Faktor befassen, ist dieses Kapitel den anderen beiden gewidmet.

36.1 Rezidivneigung

Depressive Erkrankungen haben eine hohe Rezidivneigung (Keller et al. 1983; Gonzales et al. 1985; Roy-Byrne et al. 1985; Kupfer et al. 1990; Maj et al. 1992; Solomon et al. 1997; Bauer et al. 2002a). Mehr als die Hälfte der Menschen, die einmal an einer depressiven Episode erkrankt waren, werden weitere Depressionen erleiden; bei den von einer schweren Depression Betroffenen sind es sogar 3 Viertel (Angst 1980). Mueller et al. (1999) zeigten die hohe Rezidivneigung in einer bis zu 15 Jahren währenden prospektiven Beobachtung: Von 380 unipolaren Patienten, die nach einer depressiven Episode wieder genesen waren, erlitten 85% im Beobachtungszeitraum ein Rezidiv. Selbst unter den 105 Patienten, die mindestens 5 Jahre lang rezidivfrei geblieben waren, erkrankten 58% während des weiteren Studienzeitraums erneut. Frauen, Patienten mit vielen Krankheitsepisoden in der Anamnese und Ledige hatten ein signifikant erhöhtes Rezidivrisiko. Mueller et al. (1999) identifizierten einen weiteren Risikofaktor für eine erhöhte Rezidivgefahr: Patienten mit einer besonders lang währenden Indexepisode erkrankten überdurchschnittlich häufig erneut während des Beobachtungszeitraums.

Hier liegt die Verbindung zum Gegenstand dieses Buches. Therapieresistente Depressionen haben eine besonders lange Dauer, sodass geschlossen werden kann, dass sie, wenn endlich eine Remission erreicht werden konnte, ein besonders hohes Rückfallrisiko haben. Ein erneutes Rezidiv wird man aber gerade bei den Patienten, die schwer behandelbare depressive Phasen entwickeln, dringend vermeiden wollen (Bauer et al. 2002b).

36.2 Abschnitte der Depressionsbehandlung

Die Behandlung, die sich an die **Akuttherapie** einer depressiven Episode nach dem Erreichen der Remission anschließt, wird in die Abschnitte **Erhaltungstherapie** und **prophylaktische Therapie** eingeteilt. Diese Dreiteilung des Behandlungsverlaufs (◘ Abb. 36.1) wird heute zumeist auf Kupfer (1993) zurückgeführt, wurde aber bereits 1971 von Pöldinger vorgeschlagen.

Der zumeist auf 4–12 Monate bemessene Erhaltungstherapiezeitraum wird wegen seines besonders hohen Rezidivrisikos von der sich anschließenden prophylaktischen Behandlung abgegrenzt. Eine erneute depressive Symptomatik im Erhaltungstherapiezeitraum wird als Rückfall (»relapse«) bezeichnet und als eine Wiederkehr der durch die Akuttherapie nur vorübergehend unterdrückten Indexepisode angesehen. Im Gegensatz hierzu wird ein erneutes depressives Syndrom im Prophylaxezeitraum als Wiedererkrankung (»recurrence«) bezeichnet und als eine neue depressive Episode interpretiert.

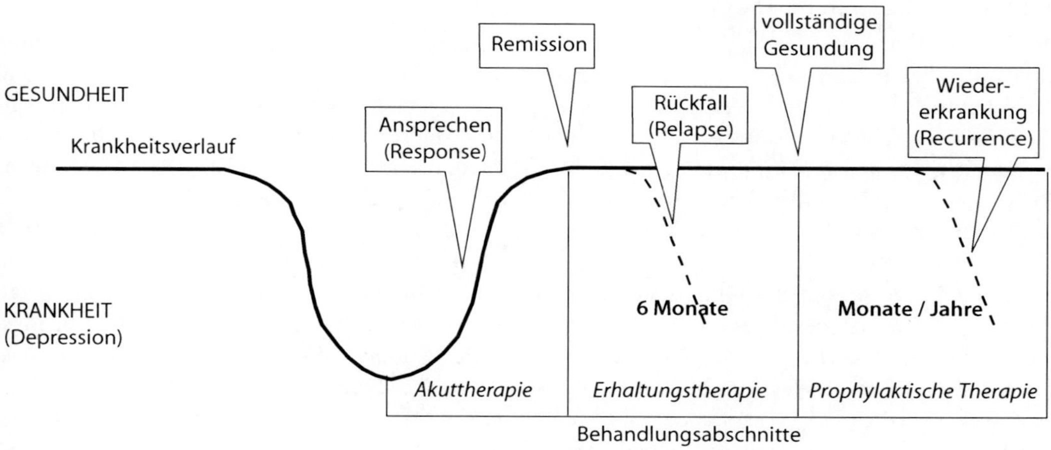

Abb. 36.1. Abschnitte der Depressionsbehandlung. (Nach Kupfer 1993)

36.2.1 Erhaltungstherapie

Erhaltungstherapie bei nichttherapieresistenter Depression

In Studien zu nichttherapieresistenten Depressionen zeigt sich recht konsistent, dass mit einer konsequenten Fortführung der Antidepressiva-Medikation über den gesamten Erhaltungstherapiezeitraum das Rückfallrisiko deutlich gesenkt werden kann (Bauer et al. 2002a). In einer systematischen Übersicht analysierten Geddes et al. (2003) 31 randomisierte Studien mit über 4400 Patienten, in denen die Studienteilnehmer nach Remission von einer depressiven Episode 6–36 Monate mit Antidepressiva oder Placebo behandelt wurden. Geddes et al. kommen zu dem Ergebnis, dass das Rückfallrisiko durch eine Fortführung der Medikation um 70% im Vergleich zu einer Placebobehandlung gesenkt werden kann. Im Durchschnitt aller Studien lag die Rezidivrate der mit Antidepressiva behandelten Patienten bei 18%, die der mit Placebo behandelten Patienten bei 41%. Relevante Unterschiede zwischen den Antidepressiva der verschiedenen Klassen waren nicht nachweisbar.

In verschiedenen Untersuchungen wird darauf hingewiesen, dass sich der rezidivprophylaktische Effekt einer fortgeführten Antidepressivagabe nicht im Laufe der Behandlung abschwächt: In der oben erwähnten Metaanalyse von Geddes et al. (2003) war die Risikoreduktion durch aktive Pharmakotherapie für die Monate 13 bis 36 nach Remission genauso hoch wie für die ersten 12 Monate. Andere Studien zeigten auch nach 3–5 Jahren die protektive Wirkung einer fortgesetzten Antidepressivagabe (Bialos et al. 1982; Kupfer et al. 1992). Angesichts dieser Erkenntnisse kann natürlich darüber diskutiert werden, inwieweit die Unterteilung in Erhaltungs- und prophylaktische Therapie eine künstliche Zweiteilung darstellt.

In den wichtigsten Leitlinien zur Depressionsbehandlung wird allerdings trotz dieser Erkenntnisse bislang lediglich ein Erhaltungstherapiezeitraum von 4–9 Monaten empfohlen (Paykel u. Priest 1992; Depression Guideline Panel 1993; American Psychiatric Association 2000; Anderson et al. 2000; DGPPN 2000; Bauer et al. 2002a). Studien (Davidson u. Raft 1984; Frank et al. 1990; 1993) zeigten ferner, dass für den vollen rückfallprophylaktischen Schutz die gleiche Dosis des Antidepressivums wie in der Akuttherapie erforderlich ist (Rush u. Kupfer 2001; Bauer et al. 2002a).

! In den erwähnten Leitlinien wird daher übereinstimmend empfohlen, zur Erhaltungstherapie Substanz und Dosis, die zur Remission führten, unverändert fortzuführen.

Erhaltungstherapie bei therapieresistenter Depression

Studien speziell zur Erhaltungstherapie nach Überwindung einer therapieresistenten Depression liegen kaum vor. Manche Autoren (Rush u. Kupfer 2001; Bauer et al. 2002a) schlagen vor, bei Patienten mit besonders langer Dauer der depressiven Episoden die Erhaltungstherapie mindestens für einen gleich langen Zeitraum durchzuführen. Bei Fortbestehen subklinischer depressiver Symptome ist besonders konsequent und ggf. auch langfristig die Erhaltungstherapie fortzuführen, da derartige Restssymptomatik als der vermutlich gewichtigste Risikofaktor für ein baldiges Rezidiv bzw. einen baldigen Rückfall identifiziert werden konnte (Paykel et al. 1995).

Pharmakotherapie

Irreversible MAOH. Irreversible Monoaminooxidase-Hemmstoffe (MAOH) stellen eine wichtige Option in der Behandlung der therapieresistenten Depression dar (► Kap. 16). Vier placebokontrollierte Studien zur Wirksamkeit des (in Deutschland nicht im Handel befindlichen) irreversiblen MAOH Phenelzin in der Erhaltungstherapie (Davidson u. Raft 1984; Harrison et al. 1986; Georgotas et al. 1989; Robinson et al. 1991) zeigten eine besonders ausgeprägte rückfallprophylaktische Effektivität (Übersicht bei Geddes et al. 2003).

Lithiumaugmentation. Zur Lithiumaugmentation, einem weiteren wichtigen Therapieverfahren in der Behandlung therapieresistenter depressiver Episoden (► Kap. 18), liegt eine Studie vor, die die Erhaltungstherapie untersuchte (Bauer et al. 2000; Bschor et al. 2002; ◘ Abb. 36.2). Dabei wurden 29 depressive Patienten, die auf eine ausreichend lange und genügend hoch dosierte Antidepressiva-Monotherapie nicht, dann aber auf eine Lithiumaugmentation gut respondiert hatten, nach einer 2- bis 4-wöchigen Stabilisierungsperiode doppelblind auf eine kombinierte Antidepressiva-Lithium-Behandlung (n=14) oder eine Antidepressiva-Placebo-Behandlung (n=15) randomisiert. Im anschließenden knapp 5-monatigen Studienzeitraum kam es bei 7 Patienten zu einem Rezidiv. Alle 7 Patienten gehörten zur Placebogruppe (Lithium- vs. Placebogruppe: $p<0{,}05$; Bauer et al. 2000). Erst nach dem Ende der doppelblinden Studienphase und Absetzen der Studienmedikation kam es auch bei den bislang unter der Lithium-Antidepressiva-Kombination stabilen Patienten zu Rezidiven (bei 5 der 14 Patienten innerhalb eines 6-monatigen Beobachtungszeitraums) (◘ Abb. 36.2; Bschor et al. 2002). Aufgrund der in der Studie gezeigten guten Wirksamkeit der Lithiumaugmentation in der Erhaltungstherapie muss bei Patienten, die auf dieses Therapieverfahren respondierten (und bei denen nicht ohnehin eine Indikation zur Lithiumlangzeitmedikation zu prophylakti-

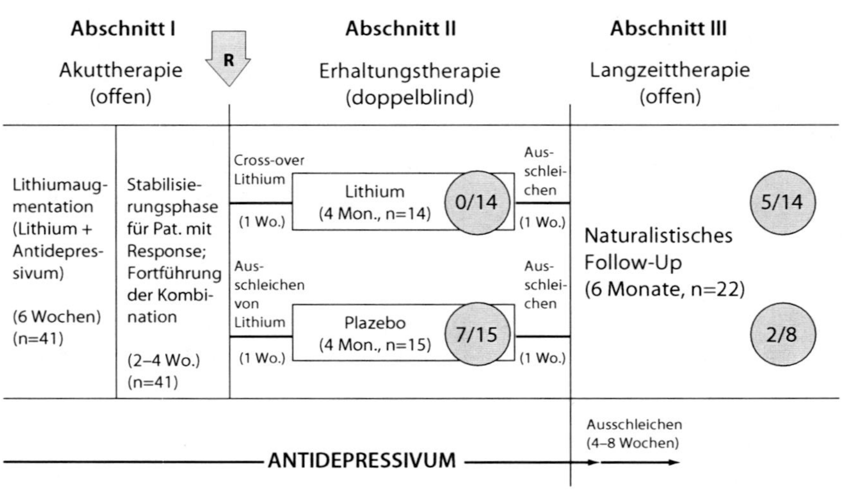

◘ **Abb. 36.2.** Design einer Studie zur Lithiumaugmentation in der Erhaltungstherapie, **in den Kreisen:** Anteil der Patienten mit affektivem Rezidiv. (Nach Bauer et al. 2000; Bschor et al. 2002)

schen Zwecken besteht) die Fortführung der Lithium-Antidepressivum-Kombination für mindestens 6, besser aber 12 oder mehr Monate empfohlen werden (Bauer et al. 2002a).

Elektrokrampfbehandlung

Besonders problematisch in Hinblick auf die Erhaltungstherapie ist die Elektrokrampfbehandlung (EKT). Dieses Therapieverfahren ist in der Akuttherapie hoch wirksam und stellt eine unverzichtbare Option bei Therapieresistenz dar ▶ Kap. 27). Im Unterschied zu den pharmako- und psychotherapeutischen Verfahren ist aufgrund des hohen Aufwandes und des fast ausschließlich stationären Einsatzes bei der EKT jedoch in der Regel eine Fortführung über die Akuttherapie hinaus kaum möglich. Die Rate der frühen Rückfälle nach erfolgreicher EKT wird mit über 50% angegeben (Sackeim et al. 2001) und stellt ein Hauptproblem der EKT dar.

Sackeim et al. (2001) konnten in einer doppelblinden placebokontrollierten Studie zeigen, dass die Rezidivrate in den ersten 24 Wochen nach erfolgreicher EKT unter einer kombinierten Lithium-Nortriptylin-Behandlung signifikant niedriger lag als unter Nortriptylin allein oder gar unter Placebobehandlung, sodass die Lithium-Nortriptylin-Kombination eine interessante Behandlungsoption für diese Indikation darstellt.

Alternativ kommt in ausgewählten Fällen eine **Erhaltungs-EKT** in Betracht, bei der der Patient alle 1–4 Wochen eine – auch ambulant durchführbare – EKT-Behandlung erhält (Rabheru u. Persad 1997; Gagné et al. 2000). Diese vergleichsweise aufwendige Strategie findet insbesondere bei Patienten Anwendung, deren depressive Erkrankung nur auf EKT anspricht und bei denen bereits anamnestisch von einem nicht ausreichenden pharmakotherapeutischen Rückfallschutz im Anschluss an die EKT-Serie ausgegangen werden kann (Nobler u. Sackeim 2000).

Die Verträglichkeit einer Erhaltungs-EKT entspricht der der Akutbehandlung: Die wichtigste unerwünschte Wirkung sind vorübergehende kognitive, insbesondere mnestische, Störungen. Dauerhafte Folgen einer nach moderner Methode längerfristig durchgeführten Erhaltungs- oder auch prophylaktischen EKT sind nicht bekannt, jedoch liegen für die Langzeitbehandlung nur in begrenztem Ausmaß Erfahrungen und kaum systematische Untersuchungen vor (Rabheru u. Persad 1997).

Behandlungsstrategie in der Erhaltungstherapie

- Da therapieresistente Depressionen aufgrund ihrer zumeist langen Dauer ein besonders hohes Rückfallrisiko haben und da ein Rezidiv zumeist mindestens so schwierig zu behandeln ist wie eine gerade überwundene Indexepisode, sollte die für die nichttherapieresistente Depression gültige Empfehlung, die zur Remission führende Behandlung für eine mindestens 6–12 Monate währende Erhaltungstherapie möglichst unverändert (auch im Hinblick auf Dosierungen) fortzuführen, bei der therapieresistenten Depression besonders strikt und evtl. auch für einen noch deutlich längeren Zeitraum eingehalten werden.
- Verträglichkeitsaspekte, die bei längerfristig und ambulant angelegten Behandlungen ein noch größeres Gewicht haben, können ein Abweichen von dieser Empfehlung erzwingen. Nutzen und Risiken müssen hierbei besonders gründlich und unter Berücksichtigung individueller Aspekte abgewogen werden.
- Regelhaft von dieser Empfehlung abgewichen werden muss nach einer erfolgreichen EKT: Hier kommt eine Erhaltungstherapie aufgrund des hohen Aufwandes und der nur auf eingeschränkter Grundlage beurteilbaren Frage von möglichen Langzeitfolgen nur ausnahmsweise in Betracht. Pharmakotherapeutisch bietet möglicherweise eine Kombination aus Lithium und trizyklischen Antidepressiva im Anschluss an eine EKT eine besonders gute erhaltungstherapeutische Effektivität.

36.2.2 Prophylaktische Therapie

Prophylaktische Therapie bei nichttherapieresistenter Depression

Die Indikation zu einer zeitlich unbefristeten prophylaktischen Behandlung ergibt sich bei einem rezidivierenden Verlauf. Wichtigste Beurteilungsgrundlage für die Entscheidung für oder gegen den Beginn einer prophylaktischen Behandlung ist die erwartete Rezidivneigung, die aus dem bisherigen Verlauf abgeleitet wird. Eine hohe Gesamtzahl von Krankheitsphasen im bisherigen Verlauf, eine stark ausgeprägte depressive Symptomatik, eine hohe Phasenfrequenz (rasche Wiederkehr affektiver Episoden) (Mueller et al. 1999) und auch ein bipolarer Verlauf sind mit einer besonders hohen Rezidivneigung verknüpft. Für die nichttherapieresistenten Verläufe sind die im Folgenden aufgeführten Kriterien entwickelt worden (Angst 1981; DGPPN 2000; Bauer et al. 2002b).

! Die Indikation für eine Phasenprophylaxe bei unipolar rezidivierender Depression besteht
- **bei zwei oder mehr depressiven Episoden innerhalb von 5 Jahren, bei 4 oder mehr Episoden im gesamten Krankheitsverlauf.**

Gleichwohl ist es wichtig, sich stets zu vergegenwärtigen, dass allgemeine Prophylaxeindikationskriterien individuell angepasst werden müssen. So kann eine besondere Schwere der depressiven Symptomatik, z. B. Wahnhaftigkeit oder Suizidalität oder destabilisierende Lebensumstände, ein zusätzliches Argument für eine langfristige prophylaktische Behandlung sein. (Zum wichtigen Gesichtspunkt der Suizidprävention s. 36.3.)

36

Pharmakotherapeutische Prophylaxe

Lithiumsalze und Antidepressiva. Zur pharmakotherapeutischen Prophylaxe unipolar depressiv verlaufender affektiver Erkrankungen sind Lithiumsalze und Antidepressiva in gleicher Weise geeignet (Greil et al. 1996; American Psychiatric Association 2000; DGPPN 2000; Bauer et al. 2002b; Baethge et al. 2003; Bschor und Lewitzka 2003). Der gute antidepressiv-prophylaktische Schutz von Lithium wurde in Metaanalysen (Souza u. Goodwin 1991) und Übersichtsarbeiten (Bauer et al. 2002b) aufgezeigt, wenngleich er sich in einer aktuellen Übersichtsarbeit nicht als klar signifikant darstellte (Burgess et al. 2001).

Antidepressiva müssen zur Entfaltung des vollen prophylaktischen Schutzes in der auch für die Akutbehandlung etablierten Dosierung gegeben werden (Frank et al. 1990; 1993; Franchini et al. 1998; American Psychiatric Association 2000; DGPPN 2000), was angesichts eines zur Prophylaxe anzustrebenden jahre- bis jahrzehntelangen Behandlungszeitraums für eine Bevorzugung besonders nebenwirkungsarmer, selektiver Antidepressiva spricht. Anzumerken ist jedoch, dass die phasenprophylaktische Wirksamkeit der älteren Antidepressiva besser untersucht ist. Generell gilt, dass von einem Antidepressivum, das in der Akutbehandlung individuell gut gewirkt hatte, auch eine gute prophylaktische Wirksamkeit erhofft werden kann (Bauer et al. 2002b).

Weitere Wirkstoffe. Lamotrigin weist ebenfalls eine depressionsprophylaktische Wirkung auf, ist aber nur für bipolare und kaum für unipolare Verläufe untersucht. Auch **Carbamazepin** hat vermutlich depressionsprophylaktische Wirkungen (Placidi et al. 1986; Simhandl et al. 1993), ist aber bezüglich unipolarer Depressionen ebenfalls nur mangelhaft untersucht. Für die antimanisch wirksame Valproinsäure existieren keine überzeugenden Hinweise auf eine depressionsprophylaktische Effektivität.

Psychotherapie

Zahlreiche Studien zeigen darüber hinaus eine depressionsvorbeugende Wirksamkeit psychotherapeutischer Behandlung. Inzwischen gibt es eine Reihe kontrollierter randomisierter Studien zu dieser Fragestellung, die auch modernen methodischen Ansprüchen genügen. So erwies sich eine 8-monatige kognitive Verhaltenstherapie als rückfallprophylaktisch wirksam bei Patienten mit unipolar rezidivierender Depression (Jarrett et al. 1998, 2001).

Für die interpersonelle Psychotherapie (IPT; ► Kap. 31) ließ sich in einer Studie mit 128 Teilnehmern nur ein eher schwacher rückfallprophylaktischer Effekt nachweisen, der signifikant geringer war als eine pharmakologische Prophylaxe mit 200 mg Imipramin/Tag (Frank et al. 1990). In einer anderen Studie zeigte sich bei insgesamt 96 unipolar depressiven Patienten, dass eine Kombinationsprophylaxe aus Nortriptylin und IPT (Rückfallrate nach 3 Jahren: 20%) trendweise der alleinigen Nortriptylinmedikation (Rückfallrate nach 3 Jahren: 43%) und signifikant der alleinigen IPT (Rückfallrate nach 3 Jahren: 64%) überlegen war. Placebomedikation ohne spezifische Psychotherapie schnitt signifikant am schlechtesten ab (Rückfallrate nach 3 Jahren: 90%) (Reynolds et al. 1999; Lenze et al. 2002).

In einer großen US-amerikanischen Studie (n=386) reduzierten einfache psychoedukative Interventionen während eines Einjahreszeitraums das Ausmaß depressiver Restsymptomatik und verbesserten die Medikamentencompliance, ohne aber die Rezidivrate signifikant zu senken (Katon et al. 2001). Bei 120 allerdings bipolar affektiv erkrankten Patienten führte eine 21 wöchentliche Sitzungen umfassende Psychoedukation während der ca. zweieinhalbjährigen Beobachtungsdauer zu einer signifikanten Verminderung der Rezidivrate (Colom et al. 2003).

Prophylaktische Therapie bei therapieresistenter Depression

Zur Indikation und Durchführung einer Phasenprophylaxe bei affektiven Erkrankungen, die mit therapieresistenten depressiven Phasen einhergehen, gibt es weder spezifische Untersuchungen noch gut fundierte Empfehlungen. Den oben dargelegten allgemeinen Ausführungen zur Phasenprophylaxe folgend, nach denen individuelle Gesichtspunkte bei der Indikationsstellung Berücksichtigung finden sollen, wird man also bei Patienten mit therapieresistenten depressiven Phasen in der Anamnese die Indikation zur Phasenprophylaxe großzügig stellen – gilt es doch, erneute langwierige und nur sehr schwer behandelbare Depressionen dringend zu vermeiden. Dennoch wird man nur in Ausnahmefällen, z. B. bei positiver Familienanamnese für häufig rezidivierende affektive Erkrankungen, bereits nach einer einmaligen depressiven Episode die Indikation zur unbefristeten Dauerbehandlung stellen, selbst wenn die Episode langwierig und therapieresistent war. Von dieser Überlegung unberührt ist die oben dargelegte Empfehlung, an eine überwundene therapieresistente Depression einen möglichst langen Erhaltungstherapiezeitraum (z. B. 2–3 Jahre) unter Fortführung der zur Remission führenden Medikation (auch bezüglich der Dosierungen) anzuschließen.

Eine spezifische Empfehlung zum Einsatz spezieller Psychopharmaka für die Prophylaxe therapieresistenter Depressionen kann nicht gegeben werden. Allgemein gilt aber, dass beim individuellen Patienten eine schließlich zur Remission der Depression führende Mono- oder Kombinationsbehandlung eine besonders hohe Chance auf eine ebenfalls gute prophylaktische Wirksamkeit hat (Reynolds et al.1996). Hieraus lässt sich ableiten, dass eine ggf. auch dauerhafte Fortführung der zur Remission führenden Pharmakotherapie über die Erhaltungstherapiephase hinaus gerade bei Patienten mit therapieresistenter Depression sinnvoll sein kann. Dies gilt prinzipiell auch für die besonderen Verfahren zur Behandlung der therapieresistenten Depression wie Lithiumaugmentation (► Kap. 18), irreversible MAOH (► Kap. 16) oder hochdosierte L-Thyroxin-Medikation (► Kap. 19). Verträglichkeits- und Risikogesichtspunkte müssen bei langfristiger Gabe besonders sorgfältig bedacht werden.

Zur Dauer einer phasenprophylaktischen Behandlung gibt es keine klaren Empfehlungen (Carney et al.2000). Die Studienlage ist in diesem Punkt sehr dürftig, was im Wesentlichen an den erheblichen methodischen Schwierigkeiten bei der Durchführung von Langzeit- und Ultralangzeitstudien liegt. Da affektive Erkrankungen aber nicht (wie z. B. manche Infektionskrankheiten) »ausheilen«, und da die klinische Erfahrung zeigt, dass nach Absetzen einer prophylaktischen Medikation selbst nach jahrzehntelang stabilem Verlauf mit Rezidiven zu rechnen ist, hat sich weitgehend die Überzeugung durchgesetzt, dass eine wirksame Phasenprophylaxe, sofern sie initial richtig indiziert war, nur beendet werden sollte, wenn Verträglichkeitsgesichtspunkte dies erforderlich machen (Thase 1999; Rush u. Kupfer 2001).

Prophylaxeresistenz

Mit Therapieresistenz bei depressiven Erkrankungen ist zumeist das Nichtansprechen der Akutbehandlung gemeint, das im vorliegenden Buch ausführlich besprochen wird. Therapieresistenz umfasst aber auch das Versagen der prophylaktischen Behandlung, die sog. Prophylaxeresistenz. Dieses komplexe Problem kann im Rahmen des vorliegenden Kapitels nur kurz skizziert werden.

Definition

Analog zur am häufigsten verwendeten Definition von Therapieresistenz in der Akutbehandlung (► Kap. 2) wird unter Prophylaxeresistenz zumeist das Versagen von zwei verschiedenartigen (in der Regel medikamentösen) prophylaktischen Behandlungen trotz ausreichender Dauer und Dosierung verstanden.

Charakteristika und Besonderheiten

In Abgrenzung zur Definition der therapieresistenten Akutbehandlung sind hier Besonderheiten zu beachten: Für viele phasenprophylaktisch eingesetzte Pharmaka, z. B. für Lithium, sind Serumspiegel maßgeblich für die adäquate Dosierung, sodass das Kriterium der ausreichenden Dosierung durch das des ausreichenden Serumspiegels ersetzt werden muss.

Die für die Erfolgsbeurteilung einer prophylaktischen Behandlung erforderlichen Zeiträume sind ungleich länger, als in der Akutbehandlung. »Erfolg« im Sinne einer prophylaktischen Behandlung ist hier das Ausbleiben eines Ereignisses (im vorliegenden Fall eines affektiven Rezidivs), sodass es schon aus heuristischen Gründen letztlich gar nicht möglich ist, eine Phasenprophylaxe (vor dem Tod des Patienten) als vollständig erfolgreich zu bezeichnen. Bis ggf. die positive Bewertung der Wirksamkeit einer phasenprophylaktischen Behandlung abgegeben werden kann, kann aus klinisch-pragmatischer Sicht empfohlen werden, mindestens die zweifache Dauer der letzten Zykluslänge (Zeitspanne vom Beginn einer Krankheitsphase bis zum Beginn der nächsten) zu beobachten. Bei aller Schwierigkeit, den Zeitpunkt eines möglichen nächsten Rezidivs vorherzusagen, hat sich die Länge des letzten Krankheitszyklus noch als der beste Prädiktor erwiesen (Zis et al. 1980).

Auch eine negative Bewertung darf keinesfalls zu früh abgegeben werden, da ein erstes, eher rasches Krankheitsrezidiv nach Beginn einer Phasenprophylaxe noch kein ausreichender Beleg für die völlige Unwirksamkeit der Behandlung ist: Einzelne Rezidive schließen eine Partialresponse nicht aus. Darüber hinaus entfaltet sich der volle prophylaktische Schutz häufig erst nach vielmonatiger Behandlung.

Eine phasenprophylaktische Partialresponse ist am schwierigsten zu beurteilen; sie zu erkennen hat aber für den klinischen Alltag hohe Relevanz. Von Partialresponse wird gesprochen, wenn eine prophylaktische Maßnahme zwar nicht zur vollständigen Vermeidung neuer affektiver Episoden führt, diese aber in Häufigkeit, Dauer oder Schwere geringer werden. Eine Partialresponse ist in der Regel nur über eine sorgfältige, prospektive ärztliche Verlaufsdokumentation und einen vom Patienten täglich zu führenden Stimmungskalender zu erkennen. Für den Letzteren gibt es Papierversionen (z. B. ChronoSheet; Bauer et al. 1991) und Palm-gestützte Versionen (PalmLifeCharts-Methode; Schärer et al. 2002) oder PC-gestützte Versionen (ChronoRecord; Bauer et al. 2004a). Eine Partialresponse nicht als Nonresponse zu verkennen ist vor allem deshalb von Relevanz, da im ersten Fall die gegenwärtige Medikation fortgeführt (ggf. in der Dosis optimiert) und evtl. durch weitere Substanzen ergänzt, im zweiten Fall aber häufig abgesetzt wird.

Strategie bei Prophylaxeresistenz

- Mittel der ersten Wahl:
  Lithium oder Antidepressivum (bevorzugt das in der Akuttherapie wirksame und verträgliche).
- Maßnahme der ersten Wahl bei unzureichendem Ansprechen einer phasenprophylaktischen Behandlung (ausreichende Verträglichkeit vorausgesetzt):
  Aufdosieren des Pharmakons an die obere therapeutische Dosis bzw. bis zum Erreichen des oberen Bereiches des therapeutischen Serumspiegels.

▼

- Bei Nonresponse auf ein Mittel der ersten Wahl:
  Paralleler Beginn einer phasenprophylaktisch effektiven Psychotherapie (s. oben) und/oder
  Wechsel auf eine andere Substanz der ersten Wahl oder Kombination mit dieser (z. B. von einem Antidepressivum auf Lithium oder auf Antidepressivum plus Lithium; auch Wechsel von einem Antidepressivum auf ein Antidepressivum einer anderen Wirkklasse).
- Bei fortgesetzter Nonresponse:
  Erneuter Wechsel auf Antidepressivum einer anderen Wirkklasse **oder**
  Kombination zweier Antidepressiva aus verschiedenen Wirkklassen oder Carbamazepin oder Lithium-Carbamazepin-Kombination.
- Bei anhaltender Nonresponse experimentelle Verfahren:
  Lamotrigin (nicht für unipolare Verläufe untersucht),
  hochdosiertes L-Thyroxin,
  prophylaktische EKT (z. B. 1–2 Behandlungen/Monat)

Schilddrüsenhormonbehandlung. Der Einsatz von Trijodthyronin (T3) oder hochdosiertem Thyroxin in der Akutbehandlung therapieresistenter Depressionen wird im ► Kap. 19 ausführlich besprochen. Bei Prophylaxeresistenz kommt ebenfalls eine Thyroxinhochdosisbehandlung in Betracht, für die es aus offenen Studien Langzeiterfahrung von über 10 Jahren Dauerbehandlung gibt. Trijodthyronin, das einen engeren Dosisbereich und eine geringere Verträglichkeit aufweist, wurde bislang nicht zur Phasenprophylaxe eingesetzt.

In einer 21 unipolare (n=8) und bipolare (n=13) prophylaxeresistente Patienten umfassenden offenen Studie konnte unter einer durchschnittlichen Tagesdosis von 378 µg Thyroxin in einem durchschnittlichen Studienzeitraum von 4 Jahren und 3 Monaten (Zeitspanne 9–104 Monate) eine Reduktion der Phasenzahl von 8,6 Phasen (im gleich langen Beobachtungszeitraum vor Beginn der Medikation) auf 2,8 Phasen erzielt werden. Die Anzahl der Krankenhausaufnahmen sank von 3,1 auf 1,9 (Bauer et. al. 2002c). Die Verträglichkeit war auch über den jahrelangen Verlauf erstaunlich gut (Bauer et al. 2001). Langfristig werden am ehesten kardiologische Nebenwirkungen oder eine Osteopenie befürchtet, weshalb alle Patienten einmal jährlich ausführlich kardiologisch untersucht wurden und sich einer Knochendichtemessung unterzogen. Relevante kardiologische oder osteopene Probleme traten nicht auf (Gyulai et al. 2001; Bauer et al. 2002c, 2004b).

Kombinationsbehandlung. Zu den Kombinationsbehandlungen ist anzumerken, dass sich angesichts der Vielzahl der Antidepressiva bereits eine unübersichtliche Zahl von Wechsel- und Kombinationsmöglichkeiten ergibt. Prinzipiell sind synergistische Effekte bei der Kombination zweier Substanzen auch dann denkbar, wenn die Pharmaka in Monotherapie keine (erkennbare) Wirkung entfaltet haben. Es ist mangels geeigneter Vergleichsstudien zum gegenwärtigen Zeitpunkt nicht zu entscheiden, ob im Falle von Nonresponse auf eine prophylaktische Monotherapie ein Umsetzen auf eine andere Monotherapie oder eine Kombinationsbehandlung unter Beibehaltung der bisherigen Substanz größere Aussicht auf Wirksamkeit bietet. Angesichts der geringeren Risiko- und Nebenwirkungsrate wird man aber im Regelfall eher zum Umsetzen neigen. Bei Partialresponse sollte in jedem Fall die aktuelle Medikation beibehalten und durch eine weitere Substanz ergänzt werden.

Bei einer Kombination mit Carbamazepin ist das Absenken der Plasmaspiegel von Antidepressiva oder Valproinsäure durch die enzyminduzierende Wirkung von Carbamazepin zu beachten. Mit vermutlich gleicher Wirksamkeit kann anstelle von Carbamazepin das auch nur zu einer geringeren Enzyminduktion führende Oxcarbazepin eingesetzt werden.

36.3 Suizidprävention

Jährlich sterben über 12.000 Menschen in der Bundesrepublik Deutschland durch Suizid. Die häufigste psychiatrische Ursache für einen Suizid ist eine depressive Erkrankung (Wolfersdorf 1999). Die Suizidmortalität depressiv erkrankter Menschen liegt –je nach Erhebungsmethodik– zwischen 2,2 und 15% (Übersicht bei Bostwick u. Pankratz 2000).

Weltweite Forschungsanstrengungen zielen darauf ab, Medikamente mit eigenständiger antisuizidaler Wirkung zu finden. Damit sind Pharmaka gemeint, die Suizidhandlungen und Suizide nicht nur aufgrund antidepressiver Eigenschaften, sondern auch aufgrund hiervon unabhängiger, also eher antiautoaggressiver Wirkungen reduzieren. Solche Eigenschaften scheinen Clozapin und Lithium zu haben.

36.3.1 Clozapinbehandlung

In einer aktuellen randomisierten Vergleichsuntersuchung mit 980 schizophren erkrankten Patienten kam es unter einer Clozapinbehandlung zu signifikant weniger suizidalen Handlungen als unter einer Olanzapinbehandlung, woraus eine mögliche besondere Indikation für Clozapin bei suizidalen schizophrenen Patienten abgeleitet wurde (Meltzer et al. 2003). Inwieweit diese mutmaßliche antisuizidale Wirkung von Clozapin sich auch bei depressiven Patienten entfaltet, kann mit den vorliegenden Daten nicht beantwortet werden. Im Falle anderweitig nicht therapierbarer bedrohlicher Suizidalität sollte aber auch eine Clozapinbehandlung nicht außer Acht gelassen werden. Die Bestimmungen zur kontrollierten Anwendung müssen beachtet werden.

36.3.2 Lithiumbehandlung

Für Lithium gibt es vielfältige Hinweise auf eine anzunehmende eigenständige antisuizidale Wirkung bei affektiv erkrankten Patienten (Müller-Oerlinghausen et al. 2003). Während affektiv erkrankte Patienten eine um das 20- bis 30fache erhöhte suizidbedingte Mortalität im Vergleich zur Allgemeinbevölkerung haben, konnte in verschiedenen Untersuchungen eine Normalisierung dieser erhöhten Mortalität in Gruppen von lithiumbehandelten Patienten festgestellt werden (Felber u. Kyber 1994; Ahrens u. Müller-Oerlinghausen 1997; Felber 1999). Dieser Effekt lässt sich nicht allein auf die depressionsverhütende Wirkung von Lithium zurückführen, da eine signifikante Abnahme von Suizidversuchen auch in Teilpopulationen lithiumbehandelnder Patienten mit geringer depressionsprophylaktischer Effektivität festgestellt werden konnte.

In der multizentrisch in Deutschland durchgeführten M.A.P.-Studie wurden bipolar affektiv erkrankte Patienten randomisiert einer Lithium- oder Carbamazepin-Phasenprophylaxe und unipolar affektiv erkrankte Patienten randomisiert einer Lithium- oder Amitriptylin-Phasenprophylaxe zugeteilt. Die Beobachtungsdauer betrug 2,5 Jahre. Bei nahezu gleichem phasenprophylaktischem Effekt in den verschiedenen Gruppen kam es bei den 70 mit Carbamazepin behandelten Patienten zu 5 Suizidversuchen und 4 vollendeten Suiziden, bei den 41 mit Amitriptylin behandelten Patienten zu 5 vollendeten Suiziden und in der 114 Patienten umfassenden Lithiumgruppe weder zu überlebten noch zu tödlich endenden Suizidversuchen (Thies-Flechtner et al. 1996).

Eine aktuelle Metaanalyse von 5647 affektiv erkrankten Patienten (mit insgesamt 33.473 Risikopatientenjahren) aus 22 Studien zeigte eine 82%ige Reduktion von Suiziden durch eine Lithiumbehandlung (Tondo et al. 2001). Gegenwärtig werden die antisuizidalen Eigenschaften von Lithium erstmals in einer prospektiven Multicenterstudie im Rahmen des Kompetenznetz Depression (http://www.kompetenznetz-depression.de) doppelblind und placebokontrolliert untersucht.

Als vermuteter Wirkmechanismus für die antisuizidale Lithiumwirkung werden dessen serotonerge Eigenschaften angesehen. Aus vielen Untersuchungen ist ein Zusammenhang zwischen einer Reduktion des ZNS-Serotoninmetabolismus und aggressivem, impulsivem, autoaggressivem oder suizidalem Verhalten bekannt (Ahrens u. Müller-Oerlinghausen 1997).

36.4 Fazit

Nach Remission einer depressiven Episode sollte die Medikation in unveränderter Dosis für mindestens 6 Monate fortgesetzt werden. Durch diese Erhaltungstherapie wird das hohe Risiko des Rückfalls (Rückkehr der aktuellen Krankheitsepisode) deutlich gesenkt. Diese Risikoverminderung bleibt vermutlich erhalten, wenn die Medikation für einen noch deutlich längeren Zeitraum fortgesetzt wird. Dies ist insbesondere nach Überwindung einer sehr langen oder einer therapieresistenten depressiven Phase empfehlenswert.

Depressive Erkrankungen haben ein hohes Rezidivrisiko von 50–75%, das häufig eine phasenprophylaktische Langzeitbehandlung erforderlich macht. Zur phasenprophylaktischen Langzeitbehandlung unipolar-depressiv verlaufender affektiver Erkrankungen sind Lithiumsalze und Antidepressiva in gleicher Weise geeignet. Um die volle phasenprophylaktische Effektivität zu erzielen, müssen Antidepressiva in gleicher Dosis wie in der Akutbehandlung gegeben werden. Nach Überwindung einer therapieresistenten Depression ist, sofern eine Indikation zur Langzeitprophylaxe besteht, vermutlich die zeitlich unbegrenzte Fortführung der zur Remission führenden Medikation die effektivste prophylaktische Behandlung.

Im Falle von Prophylaxeresistenz ist es von entscheidender Bedeutung, mit Hilfe einer guten und standardisierten Verlaufsdokumentation zu erkennen, ob eine Partialresponse auf die bisherige phasenprophylaktische Behandlung vorliegt. Dies würde dafür sprechen, die bisherige Medikation nicht auszutauschen, sondern ein zusätzliches Phasenprophylaktikum zu addieren.

Für Clozapin und Lithium liegen die überzeugendsten Hinweise auf eine eigenständige antisuizidale Wirkung vor.

Literatur

Ahrens B, Müller-Oerlinghausen B (1997) Die antisuizidale und mortalitätssenkende Wirkung von Lithium. In: Müller-Oerlinghausen B, Greil W, Berghöfer A (Hrsg) Die Lithiumtherapie. Springer, Berlin Heidelberg New York Tokio, S 262–277

American Psychiatric Association (2000) Practice guidelines for the treatment of patients with major depressive disorder (revision). Am J Psychiatry 157 [Suppl 4]: 1–45

Anderson IM, Nutt DJ, Deakin JF (2000) Evidence-based guidelines for treating depressive disorders with antidepressants: a revision of the 1993 British Association for Psychopharmacology guidelines. J Psychopharmacol 14: 3–20

Angst J (1980) Verlauf unipolar depressiver, bipolar manisch-depressiver und schizoaffektiver Erkrankungen und Psychosen. Ergebnisse einer prospektiven Studie. Fortschr Neurol Psychiatr 48: 3–30

Angst J (1981) Clinical indications for prophylactic treatment of depression. Adv Biol Psychiatr 7: 218–229

Baethge C, Gruschka P, Smolka MN, Berghöfer A, Bschor T, Müller-Oerlinghausen B, Bauer M (2003) Effectiveness and outcome predictors of long-term lithium prophylaxis in unipolar major depressive disorder. J Psychiatry Neurosci 28: 355–361

Bauer MS, Crits-Christpoh P, Ball WA, Dewees E, McAllister T, Alahi P, Cacciola J, Whybrow PC (1991) Independent assessment of manic and depressive symptoms by self-rating. Scale characteristics and implications for the study of mania. Arch Gen Psychiatry 48: 807–812

Bauer M, Bschor T, Kunz D, Berghöfer A, Ströhle A, Müller-Oerlinghausen B (2000) Double-blind, placebo-controlled trial of the use of lithium to augment antidepressant medication in continuation treatment of unipolar major depression. Am J Psychiatry 157: 1429–1435

Bauer M, Priebe S, Berghöfer A, Bschor T, Kiesslinger U, Whybrow PC (2001) Subjective response to and tolerability of long-term supraphysiological doses of levothyroxine in refractory mood disorders. J Affect Disord 64: 35–42

Bauer M, Whybrow PC, Angst J, Versiani M, Möller HJ, WFSBP Task Force on Treatment Guidelines for Unipolar Depressive Disorders (2002a) World Federation of Societies of Biological Psychiatry (WFSBP) Guidelines for biological treatment of unipolar depressive disorders, part 1: Acute and continuation treatment of major depressive disorder. World J Biol Psychiatry 3: 5–43

Bauer M, Whybrow PC, Angst J, Versiani M, Möller HJ, WFSBP Task Force on Treatment Guidelines for Unipolar Depressive Disorders (2002b) World Federation of Societies of Biological Psychiatry (WFSBP) Guidelines for biological treatment of unipolar depressive disorders, part 2: Maintenance treatment of major depressive disorder and treatment of chronic depressive disorders and subthreshold depressions. World J Biol Psychiatry 3: 69–86

Bauer M, Berghöfer A, Bschor T, Baumgartner A, Kieslinger U, Hellweg R, Adli M, Baethge C, Müller-Oerlinghausen B (2002c) Supraphysiological doses of L-thyroxine in the maintenance treatment of prophylaxis-resistant affective disorders. Neuropsychopharmacology 27: 620–628

Bauer M, Grof P, Gyulai L, Rasgon N, Glenn T, Whybrow PC (2004a) Using technology to improve longitudinal studies: self-reporting with ChronoRecord in bipolar disorder. Bipolar Disord 6: 67–74

Bauer M, Fairbanks L, Berghöfer A, Hierholzer J, Bschor T, Baethge C, Rasgon N, Sasse J, Whybrow PC (2004b) Bone mineral density during maintenance treatment with supraphysiological doses of levothyroxine in affective disorders. J Affect Disord 83: 183–190

Bialos D, Giller F, Jatlow P, Docherty J, Harkness L (1982) Recurrence of depression after discontinuation of long-term amitriptyline treatment. Am J Psychiatry 139: 325–329

Bostwick JM, Pankratz VS (2000) Affective disorders and suicide risk: A reexamination. Am J Psychiatry 157: 1925–1932

Bschor T, Lewitzka U (2004) Lithiumsalze zur Prävention von Depressionen und Manien – immer noch Mittel der ersten Wahl? Arzneiverordnung in der Praxis 31: 8–9

Bschor T, Berghöfer A, Ströhle A, Kunz D, Adli M, Müller-Oerlinghausen B, Bauer M (2002) How long should the lithium augmentation strategy be maintained? A 1-year follow up of a placebo-controlled study in unipolar refractory major depression. J Clin Psychopharmacol 22: 427–430

Burgess S, Geddes J, Hawton K, Townsend E, Jamison K, Goodwin G (2002) Lithium for maintenance treatment of mood disorders (Cochrane review). Update Software, Oxford

Carney S, Geddes J, Furukawa T, Goodwin G, Kupfer D, Davies C (2000) Duration of treatment with antidepressants in depressive disorder (protocol for a Cochrane review). Update Software, Oxford

Colom F, Vieta E, Martínez-Arán A et al. (2003) A randomized trial on the efficacy of group psychoeducation in the prophylaxis of recurrences in bipolar patients whose disease is in remission. Arch Gen Psychiatry 60: 402–407

Davidson J, Raft D (1984) Use of phenelzine in continuation therapy. Neuropsychobiology 11: 191–194

Depression Guideline Panel (1993) Depression in Primary Care: Volume 2. Treatment of major depression. Agency for Health Care Policy and Research, Maryland; US Department of Health and Human Services, Rockeville

DGPPN: Deutsche Gesellschaft für Psychiatrie, Psychotherapie und Nervenheilkunde (Hrsg) (2000) Praxisleitlinien in Psychiatrie und Psychotherapie, Bd 5: Behandlungsleitlinie Affektive Erkrankungen. Steinkopff, Darmstadt

Felber W (1999) Zur Mortalität langjährig lithiumbehandelter Patienten mit affektiven Störungen. Suizidprophylaxe 26: 34–38

Felber W, Kyber A (1994) Suizide und Parasuizide während und außerhalb einer Lithiumprophylaxe. In: Müller-Oerlinghausen B, Berghöfer A (Hrsg) Ziele und Ergebnisse der medikamentösen Prophylaxe affektiver Psychosen. Thieme, Stuttgart, S 53–59

Franchini L, Gasperini M, Perez J, Smeraldi E, Zanardi R (1998) Dose-response efficacy of paroxetine in preventing depressive recurrences: a randomized, double-blind study. J Clin Psychiatry 59: 229–232

Frank E, Kupfer DJ, Peral JM, Cornes C, Jarrett DB, Mallinger AG, Thase ME, McEachran AB, Grochocinski VJ (1990) Three-year outcomes for maintenance therapies in recurrent depression. Arch Gen Psychiatry 47: 1093–1099

Frank E, Kupfer DJ, Peral JM, Cornes C, Mallinger AG, Thase ME, McEachran AB, Grochocinski VJ (1993) Comparison of full-dose versus half-dose pharmacotherapy in the maintenance treatment of recurrent depression. J Affect Disord 27: 139–145

Gagné GG, Furman MJ, Carpenter LL, Price LH (2000) Efficacy of continuation ECT and antidepressant drugs compared to long-term antidepressants alone in depressed patients. Am J Psychiatry 157: 1960–1965

Geddes JR, Carney SM, Davies C, Furukawa TA, Kupfer DJ, Frank E, Goodwin GM (2003) Relapse prevention with antidepressant drug treatment in depressive disorders: a systematic review. Lancet 361: 653–661

Georgotas A, McCue RE, Cooper TB (1989) A placebo-controlled comparison of nortriptyline and phenelzine in maintenance therapy of elderly depressed patients. Arch Gen Psychiatry 46: 783–786

Gonzales LR, Lewinsohn PM, Clarke GN (1985) Longitudinal follow-up of unipolar depressives: an investigation of predictors of relapse. J Consult Clin Psychol 53: 461–469

Greil W, Ludwig-Mayerhofer W, Erazo N et al. (1996) Comparative efficacy of lithium and amitriptyline in the maintenance treatment of recurrent unipolar depression: a randomized study. J Affect Disord 40: 179–190

Gyulai L, Bauer M, Garcia-Espana F, Hierholzer J, Baumgartner A, Berghöfer A, Whybrow PC (2001) Bone mineral density in pre- and post-menopausal women with affective disorder treated with long-term L-thyroxine augmentation. J Affect Disord 66: 185–1991

Harrison W, Rabkin J, Stewart JW, McGrath PJ, Tricamo E, Quitkin F (1986) Phenelzine for chronic depression: a study of continuation treatment. J Clin Psychiatry 47: 346–349

Jarret RB, Basco MR, Risser R, Ramanan J, Marwill M, Kraft D, Rush AJ (1998) Is there a role for continuation phase cognitive therapy for depressed outpatients? J Consult Clin Psychol 66: 1036–1040

Jarret RB, Kraft D, Doyle J, Foster BM, Eaves GC, Silver PC (2001) Preventing recurrent depression using cognitive therapy witch and without a continuation phase: a randomized clinical trial. Arch Gen Psychiatry 58: 381–388

Katon W, Rutter C, Ludman EJ, Von Korff M, Lin E, Simon G, Bush T, Walker E, Unutzer J (2001) A randomized trial for relapse prevention of depression in primary care. Arch Gen Psychiatry 58: 241–247

Keller MB, Lavori PW, Lewis CE, Klerman GL (1983) Predictors of relapse in major depressive disorder. JAMA 250: 3299–3304

Kupfer DJ (1993) Management of Recurrent Depression. J Clin Psychiatry 54 [Suppl Feb]: 29–33

Kupfer DJ, Frank E, Perel JM, Cornes C, Mallinger AG, Thase ME, McEachran AB, Grochocinski VJ (1992) Five-year outcomes for maintenance therapies in recurrent depression. Arch Gen Psychiatry 49: 769–773

Lenze EJ, Dew MA, Mazumdar S et al. (2002) Combined pharmacotharapy and psychotherapy as maintenance treatment for late-life depression: Effects on social adjustment. AJP 159: 466–468

Maj M, Veltro F, Pirozzi R, Lobrace S, Magliano L (1992) Pattern of recurrence of illness after recovery from an episode of major depression: an prospective study. Am J Psychiatry 149: 795–800

Mueller TI, Leon AC, Keller MB, Solomon DA, Endicott J, Coryell W, Warshaw M, Maser JD (1999) Recurrence after recovery from major depressive disorder during 15 years of observational follow-up. Am J Psychiatry 156: 1000–1006

Müller-Oerlinghausen B, Berghöfer A, Ahrens B (2003) The antisuicidal and mortality-reducing effect of lithium prophylaxis: consequences for guidelines in clinical psychiatry. Can J Psychiatry 48: 433–439

Nobler MS, Sackeim HA (2000) Electroconvulsive therapy. In: Helmchen H, Henn F, Lauter H, Sartorius N (eds) Contemporary psychiatry, vol 3. Springer, Berlin Heidelberg New York Tokio, pp 425–434

Paykel ES, Priest RG (1992) Recognition and management of depression in general practice: consensus statement. BMJ 305: 1198–1202

Paykel ES, Ramana R, Cooper Z, Hayhurst H, Kerr J, Barocka A (1995) Residual symptoms after partial remission: an important outcome in depression. Psychol Med 25: 1171–1180

Placidi GF, Lenzi A, Lazzerini F, Cassano GB, Akiskal HS (1986) The comparative efficacy and safety of carbamazepine versus lithium: a randomized, double-blind 3-year trial in 83 patients. J Clin Psychiatry 47: 490–494

Pöldinger W (1971) Kompendium der Psychopharmakotherapie. Hoffmann-La Roche, Grenzach/Baden, S 116

Rabheru K, Persad E (1997) A review of continuation and maintenance electroconvulsive therapy. Can J Psychiatry 42: 476–484

Reynolds CF III, Frank E, Perel JM et al. (1996) High relapse rate after discontinuation of adjunctive medication for elderly with recurrent major depression. Am J Psychiatry 153: 1418–1422

Reynolds CF III, Frank E, Perel JM et al. (1999) Nortriptyline and interpersonal psychotherapy as maintenance therapies for recurrent major depression: A randomized controlled trial in patients older than 59 years. JAMA 281: 39–45

Robinson DS, Lerfald SC, Bennett B, Laux D, Devereaux E, Kayser A, Corcella J, Albright D (1991) Continuation and maintenance treatment of major depression with the monamine oxidase inhibitor phenelzine: a double-blind placebo-controlled continuation study. Psychopharmacol Bull 27: 31–39

Roy-Byrne P, Post RM, Uhde TW, Porcu T, Davis D (1985) The longitudinal course of recurrent affective illness: life chart data from research patients at the NIMH. Acta Psychiatr Scand 71 [Suppl]: 3–34

Rush AJ, Kupfer DJ (2001) Strategies and tactics in the treatment of depression. In: Gabbard GO (ed) Treatment of psychiatric disorders, 3rd edn. American Psychiatric Publishing, Washington DC, pp 1417–1439

Sackeim HA, Haskett R, Mulsant BH et al. (2001) Continuation pharmacotherapy in the prevention of relapse following electroconvulsive therapy. A randomized controlled trial. JAMA 285: 1299–1307

Schärer LO, Hartweg V, Hoern M et al. (2002) Electronic diary for bipolar patients. Neuropsychobiology 46: 10–12

Simhandl C, Denk E, Thau K (1993) The comparative of carbamazepine low and high serum level and lithium carbonate in the prophylaxis of effective disorders. J Affect Disord 28: 221–231

Solomon DA, Keller MB, Leon AC et al. (1997) Recovery from major depression. A 10-year prospective follow-up across multiple episodes. Arch Gen Psychiatry 54: 1001–1006

Souza FGM, Goodwin GM (1991) Lithium treatment and prophylaxis in unipolar depression. A meta-analysis. BrJ Psychiatry 158: 666–675

Thase ME (1999) Long-term nature of depression. J Clin Psychiatry 60 [Suppl 14]: 3–9

Thies-Flechtner K, Müller-Oerlinghausen B, Seibert W, Walther A, Greil W (1996) Effect of prophylactic treatment on suicide risk in patients with major affective disorders. Data from a randomized prospective trial. Pharmacopsychiatry 29: 103–107

Tondo L, Hennen J, Baldessarini RJ (2001) Lower suicide risk with long-term lithium treatment in major affective illness: a meta-analysis. Acta Psychiatr Scand 104: 163–172

Wolfersdorf M (1999) Suizidalität. In: Berger M (Hrsg) Psychiatrie und Psychotherapie. Urban & Schwarzenberg, München, S 889–904

Zis AP, Grof P, Webster M, Goodwin FK (1980) Prediction of relapse in recurrent affective disorder. Psychopharmacol Bull 16: 47–49

Rezidivierende kurze depressive Episoden und Rapid Cycling

S. Kasper, L. Pezawas

Sowohl rezidivierende kurze depressive Episoden (RKD), im angloamerikanischen Sprachraum Recurrent Brief Depression (RBD) genannt, als auch Rapid Cycling sind häufig in der Klinik vernachlässigte Phänomene, die unter therapeutischen Gesichtspunkten einer speziellen Beachtung bedürfen. Während für Rapid Cycling bereits verschiedene doppelblind angelegte Untersuchungen zur Verfügung stehen, liegen für die RKD noch keine klareren Behandlungsempfehlungen vor.

Rezidivierende kurze depressive Episoden sind durch ihre Kürze und ihr i. d. R. häufiges Auftreten (meist 1–3 Tage, mindestens einmal pro Monat) charakterisiert. Sie zeigen dabei im Querschnitt das volle Symptombild einer Major Depression. Die wenigen klinischen Studien sprechen eher für den Einsatz von Lithium, Carbamazepin und Lamotrigin, evtl. auch von Antipsychotika, als für Antidepressiva.

Unter Rapid Cycling versteht man das Auftreten von mehr als vier affektiven Episoden pro Jahr im Rahmen einer Bipolar-I- oder Bipolar-II-Störung. Die manischen Episoden scheinen hierbei besser auf eine Behandlung anzusprechen. Kombinationen von Stimmungsstabilisierern (Lithium, Lamotrigin, Valproinsäure, Olanzapin) sind vermutlich effektiver als Monotherapien. Bei Überwiegen depressiver Episoden kann eine Zusatzbehandlung mit einem SSRI günstig sein.

37.1 Rezidivierende kurze depressive Episoden

Bereits 1852 wurde von Pohl beschrieben, dass bei Patienten Episoden von »periodischer Melancholie« vorkommen können, die Stunden bis Tage andauern. Angst (1994), auf dessen Arbeiten zum Thema im Folgenden noch näher eingegangen wird, fasst die Geschichte zur RKD zusammen und gliedert sie weiter in folgende Etappen:

- Kraepelin beschrieb 1889 psychopathologische Symptome der Hypomanie und milder depressiver Verstimmungen, die von kurzer Dauer waren.
- Paskind fand 1929, dass Patienten mit kurz andauernden Depressionen eher in allgemeinmedizinischen Praxen als in psychiatrischen Krankenhäusern zu beobachten sind.
- Busse schlägt 1955 vor, dass die kurz andauernden depressiven Episoden auch reaktive Depressionen genannt werden könnten.
- In den 70er Jahren beschrieben Spitzer et al. im Rahmen der Research Diagnostic Criteria »intermittierende depressive Erkrankungen«, von denen die Patienten für die Dauer von 2 Jahren betroffen waren, wobei die Stimmung stündlich oder auch im Wochenabstand wechseln könne. Diese Definition wurde jedoch selten verwendet.
- Clayton charakterisiert 1980 sog. »very brief depressions« – ein Konzept, das auch von der wissenschaftlichen Gemeinschaft nicht aufgenommen wurde.
- Von Montgomery et al. wurde 1989 eine Gruppe von Patienten zusammengefasst, die kurz dauernde schwere depressive Episoden hatten und dabei auch einen höheren Grad an Suizidalität aufwiesen.

In einer im Jahr 1978 begonnenen longitudinalen epidemiologischen Studie konnten Angst und Dobler-Mikolar (1985) zeigen, dass Stimmungsschwankungen bei der rezidivierenden kurzen depressiven Episode weniger als 8 Tage andauern. Diese und weitere Forschungen von Angst haben zur Einbeziehung der RKD in das ICD-10-System geführt. Interessanterweise konnte dieses Krankheitsbild auch bei den Herbst-Winter-Depressionen gefunden werden (Kasper et al. 1992).

37.1.1 Epidemiologie

Die RKD wurde in zwei longitudinalen und zwei epidemiologischen Querschnittsstudien untersucht. In der Zürich-Studie (Angst u. Hochstrasser 1994) wurde eine Gruppe der Allgemeinbevölkerung vom 19. bis zum 41. Lebensjahr untersucht; dabei wurde eine Lebenszeitprävalenz der reinen RKD ohne eine andere affektive Störung von 12,5% gefunden. Interessanterweise ergab sich kein Geschlechtsunterschied, der sonst bei der Major Depression gefunden werden kann. In einer davon unabhängigen Studie wurde in Mainz eine vergleichbare Prävalenzrate gefunden (Maier et al. 1994), während diese in Sardinien mit 7,6% geringer ausfiel (Carta et al. 2003). In der vor kurzem von Pezawas et al. (2003) vorgelegten großen Studie in der Allgemeinbevölkerung im Rahmen der »Early Developmental Stages of Psychopathology Study (EDSP)«, die in München durchgeführt wurde, konnten die Verlaufsstabilität der RKD und die von Angst beschriebenen Charakteristika in ihren Kernaussagen bestätigt werden.

37.1.2 Diagnose und Differenzialdiagnose

Erstmals wurde die RKD im Jahr 1994 aufgrund der vorliegenden überzeugenden epidemiologischen Daten in die ICD-10 und auch in das DSM-IV aufgenommen. Eine Gegenüberstellung der ICD-10- und DSM-IV-Charakteristika findet sich in ◘ Tabelle 37.1. Während die RKD in der ICD-10 eine eigene klinische Diagnose darstellt, ist diese im DSM-IV als eine Subkategorie der depressiven Störungen aufgeführt. Das diagnostische Charakteristikum für die RKD besteht darin, dass dieselben Symptome wie bei der Major Depression auftreten, die auch nicht milder in der Ausprägung sein sollten, aber in der Dauer unter 14 Tagen liegen. Die Symptomatik sollte etwa einmal im Monat, unabhängig vom Menstruationszyklus (ICD-10-Voraussetzung), auftreten.

Die wichtigsten **Differenzialdiagnosen** können ◘ Tabelle 37.2 entnommen werden. Gegenüber der Major Depression ist das wichtigste Unterscheidungskriterium die kürzere Dauer der Symptomatik, die etwa 1–3 Tage andauert, wie epidemiologische Daten zeigen. Eine kurz dauernde Symptomatik kann prinzipiell auch bei der Panikstörung, der prämenstruell dysphorischen Störung, der Borderline-Persönlichkeitsstörung, dem Rapid Cycling bzw. dem »Ultra-« und »Ultra-Ultra-Rapid Cycling« sowie bei der drogeninduzierten Depression auftreten. Eine entsprechende differenzialdiagnostische Zuordnung kann aufgrund der vorherrschenden Symptomatik erfolgen, die bei der RKD durch die im Vordergrund stehenden depressiven Symptome gekennzeichnet ist.

37.1.3 Symptomatologie

Ein Symptomprofil der RKD wurde in den verschiedenen epidemiologischen Untersuchungen (Zürich-Studie, Mainz-Studie, EDSP-Studie) er-

◘ **Tabelle 37.1.** Gegenüberstellung der ICD-10- und DSM-IV-Definition der rezidivierenden kurzen depressiven Störung (**RKD**). (Nach Pezawas 2001)

ICD-10 (F38.10)	DSM-IV (311)
Einschlusskriterien	
– Depressive Episode (ohne Zeitdauer) – Episodendauer: 1–13 Tage – Etwa monatlich für mindestens 12 Monate – Unabhängig vom Menstruationszyklus – Beeinträchtigung	– Major Depression (ohne Zeitdauer) – Episodendauer: 2–13 Tage – Mindestens monatlich für mindestens 12 Monate – Unabhängig vom Menstruationszyklus
Ausschlusskriterien	
Keine	– Substanzinduziert, somatische Krankheit – Anamnese von MD; Dysthymie; manische, gemischte, hypomane Episode; Zyklothymie, Schizophrenie; schizophreniforme, schizoaffektive, wahnhafte oder nicht näher bezeichnete psychotische Störung

■ **Tabelle 37.2.** Psychiatrische Differenzialdiagnose der rezidivierenden kurzen depressiven Störung nach DSM-IV anhand von Dauer, Häufigkeit und Auslösern. (Nach Pezawas et al. 2001)

Störung	Dauer	Chronobiologische Rhythmik/ Häufigkeit
Diagnostische Kategorien		
RKD[a]	2–13 Tage	14–30 Tage
Panikstörung	Minuten bis Stunden	Täglich bis monatlich
PMDS	7–14 Tage	Zyklisch (=etwa monatlich)
Major Depression	≥14 Tage	>2-monatlich bis Jahrzehnte
Bipolar-I/II-Störung[a]	≥14 Tage	>2-monatlich bis Jahrzehnte
Minor Depression	≥14 Tage	>2-monatlich bis Jahrzehnte
Zyklothymie	Tage bis Monate	Tage bis Monate
Dysthymie	>50% des Monats	Fast täglich
Borderline-Persönlichkeitsstörung	Stunden (häufig) bis Tage (selten)	Täglich bis monatlich
Verlaufsformen		
RC	≥14 Tage	≥3 Monate
Ultra-RC	>24 Stunden	Täglich bis wöchentlich
Ultra-Ultra-RC	<24 Stunden	Stündlich
Saisonales Muster	≥14 Tage	Saisonal

RKD rezidivierende kurze depressive Störung, **PMDS** prämenstruelle dysphorische Störung, **RC** Rapid Cycling.
[a]Störungen, Symptomschwelle einer Major Depression.

stellt und bestätigt. Dabei fand sich, dass die Symptomatik der RKD mit der bei Major Depression vergleichbar ist, wenngleich durch die EDSP-Studie gezeigt werden konnte, dass bei RKD-Patienten vermehrt Schlafprobleme auftreten. Des Weiteren wurde darauf hingewiesen, dass die Kombination von RKD und Major Depression mit einer erhöhten Rate an Suizidalität verbunden ist, wie auch aus der klinischen Untersuchung von Montgomery et al. (1989) abgelesen werden kann. Das gleichzeitige Auftreten von RKD und Major Depression wurde von Montgomery et al. (1989) als kombinierte Depression in die Literatur eingeführt, und durch die nachfolgenden epidemiologischen Untersuchungen konnte bestätigt werden, dass diese Kombination mit einer deutlichen Zunahme der Suizidalität und einer allgemeinen Behinderung verbunden ist.

Die longitudinalen epidemiologischen Untersuchungen konnten weiter charakterisieren, dass die RKD nicht eine prodromale oder residuale Form der Major Depression oder einer anderen psychiatrischen Erkrankung darstellt. In der Zürich-Studie konnte z. B. gezeigt werden, dass bei 10% der ursprünglich als Major Depression diagnostizierten Fälle später eine RKD diagnostiziert wurde und bei ursprünglich als RKD diagnostizierten Fällen bei 20% eine Major Depression auftrat.

37.1.4 Behandlung

Etwa 2 Drittel der RKD-Patienten kommen im Laufe ihres Lebens in medizinische Behandlung, wobei etwa ein Viertel beim Hausarzt vorstellig wird, ein Viertel in psychologischer Behandlung steht und die verbleibende Hälfte dieser Patienten bei Psychiatern oder Nervenärzten zu finden ist. Interessanterweise gaben in der Zürich-Studie (Angst u. Hochstrasser 1994) nahezu alle Patienten an, dass sie psychotherapeutische Hilfe bekamen, dagegen selten psychopharmakologische Medikationen. In der allgemeinmedizinischen Praxis wurde diese Konstellation für die Mainz-Studie von etwa 19% angegeben, was dreimal so niedrig

Tabelle 37.3. Übersicht über doppelblinde placebokontrollierte Therapiestudien zur rezidivierenden kurzen depressiven Störung. (Nach Pezawas et al. 2001)

Studie	n	Substanz	Dosierung	Response
Kocmur et al. 1998[a]	16	Paroxetin	20–40 mg/Tag	–
Montgomery et al. 1994	148	Paroxetin	20 mg/Tag	–
Montgomery et al. 1994	107	Fluoxetin	60 mg 2-mal/Wo.	–
Montgomery et al. 1994[b]	37	Flupentixol	20 mg/Monat	–
Montgomery et al. 1994	58	Mianserin	30 mg/Tag	–
Pazzaglia et al. 1998[c]	2	Carbamazepin[f]	700–800 mg/Tag	+
Pazzaglia et al. 1998[c]	3	Nimodipin	90–720 mg/Tag	+
Pazzaglia et al. 1998[c]	1	Verapamil	200 mg/Tag	+
Verkes et al. 1998[d]	91	Paroxetin	40 mg/Tag	–
Wermuth et al. 1998[e]	37	Citalopram	10–20 mg/Tag	–

[a]intermittierende depressive Störung; [b]Reduktion der Suizidversuche; [c]Einzelfallanalysen; [d]Reduktion der Suizidversuche in einer Subgruppe; [e]Parkinson-Patienten mit RKD; [f]Carbamazepin wurde als Add-on-Therapie zu Nimodipin verordnet.

ist wie bei der Behandlung der Agoraphobie (Linden et al. 1999). Da etwa 10% der RKD-Patienten und etwa 30% der Patienten mit einer kombinierten Depression (d. h. RKD plus Major Depression) einen Suizidversuch unternehmen, wird die Notwendigkeit einer adäquaten Therapie deutlich.

Die wenigen verfügbaren psychopharmakologischen Untersuchungen (Tabelle 37.3) lassen erkennen, dass die klassischen, doppelblinden placebokontrollierten Untersuchungen für die Indikation RKD keine erfolgreiche Behandlung mit Antidepressiva ergeben haben. Demgegenüber stehen positive Fallberichte, bei denen Antidepressiva (Stamenkovic et al. 1998; Pezawas et al. 2002), Lithium, Carbamazepin (Pazzaglia et al. 1998) oder Lamotrigin (Malt u. Fladvad 2001) verwendet wurden.

Montgomery et al. (1994) weisen darauf hin, dass evtl. Neuroleptika den Antidepressiva vorzuziehen sind. Unter diesem Gesichtspunkt ist es überlegenswert, ob nicht die Gruppe der atypischen Antipsychotika in einer mittleren Dosierung geeignet wäre, die Symptomatik der RKD günstig zu beeinflussen. Entsprechende Befunde liegen jedoch nicht vor.

37.2 Rapid Cycling

Obwohl das Rapid Cycling bereits mit Einführung des DSM-IV in die psychiatrische Klassifikation eingegangen ist, bleibt es in der klinischen Praxis häufig unerkannt. Dies liegt vor allem daran, dass selten nach der Episodenhäufigkeit im Zeitverlauf gefragt wird.

37.2.1 Definition

Als Rapid Cycling wird die rasche Abfolge mehrerer Episoden im Rahmen einer bipolaren Störung bezeichnet, wobei mindestens 4 depressive, hypomanische, gemischte oder manische Episoden innerhalb der vergangenen 12 Monate aufgetreten sein sollen (Dunner u. Fieve 1974). Die Episoden können in beliebiger Reihenfolge bzw. Kombination auftreten, fließend ineinander übergehen oder auch durch eine zwischenzeitlich bestehende Euthymie voneinander abgegrenzt sein. Wenn die Phasenwechsel innerhalb von Wochen oder Tagen auftreten, spricht man von »Ultra-Rapid Cycling« bzw. von »Ultra-Ultra-Rapid Cycling« bei Phasenwechsel innerhalb von Stunden (Walden u. Grunze 2000).

37.2.2 Studienergebnisse und Behandlungsempfehlungen

Während man früher meinte, dass Rapid Cycling einen spezifischen Prädiktor für das Nichtansprechen auf eine psychopharmakologische Behandlung darstelle (Baldessarini et al. 2000), weisen Langzeituntersuchungen darauf hin, dass dies ein nicht spezifischer Prädiktor für die Schwere der Erkrankung ist (Tondo et al. 2003). In der von Coryell et al. (2003) vorgelegten Langzeituntersuchung (mittlere Untersuchungsdauer 13,7 Jahre) konnte gezeigt werden, dass bipolare Patienten eher ein Rapid-Cycling-Muster entwickeln, das durch eine deutliche depressive Morbidität und ein höheres Risiko für das Auftreten von Suizidversuchen gekennzeichnet ist. In dieser Langzeituntersuchung an 345 Patienten mit Bipolar-I- bzw. Bipolar-II-Erkrankung fand sich allerdings kein Zusammenhang mit der gleichzeitigen Einnahme von trizyklischen Antidepressiva. Dieser fehlende Zusammenhang steht jedoch im Gegensatz zu der umfangreichen Literatur, die zeigt, dass insbesondere die anticholinerge Komponente trizyklischer Antidepressiva und das Fehlen von Stimmungsstabilisierern zum Auftreten eines Rapid Cycling signifikant beitragen können (Wehr et al. 1988; Goodwin u. Jamison 1990; Coryell 1993).

! Ein vor kurzem vorgelegtes internationales Konsensusdokument (Calabrese et al. 2004) empfiehlt zur Behandlung einer depressiven Episode im Rahmen einer Bipolar-I-Erkrankung mit Rapid-Cycling-Verlauf den Einsatz von zwei Medikamenten der ersten Wahl:

- **Lithium (Kategorie-1-Evidenz),**
- **Lamotrigin (Kategorie-1-Evidenz),**
- **Olanzapin (Kategorie-2-Evidenz),**
- **Olanzapin-Fluoxetin-Kombination (Kategorie-2-Evidenz).**

Falls dies keine Verbesserung bringt, kann die Zugabe von Valproat bzw. Olanzapin erwogen werden (■ Abb. 37.1).

Um der Frage nachzugehen, ob Rapid Cycling ein Prädiktor für das Nichtansprechen auf Lithium und ein Ansprechen auf Valproinsäure (Calabrese et al. 1993) darstellt, wurde von Calabrese et al. (2003) eine 24-monatige doppelblinde Langzeituntersuchung an 60 Patienten durchgeführt, die an einer bipolaren Erkrankung (I und II) mit Rapid-Cycling-Verlauf litten. Die Ergebnisse dieser Untersuchung konnten keine Überlegenheit von Valproinsäure gegenüber Lithium zeigen, wie ursprünglich aufgrund der »Kindling-Hypothese« von Post et al. (1996) behauptet. In der Diskussion gehen die Autoren darauf ein, dass evtl. eine Kombination von Lithium und Valproinsäure bei dieser Gruppe von therapieresistenten Patienten günstig sein kann.

In einer weiteren Studie wurden für den Zeitraum von 6 Monaten 60 bipolare Patienten mit Rapid-Cycling-Verlauf doppelblind und placebokontrolliert mit Lamotrigin behandelt (Calabrese et al. 2000). Während sich für die Gesamtgruppe ein signifikanter Unterschied zugunsten von Lamotrigin ergab, war dies für die Subgruppe der Bipolar-I-Patienten nicht gegeben.

In der Untersuchung von Sanger et al. (2003) wurde 45 bipolaren Patienten über den Zeitraum von 3 Wochen Olanzapin oder Placebo verabreicht, wobei sich ein signifikanter Effekt in der Olanzapingruppe bei der Reduktion der manischen Symptome, nicht jedoch der depressiven Symptome zeigte.

In einer Langzeituntersuchung (Vieta et al. 2001) konnte in einer Kombinationstherapie von Olanzapin mit weiteren Stimmungsstabilisierern eine signifikante Reduktion von manischen und depressiven Symptomen gefunden werden.

Zusammengefasst zeigt sich, dass manische Symptome im Rahmen des Rapid Cycling besser auf die Behandlung ansprechen, obwohl die Depressionen im Verlauf überwiegen (Calabrese et al. 2001). In dem oben genannten internationalen Konsensusdokument wird daher die zusätzliche Gabe von SSRI zu Stimmungsstabilisierern bei Rapid Cycling empfohlen (Calabrese et al. 2004).

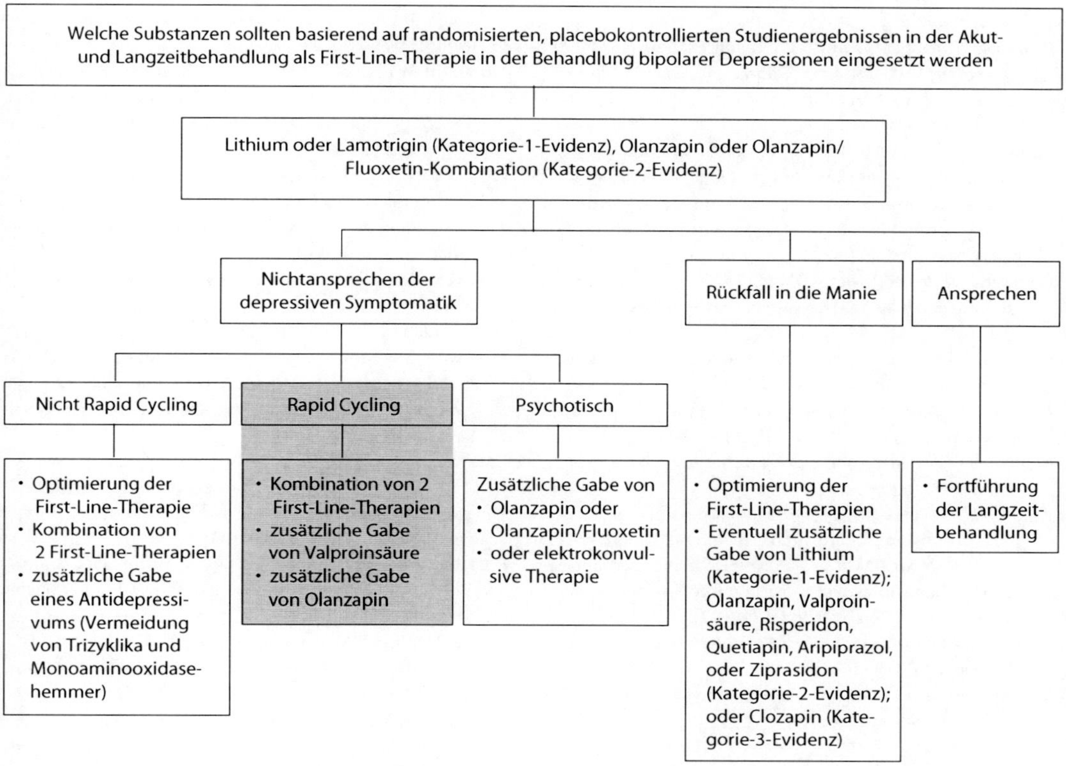

Abb. 37.1. Behandlung von Rapid Cycling in einer Konsensusleitlinie für die Behandlung der Bipolar-I-Depression (nach Calabrese et al. 2004). Die Autoren stimmen darin überein, dass Studiendaten zur Langzeitsicherheit und -wirksamkeit die Wahl des Therapeutikums in der Akutbehandlung der bipolaren Depression maßgeblich beeinflussen sollten. **Kategorie-1-Evidenz:** randomisierte placebokontrollierte Studie(n) in der Behandlung der akuten bipolaren Depression (oder Rückfall in die Manie) und in der Langzeitbehandlung beider Pole der Erkrankung bei jüngst erkrankten depressiven und manischen Patienten. **Kategorie-2-Evidenz:** randomisierte placebokontrollierte Studie(n) in der jeweiligen Akutphase oder in der Langzeitbehandlung eines Erkrankungspols, woraus abgeleitet werden kann, dass keine Stimmungsdestabilisierung erfolgte. **Kategorie-3-Evidenz:** randomisierte placebokontrollierte Studie(n) in jeder Behandlungsphase bipolarer Erkrankungen. (Therapierichtlinien ohne Angaben von Evidenzkategorien beruhen **nicht** auf einem evidenzbasierten Beurteilungsschema.)

Literatur

Angst J (1994) The history and concept of recurrent brief depression. Eur Arch Psychiatr Clin Neurosci 244: 171–173

Angst J, Dobler-Mikola A (1985) The Zurich Study – a prospective epidemiological study of depressive, neurotic and psychosomatic syndromes. IV: Recurrent and nonrecurrent brief depression. Eur Arch Psychiatr Clin Neurosci 234: 408–416

Angst J, Hochstrasser B (1994) Recurrent brief depression: the Zurich Study. J Clin Psychiatr 55 [Suppl]: 3–9

Baldessarini RJ, Tondo L, Floris G, Hennen J (2000) Effects of rapid cycling on response to lithium maintenance treatment in 360 bipolar I and II patients. J Affect Disord 61: 13–22

Calabrese JR, Rapport DJ, Kimmel SE, Reece B, Woyshville MF (1993) Rapid cycling bipolar disorder and its treatment with valproate. Can J Psychiatry 38: S57–S61

Calabrese JR, Suppes T, Bowden CL et al. (2000) A double-blind, placebo-controlled, prophylaxis study of lamotrigine in rapidcycling bipolar disorder. Lamictal 614 Study Group. J Clin Psychiatry 61: 841–850

Calabrese JR, Shelton MD, Bowden CL et al. (2001) Bipolar rapid cycling: focus on depression as its hallmark. J Clin Psychiatry 62 [Suppl 14]: 34–41

Calabrese JR, Shelton M, Rapport D, et al. (2003) Is rapid cycling a predictor of non-response to lithium? [poster] Presented at the 42nd annual meeting of the Am Coll Neuropsychopharmacol, Dec 7–11, 2003; San Juan, Puerto Rico

Calabrese JR, Kasper S, Johnson G, Tajima O, Vieta E, Yatham LN, Young AH (2004) International consensus group on bipolar I depression treatment guidelines. J Clin Psychiatry 65: 569–579

Carta MG, Altamura AC, Hardoy MC, Pinna F, Medda S, Dell·Osso L, Carpiniello B, Angst J (2003) Is recurrent brief depression an expression of mood spectrum disorders in young people? Results of a large community sample. Eur Arch Psychiatr Clin Neurosci 253: 149–153

Corominas A, Bonet P, Nieto E (1998) Recurrent brief depression successfully treated with lithium. Biol Psychiatry 44: 927–929

Coryell W (1993) Can antidepressants induce rapid cycling? Arch Gen Psychiatry 50: 497–498

Coryell W, Solomon D, Turvey C, Keller M, Leon AC, Endicott J, Schettler P, Judd L, Mueller T (2003) The long-term course of rapid-cycling bipolar disorder. Arch Gen Psychiatr 60: 914–920

Dunner DL, Fieve RR (1974) Clinical factors in lithium-carbonate prophylaxis failure. Arch Gen Psychiatry 30: 229–233

Gardner DL, Cowdry RW (1986) Positive effects of carbamazepine on behavioral dyscontrol in borderline personality disorder. Am J Psychiatr 143: 519–522

Gertz HJ (1992) Kurzdauernde depressive Verstimmungen. Nervenarzt 63: 50–51

Goodwin FK, Jamison KR (1990) Manic-depressive illness. Oxford University Press

Grunze H, Walden J, Dittmann S et al. (2002) Psychopharmakotherapie bipolarer affektiver Störungen. Nervenarzt 73: 4–19

Joffe RT (1996) Tranylcypromine in recurrent brief depression: two case reports. Int Clin Psychopharmacol 11: 287–288

Kasper S, Ruhrmann S, Haase T, Möller HJ (1992) Recurrent brief depression and its relationship to seasonal affective disorder. Eur Arch Psychiatr Clin Neurosci 242: 20–26

Kocmur M, Dernovsek MZ, Tavcar R (1998) Effect of paroxetine on intermittent brief depression episodes and suicide attempts among patients with personality disorders. A double blind, placebo-controlled study. Psychiatria Danubina 10: 283–286

Linden M, Lecrubier Y, Bellantuono C, Benkert O, Kisely S, Simon G (1999) The prescribing of psychotropic drugs by primary care physicians: an international collaborative study. J Clin Psychopharmacol 19: 132–140

Maier W, Herr R, Gansicke M, Lichtermann D, Houshangpour K, Benkert O (1994) Recurrent brief depression in general practice. Clinical features, comorbidity with other disorders, and need for treatment. Eur Arch Psychiatr Clin Neurosci 244: 196–204

Malt UF, Fladvad T (2001) Lamotrigine in the treatment of mental disorders. Tidsskr Nor Laegeforen 121: 1473–1477

Montgomery D, Green M, Bullock T, Baldwin D, Montgomery SA (1992) Has recurrent brief depression a different pharmacology. Clin Neuropharmacol 15 [Suppl 1]: 13A–14A

Montgomery SA, Montgomery D, Baldwin D, Green M (1989) Intermittent 3-day depressions and suicidal behaviour. Neuropsychobiol 22: 128–134

Montgomery DB, Roberts A, Green M, Bullock T, Baldwin D, Montgomery SA (1994) Lack of efficacy of fluoxetine in recurrent brief depression and suicidal attempts. Eur Arch Psychiatr Clin Neurosci 244: 211–221

Pazzaglia PJ, Post RM, Ketter TA et al. (1998) Nimodipine monotherapy and carbamazepine augmentation in patients with refractory recurrent affective illness. J Clin Psychopharmacol 18: 404–413

Pezawas L, Stamenkovic M, Kasper S (2001) Rezidivierende kurze depressive Episoden. Epidemiologie, Klinik, Diagnostik und Therapie. Nervenarzt 72: 169–180

Pezawas L, Stamenkovic M, Aschauer HN, Moffat R, Kasper S (2002) Successful treatment of recurrent brief depression with reboxetine – a single case analysis. Pharmacopsychiatry 35: 75–76

Pezawas L, Wittchen HU, Pfister H, Angst J, Lieb R, Kasper S (2003) Recurrent brief depressive disorder reinvestigated: a community sample of adolescents and young adults. Psychol Med 33: 407–418

Post RM, Ketter TA, Denicoff K et al. (1996) The place of anticonvulsant therapy in bipolar illness. Psychopharmacol (Berl) 128: 115–129

Sanger TM, Tohen M, Vieta E et al. (2003) Olanzapine in the acute treatment of bipolar disorder with a history of rapid cycling. J Affect Disord 73: 155–161

Stamenkovic M, Pezawas L, de Zwaan M, Aschauer HN, Kasper S (1998) Mirtazapine in recurrent brief depression. International Clin Psychopharmacol 13: 39–40

Tondo L, Hennen J, Baldessarini RJ (2003) Rapid-cycling bipolar disorder: effects of long-term treatments. Acta Psychiatr Scand 108: 4–14

Verkes RJ, Van der Mast RC, Hengeveld MW, Tuyl JP, Zwinderman AH, Van Kempen GMJ (1998) Reduction by paroxetine of suicidal behavior in patients witth repeated suicide attempts but not major depression. Am J Psychiatr 155: 543–547

Vieta E, Reinares M, Corbella B et al. (2001) Olanzapine as long-term adjunctive therapy in treatment-resistant bipolar disorder. J Clin Psychopharmacol 21: 469–473

Walden J, Grunze H (2000) Bipolare affektive Störungen. Ursachen und Behandlung. Thieme, Stuttgart

Wehr TA, Sack D, Rosenthal N, Cowdry R (1988) Rapid cycling affective disorder: contributing factors and treatment responses in fifty-one patients. Am J Psychiatry 145: 179–184

Wermuth L, Sørensen PS, Timm S et al. (1998) Depression in idiopathic Parkinson·s disease treated with citalopram. Nord J Psychiatry 52: 163–169

Zukunftsperspektiven

Modulation von Peptidrezeptoren

F. Tracik, K. Lieb, M. Bauer, A. Ströhle

Die Modulation von Peptidrezeptoren im Zentralnervensystem durch Rezeptorantagonisten ist ein vielversprechender neuer pharmakologischer Ansatz zur Behandlung von Major Depression und Angsterkrankungen. Am weitesten fortgeschritten ist die Entwicklung von Substanzen mit antagonistischer Wirkung an den Rezeptoren von Kortikotropin-releasing-Hormon (CRH), Substanz P (Neurokinin) und Vasopressin.

- Es besteht ausreichend Evidenz dafür, dass eine Dysregulation des HPA-Systems wesentlich an der Pathogenese der Depression und anderer affektiver Störungen beteiligt ist. Darüber hinaus gibt es Hinweise, dass CRH selbst bzw. eine CRH-Rezeptor-Desensitivierung bei der Entstehung der Depression eine wichtige Rolle spielt. Präklinische Studien mit CRH_1-Antagonisten konnten eine laborchemische Normalisierung des gestörten HPA-Systems nachweisen. Erste Phase-II-Studien zeigten eine klinische Verbesserung der untersuchten depressiven Patienten; weitere Substanzen befinden sich derzeit in der präklinischen Untersuchungsphase.
- Erhöhte Serum- und Liquorkonzentrationen von Substanz P (SP) bei Depressionen und eine Induktion depressiver Symptomatik durch SP sind Hinweise für eine pathophysiologische Bedeutung dieses Peptids bei der Genese affektiver Störungen. SP-Rezeptor-Antagonisten (SPA) werden gegenwärtig in Phase-II-Studien bezüglich ihrer antidepressiven und anxiolytischen Wirksamkeit bei depressiven Patienten untersucht. Zwei placebokontrollierte Studien zeigten eine signifikant bessere Wirksamkeit von SPA gegenüber Placebo bei einem sehr günstigen Nebenwirkungsprofil.
- Vasopressin spielt insbesondere eine Rolle bei der Stresshormondysregulation depressiver Patienten. Diese neuroendokrinen Effekte von Vasopressin werden durch den V_{1B}-Rezeptor vermittelt, während der V_{1A}-Rezeptor insbesondere für angstmodulierende Effekte verantwortlich ist. Eine Modulation dieser Vasopressinrezeptoren durch nichtpeptiderge Liganden wird als neuer Therapieansatz diskutiert.

38

38.1 Kortikotropin-releasing-Hormon

Das Kortikotropin-releasing-Hormon (CRH) ist ein 41 Aminosäuren großes Peptid und wurde erstmals von Vale et al. (1981) isoliert und in seiner Bioaktivität charakterisiert. Das CRH-System im Säugetier umfasst insgesamt 4 Peptide: CRH, Urocortin 1, 2 und 3. Mit den CRH_1- und CRH_2-Rezeptoren stehen den oben genannten 4 Neuropeptiden zwei spezifische Protein-G-gebundene Subrezeptoren als Bindungsstelle zur Verfügung (Holmes et al. 2003). Beide weisen eine Adenylatzyklasefunktion auf.

CRH_1-Rezeptoren können in erster Linie in folgenden Gehirnregionen nachgewiesen werden: frontaler Kortex, basales cholinerges Vorderhirn, cholinerge Kerne des Hirnstamms, Colliculus superior, basolaterale Amygdala, Zerebellum, N. trigeminus und Hypophysenvorderlappen. Die Ausprägung von CRH_1-Rezeptoren in der zentralen Amygdala und Substantia nigra ist allerdings eher mäßig. CRH_2-Rezeptoren hingegen finden sich häufiger in den periventrikulären Neuronen, dem lateralen Septum, der zentralen und medialen Amygdala und den serotonergen Anteilen der Raphekerne. CRH_1- und CRH_2-Rezeptoren können in gemischter Expression im Bulbus olfactorius, Hippocampus, entohirnalen Kortex, in der Stria terminalis und im periaquäduktalen Höhlengrau nachgewiesen werden (Chalmers et al. 1995; Ströhle 2003).

CRH ist ein Mediator der endokrinen, autonomen und immunologischen Stressantwort (Vale et al. 1981; De Souza 1995). Psychischer und/oder physischer Stress führt zu einer Aktivierung der Hypothalamus-Hypophysen-Nebennieren-Achse (HPA-Achse). Eine zentrale Rolle in der Modulation der Stressantwort nimmt hierbei CRH ein. Durch die Aktivierung periventrikulärer Neurone kommt es zu einer vermehrten Ausschüttung von CRH in die Portalvenen, was eine vermehrte Freisetzung des adrenokortikotropen Hormons (ACTH) zur Folge hat. Über ACTH kommt es letztendlich zu einer Aktivierung der Nebennierenrinde und damit zu einer Ausschüttung von Glukokortikoiden, die ihrerseits zu den bekannten metabolischen Effekten führen. Hier sei in erster Linie auf die katabolen Wirkungen (z. B. Blutzuckererhöhung) verwiesen, die in Stress-Situationen überlebenswichtig sein können. Die Glukokortikoide nehmen ihrerseits über verschiedene negative Rückkopplungsmechanismen auf die HPA-Achsenaktivität Einfluss, im Sinne eines negativen Feedback (◘ Abb. 38.1).

Neben den angesprochenen metabolischen Auswirkungen, durch die Aktivierung der HPA-Achse induziert, kommt es auch zu stressinduzierten Verhaltensänderungen, wie z. B. ängstliches Verhalten, reduzierte Nahrungsaufnahme, Erregung sowie einer veränderten Lern- und Gedächtnisleistung. Die Verhaltensänderungen scheinen allerdings auch einer direkten zentralnervösen Wirkung des CRH zu unterliegen (De Souza 1995; Koob u. Heinrichs 1999). Im Tierversuch führten intrazerebroventrikuläre Injektionen von CRH zu stresstypischen Verhalten, wie z. B. einer verstärkten akustischen Startle-Reaktion und Suppression sozialer Interaktion (Dunn u. File 1987; Swerdlow et al. 1989). Weiterhin konnten solche stresstypischen Verhaltensweisen durch die Gabe von CRH-Antagonisten aufgehoben bzw. vermindert werden (Holsboer 1999).

Aufgrund mehrerer Untersuchungen liegt die Vermutung sehr nahe, dass CRH einen wichtigen pathophysiologischen Faktor in der Genese verschiedener psychiatrischer Erkrankungen spielt. So konnten bei Patienten mit Depression, posttraumatischer Belastungsstörung und Angsterkrankung erhöhte CRH-Konzentrationen im Liquor nachgewiesen werden. Bei depressiven Patienten fiel eine erhöhte Anzahl CRH-produzierender Zellen im Bereich periventrikulärer Neurone auf, was ebenfalls auf eine pathogenetisch wichtige Rolle von CRH hinweisen könnte (Raadsheer et al. 1994). Darüber hinaus zeigten Post-mortem-Untersuchungen an Gehirnen von Suizidopfern eine verminderte CRH-Rezeptoren-Dichte im Bereich des Stirnhirns (Nemeroff et al. 1988). Bei Patienten mit Anorexia nervosa konnte eine positive Korrelation zwischen dem Schweregrad depressiver Symptome und der CRH-Konzentration im Liquor nachgewiesen werden. Ähnliche Befunde konnten auch bei alkoholkranken Patienten erhoben werden.

38.1.1 CRH und HPA-System bei affektiven Störungen

Bei ca. 60% aller Patienten mit Major Depression konnte eine Dysregulation des HPA-Systems nachgewiesen werden, die im Sinne eines Hyperkortisolismus zu interpretieren ist (Ströhle 2003).

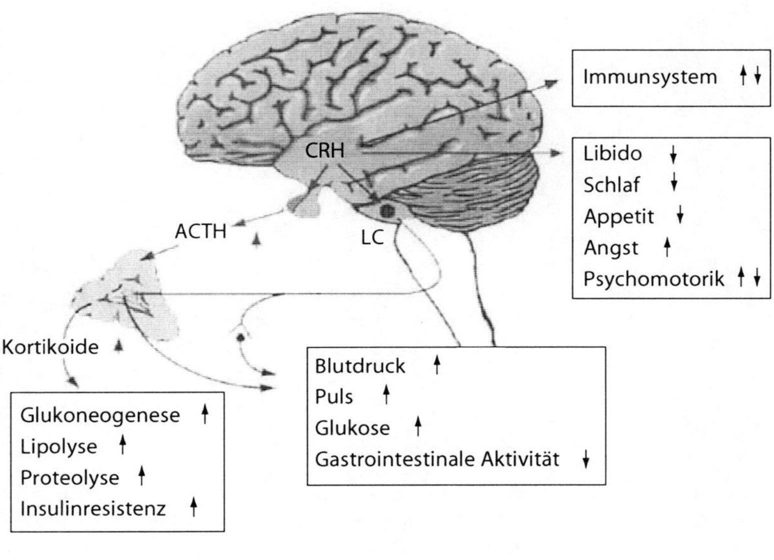

◘ **Abb. 38.1.** Effekte von CRH auf das HPA-System. (Nach Holsboer 1999)

Diesbezüglich stehen zwei wesentliche Befunde im Zentrum des Interesses: Zum einen konnte bei diesen Patienten eine erhöhte basale Sekretion (Pulsatilität) von ACTH und Kortisol gezeigt werden, zum anderen kommt es zu einer verminderten Suppression des HPA-Systems nach Gabe des synthetischen Glukokortikoids Dexamethason (Deuschle et al. 1997). Die fehlende oder abgeschwächte Suppressivität des HPA-Systems durch Gabe von Dexamethason wird mit Hilfe des sog. Dexamethason-Suppressionstests nachgewiesen. Nach Gabe von 1–2 mg Dexamethason zeigen depressive Patienten ein Escapephänomen, d. h., es kommt zu einer verminderten Suppression des Stresshormonsystems, obwohl negative Feedbackmechanismen induziert werden müssten. Beide Befunde, die im Sinne einer Dysregulation des HPA-Systems zu interpretieren sind, werden durch die Beobachtung gestützt, dass bei depressiven Patienten vergrößerte Nebennieren nachgewiesen werden konnten.

Weitere Studien konnten zeigen, dass bei depressiven Patienten eine CRH-Rezeptor-Desensitivierung besteht, die zu den abnormen Befunden im Dexamethason-Suppressionstest führen soll (Holsboer 1999). – An dieser Stelle soll allerdings darauf hingewiesen werden, dass sich der Dexamethason-Suppressionstest nicht als diagnostischer Test eignet, da nur 25% der untersuchten Patienten eine verminderte Suppression zeigten. Es handelt sich hierbei eher um einen Test zum Staging bzw. zur Verlaufsuntersuchung.

Weitere wichtige Erkenntnisse hinsichtlich der pathophysiologischen Bedeutung des HPA-Sysytems bei depressiven Patienten erbrachte der sog Dexamethasonhemm-/CRH-Stimulationstest. Hier wird Patienten, die mit Dexamethason vorbehandelt wurden, zusätzlich CRH verabreicht. Bei Gesunden ist zu erwarten, dass die Vorbehandlung mit Dexamethason zu einem verminderten Kortisolanstieg unter CRH-Gabe führt, da Dexamethason über ein negatives Feedback (s. oben) das HPA-System supprimiert.

Umso erstaunlicher ist der Befund bei depressiven Patienten. Sie zeigen trotz der Vorbehandlung mit Dexamethason erhöhte Kortisolwerte nach Gabe von CRH (◘ Abb. 38.2). Diese abnormalen Befunde sind durch die Gabe von Antidepressiva reversibel, bilden sich aber nicht immer vollständig zurück (Heuser et al. 1996). Bleiben sie trotz klinischer Remission bestehen, so besteht ein deutlich erhöhtes Risiko eines Rezidivs, wes-

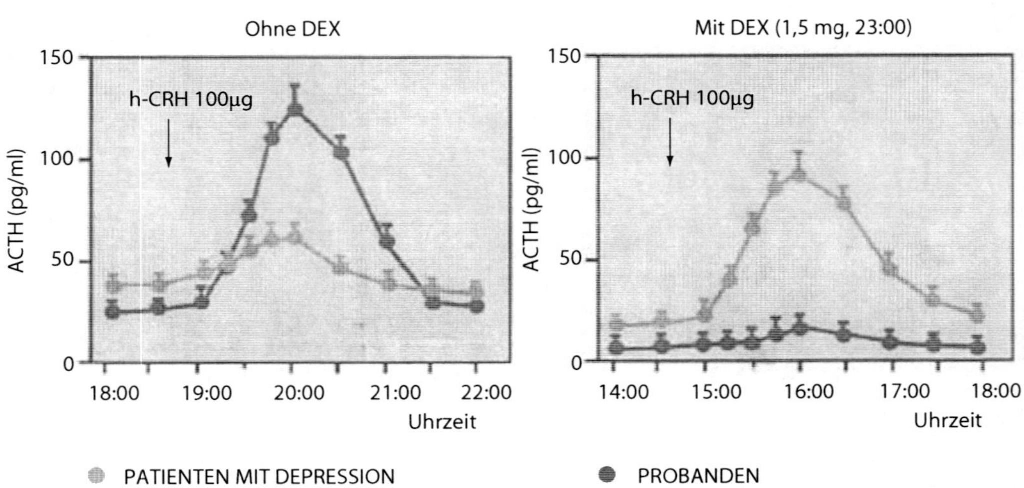

◘ **Abb. 38.2.** Dexamethason-CRH-Test bei Gesunden und Depressiven. Abgeschwächte ACTH-Antwort auf CRH-Gabe bei Patienten mit Major Depression (**links**). Nach Dexamethasonvorbehandlung verstärkter Anstieg von ACTH bei depressiven Patienten; so wie er nur bei unbehandelten Gesunden zu sehen ist (**rechts**). (Nach Holsboer 2000)

halb dieser Test als möglicher Traitmarker angesehen werden kann (Holsboer et al. 1982).

38.1.2 Sind CRH-Antagonisten eine therapeutische Option?

Die oben beschriebenen pathogenetischen Überlegungen und erste Experimente im Tiermodell, die einen anxiolytischen Effekt von CRH_1-Antagonisten nachwiesen, ohne dass es zu wesentlichen Beeinträchtigungen der motorischen Aktivität, der Koordination oder Wachheit kam, führten dazu, Substanzen mit CRH_1-antagonistischem Effekt zur Behandlung affektiver Erkrankungen zu entwickeln (Okuyama et al. 1999).

Klinische Studien an depressiven Patienten sind bis jetzt rar. In einer ersten klinischen Prüfung der Phase II wurde die Substanz R121919, ein Pyrazolopyrimidin, an Patienten mit Major Depression untersucht (Zobel 2000). Einschluss kriterium war unter anderem ein Wert von mindestens 18 auf der 21-Item-Hamilton-Depression Scale (HAMD). Neben den üblichen Verträglichkeitsparametern wurden zur Wirksamkeitsprüfung Eigen- und Fremdbeobachtungsskalen verwendet; exemplarisch seien HAMD, Beck Depression Inventory (BDI) und Hamilton Scale for Anxiety (HAMA) genannt. Neben den psychometrischen Tests wurden laborchemische Untersuchungen durchgeführt, z. B. wurde die ACTH-Konzentration im Serum gemessen. Es handelte sich bei dieser Studie um eine offene, nicht placebokontrollierte Untersuchung an insgesamt 24 Patienten. Die Auswertung der Daten erbrachte sowohl in Selbst- wie auch in Fremdbeurteilungsskalen signifikante antidepressive und anxiolytische Effekte von R121919.

Obwohl diese Substanz wegen möglicher Nebenwirkungen derzeit nicht weiter beforscht wird, ist das Wirkprinzip der CRH_1-Anatagonisierung weiterhin – auch für die forschende Arzneimittelindustrie – ein sehr interessanter Ansatz hinsichtlich der Entwicklung neuer antidepressiver Substanzen.

38.1.3 Zukunftsperspektiven

Der Einsatz von CRH-antagonistischen Substanzen stellt einen neuen und viel versprechenden Ansatz zur Behandlung der Depression und stressassoziierter Symptome wie z. B. Angst und Schlafstörungen dar. Pathogenetische Befunde und erste präklinische sowie frühe klinische Studien stützen die Hypothese, dass durch die Modulation des HPA-Systems ein antidepressiver und anxiolytischer Effekt erreicht werden kann.

Aufgrund fehlender kontrollierter Studien ist eine abschließende Beurteilung der Wirksamkeit und Verträglichkeit dieser Substanzen nicht möglich. Allerdings ist zu vermuten, dass sie in Zukunft eine weitere Therapieoption zur Behandlung der Depression darstellen werden.

38.2 Substanz P

Substanz P (SP) ist ein aus 11 Aminosäuren bestehendes Peptid, das zusammen mit Neurokinin A und Neurokinin B zur Gruppe der Neurokinine gehört. SP bindet an spezifische Rezeptoren, die Neurokinin-(NK-)Rezeptoren, wobei es mit höchster Affinität an den NK-1-Rezeptor (SP-Rezeptor) und mit geringerer Affinität an den NK-2- und den NK-3-Rezeptor bindet (Otsuka u. Yoshioka 1993). SP-haltige Neurone finden sich u. a. im Bereich des Rückenmarks, des Mittelhirns, der Basalganglien und des Kortex, im Bereich der endokrinen Zellgruppen des Hypothalamus und im limbischen System (Otsuka u. Yoshioka 1993). Die höchsten Konzentrationen des NK-1-Rezeptors finden sich im Locus caeruleus, Striatum, Hippocampus und in der Amygdala (Caberlotto et al. 2003).

Eine pathophysiologische Bedeutung von SP wird für verschiedene Erkrankungen diskutiert wie Schmerzsyndrome (vor allem Fibromyalgie), Asthma, entzündliche Darmerkrankungen, Psoriasis, Erbrechen sowie im Bereich der psychischen Erkrankungen affektive Störungen, Angstsyndrome und schizophrene Erkrankungen (Quartara u. Maggi 1998; Stout et al. 2001; Herpfer u. Lieb 2003). Am meisten weiß man bisher über die pathophysiologische Bedeutung von SP im Bereich der Schmerzverarbeitung. SP ist in afferenten Schmerzfasern, im Rückenmark, im periaquäduktalen Grau und in der Formatio reticularis lokalisiert und von zentraler Bedeutung für die Amplifikation (»wind up«) nozizeptiver Signale (de Felipe et al. 1998). Erhöhte SP-Konzentrationen im Liquor fanden sich bei verschiedenen Schmerzsyndromen wie der Fibromyalgie, der peripheren Neuropathie und der rheumatoiden Arthritis (z. B. Russell et al. 1994).

Trotz der klaren Konzepte hinsichtlich der Bedeutung von SP in der Pathogenese des Schmerzes zeigten Substanz-P-Rezeptor-Antagonisten (SPA) enttäuschenderweise keine Wirkung bei der Behandlung von Schmerzsyndromen wie Migräne, rheumatoider Arthritis oder postherpetischer Neuralgie (Rupniak u. Kramer 1999).

38.2.1 Substanz P und NK-1-Rezeptor-Expression bei affektiven Störungen

Mitte der 1980er Jahre wurden erstmals signifikant erhöhte Konzentrationen von SP im Liquor depressiver Patienten im Vergleich zu schizophrenen Patienten und Kontrollprobanden beschrieben (Rimon et al. 1994). Dies konnte allerdings in einer anderen Studie nicht repliziert werden (Berrettini et al. 1985). Bondy et al. (2003) fanden erhöhte Serumkonzentrationen bei depressiven Patienten und beschrieben eine Korrelation von SP-Serumspiegel mit dem Ansprechen auf eine antidepressive Pharmakotherapie), was in eigenen Untersuchungen bestätigt werden konnte (Lieb et al. 2004). Wir konnten darüber hinaus eine Induktion depressiver Symptome durch SP bei gesunden Versuchspersonen zeigen (Lieb et al. 2002).

Burnet und Harrison (2000) untersuchten die Dichte von NK-1-Rezeptoren im vorderen Cingulum in Post-mortem-Hirngewebe von Patienten mit unipolarer und bipolarer Depression, Schizophrenie und in Kontrollgehirnen. Obwohl die Autoren keine Unterschiede in der Gesamtdichte der Rezeptoren zwischen den 4 Gruppen fanden, zeigte sich bei den unipolar Depressiven eine relativ höhere Dichte in tiefer gelegenen Laminae, was die Autoren als einen möglichen Hinweis auf eine Veränderung in spezifischen neuronalen Schaltkreisen bei depressiven Patienten interpretierten.

Kürzlich konnte eine 30%ige Reduktion der NK-1-Rezeptor-Bindung im orbitofrontalen Kortex bei Depression gezeigt werden (Stockmeier et al. 2002). Eine mögliche Erklärung für diese Beobachtung könnte sein, dass es durch erhöhte SP-Spiegel zu einer Herunterregulation oder Internalisierung des NK-1-Rezeptors kommt.

Es gibt inzwischen auch mehrere Hinweise, dass SP als »Stress-Neurotransmitter« im ZNS wirkt. So ist SP in der Lage, die Sekretion von ACTH und Kortisol beim Menschen zu stimulieren (Coiro et al. 1992; Lieb et al. 2002). In zwei Studien wurden erhöhte SP-Spiegel bei Menschen gefunden, die Raketenangriffen im Rahmen kriegerischer Auseinandersetzungen ausgesetzt waren (Weiss et al. 1996), in einer anderen eine enge positive Korrelation von SP-Plasmaspiegeln mit dem Angsterleben bei unerfahrenen Fallschirmspringern (Schedlowski et al. 1995).

38.2.2 Sind SP-Rezeptor-Antagonisten wirksame Antidepressiva?

Mehrere pharmazeutische Firmen (vor allem Merck) haben nichtpepterge SP-Rezeptor-Antagonisten (SPA) entwickelt, die gegenwärtig in Phase-II-Studien in der Indikation affektive Störungen getestet werden. Eine Indikation auf nicht psychiatrischem Gebiet ist die Behandlung des zytostatikainduzierten Erbrechens, wofür der SPA MK-869 (Emend) zugelassen ist (Rupniak u. Kramer 1999).

Die erste Studie, die antidepressive und anxiolytische Effekte eines SPA bei depressiven Patienten nachweisen konnte, war die Studie von Kramer et al., die 1998 in Science publiziert wurde. In dieser randomisierten, doppelblinden und placebokontrollierten Multicenterstudie wurden 213 ambulante depressive Patienten entweder mit 300 mg des SPA MK-869, 20 mg Paroxetin oder Placebo über 6 Wochen behandelt. MK-869 zeigte sich ebenso wie Paroxetin der Placebobehandlung sowohl hinsichtlich der antidepressiven als auch der anxiolytischen Wirkung überlegen. Unter MK-869 respondierten 54% der Patienten im Vergleich zu 28% unter Placebo, eine komplette Remission zeigte sich bei 43% der mit MK-869 im Vergleich zu 17% der mit Placebo behandelten Patienten. MK-869 war sehr gut verträglich: Nebenwirkungen tragen nicht häufiger als unter Placebo auf. Insbesondere kam es nicht zu sexuellen Funktionsstörungen, die sich bei 26% der mit Paroxetin behandelten Patienten entwickelten.

Im Anschluss an diese Studie führte Merck eine Dosisfindungsstudie mit 10, 30, 100 und 300 mg MK-869 im Vergleich zu 20 mg Fluoxetin und Placebo in einem gleichen Design über 6 Wochen durch (nicht publiziert). In dieser Studie fand sich für die Gesamtgruppe der behandelten Patienten keine überlegene Wirksamkeit von MK-869 in allen Dosen gegenüber Placebo. Jedoch war auch die Fluoxetinbehandlung der Placebobehandlung nicht überlegen. Bei einer Subgruppenanalyse zeigte sich aber eine gute Wirksamkeit von MK-869 bei den Patienten, die hohe Werte auf der HAMD aufwiesen (>25).

Dies führte dazu, dass Merck die Wirksamkeit von SPA in der Folge bei Patienten mit schweren Depressionen untersuchte. In einer weiteren, 2004 publizierten Studie von Kramer et al. wurde die Wirksamkeit des SPA L-759274, eine Weiterentwicklung von MK-869, in einer Dosis von 40 mg gegenüber einer Placebobehandlung untersucht. 66 Patienten wurden mit L-759274 und 62 Patienten mit Placebo behandelt. Der mittlere Wert auf der HAMD lag bei 28. Vergleichbar zu der Studie von 1998 zeigte sich auch in dieser Studie eine signifikante Überlegenheit des SPA gegenüber Placebo.

Es konnte also in zwei hochwertigen, da doppelblinden und placebokontrollierten randomisierten Studien gezeigt werden, dass SPA effektive Medikamente zur Behandlung depressiver Störungen darstellen. Im November 2003 teilte die Firma Merck jedoch mit, dass mehrere Phase-III-Zulassungsstudien mit MK-869 negativ waren, sodass Merck sein Depressionsprogramm einstellte (wie bereits zuvor Novartis und Pfizer). Gegenwärtig testet noch Glaxo-Smith-Kline einen NK-1-R-Antagonisten in der Indikation Depression. Sanofi-Synthelabo hat NK-2- und NK-3-Rezeptor-Antagonisten in der Testung, die in der Indikation Depression (unpubliziert) und Schizophrenie (Meltzer et al. 2004) untersucht werden.

38.2.3 Wie wirken SP-Rezeptor-Antagonisten?

Es wurden verschiedene Strategien eingesetzt, um den Wirkmechanismus der SPA zu untersuchen:
- Wirksamkeit von SPA im Vergleich zu klassischen Antidepressiva in Tiermodellen affektiver Störungen;
- Vergleich der Folgen einer genetischen Deletion des NK-1-Rezeptors (»NK-1-Rezeptor-Knock-out-Mäuse«) mit klassischen Antidepressiva in Tiermodellen affektiver Störungen;
- Auswirkungen einer Blockade des NK-1-Rezeptors bzw. Deletion des NK-1-Rezeptors in Knock-out-Mäusen auf das serotonerge und noradrenerge System.

Diese Studien zeigen ein Profil, das vom Profil klassischer Antidepressiva wie den selektiven Serotonin-Wiederaufnahmehemmern (SSRI) abweicht, und zwar insofern, als dass SPA zwar das serotonerge System beeinflussen, jedoch in einer unterschiedlichen Art und Weise. So führen SPA nicht zu einer Steigerung des Serotonin-Effluxes in Gehirnregionen, die durch serotonerge Neurone innerviert werden, und wahrscheinlich nicht zu einer Desensitivierung von $5HT_{1A}$-Autorezeptoren, wohl aber zu einer deutlichen Steigerung der Feuerrate von Neuronen des Nucleus raphe, was bei SSRI wiederum nicht beobachtet wird (Übersicht bei Herpfer u. Lieb 2003).

Neben der Beeinflussung des serotonergen Systems gibt es auch Hinweise auf eine Beeinflussung des noradrenergen Systems: SPA steigern den Noradrenalinefflux im Hippokampus und frontalen Kortex und die Feuerrate von Locus-coeruleus-Neuronen (Übersicht bei Herpfer u. Lieb 2003).

Obwohl SPA zu Veränderungen in monoaminergen Systemen führen, ist es unwahrscheinlich, dass sie allein durch eine Beeinflussung dieser Systeme antidepressiv wirken. Dafür spricht unter anderem, dass SPA nicht die Nebenwirkungen aufweisen, die sich bei der Behandlung mit klassischen Serotonin- und Noradrenalin-Wiederaufnahmehemmern zeigen (Kramer et al. 1998). Eine ganz neue Studie zeigte einen potenziellen neuen Wirkmechanismus, nämlich eine Hemmung der stres-induzierten Verminderung der Zellproliferation und Hippocampusvolumina durch Behandlung mit SPA (Van der Hart et al. 2002). Ob SPA auch über eine Modulation der Stress-Hormon-Achse antidepressiv wirken, muss sich in weiteren Studien zeigen.

38.2.4 Zukunftsperspektiven

SPA stellen eine vielversprechende neue pharmakologische Strategie zur Behandlung depressiver Störungen dar. Seit der Veröffentlichung der ersten Studie zur Behandlung depressiver Patienten mit dem SPA MK-869 wurden große Fortschritte zur Aufklärung der Wirkmechanismen von SPA gemacht. SPA sind wirksam in einer Reihe präklinischer Assays, zeigen jedoch ein pharmakologisches Wirkprofil, das unterschiedlich zu dem der klassischen Antidepressiva ist. Potenzielle Wirkmechanismen liegen in einer Beeinflussung des serotonergen und noradrenergen Neurotransmittersystems und einer Beeinflussung der hippokampalen Neurogenese bzw. der Stresshormonachse.

! Aufgrund ihrer guten Verträglichkeit könnten SPAs in Zukunft in der Primärtherapie der Depression und wegen ihres andersartigen Wirkmechanismus in der Kombinationsbehandlung therapieresistenter Depressionen Bedeutung erlangen.

38.3 Vasopressin

Vasopressin und seine Funktion in Niere, Leber, Gefäßen und Gehirn werden seit über 100 Jahren untersucht. Am besten charakterisiert wurde dabei die flüssigkeitsregulierende und salzausscheidende Wirkung von Vasopressin (antidiuretisches Hormon, ADH) sowie seine Effekte auf den vaskulären Tonus bei Hämorrhagie und Schock. Die Bedeutung als zentraler Neurotransmitter und Neuromodulator wurde hingegen erst in den vergangenen Jahren näher beschrieben: Vasopressin und spezifische Rezeptoren modulieren neuronale Strukturen, die an der Regulation von Angst, »Arousal«, Stimmung und sexuellem Verhalten beteiligt sind. Daneben und in Ergänzung zu CRH ist Vasopressin ein zentraler Regulator der Stressantwort und der Aktivität des Hypothalamus-Hypophysen-Nebennierenrinden-Systems.

38.3.1 Physiologie

Als Hormon wird das Nonapeptid Vasopressin in magnozellulären Neuronen des Nucleus paraventricularis und dem Nucleus supraopticus des Hypothalamus gebildet. In die Zirkulation wird Vasopressin aus Nervenendigungen des Hypophysenhinterlappens freigesetzt, wo es die Effekte von CRH auf die ACTH-Freisetzung potenziert. Außerhalb des Hypothalamus finden sich vasopressinerge Neurone in der Amygdala und der Stria terminalis. Intrazerebroventrikulär verabreichtes Vasopressin beeinflusst Kognition, Sozialverhalten und Angst bei Nagetieren (Insel u. Young 2001). Bei chronischem Stress kommt es zu einer vermehrten vasopressinergen Stimulation von ACTH, während der Einfluss von CRH abnimmt. Diese vermehrte Bedeutung von Vasopressin in der Regulation des Stresshormonsystems fand sich auch bei depressiven Patienten, welche vermehrt Vasopressin und Oxytocin exprimierende Neurone im Nucleus paraventricularis des Hypothalamus zeigen.

Im Gehirn werden die Effekte von Vasopressin über G-Protein-gekoppelte Rezeptoren vermittelt (V_{1A} und V_{1B}). Der V_{1A}-Rezeptor wird in der Amygdala, dem Septum und dem Hypothalamus exprimiert (Ostrowski et al. 1992; Tribollet et al. 1999). Der V_{1B}-Rezeptor dahingegen wird vornehmlich im Hypophysenvorderlappen exprimiert; er wird aber auch in der Amygdala, dem Hypothalamus und dem Hippocampus nachgewiesen. Der V_2-Rezeptor vermittelt in der Niere die antidiuretischen Effekte von Vasopressin.

38.3.2 Welche Rolle spielt Vasopressin bei der Depression?

Die zentrale Rolle des Stresshormonsystems und von CRH bei depressiven Erkrankungen und ihrer Behandlung ist oben bereits dargestellt worden (s. auch Ströhle u. Holsboer 2003). Während es eine große Anzahl von Studien zur Rolle von CRH bei depressiven Erkrankungen gibt, ist die Rolle von Vasopressin weniger gut untersucht. Die Befundlage zu basalen Vasopressinkonzentrationen im Plasma und Liquor depressiver Patienten ist auch weniger konsistent (Gjerris et al. 1995; Van London et al. 1997). Konsistenter sind dahingegen Korrelationen von Vasopressin und der Hyperkortisolämie depressiver Patienten (Van London et al. 1997). Auf der symptomatischen Ebene wurde ein Zusammenhang von Plasma-AVP-Konzentrationen und psychomotorischer Verlangsamung (Van London et al. 1998), aber auch Suizidalität (Inder et al. 1997) beschrieben. In Post-mortem-Studien wurden ebenfalls vermehrt Vasopressin exprimierende Neurone bei depressiven Patienten gefunden (Purba et al. 1996; Raadsheer et al. 1996). Während Fluoxetin die Vasopressinkonzentrationen im Liquor depressiver Patienten reduziert (De Bellis et al. 1996), fand sich nach Amitriptylinbehandlung keine Veränderung (Heuser et al. 1998).

Im Dexamethasonhemm-/CRH-Stimulationstest (DEX/CRH-Test) zeigen depressive Patienten paradoxerweise eine vermehrte ACTH- und Kortisol-Antwort auf CRH (Holsboer 2001). Bei Gesunden findet sich eine solch vermehrte ACTH- und Kortisolantwort, wenn Vasopressin zusätzlich zu CRH gegeben wird (Von Bardeleben et al. 1985). In der Depression, wie auch bei chronischem Stress, kommt es zu einem verstärkten Einfluss von Vasopressin auf das Stresshormonsystem. Dexamethason, das nicht von Kortikosteroidbindungsprotein gebunden wird, beeinflusst das Stresshormonsystem primär hypophysär und vermindert – weniger als endogene Steroide – die hypothalamische CRH- und AVP-Expression. Schrittweise entwickelt sich eine vorübergehende Desensitivierung des GR, und die AVP-Expression, die – anders als die CRH-Expression – durch Veränderungen der Steroidkonzentrationen beeinflusst wird, ist weniger als CRH durch zirkulierende Glukokortikoide supprimiert.

38.3.3 Zukunftsperspektiven

Inzwischen wurden erste nichtpeptiderge V_{1A}- oder V_{1B}-Rezeptor-Antagonisten entwickelt; ihre mögliche anxiolytischen und antidepressiven Effekte werden untersucht. SSR149415 ist ein solcher V_{1B}-Rezeptor-Antagonist (Griebel et al. 2002), der ein aktiviertes Stresshormonsystem für seine Aktivität benötigt. Patientenstudien sind derzeit noch nicht veröffentlicht.

38.4 Fazit

! Eine pathogenetische Bedeutung verschiedener Neuropeptidsysteme wird für affektive Störungen angenommen. Die Modulation von Peptidrezeptoren durch Rezeptorantagonisten ist ein neuer pharmakologischer Ansatz zur Behandlung von Major Depression und Angsterkrankungen.

CRH. Eine Dysregulation des HPA-Systems scheint wesentlich an der Pathogenese der Depression und anderer affektiver Störungen beteiligt zu sein ist. Darüber hinaus gibt es Hinweise, dass CRH selbst bzw. eine CRH-Rezeptor-Desensitivierung bei der Entstehung der Depression bzw. depressiver Symptome eine wichtige Rolle spielt. Präklinische Studien mit CRH_1-Antagonisten konnten eine laborchemische Normalisierung des gestörten HPA-Systems nachweisen. Eine erste Phase-II-Studie zeigte eine klinische Verbesserung bei den untersuchten Patienten, ohne dass es jedoch zu einer eindeutigen Veränderung der ACTH-Werte im Serum gekommen ist. Derzeit befinden sich verschiedene Substanzen in der präklinischen und frühen klinischen Untersuchungsphase (Phase II).

Substanz P. Es gibt zahlreiche Befunde, die für eine pathophysiologische Bedeutung von Substanz P in der Ätiopathogenese affektiver Störungen sprechen. Beispiele sind erhöhte Serumkonzentrationen von Substanz P bei Depressionen und eine Induktion depressiver Symptomatik durch Substanz P. SP-Rezeptor-Antagonisten werden gegenwärtig in Phase-II-Studien bezüglich ihrer antidepressiven und anxiolytischen Wirksamkeit bei depressiven Patienten untersucht. Zwei doppelblinde, placebokontrollierte und randomisierte Studien zeigten eine signifikant bessere Wirksamkeit von SPA gegenüber Placebo bei einem sehr günstigen Nebenwirkungsprofil. Mögliche Wirkmechanismen von SPA sind die Beeinflussung des serotonergen und noradrenergen Systems, der hippokampalen Neurogenese und der Stresshormonachse. Wegen ihrer guten Verträglichkeit könnten SPA in Zukunft in der Primärtherapie der Depression und wegen ihres andersartigen Wirkmechanismus in der Kombinationsbehandlung therapieresistenter Depressionen Bedeutung erlangen.

Vasopressin. Es gibt Hinweise für eine pathophysiologische Bedeutung von Vasopressin bei affektiven Störungen, wobei Vasopressin insbesondere eine Rolle bei der Stresshormondysregulation spielt. Diese neuroendokrinen Effekte von Vasopressin werden durch den V_{1B}-Rezeptor vermittelt, während der V_{1A}-Rezeptor insbesondere für angstmodulierende Effekte verantwortlich ist. Eine Modulation dieser Vasopressinrezeptoren durch nichtpeptiderge Liganden könnte in der Zukunft ein neuer psychopharmakologischer Ansatz zur Behandlung von Depression und Angsterkrankungen sein.

Literatur

Berrettini WH, Rubinow DR, Nurnberger JI, Simmons-Alling S, Post RM, Gershon ES (1985) CSF substance P immunoreactivity in affective disorders. Biol Psychiatry 20: 965–970

Bondy B, Baghai TC, Minov C, Schule C, Schwarz MJ, Zwanzger P, Rupprecht R, Moller HJ (2003) Substance P serum levels are increased in major depression: preliminary results. Biol Psychiatry 53: 538–542

Burnet PW, Harrison PJ (2000) Substance P (NK1) receptors in the cingulate cortex in unipolar and bipolar mood disorder and schizophrenia. Biol Psychiatry 47: 80–83

Caberlotto L, Hurd YL, Murdock P, Wahlin JP, Melotto S, Corsi M, Carletti R (2003) Neurokinin 1 receptor and relative abundance of the short and long isoforms in the human brain. Eur J Neurosci 17: 1736–1746

Chalmers DT, Lowenberg TW, de Souza EB (1995) Localization of novel corticotropin-releasing factor receptor (CRF2) mRNA expression to specific subcortical nuclei in rat brain: Comparison with CRF1 receptor mRNA expression. J Neurosci 15: 6340–6350

Coiro V, Capretti L, Volpi R et al. (1992) Stimulation of ACTH/cortisol by intravenously infused substance P in normal men: inhibition by sodium valproate. Neuroendocrinology 56: 459–463

De Bellis M, Gold PW, Geriacoti T, Listwak S, Kling M (1996) An association of fluoxetine treatment with reductions in CSF corticotropin-releasing hormone and arginine vasopressin in patients with depression. Am J Psychiatry 150: 656–657

De Felipe C, Herrero JF, O•Brien JA et al. (1998) Altered nociception, analgesia and aggression in mice lacking the receptor for substance P. Nature 392: 394–397

De Souza EB (1995) Corticotropin-releasing factor receptors: physiology, pharmacology, biochemistry and role in central nervous system and immune disorders. Psychoneuroendocrinology 20: 789–819

Deuschle M, Schmider J, Weber B et al. (1997) Pulse-dosing and conventional application of doxepin: effects on psychopathology and hypothalamus-pituitary-adrenal (HPA) system. J Clin Psychopharmacol 17: 156–160

Dunn AJ, File SE (1987) Corticotropin-releasing factor has an anxiogenic action in the social interaction test. Horm Behav 21: 193–202

Gjerris A, Hammer M, Vendborg P, Christensen N, Rafaelsen O (1995) Cerebrospinal fluid vasopressin-changes in depression. Br J Psychol 147: 696–701

Griebel G, Simiand J, Serradeil-Le Gal C et al. (2002) Anxiolytic- and antidepressant-like effects of the non-peptide vasopressin V1b receptor antagonist, SSR149415, suggest an innovative approach for the treatment of stress-related disorders. Proc Natl Acad Sci USA 99: 6370–6375

Herpfer I, Lieb K (2003) Substance P and substance P receptor antagonists in the pathogenesis and treatment of affective disorders. World J Biol Psychiatry 4: 56–63

Heuser I, Bissette G, Dettling M et al. (1998) Cerebrospinal fluid concentrations of corticotropin-releasing hormone, vasopressin, and somatostatin in depressed patients and healthy controls: response to amitriptyline treatment. Depress Anxiety 8: 71–79

Heuser IJ, Schweiger U, Gotthardt U et al. (1996) Pituitary-adrenal-system regulation and psychopathology during amitriptyline treatment in elderly depressed patients and normal comparison subjects. Am J Psychiatry 153: 93–99

Holmes A, Heilig M, Rupniak NM, Steckler T, Griebel G (2003) Neuropeptide systems as novel therapeutic targets for depression and anxiety disorders. Trends Pharmacol Sci 24: 580–588

Holsboer F (1999) The rationale for corticotrophin-releasing hormone receptor (CRH-R) antagonists to treat depression and anxiety. J Psychiatr Res 33: 181–214

Holsboer F (2000) The corticosteroid receptor hypothesis of depression. Neuropsychopharmacol 23: 477–501

Holsboer F (2001) Stress, hypercortisolism and corticosteroid receprtors in depression: implications for therapy. J Affect Disord 62: 77–91

Holsboer F, Liebl R, Hofschuster E (1982) Repeated dexamethasone suppression test during depressive illness. Normalisation of test result compared with clinical improvement. J Affect Disord 4: 93–101

Inder W, Donald R, Prickett T, Frampton C, Sullivan P, Melder R, Joyce P (1997) Arginine vasopressin is associated with hypercortisolaemia and suicide attempts in depression. Biol Psychiatry 42: 744–747

Insel TR, Young LJ (2001) The neurobiology of attachment. Nat Rev Neurosci 2: 129–136

Koob GF, Heinrichs SC (1999) A role for corticotrophin releasing factor and urocortin in behavioral response to stressors. Brain Res 848: 141–152

Kramer MS, Cutler N, Feighner J et al. (1998) Distinct mechanism for antidepressant activity by blockade of central substance P receptors. Science 281: 1640–1645

Kramer MS, Winokur A, Kelsey J et al. (2004) Demonstration of the efficacy and safety of a novel substance P (NK1) receptor antagonist in major depression. Neuropsychopharmacology 29: 385–392

Lieb K, Ahlvers K, Dancker K, Strohbusch S, Reincke M, Feige B, Berger M, Riemann D, Voderholzer U (2002) Effects of the neuropeptide substance P on sleep, mood, and neuroendocrine measures in healthy young men. Neuropsychopharmacology 27: 1041–1049

Lieb K, Walden J, Grunze H, Fiebich BL, Berger M, Normann C (2004) Serum levels of substance P and response to antidepressant pharmacotherapy. Pharmacopsychiatry 37: 238–239

Meltzer HY, Arvanitis L, Bauer D, Rein W; Meta-Trial Study Group (2004) Placebo-controlled evaluation of four novel compounds for the treatment of schizophrenia and schizoaffective disorder. Am J Psychiatry 161: 975–984

Nemeroff CB, Owens MJ, Bissette G, Andorn AC, Stanley M (1988) Reduced corticotrophin releasing factor binding sites in the frontal cortex of suicide victims. Arch Gen Psychiatry 45: 577–579

Okuyama S, Kawashima N, Chaki S et al. (1999) A selective dopamine D4 receptor antagonist, NRA0160: a preclinical neuropharmacological profile. Life Sci 65: 2109–2125

Ostrowski N, Lolait SJ, Bradley DJ, O•Carroll AM, Brownstein MJ, Young WS (1992) Distribution of V1a and V2 vasopressin receptor messenger ribonucleic acids in rat liver, kidney, pituitary and brain. Endocrinology 131: 533–535

Otsuka M, Yoshioka K (1993). Neurotransmitter functions of mammalian tachykinins. Physiologic Rev 73: 229–308

Purba J, Hoogendijk W, Hofman M, Swaab D (1996) Increased numbers of vasopressin- and oxytocin-containing neurons in the paraventricular nucleus of the hypothalamus in depression. Arch Gen Psychiatry 53: 137–143

Quartara L, Maggi CA (1998) The tachykinin NK1 receptor. Part II: Distribution and pathophysiological roles. Neuropeptides 32: 1–49

Raadsheer F, Hoogendijk W, Hofman M, Swaab D (1996) Increased number of corticotropin releasing hormone expressing neurons in the paraventricular nucleus of the hypothalamus of depressed patients. Neuroendocrinology 60: 436–444

Raadsheer FC, Hoogendijk WJ, Stam FC, Tilders FJ, Swaab DF (1994) Increased numbers of corticotrophin-releasing hormone expressing neurons in the hypothalamic paraventricular nucleus of depressed patients. Neuroendocrinology 60: 436–444

Rimon R, Le Greves P, Nyberg F, Heikkila L, Salmela L, Terenius L (1994) Elevation of substance P-like peptides in the CSF of psychiatric patients. Biol Psychiatry 19: 509–516

Rupniak NM, Kramer MS (1999) Discovery of the antidepressant and anti-emetic efficacy of substance P receptor (NK1) antagonists. Trends Pharmacol Sci 20: 485–490

Russell IJ, Orr MD, Littman B, Vipraio GA, Alboukrek D, Michalek JE, Lopez Y, MacKillip F (1994) Elevated cerebrospinal fluid levels of substance P in patients with the fibromyalgia syndrome. Arthritis Rheumatism 37: 1593–601

Schedlowski M, Fluge T, Richter S, Tewes U, Schmidt RE, Wagner TO (1995) Beta-endorphin, but not substance-P, is increased by acute stress in humans. Psychoneuroendocrinology 20: 103–10

Stockmeier CA, Shi X, Konick L et al. (2002) Neurokinin-1 receptors are decreased in major depressive disorder. Neuroreport 13: 1223–1227

Stout SC, Owens MJ, Nemeroff CB (2001) Neurokinin(1) receptor antagonists as potential antidepressants. Annu Rev Pharmacol Toxicol 41: 877–906

Ströhle A (2003) Die Neuroendokrinologie von Stress und die Pathophysiologie und Therapie von Depression und Angst. Nervenarzt 74: 279–292

Ströhle A, Holsboer F (2003) Stress responsive neurohormones in depression and anxiety. Pharmacopsychiatry S207-S214

Swerdlow NR, Britton KT, Koob GF (1989) Potentiation of acoustic startle by corticotrophin-releasing factor (CRF) and by fear are both reversed by alpha-helical CRF (9–41). Neuropsychopharmacology 2: 285–292

Tribollet E, Raufaste D, Maffrand JP, Seradeil-Le Gal C (1999) Binding of the non-peptide vasopressin V1a receptor antagonist SR-49059 in the rat brain. An in vitro and in vivo autoradiographic study. Neuroendocrinology 69: 113–120

Vale W, Spiess J, Rivier C, Rivier J (1981) Characterization of a 41-residue ovine hypothalamic peptide that stimulates secretion of corticotropin and beta-endorphin. Science 213: 1394–1397

Van der Hart MG, Czeh B, de Biurrun G, Michaelis T, Watanabe T, Natt O, Frahm J, Fuchs E (2002) Substance P receptor antagonist and clomipramine prevent stress-induced alterations in cerebral metabolites, cytogenesis in the dentate gyrus and hippocampal volume. Mol Psychiatry 7: 933–941

Van London L, Goekoop J, van Kempen G, Frankhuijzen-Sierevogel A, Wiegant V, De Wied (1997) Plasma levels of arginine vasopressin are elevated in patients with major depression. Neuropsychopharmacology 17: 284–292

Van London L, Kerkhof G, van den Berg F, Goekoop J, Zwinderman K, Frankhuijzen-Sierevogel A, Wiegant V, De Wied (1998) Plasma arginine vasopressin and motor activity in major depression. Biol Psychiatry 43: 196–204

Von Bardeleben U, Holsboer F, Stalla G, Muller O (1985) Combined administration of human corticotropin-releasing factor and lysine vasopressin induces cortisol escape from dexamethasone suppression in healthy subjects. Life Sci 37: 1613–1618

Weiss DW, Hirt R, Tarcic N et al. (1996) Studies in psychoneuroimmunology: psychological, immunological, and neuroendocrinological parameters in Israeli civilians during and after a period of Scud missile attacks. Behav Med 22: 5–14

Zobel AW, Nickel T, Künzel HE, Ackl N, Sonntag A, Ising M, Holsboer F (2000) Effects of the high-affinity corticotropin-releasing hormone receptor 1 antagonist R121919 in major depression: the first 20 patients treated. J Psychiatr Res 34: 171–181

Neuroaktive Steroide

A. Ströhle

Neuroaktive Steroide können im Gehirn ohne Zuhilfenahme peripherer Ressourcen synthetisiert werden. In den vergangenen Jahren fanden sich darüber hinaus Hinweise für Interaktionen von Steroiden mit Neurotransmitterrezeptoren und eine Modulation der neuronalen Erregbarkeit über membranäre Prozesse. Die $GABA_A$-Rezeptor-modulierende Aktivität 3α-reduzierter neuroaktiver Steroide konnte im Tier- und teilweise auch im Humanexperiment mit einer Vielzahl von Verhaltenseffekten in Verbindung gebracht werden. Daneben gibt es aus verschiedenen Arbeitsgruppen Hinweise für eine Rolle neuroaktiver Steroide in der Depression und ihrer Behandlung. Neben der direkten Verabreichung (synthetischer Analoga) neuroaktiver Steroide könnte auch eine Beeinflussung ihrer Metabolisierung einen neuen Ansatz zur Behandlung affektiver Störungen darstellen.

39.1 Synthese neuroaktiver Steroide

Im klassischen Modell der Wirkung von Steroidhormonen wird davon ausgegangen, dass Steroide durch passive Diffusion in das Zellinnere gelangen und dort an spezifische intrazelluläre Rezeptorproteine binden. Steroidrezeptoren beeinflussen entscheidend die Genexpression, indem sie als Transkriptionsfaktoren wirken bzw. mit anderen Transkriptionsfaktoren interagieren (Evan 1988). In den letzten Jahren fanden sich jedoch vermehrt Hinweise dafür, dass bestimmte Steroide durch Interaktion mit Neurotransmitterrezeptoren auch die neuronale Erregbarkeit über membranäre Prozesse modulieren können (Majewska et al. 1986; Paul u. Purdy 1992). Steroide mit diesen Eigenschaften werden als neuroaktive Steroide bezeichnet (Paul u. Purdy 1992). Effekte von Steroiden auf genomischer Ebene beanspruchen Minuten bis Stunden, während Effekte neuroaktiver Steroide auf nichtgenomischer Ebene innerhalb von Millisekunden bis Sekunden einsetzen (McEwen 1991). Genomische und nichtgenomische Effekte von Steroiden im Zentralnervensystem stellen die molekulare Basis für ein breites Wirkspektrum dieser Steroide für neuronale Funktionen, Plastizität und Verhaltensmodulation dar.

Verschiedene neuroaktive Steroide können im Gehirn ohne Zuhilfenahme peripherer Ressourcen synthetisiert werden (Baulieu 1991; Akwa et al. 1992) und wurden daher als »Neurosteroide« bezeichnet (Baulieu 1991). Die Bildung von Pregnenolon aus Cholesterol ist Zytochrom-P-450-abhängig (Costa et al. 1994) und wird über den sog. Diazepam-Bindungsinhibitor (DBI) reguliert, welcher den mitochondrialen DBI-Rezeptor aktiviert (Korneyev et al. 1993; Costa et al. 1994). Dieser Rezeptor bindet Benzodiazepine und verschiedene Indolazetamidderivate (Costa et al. 1994; Romeo et al. 1994). Pregnenolon wird in eine Vielzahl von Steroiden umgewandelt: Progesteron z. B. wird aus Pregnenolon unter Verwendung der 3β-Hydroxysteroid-Dehydrogenase/$\Delta^5\Delta^4$-Isomerase gebildet (Akwa et al. 1991). Die 5α-Reduktase katalysiert die Reduktion von Progesteron bzw. von Deoxycorticosteron in die 5α-Pregnansteroide 5α-Dihydroprogesteron (5α-DHP) und 5α-Dihydrodeoxycorticosteron (5α-DHDOC). Dieser Reaktionsschritt ist beim Säuger irreversibel (Karavolas u. Hodges 1990; Celotti et al. 1992). Die 3α-Hydroxysteroid-Oxidoreduktase reduziert die 5α-Pregnansteroide in die neuroaktiven Steroide Allotetrahydroprogesteron (Allopregnanolon, 3α,5α-THP) und Allotetrahydrodeoxycorticosteron (3α,5α-THDOC) (Krause u. Karavolas 1980; Campbell u. Karavolas 1990). In Abhängigkeit von Kofaktoren läuft diese Reaktion in der Reduktions- oder der Oxidationsrichtung ab (Karavolas u. Hodges 1990) (◻ Abb. 39.1). Pregnanolon (3α,5β-THP) wird durch die Reduktion von Progesteron in 5β-Dihydroprogesteron und weitere Reduktion durch die 3α-Hydroxysteroid-Oxidoreduktase gebildet.

Pregnenolon ist auch für Dehydroepiandrosteron (DHEA) Vorstufe, wobei beide Steroide auch sulfatiert vorkommen (Pregnenolonsulfat, DHEAS). Progesteron und DHEA werden zu Androstendion, einem Vorläufer von Testosteron umgewandelt. Östradiol wird durch eine Aromatase entweder aus Testosteron oder aus Androstendion via Östron gebildet.

Während die 3α-Hydroxysteroid-Oxidoreduktase vor allem in Astrozyten vorkommt, wird

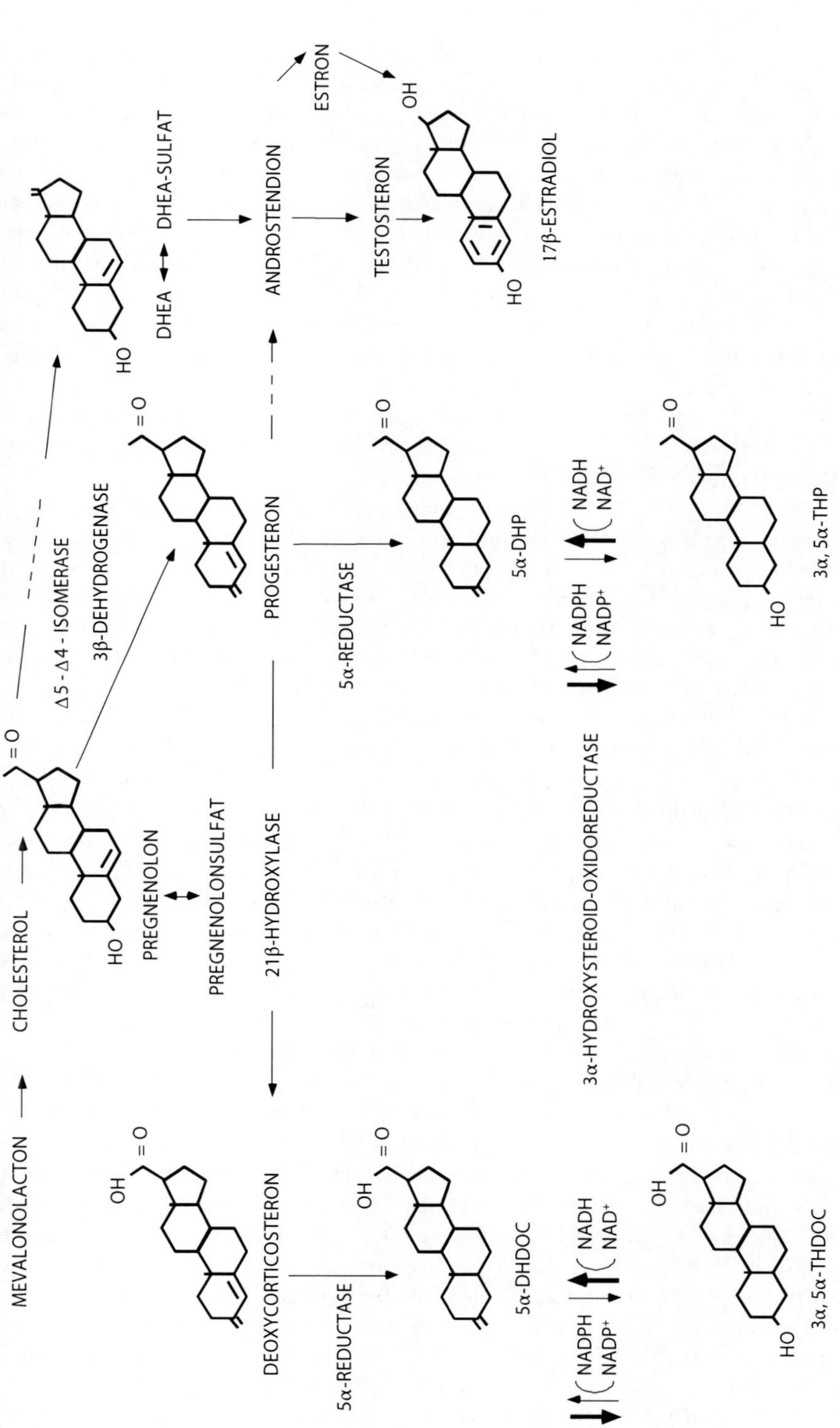

Abb. 39.1. Synthese neuroaktiver Steroide. (Nach Rupprecht u. Holsboer 1999)

die 5α-Reduktase vorwiegend in Neuronen exprimiert (Celotti et al. 1992). Dem Wechselspiel zwischen neuronalen und glialen Zellen kommt daher eine Schlüsselstellung in der Bildung von neuroaktiven Steroiden zu. Unabhängig von peripheren Syntheseorten konnte 3α,5α-THP unter verschiedenen tierexperimentellen Bedingungen im ZNS nachgewiesen werden (Purdy et al. 1991; Corpechot et al. 1993; Mellon 1994). Für die Bildung von 3α,5α-THDOC wird hingegen Deoxycorticosteron aus der Nebenniere benötigt, welches als Substrat für die 5α-Reduktase dient.

39.2 Nichtgenomische Effekte

Im Jahr 1986 konnte erstmals gezeigt werden, dass die neuroaktiven Steroide 3α,5α-THP und 3α,5α-THDOC die neuronale Erregbarkeit durch eine Interaktion mit den $GABA_A$-Rezeptoren (Majewska et al. 1986) modulieren. 3α,5α-THP und 3α,5α-THDOC verdrängen den Kanalblocker TBPS an dem Chloridionenkanal mit einer höheren Affinität als Barbiturate und verstärken den GABA-induzierten Chloridionenstrom (Majewska 1992; Paul u. Purdy 1992). Darüber hinaus verstärken diese neuroaktiven Steroide die Bindung von Muscimol und Benzodiazepinen an die $GABA_A$-Rezeptoren (Majewska 1992; Paul u. Purdy 1992). Konzentrationen im mikromolaren Bereich besitzen eine gewisse intrinsische Aktivität auch in Abwesenheit von GABA (Puia et al. 1990). Da in den meisten zellbiologisch-pharmakologischen Untersuchungen supraphysiologische Konzentrationen neuroaktiver Steroide verwendet wurden, ist Zurückhaltung geboten hinsichtlich der Übertragbarkeit von Ergebnisse auf die In-vivo-Situation.

Der direkte Nachweis einer Bindungsstelle für die oben genannten neuroaktiven Steroide an den $GABA_A$-Rezeptoren ist bisher nicht gelungen, obwohl Paul und Purdy (1992) und Morrow et al. (1990) in ihren Studien eine solche Bindungsstelle postulieren. Während die pharmakologischen Eigenschaften von Benzodiazepinen durch Variationen der α-Untereinheit bei obligatorischem Vorhandensein einer γ-Untereinheit bestimmt wird (Olsen u. Tobin 1990; Seeburg et al. 1990), scheint die Pharmakologie neuroaktiver Steroide weniger von der Zusammensetzung der $GABA_A$-Rezeptoren abhängig zu sein. Allerdings haben Variationen der verschiedenen Untereinheiten durchaus Einflüsse auf eine differenzielle Pharmakologie von neuroaktiven Steroiden an den $GABA_A$-Rezeptoren (Morrow et al. 1990; Shingai et al. 1991; Hauser et al. 1995). Das Vorliegen einer 3α-Hydroxylgruppe am A-Ring dieser Steroide ist für eine positive allosterische Modulation des $GABA_A$-Rezeptors von entscheidender Bedeutung (Harrison et al. 1987; Gee et al. 1988). Steroide, die diese spezifische Konfiguration nicht besitzen, wie z. B. Progesteron, verfügen über kein modulatorisches Potenzial an den $GABA_A$-Rezeptoren (Gee et al. 1988).

DHEA und insbesondere DHEAS sind negativ allosterische Modulatoren der $GABA_A$-Rezeptoren. Paradoxerweise wurde jedoch meist eine anxiolytische Aktivität von DHEA beschrieben. Diskutiert wird, dass eine Reduktion der zentralen Pregnenolonsulfatkonzentrationen (Young et al. 1991) oder aber eine Metabolisierung von DHEA zu Androsteron und 3α,5α-diol, beides positive $GABA_A$-Rezeptor-Modulatoren (Bitran et al. 1996) an der anxiolytischen Aktivität beteiligt sind.

Nach intrazellulärer Oxidation zu 5α-DHP und 5α-DHDOC können 3α,5α-THP und 3α,5α-THDOC auch die Transkription durch Bindung an den Progesteronrezeptor aktivieren (Rupprecht u. Holsboer 1999). Weiterhin konnte gezeigt werden, dass 3α,5α-THP an der Absetzsymptomatik von Progesteron, über eine Aktivierung der α4-Untereinheit der $GABA_A$-Rezeptoren, beteiligt ist (Smith et al. 1998). Bei der Ratte hemmt die Gabe von 3α,5α-THP und 3α,5α-THDOC die Expression von CRH und Vasopressin, zwei Neuropeptide mit wichtiger neuroendokriner und verhaltensmodulierender Funktion (Patchev et al. 1994, 1997) (s. auch ▶ Kap. 38). Neuroaktive Steroide modulieren neuronale Funktionen also sowohl durch Beeinflussung der neuronalen Erregbarkeit als auch über Steuerung der Genexpression.

Neben den $GABA_A$-Rezeptoren werden auch andere Rezeptoren durch neuroaktive Steroide moduliert. Hierzu zählen insbesondere der 5-HT3, der nikotinische Acetylcholinrezeptor, aber auch Glycin-, NMDA-, AMPA-, Kainat- und Oxytocinrezeptoren.

39.3 Verhaltensaktivität

Die $GABA_A$-Rezeptor-modulierende Aktivität 3α-reduzierter neuroaktiver Steroide konnte im Tier- und teilweise auch im Humanexperiment mit einer Vielzahl von Verhaltenseffekten in Verbindung gebracht werden: sedierende, hypnotische (Arafat et al. 1989), anxiolytische (Bitran et al. 1991; Patchev et al. 1997; Ströhle et al. 2003) und antikonvulsive (Bäckström et al. 1984; Belelli et al. 1990) Effekte wurden beschrieben. Die schlechte Wasserlöslichkeit neuroaktiver Steroide erschwert derzeit noch die systemische Anwendung.

Neuroaktive Steroide spielen eine wichtige Rolle in der Aufrechterhaltung der Homöostase im Rahmen der humoralen Stressantwort: Auch nach Entfernung peripherer endokriner Organe kommt es im Tierexperiment während eines Stressparadigmas zu einem Anstieg neuroaktiver Steroide im Gehirn (Purdy et al. 1991). Eine Aktivierung des HPA-Systems mit vermehrter Freisetzung von CRH ist die zentrale neuroendokrine Stressantwort. Unabhängig von der neuroendokrinen Aktivierung ist zentral freigesetztes CRH anxiogen. Diese Anxiogenität von CRH (Patchev et al. 1994) wie auch die Aktivierung des HPA-Systems durch emotionalen Stress und Adrenalektomie (Patchev et al. 1996) konnte durch 3α,5α-THP abgeschwächt werden. Auch in Hypothalamusexplantaten konnte eine Abnahme der durch verschiedene pharmakologische Stimuli induzierten Freisetzung von CRH beschrieben werden (Patchev et al. 1996).

Selye hat bereits 1941 auf die mögliche anästhetische Wirkung dieser Steroide hingewiesen. Die intrazerebroventrikuläre Gabe von Progesteron und $GABA_A$-aktiver Metaboliten führt im Tierexperiment zu einer Verminderung der Schmerzschwelle (Frye u. Duncan 1994). Klinisch konnte gezeigt werden, dass 3α,5β-THP anästhetisch wirksam ist (Carl et al. 1990). Die Entwicklung synthetischer Steroidanästhetika wie Alphaxolon wurde wegen gravierenden Nebenwirkungen, wie z. B. Leberschädigungen, eingestellt.

Neben anästhetischer Aktivität besitzen die natürlich vorkommenden 3α-reduzierten neuroaktiven Steroide auch antikonvulsive Eigenschaften (Belelli et al. 1990; Kokate et al. 1994). Auch die während des Alkoholentzugs vorhandene erhöhte Krampfanfälligkeit geht mit erniedrigten Konzentrationen 3α-reduzierter neuroaktiver Steroide einher (Romeo et al. 1996). Ganaxolon (Monaghan et al. 1997) und CCD (Carter et al. 1997) sind neuere synthetische Analoge 3α-reduzierter neuroaktiver Steroide, die in ersten klinischen Studien in der Behandlung der Epilepsie untersucht werden.

Die meisten Studien zu psychotropen Effekten von 3α-reduzierten neuroaktiven Steroiden im Tierexperiment beschreiben anxiolytische Eigenschaften. Die Gabe von z. B. 3α,5β-THP (Bitran et al. 1991), 3α,5β-THP (Crawley et al. 1986) und Alphaxolon (Britton et al. 1991) waren ohne sedierende Effekte in verschiedenen tierexperimentellen Untersuchungsdesigns anxiolytisch wirksam. Die anxiolytische Aktivität scheint wie die GABA-potenzierenden Eigenschaften an das Vorhandensein der 3α-Hydroxylgruppe gekoppelt zu sein (Bitran et al. 1991). Ein möglicher Vorteil 3α-reduzierter neuroaktiver Steroide gegenüber Benzodiazepinen wäre möglicherweise ein günstigeres Nebenwirkungsprofil hinsichtlich des Abhängigkeitspotenzials, da in verschiedenen Diskriminationsstudien ein geringeres Abhängigkeitspotenzial im Vergleich zu Benzodiazepinen beschrieben wurde (Ator et al. 1993).

Patienten mit einer Panikstörung zeigten basal erhöhte Konzentrationen der $GABA_A$-agonistisch wirksamen Stereoisomere 3α,5α-THP und 3α,5β-THP, während das $GABA_A$-antagonistisch wirksame Stereoisomer 3β,5α-THP vermindert war (Ströhle et al. 2002). Hingegen kommt es bei experimentell induzierten Panikattacken nahezu zeitgleich mit den psychopathologischen Veränderungen bei den Patienten mit einer Panikstörung zu massiven Veränderungen der Konzentration neuroaktiver Steroide, die von einem stark verminderten GABAergen Tonus begleitet sein können (Ströhle et al. 2003). Bemerkenswerterweise fanden sich diese Veränderungen der Konzentration neuroaktiver Steroide nicht bei den Kontrollprobanden, nicht einmal bei den Kontrollprobanden mit experimentell induzierten Panikattacken (Zwansger et al. 2004). Die mit Panikattacken assoziierten Veränderungen neuroaktiver Steroide lassen es möglich erscheinen, dass die basalen

Veränderungen der Konzentrationen neuroaktiver Steroide bei Patienten mit einer Panikstörung kompensatorisch erhöht sind, um dem Auftreten von Panikattacken entgegenzuwirken.

Neuroaktive Steroide spielen auch eine wichtige Rolle als endogene Modulatoren neuronaler Funktion und der Verhaltensmodulation. So konnte z. B. die vermehrte Müdigkeit im Verlauf der Schwangerschaft mit erhöhten Konzentrationen von Progesteron und 3α-reduzierter Pregnansteroide in Verbindung gebracht werden (Biedermann u. Schoch 1985). Rasche Konzentrationsänderungen tragen hingegen möglicherweise mit zur Entstehung des prämenstruellen Syndroms oder postnataler Depressionen bei (Wang et al. 1996).

39.4 Zukunftsperspektiven

Eine neue Forschungsrichtung zu möglichen Wirkmechanismen einer antidepressiven Psychopharmakotherapie wurde durch die Beobachtung stimuliert, dass insbesondere selektive Serotonin-Wiederaufnahmehemmer (SSRI) wie Fluoxetin spezifisch die Konzentrationen von 3α,5α-THP im Gehirn der Ratte erhöhen (Uzunov et al. 1996). SSRI beeinflussen also die Konzentrationen neuroaktiver Steroide, die primär über ionenkanalgesteuerte Rezeptoren wirken und so verhaltensaktiv werden. Auf der molekularen Ebene konnte gezeigt werden, dass SSRI die Aktivität der 3α-Hydroxysteroid-Oxidoreduktase, welche die Umwandlung von 5α-DHP zu 3α,5α-THP katalysiert, in Richtung zu vermehrter Reduktion beeinflussen und damit die Konzentration von 3α,5α-THP erhöhen (Griffin u. Mellon 1999).

Präklinische Studien lassen also vermuten, dass den 3α-reduzierten neuroaktiven Steroiden eine Rolle in der Wirkung von Antidepressiva zukommt. Daher wurden neuroaktive Steroide auch bei Patienten mit einer Depression vor und während einer antidepressiven Psychopharmakotherapie untersucht. Bei den Patienten fanden sich verminderte Konzentrationen der $GABA_A$-agonistisch wirksamen Stereoisomere 3α,5α-THP und 3α,5β-THP, während das $GABA_A$-antagonistisch wirksame Stereoisomer 3β,5α-THP erhöht war. Diese Veränderungen bilden sich nach einer antidepressiven Psychopharmakotherapie wieder zurück (Romeo et al. 1998; Ströhle et al. 1999; Uzunova et al. 1998) (◘ Abb. 39.2). Im Gegensatz zu präklinischen Befunden hatten auch tri- und tetrazyklische Antidepressiva in der Depressionsbehandlung eine Veränderung der Konzentrationen neuroaktiver Steroide zur Folge (Romeo et al. 1998). Die nichtpharmakologischen Depressionsbehandlungen Elektrokrampftherapie und Schlafentzug beeinflussen dahingegen nicht die Konzentrationen neuroaktiver Steroide (Schüle et al. 2003).

! Die positiv allosterisch modulierenden Eigenschaften 3α-reduzierter neuroaktiver Steroide an den $GABA_A$-Rezeptoren weisen auf systemische Effekte hin, die therapeutische Einsatzmöglichkeiten bei neurologischen und psychiatrischen Erkrankungen erhoffen lassen. Diese Annahme wird unterstützt durch die Vielzahl beschriebener Effekte neuroaktiver Steroide: sedierend, hypnotisch, anxiolytisch und antikonvulsiv.

Ein Problem bei der systemischen Anwendung neuroaktiver Steroide in der Therapie stellt derzeit noch deren schlechte Wasserlöslichkeit dar. Die Entwicklung synthetischer Steroidanästhetika wie z. B. Alphaxolon kam wie schon erwähnt wegen gravierender Nebenwirkungen (z. B. Leberschädigung) zum Stillstand. Gegenwärtig wird versucht, synthetische Analoga 3α-reduzierter neuroaktiver Steroide, z. B. Ganaxolon (Monaghan et al. 1997) oder CCD (Carter et al. 1997), zu entwickeln, um sie als Antiepileptika und möglicherweise auch als Anxiolytika einzusetzen. Im Vergleich zu Benzodiazepinen könnte insbesondere das geringere Abhängigkeitspotenzial neuroaktiver Steroide einen Vorteil darstellen (Rupprecht u. Holsboer 1999).

In einer offenen (Wolkowitz et al. 1997) und in einer placebokontrollierten Studie (Wolkowitz et al. 1999) fand sich ein antidepressiver Effekt einer DHEA-Behandlung bei Patienten mit Major Depression. Ähnliche Effekte fanden sich auch bei Patienten mit einer Dysthymie (Bloch et al. 1999), woran insbesondere eine Modulation des Sigma-

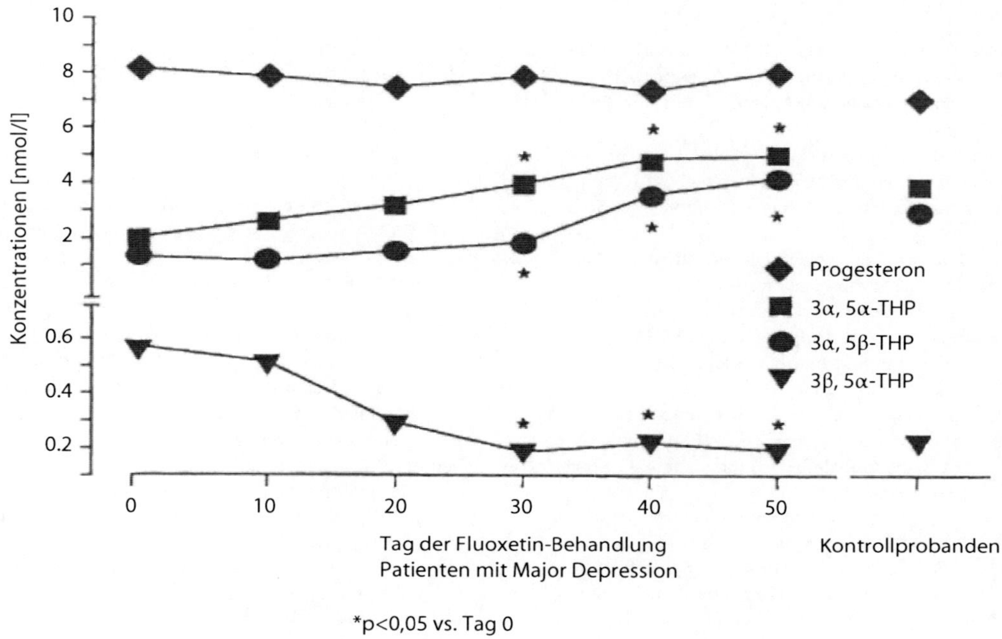

Abb. 39.2. Mittlere Plasmakonzentrationen von Progesteron, 3α,5α-THP, 3α,5β-THP und 3β,5α-THP bei Patienten mit einer Major Depression, unter Fluoxetin-Behandlung und bei gesunden Kontrollprobanden. (Nach Romeo et al. 1998)

rezeptors beteiligt zu sein scheint (Maurice et al. 2001).

Neben der direkten Verabreichung (synthetischer) Analoga neuroaktiver Steroide zur Therapie psychiatrischer Erkrankungen könnte auch eine Beeinflussung ihrer Metabolisierung, wie sie z. B. durch Antidepressiva induziert wird, psychopharmakologisch genutzt werden. Unter Anwendung moderner Drug-Design-Strategien und High-Throughput-Screens könnten synthetische Steroide entwickelt werden, die ein klar umgrenztes Wirkspektrum und ein verbessertes Nebenwirkungsprofil besitzen. Ungeachtet der diskutierten Hürden in der Anwendung neuroaktiver Steroide bei psychiatrischen Erkrankungen stellt die Modulation neuroaktiver Steroide einen vielversprechenden neuen therapeutischen Ansatz dar.

Literatur

Akwa Y, Young J, Kabbadj K et al. (1991) Neurosteroids: biosynthesis, metabolism and function of pregnenolone and dehydroepiandrosterone in the brain. J Steroid Biochem Mol Biol 40: 71–81

Akwa Y, Morfin RF, Robel P, Baulieu EE (1992) Neurosteroid metabolism. 7 alpha-Hydroxylation of dehydroepiandrosterone and pregnenolone by rat brain microsomes. Biochem J 288: 959–964

Arafat ES, Hargrove JT, Maxson WS, Desiderio DM, Wentz AC, Andersen RN (1989) Sedative and hypnotic effects of oral administration of micronized progesterone may be mediated through its metabolites. Am J Obstet Gynecol 159: 1203–1209

Ator NA, Grant KA, Purdy RH, Paul SM, Griffiths RR (1993) Drug discrimination analysis of endogenous neuroactive steroids in rats. Eur J Pharmacol 241: 237–243

Bäckström T, Zetterlund B, Blom S, Romano M (1984) Effecs of intravenous progesterone infusions on the epileptic discharge frequency in women with partial epilepsy. Acta Neurol Scand 69: 240–248

Baulieu EE (1991) Neurosteroids: a new function in the brain. Biol Cell 71: 3–10

Belelli D, Lan NC, Gee KW (1990) Anticonvulsant steroids and the GABA/benzo-diazepine receptor-chloride ionophore complex. Neurosci Biobehav Rev 14: 315–322

Biedermann K, Schoch P (1985) Do neuroactive steroids cause fatigue in pregnancy. Eur J Obstet Gynecol Reprod Biol 58: 15–18

Bitran D, Hilvers RJ, Kellog CK (1991) Anxiolytic effects of 3α-hydroxy-5α[â]-pregnan-20-one. Endogenous metabolites that are active at the $GABA_A$ receptor. Brain Res 561: 157–161

Bitran D, Purdy RH, Kellog CK (1993) Anxiolytic effect of progesterone is associated with increases in cortical allopregnanolone and $GABA_A$ receptor function. Pharmacol Biochem Behav 45: 423–428

Bitran D, Hilvers RJ, Frye CA, Erskine MS (1996) Chronic anabolic-androgenic steroid treatment affects brain $GABA_A$ receptor-gated chloride ion transport. Life Sci 58: 573–583

Bloch M, Schmidt PJ, Danaceau MA, Adams FF, Rubinow DR (1999) Dehydroepiandrosterone treatment of midlife dysthymia. Biol Psychiatry 45: 1533–1541

Britton KT, Page M, Baldwin H, Koob GF (1991) Anxiolytic activity of steroid anesthetic alphaxalone. J Pharmacol Exp Ther 258: 124–129

Campbell JS, Karavolas HJ (1990) Characterization of the purified pituitary cytosolic NADPH: 5α-dihydroprogestrone 3α-hydroxysteroid oxidoreductase. J Steroid Biochem Molec Biol 37: 535–543

Carl P, Högskilde S, Nielsen JW, Sörensen MB, Karlen B, Bäckström T (1990) pregnanolone emulsion a preliminary pharmacokinetic and pharmacodynamic study of a new intravenous agent. Anaesthesia 45: 189–197

Carter RB, Wood PL, Wieland S et al. (1997) Characterization of the anticonvulsant properties of ganaxolone (CCD 1042.3α-hydroxy-3β-methyl-5α-pregnanon-20-one), a selective, high-affinity steroid modulator of the γ-aminobutyric-acid-A receptor. J Pharmacol Exp Ther 280: 1284–1295

Celotti F, Melcangi RC, Martini L (1992) The 5α-reductase in the brain. Molecular aspects and relation to brain function. Front Neuroendocrinol 13: 163–215

Corpechot C, Young J, Calvel M et al. (1993) Neurosteroids: 3-alpha-hydroxy-5-alpha-pregnan-20-one and its precursors in the brain, plasma, and steroidogenic glands of male and female rats. Endocrinology 133: 1003–1009

Costa E, Auta J, Guidotti A, Korneyev A, Romeo E (1994) The pharmacology of neurosteroidogenesis. J Steroid Biochem Mol Biol 49: 385–389

Crawley JN, Glowa JR, Majewska MD, Paul SM (1986) Anxiolytic activity of an endogenous adrenal steroid. Brain Res 389: 382–385

Dunn AJ, Berridge CW (1990) Physiological and behavioral responses to corticotropin-releasing factor administration. Is CRF a mediator of anxiety or stress responses? Brain Res Rev 15: 71–100

Evan RM (1988) The steroid and thyroid hormone receptor superfamily. Science 240: 889–895

Frye CA, Duncan JE (1994) Progesterone metabolites effective at the GABAA receptor complex modulate pain sensitivity in rats. Brain Res 643: 194–203

Gee KW, Bolger MB, Brinton RE, Coirini H, McEwen BS (1988) Steroid modulation of the chloride ionophore in rat brain: structure- activity requirements, regional dependence and mechanism of action. J Pharmacol Exp Ther 246: 803–812

Griffin LD, Mellon SH (1999) Selective serotonin reuptake inhibitors directly alter activity of neurosteroidogenic enzymes. Proc Natl Acad Sci 96: 13512–13517

Harrison NL, Majewska MD, Harrington JW, Barker JL (1987) Structure-activity relationships for steroid interaction with the γ-aminobutyric acid A receptor complex. J Pharmacol Exp Ther 241: 346–353

Hauser CA, Chesnoy-Marchais D, Robel P, Baulieu EE (1995) Modulation of recombinant alpha-6-beta-2-gamma-2 GABAA receptors by neuroactive steroids. Eur J Pharmacol 289: 249–257

Karavolas HJ, Hodges D (1990) Neuroendocrine metabolism of progesterone and related progestin steroids and neuronal activity. Ciba Foundation Symposium 153: 22–55

Kokate TG, Svensson BE, Rogawski MA (1994) Anticonvulsant activity of neurosteroids: correlation with gamma- aminobutyric acid-evoked chloride current potentiation. J Pharmacol Exp Ther 270: 1223–1229

Korneyev A, Pan BS, Polo A, Romeo E, Guidotti A, Costa E (1993) Stimulation of brain pregnenolone synthesis by mitochondrial diazepam binding inhibitor receptor ligands in vivo. J Neurochem 61: 1515–1524.

Krause JE, Karavolas HJ (1980) Pituitary 5α-dihydroprogesterone 3α-hydroxysteroid oxidoreductases. J Biol Chem 255: 11807–11814

Majewska MD (1992) Neurosteroids. Endogenous bimodal modulators of the GABAA receptor. Mechanism of action and physiological significance. Prog Neurobiol 38: 379–395

Majewska MD, Harrison NL, Schwartz RD, Barker JL, Paul SM (1986) Steroid hormone metabolites are barbiturate-like modulators of the GABA receptor. Science 232: 1004–1007

Maurice T, Urani A, Phan VL, Romieu P (2001) The interaction between neuroactive steroids and the sigma 1 receptor function: behavioral consequences and therapeutic opportunities. Brain Res Brain Res Rev 37: 116–132

McEwen BS (1991) Non-genomic and genomic effects of steroids on neural activity. Trends Pharmacol Sci 12: 141–147

Mellon SH (1994) Neurosteroids. Biochemistry, modes of action, and clinical relevance. J Clin Endocrinol Metab 78: 1003–1008

Monaghan EP, Navalta LA, Shum L, Ashbrook DW, Gee DA (1997). Initial human experience with ganaxolone, a neuroactive steroid with antiepileptic activity. Epilepsia 38: 1026–1031

Morrow AL, Pace JR, Purdy RH, Paul SM (1990) Characterization of steroid interactions with y-aminobutyric acid receptor-gated chloride ion channels: Evidence for multiple steroid recognition sites. Mol Pharmacol 37: 263–270

Olsen RW, Tobin AJ (1990) Molecular biology of GABAA receptors. FASEB J 4: 1469–1480

Patchev VK, Shoaib M, Holsboer F, Almeida OFX (1994) The neurosteroid tetrahydroprogesterone counteracts corticotropin-releasing hormone-induced anxiety and alters the release and gene expression of corticotropin-releasing hormone in the rat hypothalamus. Neuroscience 62: 265–271

Patchev VK, Hassan AHS, Holsboer F, Almeida OFX (1996) The neurosteroid tetrahydroprogesterone attenuates the endocrine response to stress and exerts glucocorticoid-like effects on vasopressin gene transcription in the rat hypothalamus. Neuropsychopharmacol 15: 533–541

Patchev VK, Montkowski A, Rouskova D, Koranyi L, Holsboer F, Almeida O (1997) Neonatal treatment of rats with the neuroactive steroid tetrahydrodeoxycorticosterone (THDOC) abolishes the behavioral and neuroendocrine consequences of adverse early life events. J Clin Invest 99: 962–966

Paul SM, Purdy RH (1992) Neuroactive steroids. FASEB J 6: 2311–2322

Puia G, Santi MR, Vicini S, Pritchett DB, Purdy RH, Paul SM, Seeburg PH, Costa E (1990) Neurosteroids act on recombinant human GABAA receptors. Neuron 4: 759–765

Purdy RH, Morrow AL, Moore PH, Paul SM (1991) Stress-induced elevations of γ-aminobutyric acid type A receptor-active steroids in the rat brain. Proc Natl Acad Sci USA 8: 4553–4557

Romeo E, Cheney DL, Zivkovic I, Costa E, Guidotti A (1994) Mitochondrial diazepam-binding inhibitor receptor complex agonists antagonize dizocilpine amnesia: Putative role for allopregnanolone. J Pharmacol Exp Ther 270: 89–96

Romeo E, Brancati A, De Lorenzo A et al. (1996) Market decrease of plasma neuroactive steroids during alcohol withdrawal. Clin Neuropharmacol 19: 366–369

Romeo E, Ströhle A, di Michele F, Spaletta G, Hermann B, Holsboer F, Pasini A, Rupprecht R (1998) Effects of antidepressant treatment on neuroactive steroids in major depression. Am J Psychiatry 155: 910–913

Rupprecht R, Holsboer F (1999) Neuroactive steroids: mechanisms of action and neuropsychopharmacological perspectives. Trends Neurosci 22: 410–416

Schüle C, di Michele F, Baghai T et al. (2003) Influence of sleep deprivation on neuroactive steroids in major depression. Neuropsychopharmacol 28: 577–581

Seeburg PH, Wisden W, Verdoorn TA et al. (1990) The $GABA_A$ receptor family: molecular and functional diversity. Cold Spring Harbour Symposia 50: 29–40

Selye H (1941) The anesthetic effect of steroid hormones. Proc Soc Exp Biol Med 46: 116–121

Shingai R, Sutherland ML, Barnard EA (1991) Effects of subunit types of the cloned GABAA receptor on the response to a neurosteroid. Eur J Pharmacol 206: 77–80

Smith SS, Gong QH, Li X, Moran MH, Bitran D, Frye CA, Hsu FC (1998) Withdrawal from 3alpha-OH-5alpha-pregnan-20-One using a pseudopregnancy model alters the kinetics of hippocampal GABAA-gated current and increases the GABAA receptor alpha4 subunit in association with increased anxiety. J Neurosci 18: 5275–5284

Ströhle A, Holsboer F (2003) Stress responsive neurohormones in depression and anxiety. Pharmacopsychiatry 36 [Suppl 3]: 207–214

Ströhle A, Romeo E, Hermann B, di Michele F, Spaletta G, Pasini A, Holsboer F, Rupprecht R (1999) Concentrations of 3α-reduced neuroactive steroids and their precursors in plasma of patients with major depression and after clinical recovery. Biol Psychiatry 45: 274–277

Ströhle A, Romeo E, di Michele F, Pasini A, Yassouridis A, Holsboer F, Rupprecht R (2002) $GABA_A$ receptor-modulating neuroactive steroid composition in patients with panic disorder before and during paroxetine treatment. Am J Psychiatry 159: 145–147

Ströhle A, Romeo E, di Michele F, Pasini A, Hermann B, Gajewsky G, Holsboer F, Rupprecht R (2003) Induced panic attacks shift $GABA_A$ receptor modulatory neuroactive steroid composition in patients with panic disorder. Arch Gen Psychiatry 60: 161–168

Uzunov DP, Cooper TB, Costa E, Guidotti A (1996) Fluoxetine-elicited changes in brain neurosteroid content measured by negative ion mass fragmentography. Proc Natl Acad Sci USA 93: 12599–12604

Uzunova V, Sheline Y, Davis JM, Rasmusson A, Uzunov DP, Costa E, Guidotti A (1998) Increase in the cerebrospinal fluid content of neurosteroids in patients with unipolar major depression who are receiving fluoxetine or fluvoxamine. Proc Natl Acad Sci USA 95: 3239–3244

Wang M, Seippel L, Purdy RH, Bäckström T (1996) Relationship between symptom severity and steroid variation in women with premenstrual syndrome. Study on serum pregnenolone, pregnenolone sulfate 5α-pregnane-3,20-dione and 3α-hydroxy-5α-pregnan-20-one. J Clin Endocrinol Metab 81: 1076–1082

Wolkowitz OM, Reus VI, Keebler A, Nelson N, Friedland M, Brizendine L, Roberts E (1999) Double-blind treatment of major depression with dehydroepiandrosterone. Am J Psychiatry 156: 646–649

Wolkowitz OM, Reus VI, Roberts E et al. (1997) Dehydroepiandrosterone (DHEA) treatment of depression. Biol Psychiatry 41: 311–318

Young J, Corpechot C, Gaug M, Gobaille S, Baulieu EE, Robel P (1991) Suppressive effects of dehydroepiandrosterone and 3 beta-methyl-aandrost-5-en-17-one on attack towards lactating females induced by castrated male mice. II. Brain neurosteroids. Biochem Biophys Res Commun 174: 892–897

Zwansger P, Eser D, Padberg F et al. (2004) Neuroactive steroids are not affected by panic induction with 50 µg cholecystokinin tetrapeptide (CCK-4) in healthy volunteers. J Psychiatric Res 38: 215–217

Molekulare Aspekte antidepressiver Therapien: Signaltransduktionskaskaden und Gentranskriptionsmechanismen

J. Thome, R.S. Duman, F.A. Henn

Antidepressive Therapiemaßnahmen wie Psychopharmakotherapie mit Antidepressiva, EKT oder TMS führen zu veränderten Neurotransmitterkonzentrationen im synaptischen Spalt und damit zu Alterationen der Signalübermittlung am postsynaptischen Rezeptor. Dadurch kommt es nachfolgend innerhalb des Neurons zu entsprechenden Veränderungen der Signaltransduktion über Second und Third Messengers. Diese intrazellulären Alterationen führen letztlich zu veränderten Aktivitäten von Transkriptionsfaktoren und damit zu veränderten Transkriptionsraten spezifischer Zielgene. Interessanterweise codieren diese Zielgene insbesondere für solche Moleküle, die eine wichtige Rolle in der Aufrechterhaltung der neuronalen Plastizität spielen (z. B. neurotrophe Faktoren, synaptische Vesikelproteine). Eine solche durch Antidepressiva ausgelöste veränderte neuronale Plastizität könnte das morphologische Korrelat für die klinisch zu beobachtenden Effekte auf der Ebene der Psychopathologie sein, nämlich eine Besserung der depressiven Symptomatik.

Aktuelle Forschungsstrategien zielen darauf ab, diese Prozesse besser zu erfassen, den Zusammenhang zwischen neuronaler Plastizität und psychiatrischen Krankheitssymptomen besser zu verstehen und schließlich dieses Wissen für die Entwicklung optimierter und innovativer Therapieoptionen zu nutzen, die besonders solchen Patienten zugute kommen dürften, deren depressive Erkrankungen derzeit noch als »therapieresistent« eingestuft werden.

40.1 Theoretischer Hintergrund

Das von Neurotransmittern (First Messengers) durch Interaktion mit ihrem jeweiligen Rezeptor vermittelte Signal wird u. a. über sog. G-Proteine ins Zellinnere weitergeleitet. Hier erfolgt dann unter Vermittlung verschiedener Enzyme (z. B. Adenylzyklase) die Aktivierung von Second Messengers (z. B. cAMP), die ihrerseits wiederum enzymvermittelt (z. B. PKA) bestimmte Transkriptionsfaktoren aktivieren (z. B. CREB). So erfolgt beispielsweise die Aktivierung von CREB durch PKA-vermittelte Phosphorylierung. Aktiviertes phospho-CREB kann seinerseits nach Bindung an spezifische regulatorische Einheiten von bestimmten Genen (sog. CRE-Elemente) deren Expressionsrate steigern. Hierzu zählen beispielsweise neurotrophe Faktoren und synaptische Vesikelproteine, Proteinfamilien, die interessanterweise maßgeblich an der Regulation neuronaler Plastizität beteiligt sind. Darüber hinaus scheint über den genannten Kaskadenmechanismus auch die Neurogenese im Hippocampus beeinflusst zu werden.

! Für die Psychiatrie sind Befunde relevant, nach denen u. a. bei depressiven Erkrankungen Störungen in diesen komplizierten Systemen der Signaltransduktion, Genexpression und neuronalen Plastizität vorliegen könnten und Antidepressiva in diese Regulationsmechanismen so eingreifen, dass es letztlich zu einer verbesserten neuronalen und synaptischen Plastizität kommt.

40.1.1 Intrazelluläre Signaltransduktion

Die intrazelluläre Signaltransduktion dient dazu, das extrazelluläre Signal, das durch die Interaktion des Neurotransmitters mit seinem Rezeptor entsteht, postsynaptisch über Second Messengers in Richtung Zellkern weiterzuleiten, wo dann durch Third Messengers eine Umwandlung des Signals in eine Modifikation der Genexpression erfolgt. ◘ Abbildung 40.1 fasst diese Vorgänge schematisch zusammen.

Als Beispiel für eine solche intrazelluläre Signaltransduktion wurde bereits die cAMP-PKA-CREB-Kaskade genannt. Darüber hinaus existieren aber eine Reihe weiterer Signaltransduktionsmechanismen. Beispiele für solche Signaltransduktionswege, die insbesondere bei der Weiterleitung des Signals von zellmembranständigen Rezeptoren eine Rolle spielen, sind MAP-Kinase-Kaskaden, JAK-STAT-Kaskaden und Kaskaden, die über Phospholipase C vermittelt werden. Viele dieser Kaskaden wurden zunächst in der Krebsforschung entdeckt, da sie nicht nur physiologische Funktionen

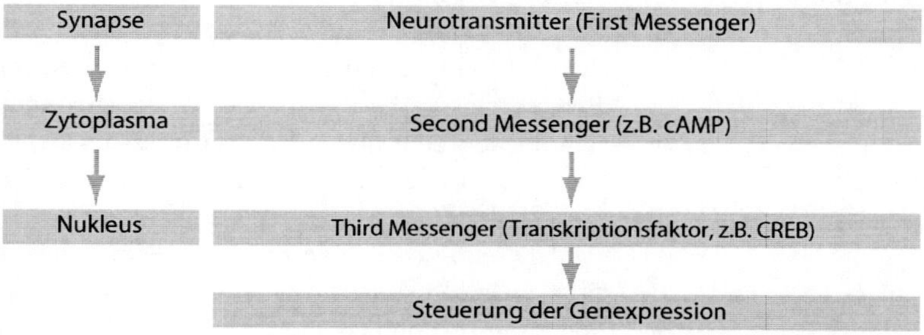

Abb. 40.1. Prinzip der Signaltransduktion

erfüllen, sondern auch in der Pathophysiologie von Krebserkrankungen für die Steuerung des Tumorwachstums verantwortlich sind. Teilweise erklärt sich daraus die Namensgebung: MAP steht für mitogenaktiviertes Protein, JAK für Januskinase und STAT für »Signal Transducer and Activator of Transcription«. Zudem hat sich herausgestellt, dass die Proteinprodukte, für die sog. Onkogene codieren, physiologische Funktionen in der zellulären Signaltransduktion besitzen.

40.1.2 Transkription und Expression von Zielgenen

Am Ende der Signaltransduktion steht die Aktivierung eines Transkriptionsfaktors durch Phosphorylierung. Der aktivierte Transkriptionsfaktor interagiert mit der regulatorischen Einheit spezifischer Gene und verändert deren Transkriptionsrate. Damit wird die Expression des Proteins, für das das jeweilige Gen codiert, reguliert. Abbildung 40.2 zeigt beispielhaft für die cAMP-PKA-CREB-Kaskade den Signalweg vom Extrazellularraum (Interneuronenraum der Synapse) über das Zytoplasma bis zum Zellkern, wo dann die Expression bestimmter Zielgene reguliert wird.

Interessanterweise sind Zielgene der cAMP-Kaskade gerade solche, die für Proteine mit besonderer Bedeutung für die neuronale Plastizität codieren. Wie erwähnt zählen hierzu neurotrophe Faktoren (NTF) und synaptische Vesikelproteine (SVP), zwei Proteinfamilien, die für die Arborisation von Neuronen, den Neurotransmitterumsatz,

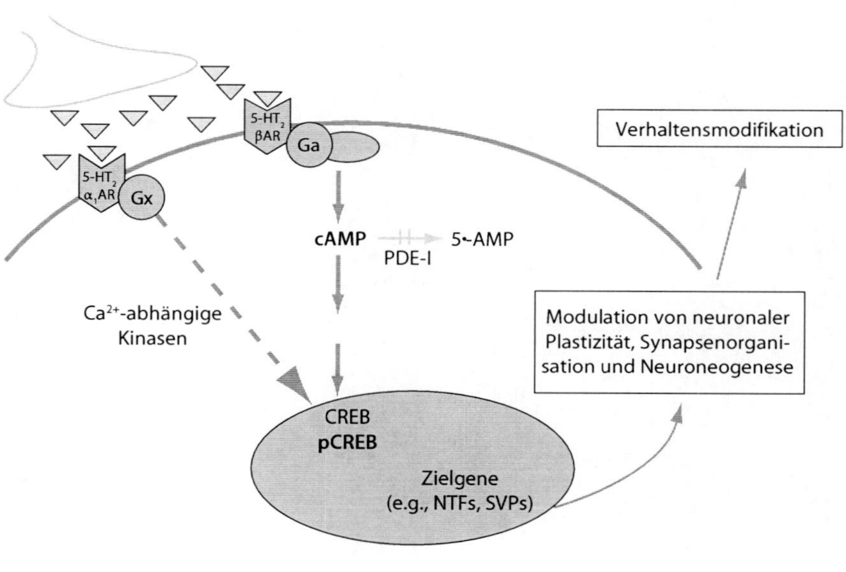

Abb. 40.2. cAMP-Signaltransduktionskaskade mit Aktivierung des Transkriptionsfaktors CREB durch PKA-vermittelte Phosphorylierung und nachfolgende Expression bestimmter Zielgene wie neurotrophe Faktoren (**NTF**) und synaptischen Vesikelproteinen (**SVP**)

die Synapsenbildung und generell für zytoarchitektonische Umbauprozesse im Gehirn eine wichtige Rolle spielen.

40.1.3 Veränderungen der neuronalen Plastizität

Das Phänomen der neuronalen Plastizität, also im weitesten Sinne die Fähigkeit des Gehirns, sich auch strukturell Umweltreizen anzupassen, stellt eine Grundvoraussetzung für eine effektive und sinnvolle Interaktion eines Individuums mit seiner Umgebung dar. Ohne neuronale Plastizität wäre es beispielsweise unmöglich, selbst bei einfachsten Anforderungen des Alltags adäquate Problemlösungsmechanismen zu entwickeln, zielgerichtet auszuführen und sie bei Bedarf zu revidieren, um sie den Außenbedingungen anzupassen.

Neurotrophe Faktoren und synaptische Vesikelproteine wurden schon als wichtige Proteinfamilien genannt, die steuernd in diese neuronale Plastizität eingreifen. Zusätzlich zeichnet sich ab, dass ein weiteres neuroplastisches Phänomen von Bedeutung für die Psychiatrie sein dürfte, nämlich die sog. Neuroneogenese, also das Entstehen von neuen funktionstüchtigen Neuronen aus Vorläuferzellen im erwachsenen Gehirn.

Die Familie der neurotrophen Faktoren umfasst viele Mitglieder. Am bekanntesten sind die sog. Neurotrophine. Hierzu zählen NGF (nerve growth factor), BDNF (brain derived neurotrophic factor), NT3 (Neurotrophin 3) und weitere. Sie alle binden an Tyrosinkinaserezeptoren (trkA, B, C) und lösen so ihrerseits wieder spezifische Signalkaskaden aus, die letztlich in neuroplastische Umbauprozesse einmünden. Neurotrophine besitzen eine stark antiapoptotische Wirkung, schützen also vor programmiertem Zelltod. ◘ Abbildung 40.3 gibt beispielhaft die Signalkaskade von BDNF wieder, die über den trkB-Rezeptor verläuft. Am Ende steht auch hier wieder eine

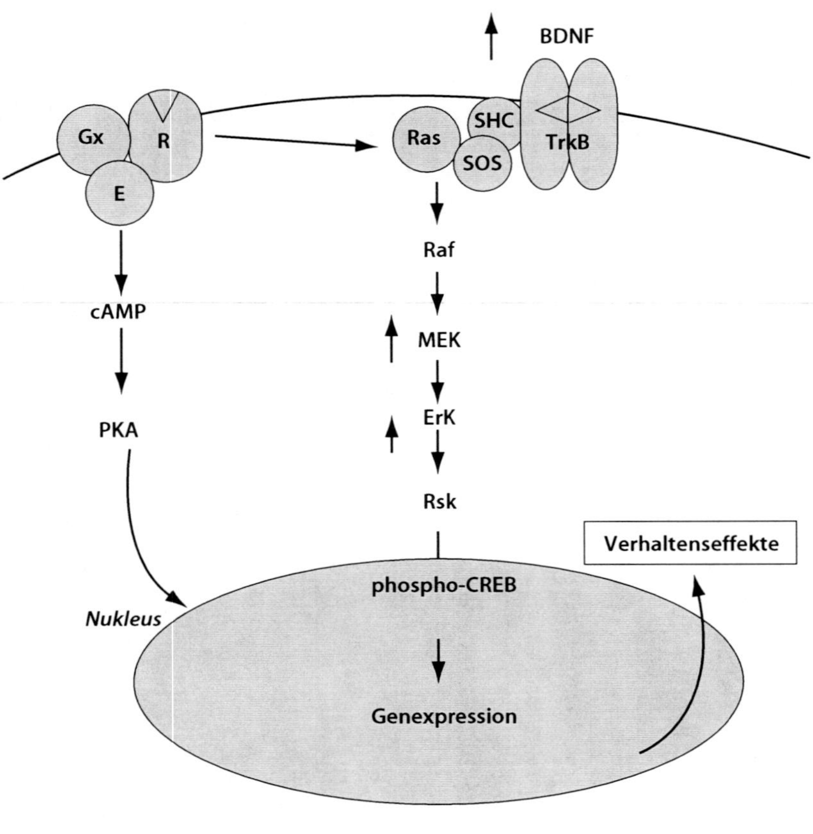

◘ **Abb. 40.3.** Signalkaskade des Neurotrophins BDNF, die über den spezifischen trkB-Rezeptor vermittelt wird

veränderte Genexpression, die letztlich zu Verhaltensveränderungen führen kann.

Auch die Familie der synaptischen Vesikelproteine ist sehr heterogen. In der Forschung werden sie häufig als Marker von Synapsen und Synapsenplastizität eingesetzt. Als typische Vertreter wären beispielsweise Synapsin, Synaptophysin, Synaptotagmin und Synaptobrevin (VAMP, vesikelassoziiertes Membranprotein) zu nennen. SVP sind am intrazellulären Transport von Neurotransmittervesikeln beteiligt (»Trafficking«), steuern deren Bindung an die präsynaptische Membran (»Docking«) und wirken durch die Bildung einer Fusionspore maßgeblich bei der Exozytose von Neurotransmittern in den synaptischen Spalt mit. ◘ Abbildung 40.4 fasst diese Funktionen von SVP zusammen.

Neuroneogenese schließlich ist ein Phänomen, dessen Bedeutung für die Psychiatrie erst seit relativ kurzer Zeit intensiv untersucht wird. Jahrzehntelang galt das Dogma, dass alle Nervenzellen des ZNS erwachsener Säugetiere einschließlich des Menschen postmitotisch und damit nicht mehr teilbar seien, sodass also auch keine neuen Nervenzellen entstehen könnten. Heute weiß man aber, dass dieses Dogma nicht mehr zu halten ist. Auch im Gehirn von erwachsenen Menschen können aus sog. Progenitorzellen neue Neurone entstehen. Es konnte darüber hinaus nachgewiesen werden, dass diese Neurone ausreifen, einen spezifischen Neurotransmitterphänotyp entwickeln und sich in funktionelle neuronale Netzwerke integrieren. Interessanterweise wird Neuroneogenese vor allem im Hippocampus beobachtet, also in einer vor allem für affektive Störungen äußerst wichtigen Hirnregion. In der Forschung können neu entstandene Nervenzellen mit einem Nukleotidanalog bzw. Mitosemarker (z. B. BrdU: Bromodesoxiuridin) angefärbt und nachgewiesen werden.

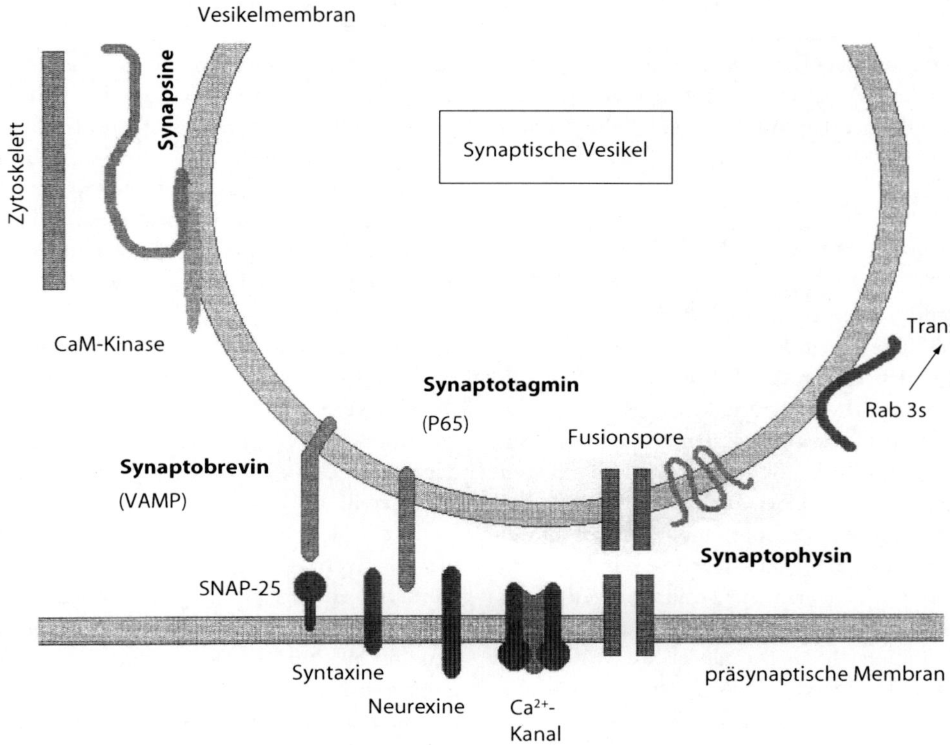

◘ **Abb. 40.4.** Synaptische Vesikelproteine. (Nach Kandel u. Siegelbaum 2000)

40.1.4 Veränderungen auf Verhaltensebene

Für psychiatrische Fragestellungen ist die Tatsache relevant, dass alle oben genannten molekularen Veränderungen im Bereich der Signaltransduktion, Genexpression und neuronalen Plastizität letztlich zu deutlichen Veränderungen auf Verhaltensebene führen. In Tiermodellen kann einerseits gezeigt werden, dass Störungen in diesen Systemen unter bestimmten Umständen zu Verhaltensveränderungen führen, die mit einigen Aspekten der für affektive Erkrankungen beim Menschen typischen Psychopathologie vergleichbar sind. Andererseits deuten Studien an humanem Post-mortem-Hirngewebe darauf hin, dass bei depressiven Erkrankungen tatsächlich eben diese Systeme verändert sind. Umgekehrt lässt sich sowohl bei In-vitro-Experimenten als auch in Studien am Tiermodell und in humanen Post-mortem-Untersuchungen zeigen, dass antidepressive Behandlungsmaßnahmen bei Therapieresponse den affektiven Verhaltensveränderungen entgegenwirken, indem sie in die genannten Systeme so eingreifen, dass die Defizite zumindest partiell ausgeglichen werden. Auf diese Forschungsbefunde soll im folgenden Abschnitt näher eingegangen werden.

40.2 Forschungsbefunde

Während Neurotransmitterveränderungen sicherlich eine wesentliche Rolle in der Pathophysiologie depressiver Erkrankungen spielen und die Interaktion von Antidepressiva mit verschiedenen Neurotransmittersystemen unzweifelhaft eine wichtige psychopharmakologische Bedeutung besitzt, wird heute zunehmend deutlich, dass Neurotransmitter-Rezeptor-Interaktionen nur einen Teilaspekt einer umfassenden zellulären und molekularen Theorie zur Ätiopathogenese affektiver Störungen und ihrer Behandlung darstellen (Übersichten: Duman et al. 1999; Thome et al. 2002). Erst die nachfolgenden Signaltransduktionskaskaden, Genexpressionsmechanismen und Modulationsmöglichkeiten der neuronalen und synaptischen Plastizität vervollständigen das komplexe Gesamtbild. So konnte u. a. gezeigt werden, dass die Expression des Neurotrophins BDNF durch Stress, einem wesentlichen Risikofaktor für affektive Erkrankungen, reduziert wird (Smith et al. 1995). Andererseits führt die chronische Behandlung mit einem Antidepressivum zu einer verstärkten Phosphorylierung, d. h. Aktivierung, von CREB und erhöht somit die CRE-mediierte Genexpression (Thome et al. 2000). Interessanterweise wird sowohl die Expression von BDNF als auch die Neuroneogenese im Hippocampus durch cAMP und CREB reguliert (Nagakawa et al. 2002).

! Das bedeutet, dass sowohl für die Pathophysiologie als auch die Psychopharmakologie depressiver Erkrankungen neuroplastische Prozesse und damit u. a. neurotrophe Faktoren, synaptische Vesikelproteine und das Phänomen der Neuroneogenese von zentraler Bedeutung sind.

40.2.1 Neurotrophe Faktoren

Wie erwähnt, vermindert chronischer Stress als wichtiger Risikofaktor für affektive und andere Psychosen die Expression von neurotrophen Faktoren wie BDNF und kann u. a. so zu neuronalen Atrophien führen (Übersicht bei Angelucci et al. 2004). Interessanterweise ist die Expression von BDNF und seines Rezeptors trkB in Post-mortem-Gewebe von Suizidanten verändert (Dwivedi et al. 2003).

Tierversuche zeigen, dass durch Antidepressiva und EKT die Expression von BDNF wieder gesteigert werden kann (Nibuya et al. 1995). Auch Post-mortem-Befunde bei Patienten, die antidepressiv behandelt wurden, deuten darauf hin (Chen et al. 2001).

Es erscheint also als sehr wahrscheinlich, dass die positiven Effekte einer antidepressiven Behandlung auf die psychopathologische Symptomatik nicht allein mit veränderten Konzentrationen von bestimmten Neurotransmittern im synaptischen Spalt erklärt werden können, sondern dass es darüber hinaus zu einer Aktivierung der intrazellulären Signaltransduktion und intranukleären Genexpression kommen muss. Ein wichtiges Zielgen dieser Kaskade dürfte u. a. BDNF sein. Dazu passt der Befund, dass BDNF selbst in tierexperimentellen Modellversuchen eine »antidepressive« Wirkung besitzt (Shirayama et al. 2002).

40.2.2 Synaptische Vesikelproteine

Neben den neurotrophen Faktoren scheint die Gruppe der synaptischen Vesikelproteine eine weitere Proteinfamilie zu sein, die in die Pathogenese und Pharmakotherapie depressiver Erkrankungen involviert ist. Die Expression von SVP, insbesondere von Synaptophysin und Synaptotagmin, wird durch Stress in spezifischer Weise verändert. Chronische antidepressive Behandlung greift ebenfalls in die Expression dieser SVP ein, allerdings erfolgt hier die Regulation weitgehend entgegengesetzt zu den unter Stresseinwirkung zu beobachtenden Veränderungen (Thome et al. 2001; Rapp et al. 2004). Dies bedeutet, dass durch antidepressive Behandlung auch die Expression von Proteinen beeinflusst wird, die an Vesikeltransport und Neurotransmittersekretion beteiligt sind und somit die synaptische Plastizität regulieren.

40.2.3 Neuroneogenese

Besonders interessant sind Befunde, nach denen bei affektiven Störungen u. a. Veränderungen der hippokampalen Neuroneogenese vorliegen könnten (Übersicht: Jacobs et al. 2000). Dies würde gut zu Hypothesen passen, nach denen es bei diesen psychiatrischen Erkrankungen generell zu Veränderungen der neuronalen Plastizität kommt. Interessanterweise verändert eine antidepressive Therapie die Neuroneogeneserate im Hippocampus signifikant im Sinne einer Steigerung (Malberg et al. 2000). Derzeit werden intensiv Ergebnisse tierexperimenteller Studien diskutiert, nach denen diese vermutlich über 5-HT_{1A}-vermittelte gesteigerte Neuroneogenese sogar eine notwendige Bedingung für die Wirksamkeit von Antidepressiva darstellt (Santarelli et al. 2003).

Gegen diese Hypothese spricht aber beispielsweise der Befund, dass TMS – ein Verfahren, das bei Depressionen durchaus effektiv sein kann (► Kap. 28), die Neuroneogenese nicht zu beeinflussen scheint. Die genaue pathophysiologische und therapeutische Bedeutung von Veränderungen in der Neubildungsrate von Nervenzellen bleibt eine offene und hochaktuelle Frage.

40.3 Zukunftsperspektiven

Obgleich derzeit noch viele der genannten molekularen Effekte antidepressiver Therapie lediglich im Tiermodell nachgewiesen sind, ergeben sich insbesondere aus den zunehmenden Post-mortem-Studien deutliche Hinweise darauf, dass ganz ähnliche Prozesse auch im Gehirn des Menschen ablaufen.

> **!** **Eine wichtige Konsequenz, die aus dem bisher zusammengetragenen Wissen gezogen werden kann, ist die Feststellung, dass Veränderungen der Neurotransmitterkonzentrationen auf dem Niveau der Synapse nicht notwendigerweise eine Voraussetzung für die antidepressive Wirksamkeit spezifischer Psychopharmaka oder anderer Therapiemaßnahmen (wie z. B. EKT oder TMS) sein müssen. Vielmehr lässt sich aus den bisherigen Befunden ableiten, dass auch über eine direkte Beein ussung von Second- und Third-Messenger-Systemen oder auch durch eine unmittelbare Steigerung neuro- und synaptoplastischer Prozesse antidepressive Effekte erzielbar sein müssten.**

Tatsächlich stellt das seit vielen Jahren in der Therapie affektiver Störungen bewährte Lithium ein klassisches Beispiel dafür dar, dass ein Medikament nicht unbedingt mit bestimmten membranständigen Rezeptoren interagieren muss (► Kap. 41), um die Psychopathologie von affektiven Erkrankungen positiv zu beeinflussen. Darüber hinaus gibt es auch Hinweise dafür, dass eine direkte Steigerung der intrazellulären Konzentration des Second Messengers cAMP (z. B. durch Verabreichung eines PDE-Inhibitors) ebenfalls antidepressive Wirkung besitzt. Schließlich sind tierexperimentelle Befunde wichtig, bei denen z. B. durch viralen Gentransfer unmittelbar die

Expression von BDNF gesteigert wird und so auf Verhaltensebene Effekte erzielt werden, die durchaus mit denen vergleichbar sind, die unter antidepressiver Therapie beobachtet werden können.

Ein tiefer gehendes Verständnis dieser molekularen Effekte von Antidepressiva wird günstigenfalls dazu führen, dass alternative Behandlungsstrategien entwickelt werden können, die sich bei verminderter Nebenwirkungsrate gleichzeitig durch eine verbesserte Wirksamkeit und höhere Responderquote auszeichnen. Dies könnte insbesondere für solche Patienten Hoffnung bedeuten, deren depressive Erkrankungen heute noch als »therapieresistent« eingestuft werden müssen.

Literatur

Angelucci F, Mathé AA, Aloe L (2004) Neurotrophic factors and CNS disorders: findings in rodent models of depression and schizophrenia.. Prog Brain Res 146: 151–165

Chen B, Dowlatshahi D, MacQueen GM, Wang JF, Young LT (2001) Increased hippocampal BDNF immunoreactivity in subjects treated with antidepressant medication. Biol Psychiatry 50: 260–265

Duman RS, Malberg J, Thome J (1999) Neural plasticity to stress and antidepressant treatment. Biol Psychiatry 46: 1181–1191

Dwivedi Y, Rizavi HS, Conley RR, Roberts RC, Tamminga CA, Pandey GN (2003) Altered gene expression of brain-derived neurotrophic factor and receptor tyrosine kinase B in postmortem brain of suicide subjects. Arch Gen Psychiatry 60: 804–815

Jacobs BL, Praag H, Gage FH (2000) Adult brain neurogenesis and psychiatry: a novel theory of depression. Mol Psychiatry 5: 262–269

Kandel ER, Siegelbaum SA (2000) Transmitter release. In: Kandel ER, Schwartz JH, Jessel TM (eds) Principles of neural science, 4th edn. McGraw-Hill, New York, pp 253–279

Malberg JE, Eisch AJ, Nestler EJ, Duman RS (2000) Chronic antidepressant treatment increases neurogenesis in adult rat hippocampus. J Neurosci 20: 9104–9110

Nagakawa S, Kim JE, Lee R et al. (2002) Regulation of neurogenesis in adult mouse hippocampus by cAMP and the cAMP response element-binding protein. J Neurosci 22: 3673–3682

Nibuya M, Morinobu S, Duman RS (1995) Regulation of BDNF and trkB mRNA in rat brain by chronic electroconvulsive seizure and antidepressant drug treatments. J Neurosci 15: 7539–7547

Rapp S, Baader M, Hu M, Jennen-Steinmetz C, Henn FA, Thome J (2004) Differential regulation of synaptic vesicle proteins by antidepressant drugs. Pharmacogenomics J 4: 110–113

Santarelli L, Saxe M, Gross C et al. (2003) Requirement of hippocampal neurogenesis for the behavioral effects of antidepressants. Science 301: 805-809

Shirayama Y, Chen AC, Nakagawa S, Russell DS, Duman RS (2002) Brain-derived neurotrophic factor produces antidepressant effects in behavioral models of depression. J Neurosci 22: 3251–3261

Smith MA, Makino S, Kvetnansky R, Post RM (1995) Effects of stress on neurotrophic factor expression in the rat brain. Ann NY Acad Sci 771: 234–239

Thome J (2004) Einführung in die Molekulare Psychiatrie. Huber, Bern

Thome J, Sakai N, Shin KH, Steffen C, Zhang YJ, Impey S, Storm DR, Duman RS (2000) cAMP response element-mediated gene transcription is upregulated by chronic antidepressant treatment. J Neuroci 20: 4030–4036

Thome J, Pesold B, Baader M, Hu M, Gewirtz JC, Duman RS, Henn FA (2001) Stress differentially regulates synaptophysin and synaptotagmin expression in hippocampus. Biol Psychiatry 50: 809–812

Thome J, Duman RS, Henn FA (2002) Molekulare Aspekte antidepressiver Therapie. Nervenarzt 73: 595–599

Neuroprotektive Effekte der Antidepressiva und Mood Stabilizer

M. Tseng, L.T. Young

Obwohl der Wirkmechanismus von Antidepressiva und Mood Stabilizern noch nicht ganz verstanden wird, gibt es zunehmende Belege, dass sie aufgrund der Regulation mehrerer Signaltransduktionswege neuroprotektive Eigenschaften besitzen. Antidepressiva üben ihre neuroprotektiven Effekte vornehmlich über die CREB-BDNF-Signaltransduktionswege aus. Mood Stabilizer haben erheblich weiter reichende Effekte: Lithium und Valproat beeinflussen 4 grundlegende Signalwege, dazu gehören der Phosphoinositol-, GSK-3/Akt/Pi3K-, cAMP-Signaltransduktionsweg und die Signalwirkung der intrazellulären Kalziumkonzentration. Mood Stabilizer beeinflussen darüber hinaus mehrere wichtige Zielgene, wie die für Bcl-2, GRP78 und GST, die entscheidend für das Zellüberleben sind. Zusätzlich bewirken sie eine Glutamataufnahme und β-Amyloid-Hemmung auf extrazellulärer Ebene.

Von weiteren Forschungsergebnissen wird Klärung erwartet, auf welche Weise Signaltransduktionswege interagieren und wie dies auf die klinischen Effekte von Antidepressiva und Mood Stabilizern übertragbar ist.

41.1 Theoretischer Hintergrund

Aus Befunden von bildgebenden Verfahren, Postmortem-Studien und neuropsychologischen Tests ist bekannt, dass affektive Störungen mit neurokognitiven Einschränkungen (Reischies u. Neu 2000), einem erhöhten Risiko der Entwicklung einer Demenz (Kessing u. Nilsson 2003) und morphologischen Veränderungen des Gehirns (Rajkowska et al. 1999) einhergehen. Letztere betreffen vor allem eine Volumenreduktion des Hippocampus und präfrontaler Kortexareale. Es gibt Hinweise, dass die Veränderungen mit der Dauer der Erkrankungen zunehmen (MacQueen et al. 2003). Vor diesem Hintergrund stoßen die molekularbiologischen Befunde zu Antidepressiva und Mood Stabilizern auf großes wissenschaftliches Interesse. Sie legen nahe, dass neben der antidepressiven Wirkung auf der symptomatischen Ebene neuroprotektive Effekte bestehen, die einen frühen Therapiebeginn und die optimale Rückfallverhütung nicht nur rechtfertigen, sondern geradezu notwendig machen.

Antidepressiva und Mood Stabilizer wirken nach heutigem Wissensstand nicht nur auf Transmitterebene, entsprechend einem First Messenger, sondern über verschiedene auf der Ebene der zellulären Signaltransduktion (entsprechend Second und Third Messenger)(► Kap. 40). Deshalb haben sich viele Studien jetzt verstärkt den entsprechenden intrazellulären Signaltransduktionskaskaden diverser monoaminerger Neurotransmitter zugewandt. Inzwischen untersucht man auch in vielen pharmakotherapeutischen Studien über affektive Störungen zunehmend die Auswirkungen auf Second und Third Messengers, die den Neurotransmittern nachgeschaltet sind. Weiterhin treten zunehmend die durch Antidepressiva und Mood Stabilizer hervorgerufenen Veränderungen der Regulation von Genexpression, Neuroplastizität und Neurogenese in den Vordergrund.

41.2 Neuroprotektive Effekte von Antidepressiva

Antidepressiva wirken an zahlreichen Stellen der zellulären Postrezeptor-Signaltransduktionskaskaden (► Kap. 40). Ein nachgeschaltetes Ziel einer Signaltransduktionskaskade, der cAMP-Signaltransduktionsweg, stellt der Transkriptionsfaktor CREB (CRE-bindendes Protein) dar. Eine längere antidepressive Behandlung mit selektiven Serotonin- und Noradrenalin-Wiederaufnahmehemmern (SSRI und SSNRI) verstärkte die Expression an CREB-mRNA im Hippocampus (Nibuya et al. 1996) und erhöhte die durch CRE (cAMP-responsives Element) vermittelte Gentranskription, ebenso wie es die CREB-Phosphorylierung in zerebralem Kortex, Hippocampus, Amygdala und Hypothalamus erhöhte (Thome et al. 2000). In postmortalen Hirnuntersuchungen depressiver Patienten, die vor ihrem Tod antidepressiv behandelt wurden, konnte eine erhöhte CREB-Konzentration im temporalen Kortex nachgewiesen werden (Dowlatshahi et al. 1998). Tierexperimentelle Studien haben gezeigt, dass eine CREB-Überexpression im Hippocampus von Ratten zu einer

Verminderung depressionsartiger Verhaltensweisen führten. Hierbei handelte es sich um Fluchtversagen entsprechend dem Modell der erlernten Hilflosigkeit (Chen et al. 2001a).

Die Rolle des CREB bei depressiven Verhaltensweisen ist noch nicht ganz geklärt; eine temporäre Expression an mutiertem, funktionsunfähigem CREB bedingte unterschiedliche Auswirkungen auf depressives Verhalten; es war abhängig von der Region, in der es exprimiert wurde. Dies deutet auf eine beträchtliche Komplexität in der CREB-Funktion hin (Newton et al. 2002).

Derzeit vermutet man, dass die durch Antidepressiva induzierte CREB-Erhöhung eine entscheidende Bedeutung in Bezug auf die neuroprotektiven Effekte antidepressiver Medikamente einnimmt. Eines der CREB-Ziele stellt im Besonderen das BDNF-Gen dar. Die BDNF-mRNA-Konzentration im hippocampalen Gyrus dentatus sinkt infolge wiederholten Stresses (Rasmusson et al. 2002). Untersuchungen an Hippocampi von Ratten, die mit Antidepressiva behandelt wurden, haben einen Anstieg an BDNF-mRNA offenbart (Nibuya et al. 1996). Darüber hinaus wurde bei postmortalen Untersuchungen von Menschen, die zum Zeitpunkt des Todes mit Antidepressiva behandelt wurden, eine erhöhte BDNF-Expression in Gyrus dentatus, Hilus und supragranulären Regionen des Hippocampus festgestellt (Chen et al. 2001b).

Ebenso beeinflussen Antidepressiva die BDNF-Signalwege auf anderen Ebenen. Die Konzentration der BDNF-Rezeptor-Gene Tyrosin-KinaseB-(TrkB-)mRNA stellte sich bei depressiven Patienten, die antidepressiv behandelt wurden, als erhöht dar (Bayer et al. 2000). Den Antidepressiva wurde außerdem nachgewiesen, dass sie die stressassoziierte BDNF-Downregulation blockieren (Young et al. 2002).

Exogenes BDNF, das in Rattenhippocampi infundiert wurde, resultiert in einer antidepressiven Reaktion bei verschiedenen Tiermodellen der Depression, wie den Immobilisierungsstressmodellen und Schwimmtestmodellen (Shirayama et al. 2002). Die Antidepressiva Desipramin und Fluoxetin waren bei Mäusen, denen CREB fehlt, in der Lage, »depressive Auswirkungen« rückgängig zu machen, aber nicht imstande, die BDNF-Spiegel zu erhöhen. Dies impliziert, dass die CREB-Aktivierung im Zusammenhang mit einer antidepressiven Therapie dem BDNF vorausgeht, suggeriert aber ebenfalls, dass diese Medikamente außerdem andere zelluläre Signalwege beeinflussen könnten, um ihre antidepressiven Eigenschaften auszuüben (Conti et al. 2002). In den Regionen, in denen eine erhöhte BDNF-Expression infolge der Behandlung mit Antidepressiva erfolgt, beobachtet man zusätzlich ein erhöhtes neuronales Wachstum nach Antidepressivagabe (D'Sa u. Duman 2002).

Außerdem spielt CREB bei der Neurogenese im Gyrus dentatus eine Rolle. Diese Neurogenese wird ebenfalls durch Antidepressiva verstärkt. Eine Hochregulation der Neurogenese wurde infolge dauerhafter Gabe von SSRI und SNRI beobachtet; ein Prozess, der möglicherweise durch den cAMP-Signaltransduktionsweg moderiert wird (Duman et al. 2001). Im adulten Mäusehippocampus wurde eine CREB-Phosphorylierung im Zusammenhang mit einer Zellproliferation neugeborener Tiere nachgewiesen; eine solche Zellproliferation konnte bei transgenen Mäusen, denen hippocampales CREB fehlt, nicht festgestellt werden (Nakagawa et al. 2002b). Derselbe Signaltransduktionsweg erfolgt bei der Regulation des neuronalen Überlebens im Hippocampus neu entstandener Neurone (Nakagawa et al. 2002a). Auch ein Rückgang hippocampaler Zellproliferation wurde für Tiermodelle der Depression nachgewiesen; dieser Effekt ist durch die Administration von Fluoxetin reversibel (Malberg u. Duman 2003).

Insgesamt deutet das aktuelle Verständnis der Antidepressiva an, dass sie eine wichtige Rolle in der Protektion hippocampaler Intaktheit übernehmen. Dies wird ihnen durch ihren Einfluss auf die CREB- und BDNF-Expression ermöglicht. So kommt es, dass Antidepressiva die BDNF-Expression im Hippocampus über den cAMP-Signaltransduktionsweg verstärken. Dieser Signaltransduktionsweg ist wiederum essenziell für die hippocampale Zellproliferation.

! Dadurch wird die klinische Bedeutung deutlich: Länger unbehandelte depressive Episoden führten zu einem größeren hippocampalen Volumenverlust; ein Vorgang, der die Hypothese un-

terstützt, dass Antidepressiva einen neuroprotektiven Effekt ausüben (Sheline et al. 2003).

Bei depressiven Patienten wurde mittels Positronenemissionstomographie (PET) eine verminderte Serotoninbindung im Hippocampus festgestellt (Mintun et al. 2004). Bei Post-mortem-Untersuchungen depressiver Patienten hat man eine Abnahme der Größe und Dichte neuronaler und glialer Zellen festgestellt (Rajkowska 2003). – Obwohl viel Arbeit in Untersuchungen über Wirkmechanismen von Antidepressiva investiert wurde, werden noch weitere Studien benötigt, um die Rolle der Antidepressiva in der Neuroprotektion depressiver Patienten zu klären.

41.3 Molekulare Pharmakologie von Mood Stabilizern

Lithium gilt als der erste Mood Stabilizer, doch wurden in den letzten Jahren einige neue Klassen von Mood Stabilizern in der Behandlung bipolarer Störungen eingesetzt. Antikonvulsiva wie Valproinsäure, Carbamazepin, Lamotrigin und atypische Antipsychotika wie Clozapin und Olanzapin kommen inzwischen als wichtige Mood Stabilizer zum Einsatz. Bei den Mood Stabilizern wurden Effekte auf viele Signaltransduktionswege nachgewiesen. Diese Signaltransduktionswege beinhalten:

- den cAMP-bildenden Pfad,
- den Weg über Phosphoinositol (PI),
- den Pfad über Glykogen-Synthase-Kinase-3 (GSK-3)/Akt/Phosphoinositoltrisphosphat-Kinase (PI3K),
- die Signalwirkung über die intrazelluläre Kalziumkonzentration.

Da die Mehrheit der mit Mood Stabilizern durchgeführten Studien auf die Auswirkungen von Lithium und in zweiter Linie von Valproinsäure fokussieren, konzentriert sich dieses Kapitel auf diese beiden Substanzen.

Eine dauerhafte Lithiumbehandlung führt zu einer gesteigerten PI3K- und Akt-Kinase-Aktivität und vermindert damit, sowohl direkt als auch indirekt, die GSK3β-Aktivität. Lithium steht in einer komplexen Verbindung mit der CREB-Phosphorylierung, möglicherweise indem es die CREB-Aktivität direkt verstärkt. Jedoch hat man für Lithium paradoxerweise festgestellt, dass die PKA-vermittelte CREB-Phosphorylierung in Anwesenheit der GSK3β-aktivierten CREB-Phosphorylierung geringer wird (Bullock u. Habener 1998). Bisher wird vermutet, dass eine komplizierte Relation zwischen CREB-Phosphorylierung und Lithium besteht, die möglicherweise von der Interaktion einiger Kinasen innerhalb dieser Signaltransduktionswege abhängt.

Man hat herausgefunden, dass Lithium die Aktivität der Glykogen-Synthase-Kinase-3β (GSK3β) direkt hemmt (Klein u. Melton 1996; Stambolic et al. 1996). GSK3β ist an dem PI3K- und Akt-Kinase-Signalweg beteiligt, der das Zellüberleben fördert (Datta et al. 1999). Eine exzessive GSK3β-Aktivität wird mit dem Zelltod in Verbindung gebracht. Die Modulation der Akt-1-Aktivität spielt vermutlich für den Mechanismus der Exzitotoxizität des Glutamats, ebenso wie für die neuroprotektiven Eigenschaften des Lithiums eine Rolle (Chalecka-Franaszek u. Chuang 1999). Akt übernimmt die Funktion der GSK3β-Phosphorylierung und hemmt GSK3β dadurch direkt (Cross et al. 1995). Zusätzlich hemmt Akt die GSK3β indirekt über die Akt-Kinase (Chalecka-Franaszek u. Chuang 1999). Die GSK3β-Inhibition könnte einen entscheidenden Ansatzpunkt der Mood Stabilizer darstellen. – Entsprechendes wurde auch für Valproat beobachtet (Chen et al. 1999a). GSK3β übernimmt auch in der CREB-Inhibition eine entscheidende Rolle, die von Bedeutung für das Zellüberleben und die neuronale Plastizität ist. CREB wird von Wachstumsfaktoren über die Aktivierung des PI3K/Akt-Signalweges und der daraus resultierenden Hemmung der GSK3β-Aktivität aktiviert (Grimes u. Jope 2001).

Zusätzlich zu CREB könnten andere Signaltransduktionswege für die neuroprotektive Wirkung des Lithiums verantwortlich sein, wie beispielsweise eine Inositoldepletion (Allison u. Stewart 1971; Allison et al. 1976, 1980; Hallcher u. Sherman 1980; Berridge 1985; Berridge u. Irvine 1989; Shaldubina et al. 2001). Bei Inositol-1,4,5-trisphosphat handelt es sich um einen Second Messenger, der das intrazelluläre Kalzium reguliert (Berridge

u. Irvine 1989). In Tierversuchen hemmt Lithium die Hydrolyse des Myo-Inositol-1-Phosphats (Hallcher u. Sherman 1980).

Die Signalwege über cAMP, GSK-3 und PI regulieren allesamt Gene, die über neuroprotektive Fähigkeiten verfügen. Einer dieser nachgeschalteten Ansatzpunkte ist Bcl-2 (Wilson et al. 1996; Chen u. Chuang 1999; Chen et al. 1999b; Chuang et al. 2002). Bcl-2 ist ein antiapoptotischer Faktor und hemmt die Abgabe von Zytochrom C aus den zellulären Mitochondrien (Shimizu et al. 2000). Die genannten Mood Stabilizer beeinflussen außerdem auch das molekulare Chaperon GRP-78 (glukosereguliertes Protein, 78 kDa), das die zelluläre Elastizität gegenüber stressinduzierter Apoptose verstärkt (Liu et al. 1997; Miyake et al. 2000). GRP-78 ist ein Protein des endoplasmatischen Retikulums (ER), das die Zelle vor ER-Stress-induzierter Apoptose schützt (Rao et al. 2002). Die GRP78-Spiegel sind in Rattenhippocampi erhöht, die Glutamat- und oxidativem Stress exponiert waren (Yu et al. 1999). Sowohl Bcl-2 als auch GRP-78 sind kompliziert mit der CREB-Aktivität assoziiert, was beide dadurch mit Signaltransduktionswegen verbindet (Wilson et al. 1996; Alexandre et al. 1991). Lithium steigert bei Nagern auch die Neurogenese im Gyrus dentatus (Chen et al. 2000). Es ist bekannt, dass CREB bei der Neurogenese beteiligt ist, was nahe legt, dass Lithium die Neurogenese über einen mit CREB in Verbindung stehenden Mechanismus vermitteln könnte.

Bei einigen genannten Effekten handelt es sich um Auswirkungen im zellulären Modell. Die neuroprotektiven Effekte des Lithiums wurden aber auch in Tiermodellen für widerstandsfähig befunden. Zusätzlich wurde Lithium mit dem extrazellulären Effekt einer erhöhten Glutamataufnahme aus dem synaptischen Spalt von Mäusen in Verbindung gebracht (Dixon u. Hokin 1998). Weiterhin wurde gezeigt, dass die Akkumulierung extrazellulären Glutamats mit zur Exzitotoxizität führt, was vermuten lässt, dass einer der Mechanismen der neuroprotektiven Wirkung von Lithium mittels der gesteigerten Glutamataufnahme erfolgt. Es erwies sich gegenüber glutamatvermittelter Exzitotoxizität als protektiv auf zerebelläre, zerebrokortikale und hippokampale Rattenneurone (Nonaka u. Chuang 1998; Nonaka et al. 1998a).

Zusätzlich ließen sich durch Lithium ischämische Schäden mindern (Nonaka u. Chuang 1998). Wurde Lithium nach einem Insult appliziert, reduzierte es das Infarktvolumen und die damit assoziierten neurologischen Defizite bei Ratten, was mit einer Hochregulation des zytoprotektiven Hitzeschockproteins 70 (HSP70) in Verbindung gebracht wird (Ren et al. 2003). Ferner übernimmt Lithium eine wichtige Funktion in der Protektion zerebellärer Körnerzellen vor altersinduzierter Apoptose (Nonaka et al. 1998b). Läsionen des Striatums und des basalen Frontalhirns, die bei der Ratte durch Exzitotoxizität induziert wurden, waren nach chronischer Lithiumbehandlung vermindert (Pascual u. Gonzalez 1995; Arendt et al. 1999; Wei et al. 2001). Nach einem Status epilepticus blockiert Lithium die stressinduzierte dendritische Remodellierung im Hippocampus und diejenige des Moosfaserwachstums (Cadotte et al. 2003). Die stressinduzierte Abnahme der apikalen Dendritenlänge im Hippocampus konnte durch ständige Lithiumgabe verhindert werden (Wood et al. 2004). Diese Behandlung verhinderte außerdem das stressinduzierte Ansteigen der mRNA-Expression des glialen Glutamattransporters 1 (GLT-1). An gezüchteten Explantaten aus Spinalganglienkulturen neugeborener Ratten haben sich Lithium, Carbamazepin und Valproinsäure als wirksam erwiesen, mittels eines Inositoldepletionsmechanismus den Zerfall der Wachstumskegel sensorischer Neurone zu hemmen und die Fläche der Wachstumskegelareale zu vergrößern (Williams et al. 2002).

Eine andere Hypothese über die Lithiumwirkung im Tiermodell wurde auf Basis der Hemmung der -Hyperphosphorylierung und der β-Amyloidaggregation aufgestellt. Beide sind wichtige Faktoren in der Pathophysiologie des Morbus Alzheimer. Eine Akkumulation an β-Amyloid-Aggregaten wird mit dem degenerativen Prozess dieser Erkrankung in Verbindung gebracht; Lithium schützt angezüchtete Neurone vor Apoptose (Alvarez et al. 1999; Wei et al. 2000), verringert die -Hyperphosphorylierung angezüchteter kortikaler Neurone von Ratten (Alvarez et al. 1999) und senkt die Amyloidausscheidung in Verbindung mit der GSK3β-Aktivität (Alvarez et al. 2002; Sun et al. 2002). Andere Studien schreiben Lithium nur eine kleine Rolle in der Hemmung der -Phosphorylierung zu (Ghribi et al. 2003a, b).

41.4 Zukunftsperspektiven

Während der Wirkmechanismus von Antidepressiva und Mood Stabilizern noch nicht ganz verstanden wird, zeigt sich zunehmend, dass sie über die Regulation mehrerer Signaltransduktionswege neuroprotektive Eigenschaften besitzen. Es gibt viele Beweise dafür, dass Antidepressiva Effekte auf die CREB-BDNF-Signaltransduktionswege ausüben, während die Mood Stabilizer darüber hinaus erheblich weiter gehende Effekte haben. Die Substanzen Lithium und Valproinsäure üben Einfluss auf 4 grundlegende Signalwege aus. Dazu gehören der Phosphoinositol-, GSK-3/Akt/Pi3K-, cAMP-Signaltransduktionsweg und die Signalwirkung der intrazellulären Kalziumkonzentration. Mood Stabilizer beeinflussen außerdem mehrere wichtige Zielgene, wie die für Bcl-2, GRP78 und GST, die entscheidend für das Zellüberleben sind. Zusätzlich bewirken sie eine Glutamataufnahme und β-Amyloid-Hemmung auf extrazellulärer Ebene.

Weitere Forschungsprojekte bezüglich der neuroprotektiven Aspekte von Antidepressiva und Mood Stabilizern werden dabei helfen nachzuweisen, auf welche Weise die Komponenten dieser Signaltransduktionswege interagieren, die Signalwege untereinander in Beziehung stehen und wie dies auf ihre klinischen Effekte übertragbar ist.

Literatur

Alexandre S, Nakaki T, Vanhamme L, Lee AS (1991) A binding site for the cyclic adenosine 3•,5•-monophosphate-response element-binding protein as a regulatory element in the grp78 promoter. Mol Endocrinol 5: 1862–1872

Allison JH, Stewart MA (1971) Reduced brain inositol in lithium-treated rats. Nat New Biol 233: 267–268

Allison JH, Blisner ME, Holland WH, Hipps PP, Sherman WR (1976) Increased brain myo-inositol 1-phosphate in lithium-treated rats. Biochem Biophys Res Commun 71: 664–670

Allison JH, Boshans RL, Hallcher LM, Packman PM, Sherman WR (1980) The effects of lithium on myo-inositol levels in layers of frontal cerebral cortex, in cerebellum, and in corpus callosum of the rat. J Neurochem 34: 456–458

Alvarez G, Munoz-Montano JR, Satrustegui J, Avila J, Bogonez E, Diaz-Nido J (1999) Lithium protects cultured neurons against beta-amyloid-induced neurodegeneration. FEBS Lett 453: 260–264

Alvarez G, Munoz-Montano JR, Satrustegui J, Avila J, Bogonez E, Diaz-Nido J (2002) Regulation of tau phosphorylation and protection against beta-amyloid-induced neurodegeneration by lithium. Possible implications for Alzheimer•s disease. Bipolar Disord 4: 153–165

Arendt T, Lehmann K, Seeger G, Gartner U (1999) Synergistic effects of tetrahydroaminoacridine and lithium on cholinergic function after excitotoxic basal forebrain lesions in rat. Pharmacopsychiatry 32: 242–247

Bayer TA, Schramm M, Feldmann N, Knable MB, Falkai P (2000) Antidepressant drug exposure is associated with mRNA levels of tyrosine receptor kinase B in major depressive disorder. Prog Neuropsychopharmacol Biol Psychiatry 24: 881–888

Berridge MJ, Irvine RF (1989) Inositol phosphates and cell signalling. Nature 341: 197–205

Berridge MJ (1985) Phosphoinositides and signal transductions. Rev Clin Basic Pharm 5 [Suppl]: 5S–13S

Bullock BP, Habener JF (1998) Phosphorylation of the cAMP response element binding protein CREB by cAMP-dependent protein kinase A and glycogen synthase kinase-3 alters DNA-binding affinity, conformation, and increases net charge. Biochemistry 37: 3795–3809

Cadotte DW, Xu B, Racine RJ, MacQueen GM, Wang JF, McEwen B, Young LT (2003) Chronic lithium treatment inhibits pilocarpine-induced mossy fiber sprouting in rat hippocampus. Neuropsychopharmacol 28: 1448–1453

Chalecka-Franaszek E, Chuang DM (1999) Lithium activates the serine/threonine kinase Akt-1 and suppresses glutamate-induced inhibition of Akt-1 activity in neurons. Proc Natl Acad Sci USA 96: 8745–8750

Chen RW, Chuang DM (1999) Long term lithium treatment suppresses p53 and Bax expression but increases Bcl-2 expression. A prominent role in neuroprotection against excitotoxicity. J Biol Chem 274: 6039–6042

Chen G, Huang LD, Jiang YM, Manji HK (1999a) The mood-stabilizing agent valproate inhibits the activity of glycogen synthase kinase-3. J Neurochem 72: 1327–1330

Chen G, Zeng WZ, Yuan PX, Huang LD, Jiang YM, Zhao ZH, Manji HK (1999b) The mood-stabilizing agents lithium and valproate robustly increase the levels of the neuroprotective protein bcl-2 in the CNS. J Neurochem 72: 879–882

Chen G, Rajkowska G, Du F, Seraji-Bozorgzad N, Manji HK (2000) Enhancement of hippocampal neurogenesis by lithium. J Neurochem 75: 1729–1734

Chen AC, Shirayama Y, Shin KH, Neve RL, Duman RS (2001a) Expression of the cAMP response element binding protein (CREB) in hippocampus produces an antidepressant effect. Biol Psychiatry 49: 753–762

Chen B, Dowlatshahi D, MacQueen GM, Wang JF, Young LT (2001b) Increased hippocampal BDNF immunoreactivity in subjects treated with antidepressant medication. Biol Psychiatry 50: 260–265

Chuang DM, Chen RW, Chalecka-Franaszek E et al. (2002) Neuroprotective effects of lithium in cultured cells and animal models of diseases. Bipolar Disord 4: 129–136

Conti AC, Cryan JF, Dalvi A, Lucki I, Blendy JA (2002) cAMP response element-binding protein is essential for the upregulation of brain-derived neurotrophic factor transcription, but not the behavioral or endocrine responses to antidepressant drugs. J Neurosci 22: 3262–3268

Cross DA, Alessi DR, Cohen P, Andjelkovich M, Hemmings BA (1995) Inhibition of glycogen synthase kinase-3 by insulin mediated by protein kinase B. Nature 378: 785–789

Datta SR, Brunet A, Greenberg ME (1999) Cellular survival: a play in three Akts. Genes Dev 13: 2905–2927

Dixon JF, Hokin LE (1998) Lithium acutely inhibits and chronically up-regulates and stabilizes glutamate uptake by presynaptic nerve endings in mouse cerebral cortex. Proc Natl Acad Sci USA 95: 8363–8368

Dowlatshahi D, MacQueen GM, Wang JF, Young LT (1998) Increased temporal cortex CREB concentrations and antidepressant treatment in major depression. Lancet 352: 1754–1755

D•Sa C, Duman RS (2002) Antidepressants and neuroplasticity. Bipolar Disord 4: 183–194

Duman RS, Nakagawa S, Malberg J (2001) Regulation of adult neurogenesis by antidepressant treatment. Neuropsychopharmacol 25: 836–844

Ghribi O, Herman MM, Savory J (2003) Lithium inhibits Abeta-induced stress in endoplasmic reticulum of rabbit hippocampus but does not prevent oxidative damage and tau phosphorylation. J Neurosci Res 71: 853–862

Ghribi O, Prammonjago P, Herman MM, Spaulding NK, Savory J (2003) A beta(1–42)-induced JNK and ERK activation in rabbit hippocampus is differentially regulated by lithium but is not involved in the phosphorylation of tau. Brain Res Mol Brain Res 119: 201–206

Grimes CA, Jope RS (2001) CREB DNA binding activity is inhibited by glycogen synthase kinase-3 beta and facilitated by lithium. J Neurochem 78: 1219–1232

Hallcher LM, Sherman WR (1980) The effects of lithium ion and other agents on the activity of myo-inositol-1-phosphatase from bovine brain. J Biol Chem 255: 10896–10901

Kessing LV, Nilsson FM (2003) Increased risk of developing dementia in patients with major affective disorders compared to patients with other medical illnesses. J Affect Disord 73: 261–269

Klein PS, Melton DA (1996) A molecular mechanism for the effect of lithium on development. Proc Natl Acad Sci U S A 93: 8455–8459

Liu H, Bowes RC 3rd, van de Water B, Sillence C, Nagelkerke JF, Stevens JL (1997) Endoplasmic reticulum chaperones GRP78 and calreticulin prevent oxidative stress, Ca2+ disturbances, and cell death in renal epithelial cells. J Biol Chem 272: 21751–21759

MacQueen GM, Campbell S, McEwen BS, Macdonald K, Amano S, Joffe RT, Nahmias C, Young LT (2003) Course of illness, hippocampal function, and hippocampal volume in major depression. Proc Natl Acad Sci USA 100: 1387–1392

Malberg JE, Duman RS (2003) Cell proliferation in adult hippocampus is decreased by inescapable stress: reversal by fluoxetine treatment. Neuropsychopharmacol 28: 1562–1571

Mintun MA, Sheline YI, Moerlein SM, Vlassenko AG, Huang Y, Snyder AZ (2004) Decreased hippocampal 5-HT2A receptor binding in major depressive disorder: in vivo measurement with [18F]altanserin positron emission tomography. Biol Psychiatry 55: 217–224

Miyake H, Hara I, Arakawa S, Kamidono S (2000) Stress protein GRP78 prevents apoptosis induced by calcium ionophore, ionomycin, but not by glycosylation inhibitor, tunicamycin, in human prostate cancer cells. J Cell Biochem 77: 396–408

Nakagawa S, Kim JE, Lee R, Chen J, Fujioka T, Malberg J, Tsuji S, Duman RS (2002a) Localization of phosphorylated cAMP response element-binding protein in immature neurons of adult hippocampus. J Neurosci 22: 9868–9876

Nakagawa S, Kim JE, Lee R et al. (2002b) Regulation of neurogenesis in adult mouse hippocampus by cAMP and the cAMP response element-binding protein. J Neurosci 22: 3673–3682

Newton SS, Thome J, Wallace TL et al. (2002) Inhibition of cAMP response element-binding protein or dynorphin in the nucleus accumbens produces an antidepressant-like effect. J Neurosci 22: 10883–10890

Nibuya M, Nestler EJ, Duman RS (1996) Chronic antidepressant administration increases the expression of cAMP response element binding protein (CREB) in rat hippocampus. J Neurosci 16: 2365–2372

Nonaka S, Chuang DM (1998) Neuroprotective effects of chronic lithium on focal cerebral ischemia in rats. Neuroreport 9: 2081–2084

Nonaka S, Hough CJ, Chuang DM (1998a) Chronic lithium treatment robustly protects neurons in the central nervous system against excitotoxicity by inhibiting N-methyl-D-aspartate receptor-mediated calcium influx. Proc Natl Acad Sci USA 95: 2642–2647

Nonaka S, Katsube N, Chuang DM (1998b) Lithium protects rat cerebellar granule cells against apoptosis induced by anticonvulsants, phenytoin and carbamazepine. J Pharmacol Exp Ther 286: 539–547

Pascual T, Gonzalez JL (1995) A protective effect of lithium on rat behaviour altered by ibotenic acid lesions of the basal forebrain cholinergic system. Brain Res 695: 289–292

Rajkowska G (2003) Depression: what we can learn from postmortem studies. Neuroscientist 9: 273–284

Rajkowska G, Miguel-Hidalgo JJ, Wei J et al. (1999) Morphometric evidence for neuronal and glial prefrontal cell pathology in major depression. Biol Psychiatry 45: 1085–1098

Rao RV, Peel A, Logvinova A et al. (2002) Coupling endoplasmic reticulum stress to the cell death program: role of the ER chaperone GRP78. FEBS Lett 514: 122–128

Rasmusson AM, Shi L, Duman R (2002) Downregulation of BDNF mRNA in the hippocampal dentate gyrus after re-exposure to cues previously associated with footshock. Neuropsychopharmacol 27: 133–142

Reischies FM, Neu P (2000) Comorbidity of mild cognitive disorder and depression – a neuropsychological analysis. Eur Arch Psychiatry Clin Neurosci 250: 186–193

Ren M, Senatorov VV, Chen RW, Chuang DM (2003) Postinsult treatment with lithium reduces brain damage and facilitates neurological recovery in a rat ischemia/reperfusion model. Proc Natl Acad Sci USA 100: 6210–6215

Shaldubina A, Agam G, Belmaker RH (2001) The mechanism of lithium action: state of the art, ten years later. Prog Neuropsychopharmacol Biol Psychiatry 25: 855–866

Sheline YI, Gado MH, Kraemer HC (2003) Untreated depression and hippocampal volume loss. Am J Psychiatry 160: 1516–1518

Shimizu S, Tsujimoto Y (2000) Proapoptotic BH3-only Bcl-2 family members induce cytochrome c release, but not mitochondrial membrane potential loss, and do not directly modulate voltage-dependent anion channel activity. Proc Natl Acad Sci USA 97: 577–582

Shirayama Y, Chen AC, Nakagawa S, Russell DS, Duman RS (2002) Brain-derived neurotrophic factor produces antidepressant effects in behavioral models of depression. J Neurosci 22: 3251–3261

Stambolic V, Ruel L, Woodgett JR (1996) Lithium inhibits glycogen synthase kinase-3 activity and mimics wingless signalling in intact cells. Curr Biol 6: 1664–1668

Sun X, Sato S, Murayama O, Murayama M, Park JM, Yamaguchi H, Takashima A (2002) Lithium inhibits amyloid secretion in COS7 cells transfected with amyloid precursor protein C100. Neurosci Lett 321: 61–64

Thome J, Sakai N, Shin K, Steffen C, Zhang YJ, Impey S, Storm D, Duman RS (2000) cAMP response element-mediated gene transcription is upregulated by chronic antidepressant treatment. J Neurosci 20: 4030–4036

Wei H, Leeds PR, Qian Y, Wei W, Chen R, Chuang D (2000) beta-amyloid peptide-induced death of PC 12 cells and cerebellar granule cell neurons is inhibited by long-term lithium treatment. Eur J Pharmacol 392: 117–123

Wei H, Qin ZH, Senatorov VV, Wei W, Wang Y, Qian Y, Chuang DM (2001) Lithium suppresses excitotoxicity-induced striatal lesions in a rat model of Huntington's disease. Neurosci 106: 603–612

Williams RS, Cheng L, Mudge AW, Harwood AJ (2002) A common mechanism of action for three mood-stabilizing drugs. Nature 417: 292–295

Wilson BE, Mochon E, Boxer LM (1996) Induction of bcl-2 expression by phosphorylated CREB proteins during B-cell activation and rescue from apoptosis. Mol Cell Biol 16: 5546–5556

Wood GE, Young LT, Reagan LP, Chen B, McEwen BS (2004) Stress-induced structural remodeling in hippocampus: prevention by lithium treatment. Proc Natl Acad Sci USA 101: 3973–3978

Young LT, Bakish D, Beaulieu S (2002) The neurobiology of treatment response to antidepressants and mood stabilizing medications. J Psychiatry Neurosci 27: 260–265

Yu Z, Luo H, Fu W, Mattson MP (1999) The endoplasmic reticulum stress-responsive protein GRP78 protects neurons against excitotoxicity and apoptosis: suppression of oxidative stress and stabilization of calcium homeostasis. Exp Neurol 155: 302–314

Vagusnervstimulation

T.E. Schläpfer

42

In den letzten 10 Jahren ist das Interesse an verschiedenen Hirnstimulationsmethoden als potenzielle Therapie von therapieresistenten depressiven Erkrankungen deutlich gestiegen. Hierzu gehört neben der repetitiven transkraniellen Magnetstimulation und der Magnetkonvulsionstherapie die Vagusnervstimulation (VNS). Die VNS ist ein invasives Verfahren und erfordert die Implantation eines Neurostimulators, der den linken N. vagus mit schwachen Strömen stimuliert. Erste Daten zur VNS zeigen eine Wirksamkeit bei Depressionen mit mittelgradiger Therapieresistenz und bestätigen bisherige Annahmen über den neurobiologischen Wirkmechanismus dieser Behandlung. Der neurobiologische Wirkmechanismus beruht vermutlich auf der Stimulation von Amygdala, Thalamus, Locus caeruleus sowie frontalen und Hirnstammarealen über das Ganglion nodosum und den Nucleus tractus solitarius, die wiederum über vagale Afferenzen erreicht werden.
Die VNS ist eine etablierte Therapiestrategie bei therapieresistenten fokal eingeleiteten Anfallsleiden. Daten von offenen multizentrischen Pilotstudien legen jedoch auch eine mögliche klinische Wirksamkeit in der Akut- und der Erhaltungstherapie therapieresistenter Depressionen nahe. Hier konnte ein mäßiger antidepressiver Effekt nach 3 Monaten sowie eine ausgiebigere Response nach 12 Monaten kontinuierlicher Stimulationsbehandlung gezeigt werden.
Trotz des operativen Eingriffs, der zur Implantation des Stimulators nötig ist, könnte die Möglichkeit einer Langzeitbehandlung ohne schwere Nebenwirkungen der VNS einen festen Platz im Therapiemanagement therapieresistenter Depressionen einräumen. Bislang steht allerdings der Nachweis des therapeutischen Effekts der VNS durch entsprechende placebokontrollierte Studien aus. – Über die klinische Anwendung hinaus kann die VNS eine Methode zur Untersuchung der Pathophysiologie depressiver Erkrankungen darstellen.

42.1 Grundlagen

Die Vagusnervstimulation beruht beim Menschen auf der Stimulation des linken N. vagus auf zervikalem Niveau mit einem Stimulatorsystem, dem NeuroCybernetic-Posthesis-(NCP-)System. Das System besteht prinzipiell aus 3 Teilen:
- einem implantierbaren programmierbaren bipolaren NCP-Pulsgenerator, der in Größe und Form einem Herzschrittmacher ähnelt;
- zwei helixförmigen Elektroden, die um den N. vagus gewickelt werden und über eine bipolare Elektrode mit dem Pulsgenerator verbunden sind;
- einer computergesteuerten Fernbedienung, die mittels einer Software die nichtinvasive Programmierung, Funktionsprüfung sowie die Registrierung von Behandlungsdaten ermöglicht.

Der Pulsgenerator wird in eine Subkutantasche der linken Brustwand implantiert. Die Elektroden werden durch eine Inzision an der linken Halsseite mit dem N. vagus sowie durch einen subkutanen Tunnel mit dem Pulsgenerator verbunden. Das System liefert elektrische Impulse mit Frequenzen zwischen 1 und 30 Hz mit 0,25–3,5 mA und einer Impulsbreite zwischen 130 und 1000 μs und variablen Aktivitätszeiten.

Nach der Veröffentlichung von Ergebnissen einer offenen multizentrischen Pilotstudie mit 60 Patienten hat die VNS großes Interesse als mögliche Behandlungsstrategie relativ pharmakoresistenter depressiver Episoden geweckt. Die Ergebnisse dieser Studie, wie auch der Einjahres-Follow-up-Studie mit 30 Patienten erscheinen vielversprechend (Rush et al. 2000; Marangell et al. 2002).

Die wesentlichen bisherigen Erfahrungen mit der VNS-Technik und die Kenntnisse über den Wirkmechanismus, die klinische Wirksamkeit, Verträglichkeit sowie technische und Sicherheitsaspekte beruhen im wesentlichen auf der Anwendung des Verfahrens bei pharmakoresistenten Epilepsien. Dennoch ist der genaue antikonvulsive Wirkmechanismus der VNS bis heute nicht bekannt. Man geht davon aus, dass die elektrische Stimulation am N. vagus die zerebrale Erregbarkeit verändert.

Der N. vagus übt seinen Einfluss über die etwa 80% afferenten Nervenfasern aus. Ihre Zellkerne liegen im Ganglion nodosum und projizieren in erster Linie zum Nucleus tractus solitarius (NST). Die Neurone dieses Kerngebiets projizieren wiederum zu zahlreichen Arealen des Frontalhirns und des Hirnstamms. Indirekte Projektionen betreffen den Locus caeruleus; darüber hinaus gibt es Verbindungen zu kortikalen Arealen. Amygdala und Thalamus gehören zu den wesentlichen Strukturen, die Projektionen aus dem NST erhalten und über die sich vermutlich der antiepileptische Effekt vermittelt. Die Zellkerne der efferenten Fasern liegen im Nucleus ambiguus und im Nucleus dorsalis nervi vagi. Von hier aus werden Herz, Aorta, Lungen, der Gastrointestinaltrakt sowie die willkürliche gestreifte Muskulatur von Larynx und Pharynx innerviert (George et al. 2000; Vonck et al. 2001). Die Herzfrequenz wird im Wesentlichen durch den rechten N. vagus beeinflusst (Sitdikov et al. 2000). Die Zusammensetzung der verschiedenen Anteile des vagalen Systems – Afferenzen und Efferenzen, deren entsprechende Hirnstammkerne (Nucleus tractus solitarius, Nucleus ambiguus, Nucleus dorsalis nervi vagi) sowie die asymmetrische Verteilung der Funktionen (rechter N. vagus in erster Linie für chronotrope Regulation des Herzens zuständig) – hat zum evolutionären Konzept der »polyvagalen Theorie« (Porges 1995) geführt.

Dass die VNS die zerebrale Funktion beeinflusst, ist gut belegt. EEG-Ableitungen bei 21 Patienten vor Implantation eines VNS-Systems sowie nach 3, 6 und 12 Monaten zeigten eine kontinuierliche Abnahme der Anzahl der Spikes. Bei 5 Patienten, die im Baseline-EEG aktive Spike-/Spike-Wave-Komplexe aufwiesen, fand sich eine kontinuierliche Zunahme der spikefreien Intervalle sowie eine Abnahme von Dauer und Frequenz der Spike-/Spike-Wave-Aktivität (Koo 2001).

Eine Studie mit BOLD-fMRT bei 6 erwachsenen Patienten mit rezidivierender pharmakoresistenter Depression zeigte einen akuten Effekt auf die zerebrale Aktivität. Hierbei führte eine VNS-Anwendung mit 7 s über 20 Hz zu einer bilateralen Aktivierung im frontalen Kortex, Hypothalamus sowie im linken Globus pallidus. Interessanterweise zeigte eine Stimulation mit 5 Hz keine statistisch signifikante Aktivierung im Vergleich zur stimulationsfreien Baseline. Die zerebralen Regionen, die eine Aktivierung unter akustischer Stimulation zeigten, waren unter VNS mit 20 Hz größer als mit 5 Hz. Diese Ergebnisse legen einen frequenzabhängigen Effekt der VNS nahe (Lomarev et al. 2002).

Eine 3-monatige doppelblinde kontrollierte Multicenterstudie (E05) untersuchte prospektiv die klinische Wirksamkeit einer niedrigfrequenten Stimulation bei Patienten mit pharmakoresistenten partiellen Anfällen. Die Wirksamkeit wurde durch den Vergleich der Anfallsfrequenz 3 und 12 Monate nach Beginn der VNS-Behandlung mit einer 3-monatigen präoperativen Baseline erfasst. Die mittlere Abnahme der Anfälle nach 3 und 12 Monaten betrug 34 bzw. 45%. Rund 20% der untersuchten Patienten zeigten eine mindestens 75%ige Abnahme der Anfallsfrequenz nach 12 Monaten.

Zu ähnlichen Ergebnissen, die die Wirksamkeit der VNS bei pharmakoresistenter Epilepsie bestätigten, kamen mehrere andere Studien. Die Nebenwirkungen scheinen im Allgemeinen leicht ausgeprägt und vorübergehend zu sein (Schachter 2002).

In einer 2-jährigen Verlängerungsphase einer Studie zu Mortalität und plötzlichen unerwarteten Todesfällen bei Epilepsie wurde in der Kohorte der VNS-behandelten Patienten die Mortalität dieser Strategie untersucht. 1819 Patienten wurden über insgesamt 3176 Personenjahre ab Zeitpunkt der Implantation untersucht. Die Rate plötzlicher und unerwarteter Todesfälle bei Epilepsie unter VNS unterschied sich nicht von derjenigen aus Arzneimittelprüfungen und von Patientenkohorten mit schwerer Epilepsie. Interessanterweise zeigte sich, dass die Rate plötzlicher unerwarteter Todesfälle während der ersten 2 Behandlungsjahre von 5,5 pro 1000 Patientenjahre auf 1,7 fiel (Annegers et al. 2000).

VNS-induzierte kardiale Arrhythmien wurden bislang nicht beschrieben. Über weitere Nebenwirkungen der VNS wie chronische Diarrhö, Horner-Syndrom, lageabhängige Mitstimulation des N. phrenicus, Verschlechterung einer vorbestehenden obstruktiven Schlafapnoe sowie Exazerbationen einer vorbestehenden dysphorischen

Störung parallel zur Abnahme der Anfallsfrequenz wurde berichtet (Schachter 2002).

43.2 Theoretische Überlegungen zur Vagusnervstimulation in der Depressionsbehandlung

Biologische nichtpharmakologische Therapiestrategien in der Depressionsbehandlung haben eine durchaus lange Tradition. Als bestes Beispiel hierfür erscheint die Elektrokonvulsionstherapie (► Kap.27), die in den 1930er Jahren entwickelt und in den Anwendungsmodalitäten anschließend verbessert wurde und heute als eine der wirksamsten psychiatrischen Therapien mit einer im Verhältnis zur Symptomschwere pharmakoresistenter Depressionen günstigem Nebenwirkungsprofil angesehen wird (American Psychiatric Association Committee on Electroconvulsive Therapy 2001).

Akutbehandlungsstudien bei Depressionen zeigen eine allgemeine Responserate von 50–60% auf eine 6-wöchige Antidepressivabehandlung (Dunner 2001). Dennoch zeigt ein beträchtlicher Anteil der Patienten auch nach 2 Therapieversuchen mit unterschiedlichen Antidepressiva über jeweils 6 Wochen in ausreichender Dosierung kein ausreichendes Ansprechen. Die EKT zeigt eine gute Wirksamkeit bei bis zu 80% der Patienten mit pharmakoresistenter Depression (Kellner u. Fink 2002).

Hierbei ist ein wesentliches Problem in der klinischen Praxis die anschließende **Rückfallprävention**. In einer Studie mit 62 Patienten kam es bei 50% innerhalb des ersten Jahres nach EKT zu einem Rückfall; 90% der Rückfälle ereigneten sich dabei in den ersten 6 Monaten (Sackeim et al. 2000). Eine andere Studie zeigte einen Rückfall bei 39% der Patienten nach EKT unter einer Kombinationstherapie mit Nortriptylin und Lithium. Unter Nortriptylin allein betrug die Rückfallrate 60%, unter Placebo 84% (Sackeim et al. 2001a). Zur Rückfallverhütung nach erfolgreicher EKT in der Akutbehandlung kann eine Erhaltungs-EKT-Serie nützlich sein (McCall 2001).

Eine gut verträgliche und gleichermaßen wirksame Langzeittherapie bei pharmakoresistenten Depressionen ist jedoch bis heute nicht verfügbar. VNS könnte hier auch aufgrund des günstigen Nebenwirkungsprofils, wie aus der Epilepsiebehandlung bekannt, eine günstige Option darstellen (Ben-Menachem 2001).

Der theoretische Hintergrund für VNS als wirksame antidepressive Behandlung beruht auf folgenden Erfahrungen:

- Besserung von Stimmung und kognitiven Funktionen bei Patienten mit Epilepsie unter VNS.
- Antikonvulsiva (wie z. B. Carbamazepin, Gabapentin, Lamotrigin, Valproat) sind in der Behandlung affektiver Störungen wirksam. VNS ist ebenfalls eine wirksame antikonvulsive Behandlungsstrategie.
- Evidenz aus Positronenemissionstomographie-(PET)-Studien zeigt, dass VNS den Metabolismus und die Funktion limbischer Strukturen im Sinne einer antidepressiven Wirkrichtung beeinflusst.
- Neurochemische Untersuchungen an Tier und Mensch zeigen, dass VNS die Konzentration von Monoaminen im ZNS verändert.
- Der N. vagus ist anatomisch mit zerebralen Strukturen verbunden, die mit affektiven Störungen in Zusammenhang stehen (George et al. 2000a, b; Rush et al. 2000).

42.3 Bisherige Ergebnisse

Es liegen veröffentlichte Daten einer offenen multizentrischen Pilotstudie aus den USA vor. Die Studie umfasst 30 initial eingeschlossene und 30 zu einem späteren Zeitpunkt eingeschlossene Patienten. Ein Patient musste ausscheiden (Rush et al. 2000; Sackeim et al. 2001b). Patienten mit einer DSM-IV-Diagnose einer Major Depression oder Bipolar-I- oder -II-Störung wurden eingeschlossen, sofern sie die Kriterien einer Major Depression (MDE) erfüllten. Die MDE musste länger als 2 Jahre anhalten oder der Patient musste bislang mindestens 4 MDE gehabt haben (erste 30 Patienten). Die Patienten mussten einen Punktwert von mindestens 3 auf der Antidepressant Treatment History Form aufweisen, gleichbedeutend mit einer Nonresponse auf mindestens 2 Behandlungsversuche mit Antidepressiva unterschiedlichen Wirkprofils in der aktuellen Episode. Außerdem musste Nonresponse auf eine mindestens 6-wöchige Psychotherapie vorliegen. Weitere Einschlusskriterien waren mindestens 20 Punkte auf der Hamilton Depression Scale (HAMD) und maximal 50 Punkte auf der Global Assessment of Function Scale (GAF). Bipolare Patienten mussten eine Therapieresistenz, Unverträglichkeit oder Kontraindikation bezüglich Lithium aufweisen. Ausschlussgründe waren atypische oder psychotische Symptome in der aktuellen depressiven Episode, eine bekannte Schizophrenie, schizoaffektive Störungen oder andere nichtaffektive Psychosen, Rapid-Cycling-Verlauf oder ein bestehendes Delir, Demenz, amnestische oder kognitive Störungen und klinisch signifikante Suizidalität. Die Pharmakotherapie musste während der Akutstudie (Baselineperiode vor VNS bis einschließlich 12 Wochen nach Implantation) unverändert bleiben, wobei Dosisreduktionen, aber keine Dosissteigerungen erlaubt waren (Sackeim et al. 2001b).

Die Follow-up-Untersuchung der ersten 30 Patienten fand 9 Monate nach Abschluss der 3-monatigen Akutstudie statt. Während dieses Zeitraums waren Änderungen der psychotropen Medikation sowie der VNS-Parameter erlaubt. Hierbei zeigte sich eine Responserate (50%ige Scorereduktion auf der HAMD) von 40% (12/30); die Remissionsrate (HAMD <10) stieg von 17% (5/30) nach Ende der Akutstudie auf 29% (8/28) (Marangell et al. 2002).

Die häufigsten Nebenwirkungen ein Jahr nach Implantation waren Veränderungen der Stimme (21%), Dyspnoe und Schmerzen im Halsbereich (jeweils 7%). Die unerwünschten Nebenwirkungen führten bei keinem Patienten zum Studienabbruch. Bei einem Patienten wurde der Stimulator nach 11 Monaten aufgrund fehlender Wirksamkeit explantiert. Jeweils ein Fall von venöser Thrombophlebitis und eine hypomanische Episode führten zu stationärer Aufnahme und wurden als möglicherweise VNS-induziert angesehen. Ein Patient erhielt EKT bei ausgeschaltetem NCP-System. Hierunter wurden keine Komplikationen gesehen (Marangell et al. 2002).

Der Einfluss von VNS auf kognitive Funktionen wurde bei 27 Patienten mit therapieresistenter Depression aus dieser Studie untersucht: Sie wurden mit einer neurokognitiven Testbatterie vor und 10 Wochen nach Beginn der VNS-Behandlung erfasst. In keinem der neurokognitiven Parameter kam es zu einer Leistungsverschlechterung. Zu Verbesserungen kam es allerdings in der motorischen Geschwindigkeit (Fingertapping), beim Zahlensymboltest, verbal fluency, logical reasoning, Arbeitsgedächtnis sowie der Responseunterdrückung (Sackeim et al. 2001b).

Die Akutphase einer doppelblinden, kontrollierten Multicenterstudie (D02) mit 235 Patienten mit chronischer oder rezidivierender depressiver Störung wurde im Oktober 2001 beendet. Die Ergebnisse sind bislang nicht publiziert, zeigen jedoch keinen Unterschied zwischen der echten sowie der Sham-Stimulation (Cyberonics Inc. 2003). Ursachen für dieses negative Ergebnis sind möglicherweise eine zu niedrige statistische Power der Patientenzahl und eine zu niedrige Stimulationsdosis in der Stimulationsgruppe.

Eine offene europäische Multicenterstudie (D03) wird gegenwärtig durchgeführt. Vorläufige Ergebnisse der ersten 44 europäischen Patienten, die nach demselben Protokoll wie die amerikanische Vorläuferstudie behandelt wurden, zeigten eine bessere Wirksamkeit der VNS als in der US-Studie (Schläpfer et al. 2003, 2004). Hier spielen vermutlich Unterschiede im Ausmaß der Therapieresistenz der untersuchten Stichprobe und/oder in der Stimulationsdosis eine Rolle.

Eine vierte nordamerikanische Studie (D04) zeigt indes interessante Ergebnisse, die allerdings bislang nicht in Peer-Review-Journalen publiziert sind, sondern nur als Pressemitteilungen auf der Homepage des Herstellers referiert werden (Cyberonics Inc. 2003).

Die VNS bietet mit dem Vorteil einer gesicherten Compliance eine interessante Perspektive in der Langzeitbehandlung von Patienten mit pharmakoresistenter Depression. Eine sehr gute Übersichtsarbeit von George et al. (2002) fasst die Zukunftsperspektiven der VNS als Behandlungsstrategie psychiatrischer Erkrankungen sowie als Forschungsverfahren zusammen.

Im Juni 2004 riet das Neurological Devices Panel des Medical Devices Advisory Committee der Food and Drug Administration (FDA) dazu, VNS als zusätzliche Langzeitbehandlung bei chronischer oder rezidivierender depressiver Störung bei über 18-jährigen Patienten ohne ausreichende Response auf mindestens zwei verschiedene Antidepressiva zuzulassen (FDA 2004). Die Empfehlung basiert auf den Angaben zur Sicherheit und Wirksamkeit der VNS aus den oben genannten Studien. Angesichts noch fehlender positiver Ergebnisse aus placebokontrollierten Studien mag diese Empfehlung zum gegenwärtigen Zeitpunkt erstaunen – sie spiegelt jedoch den dringenden Bedarf nach einer derartigen Behandlungsoption für Patienten mit therapieresistenter Depression wider.

42.4 Diskussion

VNS ist eine wirksame, sichere und gut verträgliche Behandlung bei anhaltenden, therapieresistenten fokalen Anfallsleiden sowie möglicherweise auch bei anderen Anfallstypen. Des Weiteren geht aus den vorhandenen Studien hervor, dass sich der klinische Effekt der VNS bis zu einem Jahr nach Implantation zeigen kann, während es in dieser Zeit zu einer allmählichen Verbesserung kommt. Nur wenige Patienten mit pharmakoresistenter Epilepsie erlangen völlige Anfallsfreiheit. Probleme durch die Implantation selbst sind selten und gut zu handhaben. Nicht empfehlenswert scheint die VNS bei Patienten mit kardialen Reizleitungsstörungen sowie Schlafapnoesyndrom (Schachter 2002).

VNS als Therapiestrategie bei medikamentenresistenter Depression ist eine neue Entwicklung. Bislang liegen nur die Ergebnisse der ersten offenen US-amerikanischen multizentrischen Add-on-Studie mit 60 Patienten vor. Die Akutphase einer 20 Zentren umfassenden doppelblinden kontrollierten US-amerikanischen Studie mit 235 Patienten mit chronischer oder rezidivierender Depression (bis 2001; s. oben) ist bislang nicht publiziert. Während die Langzeitergebnisse dieser Studie möglicherweise Effektivität zeigen, bleiben die Ergebnisse der Akutphase nicht überzeugend (Cyberonics Inc. 2003). – Eine offene europäische Multicenterstudie wird gegenwärtig durchgeführt.

Die bisherigen vorläufigen Daten legen eine Akut- sowie Langzeitwirkung der VNS bei pharmakoresistenter Depression nahe. Neben Wirksamkeitsstudien gibt es Forschungsbedarf bezüglich technischer Aspekte (z. B. zu Frequenz, Intensität und Dauer der Stimulation). So zeigte beispielsweise eine kürzlich publizierte Studie eine Altersabhängigkeit der Responseschwelle bei VNS, wobei jüngere Patienten höhere Schwellenwerte benötigen (Koo 2001). Darüber hinaus ist die Identifikation von Prädiktoren der Therapieresponse auf VNS von großer Bedeutung, zumal es sich um eine invasive Therapiestrategie handelt. Die Ergebnisse der offenen amerikanischen Multicenterstudie mit 60 Patienten identifizierte in der univariaten Analyse folgende Variablen mit prädiktivem Wert:

- EKT in der Anamnese,
- Response auf die letzte EKT
- Anzahl der nicht erfolgreichen antidepressiven Therapieversuche in der laufenden Episode.

Allerdings erreichte von den 13 Patienten, die auf 7 oder mehr adäquate antidepressive Behandlungsversuche nicht angesprochen hatten, keiner Response oder Remission durch VNS.

! Es scheint also, dass VNS am wirksamsten bei Patienten mit mittelgradiger, jedoch nicht extremer Therapieresistenz auf konventionelle antidepressive Therapieversuche ist (Sackeim et al. 2001b).

Im Vergleich zu anderen Behandlungsmodi könnte der Kostenaspekt ebenfalls günstig sein, sofern eine Erhaltungstherapie ohne zusätzliche Medikamente durchgeführt werden kann. Allerdings zeigt die Erfahrung bei pharmakoresistenter Epilepsie, dass ein anfallsfreier Zustand nur selten erreicht wird und dass VNS meist mit antikonvulsiven Substanzen kombiniert werden muss (George et al. 2000a).

42.5 Zukunftsperspektiven

Die verfügbaren vorläufigen Daten zeigen einen anhaltenden antidepressiven Effekt bei Patienten mit Major Depression und mittelgradiger

Therapieresistenz. Sollten die ersten Ergebnisse bestätigt werden, könnte die VNS durchaus eine Schlüsselposition in der Depressionsbehandlung einnehmen.

Neben dem möglichen klinischen Nutzen scheint die VNS auch als Forschungsstrategie interessant. Sie erlaubt die Erforschung der neurophysiologischen Bedeutung des parasympathischen Nervensystems und seiner Interaktion mit anderen Teilen des zentralen Nervensystems und dem hiermit zusammenhängenden neurobiologischen Pathomechanismus depressiver Erkrankungen. Derzeit wird eine steigende Zahl von grundlagenwissenschaftlichen Untersuchungen zu diesem Thema durchgeführt.

Ein Nachteil der VNS ist ihre Invasivität. Die Implantation eines NCP-Systems benötigt eine klare Indikationsstellung.

Für den weiteren Einsatz der Strategie werden Ergebnisse laufender und zukünftiger Studien zum Wirkmechanismus der VNS bei depressiven Erkrankungen, Epilepsien und anderen neuropsychiatrischen Störungen von entscheidender Bedeutung sein.

Literatur

American Psychiatric Association Committee on Electroconvulsive Therapy (2001) Practice of electroconvulsive therapy: Recommendations for treatment, training, and privileging, 2nd edn. American Psychiatric Press, Washington DC

Annegers JF, Coan SP, Hauser WA, Leestma J (2000) Epilepsy, vagal nerve stimulation by the NCP system, all-cause mortality and sudden, unexpected, unexplained death. Epilepsia 41: 549–453

Ben-Menachem E (2001) Vagus nerve stimulation, side effects, and long-term safety. J Clin Neurophysiol 18: 415–418

Cyberonics Inc. (2003) Cyberonics reports highly statistically significant causality results in depression pivotal study. Press Release: http://www.cyberonics.com/PressRelease_detail.asp?ID=91B3CE9D-0DBA-41B5-B512-2B6ADCEBB3FA

Dunner DL (2001). Acute and maintenance treatment of chronic depression. J Clin Psychiatry 62 [Suppl 16]: 10–16

FDA: Food and Drug Administration (2004) Brief summary from the neurological devices panel meeting, June 15, 2004. http://www.fda.gov/cdrh/panel/summary/neuro-061504.html

George M, Sackeim H, Marangell L, Husain MM, Nahas Z, Lisanby SH, Ballenger JC, Rush AJ (2000a) Vagus nerve stimulation. A potential therapy for resistant depression? Psychiatr Clin North Am 23: 757–783

George M, Sackeim H, Rush AJ et al. (2000b) Vagus nerve stimulation: A new tool for brain research and therapy. Biol Psychiatry 47: 273–275

George MS, Nahas Z, Bohning D et al. (2002) Vagus nerve stimulation therapy – A research update. Neurology 59: S56–S61

Kellner CH, Fink M (2002) The efficacy of ECT and »Treatment Resistance«. J ECT 18: 1–2

Koo B (2001) EEG changes with vagus nerve stimulation. J Clin Neurophysiol 18: 434–441

Lomarev MP, Denslow S, Nahas Z, Chae JH, George MS, Bohning DE (2002) Vagus nerve stimulation (VNS) synchronized BOLD fMRI suggests that VNS in depressed adults has frequency/dose dependent effects. J Psychiatr Res 36: 219–227

Marangell LB, Rush AJ, George MS et al. (2002) Vagus nerve stimulation (VNS) for major depressive episodes: One year outcomes. Biol Psychiatry 51: 280–287

McCall WV (2001) Electroconvulsive therapy in the era of modern psychopharmacology. Int J Neuropsychopharmacology 4: 315–324

Porges SW (1995) Orienting in a defensive world: Mammalian modifications of our evolutionary heritage. A polyvagal theory. Psychophysiol 32: 301–318

Rush AJ, George MS, Sackeim HA et al. (2000) Vagus nerve stimulation (VNS) for treatment-resistant depression: A multicenter study. Biol Psychiatr 47: 276–286

Sackeim HA, Prudic J, Devanand DP et al. (2000) A prospective, randomized, double-blind comparison of bilateral and right unilateral electroconvulsive therapy at different stimulus intensities. Arch Gen Psychiatry 57: 425–434

Sackeim HA, Haskett RF, Mulsant BH et al. (2001a) Continuation pharmacotherapy in the prevention of relapse following electroconvulsive therapy: a randomized controlled trial. JAMA 285: 1299–1307

Sackeim HA, Rush AJ, George MS et al. (2001b) Vagus nerve stimulation (VNS) for treatment-resistant depression: Efficacy, side effects, and predictors of outcome. Neuropsychopharmacology 25: 713–728

Schachter SC (2002) Vagus nerve stimulation: where are we? Curr Opin Neurol 15: 201–206

Schlaepfer TE, Kosel M, Nemeroff CB (2003) Efficacy of repetitive transcranial magnetic stimulation (rTMS) in the treatment of affective disorders. Neuropsychopharmacology 28: 201–205

Schlaepfer TE, Wagner M, Frick C, Kosel M, Schulze-Rauschenbach S, Zobel A (2004) First results from the European multicenter trial D03 for vagus nerve stimulation in refractory major depression. Int J Neuropsychopharmacology 7: S165

Sitdikov FG, Gil_mutdinova RI, Minnakhmetov RR, Zefirov TL (2000) Asymmetrical effects of vagus nerves on functional parameters of rat heart in postnatal ontogeny. Bull Exp Biol Med 130: 620–623

Vonck K, Van Laere K, Dedeurwaerdere S, Caemaert J, De Reuck J, Boon P (2001) The mechanism of action of vagus nerve stimulation for refractory epilepsy: The current status. J Clin Neurophysiol 18: 394–340

Psychochirurgie und Tiefenhirnstimulation

G. Juckel, C. Winter, F. Padberg

Schwerste langjährige Verläufe therapieresistenter Depressionen haben die Behandler schon vor vielen Jahrzehnten zur Entwicklung von Ultima-Ratio-Behandlungsformen gezwungen. Diese sind zwar riskant, konnten jedoch in vielen Fällen noch eine klinische Besserung erzielen. Nach der Einführung der Psychopharmaka in den 50er Jahren sind psychochirurgische Eingriffe fast gänzlich zurückgegangen. Diese Methode erlebt jedoch in der jüngeren Vergangenheit durch verfeinerte neurochirurgische Techniken und durch die Entwicklung der Tiefenhirnstimulation eine Renaissance für Schwerstkranke. Hinzu kommt eine neurowissenschaftliche Wende in der Depressionsforschung, die wesentlich genauer als bisher definierte Hirnregionen und Hirnkreisläufe ätiologisch der Depression zuordnen kann. Hirnkreisläufe können wiederum durch geeignete Methoden wie Tiefenhirnstimulation zielgenau und selektiv beeinflusst werden.

Während es mittlerweile erneut Fallserien zu irreversiblen psychochirurgischen Eingriffen bei depressiven Patienten gibt, ist die reversible Methode der Tiefenhirnstimulation, die aus dem Bereich der neurologischen Bewegungsstörungen kommt und besonders interessant für psychiatrische Erkrankungen wäre, für die Indikation Depression bislang noch nicht eingesetzt worden. Hierfür und auch für die weiterhin bestehende Zurückhaltung hinsichtlich aller psychochirurgischen Eingriffe auch bei Schwerstbetroffenen dürften vor allem die weiterhin mangelhaften Grundlagenkenntnisse über die Neuroanatomie der Depression einen Hauptgrund darstellen. Zudem ist die Frage valider und eindeutiger Kriterien für die Patientenauswahl weiterhin offen. Angesichts der kleinen Fallzahlen sind auch die dringend zur Einschätzung dieser Verfahren benötigten kontrollierten Studien nur schwer durchführbar.

43.1 Depression und Hirnkreisläufe

Bei den sog. somatischen, nicht pharmakologischen Behandlungsformen für die therapieresistente Depression haben Psychochirurgie, Tiefenhirnstimulation (Deep Brain Stimulation, DBS), transkranielle Magnetstimulation (► Kap. 28) und Vagusnervstimulation (► Kap. 42) eine besondere Bedeutung. Ihnen allen gemeinsam ist eine möglichst gezielte selektive Intervention in gestörten Hirnkreisläufen, die nach heutigem Wissen vermutlich der Pathophysiologie der (endogen oder majoren) Depression zugrunde liegen (George et al. 2002). Durch die genannten Therapieformen wird die Aktivität von Hirnarealen wie dem präfrontalen oder dem limbischen System moduliert und so der Fluss neuronaler Erregung und Kommunikation zwischen diesen Regionen, die in Regelkreisläufen oder sog. Loops miteinander verbunden sind, verbessert.

Ein großes Problem ist jedoch die Erreichbarkeit der depressionsrelevanten Areale, insbesondere subkortikal, und die nur indirekt erfolgende Modulation der entsprechenden Hirnkreisläufe. Man nimmt an, dass vor allem der für die TMS schwer zugängliche mediale präfrontale Kortex für die Depressionsentstehung eine entscheidende Bedeutung hat (Juckel et al. 1999). Die TMS kann nur indirekt über die Stimulation des dorsolateralen präfrontalen Kortex die anderen depressionsrelevanten, tiefer gelegenen subkortikalen Strukturen beeinflussen. Die Vagusnervstimulation hat den Nachteil, dass sie nur unspezifisch und relativ unselektiv die Aktivität von Hirnstrukturen über die Stimulation des zervikalen N. vagus ändert. Hier weisen neuere psychochirurgische Verfahren und die Tiefenhirnstimulation den großen Vorteil auf, dass sie gezielt auch subkortikal gelegene Hirnregionen und Projektionsbahnen mit hoher räumlicher Genauigkeit und Selektivität treffen und deren Aktivität irreversibel (durch Läsion) oder reversibel (durch on/off der DBS-Elektrode) meist inhibitorisch beeinflussen können.

Diese neuroanatomische Zielgenauigkeit ist von hoher therapeutischer Relevanz. Nachdem viele Jahrzehnte in der pathophysiologischen Überlegung zur Depression neurochemische Modelle mit angenommenen ubiquitären Veränderungen im Gehirn ohne genauere neuroanatomische Lokalisation dominierten, wird in den letzten Jahren verstärkt die Rolle von Hirnkreisläufen als Grundlage depressiver Störungsbilder in den

Vordergrund gestellt. Man geht hierbei davon aus, dass bei der Depression nicht das gesamte Gehirn gestört ist, sondern lokal erniedrigte oder erhöhte Aktivität einzelner, an den depressionsrelevanten Hirnkreisläufen beteiligten Hirnregionen verbunden mit dort lokal auftretenden Minima und Maxima von Neurotransmittern vorliegen.

Zentrale Strukturen in diesem Hirnkreislauf sind präfrontaler Kortex, Hippocampus, Amygdala, ventrales Striatum (N. accumbens), anteriores Cingulum, Globus pallidum, Hypothalamus und Thalamus (Davidson et al. 2002; Mayberg 2003; Rauch 2003). In der Regel unterscheidet man bezüglich der Verschaltungen des präfrontalen Kortex 3 Subkreisläufe, in denen Aktivität vom Thalamus zum präfrontalen Kortex, sprich zum dorsolateralen präfrontalen Kortex, zum orbitofrontalen Kortex und zum medialen präfrontalen Kortex und dann dorthin zurück über rückläufige Faserverbindungen via das ventrale und dorsale Striatum und dem Globus pallidum/N. subthalamicus/ Substantia nigra unter Einbeziehung von Hippocampus und Amygdala verschaltet wird (Spitzer 1993; Fuster 1997). Welche Region in diesen Hirnkreisläufen vor allem und spezifisch bei der Depression funktionell und/oder strukturell geschädigt ist, wie die exzitatorischen und/oder inhibitorischen Erregungen in diesen Hirnkreisläufen fließen, wie diese bei der Depression gestört sind und welche Neuronenpopulationen hauptsächlich hierfür verantwortlich gemacht werden können, ist wie viele weitere Fragen bis heute völlig ungeklärt.

Trotzdem hat man sich im Rahmen der Psychochirurgie herangewagt, als Ultima Ratio bei schwersten therapieresistenten Depressionen in die genannten Hirnkreisläufe einzugreifen. Dies gilt jetzt auch zunehmend – gegenwärtig noch theoretisch – im Rahmen des psychiatrischen Interesses an der Tiefenhirnstimulation. Ausgehend von der Verbesserung der klinischen Symptomatik und aufgrund von Beobachtungen der Verhaltensänderungen in korrespondierenden Tiermodellen hat man auf die therapeutische Wirksamkeit der Eingriffe und auf die Beteiligung der jeweils lädierten oder beeinflussten Struktur an depressionsrelevanten Hirnkreisläufen und ihrer Neurochemie geschlossen und damit weiteren Aufschluss über die Pathomechanismen dieser Erkrankung erzielen können.

43.2 Moderne Psychochirurgie

Psychochirurgische Verfahren wurden bei schwersten Verläufen psychiatrischer Erkrankungen vor allem vor der Ära der Psychopharmaka eingesetzt, d. h. also in den 30er, 40er und frühen 50er Jahren des letzten Jahrhunderts. Der Psychiater Egas Moniz begann 1935 zusammen mit dem Neurochirurgen Almeida Lima in Adaption von entsprechenden Eingriffen bei Primaten Operationen im Frontallappen psychiatrischer Patienten durchzuführen. Diese Methode wurde von Walter Freeman und James Watts in den USA weiterentwickelt; unter dem Namen »präfrontale Leukotomie« wurden in den USA ca. 40.000 Patienten und in Großbritannien ca. 12.000 Patienten operiert. Zwei Drittel der Patienten litten an Schizophrenie, ca. 20% an einer affektiven Erkrankung (Malhi u. Bartlett 2000).

Danach folgte aufgrund der großen Erfolge der Psychopharmakabehandlung psychiatrischer Patienten eine weitgehende Verbannung psychochirurgischer Methoden. Die Irreversibilität dieser Methoden, die z. T. schwerwiegenden Folgen (»Postlobotomiesyndrom« im Sinne eines Frontalhirnsyndroms mit schwerer Wesensänderung), die vor allem anfänglich auftretende unnötig große Größe der Läsion/Läsionen aufgrund der Methode der »freien Hand«, die Invasivität und Dramatik dieser Eingriffe waren neben einer politischen und stigmatisierenden Dimension hauptsächliche Gründe für die entscheidende Zurückhaltung von Psychiatern und Chirurgen auf diesem Gebiet für Jahrzehnte. In den letzten Jahren jedoch, insbesondere angesichts des weiteren Auftretens von schwerst betroffenen Patienten mit einer Depression oder mit einer Zwangs- oder Angststörung, den Hauptanwendungsfeldern von Psychochirurgie (Andrews 2003; Matthews u. Eljamel 2003; Pedrosa-Sanchez u. Sola 2003), erlebt die Psychochirurgie zunehmend wieder eine Renaissance. Zudem haben sich aufgrund der Weiterentwicklung der neurochirurgischen Techniken in den letzten Jahrzehnten, insbesondere der exakten Stereotaxie, die Methode und ihre Zielgenauigkeit erheblich verbessert, sodass kleinste Läsionen sehr zielgenau und nebenwirkungsarm in einzelnen Hirnregionen oder ihren Substrukturen bzw. in einzelnen Faserbündeln von Projektionsbahnen durchgeführt werden können (Malhi u. Sachdev 2002). Die Erfolgsrate liegt über alle angewandten Operationsverfahren hinweg bei 35–70% gebesserten psychiatrischen Patienten (Greenberg et al. 2003; Pedrosa-Sanchez u. Sola 2003).

Gegenwärtig kommen weltweit vor allem die Zingulotomie, die limbische Leukotomie, die anteriore Kapsulotomie und die Traktotomie im Subkaudatus zur Anwendung, die sich alle nach wie vor auf die Beeinflussung von Strukturen und/oder Projektionsbahnen des limbischen Systems konzentrieren (Marino u. Cosgrove 1997; Malhi u. Bartlett 2000). Vereinzelt wird die posteromediale Hypothalamotomie eingesetzt (Pedrosa-Sanchez u. Sola 2003).

Bei der Zingulotomie wird durch Thermokoagulation bilateral das Cingulum lädiert. Die Läsionen sind ca. 1 cm breit und erstrecken sich bis 2 cm dorsal vom Corpus callosum. Sie sollen die thalamofrontokortikalen Bahnen und damit vor allem das Angstempfinden unterbrechen (Cosgrove u. Rauch 2003). Die limbische Leukotomie kombiniert dann die Zingulotomie mit der subkaudaten Traktotomie (s. unten). Limbische Leukotomie und Zingulotomie werden beide bei depressiven Patienten eingesetzt.

Die anteriore Kapsulotomie von Lars Leksell führt zur selektiven Läsion des anterioren Teils der Capsula interna und erzielt maximale Effekte vor allem bei Angst- und Zwangsstörungen durch Unterbrechung von Fasern zwischen dem Thalamus und dem orbitofrontalen Kortex.

Die stereotaktische subkaudate Traktotomie hat ihren Ursprung in Operationen, die die Faserverbindungen der weißen Substanz orbitofrontal durchtrennten und den rostralen Anteil des Gyrus cinguli abtrennten, sodass Segmente des ventromedialen präfrontalen Kortex von ihren Verbindungen zu tiefer gelegenen Strukturen isoliert waren. Durch Geoffrey Knight in London wurde Ende der 60er Jahre diese Methode erweitert, indem er vor allem die Faserverbindungen kurz vor dem Kaudatus durchtrennte, was klinisch den größten Effekt erbrachte. Diese Läsionen wurden anfänglich mittels β-Strahlung, ab 1995 durch radiofrequente Elektrokoagulation durchgeführt (Malhi u. Bartlett 2000). Die subkaudate Traktotomie besteht in der Regel aus einer Läsion der weißen Substanz von 2×2×0,5 cm anterior vor dem Kaudatuskopf und zerstört Faserstränge zwischen dem präfrontalen Kortex und dem limbischen System. Dieses sind Verbindungen zwischen dem präfrontalen Kortex auf der einen Seite und dem Hippocampus, Amygdala, Thalamus und Hypothalamus auf der anderen Seite. Damit führt die Traktotomie sekundär zur einer Degeneration des thalamischen Nucleus dorsomedialis.

Diese zuletzt genannte Methode der subkaudaten Traktotomie hatte anfänglich eine recht hohe Erfolgsrate von klinisch signifikanter Besserung bei 56–68% der zuvor therapieresistenten Fälle (Strom-Olsen u. Carlisle 1971; Goktepe et al. 1975). Vermutlich aufgrund der immer weiter optimierten pharmakotherapeutischen Behandlungsstrategien kam es dann im Folgenden zur Zuweisung von absolut therapieresistenten Patienten und damit zu einer Abnahme der Erfolgsrate auf 34%, was immer noch einer entscheidenden Symptomreduktion bei 63 von 183 schwerstkranken depressiven Patienten entspricht (Hodgkiss et al. 1994).

Der Therapieerfolg setzt bei psychochirurgischen Verfahren nur sehr langsam ein, meist kann man erst nach einem Jahr den Erfolg beurteilen. An Nebenwirkungen sind vor allem die bei 1–2 % der Patienten auftretenden Krampfanfälle zu nennen. Daten von Raul Marino aus der Mitte der 80er Jahre legen nahe, dass die Erfolgsrate der subkaudaten Traktotomie durch die Kombination mit der anterioren Zingulotomie erhöht werden kann. Die anteriore Zingulotomie ist eine Methode, für die der Terminus technicus "Limbische Leukotomie" (s. oben) vorgeschlagen wurde. Marino operierte 19 schwer depressive Patienten und konnte in 87,5% der Fälle durch diese Methode eine gute klinische Besserung erzielen (Marino u. Cosgrove 1997). Kim et al. (2002) operierten 7 depressive Patienten; 5 von diesen 7 hatten bei einer Nachbeobachtungszeit von bis zu 4 Jahren nach der Operation eine sehr gute Verbesserung ihres Zustandbildes erfahren.

Über den eigentlichen Wirkmechanismus der Psychochirurgie ist wenig bekannt. Zum einen wird argumentiert, dass die Durchtrennung von Faserverbindungen dysfunktionale Erregungskreisläufe insbesondere in Richtung präfrontaler Kortex und anteriores Cingulum unterbricht (Malhi u. Bartlett 2000). Zum anderen ist es natürlich auch denkbar, dass vor allem neurochemische Effekte hierdurch erzielt werden, denn die Verfügbarkeit von Neurotransmittern oder z. B. auch von neurotrophen Faktoren ist durch die Durchtrennung von neuronalen Axonen in den Zielarealen dieser stark reduziert (Marino u. Cosgrove 1997).

Wie ausgeführt hat sich die Lage der Psychochirurgie deutlich verbessert: Eine deutlich restriktive Indikationsstellung und genauere Patientenauswahl, stereotaktisch hochselektive, zielgenaue und minimale Läsionen mit sehr geringer Nebenwirkungsrate und hoher Effektivität, der höhere Grad an Spezifität der heute zur Verfügung stehenden unterschiedlichen operativen Verfahren für unterschiedliche psychiatrische Erkrankungsbilder lassen die Psychochirurgie für schwerstkranke Patienten, bei denen oft Suizidalität ausgeprägt ist, nach heutigen Maßstäben als seriöse Behandlungsform der Ultima Ratio erscheinen.

Dennoch sind ausgedehntere, länger beobachtende und besser kontrollierte Studien notwendig, um die Wirksamkeit dieser invasiven und irreversiblen Verfahren ausreichend gut beurteilen zu können (Black 1982; Malhi u. Sachdev 2002; Matthews u. Eljamel 2003). Harte Kriterien für die Patientenauswahl, Sicherheitsstandards, Kriterien der Effektivität und Standards des postoperativen Management müssen zur sicheren Beurteilung des Therapieerfolges entwickelt werden (Greenberg et al. 2003).

Die genaue Erfassung des Patientenprofils (Symptomatik, Persönlichkeit, Komorbidität, funktionelle Einbußen) könnte auf der anderen Seite auch dazu dienen, sichere Prädiktoren des Ansprechens auf den psychochirurgischen Eingriff zu finden. Neurobiologisch konnten Dougherty et al. (2003) zeigen, dass depressive Patienten, die präoperativ einen hohen Glukoseumsatz in der Positronenemissionstomographie (FDG-PET) im linken Thalamus und im linken subgenualen präfrontalen Kortex aufwiesen, besonders gut auf die anteriore Zingulotomie ansprachen. Diese Regionen wurden immer wieder bei depressiven Patienten als auffällig diagnostiziert (Drevets et al. 1997). Darin dürfte ein wichtiges Zukunftsfeld für die psychochirurgische Forschung liegen.

43.3 Tiefenhirnstimulation als neue Dimension für die Depressionsbehandlung

Ein vermutlich noch bedeutsameres Feld für die Psychochirurgie ist die Entwicklung der Tiefenhirnstimulation oder Deep Brain Stimulation (DBS). Während bereits die neueren psychochirurgischen Verfahren wie geschildert aufgrund der verfeinerten Technik immer selektiver und fokussierter wurden, jedoch irreversible Läsionen um 2 cm weiterhin der Regelfall sind, stellt die DBS einen immensen Fortschritt da, weil sie noch fokussierter in Hirnkreisläufe eingreifen kann.

Durch Verwendung von dünnen Elektroden (<1 mm) ist eine sehr hohe Zielgenauigkeit auch in kleinste Hirnareale und Faserbündel bei äußerst geringer Nebenwirkungsrate möglich. Zudem ist der Eingriff durch Ausschalten der Elektrode reversibel und ermöglicht eine intraindividuelle Adaptation entsprechend der klinischen Symptomatik.

Insofern hat die DBS eindeutig die aussichtsreichste Zukunft in der Psychochirurgie, insbesondere da hier kontrollierte Studien (Kontrolle intraindividuell durch on/off der Elektrode und durch Sham-Operationen) und evtl. Studien mit einer größeren Fallzahl möglich sind (Andrews 2003; Greenberg et al. 2003; Pedrosa-Sanchez u. Sola 2003).

In der Psychiatrie spielt der Gebrauch von elektrischem Strom seit Mitte des 19. Jahrhunderts eine große Rolle (Hunter 1957; Beveridge u. Renvoize 1988). Man versuchte einerseits diese »neue Kraft« therapeutisch zu nutzen, zum anderen Aufschluss über Bewusstseins- und Verhaltensvorgängen zugrunde liegende Hirnkreisläufe zu bekommen. Während die dann später entwickelten Methoden der Elektrokrampftherapie (► Kap. 27) und der transkraniellen Magnetstimulation (► Kap. 28), bei der durch magnetische Impulse ein Stromfluss in kortikalen Regionen des Gehirns erzeugt wird, neuroanatomisch noch keine sehr hohe Selektivität und Spezifität erreichen, dürfte dies der DBS gelingen.

Die Methode der DBS kommt aus der Neurologie und wird vor allem bei Erkrankungen mit Bewegungsstörungen wie Morbus Parkinson und Dystonie eingesetzt. In der Regel werden Stimulationselektroden zur Behandlung dieser Krankheiten in den Nucleus subthalamicus und in den Globus pallidus eingesetzt. Ein dreidimensionales Ringsystem wird am Kopf befestigt. Dadurch wird das Erreichen tiefer Hirnareale millimetergenau und patientenindividuell ermöglicht, ohne dass das gesamte Gehirn freigelegt oder größere Teile der Schädeldecke geöffnet werden müssen. Das Befestigen des stereotaktischen Rahmens erfolgt in Kurznarkose. Die Schädeleröffnung und das Vorschieben einer Testelektrode in die Zielstruktur erfolgt auf der Basis bildgebender Verfahren schmerzfrei bei Bewusstsein des Patienten. Über diese Testelektrode kann die gewünschte Wirkung überprüft und mögliche Nebenwirkungen ausgeschlossen werden. Danach erfolgt die endgültige Implantation der Elektrode.

In einer zweiten Operation wird unter Vollnarkose die Elektrode dann an einen Impulsgeber angeschlossen, der meist subkutan unterhalb des Schlüsselbeins implantiert wird und der schwache elektrische Stromimpulse an die exakt lokalisierten Gehirnareale abgibt. Die sehr feinen Stimulationselektroden haben mehrere Ausgänge in verschiedenen Höhen, wodurch auch postoperativ der Stimulationsort variiert und Stimulationsstärke adaptiert werden kann. Die Veränderung der Stimulationsparameter erfolgt mittels Telemetrie. In der Regel wird mit einer Frequenz über 100 Hz konstant stimuliert, was die klinische Symptomatik bei den genannten Bewegungsstörungen bei vielen vorher therapieresistenten Patienten deutlich reduziert (Ashkan et al. 2004).

Die elektrische Stimulation greift dabei funktionell in neuronale Schaltkreise über eine Modulation elektrophysiologischer und neurochemischer Prozesse in den stimulierten vor- und nachgeschalteten Kerngebieten ein. Die Auswirkungen und Wirkungsweise der elektrischen Stimulation ändern sich in Abhängigkeit von Stimulationsparametern und stimuliertem Gebiet. Bislang geht man davon aus, dass eine hochfrequente Stimulation (>100 Hz) zu funktionell inhibitorischen Effekten führt, während eine niederfrequente Stimulation (<10 Hz entsprechend des stimulierten Kerngebiets) exzitatorische Effekte in den stimulierten sowie in den vor- und nachgeschalteten Kerngebieten nach sich zieht (Dostrovsky u. Lozano 2002). Die funktionelle Inhibition wird dabei meist über eine Hyperpolarisation der die Elektrode umliegenden Neurone erklärt. Andere Erklärungsmöglichkeiten sind eine Überlastung der Signalübertragung bei hoher Frequenz durch eine direkte Stimulation neuronaler Verbindungen oder eine Desynchronisation (bzw. Synchronisation) sowie eine vermehrte Rekrutierung inhibitorischer Inputs. Neurochemisch konnte bei Patienten mit Morbus Parkinson und im Tiermodell gezeigt werden, dass durch DBS die dopaminerge Neurotransmission wieder deutlich zunimmt (Funkiewiez et al. 2003; Meissner et al. 2003; Winter et al. 2003).

Bezüglich neuropsychiatrischer Erkrankungen wurde die DBS bislang nur vereinzelt bei der Zwangsstörung und beim Tourette-Syndrom eingesetzt (Mallet et al. 2002; Gabriels et al. 2003; Visser-Vandewalle et al. 2004), nicht jedoch bei der Depression. Sehr frühe Arbeiten weisen jedoch daraufhin, dass elektrische Stimulation bei therapieresistenten depressiven Erkrankungen therapeutisch günstig ist. Correa et al. (1980) und Heath et al. (1980) führten Stimulationen des Cerebellums bei Patienten mit schweren Depression durch, während Andy und Jurko (1987) den Thalamus bei reaktiven Depressionen stimulierten. Dass DBS bei affektiven Erkrankungen als Behandlungsform eingesetzt werden kann, wurde dann durch erste Berichte über deutliche Stimmungsänderungen und das Auftreten von Depressionen bzw. andererseits auch über die Verbesserung von Depression und Angst bei stimulierten Parkinson-Patienten nahe gelegt. So fanden eine ganze Reihe von Arbeiten klinisch eine

Zunahme von Depressionen und Stimmungsverschlechterung nach DBS des Nucleus subthalamicus (Bejjani et al. 1999; Berney et al. 2002; Thobois et al. 2002), während offenbar DBS des Pallidums zu einer Abnahme von Depression und Angst führt (Troster et al. 1997; Straits-Troster et al. 2000).

Jedoch scheint die Beziehung zwischen DBS des Nucleus subthalamicus und emotionalem Verhalten komplexer als bislang gedacht zu sein. Schneider et al. (2003) fanden bei Parkinson-Patienten unter DBS des Nucleus subthalamicus (mit gängigen Stimulationsparametern) in einer psychologischen Testsituation, dass DBS zu mehr selbstberichteter positiver Stimmung, zur Induktion von Stimmungsbesserung und zur Verbesserung des emotionalen Gedächtnisses führt. Neuere Arbeiten deuten darauf hin, dass die DBS des Nucleus subthalamicus zunächst zu einer Verbesserung der parkinsonassoziierten Depression führt, während über einen längeren Zeitverlauf auch eine Verschlechterung beobachtet werden kann (Funkiewiez et al. 2003, 2004).

Diese empirischen Befunde lassen sich vor der Tatsache, dass sowohl der Nucleus subthalamicus als auch der Globus pallidus in den depressionsrelevanten Hirnkreisläufen involviert sind (s. oben), gut einordnen. Anatomische Studien zeigen, dass der mediale Nucleus subthalamicus Verbindungen sowohl mit dem limbischen Pallidum und Striatum als auch mit dem präfrontalen Kortex und dem Gyrus cinguli unterhält. Insgesamt sind 5 limbische Kreisverbindungen bekannt, die durch den Nucleus subthalamicus ziehen (Alexander et al. 1990). Der Nucleus subthalamicus dürfte folglich in die Regulation nicht nur von motorischen und okulomotorischen Abläufen, sondern ebenfalls von kognitiven und affektiven Aspekten involviert sein.

Jedoch bleibt es eine große Frage, ob DBS des Nucleus subthalamicus oder des Globus pallidus einen ausreichend antidepressiven Effekt bei schwerst therapieresistenten depressiven Patienten erzielen kann, zumal sich die majore und die parkinsonassoziierte Depression ätiopathogenetisch unterscheiden. Obwohl, wie dargestellt, der Nucleus subthalamicus eine bis dato noch eher unbekannte limbische Seite hat, ist vermutlich die Mehrheit seiner Neurone in motorischen Kreisläufen integriert. Somit scheint der Nucleus subthalamicus oder der Globus pallidus als Hauptlokalisationsort für die DBS in der Behandlung der therapieresistenten majoren Depression eher primär nicht in Frage zu kommen (Andrews 2003).

Zur Frage, welche anderen Hirnregionen wie z. B. medialer präfrontaler Kortex oder Hippocampus man mittels der DBS beeinflussen sollte (wenn ja, mit welchen Stimulationsparametern: funktionell inhibitorisch oder exzitatorisch?), dürften bis heute die immer noch nicht ausreichenden Grundlagenkenntnisse über die Neuroanatomie der Depression eine Hauptschwierigkeit darstellen. Andere Schwierigkeiten liegen in technisch-neurochirurgischen Problemen bei der DBS-Implantation in andere als die bisher gängigen Hirnareale.

43.4 Zukunftsperspektiven

Psychochirurgische Verfahren sind aus zwei Gründen wieder weiter in den Vordergrund in der Grundlagen- und Therapieforschung der Depression gerückt:

- Hinwendung zu einer differenziellen Betrachtung des Gehirns in seinen verschiedenen Anteilen bei der Depressionsentstehung in Form von Hirnkreisläufen und ihren bei der Depression gestörten Aktivitätsmustern;
- Entwicklung der Tiefenhirnstimulation als Methode der zielgenauen Modulation dieser Kreisläufe.

Als Ultima Ratio stellt die Tiefenhirnstimulation (DBS) damit bei vielen chronisch und schwerst an Depression Erkrankten eine wichtige Option und eine neue Dimension in der Depressionsbehandlung dar. Intensive Weiterentwicklung der DBS-Methodik (z. B. »demand-controlled DBS«) und die Suche nach optimalen Lokalisationsorten für die Anwendung bei psychiatrischen Erkrankungen wie Depression, Zwangs- oder Angststörung (z. B. Nucleus accumbens) bestimmen gegenwärtig die Forschung (Sturm et al. 2003; Tass et al. 2003). Auch muss bei der Auswahl psychiatrischer Patienten für die DBS sehr streng über einen standardisierten Kriterienkatalog nachgedacht werden, da insbesondere bei psychiatrischen Patienten die durchaus sehr berechtigte politische und psychiatriekritische Dimension bei psychoneurochirurgischen Eingriffen immer mit reflektiert werden muss.

Wichtig ist die Einbettung psychochirurgischer Verfahren einschließlich der DBS in einen Gesamtbehandlungsplan mit pharmako-, psycho-, soziotherapeutischen und rehabilitativen Verfahren (Cosgrove u. Rauch 2003). Nur im Rahmen eines solchen Gesamtbehandlungsansatzes kann der Patient einen derartigen chirurgischen Eingriff, sei er irreversibel oder reversibel, für sich akzeptieren, und nur in einem solchen Gesamtrahmen wird dann die Besserung, wenn nicht Gesundung dieser oft jahrelang schwer kranken Patienten gelingen.

Literatur

Alexander GE, Crutcher MD, DeLong MR (1990) Basal ganglia-thalamocortical circuits: parallel substrates for motor, oculomotor, »prefrontal« and »limbic« functions. Prog Brain Res 85: 119–146

Andrews RJ (2003) Neuroprotection trek–the next generation: neuromodulation I. Techniques–deep brain stimulation, vagus nerve stimulation, and transcranial magnetic stimulation. Ann NY Acad Sci 993: 1–13

Andy OJ, Jurko F (1987) Thalamic stimulation effects on reactive depression. Appl Neurophysiol 50: 324–329

Ashkan K, Wallace B, Bell BA, Benabid AL (2004) Deep brain stimulation of the subthalamic nucleus in Parkinson's disease 1993-2003: where are we 10 years on? Br J Neurosurg 18: 19–34

Bejjani BP, Damier P, Arnulf I et al. (1999) Transient acute depression induced by high-frequency deep-brain stimulation. N Engl J Med 340: 1476–1480

Berney A, Vingerhoets F, Perrin A et al. (2002) Effect on mood of subthalamic DBS for Parkinson's disease: a consecutive series of 24 patients. Neurology 59: 1427–1429

Beveridge AW, Renvoize EB (1988) Electricity: a history of its use in the treatment of mental illness in Britain during the second half of the 19th century. Br J Psychiatry 153: 157–162

Black DW (1982) Psychosurgery. South Med J 75: 453–457

Correa AJ, Llewellyn RC, Epps J, Jarrott D, Eiswirth C, Heath RG (1980) Chronic cerebellar stimulation in the modulation of behavior. Acta Neurol Latinoam 26: 143–153

Cosgrove GR, Rauch SL (2003) Stereotactic cingulotomy. Neurosurg Clin North Am 14: 225–235

Davidson RJ, Lewis DA, Alloy LB et al. (2002) Neural and behavioral substrates of mood and mood regulation. Biol Psychiatry 52: 478–502

Dostrovsky JO, Lozano AM (2002) Mechanisms of deep brain stimulation. Mov Disord 17 [Suppl 3]: S63–S68

Dougherty DD, Weiss AP, Cosgrove GR et al. (2003) Cerebral metabolic correlates as potential predictors of response to anterior cingulotomy for treatment of major depression. J Neurosurg 99: 1010–1017

Drevets WC, Price JL, Simpson JR Jr, Todd RD, Reich T, Vannier M, Raichle ME (1997) Subgenual prefrontal cortex abnormalities in mood disorders. Nature 386: 824–827

Funkiewiez A, Ardouin C, Krack P et al. (2003) Acute psychotropic effects of bilateral subthalamic nucleus stimulation and levodopa in Parkinson's disease. Mov Disord 18: 524–530

Funkiewiez A, Ardouin C, Caputo E et al. (2004) Long term effects of bilateral subthalamic nucleus stimulation on cognitive function, mood, and behaviour in Parkinson's disease. J Neurol Neurosurg Psychiatry 75: 834–839

Fuster JM (1997) The prefrontal cortex. Lippincott-Raven, Philadelphia

Gabriels L, Cosyns P, Nuttin B, Demeulemeester H, Gybels J (2003) Deep brain stimulation for treatment-refractory obsessive-compulsive disorder: psychopathological and neuropsychological outcome in three cases. Acta Psychiatr Scand 107: 275–282

George MS, Nahas Z, Li X, Kozel FA, Anderson B, Yamanaka K, Chae JH, Foust MJ (2002) Novel treatments of mood disorders based on brain circuitry (ECT, MST, TMS, VNS, DBS). Semin Clin Neuropsychiatry 7: 293–304

Goktepe EO, Young LB, Bridges PK (1975) A further review of the results of sterotactic subcaudate tractotomy. Br J Psychiatry 126: 270–280

Greenberg BD, Price LH, Rauch SL et al. (2003) Neurosurgery for intractable obsessive-compulsive disorder and depression: critical issues. Neurosurg Clin North Am 14: 199–212

Heath RG, Llewellyn RC, Rouchell AM (1980) The cerebellar pacemaker for intractable behavioral disorders and epilepsy: follow-up report. Biol Psychiatry 15: 243–256

Hodgkiss AD, Malizia AL, Bartlett JR, Bridges PK (1995) Outcome after the psychosurgical operation of stereotactic subcaudate tractotomy, 1979–1991. J Neuropsychiatry Clin Neurosci 7: 230–234

Hunter RA (1957) A brief review of the use of electricity in psychiatry; with special reference to John Wesley. Br J Phys Med 20: 98–100

Juckel G, Mendlin A, Jacobs BL (1999) Electrical stimulation of medial prefrontal cortex enhances serotonin output in rat forebrain: Implications for electroconvulsive therapy and transcranial magnetic stimulation. Neuropsychopharmacology 21: 391–398

Kim MC, Lee TK, Choi CR (2002) Review of long-term results of stereotactic psychosurgery. Neurol Med Chir (Tokyo) 42: 365–371

Malhi GS, Bartlett JR (2000) Depression: a role for neurosurgery? Br J Neurosurg 14: 415–422

Malhi GS, Sachdev P (2002) Novel physical treatments for the management of neuropsychiatric disorders. J Psychosom Res 53: 709–719

Mallet L, Mesnage V, Houeto JL et al. (2002) Compulsions, Parkinson's disease, and stimulation. Lancet 360: 1302–1304

Marino R, Cosgrove GR (1997) Neurosurgical treatement of neuropsychiatric illness. Psychiatr Clin North Am 20: 933–941

Matthews K, Eljamel MS (2003) Status of neurosurgery for mental disorder in Scotland. Selective literature review and overview of current clinical activity. Br J Psychiatry 182: 404–411

Mayberg HS (2003) Modulating dysfunctional limbic-cortical circuits in depression: towards development of brain-based algorithms for diagnosis and optimised treatment. Br Med Bull 65: 193–207

Meissner W, Harnack D, Reese R et al. (2003) High-frequency stimulation of the subthalamic nucleus enhances striatal dopamine release and metabolism in rats. J Neurochem 85: 601–609

Pedrosa-Sanchez M, Sola RG (2003) Modern day psychosurgery: a new approach to neurosurgery in psychiatric disease. Rev Neurol 36: 887–897

Rauch SL (2003) Neuroimaging and neurocircuitry models pertaining to the neurosurgical treatment of psychiatric disorders. Neurosurg Clin North Am 14: 213–223

Schneider F, Habel U, Volkmann J, Regel S, Kornischka J, Sturm V, Freund HJ (2003) Deep brain stimulation of the subthalamic nucleus enhances emotional processing in Parkinson disease. Arch Gen Psychiatry 60: 296–302

Spitzer M (1993) Associationsnetzwerke, formale Denkstörungen und Schizophrenie. Nervenarzt 64: 147–159

Straits-Troster K, Fields JA, Wilkinson SB, Pahwa R, Lyons KE, Koller WC, Troster AI (2000) Health-related quality of life in Parkinson's disease after pallidotomy and deep brain stimulation. Brain Cogn 42: 399–416

Strom-Olsen R, Carlisle S (1971) Bi-frontal stereotactic tractotomy. A follow-up study of its effects on 210 patients. Br J Psychiatry 118: 141–154

Sturm V, Lenartz D, Koulousakis A, Treuer H, Herholz K, Klein JC, Klosterkotter J (2003) The nucleus accumbens: a target for deep brain stimulation in obsessive-compulsive- and anxiety-disorders. J Chem Neuroanat 26: 293–299

Tass PA, Klosterkotter J, Schneider F, Lenartz D, Koulousakis A, Sturm V (2003) Obsessive-compulsive disorder: development of demand-controlled deep brain stimulation with methods from stochastic phase resetting. Neuropsychopharmacology 28 [Suppl 1]: S27–S34

Thobois S, Mertens P, Guenot M et al. (2002) Subthalamic nucleus stimulation in Parkinson's disease: clinical evaluation of 18 patients. J Neurol 249: 529–534

Troster AI, Fields JA, Wilkinson SB, Pahwa R, Miyawaki E, Lyons KE, Koller WC (1997) Unilateral pallidal stimulation for Parkinson's disease: neurobehavioral functioning before and 3 months after electrode implantation. Neurology 49: 1078–1083

Visser-Vandewalle V, Temel Y, van der Linden Ch, Ackermans L, Beuls E (2004) Deep brain stimulation in movement disorders. The applications reconsidered. Acta Neurol Belg 104: 33–36

Winter C, Lemke C, Harnack D, Meissner W, Sohr R, Morgenstern R, Kupsch A (2003) High frequency stimulation of the subthalamic nucleus influences neurotransmission in the nucleaus accumbens core and shell – a microdialysis study. Abstract. Society for Neuroscience, Washington DC

Responseprädiktion durch Genotypisierung

J. Kirchheiner, J. Sasse, J. Brockmöller

44

Genetische Variabilität zwischen Individuen führt zu beträchtlichen Unterschieden im Metabolismus und in der Elimination von Antidepressiva. Auf Seiten der Pharmakokinetik sind genetische Polymorphismen bereits lange bekannt und gut untersucht. Auf der pharmakodynamischen Seite wurden viele genetische Varianten beschrieben und in Assoziationsstudien untersucht, jedoch sind die Ergebnisse meist widersprüchlich und häufig nicht repliziert. Die Rolle von genetischen Varianten in Strukturen des serotonergen oder adrenergen Systems für die Therapieresponse ist derzeitig noch nicht vorhersagbar. Pharmakogenetische Diagnostik wird es in Zukunft erlauben, individuelle Genotypen oder Genprofile zu bestimmen und in die Therapie mit einzubeziehen.
Die sinnvolle Nutzung genetischer Information in der Arzneimitteltherapie ist jedoch nur möglich, wenn aus einem bestimmten Genotyp eine klinische Konsequenz erfolgt. Dies kann entweder durch bestimmte genotypbasierte Therapiestrategien geschehen oder im Falle pharmakokinetischer Variabilität durch Anpassung der Dosierung. Die derzeitige Literatur zur Pharmakogenetik in der Responseprädiktion bei Antidepressiva erlaubt es, im Falle von Polymorphismen des Arzneistoffmetabolismus Dosierungsanpassungen auszurechnen, die die genotypbedingten Unterschiede in der Enzymaktivität ausgleichen. – Auf Seiten der Antidepressiva-Wirkstrukturen dagegen ist es derzeit noch nicht möglich, aus bestimmten Genotypen klinische Konsequenzen abzuleiten.
In Zukunft wird die Arzneitherapie durch Hilfsmaßnahmen wie Genotypisierung und therapeutisches Monitoring individueller und sicherer gestaltet werden können. Die rasche methodische Entwicklung der Genotypisierungsmethoden sollte es dann auch erlauben, genetische Tests schnell und einfach am Patientenbett durchzuführen. Wegweisend dafür sind die neuen Methoden der Chipanalytik und, als Weiterentwicklung, der Nanotechnologie, die unterschiedliche Labormethoden in Mikromaßstäben durchführen (»Lab-on-a-chip«) und so eine Genotypisierung am Krankenbett ermöglichen können.

44.1 Vorbemerkungen

Bei der Verordnung eines Medikaments lässt sich oft nicht ausreichend vorhersagen, ob bei einem Patienten ein zufriedenstellender Therapieerfolg erreicht wird oder es zu Therapieversagen bzw. Nebenwirkungen kommt.

Nach Erhebungen von Lazarou et al. (1998) beträgt bei Klinikpatienten die Inzidenz schwerer unerwünschter Arzneimittelwirkungen 6,7%, die der tödlichen 0,37%. Arzneimittelnebenwirkungen sind damit die fünfthäufigste Todesursache in den USA – nach koronarer Herzkrankheit, Krebs, Schlaganfall, Lungenkrankheiten und noch vor Unfällen, Diabetes mellitus und Pneumonie.

Allein die direkten Folgekosten von Arzneimittelnebenwirkungen werden in den Vereinigten Staaten auf 1,4–4 Milliarden US-Dollar im Jahr geschätzt (Lazarou et al. 1998). Für Europa liegen ähnliche Daten vor (Schneeweiss et al. 2002).

Die Pharmakogenetik befasst sich mit dem Einfluss genetischer Variabilität auf die Arzneimittelwirkung (Evans et al. 2003). Eines der wesentlichen Ziele ist es, die Auswahl und Dosierung eines Arzneimittels optimal an den individuellen Bedarf eines Patienten anzupassen und so relative Überdosierungen, die Ursache vieler Arzneimittelnebenwirkungen sind, zu vermeiden.

Genetische Variabilität beeinflusst die Wirkung von Arzneimitteln von der Absorption bis zur vollständigen Elimination (Evans et al. 2003). In ◻ Abb. 44.1 sind die Auswirkungen genetischer Varianten auf die individuelle Arzneimittelwirkung dargestellt. Genetische Variabilität findet man auf Seiten der Pharmakokinetik (Absorption, Distribution, Metabolismus und Elimination) eines Medikaments sowie der Pharmakodynamik (Medikamenteneffekte). Nahezu alle Enzyme des Fremdstoffmetabolismus weisen genetische Varianten (Polymorphismen) auf, die zu Aktivitätseinschränkung bis hin zum völligen Ausfall führen können (Evans et al. 1999). Bei heterozygoten Trägern sind im Vergleich zu den homozygoten die betreffenden Aktivitätsunterschiede abgeschwächt. Varianten in Genen von Arzneimit-

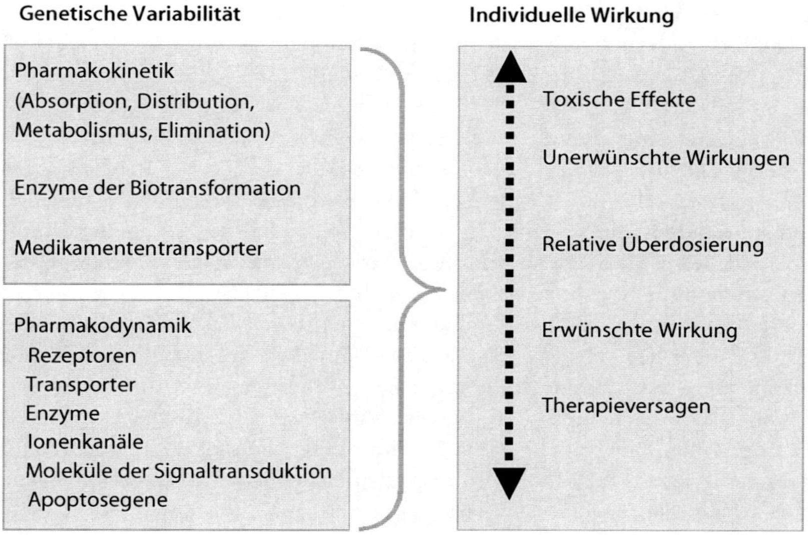

Abb. 44.1. Zusammenspiel pharmakokinetischer und pharmakodynamischer Strukturen als Ursachen für Variabilität in der Arzneimittelwirkung

teltransportern beeinflussen die Aufnahme und Verteilung von Fremdstoffen im Organismus. Genetische Varianten in den Zielstrukturen von Medikamenten wie Arzneimittelrezeptoren oder intrazellulären Molekülen der Signaltransduktion und Genregulation haben Auswirkungen auf die molekularen Arzneimitteleffekte.

In Zukunft erhofft man sich aufgrund der raschen Entwicklung molekularbiologischer Technologien die genetische Variabilität in der Arzneimittelwirkung auf breiter Basis aufklären zu können und dieses Wissen sowohl für die Arzneimittelentwicklung als auch zur Individualisierung der modernen Arzneitherapie einzusetzen.

Genetische Polymorphismen in Molekülen, die eine Rolle für die Krankheitsgenese spielen, haben häufig auch Auswirkungen auf die Wirksamkeit einer Arzneitherapie. Umgekehrt können Varianten in Enzymen des Arzneistoffmetabolismus auch Auswirkungen auf die Entstehung von Krankheiten (Krankheitssuszeptibilität) haben, da sie am Abbau von körpereigenen Substanzen und Fremdstoffen aus Nahrung und Umwelt mitwirken (Lindpaintner 2003). Bei bestehenden Krankheiten kann die molekulargenetische Information in vielen Fällen zu einer präziseren Diagnose führen und somit eine gezielte Therapie ermöglichen.

44.2 Genetische Polymorphismen im Bereich der Pharmakokinetik

Pharmakogenetische Varianten in Enzymen des Arzneistoffmetabolismus führen zu Unterschieden in der Pharmakokinetik, also zu Unterschieden in den Konzentrationen von Arzneistoffen und deren Metaboliten im Blut und in den Zielgeweben. Die Pharmakokinetik von Arzneimitteln und der Einfluss genetischer Variabilität wird durch pharmakokinetische Kenngrößen, wie Plasmakonzentrationen, Clearance, Verteilungsvolumen, Eliminationshalbwertszeit und Fläche unter der Konzentrations-Zeit-Kurve (area under the concentration time curve, AUC) beschrieben.

Die sog. Phase-I-Reaktionen der Arzneistoffbiotransformation umfassen kleine Molekülmodifikationen (Oxidations- und Reduktionsreaktionen) und werden meist durch die Enzymfamilie der Cytochrom-P-450-Isoenzyme (CYP) vermittelt. Fünf Vertreter dieser Enzymfamilie, CYP3A4, CYP2D6, CYP2C19, CYP2C9 und CYP1A2, metabolisieren den weitaus größten Teil aller lebergängigen Arzneimittel (Schimada et al. 1994). Für CYP2D6 und CYP2C19 sind genetische Polymorphismen bekannt, die zu einem völligen Fehlen des jeweiligen Enzyms führen (De Morais et al. 1994; Sachse et al. 1997). Bei CYP2C9 gibt es Polymorphismen, welche die Enzymaktivität stark herabsetzen (Miners et al. 1998). Die interindividuelle Variabilität der Aktivität von CYP3A4 ist hingegen nur zu einem geringen Teil durch definierte Genpolymorphismen erklärbar (Sata et al. 2000). In ◘ Tabelle 44.1 sind wichtige Enzyme des Arzneimittel- bzw. Fremdstoffstoffwechsels mit einem erblichen Polymorphismus dargestellt.

Das Enzym **CYP2D6** ist am Stoffwechsel von knapp einem Viertel aller Arzneimittel beteiligt, darunter sind insbesondere die meisten Antidepressiva und Antipsychotika. Außerdem werden häufig verwendete Medikamente wie β-Adrenorezeptor-Antagonisten, Antiarrhythmika, Antitussiva und Antiemetika über CYP2D6 metabolisiert. Eine genetisch bedingte Defizienz tritt bei ca. 7% der weißen Bevölkerung auf (poor metabolizer, PM) und führt dazu, dass Medikamente, die ganz oder überwiegend über CYP2D6 metabolisiert werden, eine deutlich verlangsamte Elimination aufweisen, d. h. höhere und länger anhaltende Plasmaspiegel. Dadurch erhöht sich die Wirkung einer Standarddosis erheblich, und es treten gehäuft Nebenwirkungen im Sinne einer Überdosierungsreaktion auf. Die Ursache liegt in genetischen Polymorphismen, die bei PM homozygot zu finden sind (Sachse et al. 1997). Bei CYP2D6 gibt es außerdem bei ca. 3% der weißen Bevölkerung den Sonderfall einer stark erhöhten Aktivität aufgrund einer Genduplikation (ultrafast metabolizer, UM) (Dahl et al. 1995). Die betreffenden Individuen besitzen mehrere aktive Gene auf Chromosom 22 und eliminieren CYP2D6-Substrate extrem schnell. Die restlichen Individuen sind entweder heterozygote Träger (etwa 40% der weißen Bevölkerung, intermediäre Metabolisierer (intermediate metabolizer, IM) oder Träger zweier aktiver CYP2D6-Allele (etwa 50%, extensive metabolizer, EM).

In der asiatischen Bevölkerung weisen kaum Menschen ein komplettes Fehlen der Enzymaktivität auf, dafür aber genetische Varianten mit erniedrigter Enzymaktivität (Bradford 2002). Die Häufigkeit der CYP2D6-Genduplikation liegt in Schweden nur bei etwa 1% (Dahl et al. 1995), in Deutschland dagegen bei 3% (Sachse et al. 1997) und in südeuropäischen Ländern wie Italien, Spanien und der Türkei bei 10% (Agundez 1995; Aynacioglu 1999; Bernal 1999; Scordo 1999) gefunden. In Äthiopien beträgt dieser Wert sogar 29% (Aklillu et al. 1996).

Es besteht eine Korrelation zwischen der Anzahl aktiver CYP2D6-Allele und der Anzahl von Patienten mit subtherapeutischen Plasmaspiegeln von Antidepressiva, die über CYP2D6 metabolisiert werden (Dalén et al. 1998). In einer Gruppe von 81 schwedischen therapieresistenten depressiven Patienten wurden 8 (9,9%) Träger von Genduplikationen gefunden, was einen signifikanten Anstieg der Häufigkeit gegenüber den üblichen 1% darstellt (Kawanishi et al. 2003). Daher sieht es so aus, als ob die genetisch bedingte Aktivität von CYP2D6 einer unter vielen Faktoren sein könnte, die zu unzureichendem Therapieerfolg bei der Therapie mit Antidepressiva führen.

Ein weiteres polymorphes Enzym mit Bedeutung für die Pharmakokinetik vieler Arzneimittel ist **CYP2C19**, das ebenfalls am Stoffwechsel von einigen Antidepressiva und Antipsychotika und außerdem von Protonenpumpenhemmern, Benzodiazepinen und Phenytoin beteiligt ist (Desta et al. 2002). Etwa 3% der weißen Bevölkerung sind PM ohne CYP2C19-Aktivität (Xie et al. 1999). Es bestehen große interethnische Unterschiede in der Häufigkeit von Genpolymorphismen von CYP2C19, z. B. wurden in asiatischen Bevölkerungen 12–22% PM gefunden (Bertilsson 1995).

Die Bedeutung von CYP2C9 im Arzneistoffwechsel des Menschen wurde erst relativ spät untersucht, obwohl aus In-vitro-Studien bereits zahlreiche Substrate wie nichtsteroidale Antiphlogistika, orale Antidiabetika, orale Antikoagulanzien sowie Losartan und Phenytoin bekannt waren (Miners et al. 1998). Bei Kaukasiern kommen zwei Allele vor, die zu einer veränderten Enzymaktivität führen: CYP2C9*3 bewirkt bei den meisten CYP2C9-Substraten einen verlangsamten Abbau und liegt bei weniger als 1% der Kaukasier homozygot vor, während CYP2C9*2 – ebenfalls bei etwa 1% der Kaukasier homozygot gefunden – in den meisten klinischen Studien nur geringe Auswirkung auf die Enzymaktivität zeigte (Yasar et al. 2001; Kirchheiner et al. 2002a–c).

Neben der Familie der Cytochrom-P-450-Enzyme gibt es noch viele weitere Enzyme des Arzneistoffwechsels, die genetische Polymorphismen

Tabelle 44.1. Wichtige Enzyme des Arzneimittel- bzw. Fremdstoffstoffwechsels mit einem erblichen Polymorphismus. Die Häufigkeit ist auf den homozygoten Genotyp unter Kaukasiern bezogen. (Nach Kirchheiner et al. 2003)

	Funktionelle Bedeutung des Polymorphismus	Häufigkeit homozygoter genetischer Varianten	Bedeutung u. a. für folgende Arzneistoffe
Phase I			
CYP1A2	Hohe Induzierbarkeit	46%	Clozapin, Imipramin, Koffein, Lidocain, Paracetamol, Theophyllin
CYP2A6	Reduzierte Aktivität	1%	Fadrazol, Halothan, Losigamon, Nikotin, Tegafur
CYP2B6	Reduzierte Aktivität	2%	Bupropion, Propofol
CYP2C8	Reduzierte Aktivität	2%	Carbamazepin, Cerivastatin, Paclitaxel, Pioglitazon, Rosiglitazon, Tolbutamid, Verapamil, Warfarin
CYP2C9	Reduzierte Aktivität	1–3%	Celecoxib, Clopidogrel, Diclofenac, Fluvastatin, Glibenclamid, Ibuprofen, Losartan, Phenprocoumon, Phenytoin, Piroxicam, Sildenafil, Tolbutamid, Torasemid, Warfarin
CYP2C19	Fehlende Aktivität	3%	Diazepam, Lansoprazol, Omeprazol, Pantoprazol, Proguanil, Propranolol, Rabeprazol
CYP2D6	Fehlende Aktivität Extrem hohe Aktivität durch Genduplikation	7% 2–3%	Ajmalin, Amitriptylin, Carvedilol, Codein, Flecainid, Fluoxetin, Galanthamin, Haloperidol, Metoprolol, Mexiletin, Ondansetron, Propafenon, Tamoxifen, Timolol, Tropisetron
CYP3A4 CYP3A5 CYP3A7	Aktivitätsabschwächung, Expression von CYP3A7 beim Erwachsenen	Mehrere, teils seltene Mutationen	Chinidin, Cyclosporin A, Cortisol, Dapson, Diltiazem, Erythromycin, Lidokain, Midazolam, Nifedipin, Paclitaxel, Sildenafil, Simvastatin, Tacrolimus, Triazolam, Verapamil, Zolpidem
Flavinabhängige Monooxygenase 3 (FMO3)	Verminderte Aktivität	9%	Perazin, Sulindac, Albendazol, Benzydamin
Butyrylcholinesterase (BCHE)	Verminderte Aktivität	0,03%	Succinylcholin

Tabelle 44.1. (Fortsetzung)

	Funktionelle Bedeutung des Polymorphismus	**Häufigkeit homozygoter genetischer Varianten**	**Bedeutung u. a. für folgende Arzneistoffe**
Dihydropyrimidindehydrogenase (DPYD)	Verminderte Aktivität	<1%	5-Fluoruracil
Phase II			
Arylamin-N-Acetyltransferase 2 (NAT2)	Langsame Acetylierer	55%	Isoniazid, Hydralazin, Sulfonamide, Procainamid, Dapson
Uridin-Diphosphat-Glukuronosyltransferase 1A1 (UGT1A1)	Reduzierte Aktivität	11%	Irinotecan
Catechol-O-Methyltransferase (COMT)	Verminderte Aktivität	25%	Östrogene, L-Dopa, α-Methyldopa, Amphetamin
Thiopurin-S-Methyltransferase (TPMT)	Fehlende Aktivität	0,3%	Azathioprin, 6-Mercaptopurin

tragen. Während die Enzyme der Phase I des Arzneistoffmetabolismus vorwiegend an Oxidations- und Reduktionsreaktionen beteiligt sind, vermitteln die Enzyme der Phase II Konjugationen mit wasserlöslichen Säureresten, wodurch Arzneimittel nierengängig werden.

Die Pharmakokinetik eines Medikaments wird nicht nur von den arzneimittelmetabolisierenden Enzymen beeinflusst, sondern auch ganz wesentlich von sog. **Arzneimitteltransportern.** Wir wissen, dass an allen wichtigen Grenzflächen im Körper Arzneimitteltransporter den Durchtritt von Medikamenten und anderen Fremdstoffen regulieren. Dies gilt für das Tubulussystem der Niere, für das biliäre System, aber auch für die Blut-Hirn-Schranke, die Blut-Innenohr-Schranke und für die Darmmukosa, an der die Aufnahme von Nahrungsbestandteilen und ggf. Medikamenten reguliert wird. Vor wenigen Jahren galt die Arzneistoffverteilung in den Geweben des Körpers noch als vorwiegend passiver Diffusionsprozess, bei dem die Passage durch Membranen vor allem durch die physikochemischen Eigenschaften der Pharmaka, wie Molekülgröße, Lipidlöslichkeit und Flexibilität des Moleküls, bestimmt wird. Pharmakokinetische Untersuchungen zahlreicher Arzneistoffe ergaben jedoch teils unerwartet hohe oder niedrige Bioverfügbarkeitswerte, die durch die Gesetze der passiven Diffusion oder des First-Pass-Metabolismus nicht erklärt werden konnten.

In den letzten Jahren wurde durch die molekulare Identifizierung zahlreicher Transportersysteme zunehmend klar, dass viele Arzneistoffe durch aktiven Transport von einem Kompartiment in das andere gelangen. Aktive Transportvorgänge verlangen Stoffwechselenergie, sind dafür aber in der Lage, Substrate entgegen großen Konzentrationsgradienten zu transportieren. Transmembrantransporter werden in zwei Hauptgruppen eingeteilt: Die sog. Aufnahmetransportsysteme und die Ausscheidungs- oder Effluxsysteme. Zu den pharmakokinetisch relevanten Aufnahmecarriern gehören die OATP-, OCT- und die Dipeptidtransporterfamilie PEPT. Effluxtransporter der sog. ATP-Bindung-Cassette-(ABC-)Familie spielen eine wichtige Rolle für die Exkretion von Arzneistoffen.

Sowohl in der Dünndarm- als auch in der Dickdarmmukosa findet man eine hohe Aktivität von P-Glykoprotein, einem Transporter aus der ABC-Familie. P-Glykoprotein wird von dem sog. Multidrug-Resistence-Gen 1 (MDR1) kodiert. Der Transport eines Substrats von P-Glykoprotein ist aus der Mukosazelle hinaus ins Darmlumen gerichtet. Somit werden Stoffe, die bereits resorbiert wurden und Substrat von P-Glykoprotein sind, zumindest teilweise wieder in das Darmlumen zurücktransportiert.

Dieser Prozess lässt sich für Digoxin gut zeigen und dürfte erklären, warum die systemische Verfügbarkeit von Digoxin unter 100% bleibt. P-Glykoprotein weist eine Vielzahl von Mutationen auf, von denen einige auch eine funktionelle Bedeutung haben. So konnte gezeigt werden, dass bei homozygoten Trägern der Mutation C3435T in Exon 26 von MDR1 die Expression von P-Glykoprotein in der Dünndarmmukosa vermindert ist (Hoffmeyer et al. 2000). Bei diesen Personen wurde eine um 20–30% höhere systemische Verfügbarkeit nachgewiesen, im Vergleich zu homozygoten Trägern des Wildtyps (3435CC). Offensichtlich ist der Rücktransport von Digoxin aus der Darmmukosazelle ins Darmlumen bei Trägern von 3435TT vermindert. Eine weitergehende Analyse zeigte, dass offensichtlich eine bestimmte Haplotypstruktur der Exon-26-Mutation als Verknüpfung mit der Nukleotidposition 2677 in Exon 21 vorliegt (Johne et al. 2002).

Die Erforschung der Bedeutung der Mutation von P-Glykoprotein für das Eindringen zentral wirksamer Substanzen über die Blut-Hirn-Schranke ins zentrale Nervensystem steckt derzeit noch in den Anfängen. An Mäusen, die gentechnisch verändert sind und kein aktives P-Glykoprotein besitzen, wurde gezeigt, dass einige Antidepressiva vermehrt ins Gehirn gelangen (Uhr et al. 2000). In Interaktionsstudien wurde außerdem für viele Medikamente, so auch für Antidepressiva und Phasenprophylaktika, eine hemmende Wirkung auf P-Glykoprotein gezeigt.

Auch für zahlreiche weitere Arzneimitteltransporter wurden Mutationen gefunden, die eine funktionelle Auswirkung haben, z. B. beim »organic anion transporting polypeptide« (OATP-A). Dieser Aufnahmetransporter wird polymorph exprimiert (Iida et al. 2001) und ist hauptsächlich in kapillären Endothelzellen des Gehirns lokalisiert. Genetische Polymorphismen könnten somit zu einer veränderten Wirksamkeit und/oder Toxizität von Arzneistoffen führen, die über die Blut-Hirn-Schranke ins ZNS gelangen. Die breite Substratspezifität und die ubiquitäre Lokalisation des OATP-Transportersystems in epithelialen oder endothelialen Zellen verschiedener Organe machen eine Bedeutung dieser Carrierfamilie in der Pharmakogenetik sehr wahrscheinlich.

Aktiver Arzneistofftransport

- Aktiver Transport von Arzneimitteln zwischen Körperkompartimenten
- Bedeutung für die Psychiatrie: aktiver Transport über die Blut-Hirn-Schranke
- Aufnahmetransportsysteme und Effluxtransporter bekannt
- Bekanntester Vertreter P-Glykoprotein (MDR-1-Gen)
- Psychopharmaka als Substrate und Inhibitoren von P-Glykoprotein bereits charakterisiert
- Wechselwirkungen durch Inhibition von P-Glykoprotein führen zu erhöhten Arzneistoffkonzentrationen im ZNS und Plasma

44.3 Genetische Variabilität auf Seiten der Pharmakodynamik

Genetische Variabilität in den Zielstrukturen der Arzneimittelwirkung wie Rezeptoren oder Molekülen der Signaltransduktion können die Wirkung und Tolerabilität von Arzneimitteln beeinflussen. Im Bereich der Antidepressivatherapie wurden insbesondere genetische Varianten im Serotoninsystem (Transporter- und Rezeptorvarianten) und in dopaminergen und noradrenergen Strukturen in Hinblick auf ihre Auswirkung auf die Therapieresponse untersucht. In ◘ Tabelle 44.2 sind Studien zu genetischen Prädiktoren der Response auf Antidepressiva aufgelistet. Die Effektstärke und Signifikanz geben an, inwieweit ein bestimmter Genotyp einen besseren Therapieerfolg vorherzusagen vermag.

Antidepressive Wirkung kommt unter anderem durch Inhibition der neuronalen Serotoninwiederaufnahme zustande. Der Serotonintransporter ist dabei an der aktiven Wiederaufnahme von Serotonin aus dem synaptischen Spalt beteiligt. Ein funktioneller Polymorphismus im Promoterbereich besteht aus einer 44 Basenpaare langen Insertionsvariante (»langes Allel«) oder aus einer Deletion dieser 44 Basenpaare (»kurzes Allel«). Die Deletionsvariante führt zu einer zweifach herabgesetzten Genexpression in vitro und zu einer erniedrigten Transportaktivität (Heils et al. 1996; Lesch et al. 1996). Einige Studien zeigten einen besseren Therapieerfolg mit selektiven Hemmstoffen der Serotoninwiederaufnahme (SSRI) bei Trägern von einer oder zwei der langen Allelvariante (Smeraldi et al. 1998; Benedetti et al. 1999; Pollock et al. 2000; Whale et al. 2000; Zanardi et al. 2000, 2001; Özdemir et al. 2001; Rausch et al. 2002; Yu et al. 2002).

Dieser Hinweis auf eine genetische Prädisposition für bessere Response kann jedoch noch nicht direkt in der Auswahl der Therapeutika berücksichtigt werden, zumal einige Studien widersprüchliche Ergebnisse erbrachten (Kim et al. 2000; Yoshida et al. 2002a). Eine theoretisch denkbare Strategie wäre, bei Patienten, die Träger des kurzen Allels der Serotoninpromotervariante sind, eher Antidepressiva mit anderen Wirkmechanismen wie Trizyklika oder noradrenerg wirkende Substanzen zu bevorzugen. Solche pharmakogenetisch basierten Therapiestrategien müssen jedoch erst in einer klinischen Studie validiert und bestätigt werden.

Serotonin-(5-HT-)Rezeptorgene sind weitere Kandidaten für die Prädiktion der Response auf Antidepressiva. Zwei Polymorphismen im Serotoninrezeptorgen 5-HT_{2A} wurden untersucht: Ein stummer Basenaustausch 102T>C in der kodierenden Region und ein Polymorphismus im Promoterbereich -1438G>A, die gekoppelt vererbt werden. Patienten, die Träger eines oder zweier C-Allele waren, hatten einen besseren Therapieerfolg als homozygote Träger der T-Variante des 102T>C-Polymorphismus (Minov et al. 2001). Im Gegensatz dazu konnte jedoch keine Assoziation zwischen der Promotervariante -1438G>A und dem Therapieerfolg mit Fluvoxamin gefunden

Tabelle 44.2. Daten zu genetisch bedingten Unterschieden in der Response auf Therapie mit Antidepressiva

Gen	Polymorphismus	Antidepressiva	Parameter	Zeit (Wo.)	Fallzahl	Response-korrelierter Genotyp	Effektstärke (Odds-Ratio oder Abnahme im Ratingscore)	Signifikanz	Referenz
HTR2A	His452Tyr	Verschiedene	HAMD-17/CGI	4	173	Tyr/Tyr	Keine Daten	n.s.	Minov et al. 2001
	102T>C	Verschiedene	HAMD-17/CGI	4	173	CC	Keine Daten	0,02	Minov et al. 2001
		Fluvoxamin/Paroxetin	HAMD-21	6	340	TT	1,9	n.s.	Cusin et al. 2002
	-1420C>T	Fluvoxamin/Paroxetin	HAMD-21	6	340	CC	1,3	n.s.	Cusin et al. 2002
	-1438G>A	Fluvoxamin	MADRS	6	54	AA	0,8	n.s.	Sato et al. 2002
HTR6	267C>T	Venlafaxin, Fluoxetin	HAMD	4	34	TT	Keine Daten	n.s.	Wu et al. 2001
SerT	17-bp VNTR	Fluvoxamin	MADRS	6	66	12/12	1,3	n.s.	Ito et al. 2002
		Verschiedene SSRI	HAMD-17	6	120	12/12	32	0,0001	Kim et al. 2000
	44-bp ins/del	Clomipramin	Prolaktinanstieg	k.A.	14	l/l	126 vs. –7,2 mlE×h/l	0,02	Whale et al. 2000
		Fenfluramin	Prolaktinanstieg	k.A.	14	l/l	3-fach vs. 1,6-fach	0,045	Reist et al. 2001
		Fluoxetin	HAMD-17/GAS	18	51	l/l	48% vs. 31% (1,5)	0,01	Rausch et al. 2002
		Fluoxetin	HAMD	k.A.	121	l/l	5,59	0,013	Yu et al. 2002
		Fluvoxamin	MADRS	6	54	l/l+l/s	0,2	0,01	Yoshida et al. 2002a
		Fluvoxamin	HAMD	6	53	l/l+l/s	85% vs. 50% (1,7)	<0,0001[a]	Smeraldi et al. 1998
		Fluvoxamin plus Pindolol	HAMD-21	6	155	l/l	83% vs. 65% (1,3)	0,03	Zanardi et al. 2001
		Nortriptylin	HAMD-17	12	95	l/l	0,7	n.s.	Pollock et al. 2000
		Paroxetin	HAMD-17	12	95	l/l	49% vs. 30% (1,6)	0,028	Pollock et al. 2000
		Paroxetin	HAMD-21	4	58	l/l	72% vs. 42% (1,7)	<0,0001	Zanardi et al. 2000
		Schlafentzug	Anstieg der VAS	0,1	68	l/l	1,6-fach vs. 1,1-fach (1,5)	0,05	Benedetti et al. 1999
		Verschiedene SSRI	HAMD-17	6	120	l/l	0,6	0,02	Kim et al. 2000
		Verschiedene	HAMD-17/CGI	4	104	l/l	1	n.s.	Minov et al. 2001

Tabelle 44.2. (Fortsetzung)

Gen	Polymorphismus	Antidepressiva	Parameter	Zeit (Wo.)	Fallzahl	Response-korrelierter Genotyp	Effektstärke (Odds-Ratio oder Abnahme im Ratingscore)	Signifikanz	Referenz
ACE	Ins/Del	Verschiedene	HAMD-17	4	99	D/D, D/I	14,6 vs. 22,6	<0,0001	Baghai et al. 2001
		Venlafaxin, Fluoxetin	HAMD-21/CGI	4	35	D/D, D/I	50% vs. 50%	n.s.	Hong et al. 2002
DRD2	Ser311Cys	Fluvoxamin, Paroxetin	HAMD-21	6	364	Ser/Cys	1,5	n.s.	Serretti et al. 2001c
DRD3	Ser9Gly	Schlafentzug	HAMD-6/VAS	0,1	52	Gly/Gly	1,1	n.s.	Schumann et al. 2001
DRD4	48-bp repeat	Fluvoxamin/Paroxetin	HAMD-21	6	364	Homozygot *5, *6, *7, *8	0,5	n.s.	Serretti et al. 2001c
		Schlafentzug	Anstieg der VAS	0,5	124	*7/*7	1,5-fach vs. 1,2	n.s.	Serretti et al. 1999
GNAS1	131T>C	Verschiedene	HAMD-17/CGI	4	212	C/C	Keine Daten	n.s.	Zill et al. 2002
GNB3	825C>T	Verschiedene	HAMD-17	4	88	T/T	54% vs. 33%	0,012	Zill et al. 2000
		Fluvoxamin, Paroxetin	HAMD	6	590	T/T	1,8	0,009	Serretti et al. 2003
MAOA	Promoter-VNTR	Fluvoxamin	MADRS	6	54	*3/*3	2,9	n.s.	Yoshida et al. 2002b
		Fluvoxamin, Paroxetin	HAMD-21	6	278	ss	1,5	n.s.	Cusin et al. 2002
TPH	218A>C	Fluvoxamin	HAMD	6	121	C/C	5,3	0,001	Serretti et al. 2001a
		Fluvoxamin	MADRS	6	54	C/C	0,8	n.s.	Yoshida et al. 2002b
		Paroxetin	HAMD-21	4	121	C/C	2,1	0,001	Serretti et al. 2001b
NOS	276C>T	Fluoxetin	HAMD	4	110	C/C	0,8	n.s.	Hong et al. 2003
β1AR	Gly389Arg	Verschiedene	HAMD-17	4	259	C/C	38% vs. 24%	0,05	Zill et al. 2003

Tabelle 44.2. (Fortsetzung)

Gen	Polymorphismus	Antidepressiva	Parameter	Zeit (Wo.)	Fallzahl	Response-korrelierter Genotyp	Effektstärke (Odds-Ratio oder Abnahme im Ratingscore)	Signifikanz	Referenz
IL-1b	-511C>T	Fluoxetin	HAMD	4	119	T/T	1,9	n.s.	Yu et al. 2003
BDNF	Val166Met	Fluoxetin	HAMD	4	152	Met/Met	1,1	n.s.	Tsai et al. 2003

Untersuchte Gene: HTR2A: Serotoninrezeptorsubtyp 2A; HTR6: Serotoninrezeptorsubtyp 6, SerT: Serotonintransporter; ACE: Angiotensin-converting-Enzym; DRD2–4: Dopaminrezeptorsubtypen 2–4; GNAS1: G-Protein-α-Untereinheit; GNB3: G-Protein-β3-Untereinheit; MAOA: Monoaminoxidase A; TPH: Tryptophanhydroxylase; NOS: Stickstoffmonoxiddismutase; β1AR: β_1-Adrenorezeptor; IL-1b: Interleukin 1b; BDNF: brain derived neurotrophic factor.

Polymorphismus: Die Lage der untersuchten Genvariante ist angegeben.

Antidepressiva: Hierunter erscheinen die in der jeweiligen Studie untersuchten Antidepressiva.

Parameter: Messinstrumente für die Response waren HAMD: Hamilton Depression Rating Scale; CGI: Clinical Global Impression Scale; VAS: Visuelle Analogskala für affektive Störungen; GAS: Global Assessment Scale; MDRAS: Montgomery-Asberg Depression Rating Scale.

Zeit: Zeitraum bis zur Response, gemessen wurde in Wochen.

Fallzahl: Anzahl der eingeschlossenen Patienten.

Effektstärke: Die Odds-Ratio wurde gerechnet aus dem responsekorrelierten Genotyp vs. restliche Genotypen.

werden, obwohl diese Variante komplett an die 102T>C-Variante gekoppelt ist (Sato et al. 2002).

Ein anderes Kandidatengen im Serotoninsystem ist die Tryptophanhydroxylase. Sie katalysiert den geschwindigkeitsbestimmenden Schritt in der Serotoninbiosynthese (Serreti et al. 2001a, b). Ein genetischer Polymorphismus liegt an einer potenziellen Bindungsstelle für Transkriptionsfaktoren (218A>C) und könnte daher Einfluss auf die Genexpression haben (Jonsson et al. 1997). Es wurde eine signifikante Assoziation mit dem Ansprechen auf eine SSRI-Therapie bei Patienten beschrieben, die Träger der C-Variante des A218C-Polymorphismus waren (Serretti et al. 2001a).

Die Wirkung von Antidepressiva beruht nicht nur auf Hemmung der Serotoninwiederaufnahme, sondern auch der Wiederaufnahme von Noradrenalin. Präklinische Studien haben gezeigt, dass eine Stimulation des serotonergen Systems auch noradrenerge Effekte hat und vice versa, was eine enge Verknüpfung dieser beiden Systeme im zentralen Nervensystem bestätigt (Gorman et al. 2000). Der humane Noradrenalintransporter moduliert die noradrenerge Signalwirkung durch Wiederaufnahme von ausgeschüttetem Noradrenalin (Gorman et al. 2000). Man kennt mehrere genetische Varianten innerhalb des Noradrenalintransporters, jedoch wurde bisher noch nicht untersucht, ob sie Auswirkungen auf die Antidepressivaresponse haben.

Auch das Angiotensin-converting-Enzym (ACE) wurde in Hinblick auf den Erfolg einer antidepressiven Therapie untersucht. Die Hypothese dahinter ist, dass zerebrovaskuläre Erkrankungen die Entwicklung einer Depression begünstigen und daher können Faktoren, die das Fortschreiten vaskulärer Erkrankungen beeinflussen, zugleich auch Auswirkung auf die Entwicklung und den Verlauf einer depressiven Erkrankung haben. So wurden Assoziationen zwischen dem Therapieerfolg mit unterschiedlichen antidepressiven Medikamenten und einem 287-Basenpaar-Insertions/Deletions-Polymorphismus innerhalb des ACE-Gens beschrieben (Baghai et al. 2001; Hong et al. 2002). Ähnliches gilt für einen Polymorphismus innerhalb der β-Untereinheit des G-Proteins (Gβ3) (Zill et al. 2000). Auch wurde gezeigt, dass genetische Kombinationen dieser beiden Polymorphismen mit einem erhöhten Risiko für Herzinfarkt einhergehen. Schließlich wurde deutlich, dass dieselben Kombinationen auch die Vulnerabilität für die Entwicklung einer Depression erhöhen (Naber et al. 2000; Bondy et al. 2002).

Eine systematische Metaanalyse aller pharmakogenetischen Daten zur Response von Antidepressiva und Antipsychotika ergab, dass die bisherigen Daten zu genetischen Varianten in Zielstrukturen der Antidepressivawirkung, wie den Serotonin-, Noradrenalin- und Dopamintransportern und -rezeptoren, noch keine valide Prädiktion der Therapieresponse ermöglichen. Obwohl sehr viele Studien auf diesem Gebiet gemacht wurden, ist die Datenlage insgesamt widersprüchlich (Kirchheiner et al. 2004), und die Effektgröße der einzelnen genetischen Einflüsse ist klein (Odds-Ratio meist <2).

Es besteht die Frage, ob es sich hier um ein prinzipielles Problem bei der genetischen Charakterisierung von Phänotypen wie Nonrespondern handelt oder ob die untersuchten Gene nicht die für die eigentlich antidepressive oder antipsychotische Wirkung relevanten sind. Untersuchungen zur antidepressiven Langzeitwirkung zeigten, dass die neuronale Atrophie in Hirnregionen wie dem präfrontalen Kortex und der Hippocampusregion, die man bei Depression beobachtet, durch unterschiedliche Therapieverfahren wie Elektrokrampftherapie, antidepressive Medikation oder die Therapie mit Phasenprophylaktika gleichermaßen im Sinne einer Nervenzellregeneration beeinflusst wird (Manji et al. 2003). Es scheint also in der Langzeitwirkung antidepressiv wirkender Maßnahmen eine substanzunabhängige Heilung im Sinne einer Neuroregeneration in Gang gesetzt zu werden. Die dieser Neuroregeneration zugrunde liegenden genetischen Strukturen und deren Varianten könnten weiteren Aufschluss über das individuelle Ansprechen auf antidepressive Therapie geben.

Kandidatengene für die Untersuchung der antidepressiven Langzeiteffekte (Manji et al. 2003) sind

- Gene aus dem Bereich des MAP-Signalwegs (mitogenaktivierte Proteinkinasen);
- Signaltransduktionsfaktoren wie CREB (»cAMP responsive element binding protein«);

- an der Regulation der Apoptose beteiligte Gene wie BCL-2 (historisch benannt nach der Zelllinie, in der eine Überexpression entdeckt wurde: b-cell lymphoma 2);
- Wachstumsfaktoren wie der BDNF ("brain derived neurotrophic factor") und deren Rezeptoren.

Auch die Art der Analyse genetischer Daten kann Befunde verschleiern oder nicht replizierbare Ergebnisse kreieren. Genetische Varianten treten nicht isoliert auf, sondern sie werden gekoppelt in Blöcken vererbt. So kann es vorkommen, dass sog. stille genetische Varianten, die selbst keine funktionelle Bedeutung haben, mit anderen funktionell bedeutsamen Varianten verknüpft sind. Die Kopplung diverser Genpolymorphismen im Bereich eines Genlocus bezeichnet man als Haplotyp (Wall et al. 2003). Das Haplotypkonzept verspricht, dass es in Zukunft möglich sein wird, Genotypisierungen auf relativ wenige Indikatorbestimmungen zu beschränken, die Aussagen über funktionell bedeutsame Varianten machen.

44.4 Pharmakogenetische Diagnostik in der Arzneitherapie

Pharmakogenetische Diagnostik bietet die Möglichkeit, vor Beginn einer medikamentösen Therapie die Auswahl eines Medikaments und seine Dosierung an den individuellen Arzneistoffmetabolismus und die Besonderheiten der Krankheitsgenese anzupassen. Pharmakogenetische Untersuchungen betreffen Parameter, die altersunabhängig für Therapien mit verschiedenen Medikamentengruppen relevant sind. Dennoch ist es derzeit nicht in jedem Fall sinnvoll, eine Genotypisierung vor Beginn einer Arzneitherapie durchzuführen. Es wird insbesondere bei Patienten eine Rolle spielen, die Therapien mit Medikamenten erhalten, die eine enge therapeutische Breite oder ein Risiko für schwere unerwünschte Arzneimittelwirkungen haben, wenn genetische Faktoren wesentlich an der Variabilität der Pharmakokinetik und -dynamik beteiligt sind.

Ob und in welchem Maße pharmakogenetische Diagnostik in der praktischen Medizin Anwendung finden wird, hängt davon ab, inwieweit das Ergebnis einer Genotypisierung für die Arzneitherapie relevant ist und ob in geeigneten Studien dargelegt werden kann, dass dieses Vorgehen die Lebensqualität und die Überlebensrate von Patienten tatsächlich verbessert. Die Kosten und der Aufwand für derartige Bestimmungen müssen in einem positiven Verhältnis zum Nutzen stehen. Eine wesentliche Voraussetzung der praktischen Anwendung der Pharmakogenetik ist dabei, dass klare Maßgaben entwickelt werden, welche therapeutischen Konsequenzen mit bestimmten Genotypen oder Expressionsprofilen verbunden sind.

44.5 Pharmakogenetisch begründete Therapieempfehlungen

Therapieempfehlungen können in Form von Dosisempfehlungen und Behandlungsalgorithmen formuliert werden. Für Unterschiede in der Pharmakokinetik bieten sich nach dem Bioäquivalenzprinzip abgeleitete Dosisempfehlungen an, die Unterschiede in oraler Clearance oder Eliminationshalbwertszeit kompensieren. In ◘ Abb. 44.2 ist dieses Prinzip am Beispiel des Cytochrom-P-450-Enzyms CYP2D6 verdeutlicht. Die verschiedenen Plasmakonzentrationszeitverläufe eines CYP2D6-Substrats bei Individuen mit genetisch bedingten Unterschieden in der CYP2D6-Aktivität sind schematisch dargestellt. Danach müssen, um die Unterschiede in den Plasmakonzentrationen bei den 4 dargestellten Genotypgruppen auszugleichen, ganz verschiedene Dosierungen gewählt werden, die z. B. bei ca. 50% der üblichen Durchschnittsdosierung für die poor metabolizers (PM) liegen könnten.

Die Höhe der Dosisanpassung hängt von den empirisch gefundenen genotypbedingten Unterschieden in der Pharmakokinetik ab. Diese werden z. B. davon beeinflusst, ob ein Medikament ausschließlich über CYP2D6 abgebaut wird oder ob andere Enzyme bzw. Eliminationswege parallel beteiligt sind. Klinisch relevante Unterschiede in

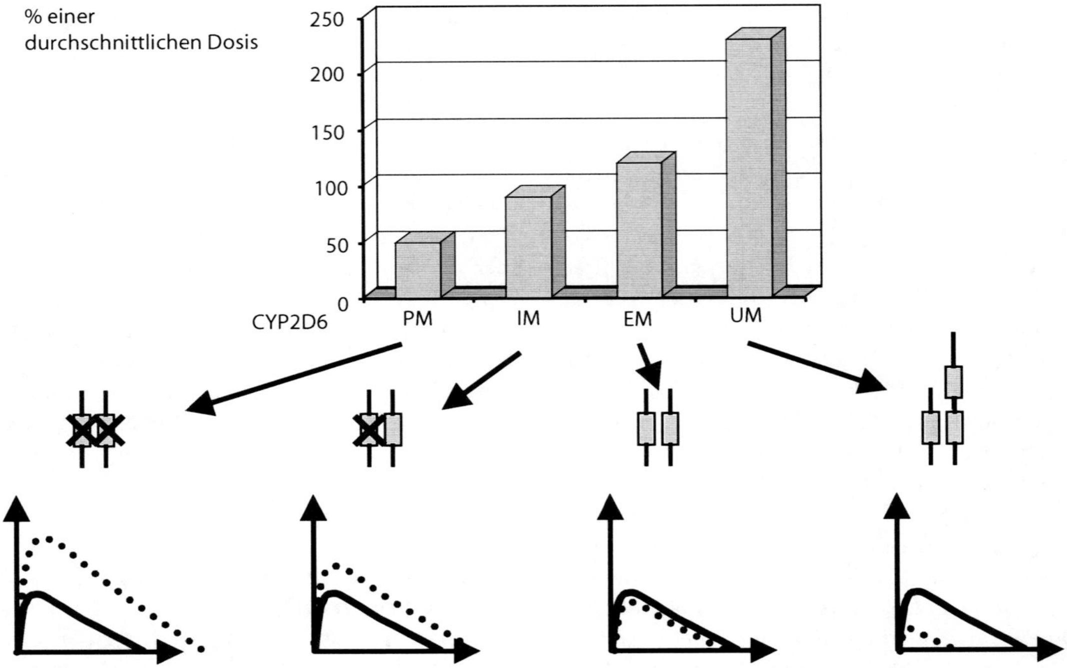

Abb. 44.2. Es werden 4 Patienten mit unterschiedlichem CYP2D6-Phänotyp und der zugrunde liegende Genotyp gezeigt; **PM** defizienter Metabolisierer (»poor«), **IM** intermediärer Metabolisierer (heterozygot), **EM** schneller Metabolisierer (»extensive«), **UM** ultraschneller Metabolisierer (»ultrarapid«). Eine identische Dosierung für alle 4 Patienten würde zu sehr unterschiedlichen Konzentrations-Zeit-Kurven (**gepunktete Linien**) und damit zu sehr unterschiedlichen Wirkungen (keine Wirkung bei UM, Gefahr von starken und lange andauernden Nebenwirkungen bei PM) führen. Erst die an den CYP2D6-Genotyp adaptierte Dosierung (die Säulen zeigen die prozentuale Dosisanpassung für den jeweiligen Genotyp) führt zu den für alle Patienten angestrebten vergleichbaren Konzentrationsverläufen (**durchgezogene Linien**)

der Größenordnung von mehr als 50% können in der Regel durch Dosierungsanpassungen wie "eine halbe Tablette mehr oder weniger" berücksichtigt werden, wobei im Falle von Arzneimitteln mit geringer therapeutischer Breite oder linearer Dosis-Wirkungs-Beziehung unter Umständen auch schon geringere pharmakokinetische Unterschiede klinisch bedeutsam sind.

In Abb. 44.3 sind CYP2D6-Genotyp-abhängige Dosierungen für Antidepressiva zusammengestellt. Hierbei muss jedoch der Gesamtablauf des Metabolismus eines jeden einzelnen Antidepressivums im Auge behalten werden, d. h. der Anteil des genetisch polymorphen Metabolisierungsweges und auch die pharmakodynamische Wirkung der Metaboliten. Sind Metabolit und Muttersubstanz gleich wirksam, so ist ein erblicher Unterschied in der enzymatischen Aktivität unerheblich. Dies ist allerdings der seltenere Fall, meist geht bei der Metabolisierung die Wirkung verloren. Im Fall aktiver Metabolite wurde für die Errechnung der Dosisanpassungen in Abb. 44.3 die Summe von Muttersubstanz und Metabolit verwendet.

Bezüglich der genetischen Variabilität in den Zielstrukturen der Arzneimittelwirkung gestaltet sich dagegen die Ableitung von Therapieempfehlungen schwieriger. Genotypen und Genexpressionsprofile können lediglich eine Wahrscheinlichkeitsaussage liefern, inwieweit bei einem Individuum ein erhöhtes Risiko für eine bestimmte Medikamentennebenwirkung oder für ein Versagen der Therapie vorliegt. Nur in sehr wenigen Fällen besteht ein eindeutiger dichotomer Zusammenhang zwischen Arzneimittelwirkung und Genotyp. Dies wäre dann der Fall, wenn die Arzneimit-

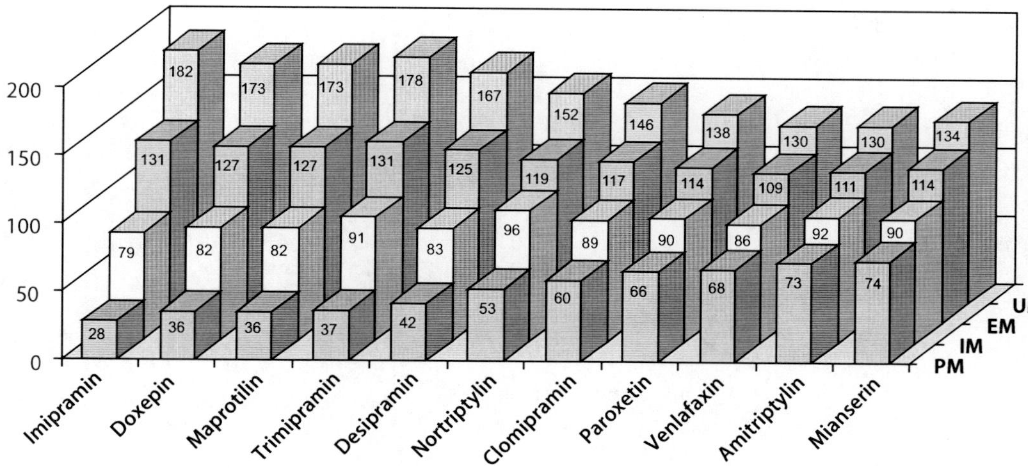

Abb. 44.3. Dosisempfehlungen für eine nach CYP2D6-Genotyp des Patienten differenzierten Therapie mit Antidepressiva. Ausgehend von einer empfohlenen, durchschnittlichen Standarddosierung werden aufgrund der in der Literatur vorliegenden Daten zum Metabolismus der einzelnen hier angegebenen Antidepressiva für die 4 Genotypen von CYP2D6 adäquate Dosen abgeschätzt, mit denen jeweils gleiche Plasmakonzentrationen zu erwarten sind, wie in Abb. 44.2 dargestellt. **PM** poor metabolizer (Defizienz von CYP2D6), **IM** intermediärer Metabolisierer (heterozygoter Wildtyp mit einem defizienzkodierenden Allel oder homozygote Konstellation von 2 Allelen mit reduzierter Aktivität), **EM** extensive metabolizer (homozygoter Wildtyp), **UM** ultrafast metabolizer (3 aktive Allele aufgrund einer Genduplikation; für diese Genotypgruppe liegen nur wenige Untersuchungen vor).

telwirkung an das Vorhandensein einer einzigen Variante gebunden ist, wie im Beispiel des Medikaments Herceptin an die Überexpression des Her-2-Rezeptors (Baselga et al. 1996).

In den meisten Fällen aber spielen viele Gene und damit individuelle genetische Profile eine Rolle und bestimmen im Zusammenspiel mit anderen Faktoren, wie Krankheitsbesonderheit und individuelle Charakteristika des Patienten (Alter, Geschlecht und Körperfunktionen), den Erfolg einer Arzneitherapie.

! Die Identifizierung von individuellen Genotypprofilen wird es in der Zukunft erlauben, genotypbasierte therapeutische Strategien in der Medikamentenauswahl und Anwendung zu etablieren.

Genetische Faktoren sind nur einer unter vielen anderen Einflussfaktoren, die für individuelle Unterschiede in der Arzneimittelwirkung verantwortlich sind (Abb. 44.4). Für eine individuelle Behandlung von Patienten müssen Faktoren wie Alter des Patienten, Gewicht und Geschlecht, aber auch Krankheit (insbesondere Leber-, Nieren-, Herzerkrankungen) oder Schwangerschaft in Betracht gezogen werden. Daneben spielen Lebensstil, Genussmittel wie Zigarettenrauchen und Alkohol und auch Ernährung eine wichtige Rolle und können zu Veränderungen im Arzneimittelstoffwechsel führen. Nahrungsbestandteile, wie z. B. im Grapefruitsaft enthaltene Stoffe, können die Elimination von Arzneimitteln erheblich beeinflussen (Ho et al. 2001). Arzneimittelwechselwirkungen müssen berücksichtigt werden, aber auch Wechselwirkungen zwischen Arzneimitteln und Nahrungsstoffen (Sørensen 2002). Sehr wichtig für den Erfolg einer Arzneitherapie ist auch die Compliance der Patienten: In der psychiatrischen Pharmakotherapie wird ein Großteil der Medikamente nicht wie verordnet eingenommen (McDonald et al. 2002).

Pharmakogenetische Dosierungsempfehlungen sind daher nur einer unter vielen Aspekten zur Individualisierung der Arzneitherapie. Um pharmakogenetische Dosierungsempfehlungen

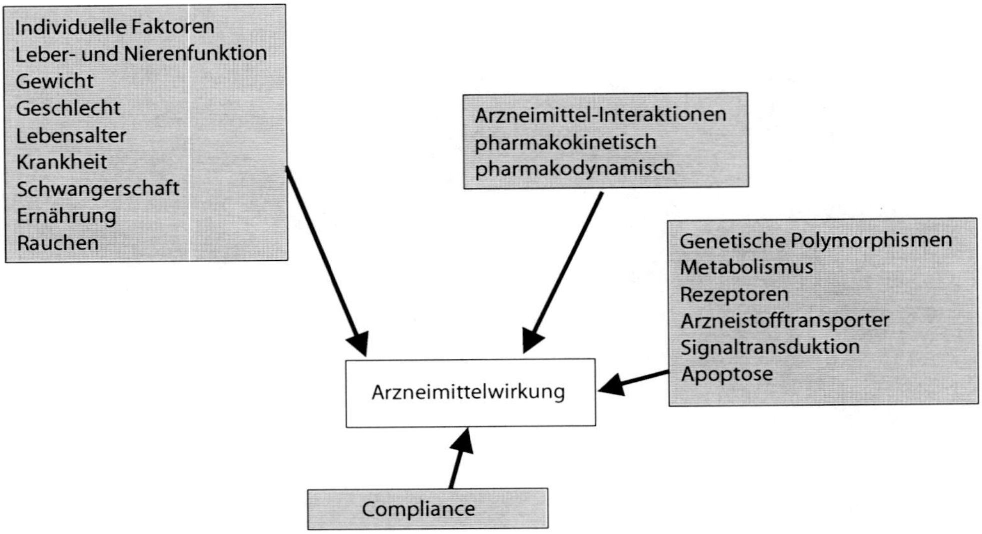

Abb. 44.4. Darstellung von individuellen Faktoren, die die Arzneimittelwirkung beeinflussen.

sinnvoll und sicher anwenden zu können, ist eine genaue Anamnese bezüglich individueller Faktoren, weiterer Medikamente und Komorbidität notwendig. Der behandelnde Arzt muss die Einzelgrößen für eine individuelle Arzneitherapie abwägen. So kann es beispielsweise sein, dass ein Ultrafast Metabolizer bezüglich CYP2D6 aufgrund inhibitorisch wirkender Komedikation keine erhöhte Aktivität des Enzyms aufweist und mit einer Dosiserhöhung, wie sie aufgrund seines Genotyps sinnvoll erscheinen würde, überdosiert wäre (Laine et al. 2001).

44.6 Genotypisierung vs. therapeutisches Drugmonitoring und Phänotypisierung

Zur Messung des individuellen Arzneistoffmetabolismus gibt es unterschiedliche diagnostische Möglichkeiten. Die Metabolisierungsleistung bezüglich eines Leberenzyms kann mittels Genotypisierung oder auch durch eine Phänotypisierung mit einer Indikatorsubstanz bestimmt werden. Die Clearance von Medikamenten kann durch Messung von Medikamentenblutkonzentrationen abgeschätzt werden oder aber durch Berechnung der genotypbedingten populationsspezifischen Clearance. Diese unterschiedlichen klinisch-pharmakologischen Testmethoden können nebeneinander eingesetzt werden und ermöglichen eine verbesserte Vorhersage der Arzneimittelwirkung zu unterschiedlichen Zeitpunkten der Arzneitherapie. Eine Genotypisierung ist insbesondere vor und zu Beginn der Arzneitherapie sinnvoll, da die generelle Metabolisierungskapazität eines Patienten festgestellt werden kann, unabhängig davon, ob ein Medikament bereits gegeben wird.

Nach Aufdosierung und auch nach den ersten Dosen ist therapeutisches Drugmonitoring (TDM) zu empfehlen, da so aus der Höhe des Medikamentenblutspiegels auf die tatsächliche derzeitige individuelle Clearance geschlossen werden kann. Jedoch ist die Blutkonzentration von Arzneimitteln eine zeitlich variable Größe, die durch Komedikationen und andere Faktoren erheblich zeitlich variieren kann.

Eine Phänotypisierung wird oft als gleichbedeutend einer Genotypisierung angesehen, was sie jedoch nicht ist: Der Phänotyp gibt Auskunft über den tatsächlichen Metabolisierungsstatus. Er ist abhängig von Nahrung und Komedikation, sowie von globaler Leberfunktion und Blutfluss. Dagegen gibt der Genotyp Auskunft über die generell zu erwartende Aktivität eines Enzyms. Der Status des Poor Metabolizers ist unabhängig von Komedikation oder Nahrung, da genetisch bedingt keinerlei aktives Enzym gebildet werden kann. Diese Information dient deshalb auch der Einschätzung des Risikos für Interaktionen.

44.7 Genotypisierung am Krankenbett: »Lab-on-a-chip«

Die pharmakogenetische Testung ist eine potente Methode zur Verbesserung und Individualisierung der Arzneitherapie. Da jedoch vom Zeitpunkt der Blutentnahme bis zu den fertigen Ergebnissen einer Genotypisierung Tage vergehen, können diagnostische Methoden, die auf Genotypisierung beruhen, bisher kaum in der klinischen Praxis berücksichtigt werden.

Ein innovativer Ansatz, eine Genotypisierung direkt am Patientenbett durchzuführen beruht auf der Entwicklung eines Testsystems, das komplexe Methoden wie DNA-Extraktion, Amplifikation mittels PCR und nachfolgender Hybridisierungsreaktionen zur SNP-Detektion im Mikroformat auf einem einzelnen Chip, einem sog. Lab-on-a-chip (Labor in einem Chip), zusammenführt. Biochemische Mikrosysteme können auf Silikontechnik beruhen oder auf Polymer-Basis (Verpoorte 2002). Chipbasierte Mikrosysteme wurden bereits für unterschiedliche Anwendungen entwickelt (Verpoorte 2002). Bisher gibt es jedoch noch kein komplettes Lab-on-a-chip-System zur Genotypisierung.

44.8 Zukunftsperspektiven

Die dargestellten Beispiele zeigen, dass eine Fülle von Daten vorliegt, um mit der Berücksichtigung der genetischen Eigenschaften eines Patienten in der Tat eine maßgeschneiderte, individualisierte Arzneitherapie durchführen zu können. In erster Linie dürfte die genetisch begründete Dosisanpassung Eingang in die Praxis finden. Im Sinne einer evidenzbasierten Medizin wird man fordern, dass die Überlegenheit einer solchen dosisadjustierten Medikation im Vergleich zur Gabe von Standarddosen durch klinische Studien belegt wird. Erste Arbeiten hierzu liegen bereits zur Gabe von Azathioprin und 6-Mercaptopurin vor (McLeod et al. 2002). Für die Antidepressivatherapie stehen diese Studien derzeit noch aus.

Die Therapiekosten sollten generell niedriger sein, wenn Therapieversagen vermindert wird oder Kosten durch auftretende Nebenwirkungen vermieden werden. Dieser pharmakoökonomische Aspekt ist von großer Bedeutung. Da genetische Eigenschaften sich im Laufe des Lebens nicht ändern, muss die Bestimmung therapierelevanter Genotypen nur einmal im Leben vorgenommen und die Information vom Patienten aufbewahrt werden, ähnlich wie seine Blutgruppenmerkmale. Allerdings bestehen erhebliche interethnische Unterschiede in Auftreten und Häufigkeit genetischer Varianten, und die therapierelevanten Genotypen und daraus abzuleitenden klinischen Therapieempfehlungen unterscheiden sich je nach Ethnizität unter Umständen erheblich.

Es ist zu erwarten, dass die Analysekosten pro Variante in der nächsten Zeit drastisch sinken werden, insbesondere durch den Einsatz von Genchips, mit denen zahlreiche Mutationen gleichzeitig bestimmt werden können. So wurden bereits Genchips zusammengestellt, die viele Enzyme des Arzneimittelstoffwechsels und toxikologisch relevante Gene gleichzeitig messen können oder aber Gene, die bei kardiovaskulären oder Krebserkrankungen von Bedeutung sind. Gegenwärtig dienen diese Genchips fast nur der Forschung. Es ist zu hoffen, dass in einer künftigen Therapie die genetische Information über einen Patienten bereits bei Therapiebeginn mit berücksichtigt wird.

Mit steigender Datenfülle werden ethische Aspekte und Schutz des Individuums vor Missbrauch genetischer und persönlicher Daten eine zunehmende Rolle spielen. Gesetzgebung und Versorgungsträger müssen sich mit den ethischen Aspekten der Pharmakogenomik auseinandersetzen.

Literatur

Ackenheil M, Bondy B (2003) Beta-1-adrenergic receptor gene in major depression: influence on antidepressant treatment response. Am J Med Genet 120B: 85–89

Aklillu E, Persson I, Bertilsson L, Johansson I, Rodrigues F, Ingelman-Sundberg M (1996) Frequent distribution of ultrarapid metabolizers of debrisoquine in an ethiopian population carrying duplicated an multiduplicated funtional CYP2D6 alleles. J Pharmacol Exp Ther 278: 441–446

Baghai TC, Schule C, Zwanzger P, Minov C, Schwarz MJ, de Jonge S, Rupprecht R, Bondy B (2001) Possible influence of the insertion/deletion polymorphism in the angiotensin I-converting enzyme gene on therapeutic outcome in affective disorders. Mol Psychiatry 6: 258–259

Baselga J, Tripathy D, Mendelsohn J et al. (1996) Phase II study of weekly intravenous recombinant humanized anti-p 185HER2 monoclonal antibody in patients with HER2/neu-overexpressing metastatic breast cancer. J Clin Oncol 14: 737–744

Benedetti F, Serretti A, Colombo C, Campori E, Barbini B, di Bella D, Smeraldi E (1999) Influence of a functional polymorphism within the promoter of the serotonin transporter gene on the effects of total sleep deprivation in bipolar depression. Am J Psychiatry 156: 1450–1452

Bertilsson L (1995) Geographical/interracial differences in polymorphic drug oxidation. Current state of knowledge of cytochromes P450 (CYP) 2D6 and 2C19. Clin Pharmacokinet 29: 192–209

Bondy B, Baghai TC, Zill P et al. (2002) Combined action of the ACE D- and the G-protein beta3 T-allele in major depression: a possible link to cardiovascular disease? Mol Psychiatry 7: 1120–1126

Bradford LD (2002) CYP2D6 allele frequency in European Caucasians, Asians, Africans and their descendants. Pharmacogenomics 3: 229–243

Cusin C, Serreti A, Zanardi R, Lattuada E, Rossini D, Lilli R, Lorenzi C, Smeraldi E (2002) Influence of monoamine oxidase A and serotonin receptor 2A polymorphisms in SSRI antidepressant activity. Int J Neuropsychopharmacol 5: 27–35

Dahl ML, Johansson I, Bertilsson L, Ingelman-Sundberg M, Sjoqvist F (1995) Ultrarapid hydroxylation of debrisoquine in a Swedish population. Analysis of the molecular genetic basis. J Pharmacol Exp Ther 274: 516–520

Dalén P, Dahl ML, Ruiz ML, Nordin J, Bertilsson L (1998) 10-Hydroxylation of nortriptyline in white persons with 0, 1, 2, 3 and 13 functional CYP2D6 genes. Clin Pharmacol Ther 63: 444–452

De Morais SMF, Wilkinson GR, Blaisdell J, Meyer UA, Nakamura K, Goldstein JA (1994) Identification of a new genetic defect responsible for the polymorphism of (S)-mephenytoin metabolism in Japanese. Mol Pharmacol 46: 594–598

Desta Z, Zhao X, Shin JG, Flockhart DA (2002) Clinical significance of the cytochrome P450 2C19 genetic polymorphism. Clin Pharmacokinet 41: 913–958

Evans WE, Relling MV (1999) Pharmacogenomics: translating functional genomics into rational therapeutics. Science 286: 487–491

Evans WE, McLeod HL (2003) Pharmacogenomics – drug disposition, drug targets, and side effects. N Engl J Med 348: 538–549

Gorman JM, Sullivan G (2000) Noradrenergic approaches to antidepressant therapy. J Clin Psychiatry 61 [Suppl 1]: 13–16

Heils A, Teufel A, Petri S, Stober G, Riederer P, Bengel D, Lesch KP (1996) Allelic variation of human serotonin transporter gene expression. J Neurochem 66: 2621–2624

Ho PC, Saville DJ, Wanwimolruk S (2001) Inhibition of human CYP3A4 activity by grapefruit flavonoids, furanocoumarins and related compounds. J Pharm Sci 4: 217–227

Hoffmeyer S, Burk O, von Richter O et al. (2000) Functional polymorphisms of the human multidrug-resistance gene: multiple sequence variations and correlation of one allele with P-glycoprotein expression and activity in vivo. Proc Natl Acad Sci USA 97: 3473–3478

Hong CJ, Wang YC, Tsai SJ (2002) Association study of angiotensin I-converting enzyme polymorphism and symptomatology and antidepressant response in major depressive disorders. J Neural Transm 109: 1209–1214

Hong CJ, Yu YW, Lin CH, Tsai SJ (2003) An association study of a brain-derived neurotrophic factor Val66Met polymorphism and clozapine response of schizophrenic patients. Neurosci Lett 349: 206–208

Iida A, Saito S, Sekine A, Mishima C et al. (2001) Catalog of 258 single-nucleotide polymorphisms (SNPs) in genes encoding three organic anion transporters, three organic anion-transporting polypeptides, and three NADH: ubiquinone oxidoreductase flavoproteins. J Hum Genet 46: 668–83

Ito K, Yoshida K, Sato K et al. (2002) A variable number of tandem repeats in the serotonin transporter gene does not affect the antidepressant response to fluvoxamine. Psychiatry Res 111: 235–239

Johne A, Kopke K, Gerloff T et al. (2002) Modulation of steady-state kinetics of digoxin by haplotypes of the P-glycoprotein MDR1 gene. Clin Pharmacol Ther 72: 584–594

Jonsson EG, Goldman D, Spurlock G et al. (1997) Tryptophan hydroxylase and catechol-O-methyltransferase gene polymorphisms: relationships to monoamine metabolite concentrations in CSF of healthy volunteers. Eur Arch Psychiatry Clin Neurosci 247: 297–302

Kawanishi C, Lundgren S, Agren H, Bertilsson L (2003) Increased incidence of CYP2D6 gene duplication in patients with persistent mood disorders: ultrarapid metabolism of antidepressants as a cause of nonresponse. A pilot study. Eur J Clin Pharmacol 59: 803–807

Kim DK, Lim SW, Lee S, Sohn SE, Kim S, Hahn CG, Carroll BJ (2000) Serotonin transporter gene polymorphism and antidepressant response. Neuroreport 11: 215–219

Kirchheiner J, Meineke I, Freytag G, Meisel C, Roots I, Brockmöller J (2002a) Enantiospecific effects of cytochrome P450 2C9 amino acid variants on ibuprofen pharmacokinetics and on the inhibition of cyclooxygenases 1 and 2. Clin Pharmacol Ther 72: 62–75

Kirchheiner J, Brockmöller J, Meineke I, Bauer S, Rohde W, Meisel C, Roots I (2002b) Impact of CYP2C9 amino acid polymorphisms on glyburide kinetics and on the insulin and glucose response in healthy volunteers. Clin Pharmacol Ther 71: 286–296

Kirchheiner J, Bauer S, Meineke I, Rohde W, Prang V, Meisel C, Roots I, Brockmöller J (2002c) Impact of CYP2C9 and CYP2C19 polymorphisms on tolbutamide kinetics and on the insulin and glucose response in healthy volunteers. Pharmacogenetics 12: 101–109

Kirchheiner J, Meisel C, Goldammer M, Gerloff T, Kaiser R, Roots I (2003) Pharmakogenetik als Basis neuer Therapiekonzepte. Bundesgesundheitsblatt 46: 835–844

Kirchheiner J, Nickchen K, Bauer M, Licinio J, Wong M-L, Roots I, Brockmöller J (2004) Pharmacogenetics of antidepressants and antipsychotics: the contribution of allelic variations to the phenotype of drug response. Mol Psychiatry 9: 442–473

Lazarou J, Pomeranz BH, Corey PN (1998) Incidence of adverse drug reactions in hospitalized patients: a meta-analysis of prospective studies. JAMA 279: 1200–1205

Laine K, Tybring G, Hartter S, Andersson K, Svensson JO, Widen J, Bertilsson L (2001) Inhibition of cytochrome P4502D6 activity with paroxetine normalizes the ultrarapid metabolizer phenotype as measured by nortriptyline pharmacokinetics and the debrisoquin test. Clin Pharmacol Ther 70: 327–335

Lesch KP, Bengel D, Heils A et al. (1996) Association of anxiety-related traits with a polymorphism in the serotonin transporter gene regulatory region. Science 274: 1527–1531

Lindpaintner K (2003) Pharmacogenetics and the future of medical practice. J Mol Med 81: 141–153

Manji HK, Quiroz JA, Sporn J et al. (2003) Enhancing neuronal plasticity and cellular resilience to develop novel, improved therapeutics for difficult-to-treat depression. Biol Psychiatry 53: 707–742

McDonald HP, Garg AX, Haynes RB (2002) Interventions to enhance patient adherence to medication prescriptions: scientific review. JAMA 288: 2868–2879

McLeod HL, Siva C (2002) The thiopurine S-methyltransferase gene locus – implications for clinical pharmacogenomics. Pharmacogenomics 3: 89–98

Miners JO, Birkett DJ (1998) Cytochrome P4502C9: an enzyme of major importance in human drug metabolism. Br J Clin Pharmacol 45: 525–538

Minov C, Baghai TC, Schule C, Zwanzger P, Schwarz MJ, Zill P, Rupprecht R, Bondy B (2001) Serotonin-2A-receptor and -transporter polymorphisms: lack of association in patients with major depression. Neurosci Lett 303: 119–122

Nishizato Y, Ieiri I, Suzuki H et al. (2003) Polymorphisms of OATP-C (SLC21A6) and OAT3 (SLC22A8) genes: consequences for pravastatin pharmacokinetics. Clin Pharmacol Ther 73: 554–565

Naber CK, Husing J, Wolfhard U, Erbel R, Siffert W (2000) Interaction of the ACE D allele and the GNB3 825T allele in myocardial infarction. Hypertension 36: 986–989

Özdemir V, Kalow W, Okey AB et al. (2001) Treatment-resistance to clozapine in association with ultrarapid CYP1A2 activity and the C A polymorphism in intron 1 of the CYP1A2 gene: effect of grapefruit juice and low-dose fluvoxamine. J Clin Psychopharmacol 21: 603–607

Pollock BG, Ferrell RE, Mulsant BH et al. (2000) Allelic variation in the serotonin transporter promoter affects onset of praroxetine treatment response in late-life depression. Neuropsychopharmacology 23: 587–590

Rausch JL, Johnson ME, Fei YJ, Li JQ, Shendarkar N, Hobby HM, Ganapathy V, Leibach FH (2002) Initial conditions of serotonin transporter kinetics and genotype: influence on SSRI treatment trial outcome. Biol Psychiatry 51: 723–732

Reist C, Mazzanti C, Vu R, Tran D, Goldman D (2001) Serotonin transporter promoter polymorphism is associated with attenuated prolactin response to fenfluramine. Am J Med Genet 105: 363–368

Sachse C, Brockmöller J, Bauer S, Roots I (1997) Cytochrome P450 2D6 variants in a Caucasian population: allele frequencies and phenotypic consequences. Am J Hum Genet 60: 284–295

Sata F, Sapone A, Elizondo G et al. (2000) CYP3A4 allelic variants with amino acid substitutions in exons 7 and 12: evidence for an allelic variant with altered catalytic activity. Clin Pharmacol Ther 67: 48–56

Sato K, Yoshida K, Takahashi H et al. (2002) Association between –1438G/A promoter polymorphism in the 5-HT(2A) receptor gene and fluvoxamine response in Japanese patients with major depressive disorder. Neuropsychobiology 46: 136–140

Schneeweiss S, Hasford J, Gottler M, Hoffmann A, Riethling AK, Avorn J (2002) Admissions caused by adverse drug events to internal medicine and emergency departments in hospitals: a longitudinal population-based study. Eur J Clin Pharmacol 58: 285–291

Schumann G, Benedetti F, Voderholzer U et al. (2001) Antidepressive response to sleep deprivation in unipolar depression is not associated with dopamine D3 receptor genotype. Neuropsychobiology 43: 127–130

Serretti A, Benedetti F, Colombo C, Lilli R, Lorenzi C, Smeraldi E (1999) Dopamine receptor D4 is not associated with antidepressant activity of sleep deprivation. Psychiatry Res 89: 107–114

Serretti A, Zanardi R, Rossini D, Cusin C, Lilli R, Smeraldi E (2001a) Influence of tryptophan hydroxylase and serotonin transporter genes on fluvoxamine antidepressant activity. Mol Psychiatry 6: 586–592

Serretti A, Zanardi R, Cusin C, Rossini D, Lorenzi C, Smeraldi E (2001b) Tryptophan hydroxylase gene associated with paroxetine antidepressant activity. Eur Neuropsychopharmacol 11: 375–380

Serretti A, Zanardi R, Cusin C, Rossini D, Lilli R, Lorenzi C, Lattuada E, Smeraldi E (2001c) No association between dopamine D(2) and D(4) receptor gene variants and antidepressant activity of two selective serotonin reuptake inhibitors. Psychiatry Res 104: 195–203

Serretti A, Lorenzi C, Cusin C et al. (2003) SSRIs antidepressant activity is influenced by G beta 3 variants. Eur Neuropsychopharmacol 13: 117–122

Shimada T, Yamazaki H, Mimura M, Inui Y, Guengerich FP (1994) Interindividual variations in human liver cytochrome P-450 enzymes involved in the oxidation of drugs, carcinogens and toxic chemicals: studies with liver microsomes of 30 Japanese and 30 Caucasians. J Pharmacol Exp Ther 270: 414–423

Smeraldi E, Zanardi R, Benedetti F, Di Bella D, Perez J, Catalano M (1998) Polymorphism within the promoter of the serotonin transporter gene and antidepressant efficacy of fluvoxamine. Mol Psychiatry 3: 508–511

Sørensen JM (2002) Herb-drug, food-drug, nutrient-drug, and drug-drug interactions: mechanisms involved and their medical implications. J Altern Complement Med 8: 293–308

Tirona RG, Leake BF, Merino G, Kim RB (2001) Polymorphisms in OATP-C: identification of multiple allelic variants associated with altered transport activity among European- and African-Americans. J Biol Chem 276: 35669–35675

Tsai SJ, Cheng CY, Yu YW, Chen TJ, Hong CJ (2003) Association study of a brainderived neurotrophic-factor genetic polymorphism and major depressive disorders, symptomatology, and antidepressant response. Am J Med Genet 123B: 19–22

Uhr M, Steckler T, Yassouridis A, Holsboer F (2000) Penetration of amitriptyline, but not of fluoxetine into brain is enhanced in mice with blood-brain barrier deficiency due to MDR1A P-Glycoprotein gene disruption. Neuropsychopharmacology 22: 380–387

Verpoorte E (2002) Microfluidic chips for clinical and forensic analysis. Electrophoresis 23: 677–712

Wall JD, Pritchard JK (2003) Haplotype blicks and linkage disequilibrium in the human genome. Nat Rev Genet 4: 587–597

Whale R, Quested DJ, Laver D, Harrison PJ, Cowen PJ (2000) Serotonin transporter (5-Htt) promoter genotype may influence the prolactin response to clomipramine. Psychopharmacology (Berl) 150: 120–122

Wu WH, Huo SJ, Cheng CY, Hong CJ, Tsai SJ (2001) Association study of the 5-HT(6) receptor polyporphism (C267T) and symptomatology and antidepressant response in major depressive disorders. Neuropsychobiology 44: 172–175

Xie HG, Stein CM, Kim RB, Wilkinson GR, Flockhart DA, Wood AJ (1999) Allelic, genotypic and phenotypic distributions of S-mephenytoin 4'-hydroxylase (CYP2C19) in healthy Caucasian populations of European descent throughout the world. Pharmacogenetics 9: 539–549

Yasar U, Tybring G, Hidestrand M, Oscarson M, Ingelman-Sundberg M, Dahl ML, Eliasson E (2001) Role of CYP2C9 polymorphism in losartan oxidation. Drug Metab Dispos 29: 1051–1056

Yoshida K, Ito K, Sato K et al. (2002a) Influence of the serotonin transporter gene-linked polymorphic region on the antidepressant response to fluvoxamine in Japanese depressed patients. Prog Neuropsychopharmacol Biol Psychiatry 26: 383–386

Yoshida K, Naito S, Takahashi H et al. (2002b) Monoamine oxidase: A gene polymorphism, tryptophan hydroxylase gene polymorphism and antidepressant response to fluvoxamine in Japanese patients with major depressive disorder. Prog Neuropsychopharmacol Biol Psychiatry 26: 1279–1283

Yu YW, Tsai SJ, Chen TJ, Lin CH, Hong CJ (2002) Association study of the serotonin transporter promoter polymorphism and symptomatology and antidepressant response in major depressive disorders. Mol Psychiatry 7: 1115–1119

Yu YW, Chen TJ, Hong CJ, Chen HM, Tsai SJ (2003) Association study of the interleukin-1 beta (C-511T) genetic polymorphism with major depressive disorder, associated symptomatology, and antidepressant response. Neuropsychopharmacology 28: 1182–1185

Zanardi R, Benedetti F, Di Bella D, Catalano M, Smeraldi E (2000) Efficacy of paroxetine in depression is influenced by a functional polymorphism within the promoter of the serotonin transporter gene. J Clin Psychopharmacol 20: 105–107

Zanardi R, Serretti A, Rossini D, Franchini L, Cusin C, Lattuada E, Dotoli D, Smeraldi E (2001) Factors affecting fluvoxamine antidepressant activity: influence of pindolol and 5-HTTLPR in delusional and nondelusional depression. Biol Psychiatry 50: 323–330

Zill P, Baghai TC, Zwanzger P et al. (2000) Evidence for an association between a G-protein beta3-gene variant with depression and response to antidepressant treatment. Neuroreport 11: 1893–1897

Zill P, Baghai TC, Zwanzger P et al. (2002) Association analysis of a polymorphism in the G-protein stimulatory alpha subunit in patients with major depression. Am J Med Genet 114: 530–532

Zill P, Baghai TC, Engel R et al. (2003) Beta-1-adrenergic receptor gene in major depression: influence on antidepressant treatment response. Am J Med Genet 120B: 85–89

VI

Praktische Behandlungsaspekte

Antidepressiva-Übersicht für die klinische Praxis

A. Berghöfer, M. Adli, M. Bauer

In diesem Kapitel sind die bislang entwickelten und relevanten Antidepressiva zusammengestellt. Ziel dieser Übersicht ist, dem Leser einen schnellen Zugriff auf die wichtigsten Informationen für den klinischen Alltag zu ermöglichen. Zur Bedeutung der einzelnen Substanzen für therapieresistente Depressionen sei auf die jeweiligen Kapitel im Buch verwiesen.

45

45.1 Klassifikation der Antidepressiva

Seit der Einführung des ersten trizyklischen Antidepressivum (TZA) Imipramin im Jahre 1957 sind viele verschiedene Antidepressiva als Erweiterung des pharmakotherapeutischen Repertoires hinzugekommen. Gegenwärtig sind mindestens 35 verschiedene Antidepressiva weltweit verfügbar, jedoch variiert das Angebot im Markt der einzelnen Ländern beträchtlich (◘ Tabelle 45.1).

Traditionsgemäß werden Antidepressiva in folgende Hauptklassen eingeteilt: trizyklische Antidepressiva (TZA), tetrazyklische Antidepressiva (TetraZA), selektive Serotonin-Wiederaufnahmehemmer (SSRI), irreversible Monoaminooxidase-Hemmstoffe (MAOH) und reversible Hemmer der Monoaminooxidase A (RIMA), selektive Serotonin-Noradrenalin-Wiederaufnahmehemmer (SSNRI), 5-HT_2-Rezeptorantagonisten, Noradrenalin-Wiederaufnahmehemmer (NRI), Dopamin-Noradrenalin-Wiederaufnahmehemmer (DNRI).

Diese Klassifikation der Antidepressiva basiert auf strukturellen wie auch auf pharmakologischen Eigenschaften, die jedoch keinem systematischem Prinzip folgen. In ◘ Tabelle 45.1 werden sie deswegen in alphabetischer Reihenfolge aufgelistet.

45.2 Pharmakologie der Antidepressiva

Die zahlreichen trizyklischen Antidepressiva sind in ihrer Wirksamkeit vergleichbar, unterscheiden sich aber in ihrem Nebenwirkungsprofil, wobei die zweite Generation der trizyklischen Antidepressiva Vorteile gegenüber der ersten Generation aufweist (◘ Tabelle 45.2) (Hotopf 1997). SSRI sind sicherer in ihrer Anwendung und haben ein besseres Verträglichkeitsprofil verglichen mit TZA und TetraZA. Sie weisen weniger anticholinerge Nebenwirkungen und kardiovaskuläre Toxizität auf (Level A) (Mace u. Taylor 2000; Peretti et al. 2000).

Deshalb sind SSRI und andere »neuere Antidepressiva« bei leichten bis mittelschweren Depressionen Medikamente erster Wahl, besonders im Rahmen der ambulanten Grundversorgung sowie bei Patienten mit kardiovaskulären Begleiterkrankungen (Kasper 1997; Shores et al. 1998).

Die **Nebenwirkungen** variieren zwischen den Antidepressivaklassen und in gewissem Ausmaß auch zwischen einzelnen Wirkstoffen (◘ Tabelle 45.2). Beim Vorhandensein nichtpsychiatrischer Begleiterkrankungen werden einige Wirkstoffe aufgrund ihres Nebenwirkungsprofils bevorzugt, so z. B. bei Patienten mit koronarer Herzkrankheit Medikamente, die den Blutdruck nicht senken und die nicht mit Veränderungen im Erregungsleitungssystems des Herzens einhergehen (z. B. Bupropion, SSRI, Mianserin). Unter den TZA haben die sekundären Amine (z. B. Desimipramin, Nortriptylin) weniger Nebenwirkungen verglichen mit den tertiären Aminen (z. B. Amitriptylin, Imipramin). Wenn TZA bei älteren Menschen angewandt werden, sollten die sekundären Amine aufgrund ihrer geringeren Rate von anticholinergen Nebenwirkungen bevorzugt werden.

Obwohl große Unterschiede in der Gruppe der SSRI hinsichtlich Verträglichkeit, Nebenwirkungen und theoretischem Risiko der Wechselwirkungen mit anderen Medikamenten fehlen, gibt es feine Unterschiede, die wichtig für die Auswahl eines passenden Wirkstoffes für den jeweiligen Patienten sein können (Edwards u. Anderson 1999; Peretti et al. 2000; Stahl 2000; AHCPR 1993, 1999).

Die häufigsten unerwünschten Wirkungen von SSRI sind:

- gastrointestinale Nebenwirkungen (z. B. Übelkeit, Erbrechen und Diarrhö);

- Ruhelosigkeit (Zunahme der Unruhe, Agitation, Schlafstörungen);
- sexuelle Dysfunktionen (Verminderung der Erektions- und Ejakulationsfähigkeit bei Männern, Libidoverminderung und Anorgasmie bei beiden Geschlechtern);
- neurologische Nebenwirkungen (Zunahme von Migräne- und Spannungskopfschmerzen).

Kontraindiziert ist die Anwendung von SSRI in Kombination mit MAOH sowie kurz vor oder nach einer Behandlung mit MAOH wegen des Risikos für das Auftreten eines Serotoninsyndroms (▫ Tabelle 45.2).

Das Serotoninsyndrom kann auch mit anderen serotonerg wirksamen Substanzen auftreten (z. B. Clomipramin, L-Tryptophan, Fenfluramin, Buspiron, Venlafaxin, Milnacipran, Nefazodon und Trazodon) (s. auch ▸ Kap. 17).

Die in ▫ Tabelle 45.3 dargestellten Nebenwirkungsprofile der Antidepressiva sind nicht vollständig und nur für einen groben Vergleich geeignet. Details zu den verwendeten Medikamenten, wichtige Warnhinweise und Wechselwirkungen sollten in einem Lehrbuch oder in Übersichtsarbeiten (z. B. Bezchlibnyk-Butler u. Jeffries 1996; Benkert u. Hippius 2000; Kent 2000), in der Originalliteratur oder im Beipackzettel nachgelesen werden.

Falls verfügbar, können Plasmaspiegel bei der Beurteilung des Erfolges eines Behandlungsversuchs hilfreich sein (▫ Tabelle 45.1; s. auch ▸ Kap. 13). Im Gegensatz zu einigen TZA gibt es bei den SSRI weder eine klare Beziehung zwischen klinischer Wirksamkeit und Plasmakonzentration noch eine Schwelle, die eine toxische Konzentration definiert. Deshalb kann ein routinemäßiges Überwachen der Plasmaspiegel bei SSRI nicht empfohlen werden.

Therapeutisches Drugmonitoring (TDM) bei SSRI kann sich jedoch auf klinische Dosierungsstrategien auswirken und somit bei älteren depressiven Patienten die Medikamentenkosten senken (Lundmark et al. 2000). TDM kann in Situationen nützlich sein, in denen schlechte Compliance vermutet wird und wenn es bei klinisch angewandten Dosierungen zu therapeutischem Versagen oder toxischen Zwischenfällen kommt (Rasmussen u. Brøsen 2000).

Die meisten Antidepressiva und Antipsychotika werden durch das Cytochrom-P-450-System (CYP450), eine große Gruppe von verwandten, hauptsächlich in der Leber vorkommenden Isoenzymen, metabolisiert. Von über 50 humanen Isoenzymen, die bis jetzt identifiziert wurden, übernehmen Cytochrom-P-450-1A2 (CYP1A2), CYP2C9, CYP2D6 und CYP3A4 den größten Teil der Biotransformation psychotroper Medikamente. Das CYP2D6-Isoenzym ist das Hauptenzym, das über 30 klinisch angewandte Medikamente, einschließlich aller trizyklischen Antidepressiva, einiger Neuroleptika, Opiate, β-Blocker, Antiarrhythmika und der meisten SSRI, abbaut (Brøsen 1998).

Pharmakokinetische Wechselwirkungen zwischen Medikamenten können auftreten, wenn Medikamente, die vom gleichen CYP450-Isoenzym metabolisiert werden, interagieren. Eine Möglichkeit einer Wechselwirkung tritt auf, wenn bestimmte Wirkstoffe ein CYP450-Isoenzym stimulieren und so die Verstoffwechselung der Medikamente, die vom gleichen Enzym metabolisiert werden, beeinflussen (Induktion) (s. auch ▸ Kap. 13 und 44). Diese Wechselwirkung führt zu verminderten Plasmaspiegeln und damit zu verringerter klinischer Wirkung. Die zweite Möglichkeit einer Wechselwirkung tritt auf, wenn zwei Wirkstoffe, die vom selben Enzym metabolisiert werden, um ihre Verstoffwechselung konkurrieren (Inhibition). Diese Wechselwirkung führt zu erhöhten Plasmaspiegeln und potenziell toxischen Wirkungen (zu Informationen über potenzielle Wechselwirkungen zwischen häufig verschriebenen Antidepressiva und anderen Medikamenten siehe Michalets 1998, Kent 2000, Kennedy et al. 2001). Das Erkennen von Wechselwirkungen bei Patienten mit Begleiterkrankungen, die andere (nichtpsychotrope) Medikamente einnehmen, kann besonders wichtig sein (Kent 2000).

Tabelle 45.1. Antidepressiva: Klassifikation, häufig angewandte Dosierungen und Plasmaspiegel

Generischer Name	Handelsnamen (Beispiele)	Verfügbar (D)	Zulassung für weitere Indikationen (D)	Traditionelle strukturelle Klassifikation	Funktionelle Klassifikation/primäre pharmakol. Wirkung	Anfangsdosis [mg/Tag][a]	Standarddosis (D) [mg/Tag]	Plasmaspiegel[b] [ng/ml]
Amineptin	Verkehrsfähiges, nicht verschreibungsfähiges Betäubungsmittel in D	Nein	Nein	TZA	DRI	100	200–300	Nicht etabliert
Amitriptylin	Saroten, Generika	Ja	Chron. Schmerz	TZA	NRI>SRI	25–50	100–300	100–220[c]
Amoxapin	Im Ausland zugelassen	Nein	Nein	TetraZA	NRI>SRI	50	100–400	Nicht etabliert
Befloxaton	In klin. Prüfung	Nein	Nein	Keine	RIMA	Keine Empf.	Keine Empf.	Nicht etabliert
Brofaromin	In klin. Prüfung	Nein	Nein	Keine	RIMA	Keine Empf.	Keine Empf.	Nicht etabliert
Bupropion	Zyban	Ja	Nikotinentwöhnung	MonoZA	DRI	150	150–450	175–350
Butriptylin	Im Ausland zugelassen	Nein	Nein	TZA	NRI>SRI	Keine Empf.	50–100	Nicht etabliert
Citalopram	Cipramil, Sepram, Generika	Ja	Panikstörung	Keine	SSRI	20	20–40 (60)	30–130
Clomipramin	Anafranil, Generika	Ja	Phobien, Panikstörung, Zwangserkrankung, Schmerztherapie	TZA	SRI>NRI	25–50	100–250	175–450[c]
Desipramin	Petylyl	Ja	Nein	TZA	NRI	25–50	100–300	100–300
Dibenzepin	Noveril	Ja	Nein	TZA	NRI>SRI	120–180	240–720	Nicht etabliert
Dimetacrin	Im Ausland zugelassen	Nein	Nein	TZA	NRI>SRI	Keine Empf.	75–200	Nicht etabliert
Dosulepin	Idom	Ja	Nein	TZA	NRI>SRI	75	75–150	Nicht etabliert
Dothiepin	Im Ausland zugelassen	Nein	Nein	TZA	NRI>SRI	25–50	100–300	Nicht etabliert
Doxepin	Aponal, Sinquan, Generika	Ja	Chron. Schmerz	TZA	NRI>SRI	25–50	100–300	50–150[c]
Duloxetin	Cymbalta	Ja	Harninkontinenz (Yentreve)	Keine	SSNRI	40	40–60	Nicht etabliert
Escitalopram	Cipralex	Ja	Panikstörung	Keine	SSRI	20	20–40 (60)	15–80
Flesinoxan	In klin. Prüfung	Nein	Nein	Keine	5-HT_{1A}, D_2	Keine Empf.	Keine Empf.	Nicht etabliert
Fluoxetin	Fluctin, Generika	Ja	Zwangserkrankung, Bulimie	Keine	SSRI	20	20–40 (60)	120–300[c]
Fluvoxamin	Fevarin, Generika	Ja	Zwangserkrankung	Keine	SSRI	50	100–250	50–300
Gepiron	In klin. Prüfung	Nein	Nein	Keine	5-HT_{1A}, D_2	Keine Empf.	Keine Empf.	Nicht etabliert

Tabelle 45.1. (Fortsetzung)

Generischer Name	Handelsnamen (Beispiele)	Verfügbar (D)	Zulassung für weitere Indikationen (D)	Traditionelle strukturelle Klassifikation	Funktionelle Klassifikation/primäre pharmakol. Wirkung	Anfangsdosis [mg/Tag][a]	Standarddosis (D) [mg/Tag]	Plasmaspiegel[b] [ng/ml]
Imipramin	Tofranil, Generika	Ja	Chron. Schmerz	TZA	NRI>SRI	25–50	100–300	175–350 [c]
Ipsapiron	In klin. Prüfung	Nein	Nein	Keine	5-HT_{1A}, D_2, α_1	Keine Empf.	Keine Empf.	Nicht etabliert
Isocarboxazid	Im Ausland zugelassen	Nein	Angsterkrankung	Keine	MAO-Hemmung	20	20–60	Nicht etabliert
Lithiumsalze	Quilonum, Lithium Apogepha	Ja	Manie, Prophylaxe bipolarer und unipolarer Störungen	Keine		8–12 mmol/Tag	18–36 mmol/Tag	0,6–1,0 mmol/l
Lofepramin	Gamonil	Ja	Nein	TZA	NRI	70	140–210	Nicht etabliert
Maprotilin	Ludiomil, Deprilept, Generika	Ja	Nein	TetraZA	NRI	25–50	150–225	125–200
Melitracen	Trausabun, in D nicht mehr im Handel	Nein	Nein	TZA	NRI>SRI	Keine Empf.	75–150	Nicht etabliert
Mianserin	Tolvin, Generika	Ja	Nein	TetraZA	5-HT_2, α_1+α_2	30	60–120	15–70
Milnacipran	Im Ausland zugelassen	Nein	Nein	Keine	SSNRI	50–100	100–200	Nicht etabliert
Mirtazapin	Remergil, Generika	Ja	Nein	Keine	NaSSA, 5-HT_2 + 5-HT_3, α_2>α_1	15	15–45	30–80
Moclobemid	Aurorix, Generika	Ja	Soziale Phobie	Keine	RIMA (MAO-A)	150	300–600	300–1000
Nefazodon	Nefadar, in D nicht mehr im Handel	Ja	Nein	Keine	5-HT_2>SRI	100	300–600	Nicht etabliert
Nortriptylin	Nortrilen	Ja	Nein	TZA	NRI	25–50	75–200	70–170
Opipramol	Insidon	Ja	Vegetativ-funktionelle u. klimakterische Beschwerden	TZA	5-HT_{2a}, D_2	Keine Empf.	150–200	Nicht etabliert
Paroxetin	Seroxat, Tagonis, Generika	Ja	Soziale Phobie, Zwangserkrankung, Panikstörung, generalisierte Angsterkrankung	Keine	SSRI	20	20–40 (60)	40–120
Phenelzin	Im Ausland zugelassen	Nein	Angsterkrankung	Keine	MAO-Hemmung	15	30–90	Nicht etabliert
Protriptylin	Im Ausland zugelassen	Nein	Nein	TZA	NRI>SRI	10	20–60	Nicht etabliert
Reboxetin	Edronax, Solvex	Ja	Nein	Keine	SNRI	4–8	8–12	10–100

Tabelle 45.1. (Fortsetzung)

Generischer Name	Handelsnamen (Beispiele)	Verfügbar (D)	Zulassung für weitere Indikationen (D)	Traditionelle strukturelle Klassifikation	Funktionelle Klassifikation/primäre pharmakol. Wirkung	Anfangsdosis [mg/Tag][a]	Standarddosis (D) [mg/Tag]	Plasmaspiegel[b] [ng/ml]
Roxindol	In klin. Prüfung	Nein	Nein	Keine	$5\text{-}HT_{1A}$	Keine Empf.	Keine Empf.	Nicht etabliert
Sertralin	Gladem, Zoloft	Ja	Rezidivprophylaxe der Depression	Keine	SSRI	50	50–200	20–50
Tianeptin	Im Ausland zugelassen	Nein	Nein	TZA	SRS	12,5	25–37,5	Nicht etabliert
Tranylcypromin	Jatrosom	Ja	Angsterkrankung	Keine	MAO-Hemmung	10	20–60	0–50
Trazodon	Thombran	Ja	Nein	Keine	$5\text{-}HT_2$, α_1>SRI	50–100	200–600	650–1500
Trimipramin	Stangyl, Generika	Ja	Chron. Schmerz	TZA	NRI>SRI	25–50	100–300	150–350
Venlafaxin	Trevilor	Ja	Generalisierte Angsterkrankung, Rezidivprophylaxe der Depression	Keine	SSNRI	37,5–75	75–375	200–450[c]
Viloxazin	Vivalan	Ja	Nein	Keine	NRI	100	200–500	20–500

$\boldsymbol{\alpha_1}$, α_1-Rezeptor-Antagonismus, $\boldsymbol{\alpha_2}$ α_2-Rezeptor-Antagonismus, **D** Deutschland, **D_2** Dopamin-2-Rezeptor, **DRI** Dopamin-Wiederaufnahmehemmung, **$5\text{-}HT1_{1(bzw. 2, 3)}$** $5\text{-}HT_{1(2, 3)}$-Rezeptor-Antagonismus, **MAO-Hemmung** irreversible Hemmung der Monoaminooxidase, **MonoZA** monozyklisches Antidepressivum, **NRI** (nichtselektive) Noradrenalin-Wiederaufnahmehemmung, **RIMA** reversible Hemmung der Monoaminooxidase A, **SNRI** selektive Noradrenalin-Wiederaufnahmehemmung, **SRI** (nichtselektive) Serotonin-Wiederaufnahmehemmung, **SRS** Serotonin-Wiederaufnahmestimulierung, **SSNRI** selektive Serotonin- und Noradrenalin-Wiederaufnahmehemmung, **SSRI** selective selektive Serotonin-Wiederaufnahmehemmung, **TetraZA** tetrazyklisches Antidepressivum, **TZA** trizyklisches Antidepressivum.

[a]Niedrigere Anfangsdosen können bei älteren Menschen (>60) oder bei Patienten mit somatischer Komorbidität nötig sein (besonders kardiovaskuläre Erkrankungen, s. Text).

[b]Nur für Antidepressivum mit gut etabliertem therapeutischen Bereich angegeben (Perry et al. 1994; Richelson 1994; Bezchlibnyk-Butler u. Jeffries 1996; Anderson et al. 2000; Kent 2000; Richelson 2001).

[c] Summe der Konzentration von Muttersubstanz plus aktiver Metabolit/aktive Metaboliten.

Tabelle 45.2. Pharmakokinetische Eigenschaften der wichtigsten Antidepressiva und Interaktionen

Generischer Name	HWZ	Hemmung von P-450-Isoenzymen					Wichtig bei Kombinationen	
		CYP1A2	CYP2C9	CYP2C19	CYP2D6	CYP3A4	Kontraindikation	Cave
Amitriptylin	15 h	k.A.	k.A.	k.A.	k.A.	k.A.	Keine	
Bupropion	10–14 h	k.A.	k.A.	k.A.	k.A.	k.A.	Keine	
Citalopram	33 h[a]	–	–	–	+	–	MAOH	Dosisreduktion von Clozapin
Clomipramin	21 h[a]	k.A.	k.A.	k.A.	k.A.	k.A.	MAOH	Fluvoxamin erhöht Clomipraminspiegel
Desipramin	20 h	k.A.	k.A.	k.A.	k.A.	k.A.	Keine	
Dibenzepin	4 h	k.A.	k.A.	k.A.	k.A.	k.A.	Keine	
Doxepin	15–20 h[a]	k.A.	k.A.	k.A.	k.A.	k.A.	Keine	
Duloxetin	12 h	+	–	k.A.	++	–	MAOH	Duloxetinspiegel wird erhöht durch CYP1A2- und -2D6-Hemmer
Escitalopram	30 h	–	–	–	+	–	MAOH	Dosisreduktion von Clozapin
Fluoxetin	4–7 Tage[a]	+	++	++	++++	+	MAOH	Dosisreduktion von TZA, Bupropion, Clozapin
Fluvoxamin	15–20 h	++++	++	+++	++	+++	MAOH	Dosisreduktion von Clomipramin, Clozapin, Theophyllin
Imipramin	12 h[a]	k.A.	k.A.	k.A.	k.A.	k.A.	Keine	
Maprotilin	40–50 h	k.A.	k.A.	k.A.	k.A.	k.A.	Keine	
Mianserin	32 h	k.A.	k.A.	k.A.	k.A.	+++	Keine	
Mirtazapin	20–40 h[a]	–	–	–	+	–	MAOH	
Moclobemid	2 h	++	k.A.	++	++++	k.A.	Keine	Dosisreduktion von SSRI, TZA, Clozapin

Tabelle 45.2. (Fortsetzung)

Generischer Name	HWZ	Hemmung von P-450-Isoenzymen					Wichtig bei Kombinationen	
		CYP1A2	CYP2C9	CYP2C19	CYP2D6	CYP3A4	Kontraindikation	Cave
Nefazodon	2–4 h[a]	+	–	–	+	++++	MAOH, SSRI	Dosisreduktion von Haloperidol, Erythromycin, Diltiazem, Verapamil, Digoxin
Nortriptylin	30 h	k.A.	k.A.	k.A.	k.A.	k.A.	Keine	
Paroxetin	24 h	++	++	++	++++	++	MAOH	Dosisreduktion von TZA, Fluvoxamin, Clozapin
Reboxetin	13 h	–	–	–	+	+	Keine	
Sertralin	26 h	++	++	++	++	+	MAOH	Dosisreduktion von Clozapin
Tranylcypromin	2 h	k.A.	k.A.	++	k.A.	k.A.	SSRI, Clomipramin, Venlafaxin	Tyraminhaltige Lebensmittel
Trazodon	k.A.	k.A.	k.A.	k.A.	k.A.	k.A.	Keine	
Trimipramin	20–23 h	k.A.	k.A.	k.A.	k.A.	k.A.	Keine	
Venlafaxin	5–11 h[a]	–	–	–	–	–	MAOH	
Viloxazin	2–5 h	k.A.	k.A.	k.A.	k.A.	k.A.	Keine	Dosisreduktion von Carbamazepin

Hemmung der CYP-Isoenzyme: ++++ sehr stark, +++ stark, ++ vorhanden, + schwach, – nicht vorhanden; **k.A.** keine Angabe.

[a]Substanz hat aktive Metaboliten.

Tabelle 45.3. Nebenwirkungsprofile der wichtigsten Antidepressiva. (Die Angaben sind nicht vollständig und nur für den groben Vergleich der Substanzen untereinander geeignet. Details zu den verwendeten Medikamenten, wichtige Warnhinweise und Wechselwirkungen sollten in Lehrbüchern, Übersichtsarbeiten (z. B. Bezchlibnyk-Butler u. Jeffries 1996, Benkert u. Hippius 2004) oder in der Fachinformation nachgelesen werden.)

Generischer Name	Anticholinerg[a]	Übelkeit/ gastrointestinale NW	Sedation	Schlaflosigkeit/ Erregung	Sexuelle Dysfunktion	Orthostatische Hypotension	Gewichtszunahme	Spezifische unerwünschte Nebenwirkungen	Letalität bei Überdosierung
Amineptin	–	+	–	++	+	+	+	Gefahr des Missbrauchs (amphetaminähnliche Wirkungen)	Gering
Amitriptylin	+++	–	+++	–	+	+++	+++	EKG-Veränderungen[b]; kann die Krampfschwelle herabsetzen	Hoch
Amoxapin	+++	–	+	++	+	+	+	Nicht vorhanden	Hoch
Bupropion	+	+	–	+	–	–	–	Nicht vorhanden	Gering
Citalopram	–	++	–	++	++	–	–	Nicht vorhanden	Gering
Clomipramin	+++	+	+	+	++	++	++		Mittel
Desipramin	+	–	–	++	+	+	+		Hoch
Dibenzepin	+	–	+	–	+	+	+	EKG-Veränderungen[b]; die Krampfschwelle kann herabgesetzt werden (Clomipramin bis Doxepin)	Mittel
Dosulepin	++	–	++	–	+	+	+		Hoch
Dothiepin	+++	–	+++	–	+	+++	+++		Hoch
Doxepin	+++	–	+++	–	++	+++	++		Hoch
Duloxetin	–	+++	+	++	++	–	–	Nicht vorhanden	Gering
Escitalopram	–	++	–	++	++	–	–	Nicht vorhanden	Gering
Fluoxetin	–	++	–	++	++	–	–	Nicht vorhanden	Gering
Fluvoxamin	–	++	+	++	++	–	–	Nicht vorhanden	Gering
Imipramin	++	–	+	++	+	++	++	EKG-Veränderungen[b]; kann die Krampfschwelle herabsetzen	Hoch
Isocarboxazid	+	+	–	++	+	++	+	Hypertensive Krise; Gefahr eines Serotoninsyndroms	Hoch
Lofepramin	+	–	+	++	+	+	+	EKG-Veränderungen[b]; kann die Krampfschwelle herabsetzen	Gering
Maprotilin	++	–	++	–	+	++	++	Erhöhtes Anfallsrisiko/Krampfrisiko	Hoch
Mianserin	+	–	++	–	–	+	+	Blutdyskrasie (selten)	Gering
Milnacipran	–	++	–	++	++	–	–	Nicht vorhanden	Gering
Mirtazapin	–	–	++	–	–	+	++	Nicht vorhanden	Gering

Tabelle 45.3. (Fortsetzung)

Generischer Name	Anticholinerg[a]	Übelkeit/ gastrointestinale NW	Sedation	Schla o-sigkeit/ Erregung	Sexuelle Dysfunktion	Orthostatische Hypotension	Gewichtszunahme	Spezifische unerwünschte Nebenwirkungen	Letalität bei Überdosierung
Moclobemid	+	+	–	+	–	–	–	Nicht vorhanden	Gering
Nefazodon	+	+	++	–	–	+	+	Nicht vorhanden	Gering
Nortriptylin	+	–	+	+	+	+	+	EKG-Veränderungen[b]; kann die Krampfschwelle herabsetzen	Hoch
Paroxetin	+	++	–	++	++	–	–	Nicht vorhanden	Gering
Phenelzin	+	+	+	++	++	++	+	Hypertensive Krise; Gefahr eines Serotoninsyndroms	Hoch
Protriptylin	+++	–	+	++	+	++	+	EKG-Veränderungen[b]; kann die Krampfschwelle herabsetzen	Hoch
Reboxetin	–	+	–	++	+	++	–	Nicht vorhanden	Gering
Sertralin	–	++	–	++	++	–	–	Nicht vorhanden	Gering
Setiptilin	+	–	++	–	+	+	+	Nicht vorhanden	Mittel
Tianeptin	+	+	–	+	–	–	–	EKG-Veränderungen[b]; kann die Krampfschwelle herabsetzen	Gering
Tranylcypromin	+	+	+	++	+	++	+	Hypertensive Krise; Gefahr eines Serotoninsyndroms	Hoch
Trazodon	–	+	++	–	++	+	+	Priapismus (selten)	Gering
Trimipramin	++	–	+++	–	+	++	++	EKG-Überleitungsstörungen; kann die Krampfschwelle herabsetzen	Hoch
Venlafaxin	–	++	–	++	++	–	–	Hypertension	Gering
Viloxazin	–	+	–	++	–	–	–	Nicht vorhanden	Gering

Kategorien der Stärke der Nebenwirkungen: +++ hoch/stark, ++ moderat, + gering/schwach, – sehr gering/keine.

[a]Diese Wirkung bezieht sich auf Symptome, die gewöhnlich durch muskarinerge Rezeptorblockade ausgelöst werden, einschließlich Mundtrockenheit, Schwitzen, verschwommenes Sehen, Konstipation und Harnverhalt.

[b]Reizleitungsstörungen.

Tabelle 45.4. Auswahl deutsch- und englischsprachiger Leitlinien zur Therapie der Depression

Gesellschaft	Titel	Publikationsorgan	Evidenzbasiert[a]
World Federation of Societies of Biological Psychiatry	Biologische Behandlung unipolarer depressiver Störungen. Behandlungsleitlinien der World Federation of Societies of Biological Psychiatry (WFSBP)	Wissenschaftliche Verlagsgesellschaft, Stuttgart 2004	Ja
Kompetenznetz Depression, Suizidalität (BMBF); Härter et al. (Hrsg.)	Versorgungsleitlinien für depressive Störungen in der hausärztlichen Praxis	Zeitschrift für ärztliche Fortbildung und Qualitätssicherung 97, Suppl. IV (2003)	Ja
Deutsche Gesellschaft für Psychotherapeutische Medizin (DGPM), Deutsche Gesellschaft für Psychoanalyse, Psychotherapie, Psychosomatik und Tiefenpsychologie (DGPT), Deutsches Kollegium Psychosomatische Medizin (DKPM), Allgemeine Ärztliche Gesellschaft für Psychotherapie (AÄGP)	Psychotherapie der Depression	April 2002; AWMF Leitlinienregister, AWMF online	Ja
Deutsche Gesellschaft für Psychiatrie, Psychotherapie und Nervenheilkunde (DGPPN)	Praxisleitlinien in Psychiatrie und Psychotherapie, Bd. 5: Behandlungsleitlinie Affektive Erkrankungen	Steinkopff Verlag, Darmstadt 2000	Nein
Arzneimittelkommission der deutschen Ärzteschaft (AkdÄ)	Empfehlungen zur Therapie der Depression	Arzneiverordnung in der Praxis, Sonderheft 8, 1997	Nein
American College of Physicians, American Society of Internal Medicine	Pharmacologic treatment of acute major depression and dysthymia (Part 1)	Ann Int Med 132: 738–742 (2000)	Ja
	A systematic review of newer pharmacotherapies for depression on adults: evidence report summary (Part 2)	Ann Int Med 132: 743–756 (2000)	
American Psychiatric Association (APA)	Practice guideline for the treatment of patients with major depressive disorder	APA Practice guidelines for the treatment of psychiatric disorders, 1st edn., Washington DC 2000, pp 413–496 Am J Psychiatry 157 [Suppl 4]: 1–46 (2000)	Partiell

Tabelle 45.4. (Fotsetzung)

Gesellschaft	Titel	Publikationsorgan	Evidenzbasiert[a]
British Association for Psychopharmacology (BAP)	Evidence based guidelines for treating depressive disorders with antidepressants: a revision of the 1993 British Association for Psychopharmacology guidelines	Psychopharmacology 14: 3–20 (2000)	Ja
Canadian Psychiatry Association, Canadian Network for Mood and Anxiety Treatments (CANMAT)	Clinical guidelines for the treatment of depressive disorders	Can J Psychiatry 46: 13–90 (2001)	Ja
US Agency for Health Care Policy and Research Depression Guideline Panel 1993	Clinical Practice Guideline No. 5: Depression in primary care; update 1999	AHCPR Publication No. 93-0551 (1999)	Ja
WHO Collaborating Centre for Research and Training for Mental Health	WHO Guide to Mental Health in Primary Care	Royal Society of Medicine Press, London 2001	Ja
World Federation of Societies of Biological Psychiatry, Task Force on Unipolar Depressive Disorders	World Federation of Societies of Biological Psychiatry (WFSBP) Guidelines for biological treatment of unipolar depressive disorders, Part 1: Acute and continuation treatment of major depressive disorder	World J Biol Psychiatry 3: 5–43 (2002a)	Ja
	Part 2: Maintenance treatment of major depressive disorder and treatment of chronic depressive disorders and subthreshold depressions	World J Biol Psychiatry 3: 67–84 (2002b)	

[a] Die Grundlage der Empfehlung (wissenschaftlicher Beleg, Konsens, Erfahrung) ist stets explizit benannt.

45.3 P anzliche Wirkstoffe

Pflanzliche Wirkstoffe werden international nicht als Antidepressiva angesehen (Bauer et al. 2002a). In diesem Buch zu therapieresistenten Depressionen wird nicht weiter auf die Substanzen eingegangen, da sie zur Behandlung von schweren Depressionen nicht indiziert sind.

Für Patienten, die keine traditionellen Antidepressiva einnehmen möchten, sind pflanzliche Wirkstoffe eine mögliche Alternative. Jedoch ist die Evidenz für die Wirksamkeit der pflanzlichen Wirkstoffe bei der Behandlung einer Major Depression unvollständig, besonders bei schweren Depressionen und der Langzeitbehandlung von depressiven Störungen (Kim et al. 1999; Williams et al. 2000; Linde u. Mulrow 2001).

45.4 Leitlinien und Therapieempfehlungen

Derzeit stehen eine Anzahl von deutsch- und englischsprachigen Therapieempfehlungen zur Verfügung. Die wesentlichen Empfehlungen sind in ◘ Tabelle 45.4 aufgeführt. Eine kritische Bewertung und Kommentierung einer größeren Anzahl von Leitlinien ist im Jahr 2003 durch die Zentralstelle der Deutschen Ärzteschaft für Qualitätssicherung in der Medizin erfolgt. Unter dem Gesichtspunkt eines umfassenden Kriterienkataloges, der sowohl Merkmale der Evidenzbasiertheit als auch der praktischen Anwendbarkeit einbezieht, wurden alle untersuchten Leitlinien sehr zurückhaltend bewertet.

Literatur

AHCPR: Agency for Health Care Policy and Research (1993) Depression Guidelines Panel. Depression in primary care: clinical practice guideline no. 5. AHCPR pub. No. 93-0550, Rockville/MD

AHCPR (1999) Evidence report on treatment of depression: newer pharmacotherapies. San Antonio Evidence-Based Practice Center. AHCPR pub. No. 99-E014, Washington DC

American College of Physicians, American Society of Internal Medicine (2000) Pharmacologic treatment of acute major depression and dysthymia (Part 1). Ann Int Med 132: 738–742

American College of Physicians, American Society of Internal Medicine (2000) A systematic review of newer pharmacotherapies for depression on adults: evidence report summary (Part 2) Ann Int Med 132: 743–756

APA: American Psychiatric Association (2000) Practice guideline for the treatment of patients with major depressive disorder, 1st edn. Washington DC, pp 413–496

American Psychiatric Association (2000) Practice guideline for the treatment of patients with major depressive disorder. Am J Psychiatry 157 [Suppl 4]: 1–46

Anderson IM, Nutt DJ, Deakin JF (2000) Evidence-based guidelines for treating depressive disorders with antidepressants: a revision of the 1993 British Association for Psychopharmacology guidelines. J Psychopharmacol 14: 3–20

Arzneimittelkommission der deutschen Ärzteschaft (1997) Empfehlungen zur Therapie der Depression. Arzneiverordnung in der Praxis, Sonderheft 8

Bauer M, Whybrow PC, Angst J, Versiani M, Möller HJ (2002a) World Federation of Societies of Biological Psychiatry (WFSBP) Guidelines for biological treatment of unipolar depressive disorders, part 1: Acute and continuation treatment of major depressive disorder. World J Biol Psychiatry 3: 5–43

Bauer M, Whybrow PC, Angst J, Versiani M, Möller HJ (2002b) World Federation of Societies of Biological Psychiatry (WFSBP) Guidelines for biological treatment of unipolar depressive disorders, part 2: Maintenance treatment of major depressive disorder and treatment of chronic depressive disorders and subthreshold depressions. World J Biol Psychiatry 3: 67–84

Bauer M, Whybrow PC, Angst J, Versiani M, Möller HJ (2004) Biologische Behandlung unipolarer depressiver Störungen. Behandlungsleitlinien der World Federation of Societies of Biological Psychiatry (WFSBP). Wissenschaftliche Verlagsgesellschaft, Stuttgart

Beckert O, Hippius H (2000) Kompendium der Psychiatrischen Pharmakotherapie, 2. Aufl. Springer, Berlin Heidelberg New York Tokio

Bezchlibnyk-Butler KZ, Jeffries JJ (1996) Clinical handbook of psychotropic drugs. Hogrefe & Huber, Seattle

Brøsen K (1998) Differences in interactions of SSRIs. Int Clin Psychopharmacol 13 [Suppl 5]: S45–S47

Canadian Psychiatry Association, Canadian Network for Mood and Anxiety Treatments (CANMAT) (2001) Clinical guidelines for the treatment of depressive disorders. Can J Psychiatry 46: 13–90

DGPPN: Deutsche Gesellschaft für Psychiatrie, Psychotherapie und Nervenheilkunde (2000) Praxisleitlinien in Psychiatrie und Psychotherapie, Bd 5: Behandlungsleitlinie Affektive Erkrankungen. Steinkopff, Darmstadt

Edwards JG, Anderson I (1999) Systematic review and guide to selection of selective serotonin reuptake inhibitors. Drugs 57: 507–533

Härter M, Schneider F, Gaebel W, Berger M (Hrsg) (2003) Versorgungsleitlinien für depressive Störungen in der hausärztlichen Praxis. ZÄFQ 97 [Suppl IV]

Hotopf M, Hardy R, Lewis G (1997) Discontinuation rates of SSRIs and tricyclic antidepressants: a meta-analysis and investigation of heterogeneity. Br J Psychiatry 170: 120–127

Kasper S (1997) Efficacy of antidepressants in the treatment of severe depression: the place of mirtazapine. J Clin Psychopharmacol 17 [Suppl 1]: 19S–28S

Kennedy SH, Lam RW, Cohen NL, Ravindran AV, and the CANMAT Depression Work Group (2001) Clinical guidelines for the treatment of depressive disorders. IV. Medications and other biological treatments. Can J Psychiatry 46 [Suppl 1]: 38S–58S

Kent JM (2000) SNaRIs, NaSSAs, and NaRIs: new agents for the treatment of depression. Lancet 355: 911–918

Kim HL, Streltzer J, Goebert D (1999) St. John•s wort for depression: a meta-analysis of well-defined clinical trials. J Nerv Ment Dis 187: 532–538

Linde K, Mulrow CD (2001) St. John•s wort for depression (Cochrane Review). In: The Cochrane Library 1. Oxford: Update Software

Lundmark J, Bengtsson F, Nordin C, Reis M, Walinder J (2000) Therapeutic drug monitoring of selective serotonin reuptake inhibitors influences clinical dosing strategies and reduces drug costs in depressed elderly patients. Acta Psychiatr Scand 101: 354–359

Mace S, Taylor D (2000) Selective serotonin reuptake inhibitors: a review of efficacy and tolerability in depression. Expert Opin Pharmacother 1: 917–933

Michalets EL (1998) Update: clinically significant cytochrome P-450 drug interactions. Pharmacotherapy 18: 84–112

Peretti S, Judge R, Hindmarch I (2000) Safety and tolerability considerations: tricyclic antidepressants vs. selective serotonin reuptake inhibitors. Acta Psychiatr Scand 403 [Suppl]: 17–25

Perry PJ, Zeilmann C, Arndt S (1994) Tricyclic antidepressant concentrations in plasma: an estimate of their sensitivity and specificity as a predictor of response. J Clin Psychopharmacol 14: 230–240.

Rasmussen BB, Brøsen K (2000) Is therapeutic drug monitoring a case for optimizing clinical outcome and avoiding interactions of the selective serotonin reuptake inhibitors? Ther Drug Monit 22: 143–154

Richelson E (1994) The pharmacology of antidepressants at the synapse: Focus on newer compounds. J Clin Psychiatry 55 [Suppl 9]: 34–39

Richelson E (2001) Pharmacology of antidepressants. Mayo Clin Proc 76: 511–527

Shores MM, Pascualy M, Veith RC (1998) Depression and Heart Disease: Treatment Trials. Semin Clin Neuropsychiatry 3: 87–101

Stahl SM (2000) Placebo-controlled comparison of the selective serotonin reuptake inhibitors citalopram and sertraline. Biol Psychiatry 48: 894–901

WHO Collaborating Centre for Research and Training for Mental Health (2001) WHO Guide to Mental Health in Primary Care. Royal Society of Medicine Press, London

Williams JW Jr, Mulrow CD, Chiquette E, Noel PH, Aguilar C, Cornell J (2000) A systematic review of newer pharmacotherapies for depression in adults: evidence report summary. Ann Intern Med 132: 743–756

Zentralstelle der Deutschen Ärzteschaft für Qualitätssicherung in der Medizin (Hrsg) (2003) Leitlinien Clearingbericht »Depression«. äzq Schriftenreihe Nr. 12, Köln

Farbtafel

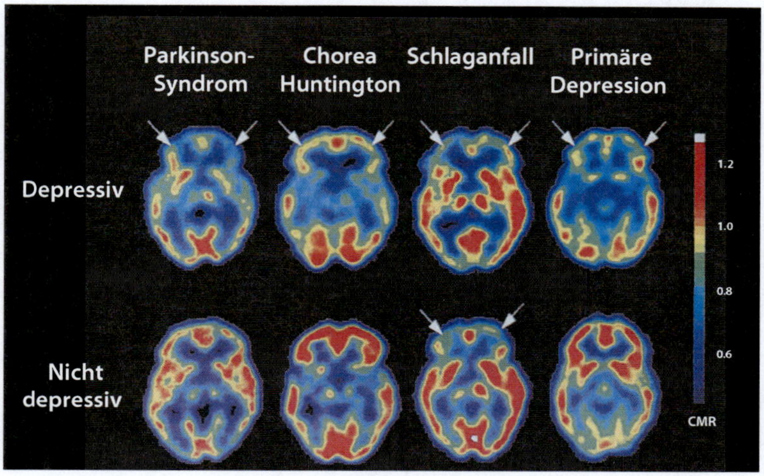

Abb. 10.3. Hypofrontalität als gemeinsame Endstrecke der Depression. Analoge Verminderung des zerebralen Metabolismus im frontalen Kortex bei aktuell depressiven Patienten im Vergleich zu aktuell nicht depressiven Patienten mit primärer und sekundärer affektiver Störung (M. Parkinson, Chorea Huntington, Schlaganfall im Nucleus caudatus). Die **Farbleiste** auf der rechten Seite stellt die zerebrale metabolische Rate dar, wobei Rot die höchste und Blau die niedrigste Rate anzeigt. Die **Pfeile** zeigen Gebiete mit Hypoaktivität. (Mit freundlicher Genehmigung von Mayberg et al. 1994).

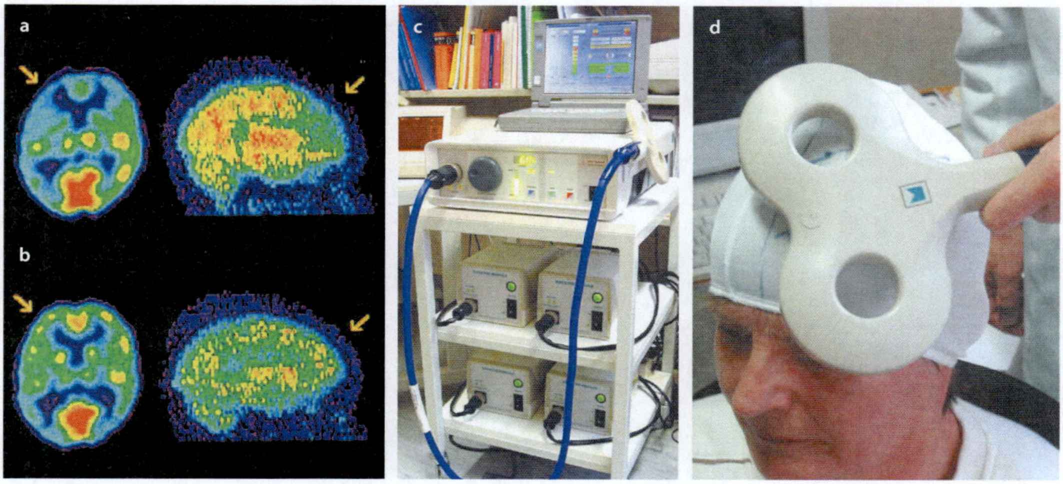

Abb. 28.1. **a** Minderung des regionalen zerebralen Glukosemetabolismus in frontalen Regionen (**Pfeile**) bei depressiven Störungen in der ^{18}FDG-Positronenemissionstomographie (mod. nach Baxter et al. 1989). **b** Nach Behandlung mit Antidepressiva normalisiert sich dieser Befund weitgehend (**Pfeile**). **c** Magnetstimulator (Magstim Super Rapid) mit 8-förmiger Spule. **d** rTMS des präfrontalen Kortex. Die Stimulationsspule wird üblicherweise über dem linken dorsolateralen präfrontalen Kortex plaziert. Eine Behandlungsserie besteht aus täglichen Einzelbehandlungen (500–2000 Stimuli/Tag) über 2–4 Wochen

Sachwortverzeichnis

A

B

C

D

E

S

T

U

V

W

Z

MIX
Papier aus verantwortungsvollen Quellen
Paper from responsible sources
FSC® C105338

Printed by Books on Demand, Germany